2020年
国家医疗服务与质量安全报告

国家卫生健康委员会 编

科学技术文献出版社
SCIENTIFIC AND TECHNICAL DOCUMENTATION PRESS
·北京·

图书在版编目（CIP）数据

2020年国家医疗服务与质量安全报告/国家卫生健康委员会编．—北京：科学技术文献出版社，2021．8（2022.1重印）

ISBN 978-7-5189-7817-5

Ⅰ．①2… Ⅱ．①国… Ⅲ．①医疗卫生服务—质量管理—安全管理—研究报告—中国—2020 Ⅳ．①R197.1

中国版本图书馆CIP数据核字（2021）第071886号

2020年国家医疗服务与质量安全报告

策划编辑：孔荣华　胡　丹　责任编辑：胡　丹　责任校对：张永霞　责任出版：张志平

出　版　者	科学技术文献出版社	
地　　　址	北京市复兴路15号　邮编100038	
编　务　部	（010）58882938，58882087（传真）	
发　行　部	（010）58882868，58882870（传真）	
邮　购　部	（010）58882873	
官　方　网址	www.stdp.com.cn	
发　行　者	科学技术文献出版社发行　全国各地新华书店经销	
印　刷　者	北京虎彩文化传播有限公司	
版　　　次	2021年8月第1版　2022年1月第2次印刷	
开　　　本	889×1194　1/16	
字　　　数	1410千	
印　　　张	45.5	
书　　　号	ISBN 978-7-5189-7817-5	
审　图　号	国审字（2021）第3554号	
定　　　价	368.00元	

编写工作组

主　　编：焦雅辉　郭燕红

主　　审：邢若齐　李大川

副 主 编：马旭东　杜　冰　高嗣法

编写专家组：（按姓氏笔画排序）

姓　名	单　位	姓　名	单　位
么　莉	国家卫生健康委医院管理研究所	刘　楠	北京大学第三医院
马　洁	东南大学附属第二医院	刘　毅	兰州大学第二医院
马　爽	中国医学科学院北京协和医院	刘大为	中国医学科学院北京协和医院
王　平	北京大学第一医院主任医师	刘文苑	天津市第三中心医院
王　辰	中国医学科学院北京协和医学院 中国医学科学院呼吸病学研究院	刘兆平	北京大学第一医院
		刘京宇	北京大学第三医院
王　怡	中国医学科学院北京协和医院	刘倩楠	国家卫生健康委医院管理研究所
王　硕	首都医科大学附属北京天坛医院	刘继海	中国医学科学院北京协和医院
王天骄	海军军医大学第一附属医院	齐玉梅	天津市第三中心医院
王丛凤	北京大学第一医院	闫　丽	暨南大学附属第一医院
王红燕	中国医学科学院北京协和医院	江久汇	北京大学口腔医院
王拥军	首都医科大学附属北京天坛医院	安　磊	国家卫生健康委医院管理研究所
王治国	国家卫生健康委临床检验中心	安婷婷	浙江医院
王洛伟	海军军医大学第一附属医院	许延杰	国家卫生健康委医院管理研究所
王晓军	中国医学科学院北京协和医院	孙　辉	国家卫生健康委医院管理研究所
王海波	标普医学信息研究中心	孙佳璐	国家卫生健康委医院管理研究所
王燕珍	标普医学信息研究中心	孙雪峰	中国人民解放军总医院
牛　磊	上海交通大学医学院附属新华医院	苏龙翔	中国医学科学院北京协和医院
仇叶龙	首都医科大学宣武医院	杜雨轩	国家卫生健康委临床检验中心
尹　畅	国家卫生健康委医院管理研究所	李　琦	中国医学科学院阜外医院
甘蓝霞	标普医学信息研究中心	李小杉	无锡市人民医院
左　玮	中国医学科学院北京协和医院	李西英	西安交通大学第二附属医院
卢章洪	武汉大学人民医院	李兆申	海军军医大学第一附属医院
卢朝辉	中国医学科学院北京协和医院	李美英	全国合理用药监测网
叶全富	国家卫生健康委医院管理研究所	李燕明	北京医院
申　乐	中国医学科学院北京协和医院	杨　蓓	全国合理用药监测网
史　赢	标普医学信息研究中心	杨　毅	东南大学附属中大医院
边文超	青岛大学附属医院	杨从山	东南大学附属中大医院
吕一星	国家卫生健康委医疗管理服务指导中心	杨文静	国家癌症中心 中国医学科学院肿瘤医院
朱华栋	中国医学科学院北京协和医院		
乔　杰	北京大学第三医院	杨丽娟	北京积水潭医院
华　燊	重庆医科大学附属儿童医院	邱海波	东南大学附属中大医院
庄　昱	北京大学第三医院	何湘湘	国家卫生健康委医院管理研究所
刘　刚	首都医科大学宣武医院	张　勤	浙江省人民医院
刘　盛	中国医学科学院阜外医院	张　伟	北京大学口腔医院

姓　名	单　位	姓　名	单　位
张　娜	北京大学第三医院	赵扬玉	北京大学第三医院
张　晖	中国医学科学院北京协和医院	赵慧佳	武汉大学中南医院
张　澍	国家心血管病中心 中国医学科学院阜外医院	胡　茵	全国合理用药监测网
		胡春晓	无锡市人民医院
张力伟	首都医科大学附属北京天坛医院	胡靖琛	武汉大学人民医院
张天宇	中国人民解放军总医院	钟会明	浙江大学医学院附属第二医院
张戈军	中国医学科学院阜外医院	侯秀玉	北京医院
张宇辉	中国医学科学院阜外医院	姜玉新	中国医学科学院北京协和医院
张振伟	国家卫生健康委医院管理研究所	姜德超	中山大学孙逸仙纪念医院
张航宇	国家卫生健康委医院管理研究所	姚　焰	中国医学科学院阜外医院
张海燕	国家卫生健康委医院管理研究所	姚承钰	皖南医学院第二附属医院
张超黎	西安交通大学第二附属医院	索继江	中国人民解放军总医院
陆　勇	上海交通大学医学院附属瑞金医院	徐　骁	浙江大学医学院
陈　伟	中国医学科学院北京协和医院	栾　杰	中国医学科学院整形外科医院
陈　吟	北京市卫生健康委信息中心	高学成	国家卫生健康委医疗管理服务指导中心
陈　杰	中国医学科学院北京协和医院	郭传瑸	北京大学口腔医院
陈　练	北京大学第三医院	郭默宁	北京市卫生健康委信息中心
陈卫碧	首都医科大学宣武医院	陶蒽蒽	中国医学科学院北京协和医院
陈文祥	国家卫生健康委临床检验中心	黄　杰	中国医学科学院阜外医院
陈香美	中国人民解放军总医院	黄宇光	中国医学科学院北京协和医院
陈俊丽	浙江大学医学院附属第一医院	黄婧颖	厦门大学附属第一医院
陈莉萍	中国人民解放军总医院	崔胜男	中国医学科学院北京协和医院
陈淑如	中山大学附属第三医院	阎　雪	河北医科大学第二医院
陈斯鹏	中国医学科学院阜外医院	梁锐明	中山大学附属第一医院
陈静瑜	无锡市人民医院	宿英英	首都医科大学宣武医院
林思晶	标普医学信息研究中心	董　书	北京大学第三医院
尚尔嵩	标普医学信息研究中心	蒋世良	中国医学科学院阜外医院
罗昊宇	国家卫生健康委医疗管理服务指导中心	蒋荣猛	首都医科大学附属北京地坛医院
金海龙	中国人民解放军总医院	谢涌泉	中国医学科学院阜外医院
周　帅	上海交通大学医学院附属瑞金医院	赫　捷	国家癌症中心 中国医学科学院肿瘤医院
周　宇	宜昌市第一人民医院		
周　翔	中国医学科学院北京协和医院	蔡广研	中国人民解放军总医院
周建新	首都医科大学附属北京天坛医院	熊天威	中山大学附属第三医院
周谋望	北京大学第三医院	缪中荣	首都医科大学附属北京天坛医院
周稚烨	标普医学信息研究中心	颜　青	国家卫生健康委医院管理研究所
郑　哲	中国医学科学院阜外医院	潘湘斌	中国医学科学院阜外医院
郑树森	浙江大学医学院附属第一医院	霍　勇	北京大学第一医院
居　阳	北京医院	戴皓祥	国家卫生健康委医院管理研究所
赵　烁	国家卫生健康委医院管理研究所		

审稿组专家：（按姓氏笔画排序）

姓　名	单　位	姓　名	单　位
尹　畅	国家卫生健康委医院管理研究所	张振伟	国家卫生健康委医院管理研究所
庄良金	厦门大学附属第一医院	胥雪冬	北京大学第三医院
李西英	西安交通大学第二附属医院	徐凤琴	中山大学孙逸仙纪念医院
张　勤	浙江省人民医院	焦建军	国家卫生健康委医院管理研究所

前　言

2020 年是"十三五"规划收官之年，也是极不平凡的一年，年初我们遭遇了新中国成立以来传播速度最快、感染范围最广、防控难度最大的一次重大突发公共卫生事件。面对突如其来的新冠肺炎疫情，在以习近平同志为核心的党中央的坚强领导下，全国人民万众一心，广大医务工作者逆行出征，取得了疫情防控的重大战略成果，医疗卫生体系经受住了重大考验。面对疫情的冲击，国家卫生健康委在抓实抓细疫情常态化防控的同时，始终将保障医疗质量安全作为卫生健康工作的核心任务，指导各级各类医疗机构加强医疗质量安全管理，推动卫生健康事业高质量发展。

党中央、国务院高度重视医疗质量安全管理工作，把维护人民健康摆在更加突出的位置。党的十八大提出"为群众提供安全、有效、方便、价廉的公共卫生和基本医疗服务"；十九大明确指出"实施健康中国战略"，将建立优质高效的医疗卫生服务体系作为健康中国战略的重要组成部分。习近平总书记指出，要"努力全方位、全周期保障人民健康""坚持医疗卫生事业的公益性，不断完善制度、扩展服务、提高质量"。一直以来，国家卫生健康委按照党中央、国务院的决策部署，坚决贯彻落实党的卫生健康工作方针，在"十三五"期间取得健康中国建设实现良好开局。我国优质医疗服务供给能力和服务水平不断提升，医疗质量管理与控制体系不断完善，医疗质量安全管理科学化、规范化、精细化程度不断提高，医疗质量安全和水平持续提升。

为客观反映我国医疗服务与质量安全基本情况，自 2015 年以来，我们连续 6 年编制了《国家医疗服务与质量安全报告》（以下简称《报告》）。《报告》以具有良好代表性的全国监测和调查数据为基础，采用多中心数据来源系统评估的方法，对我国二级以上医疗机构医疗服务和质量安全情况进行了抽样分析，涵盖了我国医疗服务资源和服务量总体情况、机构、病种、技术等不同维度医疗质量管理与控制情况、医疗质量安全不良事件发生情况、DRGs 绩效评价等内容，全面展现了我国现阶段医疗服务和质量安全的形势与现状，对于进一步加强医疗质量与安全管理，提高科学化、精细化管理水平提供了坚实的数据基础和循证依据。针对历年来《报告》反映出的我国医疗质量安全的薄弱环节和共性问题，国家卫生健康委制定印发了《2021 年国家医疗质量安全改进目标》，将医疗质量安全数据分析结果转化为卫生健康行政部门管理政策，形成各级各类医疗机构的工作目标，引导全行业聚焦医疗质量安全关键点，推动医疗质量持续改进。

本年度《报告》延续上一年度报告结构，重点对综合医院和各专科医院的医疗质量情况进行分析，纳入各专业报告中反映全国共性或突出问题的部分指标，各专业详细质量报告由各专业国家级质控中心独立分析并在行业内反馈。

在《报告》抽样数据填报过程中，得到了各级卫生健康行政部门、各级各专业质控中心和各医疗机构的大力支持和积极配合。《报告》编写工作得到了国家卫生健康委医院管理研究所、各专业国家级质控中心、标普医学信息研究中心及诸多专家的大力支持。在此，向积极报送医疗质量数据的医疗机构和参与《报告》数据分析、撰写工作的各位专家、学者和全体工作人员表示衷心感谢！由于时间紧张、水平有限，《报告》中所反映的结果亦受抽样医院上报数据质量的影响，难免存在缺点和偏差，不足和错误之处敬请广大读者批评指正！

国家卫生健康委医政医管局

2020 年 12 月

医疗质量安全管理是医疗卫生事业管理的重要组成部分。为更好地帮助各级卫生健康行政部门和各级各类医疗机构全面了解我国医疗服务和医疗质量安全现状，提高医疗质量安全管理科学化和精细化水平，为下一步政策制定和管理工作提供循证依据，实现医疗服务和质量安全持续改进，在2015—2019年《国家医疗服务与质量安全报告》编写工作的基础上，我局组织编写了《2020年国家医疗服务与质量安全报告》（以下简称《报告》）。

一、报告数据范围和来源

《报告》重点围绕我国内地二级以上医院医疗服务与医疗质量安全情况进行分析，主要截取2019年1月1日至2019年12月31日的相关数据。数据主要来源如下。

（一）全国医疗质量数据抽样调查填报的数据。全国31个省（自治区、直辖市）（含新疆生产建设兵团，不含港澳台地区）抽样选取的6832家医疗机构（含公立和民营综合医院、妇幼保健院及肿瘤、儿童、精神、妇产、口腔、心血管、传染病专业专科医院）网络填报的相关医疗服务数据，涵盖143 646 873人次住院患者信息（表1）。

表1　2019年全国各类医疗机构样本数量及构成

医疗机构	抽样医院（家）	抽样住院患者数量（人次）
公立综合医院	3812	116 674 634
民营综合医院	1007	9 495 600
肿瘤专科医院	106	3 310 074
儿童专科医院	57	1 758 490
妇产/妇儿专科医院/妇幼保健院	1048	8 789 993
心血管专科医院	32	518 172
传染病医院	124	1 379 895
口腔专科医院	112	112 749
精神病专科医院	534	1 607 266
合计	6832	143 646 873

（二）国家医疗质量管理与控制信息网（National Clinical Improvement System，NCIS）和全国医院质量监测系统（Hospital Quality Monitoring System，HQMS）共收集了2016—2019年1988家三级医院和3284家二级医院的464 270 829例住院患者病案首页数据。医院分布详见第一部分。

（三）国家卫生健康委管理的国家单病种质量管理与控制平台、医疗安全报告学习平台、全国满意度管理平台等相关数据信息。

（四）国家卫生健康委统计年鉴和官方网站公布的相关数据信息。

本年度《报告》相较于前几年做了调整，在本年度《报告》中，能采用病案首页数据进行分析的部分，均使用病案首页数据进行分析。其中运行管理类、星级评分等部分采用 NCIS 全国医疗质量数据抽样调查收集的数据进行分析。

二、报告主要内容

《报告》分为 5 个部分，分别为医疗服务资源与服务能力数据分析、医疗质量管理与控制数据分析、医疗安全基本情况分析、基于 DRG 的医疗服务绩效评价分析及医疗质量专题。

具体内容主要为：

（一）医疗服务资源与服务能力数据分析。主要包括 2019 年我国医疗机构服务能力、收治患者病种结构和住院患者异地就医流动情况等相关分析。

（二）医疗质量管理与控制数据分析。从医疗机构、临床专科（含实验室管理）、药事管理和临床药学、重点病种等层面，围绕国家卫生健康委历年来发布的相关医疗质量控制指标进行纵向、横向比较和立体分析。

（三）医疗安全基本情况分析。围绕减少临床诊疗行为导致的相关疾病、关注患者的基本安全及减少对患者的伤害 3 个方面，对医疗机构的医疗安全情况进行分析。

（四）基于 DRG 的医疗服务绩效评价分析。采用"DRG 的医疗服务绩效评价"工具，围绕住院服务"能力""效率""医疗安全" 3 个维度，对 2016—2019 年全国及各省（自治区、直辖市）医疗服务进行绩效评价，同时对呼吸内科等 8 个临床专科进行服务绩效评价。

（五）医疗质量专题。本部分共四章，分别对胆囊炎腹腔镜与开腹术式比较、阑尾炎腹腔镜与开腹术式比较、2016—2019 年全国医院住院患者静脉血栓栓塞症发生情况部分指标分析及日间医疗质量安全的内容进行了梳理和归纳。

三、有 关 说 明

（一）本年度《报告》中涉及的疾病分类编码仍采用《疾病和有关健康问题的国际统计分类第十次修订本》第 2 版，简称 ICD-10。手术分类编码仍采用《国际疾病分类手术与操作第九版临床修订本》2011 版，简称 ICD-9-CM-3。

由于 ICD-10 诊断编码、ICD-9-CM-3 手术编码尚未全国完全统一，为最大限度保持一致性，均采用了四位亚目编码。

（二）本年度大部分报告数据使用 HQMS 中全国二级、三级公立医院绩效考核及 NCIS 中采集的 2016—2019 年数据（由于二级公立医院绩效考核收集 2017 年及以后数据，故报告中二级医院、三级民营医院使用 2017—2019 年数据），相关指标均重新计算，因而数据分析结果与以往年度《国家医疗服务与质量安全报告》中相关结果不一致。

（三）关于相关分析的方法

1. 利用 Excel、SPSS、SAS 等统计软件，按照不同医院等级（三级、二级）或所有制关系（公立、民营）维度，对抽样调查数据进行基本描述性分析、相关性分析等。

2.《报告》中采用的箱线图（Boxplot）也称箱须图（Box-whisker Plot），是利用数据中的 5 个统计量：5% 分位数、25% 分位数、中位数、75% 分位数与 95% 分位数来描述数据。可以粗略地看出数据是否具有对称性，分布的离散程度等信息。其中，25% 分位数（Q1），又称"下四分位数"，等于该样本中所有数值由小到大排列后第 25% 的数字；75% 分位数（Q3），又称"上四分位数"，等于该样本中所有数值由小到大排列后第 75% 的数字。25% 分位数与 75% 四分位数的差距又称四分位间距（Inter Quartile Range，IQR）。

（四）《报告》中所有涉及金额的数据，均为人民币。

目 录

第四部分 基于 DRG 的医疗服务绩效评价分析

第五部分 医疗质量专题

第一部分

医疗服务资源与服务能力分析

本部分围绕2016—2019年全国医疗服务资源与服务能力的总体情况进行分析。其中医疗服务资源配置情况中的医师数、护理人员数和床位数的数据来源于《中国卫生健康统计年鉴2020》。重点手术/操作开展情况、全国医疗服务量、服务能力，以及区域医疗分析数据均来源于国家医疗质量管理与控制信息网（National Clinical Improvement System，NCIS）、全国二级、三级公立医院绩效考核系统上传的病案首页数据，以出院日期为2016年1月1日至2019年12月31日（三级公立医院绩效考核数据自2016年上传，故仅三级公立医院含2016年数据）716 869 922例病案首页数据为分析样本，剔除重复上传病案首页、未经过校验、非分析时间段、生存状态异常、住院天数异常、年龄异常及年度病案首页数据上传月份不足10个月、上传病例不到500例的医院等首页数据共252 599 093例，最终将464 270 829例病例数据纳入分析。在区域医疗服务分析部分，剔除无法判断住院患者常住地信息的病例，分析住院费用等相关指标时，剔除费用异常的病例信息。

本部分分析数据来源于剔除异常数据后的二级、三级医疗机构，具体各年份医疗机构数量及出院人次数分布情况如表1-1-1-1及表1-1-1-2所示。

表1-1-1-1　2016—2019年全国三级医疗机构分析数据分布情况

医院类别	医疗机构数				趋势	出院人次				趋势
	2016年	2017年	2018年	2019年		2016年	2017年	2018年	2019年	
综合医院	1263	1344	1366	1369		58 720 268	65 412 311	70 509 654	76 773 939	
精神病医院	116	124	128	127		696 615	784 307	866 571	963 222	
妇产（科）医院	89	99	98	100		2 276 546	2 422 913	2 548 690	2 803 937	
其他专科医院	65	70	70	70		1 486 345	1 599 681	1 672 116	1 855 968	
传染病医院	58	60	60	60		722 445	759 463	829 378	909 659	
肿瘤医院	47	51	49	51		1 954 838	2 219 046	2 585 737	2 978 558	
口腔医院	43	44	44	45		87 131	94 070	102 388	111 278	
儿童医院	42	44	43	43		1 632 338	1 806 873	1 998 998	2 166 510	
眼科医院	21	21	21	36		272 316	265 581	285 993	433 483	
心血管病医院	12	15	18	21		244 524	319 601	390 197	442 467	
康复医院	10	10	11	12		63 656	69 727	76 817	88 345	
胸科医院	11	12	12	12		282 165	299 680	322 552	339 198	
结核病医院	9	9	10	10		159 025	179 209	210 475	236 122	
皮肤病医院	8	8	8	8		18 194	22 167	24 307	26 469	
职业病医院	8	8	8	8		28 051	33 132	36 318	45 853	
骨科医院	8	8	8	8		155 965	172 632	186 539	198 781	
整形外科医院	2	2	3	3		24 281	26 203	27 013	25 739	
耳鼻喉科医院	1	1	1	2		31 543	41 721	50 812	50 794	
脑血管病/脑科专科医院	0	0	2	2		0	0	3765	3679	
血液病医院	1	1	1	1		21 548	23 846	27 686	32 884	
合计	1814	1931	1961	1988		68 877 794	76 552 163	82 756 006	90 486 885	

表 1-1-1-2　2017—2019 年全国二级医疗机构分析数据分布情况

医院类别	医疗机构数			趋势	出院人次			趋势
	2017年	2018年	2019年		2017年	2018年	2019年	
综合医院	2522	2654	2663		43 036 571	45 721 289	48 647 227	
妇产（科）医院	243	291	302		1 551 875	1 827 478	1 973 503	
精神病医院	104	125	146		270 045	316 848	373 658	
眼科医院	8	8	49		43 151	47 055	191 186	
其他专科医院	19	21	45		108 018	113 395	182 214	
传染病医院	27	39	36		111 538	172 016	164 026	
肿瘤医院	16	14	21		129 378	98 061	144 205	
儿童医院	6	8	13		47 622	63 381	100 301	
中心卫生院	3	3	3		20 592	20 328	19 680	
心血管病医院	3	5	3		19 941	30 707	19 212	
口腔医院	4	3	2		11 356	10 752	3693	
胸科医院	1	1	1		2423	2583	2673	
合计	2956	3172	3284		45 352 510	48 423 893	51 821 578	

一、医疗服务资源配置情况

（一）医师数总体分布情况

截至 2019 年底，我国每千人口执业（助理）医师数 2.77 人，较 2018 年的 2.59 人有所增加。从全国水平看，绝大多数省（自治区、直辖市）已达到《全国医疗卫生服务体系规划纲要（2015—2020年)》中"到 2020 年每千常住人口执业（助理）医师数 2.5 人"的要求，仅有江西、安徽、云南、广西和甘肃 5 个省（自治区、直辖市）略低于 2.5 人（图 1-1-1-1）。

（二）护理人员数总体分布情况

截至 2019 年底，我国每千人口拥有注册护士数 3.18 人，较 2018 年的 2.94 人有所增加，全国大部分省（自治区、直辖市）基本达到《全国医疗卫生服务体系规划纲要（2015—2020年)》中"到 2020年每千常住人口注册护士数 3.14 人"的要求（图 1-1-1-2）。

（三）医疗机构床位数总体分布情况

截至 2019 年底，我国每千人口医疗卫生机构床位数为 6.30 张，较 2018 年的 6.03 张有所增加，已经达到《全国医疗卫生服务体系规划纲要（2015—2020年)》中"到 2020 年每千常住人口医疗卫生机构床位数控制在 6 张"的要求。从全国水平看，已有新疆、甘肃、青海等 18 个省（自治区、直辖市）医疗卫生机构床位数超过 6 张（图 1-1-1-3）。

相较于 2018 年，2019 年绝大部分省（自治区、直辖市）每千人口医疗卫生机构床位数有明显增加，其中增幅最大的前 6 位依次是甘肃、海南、广西、贵州、江西和云南，增幅均超过 6%；西藏和宁夏每千人口医疗卫生机构床位数略有减少，分别下降了 0.20% 和 1.01%（图 1-1-1-4）。

（四）重点病种收治情况与重点手术/操作开展情况

基于病案首页数据和统计年鉴数据，计算出各省（自治区、直辖市）收治重点病种患者人数与该省（自治区、直辖市）全部出院患者人数之比、各省（自治区、直辖市）开展重点手术/操作人次与该省（自治区、直辖市）全部手术/操作人次之比，及各省（自治区、直辖市）收治重点病种患者人数、开展重点手术/操作人次与该省（自治区、直辖市）每万常住人口之比。以上指标在一定程度上反映了该省（自治区、直辖市）收治疾病或开展手术/操作的服务供给能力。

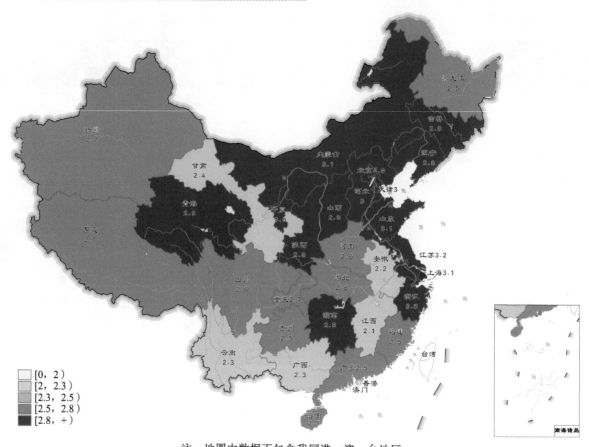

注：地图中数据不包含我国港、澳、台地区。

图 1-1-1-1　2019 年各省（自治区、直辖市）每千人口执业（助理）医师数分布

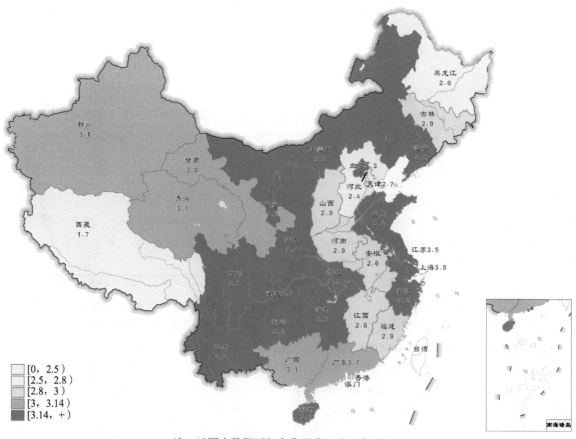

注：地图中数据不包含我国港、澳、台地区。

图 1-1-1-2　2019 年各省（自治区、直辖市）每千人口注册护士数分布

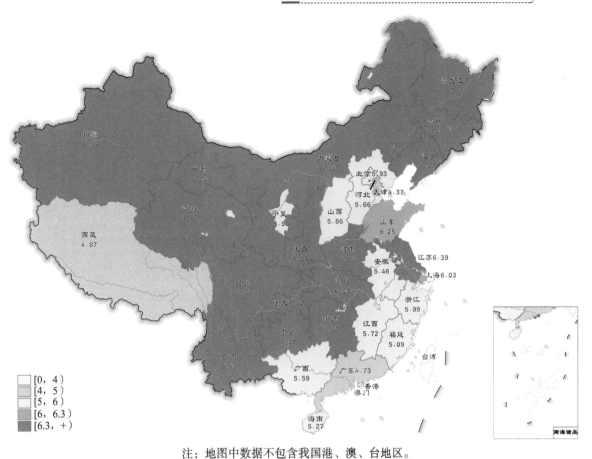

注：地图中数据不包含我国港、澳、台地区。

图 1-1-1-3　2019 年各省（自治区、直辖市）每千人口医疗卫生机构床位数分布

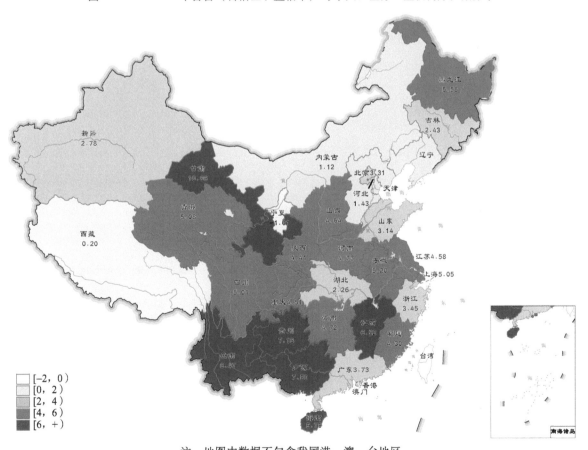

注：地图中数据不包含我国港、澳、台地区。

图 1-1-1-4　2019 年各省（自治区、直辖市）每千人口医疗卫生机构床位数增幅（%）

1. 各省（自治区、直辖市）收治重点病种患者人数与该省（自治区、直辖市）全部出院患者人数之比

基于病案首页数据，计算各省（自治区、直辖市）收治重点病种患者人数与该省（自治区、直辖市）全部出院患者人数之比（图1-1-1-5至图1-1-1-25）。

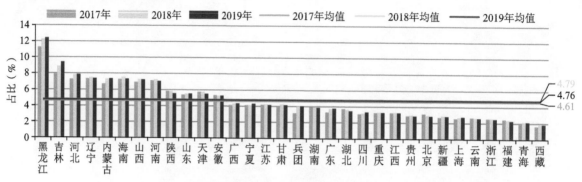

注：此类图中新疆生产建设兵团简称"兵团"，全书同

图 1-1-1-5 急性心肌梗死患者人数与全部出院患者人数之比

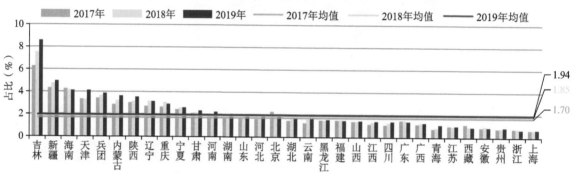

图 1-1-1-6 充血性心力衰竭患者人数与全部出院患者人数之比

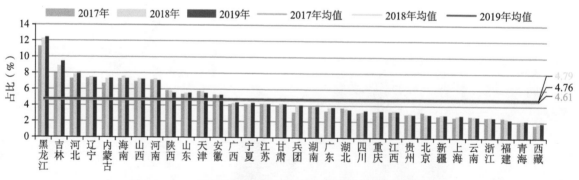

图 1-1-1-7 脑出血和脑梗死患者人数与全部出院患者人数之比

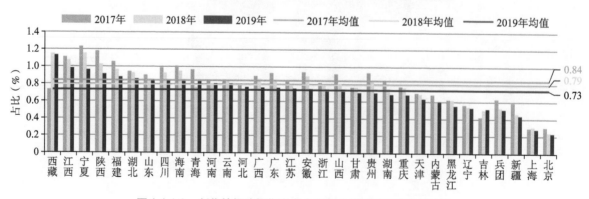

图 1-1-1-8 创伤性颅脑损伤患者人数与全部出院患者人数之比

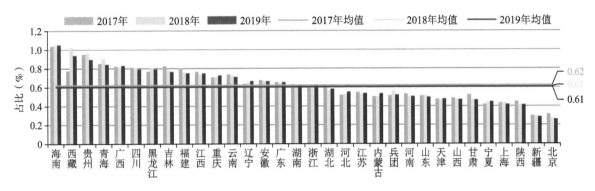

图 1-1-1-9　消化道出血患者人数与全部出院患者人数之比

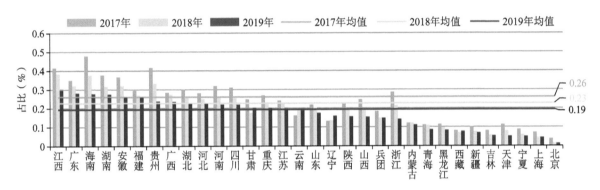

图 1-1-1-10　累及身体多个部位的损伤患者人数与全部出院患者人数之比

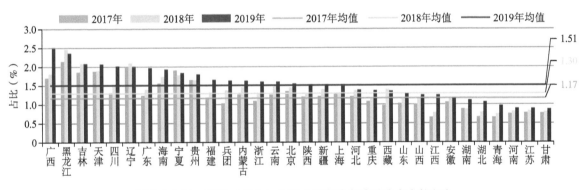

图 1-1-1-11　肺炎（成人）患者人数与全部出院患者人数之比

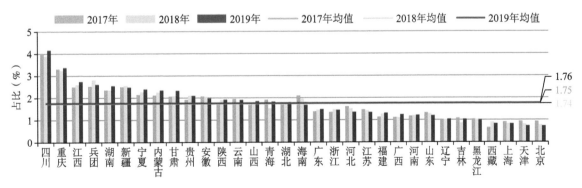

图 1-1-1-12　慢性阻塞性肺疾病患者人数与全部出院患者人数之比

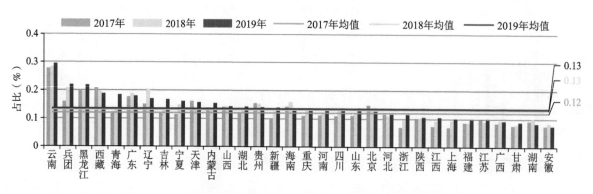

图 1-1-1-13　糖尿病伴短期并发症患者人数与全部出院患者人数之比

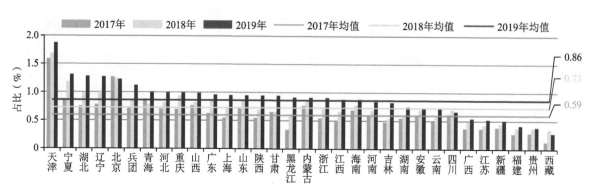

图 1-1-1-14　糖尿病伴长期并发症患者人数与全部出院患者人数之比

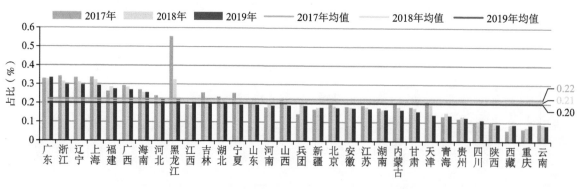

图 1-1-1-15　结节性甲状腺肿患者人数与全部出院患者人数之比

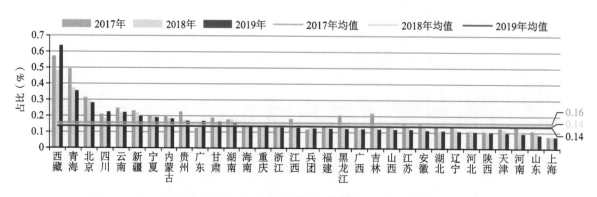

图 1-1-1-16　急性阑尾炎伴弥漫性腹膜炎及脓肿患者人数与全部出院患者人数之比

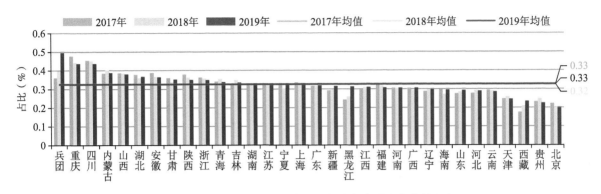

图 1-1-1-17　前列腺增生患者人数与全部出院患者人数之比

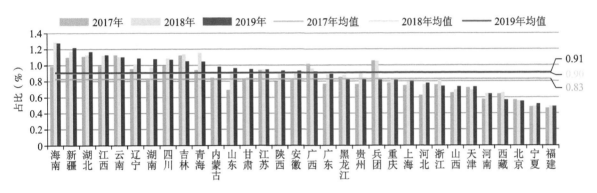

图 1-1-1-18　肾衰竭患者人数与全部出院患者人数之比

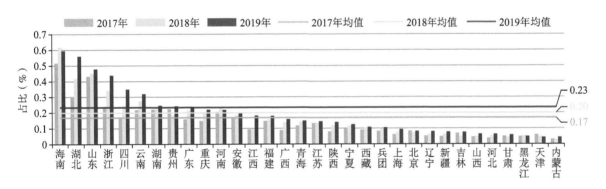

图 1-1-1-19　败血症患者人数与全部出院患者人数之比

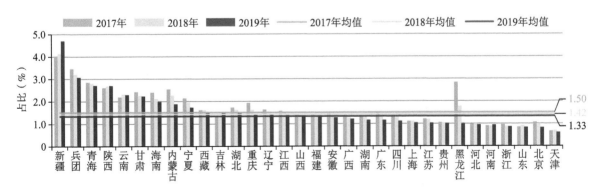

图 1-1-1-20　高血压病患者人数与全部出院患者人数之比

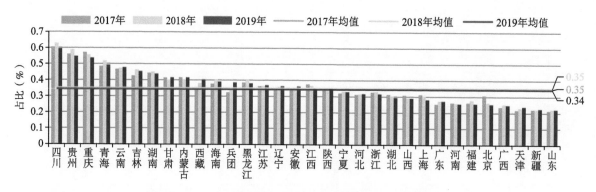

图 1-1-1-21 急性胰腺炎患者人数与全部出院患者人数之比

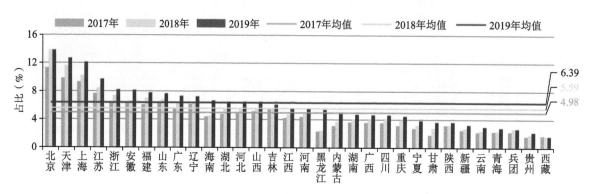

图 1-1-1-22 恶性肿瘤术后化疗患者人数与全部出院患者人数之比

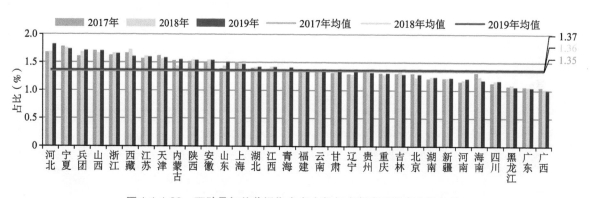

图 1-1-1-23 下肢骨与关节损伤患者人数与全部出院患者人数之比

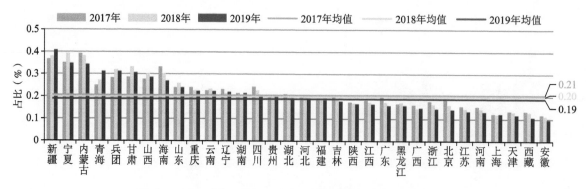

图 1-1-1-24 哮喘（成人）患者人数与全部出院患者人数之比

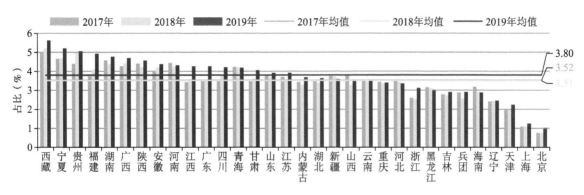

图 1-1-1-25 细菌性肺炎（儿童）患者人数与全部出院患者人数之比

2. 各省（自治区、直辖市）开展重点手术/操作人次与该省（自治区、直辖市）全部手术/操作人次之比

基于病案首页数据，计算各省（自治区、直辖市）开展重点手术/操作人次与该省（自治区、直辖市）全部手术/操作人次之比（图 1-1-1-26 至图 1-1-1-46）。

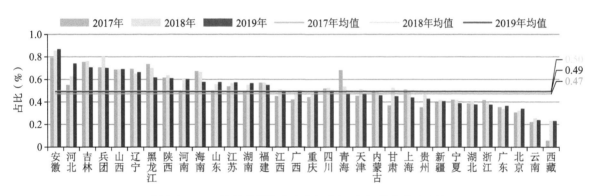

图 1-1-1-26 髋关节置换术人次与全部手术/操作人次之比

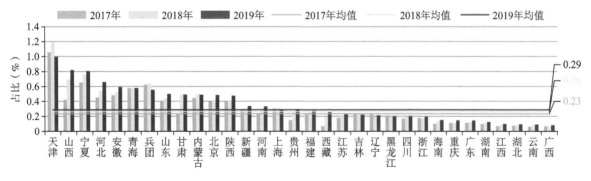

图 1-1-1-27 膝关节置换术人次与全部手术/操作人次之比

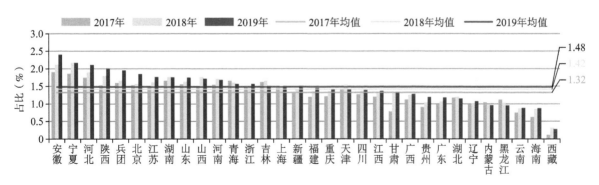

图 1-1-1-28 椎板切除术或脊柱融合相关手术人次与全部手术/操作人次之比

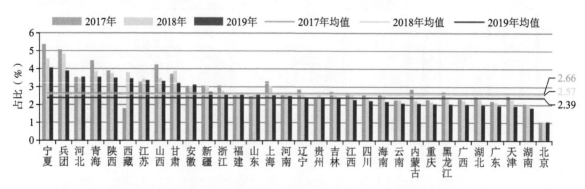

图 1-1-1-29 骨折、关节切开复位内固定术人次与全部手术/操作人次之比

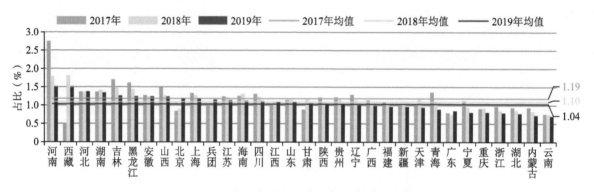

图 1-1-1-30 颅、脑手术人次与全部手术/操作人次之比

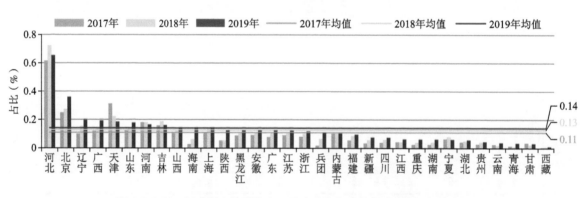

图 1-1-1-31 经皮颅内外动脉介入治疗人次与全部手术/操作人次之比

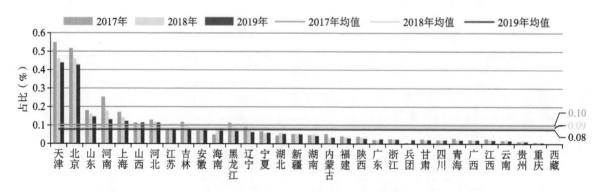

图 1-1-1-32 冠状动脉旁路移植术（CABG）人次与全部手术/操作人次之比

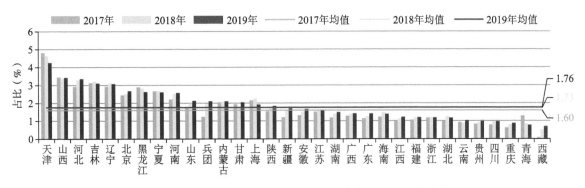

图 1-1-1-33　经皮冠状动脉介入治疗（PCI）人次与全部手术/操作人次之比

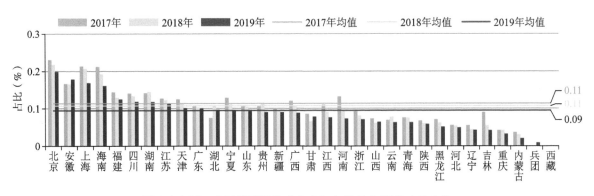

图 1-1-1-34　心脏瓣膜置换术人次与全部手术/操作人次之比

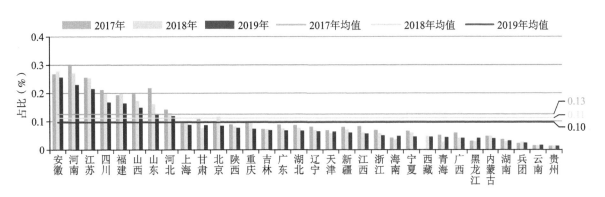

图 1-1-1-35　食管切除手术人次与全部手术/操作人次之比

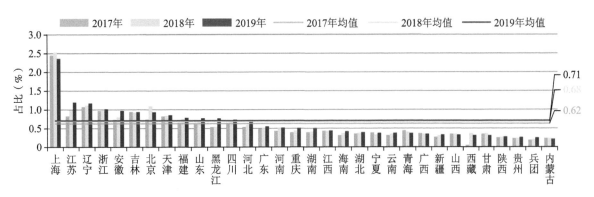

图 1-1-1-36　肺切除术人次与全部手术/操作人次之比

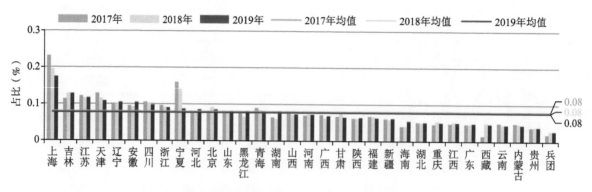

图 1-1-1-37　胰腺切除手术人次与全部手术/操作人次之比

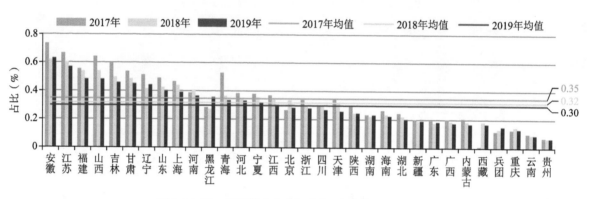

图 1-1-1-38　胃切除术人次与全部手术/操作人次之比

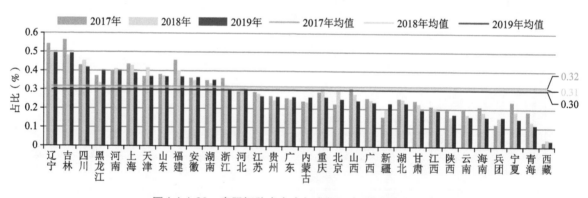

图 1-1-1-39　直肠切除术人次与全部手术/操作人次之比

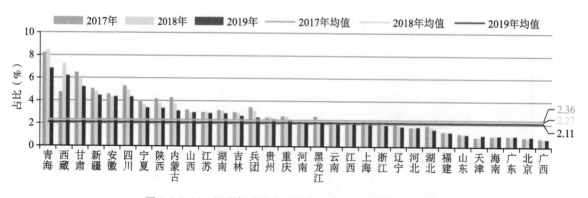

图 1-1-1-40　胆囊相关手术人次与全部手术/操作人次之比

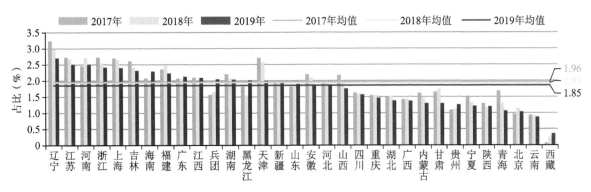

图 1-1-1-41　乳腺手术人次与全部手术/操作人次之比

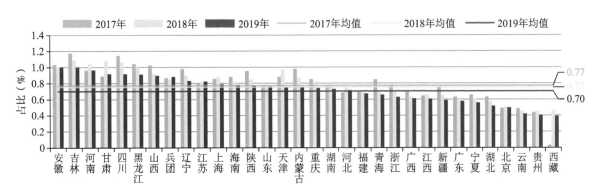

图 1-1-1-42　肾与前列腺相关手术人次与全部手术/操作人次之比

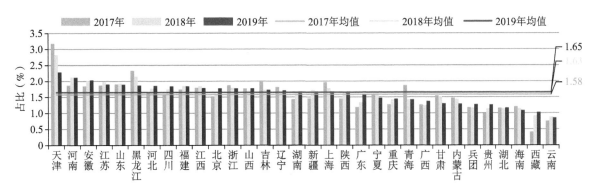

图 1-1-1-43　血管内修补术人次与全部手术/操作人次之比

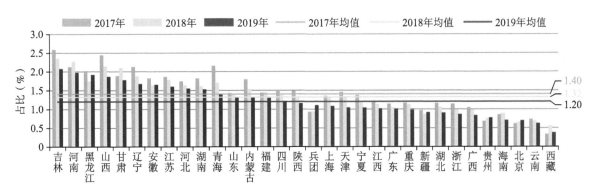

图 1-1-1-44　子宫切除术人次与全部手术/操作人次之比

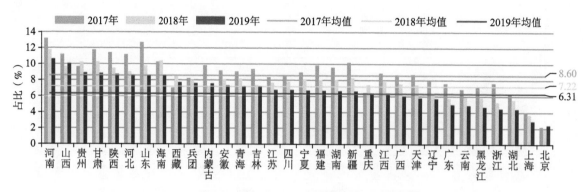

图 1-1-1-45 剖宫产人次与全部手术/操作人次之比

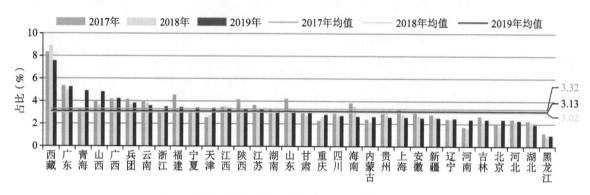

图 1-1-1-46 阴道分娩人次与全部手术/操作人次之比

3. 各省（自治区、直辖市）收治重点病种患者人数、开展重点手术/操作人次与该省（自治区、直辖市）每万常住人口之比（图 1-1-1-47 至图 1-1-1-88）。

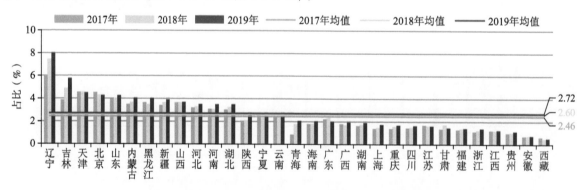

图 1-1-1-47 急性心肌梗死患者人数与每万常住人口之比

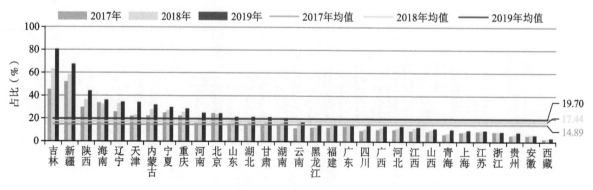

图 1-1-1-48 充血性心力衰竭患者人数与每万常住人口之比

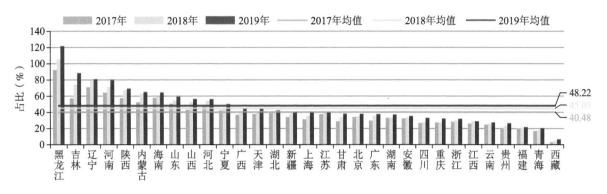

图 1-1-1-49　脑出血和脑梗死患者人数与每万常住人口之比

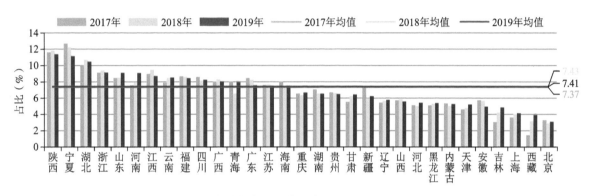

图 1-1-1-50　创伤性颅脑损伤患者人数与每万常住人口之比

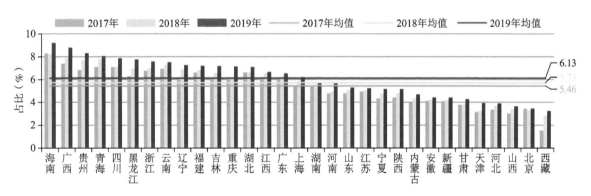

图 1-1-1-51　消化道出血患者人数与每万常住人口之比

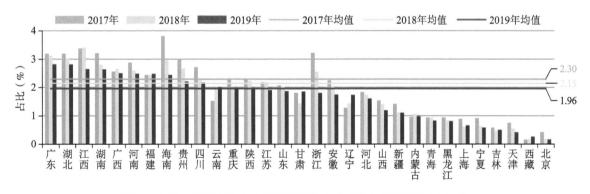

图 1-1-1-52　累及身体多个部位的损伤患者人数与每万常住人口之比

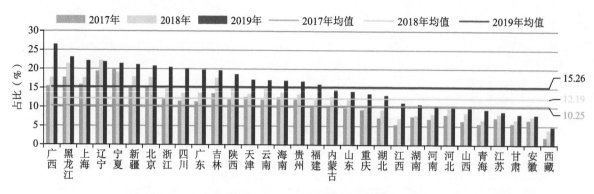

图 1-1-1-53 肺炎（成人）患者人数与每万常住人口之比

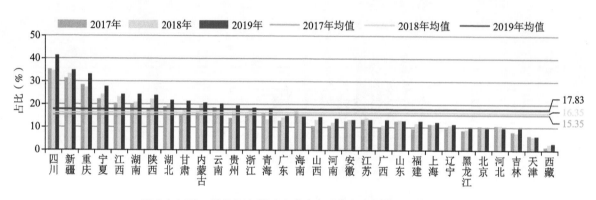

图 1-1-1-54 慢性阻塞性肺疾病患者人数与每万常住人口之比

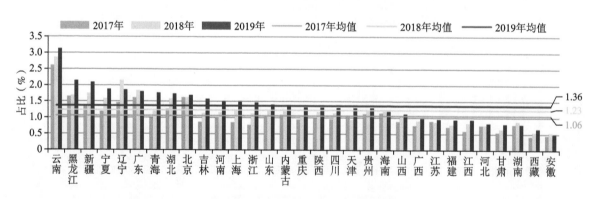

图 1-1-1-55 糖尿病伴短期并发症患者人数与每万常住人口之比

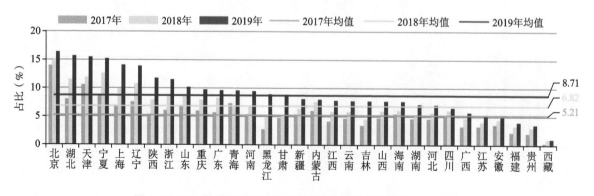

图 1-1-1-56 糖尿病伴长期并发症患者人数与每万常住人口之比

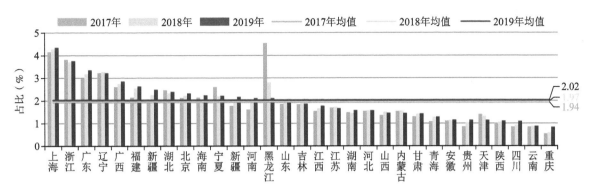

图 1-1-1-57　结节性甲状腺肿患者人数与每万常住人口之比

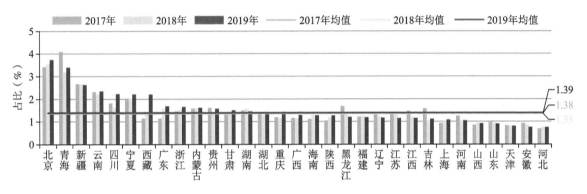

图 1-1-1-58　急性阑尾炎伴弥漫性腹膜炎及脓肿患者人数与每万常住人口之比

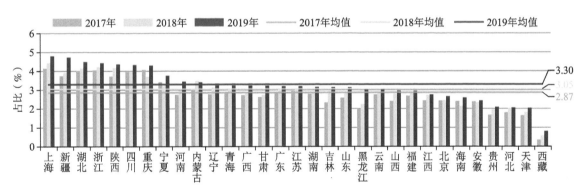

图 1-1-1-59　前列腺增生患者人数与每万常住人口之比

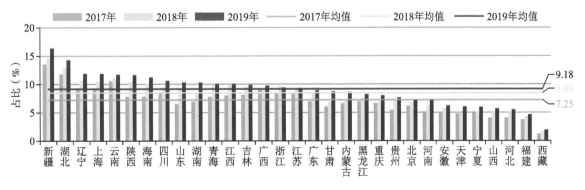

图 1-1-1-60　肾衰竭患者人数与每万常住人口之比

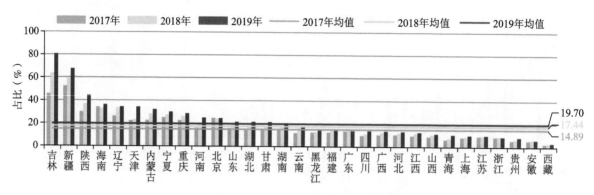

图 1-1-1-61　败血症患者人数与每万常住人口之比

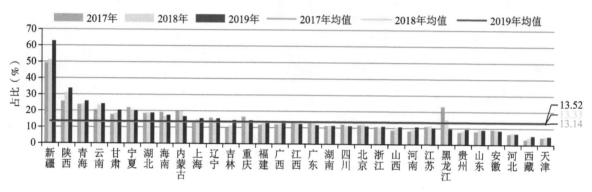

图 1-1-1-62　高血压病患者人数与每万常住人口之比

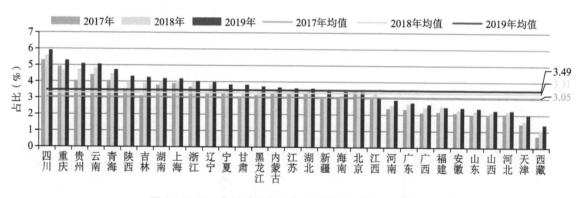

图 1-1-1-63　急性胰腺炎患者人数与每万常住人口之比

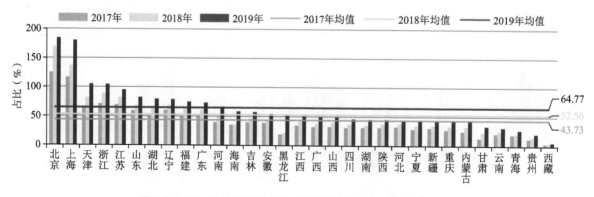

图 1-1-1-64　恶性肿瘤术后化疗患者人数与每万常住人口之比

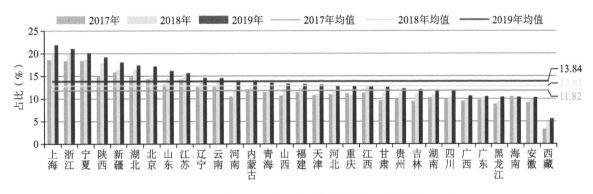

图 1-1-1-65　下肢骨与关节损伤患者人数与每万常住人口之比

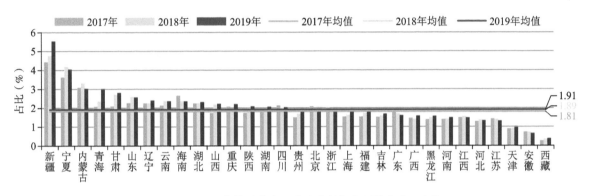

图 1-1-1-66　哮喘（成人）患者人数与每万常住人口之比

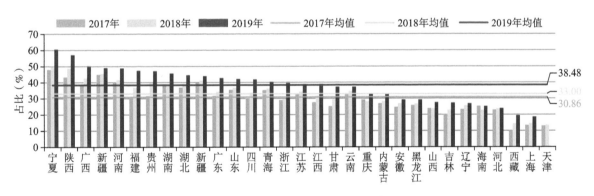

图 1-1-1-67　细菌性肺炎（儿童）患者人数与每万常住人口之比

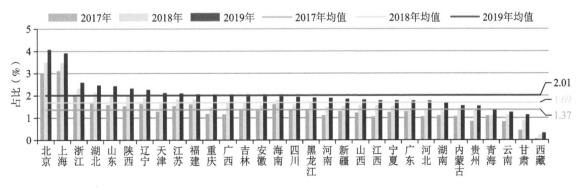

图 1-1-1-68　髋关节置换术人次与每万常住人口之比

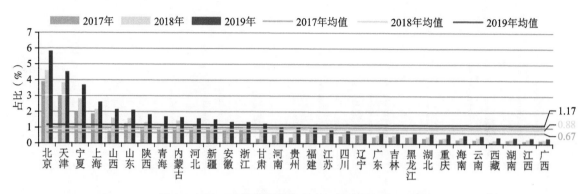

图 1-1-1-69　膝关节置换术人次与每万常住人口之比

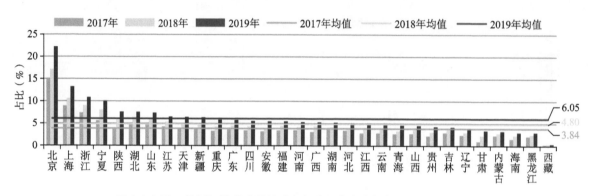

图 1-1-1-70　椎板切除术或脊柱融合相关手术人次与每万常住人口之比

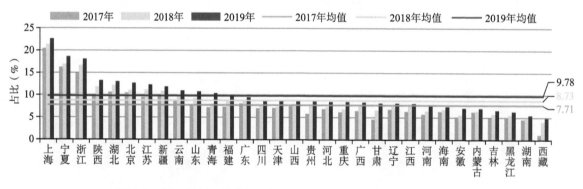

图 1-1-1-71　骨折、关节切开复位内固定术人次与每万常住人口之比

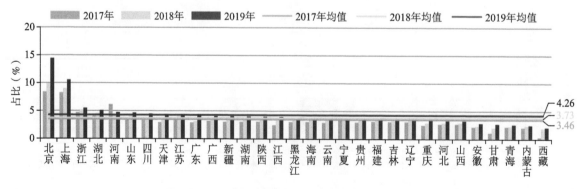

图 1-1-1-72　颅、脑手术人次与每万常住人口之比

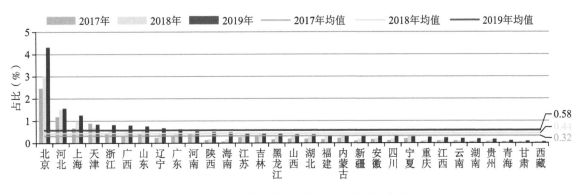

图 1-1-1-73　经皮颅内外动脉介入治疗人次与每万常住人口之比

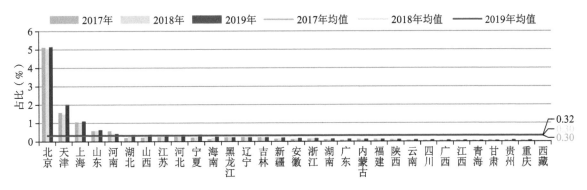

图 1-1-1-74　冠状动脉旁路移植术（CABG）人次与每万常住人口之比

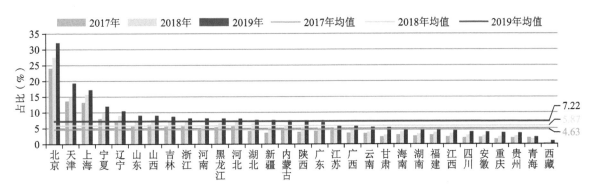

图 1-1-1-75　经皮冠状动脉介入治疗（PCI）人次与每万常住人口之比

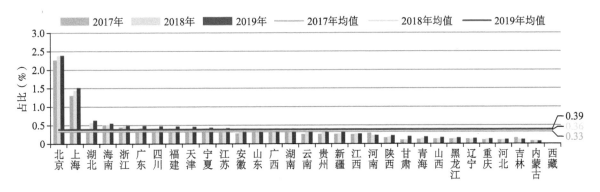

图 1-1-1-76　心脏瓣膜置换术人次与每万常住人口之比

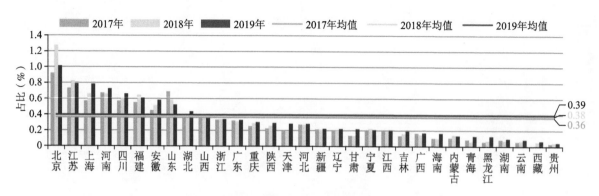

图 1-1-1-77　食管切除手术人次与每万常住人口之比

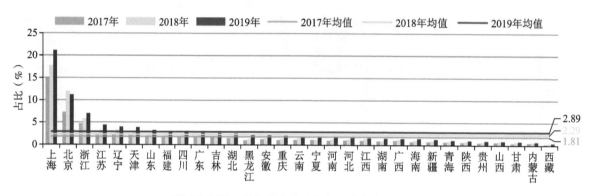

图 1-1-1-78　肺切除术人次与每万常住人口之比

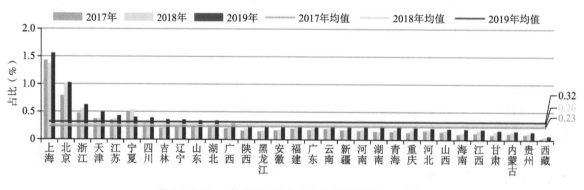

图 1-1-1-79　胰腺切除手术人次与每万常住人口之比

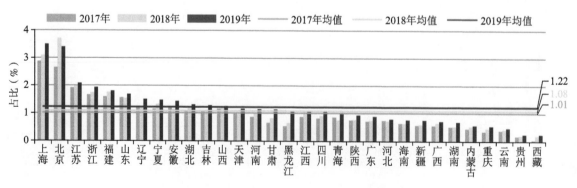

图 1-1-1-80　胃切除术人次与每万常住人口之比

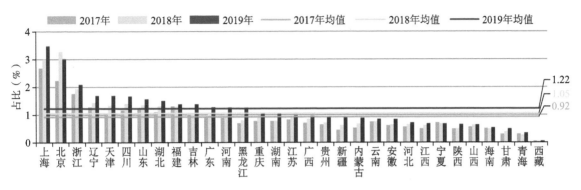

图 1-1-1-81 直肠切除术人次与每万常住人口之比

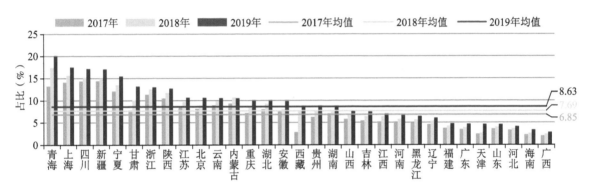

图 1-1-1-82 胆囊相关手术人次与每万常住人口之比

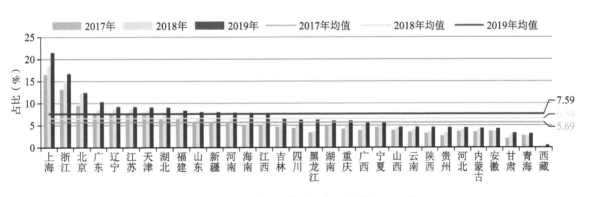

图 1-1-1-83 乳腺手术人次与每万常住人口之比

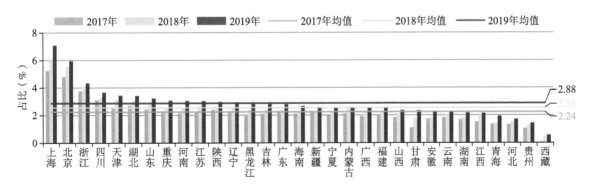

图 1-1-1-84 肾与前列腺相关手术人次与每万常住人口之比

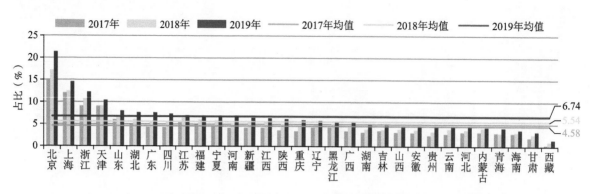

图 1-1-1-85 血管内修补术人次与每万常住人口之比

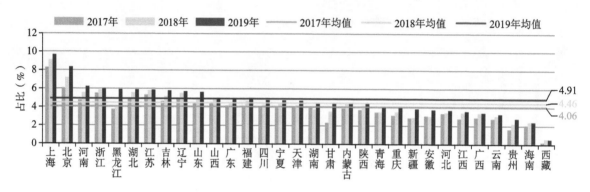

图 1-1-1-86 子宫切除术人次与每万常住人口之比

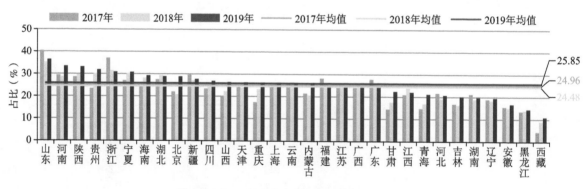

图 1-1-1-87 剖宫产人次与每万常住人口之比

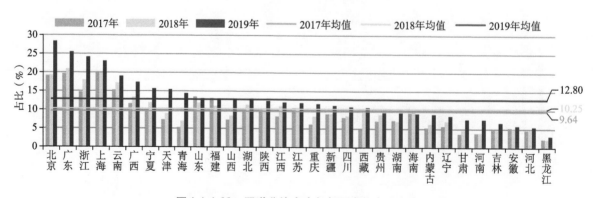

图 1-1-1-88 阴道分娩人次与每万常住人口之比

二、全国二级和三级综合医院服务量分析

从 HQMS 的全国二级、三级公立医院绩效考核和 NCIS 中采集 2016—2019 年数据，其中 2016 年仅有三级公立医院数据，共采集三级综合医院 1397 家、三级专科医院 629 家、二级综合医院 3183 家、二级专科医院 881 家。按统计时间段内连续上报计算各级医院连续上报率，连续上报率最高为三级公立综合医院（95.96%），其次为三级公立专科医院（94.50%），最低为二级民营专科医院（8.29%）（表 1-1-1-3）。

表 1-1-1-3　2016—2019 年全国二级和三级医院数据来源

医院类型	数据情况	三级医院（家）		二级医院（家）		合计（家）
		公立医院	民营医院	公立医院	民营医院	
综合医院	全样本数据	1313	84	2682	501	4580
	连续上报数据	1260	24	2060	70	3414
	连续上报率（%）	95.96	28.57	76.81	13.97	74.54
专科医院	全样本数据	582	47	676	205	1510
	连续上报数据	550	8	225	17	800
	连续上报率（%）	94.50	17.02	33.28	8.29	52.98

统计全国 2016—2019 年连续上报的二级、三级综合医院及 25 家国家卫生健康委员会所属或管理（简称"委属委管"）综合医院的月均出院人次。委属委管综合医院从 9429 人次增至 12 197 人次，年增幅为 7.69%~10.64%；三级公立综合医院从 3880 人次增至 4851 人次，年增幅为 7.40%~9.13%；三级民营综合医院 2429 人次增至 2847 人次，年增幅为 6.88%~9.67%；二级公立综合医院从 1553 人次增至 1738 人次，年增幅为 4.98%~6.48%；二级民营综合医院从 921 人次增至 1036 人次，年增幅为 1.95%~6.08%（图 1-1-1-89）。

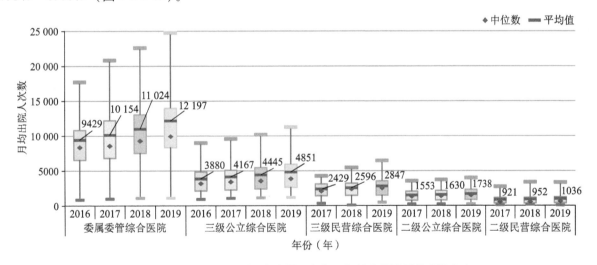

图 1-1-1-89　2016—2019 年全国二级和三级综合医院月均出院人次

三、全国二级和三级医院服务能力

医疗机构住院患者主要诊断的种类，即医疗机构为患者提供诊疗服务所涉及病种和手术的种类数，可作为评价医疗机构服务能力范围宽度的一个指标。为保证纳入数据的有效性和准确性，对全国二级、三级综合医院与部分专科医院的服务能力数据分析中，主要统计连续上报的 1810 家三级公立医院和 2285 家二级公立医院的出院患者住院病历首页主要诊断（第一诊断）ICD-10 编码亚目数及主要手术 ICD-9-CM-3 编码亚目数。

（一）主要诊断 ICD-10 编码亚目种类数

2016—2019 年收治患者的主要诊断 ICD-10 编码亚目种类数均值，全国三级公立综合医院从 1660 种增至 1870 种，增加 210 种；全国各三级公立专科医院最高为儿童医院（967 ~ 1218 种），其次为肿瘤医院（795 ~ 897 种），最低为口腔医院（129 ~ 144 种），除眼科医院外，各类型专科医院均值均呈增加趋势（图 1-1-1-90）。

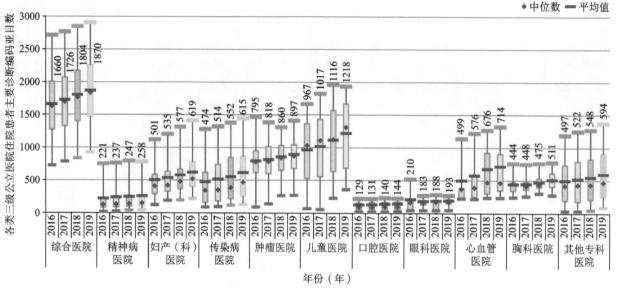

图 1-1-1-90　2016—2019 年全国三级公立医院主要诊断 ICD-10 编码亚目种数量

2017—2019 年收治患者的主要诊断 ICD-10 编码亚目种类数均值，全国二级公立综合医院从 933 种增至 1023 种，增加 90 种；全国各二级公立专科医院分别为妇幼保健院 186 ~ 285 种，精神病医院 128 ~ 141 种，妇产（科）医院 270 ~ 331 种和传染病医院 233 ~ 266 种，各类型专科医院均值均呈增加趋势（图 1-1-1-91）。

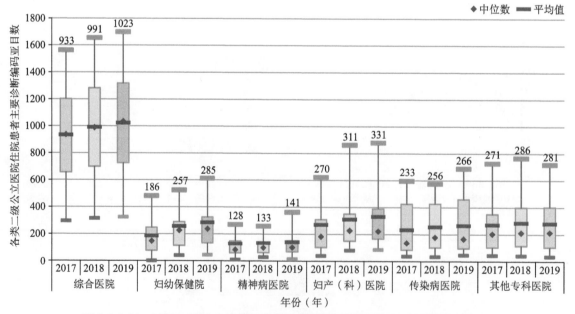

图 1-1-1-91　2017—2019 年全国二级公立医院主要诊断 ICD-10 编码亚目种数量

（二）主要手术 ICD-9-CM-3 编码亚目种类数

2016—2019 年收治患者的主要手术 ICD-9-CM-3 编码亚目种类数均值，全国三级公立综合医院从 579 种增至 771 种，增加 192 种；全国各三级公立专科医院最高为肿瘤医院（344 ~ 493 种），其次为儿童医院（339 ~ 474 种），最低为精神病医院（29 ~ 43 种），各类型专科医院均值均呈增加趋势（图 1-1-1-92）。

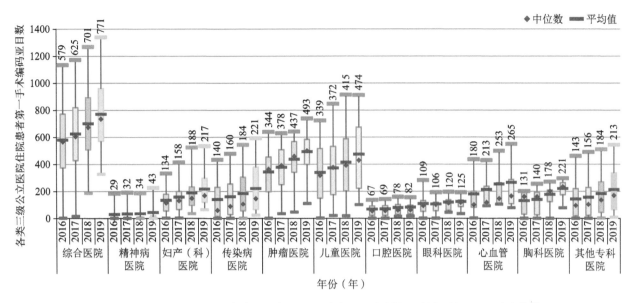

图 1-1-1-92　2016—2019 年全国三级公立医院主要手术 ICD-9-CM-3 编码亚目种类数量

2017—2019 年收治患者的主要手术 ICD-9-CM-3 编码亚目种类数均值，全国二级公立综合医院从 245 种增至 314 种，增加 69 种；全国各二级公立专科医院分别为妇幼保健院 21～70 种，妇产（科）医院 71～98 种，各类型专科医院均值均呈增加趋势（图 1-1-1-93）。

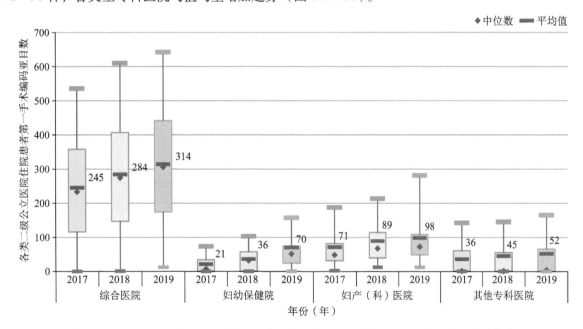

图 1-1-1-93　2017—2019 年全国二级公立医院主要手术 ICD-9-CM-3 编码亚目种类数量

四、综合医院住院患者疾病与手术/操作分析

（一）全国二级、三级公立综合医院住院患者主要诊断疾病谱排名前 20 位变化情况

2016 年与 2019 年全国三级公立综合医院住院患者主要诊断疾病谱前 8 位的病种排名无较大变化，未特指的脑梗死和椎基底动脉综合征排名保持在第 1 位和第 8 位，其余 6 种疾病排名均有小幅变化；排名上升较大的病种有未特指的细菌性肺炎从第 31 位上升至第 10 位，结肠息肉从第 39 位上升至第 14 位，肾终末期疾病从第 44 位上升至第 20 位（图 1-1-1-94）。

2017 年与 2019 年全国二级公立综合医院住院患者主要诊断疾病谱前 4 位的病种排名无变化，依次为未特指的脑梗死、未特指的支气管肺炎、动脉硬化性心脏病和未特指的急性支气管炎；排名变化较大的病种有未特指的细菌性肺炎从第 38 位上升至第 14 位，头位顺产从第 5 位下降至第 11 位（图 1-1-1-95）。

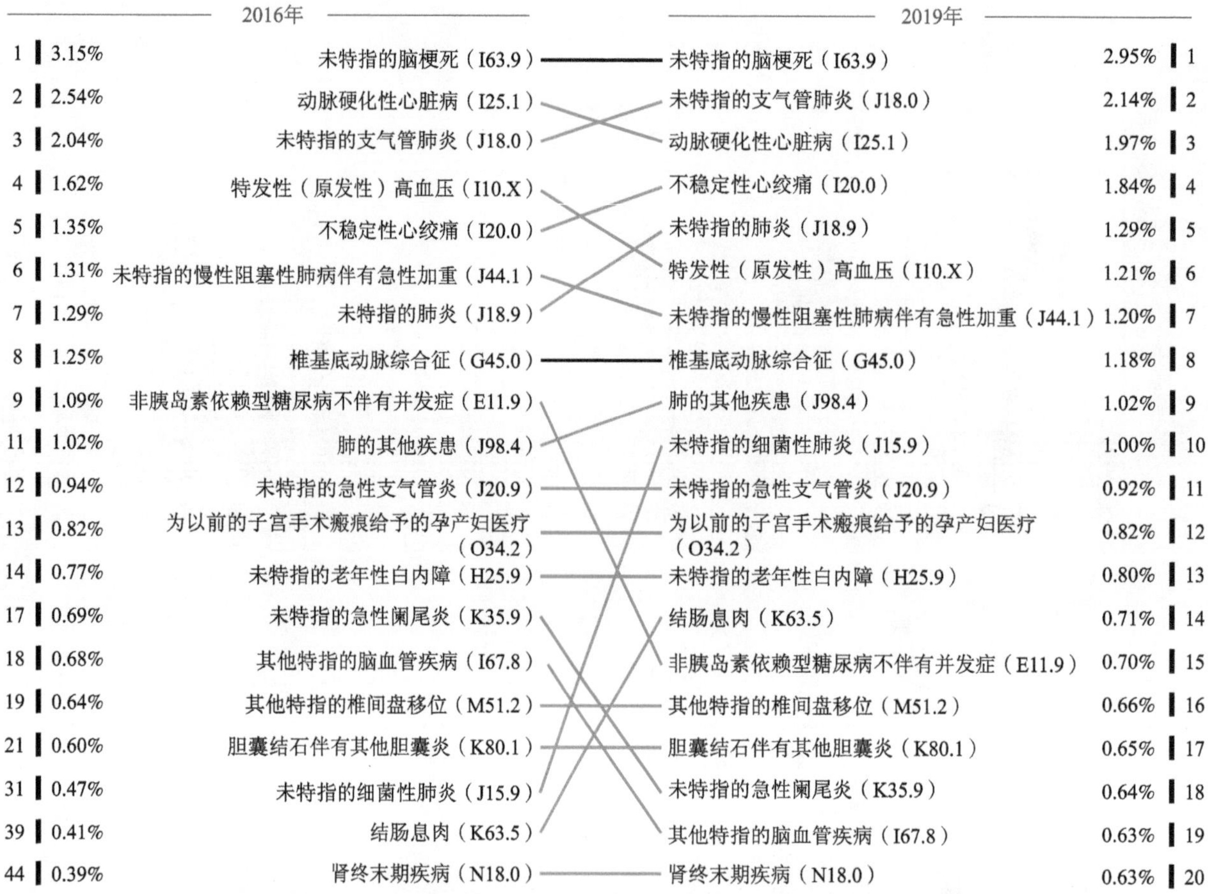

	2016年		2019年	
1	3.15%	未特指的脑梗死（I63.9）———未特指的脑梗死（I63.9）	2.95%	1
2	2.54%	动脉硬化性心脏病（I25.1）	未特指的支气管肺炎（J18.0）	2.14%	2
3	2.04%	未特指的支气管肺炎（J18.0）	动脉硬化性心脏病（I25.1）	1.97%	3
4	1.62%	特发性（原发性）高血压（I10.X）	不稳定性心绞痛（I20.0）	1.84%	4
5	1.35%	不稳定性心绞痛（I20.0）	未特指的肺炎（J18.9）	1.29%	5
6	1.31%	未特指的慢性阻塞性肺病伴有急性加重（J44.1）	特发性（原发性）高血压（I10.X）	1.21%	6
7	1.29%	未特指的肺炎（J18.9）	未特指的慢性阻塞性肺病伴有急性加重（J44.1）	1.20%	7
8	1.25%	椎基底动脉综合征（G45.0）———椎基底动脉综合征（G45.0）	1.18%	8
9	1.09%	非胰岛素依赖型糖尿病不伴有并发症（E11.9）	肺的其他疾患（J98.4）	1.02%	9
11	1.02%	肺的其他疾患（J98.4）	未特指的细菌性肺炎（J15.9）	1.00%	10
12	0.94%	未特指的急性支气管炎（J20.9）	未特指的急性支气管炎（J20.9）	0.92%	11
13	0.82%	为以前的子宫手术瘢痕给予的孕产妇医疗（O34.2）	为以前的子宫手术瘢痕给予的孕产妇医疗（O34.2）	0.82%	12
14	0.77%	未特指的老年性白内障（H25.9）	未特指的老年性白内障（H25.9）	0.80%	13
17	0.69%	未特指的急性阑尾炎（K35.9）	结肠息肉（K63.5）	0.71%	14
18	0.68%	其他特指的脑血管疾病（I67.8）	非胰岛素依赖型糖尿病不伴有并发症（E11.9）	0.70%	15
19	0.64%	其他特指的椎间盘移位（M51.2）	其他特指的椎间盘移位（M51.2）	0.66%	16
21	0.60%	胆囊结石伴有其他胆囊炎（K80.1）	胆囊结石伴有其他胆囊炎（K80.1）	0.65%	17
31	0.47%	未特指的细菌性肺炎（J15.9）	未特指的急性阑尾炎（K35.9）	0.64%	18
39	0.41%	结肠息肉（K63.5）	其他特指的脑血管疾病（I67.8）	0.63%	19
44	0.39%	肾终末期疾病（N18.0）———肾终末期疾病（N18.0）	0.63%	20

图 1-1-1-94　全国三级公立综合医院住院患者主要诊断疾病谱 2016 年与 2019 年排名前 20 位变化情况

	2017年		2019年	
1	4.54%	未特指的脑梗死（I63.9）———未特指的脑梗死（I63.9）	4.58%	1
2	3.49%	未特指的支气管肺炎（J18.0）———未特指的支气管肺炎（J18.0）	3.60%	2
3	3.44%	动脉硬化性心脏病（I25.1）———动脉硬化性心脏病（I25.1）	3.11%	3
4	2.17%	未特指的急性支气管炎（J20.9）———未特指的急性支气管炎（J20.9）	2.32%	4
5	2.13%	头位顺产（O80.0）	未特指的慢性阻塞性肺病伴有急性加重（J44.1）	1.72%	5
6	1.72%	特发性（原发性）高血压（I10.X）	肺的其他疾患（J98.4）	1.68%	6
7	1.60%	肺的其他疾患（J98.4）	特发性（原发性）高血压（I10.X）	1.68%	7
8	1.53%	未特指的急性上呼吸道感染（J06.9）	椎基底动脉综合征（G45.0）	1.54%	8
9	1.50%	未特指的慢性阻塞性肺病伴有急性加重（J44.1）	未特指的肺炎（J18.9）	1.47%	9
10	1.48%	未特指的肺炎（J18.9）	未特指的急性上呼吸道感染（J06.9）	1.46%	10
11	1.36%	椎基底动脉综合征（G45.0）	头位顺产（O80.0）	1.38%	11
13	1.12%	未特指的急性扁桃体炎（J03.9）	未特指的急性扁桃体炎（J03.9）	1.15%	12
14	1.08%	非胰岛素依赖型糖尿病不伴有并发症（E11.9）	非胰岛素依赖型糖尿病不伴有并发症（E11.9）	1.13%	13
15	1.06%	未特指的非感染性胃肠炎和结肠炎（K52.9）	未特指的细菌性肺炎（J15.9）	1.00%	14
16	1.02%	未特指的急性阑尾炎（K35.9）	未特指的急性阑尾炎（K35.9）	0.99%	15
18	0.85%	其他特指的脑血管疾病（I67.8）	其他特指的脑血管疾病（I67.8）	0.94%	16
19	0.84%	其他特指的椎间盘移位（M51.2）	其他特指的椎间盘移位（M51.2）	0.94%	17
20	0.73%	医疗性流产，完全性或未特指，无并发症（O04.9）	其他脑梗死（I63.8）	0.86%	18
24	0.62%	其他脑梗死（I63.8）	未特指的非感染性胃肠炎和结肠炎（K52.9）	0.82%	19
38	0.46%	未特指的细菌性肺炎（J15.9）	医疗性流产，完全性或未特指，无并发症（O04.9）	0.81%	20

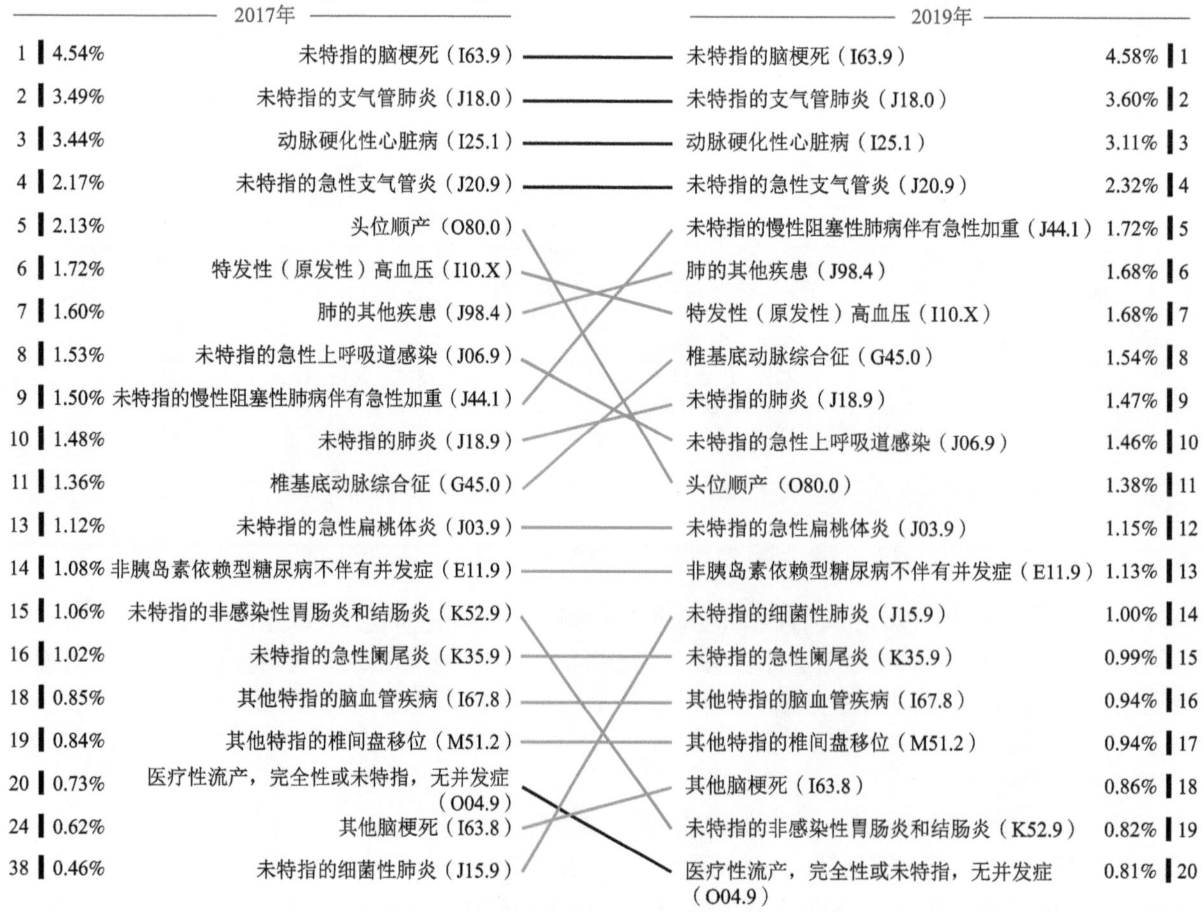

图 1-1-1-95　全国二级公立综合医院住院患者主要诊断疾病谱 2017 年与 2019 年排名前 20 位变化情况

（二）全国二级、三级公立综合医院住院患者手术谱排名前20位变化情况

2016 年与 2019 年全国三级公立综合医院住院患者手术谱中，低位子宫下段剖宫产排名保持在第 1 位，腹腔镜下胆囊切除术和其他近期产科裂伤修补术排名分别从第 3 位和第 4 位各上升 1 位至第 2 位和第 3 位；排名变化较大的手术类型有外阴切开术从第 2 位下降至第 9 位，白内障晶状体乳化和抽吸从第 7 位上升至第 4 位，药物洗脱冠状动脉支架置入从第 9 位上升至第 5 位，单侧甲状腺叶切除术从第 30 位上升至第 14 位（图 1-1-1-96）。

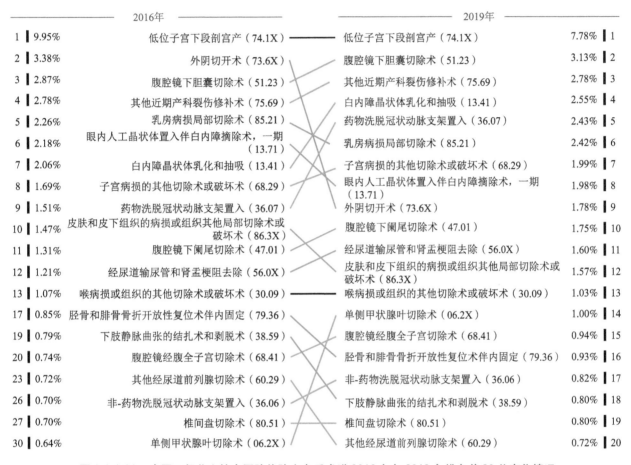

	2016年		2019年	
1	9.95% 低位子宫下段剖宫产（74.1X）	低位子宫下段剖宫产（74.1X）	7.78%	1
2	3.38% 外阴切开术（73.6X）	腹腔镜下胆囊切除术（51.23）	3.13%	2
3	2.87% 腹腔镜下胆囊切除术（51.23）	其他近期产科裂伤修补术（75.69）	2.78%	3
4	2.78% 其他近期产科裂伤修补术（75.69）	白内障晶状体乳化和抽吸（13.41）	2.55%	4
5	2.26% 乳房病损局部切除术（85.21）	药物洗脱冠状动脉支架置入（36.07）	2.43%	5
6	2.18% 眼内人工晶状体置入伴白内障摘除术，一期（13.71）	乳房病损局部切除术（85.21）	2.42%	6
7	2.06% 白内障晶状体乳化和抽吸（13.41）	子宫病损的其他切除术或破坏术（68.29）	1.99%	7
8	1.69% 子宫病损的其他切除术或破坏术（68.29）	眼内人工晶状体置入伴白内障摘除术，一期（13.71）	1.98%	8
9	1.51% 药物洗脱冠状动脉支架置入（36.07）	外阴切开术（73.6X）	1.78%	9
10	1.47% 皮肤和皮下组织的病损或组织其他局部切除术或破坏术（86.3X）	腹腔镜下阑尾切除术（47.01）	1.75%	10
11	1.31% 腹腔镜下阑尾切除术（47.01）	经尿道输尿管和肾盂梗阻去除（56.0X）	1.60%	11
12	1.21% 经尿道输尿管和肾盂梗阻去除（56.0X）	皮肤和皮下组织的病损或组织其他局部切除术或破坏术（86.3X）	1.57%	12
13	1.07% 喉病损或组织的其他切除术或破坏术（30.09）	喉病损或组织的其他切除术或破坏术（30.09）	1.03%	13
17	0.85% 胫骨和腓骨骨折开放性复位术伴内固定（79.36）	单侧甲状腺叶切除术（06.2X）	1.00%	14
19	0.79% 下肢静脉曲张的结扎术和剥脱术（38.59）	腹腔镜经腹全子宫切除术（68.41）	0.94%	15
20	0.74% 腹腔镜经腹全子宫切除术（68.41）	胫骨和腓骨骨折开放性复位术伴内固定（79.36）	0.93%	16
23	0.72% 其他经尿道前列腺切除术（60.29）	非-药物洗脱冠状动脉支架置入（36.06）	0.82%	17
26	0.70% 非-药物洗脱冠状动脉支架置入（36.06）	下肢静脉曲张的结扎术和剥脱术（38.59）	0.80%	18
27	0.70% 椎间盘切除术（80.51）	椎间盘切除术（80.51）	0.80%	19
30	0.64% 单侧甲状腺叶切除术（06.2X）	其他经尿道前列腺切除术（60.29）	0.72%	20

图 1-1-1-96 全国三级公立综合医院住院患者手术谱 2016 年与 2019 年排名前 20 位变化情况

2017 年与 2019 年全国二级公立综合医院住院患者手术谱中，低位子宫下段剖宫产和其他近期产科裂伤修补术排名分别保持在第 1 位和第 2 位；外阴切开术和其他阑尾切除术排名分别从第 3 位和第 4 位下降至第 5 位和第 11 位；腹腔镜下胆囊切除术和腹腔镜下阑尾切除术排名分别从第 5 位和第 8 位上升至第 3 位和第 4 位（图 1-1-1-97）。

（三）全国二级、三级公立综合医院住院患者诊断性操作谱排名前20位变化情况

2016 年与 2019 年全国三级公立综合医院住院患者诊断性操作谱中，单根导管的冠状动脉造影术、其他胃镜检查和骨髓活组织检查排名分别保持在第 1～第 3 位；排名变化较大的有闭合性［内镜的］胃活组织检查从第 15 位上升至第 8 位，闭合性［内镜的］支气管活组织检查从第 33 位上升至第 12 位，其他支气管镜检查从第 32 位上升至第 14 位；其他和未特指的冠状动脉造影术和光导纤维支气管镜检查分别从第 4 位和第 10 位下降至第 11 位和第 20 位（图 1-1-1-98）。

2017 年与 2019 年全国二级公立综合医院住院患者诊断性操作谱中，其他胃镜检查和胸部计算机轴向断层照相术排名分别保持在第 1 位和第 3 位；单根导管的冠状动脉造影术排名从第 4 位上升至第 2 位，结肠镜检查排名从第 13 位上升至第 7 位，其他支气管镜检查排名从第 32 位上升至第 18 位；闭合性［内镜的］支气管活组织检查排名从第 44 位上升至第 20 位；头部计算机轴向断层照相术排名从第 2 位下降至第 6 位（图 1-1-1-99）。

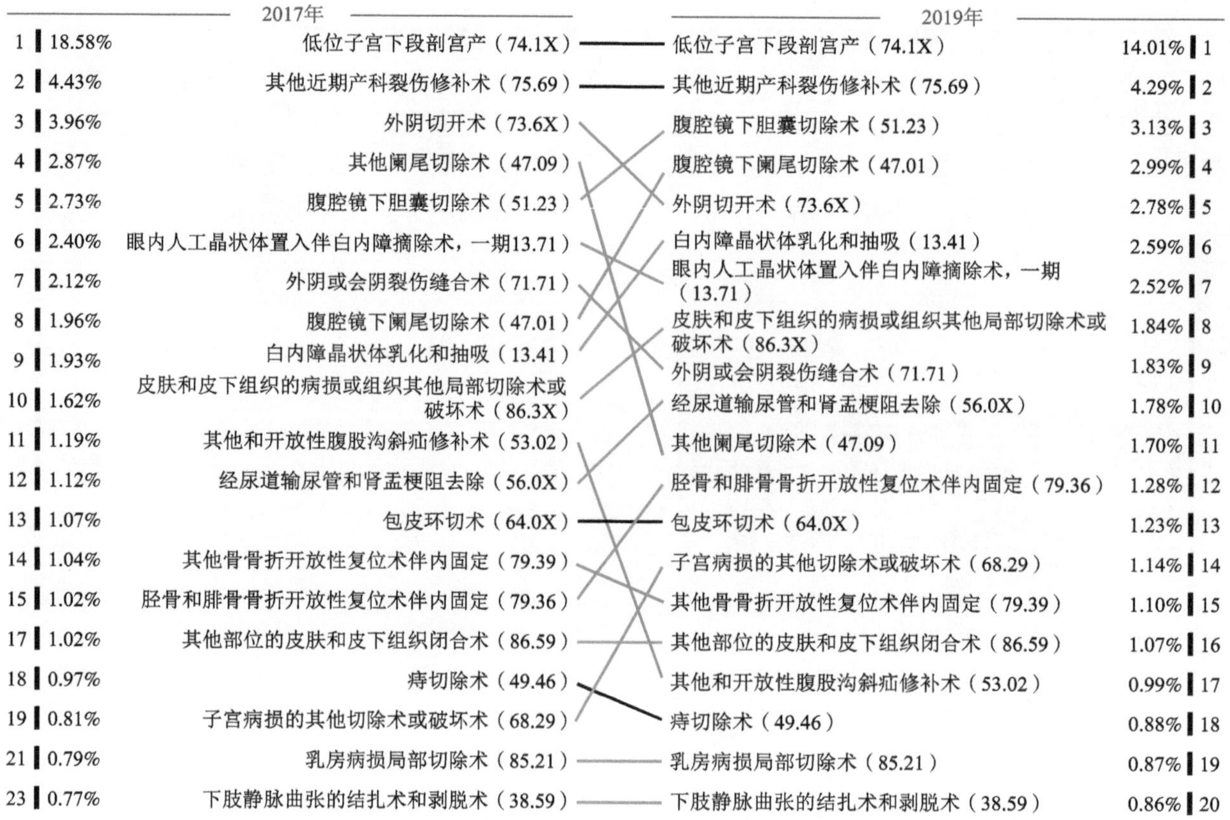

2017年

排名	百分比	手术名称
1	18.58%	低位子宫下段剖宫产（74.1X）
2	4.43%	其他近期产科裂伤修补术（75.69）
3	3.96%	外阴切开术（73.6X）
4	2.87%	其他阑尾切除术（47.09）
5	2.73%	腹腔镜下胆囊切除术（51.23）
6	2.40%	眼内人工晶状体置入伴白内障摘除术，一期13.71）
7	2.12%	外阴或会阴裂伤缝合术（71.71）
8	1.96%	腹腔镜下阑尾切除术（47.01）
9	1.93%	白内障晶状体乳化和抽吸（13.41）
10	1.62%	皮肤和皮下组织的病损或组织其他局部切除术或破坏术（86.3X）
11	1.19%	其他和开放性腹股沟斜疝修补术（53.02）
12	1.12%	经尿道输尿管和肾盂梗阻去除（56.0X）
13	1.07%	包皮环切术（64.0X）
14	1.04%	其他骨骨折开放性复位术伴内固定（79.39）
15	1.02%	胫骨和腓骨骨折开放性复位术伴内固定（79.36）
17	1.02%	其他部位的皮肤和皮下组织闭合术（86.59）
18	0.97%	痔切除术（49.46）
19	0.81%	子宫病损的其他切除术或破坏术（68.29）
21	0.79%	乳房病损局部切除术（85.21）
23	0.77%	下肢静脉曲张的结扎术和剥脱术（38.59）

2019年

手术名称	百分比	排名
低位子宫下段剖宫产（74.1X）	14.01%	1
其他近期产科裂伤修补术（75.69）	4.29%	2
腹腔镜下胆囊切除术（51.23）	3.13%	3
腹腔镜下阑尾切除术（47.01）	2.99%	4
外阴切开术（73.6X）	2.78%	5
白内障晶状体乳化和抽吸（13.41）	2.59%	6
眼内人工晶状体置入伴白内障摘除术，一期（13.71）	2.52%	7
皮肤和皮下组织的病损或组织其他局部切除术或破坏术（86.3X）	1.84%	8
外阴或会阴裂伤缝合术（71.71）	1.83%	9
经尿道输尿管和肾盂梗阻去除（56.0X）	1.78%	10
其他阑尾切除术（47.09）	1.70%	11
胫骨和腓骨骨折开放性复位术伴内固定（79.36）	1.28%	12
包皮环切术（64.0X）	1.23%	13
子宫病损的其他切除术或破坏术（68.29）	1.14%	14
其他骨骨折开放性复位术伴内固定（79.39）	1.10%	15
其他部位的皮肤和皮下组织闭合术（86.59）	1.07%	16
其他和开放性腹股沟斜疝修补术（53.02）	0.99%	17
痔切除术（49.46）	0.88%	18
乳房病损局部切除术（85.21）	0.87%	19
下肢静脉曲张的结扎术和剥脱术（38.59）	0.86%	20

图 1-1-1-97　全国二级公立综合医院住院患者手术谱 2017 年与 2019 年排名前 20 位变化情况

2016年

排名	百分比	操作名称
1	12.35%	单根导管的冠状动脉造影术（88.55）
2	10.10%	其他胃镜检查（44.13）
3	8.13%	骨髓活组织检查（41.31）
4	5.30%	其他和未特指的冠状动脉造影术（88.57）
5	4.97%	骨髓放液（03.31）
6	3.36%	脑动脉造影术（88.41）
7	3.24%	结肠镜检查（45.23）
8	3.02%	用两根导管的冠状动脉造影术（88.56）
9	2.91%	胸部计算机轴向断层照相术（87.41）
10	2.63%	光导纤维支气管镜检查（33.22）
11	2.22%	大脑和脑干的磁共振成像（88.91）
13	1.89%	心脏诊断性超声（88.72）
14	1.87%	子宫镜检查（68.12）
15	1.78%	闭合性[内镜的]胃活组织检查（44.14）
16	1.64%	闭合性[经皮][针吸]肾活组织检查（55.23）
17	1.31%	心电图（89.52）
23	0.98%	闭合性[经皮][针吸]肺活组织检查（33.26）
24	0.92%	骨髓其他诊断性操作（41.38）
32	0.67%	其他支气管镜检查（33.23）
33	0.59%	闭合性[内镜的]支气管活组织检查（33.24）

2019年

操作名称	百分比	排名
单根导管的冠状动脉造影术（88.55）	13.21%	1
其他胃镜检查（44.13）	11.46%	2
骨髓活组织检查（41.31）	5.37%	3
骨髓放液（03.31）	4.23%	4
结肠镜检查（45.23）	4.06%	5
脑动脉造影术（88.41）	3.85%	6
胸部计算机轴向断层照相术（87.41）	3.14%	7
闭合性[内镜的]胃活组织检查（44.14）	2.98%	8
用两根导管的冠状动脉造影术（88.56）	2.41%	9
大脑和脑干的磁共振成像（88.91）	2.28%	10
其他和未特指的冠状动脉造影术（88.57）	2.13%	11
闭合性[内镜的]支气管活组织检查（33.24）	2.09%	12
心电图（89.52）	1.84%	13
其他支气管镜检查（33.23）	1.78%	14
心脏诊断性超声（88.72）	1.65%	15
骨髓其他诊断性操作（41.38）	1.49%	16
闭合性[经皮][针吸]肾活组织检查（55.23）	1.47%	17
闭合性[经皮][针吸]肺活组织检查（33.26）	1.32%	18
子宫镜检查（68.12）	1.30%	19
光导纤维支气管镜检查（33.22）	1.26%	20

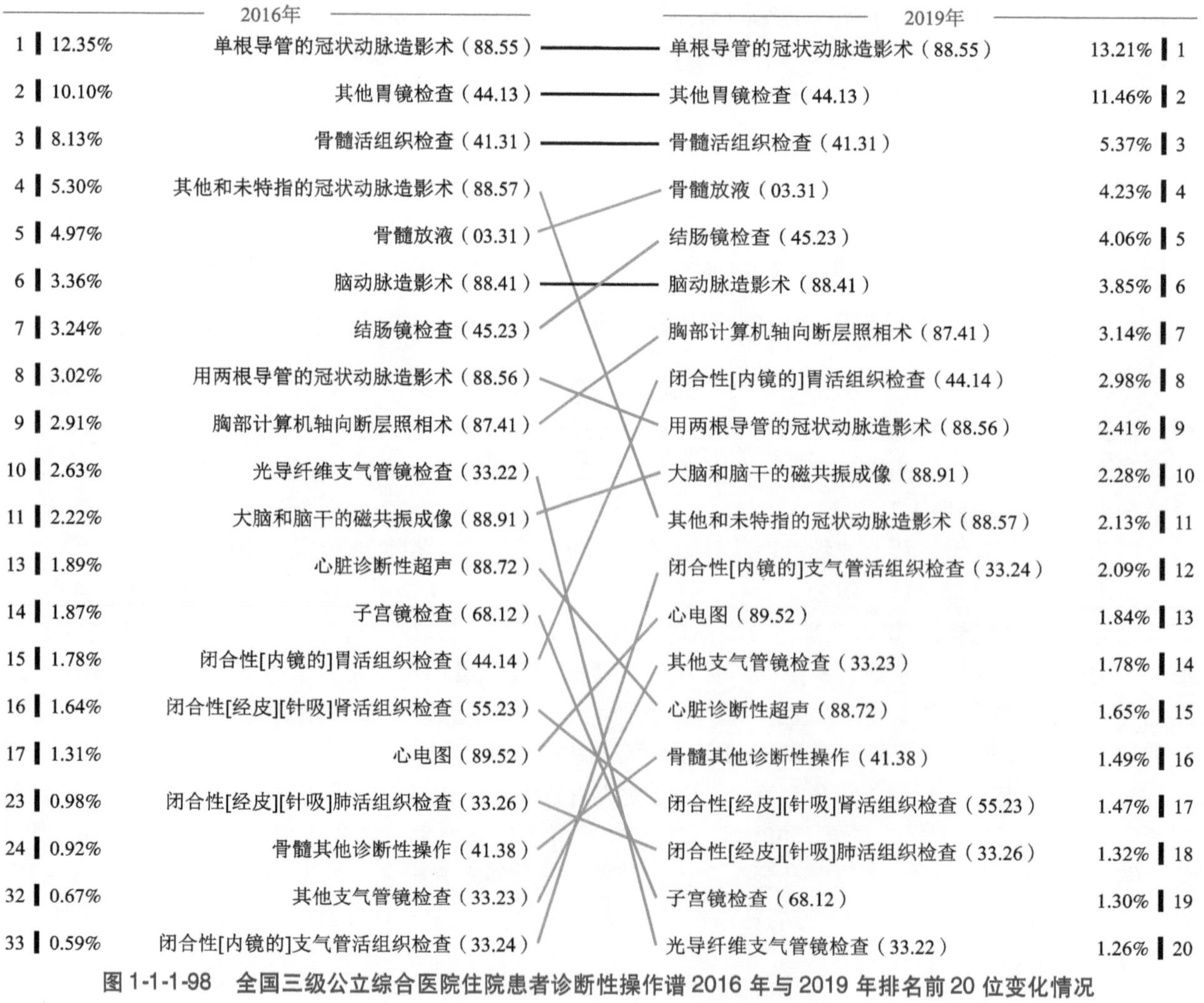

图 1-1-1-98　全国三级公立综合医院住院患者诊断性操作谱 2016 年与 2019 年排名前 20 位变化情况

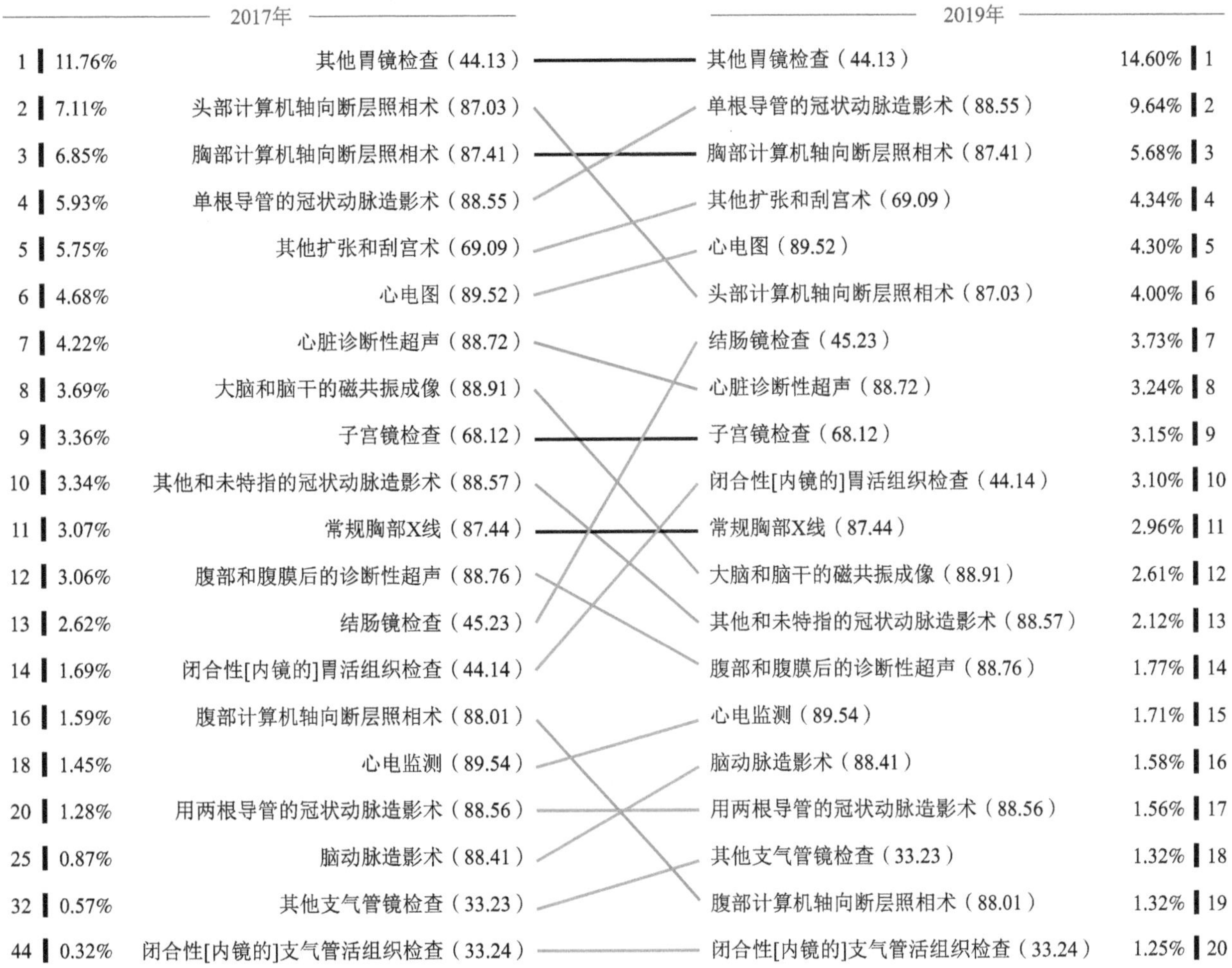

——— 2017年 ———　　　　　　　　　　　——— 2019年 ———

2017年排名	百分比	操作	操作	百分比	2019年排名
1	11.76%	其他胃镜检查（44.13）	其他胃镜检查（44.13）	14.60%	1
2	7.11%	头部计算机轴向断层照相术（87.03）	单根导管的冠状动脉造影术（88.55）	9.64%	2
3	6.85%	胸部计算机轴向断层照相术（87.41）	胸部计算机轴向断层照相术（87.41）	5.68%	3
4	5.93%	单根导管的冠状动脉造影术（88.55）	其他扩张和刮宫术（69.09）	4.34%	4
5	5.75%	其他扩张和刮宫术（69.09）	心电图（89.52）	4.30%	5
6	4.68%	心电图（89.52）	头部计算机轴向断层照相术（87.03）	4.00%	6
7	4.22%	心脏诊断性超声（88.72）	结肠镜检查（45.23）	3.73%	7
8	3.69%	大脑和脑干的磁共振成像（88.91）	心脏诊断性超声（88.72）	3.24%	8
9	3.36%	子宫镜检查（68.12）	子宫镜检查（68.12）	3.15%	9
10	3.34%	其他和未特指的冠状动脉造影术（88.57）	闭合性[内镜的]胃活组织检查（44.14）	3.10%	10
11	3.07%	常规胸部X线（87.44）	常规胸部X线（87.44）	2.96%	11
12	3.06%	腹部和腹膜后的诊断性超声（88.76）	大脑和脑干的磁共振成像（88.91）	2.61%	12
13	2.62%	结肠镜检查（45.23）	其他和未特指的冠状动脉造影术（88.57）	2.12%	13
14	1.69%	闭合性[内镜的]胃活组织检查（44.14）	腹部和腹膜后的诊断性超声（88.76）	1.77%	14
16	1.59%	腹部计算机轴向断层照相术（88.01）	心电监测（89.54）	1.71%	15
18	1.45%	心电监测（89.54）	脑动脉造影术（88.41）	1.58%	16
20	1.28%	用两根导管的冠状动脉造影术（88.56）	用两根导管的冠状动脉造影术（88.56）	1.56%	17
25	0.87%	脑动脉造影术（88.41）	其他支气管镜检查（33.23）	1.32%	18
32	0.57%	其他支气管镜检查（33.23）	腹部计算机轴向断层照相术（88.01）	1.32%	19
44	0.32%	闭合性[内镜的]支气管活组织检查（33.24）	闭合性[内镜的]支气管活组织检查（33.24）	1.25%	20

图 1-1-1-99　全国二级公立综合医院住院患者诊断性操作谱2017年与2019年排名前20位变化情况

（四）全国二级、三级公立综合医院住院患者治疗性操作谱排名前20位变化情况

2016年与2019年全国三级公立综合医院住院患者治疗性操作谱中，注射或输注癌瘤化学治疗药物和内镜下大肠息肉切除术排名分别从第2位、第3位上升至第1位、第2位；治疗性操作排名普遍变化较大，其中上升较大的治疗性操作有内镜下大肠其他病损或组织破坏术从第15位上升至第3位，血液透析从第17位上升至第6位，注射或输注作为一种抗肿瘤药的生物治疗调节［BRM］从第67位上升至第7位，玻璃体其他手术从第25位上升至第8位，无创机械性通气从第39位上升至第12位，光子远距离放射疗法从第64位上升至第18位（图1-1-1-100）。

2017年与2019年全国二级公立综合医院住院患者治疗性操作谱中，其他各类操作及分娩或流产后的扩张和刮宫术排名分别从第1位和第2位变为第2位和第1位；抽吸刮宫术，用于终止妊娠排名保持在第3位；其他富氧疗法和喷雾法给予呼吸药物排名分别从第8位和第9位分别上升至第4位和第5位；伤口、感染或烧伤的非切除性清创术排名从第5位下降至第17位（图1-1-1-101）。

（五）2019年各省（自治区、直辖市）**二级、三级公立综合医院住院患者死亡疾病谱情况**

分别统计全国二级和三级公立综合医院2019年住院患者死亡率前20位的疾病在各省（自治区、直辖市）的死亡疾病谱中的排名（表1-1-1-4、表1-1-1-5）。

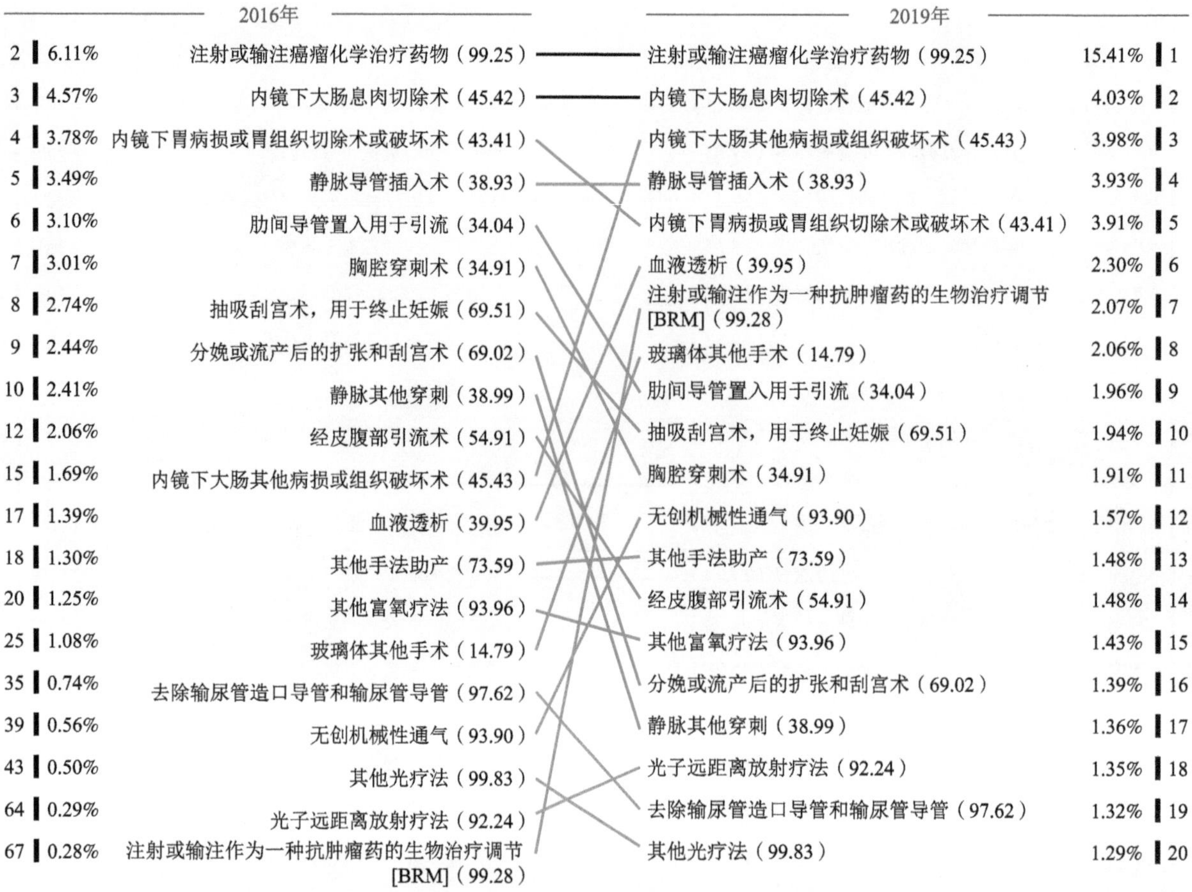

2016年		2019年	
2 6.11%	注射或输注癌瘤化学治疗药物（99.25）	注射或输注癌瘤化学治疗药物（99.25） 15.41%	1
3 4.57%	内镜下大肠息肉切除术（45.42）	内镜下大肠息肉切除术（45.42） 4.03%	2
4 3.78%	内镜下胃病损或胃组织切除术或破坏术（43.41）	内镜下大肠其他病损或组织破坏术（45.43） 3.98%	3
5 3.49%	静脉导管插入术（38.93）	静脉导管插入术（38.93） 3.93%	4
6 3.10%	肋间导管置入用于引流（34.04）	内镜下胃病损或胃组织切除术或破坏术（43.41） 3.91%	5
7 3.01%	胸腔穿刺术（34.91）	血液透析（39.95） 2.30%	6
8 2.74%	抽吸刮宫术，用于终止妊娠（69.51）	注射或输注作为一种抗肿瘤药的生物治疗调节 [BRM]（99.28） 2.07%	7
9 2.44%	分娩或流产后的扩张和刮宫术（69.02）	玻璃体其他手术（14.79） 2.06%	8
10 2.41%	静脉其他穿刺（38.99）	肋间导管置入用于引流（34.04） 1.96%	9
12 2.06%	经皮腹部引流术（54.91）	抽吸刮宫术，用于终止妊娠（69.51） 1.94%	10
15 1.69%	内镜下大肠其他病损或组织破坏术（45.43）	胸腔穿刺术（34.91） 1.91%	11
17 1.39%	血液透析（39.95）	无创机械性通气（93.90） 1.57%	12
18 1.30%	其他手法助产（73.59）	其他手法助产（73.59） 1.48%	13
20 1.25%	其他富氧疗法（93.96）	经皮腹部引流术（54.91） 1.48%	14
25 1.08%	玻璃体其他手术（14.79）	其他富氧疗法（93.96） 1.43%	15
35 0.74%	去除输尿管造口导管和输尿管导管（97.62）	分娩或流产后的扩张和刮宫术（69.02） 1.39%	16
39 0.56%	无创机械性通气（93.90）	静脉其他穿刺（38.99） 1.36%	17
43 0.50%	其他光疗法（99.83）	光子远距离放射疗法（92.24） 1.35%	18
64 0.29%	光子远距离放射疗法（92.24）	去除输尿管造口导管和输尿管导管（97.62） 1.32%	19
67 0.28%	注射或输注作为一种抗肿瘤药的生物治疗调节 [BRM]（99.28）	其他光疗法（99.83） 1.29%	20

图 1-1-1-100　全国三级公立综合医院住院患者治疗性操作谱 2016 年与 2019 年排名前 20 位变化情况

2017年		2019年	
1 6.77%	其他各类操作（99.99）	分娩或流产后的扩张和刮宫术（69.02） 4.49%	1
2 6.30%	分娩或流产后的扩张和刮宫术（69.02）	其他各类操作（99.99） 4.28%	2
3 4.42%	抽吸刮宫术，用于终止妊娠（69.51）	抽吸刮宫术，用于终止妊娠（69.51） 3.86%	3
4 4.11%	扩张和刮宫术，用于终止妊娠（69.01）	其他富氧疗法（93.96） 3.64%	4
5 3.78%	伤口、感染或烧伤的非切除性清创术（86.28）	喷雾法给予呼吸药物（93.94） 3.62%	5
6 3.59%	其他手法助产（73.59）	其他手法助产（73.59） 3.10%	6
7 3.22%	肋间导管置入用于引流（34.04）	针刺（99.92） 2.88%	7
8 2.76%	其他富氧疗法（93.96）	注射或输注癌瘤化学治疗药物（99.25） 2.73%	8
9 2.28%	喷雾法给予呼吸药物（93.94）	扩张和刮宫术，用于终止妊娠（69.01） 2.63%	9
10 2.25%	静脉其他穿刺（38.99）	内镜下大肠息肉切除术（45.42） 2.49%	10
11 2.11%	内镜下大肠息肉切除术（45.42）	静脉其他穿刺（38.99） 2.30%	11
15 1.84%	肾、输尿管和（或）膀胱体外休克波碎石 [ESWL]（98.51）	肋间导管置入用于引流（34.04） 2.26%	12
17 1.68%	静脉导管插入术（38.93）	血液透析（39.95） 2.18%	13
19 1.61%	内镜下胃病损或胃组织切除术或破坏术（43.41）	内镜下胃病损或胃组织切除术或破坏术（43.41） 2.13%	14
21 1.51%	注射或输注癌瘤化学治疗药物（99.25）	静脉导管插入术（38.93） 2.12%	15
22 1.47%	针刺（99.92）	去除输尿管造口导管和输尿管导管（97.62） 2.09%	16
25 1.38%	去除输尿管造口导管和输尿管导管（97.62）	伤口、感染或烧伤的非切除性清创术（86.28） 1.93%	17
26 1.36%	血液透析（39.95）	其他光疗法（99.83） 1.83%	18
28 1.14%	其他光疗法（99.83）	痔结扎术（49.45） 1.83%	19
33 0.88%	痔结扎术（49.45）	肾、输尿管和（或）膀胱体外休克波碎石 [ESWL]（98.51） 1.73%	20

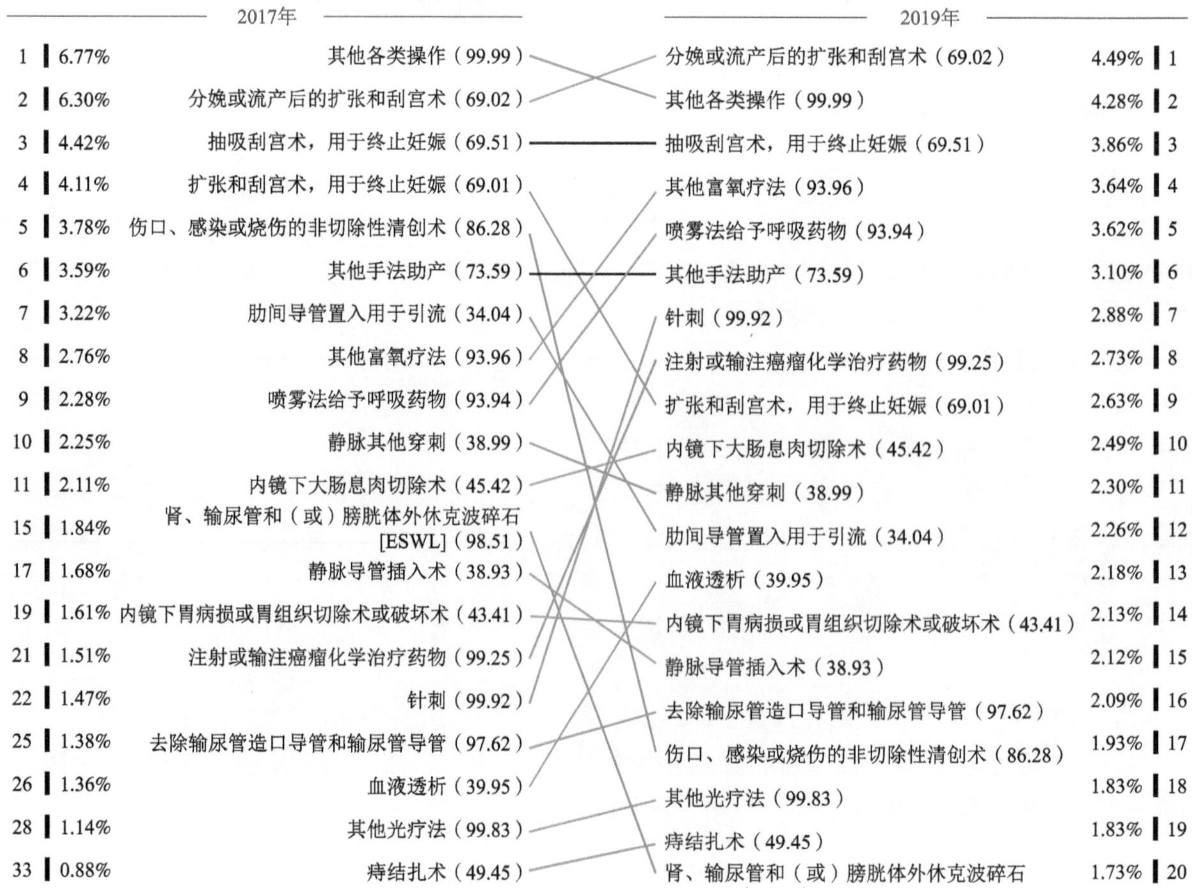

图 1-1-1-101　全国二级公立综合医院住院患者治疗性操作谱 2017 年与 2019 年排名前 20 位变化情况

表 1-1-1-4　2019 年各省（自治区、直辖市）三级公立综合医院住院患者死亡疾病谱

排名	三级公立综合医院死亡疾病谱前20位	北京	天津	河北	山西	内蒙古	辽宁	吉林	黑龙江	上海	江苏	浙江	安徽	福建	江西	山东	河南	湖北	湖南	广东	广西	海南	重庆	四川	贵州	云南	西藏	陕西	甘肃	青海	宁夏	新疆
1	未特指的肺炎（J18.9）	1	1	1	1	2	3	1	1	2	6	4	2	2	2	1	1	1	3	1	1	1	4	1	1	1	7	1	1	1	1	1
2	未特指的支气管或肺恶性肿瘤（C34.9）	41	3	2	2	1	2	3	3	3	2	1	1	1	1	2	3	4	5	7	2	10	3	109	2	5	16	4	2			
3	未特指的脑梗死（I63.9）	4	2	3	3	3	1	2	2	4	3	6	3	10	6	3	2	2	7	5	3	3	1	44	3	10	11	2	4			
4	肺的其他疾患（J98.4）	5	8	4	5	4	11	5	12	1	1	2	4	3	5	5	5	7	17	6	7	4	43	13	21	4	16	5	9	5		
5	未特指的肝恶性肿瘤（C22.9）	86	13	22	23	10	13	4	10	13	25	3	11	9	1	6	2	5	16	8	2	10	8	5	21	7	13	13	21	22	8	8
6	未特指的急性心肌梗死（I21.9）	18	12	5	14	11	10	19	9	13	14	19	31	11	3	8	8	19	30	27	14	13	49	23	8	27	28	19				
7	未特指的脓毒病（A41.9）	7	18	27	16	32	32	22	48	9	16	5	30	5	4	17	13	13	6	7	2	9	22	8	3	3						
8	未特指的胃肠出血（K92.2）	15	10	11	15	5	6	1	6	47	23	13	12	12	14	9	15	15	4	8	8	17	17	15	13							
9	未特指的脑内出血（I61.9）	19	5	17	21	6	4	9	12	12	23	17	14	21	9	37	23	31	23	3	15	54	9									
10	未特指的心力衰竭（I50.9）	3	4	6	13	9	28	8	34	9	22	20	14	14	8	16	9	20	10	18	40	23										
11	未特指的慢性阻塞性肺病伴有急性加重（J24）	10		14	13	8	15	20	7	13	7	13	10	16	13	17	11	36	17	10	2	15	50	7	7	21	33	6				
12	未特指的呼吸衰竭（J96.9）	8	9	9	32	11	14	7	11	28	5	11	4	14	33	29	24	80	3	1	4	1	38	27								
13	动脉硬化性心脏病（I25.1）	94	23	23	45	13	9	6	35	10	8	36	6	10	32	5	55	15	14	28	26	15										
14	颅内损伤伴有延长的昏迷（S06.7）	13	7	10	4	25	38	14	21	113	38	21	8	22	42	89	15	26	27	10	2	30	42	101	19	42	48	3	11			
15	急性心内膜下心肌梗死（I21.4）	6	6	11	27	9	13	41	22	42	89	15	26	27	10	2	30	42	101													
16	未特指的胃恶性肿瘤（C16.9）	72	14	18	18	7	5	12	23	17	14	10	36	27	2	36	27	18														
17	未特指的心脏停搏（I46.9）	75	29	12	18	14	22	42	15	9	42	15	14	35	2	6	2	1	2	11	32											
18	未特指的细菌性肺炎（J15.9）	2	20	21	20	24	37	54	7	18	61	50	7	6	18	65	8	49	—	48	47	220	5	7								
19	大脑半球的脑内出血，皮质下（I61.0）	12	15	15	20	29	29	6	7	6	16	9	15	49	13	16	3															
20	前壁急性透壁性心肌硬死（I21.0）	9	16	8	1	17	19	15	39	66	19	20	15	2	24	4	23	31	17	12												

表 1-1-1-5　2019 年各省（自治区、直辖市）二级公立综合医院住院患者死亡疾病谱

排序	二级公立综合医院死亡疾病谱前20位	北京	天津	河北	山西	内蒙古	辽宁	吉林	黑龙江	上海	江苏	浙江	安徽	福建	江西	山东	河南	湖北	湖南	广东	广西	海南	重庆	四川	贵州	云南	西藏	陕西	甘肃	青海	宁夏	新疆
1	未特指的支气管或肺恶性肿瘤（C34.9）	21	3	3	2	3	2	3	4	4	13	1	6	14	3	9	1	5	1	4	16	1	2	29	10	—	3	21	30	15	10	
2	未特指的脑梗死（I63.9）	3	4	1	1	5	1	5	1	4	17	4	15	2	1	6	28	4	9	6	4	17	34	11	7							
3	未特指的肺炎（J18.9）	1	2	4	1	4	5	6	6	1	17	8	21	1	4	3	10	14	11	2	2	9	15	13	5	2						
4	肺的其他疾患（J98.4）	2	5	5	11	6	12	8	7	1	2	11	5	4	9	19	4	10	73	5	5	21	5	8	10	27	4					
5	动脉硬化性心脏病（I25.1）	62	1	2	27	5	3	1	2	3	8	17	5	27	10	6	2	13	86	4	8	9	17	—	1	3						
6	未特指的呼吸衰竭（J96.9）	10	7	7	4	9	9	13	11	12	18	18	2	2	14	10	30	19	5	6	10	3	1	26	8							
7	未特指的心脏停搏（I46.9）	78	20	9	5	12	45	37	41	41	4	20	1	29	10	1	27	9	3	3	12	1	3	1	11							
8	未特指的肝恶性肿瘤（C22.9）	38	8	19	24	7	10	5	10	32	1	4	26	2	13	20	6	35	25	17	34	17	70	21								
9	未特指的脑内出血（I61.9）	18	15	8	3	4	3	19	12	25	7	37	11	12	40	17	13	22	10	26	14	5	6	40	12	9						
10	未特指的慢性阻塞性肺病伴有急性加重（J）	8	38	21	14	16	13	43	27	7	9	1	15	24	18	18	7	29	6	13	20	8	6									
11	颅内损伤伴有延长的昏迷（S06.7）	14	33	14	6	63	11	25	43	—	91	10	3	4	13	3	31	1	9	42	4	11	22	5	10	37						
12	未特指的心力衰竭（I50.9）	4	6	10	22	6	38	8	16	43	24	18	13	1	11	36	16	2	9	10	11	4	7	37	20							
13	未特指的胃肠出血（K92.2）	9	21	9	12	4	20	9	19	13	27	6	13	27	50	9	14															
14	未特指的急性心肌梗死（I21.9）	9	4	33	16	2	15	4	20	12																						
15	被描述为心脏性猝死（I46.1）	25	12	28	65	72	105	55	21	35	8	1	18	5	29	14	18	9	5	7	2	2	3	1								
16	未特指的胃恶性肿瘤（C16.9）	115	11	23	29	10	20	6	2	9	51	18	15	3	36	25	—	78	67	14	29	30	32									
17	弥散性脑损伤（S06.2）	16	—	16	5	32	74	76	63	43	11	9	2	3	20	13	4	5	39	43												
18	未特指的脓毒病（A41.9）	7	21	58	40	114	68	105	112	21	128	11	111	20	34	45	42	17	27	33	13	18	28	3	24	66	19	23				
19	未特指的食管恶性肿瘤（C15.9）	72	49	29	36	11	16	20	22	67	16	20	79	55	17	24	18	48	41	46	59	221	57	25	73	60						
20	未特指的颅内损伤（S06.9）	141	—	16	13	14	28	154	40	102	6	40	10	8	58	19	122	6	64	63	22	53	27	7	95	2	19					

五、二级和三级医院区域医疗服务分析

（一）全国省外就医患者地域分布特点

2019 年 5272 家二级、三级医院共收治 7 731 593 例省外就医出院患者，占 2019 年度全国二级、三级医院出院患者总人次（139 671 955 例）的 5.54%。其中，三级医院 1988 家（综合医院 1369 家、专科医院 619 家）收治 5 994 624 例省外就医患者；二级医院 3284 家（综合医院 2663 家、专科医院 621 家）收治 1 736 969 例省外就医患者（图 1-1-1-102）。

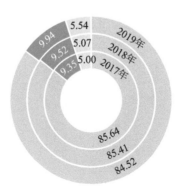

图 1-1-1-102　2017—2019 年全国二级、三级医院省外就医患者比例

省外就医的定义：患者离开常住地发生的住院诊疗行为。

常住地的判定方法：根据住院患者病案首页基本信息进行甄别，对于患者工作单位及地址、工作单位电话、工作单位邮编，现住址、现住址电话（手机号码）、现住址邮编等信息项中，逐一判断甄别出患者常住地。

1. 各省（自治区、直辖市）二级、三级医院患者流动基本情况

（1）流入情况

2019年三级医院收治的省外就医患者中，流入最多的省（自治区、直辖市）前5位分别为上海、北京、江苏、浙江和广东，分别占5 994 624例省外就医患者的17.11%、14.47%、7.89%、6.55%和6.50%。这5个省（自治区、直辖市）收治的省外患者占纳入分析的三级医院收治的所有省外就医患者的52.53%，与2018年流入前5位省（自治区、直辖市）的51.96%相比上升了0.57个百分点（图1-1-1-103）。

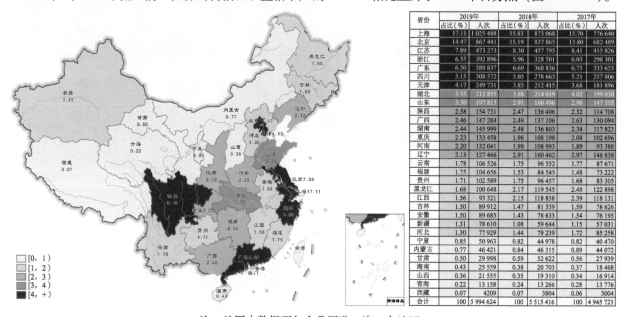

省份	2019年		2018年		2017年	
	占比(%)	人次	占比(%)	人次	占比(%)	人次
上海	17.11	1 025 488	15.83	873 068	15.70	776 640
北京	14.47	867 441	15.19	837 865	13.80	682 489
江苏	7.89	473 273	8.30	457 795	8.41	415 826
浙江	6.55	392 896	5.96	328 501	6.03	298 301
广东	6.50	389 837	6.69	368 836	6.75	333 653
四川	5.15	308 572	5.05	278 663	5.21	257 806
天津	4.17	249 731	3.85	212 415	3.68	181 896
湖北	3.55	212 855	3.88	214 019	4.02	199 030
山东	3.30	197 813	2.91	160 496	2.98	147 555
陕西	2.58	154 731	2.47	136 406	2.32	114 708
广西	2.46	147 284	2.49	137 106	2.63	130 094
湖南	2.44	145 999	2.48	136 803	2.38	117 823
重庆	2.23	133 458	1.96	108 198	2.08	102 696
河南	2.20	132 041	1.98	108 993	1.89	93 388
辽宁	2.13	127 466	2.91	160 462	2.97	146 838
云南	1.78	106 526	1.75	96 552	1.77	87 671
福建	1.75	104 656	1.53	84 545	1.48	73 222
贵州	1.71	102 589	1.75	96 457	1.68	83 305
黑龙江	1.68	100 648	2.17	119 545	2.48	122 898
江西	1.56	93 321	2.15	118 838	2.39	118 131
吉林	1.50	89 912	1.47	81 339	1.59	78 626
安徽	1.50	89 685	1.43	78 633	1.54	76 195
新疆	1.31	78 610	1.08	59 644	1.15	57 031
河北	1.30	77 929	1.44	79 239	1.72	85 258
宁夏	0.85	50 963	0.82	44 978	0.82	40 470
内蒙古	0.77	46 421	0.84	46 315	0.89	44 072
甘肃	0.50	29 998	0.59	32 622	0.56	27 593
海南	0.43	25 559	0.38	20 703	0.37	18 468
山西	0.36	21 555	0.35	19 310	0.34	16 914
青海	0.22	13 158	0.24	13 266	0.28	13 776
西藏	0.07	4209	0.07	3804	0.06	3004
合计	100	5 994 624	100	5 515 416	100	4 945 723

注：地图中数据不包含我国港、澳、台地区。

图1-1-1-103 2019年三级医院省外就医患者流入地分布（%）

2019年二级医院收治省外就医患者共1 736 969人次，其中流入比例最多的省（自治区、直辖市）前5位分别为河南（8.26%），湖南（8.03%），上海（6.94%），广西（6.50%）和云南（6.33%）。2017—2019年二级医院收治省外就医患者前5位的省（自治区、直辖市），总收治比例逐年增加，分别是32.14%，33.41%和36.06%；2019年相较于2017年增加1.92%（图1-1-1-104）。

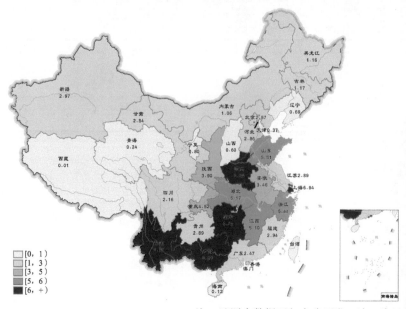

省份	2019年		2018年		2017年	
	占比(%)	人次	占比(%)	人次	占比(%)	人次
河南	8.26	143 517	7.55	120 196	7.26	113 725
湖南	8.03	139 532	7.81	124 305	7.00	109 656
上海	6.94	120 466	5.56	88 586	5.68	88 962
广西	6.50	112 951	6.44	102 483	7.07	110 693
云南	6.33	109 927	6.05	96 280	5.13	80 389
山东	5.51	95 690	5.41	86 082	7.53	117 990
浙江	5.44	94 566	5.32	84 724	5.02	78 574
湖北	5.17	89 850	6.58	104 796	6.26	97 971
江西	5.10	88 567	6.97	110 912	6.83	106 997
重庆	4.52	78 573	4.38	69 663	4.64	72 646
陕西	3.90	67 746	4.18	66 576	3.53	55 301
安徽	3.46	60 079	3.95	62 826	3.94	61 756
新疆	2.97	51 568	2.99	47 680	3.09	48 462
福建	2.94	51 138	3.22	51 268	2.62	40 964
贵州	2.89	50 267	2.71	43 129	2.72	42 534
江苏	2.89	50 247	3.02	48 073	2.63	41 171
河北	2.86	49 731	3.16	50 329	3.16	49 494
甘肃	2.84	49 364	3.05	48 507	2.99	46 847
北京	2.57	44 718	1.37	21 873	1.80	28 256
广东	2.47	42 832	2.47	39 322	2.30	36 086
四川	2.16	37 481	1.90	30 305	3.28	51 363
吉林	1.17	20 349	1.03	16 397	0.80	12 454
黑龙江	1.16	20 230	1.06	16 911	0.98	15 350
内蒙古	1.06	18 491	1.19	19 010	1.12	17 601
宁夏	0.80	13 896	0.73	11 556	0.71	11 073
辽宁	0.69	11 935	0.62	9853	0.67	10 506
山西	0.60	10 498	0.65	10 337	0.54	8531
天津	0.37	6346	0.32	5149	0.34	5345
青海	0.24	4165	0.21	3286	0.18	2815
海南	0.12	2043	0.10	1610	0.17	2739
西藏	0.01	206	0.00	16	0.00	6
合计	100	1 736 969	100	1 592 040	100	1 566 257

注：地图中数据不包含我国港、澳、台地区。

图1-1-1-104 2019年二级医院省外就医患者流入地分布（%）

　　三级医院省外就医住院患者主要来自周边省（自治区、直辖市）（图 1-1-1-105）。上海三级医院收治的住院患者中，40.12% 为非上海常住居民，较 2017 年的 38.20% 上升了 1.92 个百分点，省外就医住院患者主要来自江苏、浙江和安徽省，共占 26.74%。北京三级医院收治的住院患者中，37.21% 为非北京常住居民，较 2017 年的 35.92% 上升了 1.29 个百分点，省外就医住院患者主要来自河北、内蒙古和山东省，共占 18.88%。江苏、浙江、广东三级医院收治的省外就医住院患者，占该地区收治的住院患者总人次的比例，分别为 7.56%、6.94%、5.12%，其省外就医住院患者主要来自周边省（自治区、直辖市）。尽管江苏、浙江、广东是住院患者省外就医的集中地区，但这 3 个地区三级医院收治的住院患者中，本省常住居民仍占本省收治的住院患者总人次的 92% 以上，"集中于周边城市"这一趋势未及北京、上海明显。

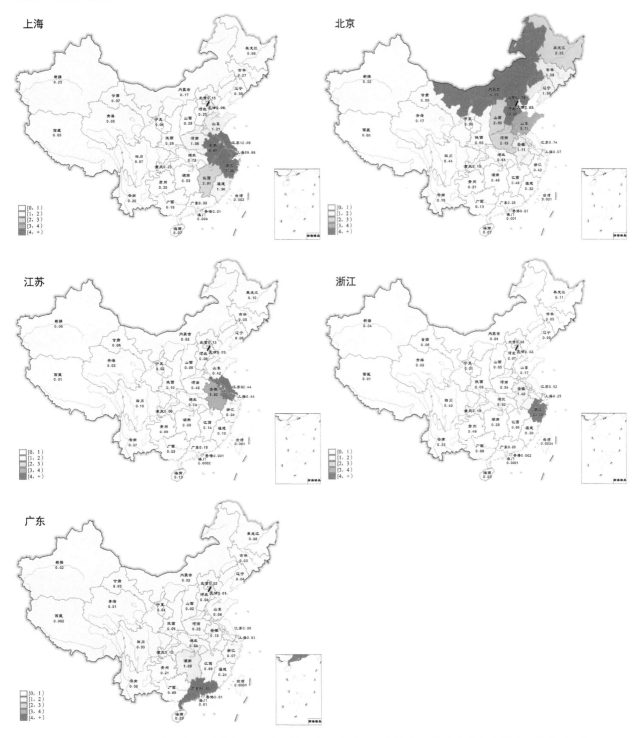

图 1-1-1-105　2019 年三级医院患者流入最多的 5 省（自治区、直辖市）收治省外患者常住地分布（%）

　　二级医院省外就医住院患者占比较低（图1-1-1-106）。2019年河南二级医院收治的住院患者中，仅有2.49%为非河南常住居民，较2017年的2.64%下降了0.15个百分点，湖南二级医院收治的住院患者中，5.19%为非湖南常住居民，较2017年的4.59%上升了0.60个百分点，省外就医住院患者主要来自广东省。上海二级医院收治的省外就医患者中，占比最高的是江苏、安徽和浙江，分别为3.08%、2.23%和1.72%，二级医院仍为本地常住居民患者为主。

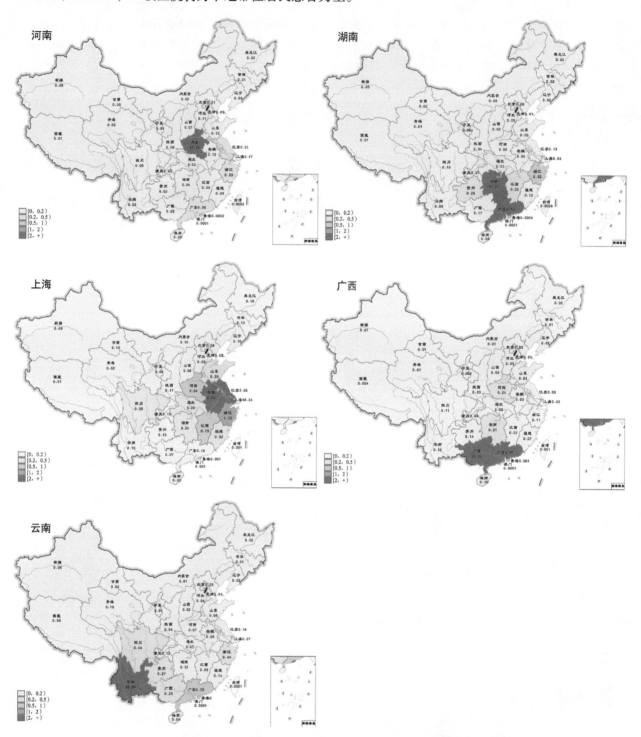

图1-1-1-106　2019年二级医院患者流入最多的5省（自治区、直辖市）收治省外患者常住地分布（%）

　　（2）流出情况

　　2019年选择去往省外二级、三级医院就医患者比例最多的均为西藏，分别为27.87%和36.87%。三级医院以常住地为安徽的三级医院患者为例，81.62%的三级医院住院患者选择留在本省三级医院就医；18.38%的安徽常住居民选择去往邻近的省外三级医院就医，该比例较 2017 年的 18.92% 下降了 0.54 个百分点（图 1-1-1-107）。

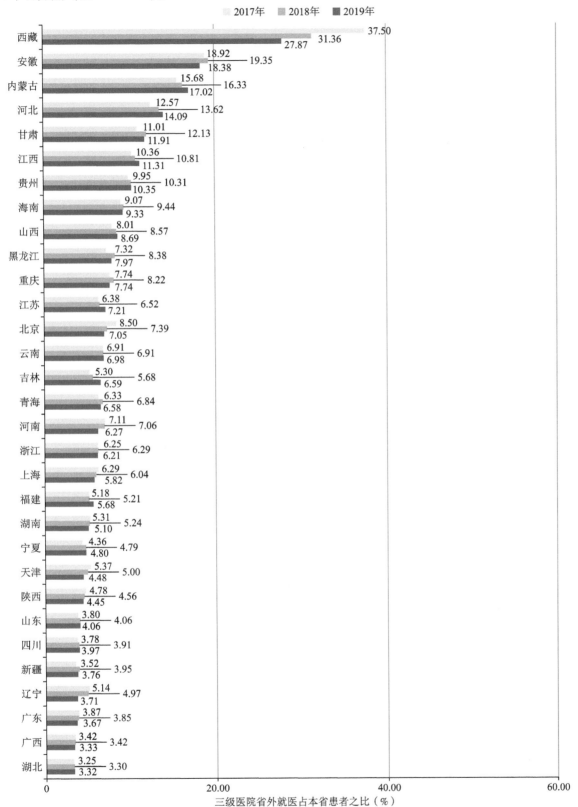

图 1-1-1-107　2017—2019 年各省（自治区、直辖市）三级医院省外就医患者占本省患者的比例

2019 年选择去往省外二级医院就医的患者，以常住地为广东的二级医院患者为例，92.56% 的二级医院住院患者选择留在本省二级医院就医；7.44% 的广东常住居民选择去往邻近的省外二级医院就医，该比例较 2017 年的 7.33% 上升了 0.11 个百分点（图 1-1-1-108）。

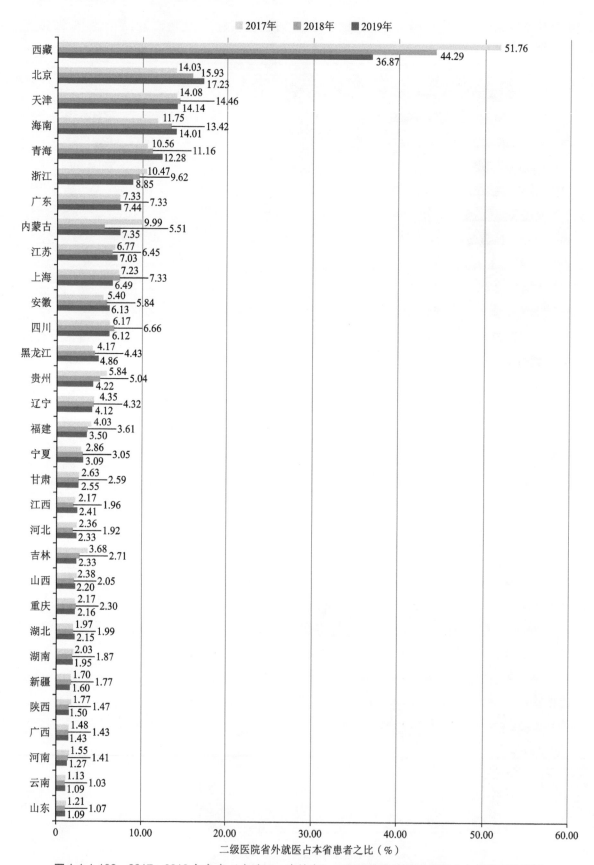

图 1-1-1-108　2017—2019 年各省（自治区、直辖市）二级医院省外就医患者占本省患者的比例

　　2019 年各省（自治区、直辖市）常住居民选择省外三级医院就医的去向省（自治区、直辖市）分布（行方向查看）（图 1-1-1-109）。以安徽常住居民为例，安徽常住居民选择省外三级医院就医的主要去向为上海、江苏和浙江，分别占安徽常住居民选择省外三级医院就医总数的 38.8%、26.9% 和 12.5%。

就医地域/患者归属	北京	天津	河北	山西	内蒙古	辽宁	吉林	黑龙江	上海	江苏	浙江	安徽	福建	江西	山东	河南	湖北	湖南	广东	广西	海南	重庆	四川	贵州	云南	西藏	陕西	甘肃	青海	宁夏	新疆	合计
北京		2.5	10.3	0.8	3.0	4.4	2.4	9.3	3.4	7.6	4.3	3.0	1.3	1.2	7.0	6.1	4.7	10.8	1.2	0.7	0.6	1.1	4.1	3.3	0.9	0	2.6	1.0	0.1	0.6	1.6	100
天津	35.7		12.6	1.0	2.0	2.7	2.2	3.1	3.4	5.1	2.6	2.2	1.1	0.5	7.1	4.2	2.8	1.0	1.2	0.5	0.4	0.6	2.7	0.6	0.6	0	1.4	1.2	0.1	0.3	1.3	100
河北	52.7	24.6		0.8	0.8	0.9	0.4	0.6	1.3	1.1	0.8	0.4	0.2	0.2	7.4	2.6	0.6	0.4	0.6	0.3	0.2	0.2	1.0	0.2	0.2	0	0.6	0.2	0.1	0.1	0.4	100
山西	43.9	4.5	2.7		2.7	0.7	0.4	1.0	4.8	2.5	2.0	0.5	0.6	0.3	2.1	12.4	1.1	0.6	1.3	0.4	0.5	0.5	1.9	1.4	0.4	0	9.4	0.3	0.1	0.3	0.8	100
内蒙古	33.1	6.8	4.8	1.3		9.1	11.5	13.4	1.5	0.7	0.7	0.1	0.2	0.1	1.8	0.5	0.4	0.2	0.4	0.2	0.2	0.1	0.6	0.1	0.1	0	1.9	0.9	0	8.4	0.4	100
辽宁	31.8	6.1	3.8	0.3	5.9		12.0	5.6	6.9	2.7	3.3	0.6	0.7	0.4	5.1	1.2	1.2	0.9	2.0	0.7	0.6	0.4	1.9	3.3	0.6	0	0.9	0.2	0.1	0.2	0.6	100
吉林	24.6	5.0	2.0	0.3	1.8	14.8		9.6	6.7	3.0	2.7	6.3	0.8	0.4	8.5	1.3	1.0	0.8	2.3	1.3	1.1	0.3	1.7	0.8	0.7	0	0.8	0.2	0.1	0.1	0.9	100
黑龙江	24.9	12.6	3.0	0.3	1.9	11.7	6.2		7.7	3.0	2.7	0.5	0.7	0.3	11.7	1.5	1.1	0.6	2.3	1.0	1.6	0.3	1.3	0.3	0.6	0	1.0	0.1	0.1	0.1	0.6	100
上海	1.7	0.4	0.4	0.1	0.5	1.2	1.1	1.3		28.8	15.0	9.5	2.0	2.5	8.4	3.1	4.1	1.8	0.8	0.8	0.2	1.5	5.5	4.7	1.0	0	1.7	0.4	0.1	0.3	0.9	100
江苏	3.8	0.5	0.3	0.1	0.2	0.5	0.4	0.4	68.7		6.5	3.3	0.7	0.6	3.6	1.5	1.6	0.7	0.9	0.3	0.1	0.4	1.8	0.7	0.5	0	0.9	0.3	0.1	0.1	0.7	100
浙江	2.8	0.4	0.3	0.1	0.2	0.6	0.3	0.6	58.5	6.0		4.2	1.4	2.0	1.4	1.9	2.5	1.7	1.6	0.7	0.1	0.9	4.7	3.8	1.3	0	1.0	0.2	0.1	0.1	0.4	100
安徽	4.1	0.8	0.4	0.1	0.1	3.2	0.2	0.3	26.9	38.8	12.5		0.9	1.9	1.6	1.6	1.7	0.5	1.6	0.2	0.1	0.2	0.7	0.3	0.2	0	0.5	0.1	0.1	0.1	0.5	100
福建	5.2	1.0	0.4	0.3	0.2	0.6	0.4	0.5	24.2	4.3	11.7	1.4		3.6	7.9	1.8	3.5	2.2	12.6	1.8	0.4	2.9	5.4	3.5	1.7	0	1.3	0.3	0.1	0.2	0.8	100
江西	4.0	0.6	0.2	0.1	0.1	0.2	0.1	0.2	26.8	3.1	17.4	0.6	6.1		0.7	0.6	3.6	6.5	24.3	0.9	0.3	0.3	1.2	0.5	0.7	0	0.4	0.1	0.1	0.1	0.2	100
山东	34.7	9.0	2.6	0.4	0.6	1.8	1.3	2.6	12.4	10.4	3.8	1.2	0.9	0.5		5.0	1.5	0.8	1.8	0.5	0.2	0.4	2.9	0.5	0.6	0	1.4	0.3	0.2	0.3	1.4	100
河南	15.5	2.6	1.8	0.8	0.4	0.8	0.4	0.5	10.8	8.4	9.5	3.5	1.7	0.8	4.5		17.5	1.3	5.5	0.9	0.4	0.4	2.0	0.5	0.7	0.1	3.4	0.6	0.6	0.3	3.8	100
湖北	7.2	1.2	0.9	0.4	0.4	0.7	0.4	0.5	11.1	5.4	10.9	1.5	3.3	11.4	1.9	3.4		8.7	15.4	1.6	0.6	2.3	3.8	1.3	1.5	0.1	2.2	0.4	0.3	0.2	1.3	100
湖南	5.5	0.7	0.4	0.1	0.2	0.3	0.4	0.9	6.6	2.8	7.9	0.6	2.3	2.0	1.0	1.0	8.1		39.7	8.0	0.8	1.3	2.8	2.7	1.9	0.1	0.7	0.2	0.1	0.1	0.7	100
广东	2.4	0.4	0.4	0.1	0.3	0.9	0.8	0.9	2.9	3.3	4.0	1.5	3.1	7.2	1.3	3.5	10.7	11.1		22.3	0.9	2.6	10.4	4.6	1.5	0	1.7	0.4	0.1	0.2	0.5	100
广西	3.2	0.7	0.3	0.1	0.3	2.6	0.5	0.6	4.4	2.1	4.8	0.7	2.2	1.5	2.4	1.5	2.8	5.2	54.2		0.9	1.1	3.1	1.8	2.0	0	0.4	0.1	0.1	0.1	0.3	100
海南	2.5	0.3	0.4	0.1	0.7	1.0	0.7	2.6	2.7	12.4	3.0	1.6	1.2	4.2	5.1	2.4	3.5	2.7	33.3	6.0		2.4	2.4	4.3	1.4	0	1.0	0.4	0.6	0.9	0.4	100
重庆	3.7	0.6	0.5	0.3	0.3	0.4	0.3	0.3	5.1	3.5	8.8	0.6	4.8	0.8	1.7	1.2	7.0	2.9	7.8	1.2	0.8		34.4	4.3	4.2	0.2	1.2	0.5	0.2	0.2	2.2	100
四川	4.0	0.7	0.8	0.4	0.3	0.6	0.5	0.3	6.7	4.6	8.9	0.7	5.4	0.9	2.0	1.3	2.3	1.7	9.9	1.4	0.7	25.8		5.0	5.2	0.7	3.2	0.7	0.7	0.3	4.2	100
贵州	2.4	0.5	0.2	0.1	0.1	0.2	0.2	0.1	4.2	2.7	12.9	0.5	4.0	0.7	0.7	0.5	1.5	9.3	8.0	6.8	0.4	10.2	9.1		23.8	0	0.4	0.1	0.0	0.1	0.2	100
云南	3.1	0.5	0.3	0.1	0.2	0.9	0.2	0.3	4.8	3.2	9.5	0.6	2.3	0.7	1.4	0.8	1.5	1.8	4.7	12.5	0.2	3.2	37.3	7.9		0.1	1.2	0.2	0.1	0.1	0.4	100
西藏	3.1	0.3	0.2	0.1	0.1	0.3	0.2	0.6	2.0	1.2	0.8	1.0	0.2	0.2	0.8	1.6	0.6	0.6	0.4	0.1	0.1	1.8	74.5	0.4	4.1		1.5	0.8	1.9	0.1	0.3	100
陕西	12.5	1.4	1.2	1.2	4.6	0.8	1.1	0.7	7.0	6.0	4.9	1.1	1.8	0.7	2.8	4.0	12.5	1.4	3.3	0.9	0.5	1.5	7.9	2.3	1.1	0.1		3.0	0.7	8.0	5.0	100
甘肃	7.8	1.6	0.5	0.2	0.6	0.4	0.2	0.2	6.2	2.4	2.4	0.4	0.6	0.4	1.6	1.2	1.0	0.6	1.3	0.3	0.3	0.5	12.1	0.2	0.4	0.3	38.9		1.6	4.8	10.9	100
青海	12.2	2.1	1.1	0.3	4.0	3.3	0.5	0.4	4.2	4.4	3.3	0.7	0.7	0.5	3.9	5.5	2.0	1.4	2.2	0.7	0.3	1.0	17.5	0.3	1.0	1.0	13.9	9.2		0.4	2.2	100
宁夏	21.6	3.5	0.9	0.3	1.6	0.8	0.3	0.4	7.3	4.4	2.9	1.0	1.0	0.4	3.6	3.0	1.8	0.8	1.9	0.5	0.4	1.0	3.3	0.7	1.0	0.1	19.0	10.7	0.6		5.4	100
新疆	11.6	1.8	0.9	0.2	4.1	0.9	0.5	0.6	9.1	6.2	3.4	1.6	1.1	0.9	3.6	8.6	3.6	2.0	2.7	0.6	1.0	3.5	17.0	0.4	0.8	0	6.7	5.3	0.5	0.9		100
台湾	4.2	2.1	–	1.2	0.6	1.1	0.8	0.8	6.0	5.4	3.5	1.4	14.4	1.7	11.1	3.2	16.2	4.7	1.4	5.0	1.8	1.5	4.1	0.9	3.5	–	1.5	0.2	0.5	1.8	–	100
香港	5.4	0.4	0.5	0.1	0.7	0.9	0.7	1.3	5.2	2.5	3.4	1.0	7.5	0.6	7.1	1.2	29.2	1.7	16.8	1.9	1.4	1.6	1.9	4.1	0.9	–	0.4	0.1	0.2	0	1.1	100
澳门	1.4	–	–	–	–	0.6	–	–	9.7	1.3	0.6	0.2	3.6	0.3	8.4	0.3	17.4	0.5	50.6	1.2	–	0.5	1.5	1.3	0.5	–	0.2	0.1	–	–	–	100

图 1-1-1-109　2019 年全国各省（自治区、直辖市）常住居民选择省外三级医院就医的去向分布（%）

2019 年各省（自治区、直辖市）常住居民选择省外二级医院就医的去向省（自治区、直辖市）分布（行方向查看）（图 1-1-1-110）。以广东常住居民为例，广东常住居民选择省外二级医院就医的主要去向为广西、湖南和湖北，分别占广东常住居民选择省外二级医院就医总数的 25.1%、23.6% 和 8.7%。

就医地域/患者归属	北京	天津	河北	山西	内蒙古	辽宁	吉林	黑龙江	上海	江苏	浙江	安徽	福建	江西	山东	河南	湖北	湖南	广东	广西	海南	重庆	四川	贵州	云南	西藏	陕西	甘肃	青海	宁夏	新疆	合计
北京		0.3	20.3	1.3	1.5	1.6	2.3	2.8	1.5	2.4	2.6	3.1	1.6	3.2	8.3	20.9	6.7	2.9	0.2	1.1	0.1	1.8	1.1	0.7	1.8	0	4.0	3.9	0.1	0.9	1.2	100
天津	3.6		22.3	1.0	1.8	1.9	3.1	5.3	1.4	1.7	2.2	3.1	1.4	1.9	15.7	10.8	5.5	1.8	0.2	0.9	0	1.7	1.0	0.9	1.9	0	3.1	3.8	0.3	0.4	1.3	100
河北	28.0	3.4		3.0	3.2	1.3	1.9	2.4	1.8	1.3	2.2	1.3	0.8	1.4	12.9	11.9	3.4	2.5	0.5	1.3	0.1	1.7	1.2	0.8	2.5	0	3.9	2.4	0.2	0.5	2.0	100
山西	10.5	0.7	8.4		2.9	0.3	0.7	0.7	2.7	1.7	1.9	1.0	1.3	1.2	4.8	14.8	4.6	2.8	0.5	3.3	0.1	1.3	2.2	1.1	2.1	0	23.6	1.6	0.3	0.4	2.6	100
内蒙古	9.3	0.5	7.4	1.4		1.7	3.5	6.7	1.9	0.5	0.7	0.4	0.2	0.6	38.2	2.0	0.6	3.7	0.1	0.4	0.1	0.3	0.3	0.3	0.8		4.3	2.6	0.1	2.8	8.6	100
辽宁	7.1	0.9	25.2	0.6	6.0		9.9	7.5	2.9	1.8	3.8	1.1	1.1	1.2	8.7	5.1	2.2	1.4	0.6	1.3	0.2	1.0	2.4	0.6	2.0	0	1.9	1.3	0.2	0.3	1.9	100
吉林	6.0	1.4	5.9	0.7	7.0	7.8		12.2	5.4	1.6	2.9	2.1	2.0	1.6	18.6	4.1	1.7	2.8	0.8	1.9	0.4	1.1	1.0	2.1	2.2	0	1.8	2.3	0.1	0.3	2.1	100
黑龙江	5.8	1.9	8.5	0.7	6.2	5.3	8.6		4.7	1.5	2.8	1.1	0.8	1.3	22.9	3.5	1.2	1.6	0.7	1.1	0.4	0.8	1.5	0.6	1.5		1.5	1.1	0.9	0.3	11.2	100
上海	0.3	0.0	0.5	0.2	0.2	0.3	0.6	0.5		12.2	8.6	18.6	5.5	7.6	3.2	15.7	6.9	3.7	0.2	1.3	0.0	2.2	1.3	1.2	3.4	0	2.8	2.0	0.1	0.3	0.8	100
江苏	0.7	0.1	0.7	0.3	0.3	0.3	0.5	0.5	27.3		7.6	14.1	2.0	3.4	6.4	10.5	4.5	2.9	0.3	1.1	0	1.4	1.3	2.1	4.3	0	3.4	2.5	0.1	0.3	1.3	100
浙江	0.3	0.0	0.3	0.2	0.2	0.2	0.4	0.5	11.1	2.4		7.9	2.7	15.5	1.9	12.1	7.6	8.8	0.3	1.6	0	2.7	1.6	8.4	8.6	0	2.6	1.0	0.1	0.6	0.5	100
安徽	1.6	0.3	0.9	0.4	0.3	0.3	0.4	0.6	29.2	13.8	15.0		3.5	2.4	4.2	9.2	4.1	1.8	1.2	0.9	0.1	0.9	0.6	1.1	2.2	0	1.6	1.1	0.1	0.4	1.8	100
福建	0.7	0.2	0.6	0.3	0.2	0.2	0.4	0.3	7.3	2.0	6.1	2.2		17.6	2.6	6.7	5.8	7.2	3.0	3.7	0.1	8.2	2.2	6.9	9.7	0	2.6	1.3	0.1	0.6	1.4	100
江西	1.2	0.2	0.6	0.2	0.2	0.2	0.4	0.4	18.2	2.2	16.6	1.3	8.2		1.9	3.6	4.3	13.9	9.0	4.0	0.1	1.4	1.1	2.1	3.8		1.6	1.2	0.1	0.3	1.5	100
山东	8.2	1.5	5.6	1.2	1.6	4.0	2.8	3.4	8.1	8.2	4.9	2.9	2.1	2.4		14.5	2.9	2.5	0.6	1.6	0.1	1.7	1.3	1.5	4.9	0	3.9	2.8	0.3	0.6	3.9	100
河南	3.8	0.7	3.4	2.2	0.9	0.6	1.9	0.6	7.7	4.2	9.7	4.6	4.9	2.3	8.6		5.3	2.8	3.4	6.9	0.2	1.6	1.4	1.3	3.0	0	5.9	3.3	0.3	0.6	8.0	100
湖北	1.2	0.2	1.7	0.8	0.5	0.3	0.6	0.6	6.7	2.8	8.3	2.2	4.2	4.9	3.0	14.8		10.2	7.2	4.1	0.2	5.7	2.2	2.5	5.0	0	5.0	1.8	0.4	0.5	2.3	100
湖南	1.0	0.1	1.8	0.2	0.3	0.3	0.4	0.4	4.8	6.3	7.4	0.9	3.1	7.4	1.9	4.7	8.9		15.8	9.9	0.3	2.4	4.1	4.8	7.5	0	2.0	1.2	0.3	0.3	1.8	100
广东	0.1	0.0	0.3	0.1	0.1	0.2	0.4	0.3	0.5	0.7	1.7	0.9	2.9	7.3	1.4	7.0	8.7	23.6		25.1	0.1	2.8	1.3	3.1	7.6	0	2.3	0.8	0.1	0.1	0.4	100
广西	0.4	0.0	0.5	0.1	0.3	0.4	0.6	0.7	2.1	1.2	4.2	0.8	3.4	6.2	1.5	3.8	3.9	14.2	22.5		0.4	1.8	1.5	3.9	22.0	0	1.4	0.9	0.1	0.2	0.8	100
海南	0.4	0.0	1.0	0.2	0.4	0.5	0.8	1.2	0.9	1.6	3.7	2.4	3.0	3.1	2.5	11.2	13.1	9.3	3.2	9.8		2.0	11.1	1.4	4.7	0	3.7	2.2	0.1	3.9	2.8	100
重庆	0.7	0.2	1.1	0.7	0.4	0.2	0.4	0.3	4.2	2.3	8.4	1.0	6.2	2.6	2.8	4.2	7.1	5.5	6.2	2.9	0.3		14.2	5.9	11.4	0	3.2	1.8	0.2	0.4	5.3	100
四川	0.5	0.2	0.9	0.7	0.4	0.2	0.3	0.2	3.6	1.8	6.0	0.6	3.8	1.4	3.4	2.6	2.0	2.3	4.8	2.3	0.1	33.2		3.6	12.5	0.1	3.8	2.3	0.2	0.3	6.1	100
贵州	0.5	0.1	0.4	0.1	0.1	0.1	0.3	0.2	2.4	1.9	18.4	0.8	6.4	2.7	1.7	2.4	2.2	13.5	5.4	5.9	0.2	11.1	3.1		15.3	0	1.3	0.7	0.1	1.8	0.8	100
云南	0.8	0.1	0.8	0.3	0.4	0.2	0.5	0.4	3.2	2.9	15.0	1.2	5.4	4.2	5.9	4.0	3.4	7.4	4.2	8.8	0.1	4.6	8.9	10.7		0.1	2.3	1.7	0.2	0.7	1.8	100
西藏	0.4	0.1	0.4	0.2	25.2	0.3	0.2	0.7	0.9	0.5	0.8	1.7	0.7	0.8	1.7	5.1	1.5	1.9	0	0.9	0.1	3.8	14.6	1.1	18.5		3.7	10.6	2.5	0.3	0.9	100
陕西	1.6	0.2	2.3	2.8	2.5	0.4	1.0	0.3	5.0	2.8	4.3	1.7	2.2	1.9	4.0	14.3	5.6	2.9	1.1	1.7	0.1	2.0	2.7	1.3	3.2	0		19.9	0.5	4.3	7.4	100
甘肃	2.4	0.5	1.3	0.5	1.9	0.4	0.9	1.0	4.7	1.8	2.6	0.7	0.9	1.4	4.0	5.4	1.7	1.6	0.5	0.7	0	1.4	1.8	0.5	1.9	0	26.0		2.2	6.8	24.7	100
青海	1.7	0.2	1.0	0.3	0.8	0.2	0.3	0.2	1.1	0.9	1.9	0.7	0.5	0.9	2.9	7.3	1.9	1.7	0.2	0.8	0.1	1.1	11.5	0.3	21.5	0	5.9	30.5		0.6	3.0	100
宁夏	3.3	0.1	1.0	0.3	2.5	0.2	0.3	0.4	2.4	1.1	1.5	1.8	1.1	0.9	3.0	6.9	2.1	1.0	0.3	0.5	0	1.0	0.7	1.0	2.2	0	15.9	39.6	0.5		8.0	100
新疆	1.7	0.1	0.8	0.3	3.5	0.2	1.4	0.7	3.4	1.5	1.6	1.4	0.9	2.8	3.0	15.9	2.2	2.4	0.2	0.9	0.1	4.2	4.5	0.5	6.8	0	13.0	21.1	1.1	3.6		100
台湾	0.8	–	0.8	–	2.3	0.8	–	–	6.9	3.1	1.5	2.3	14.5	6.1	13.0	9.2	3.8	5.3	2.3	11.5	0.8	6.1	2.3	0.8	3.1	–	–	0.8	–	–	2.3	100
香港	0.5	0.4	0.2	0.2	–	0.5	0.4	–	1.8	1.5	0.4	0.9	4.7	0.7	18.9	2.5	42.8	2.2	12.0	5.1	0.4	0.7	1.1	–	0.2	–	0.5	0.2	–	–	1.3	100
澳门	0.6	–	–	–	–	–	–	–	8.9	20.1	–	0.6	5.9	–	45.6	4.7	3.6	1.2	5.9	1.8	–	–	–	–	1.2	–	–	–	–	–	–	100

图 1-1-1-110　2019 年全国各省（自治区、直辖市）常住居民选择省外二级医院就医的去向分布（%）

（二）全国省外就医患者专业分布特点分析

1．出院科室分布

2019 年 1988 家三级医院 5 994 624 例省外就医患者中，按照出院科室统计，省外患者人次最多的前 5 个科室分别为外科（25.59%）、内科（22.08%）、妇产科（11.16%）、肿瘤科（9.98%）和儿科（8.29%），这 5 个科室共收治 4 621 824 例省外就医患者，占省外就医患者的 77.10%，与 2017 年省外就医前 5 位出院科室一致。与 2017 年相比，三级医院妇产科收治的省外就医患者占所有三级医院收治省外患者的比例下降了 0.72%，外科、内科、肿瘤科和儿科无明显降低（图 1-1-1-111、图 1-1-1-112）。

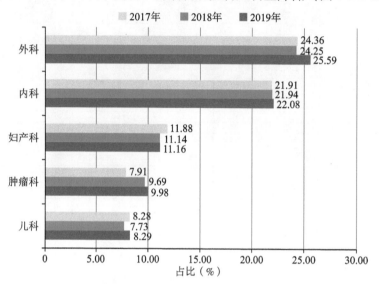

图 1-1-1-111　2017—2019 年三级医院省外就医患者最多的 5 个出院科室比例

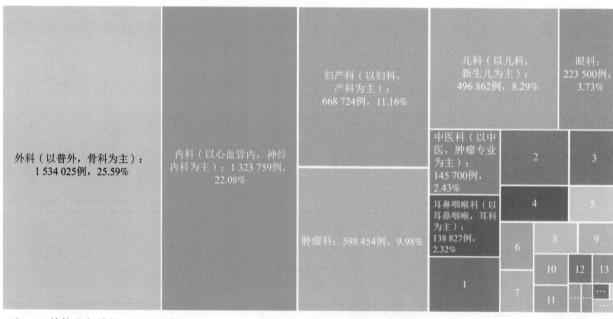

注：1．其他业务科室：123 784 例，2.06%；2．小儿外科（以小儿普外，小儿外科为主）：120 387 例，2.01%；3．传染科（以传染科，肝炎为主）：83 764 例，1.40%；4．医学影像科（以介入放射，放射治疗为主）：79 505 例，1.33%；5．精神科（以精神，精神病专业为主）：53 634 例，0.89%；6．急诊医学科：51 882 例，0.87%；7．全科医疗科：45 297 例，0.76%；8．口腔科（以口腔，口颌外为主）：44 532 例，0.74%；9．康复医学科：38 050 例，0.63%；10．重症医学科：34 400 例，0.57%；11．结核病科：30 639 例，0.51%；12．中西医结合科：22 858 例，0.38%；13．皮肤科（以皮肤科，皮肤病为主）：22 020 例，0.37%；14．疼痛科：11 955 例，0.20%；15．运动医学科：10 753 例，0.18%；16．儿童保健科（以儿童康复，儿保为主）：8035 例，0.13%；17．职业病科（以职业病，尘肺为主）：2896 例，0.05%；18．医疗美容科：2881 例，0.05%；19．妇女保健科（以青保，妇保为主）：2111 例，0.04%；20．预防保健科：2015 例，0.03%；21．民族医学科（以民族医学，蒙医为主）：1207 例，0.02%；22．麻醉科：447 例，0.01%；23．临终关怀科：424 例，0.01%；24．医学检验科（以体液血液，免疫血清为主）：268 例，0.00%；25．地方病科：207 例，0.00%；26．特种医学与军事医学科：104 例，0.00%；27．病理科：87 例，0.00%。

图 1-1-1-112　2019 年三级医院省外就医患者出院科室分布

2019 年 3284 家二级医院 1 736 969 例省外就医患者中，按照出院科室统计，省外患者人次最多的前 5 个科室分别为外科（24.38%）、内科（24.12%）、妇产科（17.03%）、儿科（11.99%）和中医科（4.53%），这 5 个科室共收治 1 425 261 例省外就医患者，占省外就医患者的 82.05%，与 2017 年省外就医前 5 位出院科室一致。与 2017 年相比，二级医院外科、内科收治的省外就医患者占所有二级医院收治省外患者的比例分别上升了 2.97%、3.05%，妇产科、儿科和中医科无明显变化（图 1-1-1-113、图 1-1-1-114）。

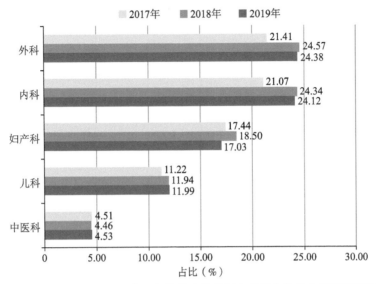

图 1-1-1-113　2017—2019 年二级医院省外就医患者最多的 5 个出院科室比例

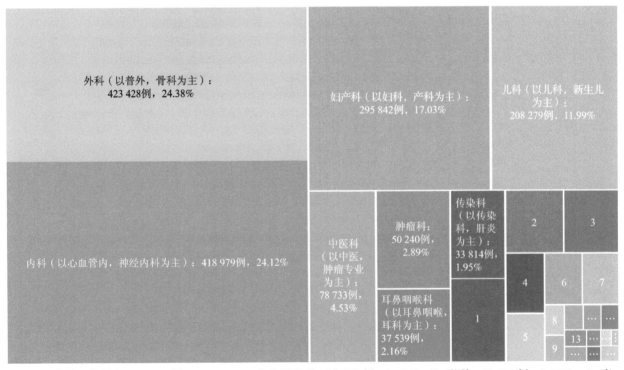

注：1. 其他业务科室：31 702 例，1.83%；2. 全科医疗科：25 947 例，1.49%；3. 眼科：23 902 例，1.38%；4. 康复医学科：16 568 例，0.95%；5. 急诊医学科：13 291 例，0.77%；6. 精神科（以精神，精神病专业为主）：13 181 例，0.76%；7. 重症医学科：13 013 例，0.75%；8. 中西医结合科：4065 例，0.23%；9. 医学影像科（以介入放射，放射治疗为主）：3574 例，0.21%；10. 疼痛科：3175 例，0.18%；11. 小儿外科（以小儿普外，小儿外科为主）：3091 例，0.18%；12. 口腔科（以口腔，口颌外为主）：3034 例，0.17%；13. 皮肤科（以皮肤科，皮肤病为主）：2542 例，0.15%；14. 医学检验科（以体液血液，免疫血清为主）：2542 例，0.15%；15. 结核病科：1609 例，0.09%；16. 民族医学科（以民族医学，蒙医为主）：1452 例，0.08%；17. 妇女保健科（以青保，妇保为主）：1141 例，0.07%；18. 儿童保健科（以儿童康复，儿保为主）：820 例，0.05%；19. 预防保健科：646 例，0.04%；20. 运动医学科：544 例，0.03%；21. 职业病科（以职业病，尘肺为主）：351 例，0.02%；22. 麻醉科：235 例，0.01%；23. 地方病科：208 例，0.01%；24. 临终关怀科：464 例，0.00%；25. 医疗美容科：37 例，0.00%；26. 特种医学与军事医学科：10 例，0.00%。

图 1-1-1-114　2019 年二级医院省外就医患者出院科室分布

对 2019 年各省（自治区、直辖市）常住居民选择省外二级、三级医院就医的患者出院科室分布情况进行分析（图 1-1-1-115、图 1-1-1-116）。三级医院中，安徽省外出就医的患者最多，为 629 665 人次，就医排名前 3 位的科室分别是外科（25.96%）、内科（20.67%）、妇产科（11.95%）。二级医院中，广东省外出就医的患者最多，为 293 578 人次，就医排名前 3 位的科室分别是内科（24.09%）、妇产科（20.56%）和儿科（18.44%）。

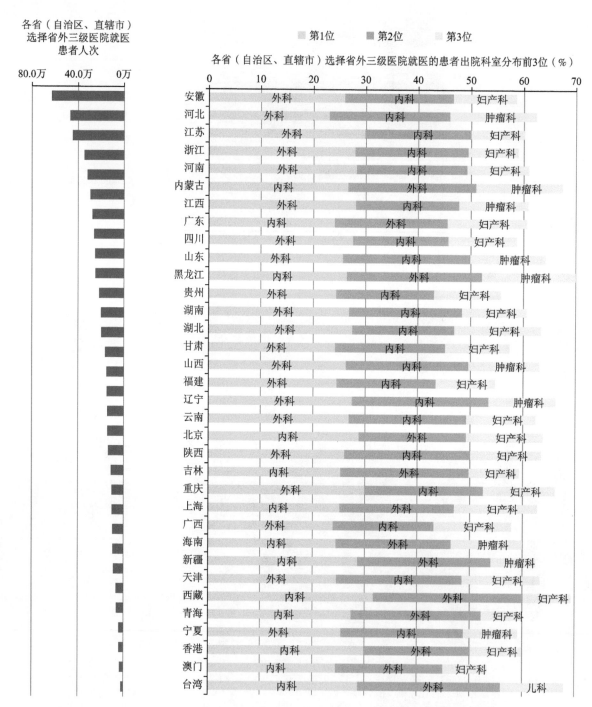

图 1-1-1-115　2019 年各省（自治区、直辖市）常住居民选择省外三级医院就医的
患者出院科室分布

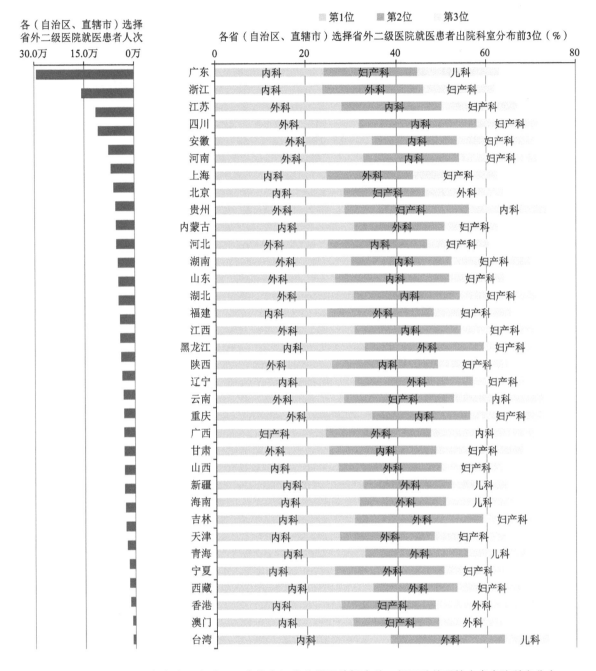

图 1-1-1-116 2019 年各省（自治区、直辖市）常住居民选择省外二级医院就医的患者出院科室分布

2．出院病种、手术/操作分布

对 2019 年 1988 家三级医院 5 978 260 例省外就医患者疾病主要诊断按 ICD-10 编码亚目进行归类，省外就医人次最多的前 10 位病种排序情况（表 1-1-1-6）。例如"为肿瘤化学治疗疗程（Z51.1）"，省外就医患者人次为 586 636 例，占全部省外就医患者的 9.81%，略高于 2018 年。

进一步分析"为肿瘤化学治疗疗程（Z51.1）"疾病省外就医人群的就医流向，主要来自安徽、江苏、河北和浙江等地，主要去往上海、北京等地。人次最多的为从江苏去往上海（47 459 例）、浙江去往上海（34 995 例）、河北去往北京（33 353 例）、安徽去往江苏（24 700 例）、安徽去往上海（21 922 例），共占该疾病省外就医总人次的 27.69%。北京和上海三级医院收治的省外患者主要的疾病为"为肿瘤化学治疗疗程（Z51.1）"（图 1-1-1-117）。

表 1-1-1-6　2018 年及 2019 年三级医院省外就医人次最多的疾病（前 10 位）

	2018年		疾病名称 （主要诊断ICD-10亚目）	2019年		
排序	该疾病省外就医患者 占所有三级省外就医 患者比例（%）	三级医院 省外就医 患者人次		三级医院 省外就医 患者人次	该疾病省外就医患者 占所有三级省外就医 患者比例（%）	排序
1	9.46	518 600	为肿瘤化学治疗疗程（Z51.1）	586 636	9.81	1
4	1.39	75 964	其他特指的医疗照顾（Z51.8）	131 068	2.19	2
2	1.62	88 940	未特指的脑梗死（I63.9）	87 020	1.46	3
3	1.42	77 674	未特指的支气管肺炎（J18.0）	84 054	1.41	4
6	1.06	58 359	不稳定性心绞痛（I20.0）	68 840	1.15	5
5	1.21	66 404	动脉硬化性心脏病（I25.1）	61 581	1.03	6
8	0.85	46 456	放射治疗疗程（Z51.0）	59 437	0.99	7
7	1.05	57 783	未特指的支气管或肺恶性肿瘤（C34.9）	50 750	0.85	8
9	0.85	46 338	未特指的肺炎（J18.9）	47 750	0.80	9
10	0.73	39 901	医疗性流产，完全性或未特指，无并发症（O04.9）	47 237	0.79	10

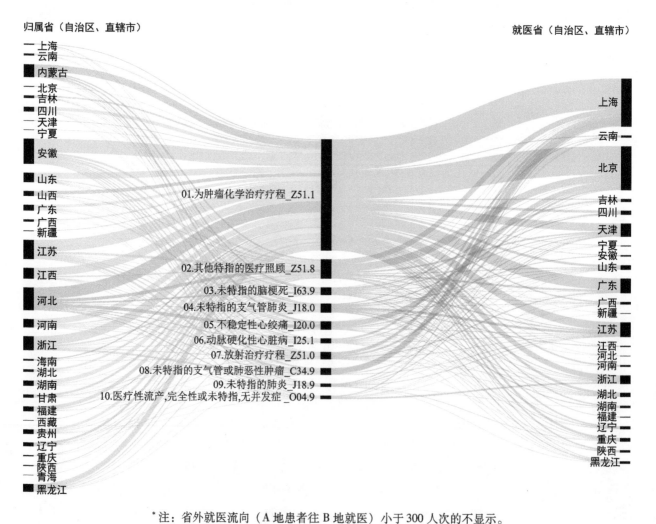

*注：省外就医流向（A 地患者往 B 地就医）小于 300 人次的不显示。

图 1-1-1-117　2019 年三级医院省外就医人次最多的前 10 位疾病省外就医流向

　　对 2019 年 3284 家二级医院 1 703 393 例省外就医患者疾病主要诊断按 ICD-10 编码亚目进行归类，省外就医人次最多的前 10 位病种排序情况（表 1-1-1-7）。例如"未特指的支气管肺炎（J18.0）"，省外就医患者人次为 59 457 例，占全部省外就医患者的 3.49%，高于 2018 年；"为肿瘤化学治疗疗程（Z51.1）"，省外就医患者人次为 33 995 例，占全部省外就医患者的 2.00%，明显高于 2018 年的 0.94%。

表 1-1-1-7   2018 年及 2019 年二级医院省外就医人次最多的疾病（前 10 位）

2018年			疾病名称 （主要诊断ICD-10亚目）	2019年		
排序	该疾病省外就医患者 占所有二级省外就医 患者比例（%）	二级医院 省外就医 患者人次		二级医院 省外就医 患者人次	该疾病省外就医患者 占所有二级省外就医 患者比例（%）	排序
1	3.22	49 544	未特指的支气管肺炎（J18.0）	59 457	3.49	1
3	2.86	44 014	未特指的脑梗死（I63.9）	47 474	2.79	2
2	2.95	45 463	头位顺产（O80.0）	38 940	2.29	3
15	0.94	14 439	为肿瘤化学治疗疗程（Z51.1）	33 995	2.00	4
4	1.95	29 994	动脉硬化性心脏病（I25.1）	31 420	1.84	5
6	1.61	24 821	未特指的急性支气管炎（J20.9）	28 548	1.68	6
5	1.62	24 930	医疗性流产，完全性或未特指，无并发症（O04.9）	27 226	1.60	7
8	1.28	19 661	肺的其他疾患（J98.4）	22 138	1.30	8
7	1.29	19 822	未特指的急性上呼吸道感染（J06.9）	21 165	1.24	9
9	1.14	17 507	未特指的肺炎（J18.9）	20 939	1.23	10

进一步分析"未特指的支气管肺炎（J18.0）"疾病省外就医人群的就医流向，主要来自广东等地，主要去往湖南等地。人次最多的为从广东去往湖南（4713 例）、广东去往广西（2849 例）、广东去往湖北（1757 例），共占该疾病省外就医总人次的 15.67%（图 1-1-1-118）。

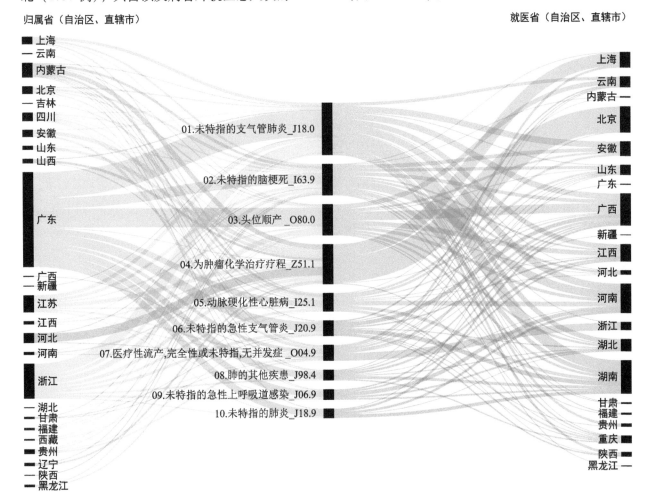

图 1-1-1-118   2019 年二级医院省外就医人次最多的前 10 位疾病省外就医流向

2019 年 1988 家三级医院 5 994 624 例省外就医患者中，接受手术诊疗的 2 042 545 例患者主要手术编码按 ICD-9-CM-3 编码亚目进行归类，省外就医人次最多的前 10 位手术编码排序情况见表 1-1-1-8，2018 年及 2019 年前 10 位的手术排序一致，"低位子宫下段剖宫产（74.1X）"仍为首位。

表 1-1-1-8 2018 年及 2019 年三级医院收治省外就医人次最多的手术（前 10 顺位排序）

	2018年		手术名称	2019年		
排序	该手术省外就医患者占所有三级省外就医患者比例（%）	三级医院省外就医患者人次	（主要手术ICD-9-CM-3亚目）	三级医院省外就医患者人次	该手术省外就医患者占所有三级省外就医患者比例（%）	排序
1	5.87	104 281	低位子宫下段剖宫产（74.1X）	111 928	5.48	1
2	2.36	41 872	药物洗脱冠状动脉支架置入（36.07）	51 989	2.55	2
3	2.25	39 935	其他近期产科裂伤修补术（75.69）	46 141	2.26	3
4	2.09	37 117	乳房病损局部切除术（85.21）	41 053	2.01	4
5	1.89	33 561	子宫病损的其他切除术或破坏术（68.29）	40 859	2.00	5
6	1.72	30 460	眼内人工晶状体置入伴白内障摘出术，一期（13.71）	36 933	1.81	6
7	1.66	29 485	腹腔镜下胆囊切除术（51.23）	33 305	1.63	7
9	1.37	24 371	白内障晶状体乳化和抽吸（13.41）	30 091	1.47	8
8	1.54	27 392	外阴切开术（73.6X）	28 185	1.38	9
10	1.23	21 808	皮肤和皮下组织的病损或组织其他局部切除术或破坏术（86.3X）	25 165	1.23	10

进一步分析"低位子宫下段剖宫产（74.1X）"手术省外就医人群的就医流向，主要来自安徽、广东等地，主要去往江苏、北京、浙江、上海等地就医。人次最多的为从安徽去往江苏（5911 例）、河北去往北京（2432 例）、江苏去往上海（2237 例）、安徽去往上海（2157 例），共占该手术省外就医总人次的 11.38%。北京三级医院主要收治"药物洗脱冠状动脉支架置入（36.07）""眼内人工晶状体置入伴白内障摘除术，一期（13.71）"等手术（图 1-1-1-119）。

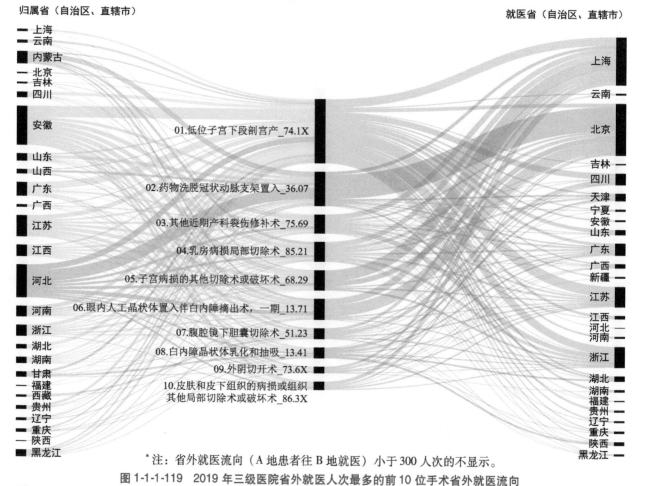

* 注：省外就医流向（A 地患者往 B 地就医）小于 300 人次的不显示。

图 1-1-1-119 2019 年三级医院省外就医人次最多的前 10 位手术省外就医流向

2019 年 3284 家二级医院 1 736 969 例省外就医患者中，接受手术诊疗的 366 397 例患者主要手术编码按 ICD-9-CM-3 编码亚目进行归类，省外就医人次最多的前 10 位手术编码排序情况见表 1-1-1-9，"低位子宫下段剖宫产（74.1X）"占比最高，为 16.65%，略低于 2018 年。

表 1-1-1-9 2018 年及 2019 年二级医院收治省外就医人次最多的手术（前 10 顺位排序）

2018年			手术名称 （主要手术ICD-9-CM-3亚目）	2019年		
排序	该手术省外就医患者占所有二级省外就医患者比例（%）	二级医院省外就医患者人次		二级医院省外就医患者人次	该手术省外就医患者占所有二级省外就医患者比例（%）	排序
1	17.84	57 729	低位子宫下段剖宫产（74.1X）	61 014	16.65	1
2	4.43	14 329	其他近期产科裂伤修补术（75.69）	16 421	4.48	2
3	4.18	13 542	外阴切开术（73.6X）	13 769	3.76	3
4	2.71	8785	外阴或会阴裂伤缝合术（71.71）	10 456	2.85	4
6	2.16	6998	腹腔镜下阑尾切除术（47.01）	9351	2.55	5
5	2.17	7012	腹腔镜下胆囊切除术（51.23）	7645	2.09	6
12	1.26	4076	经尿道输尿管和肾盂梗阻去除（56.0X）	6100	1.66	7
8	1.45	4704	皮肤和皮下组织的病损或组织其他局部切除术或破坏术（86.3X）	5479	1.50	8
10	1.39	4491	胫骨和腓骨骨折开放性复位术伴内固定（79.36）	5390	1.47	9
13	1.16	3770	白内障晶状体乳化和抽吸（13.41）	5259	1.44	10

进一步分析"低位子宫下段剖宫产（74.1X）"手术省外就医人群的就医流向，主要来自广东、浙江、江苏等地，主要去往河南、湖北、湖南、江西、广西等地就医。人次最多的为从广东去往广西（2971 例）、广东去往湖南（2570 例）、广东去往湖北（1742 例）、广东去往河南（1291 例），广东去往江西（1220 例），共占该手术省外就医总人次的 16.05%（图 1-1-1-120）。

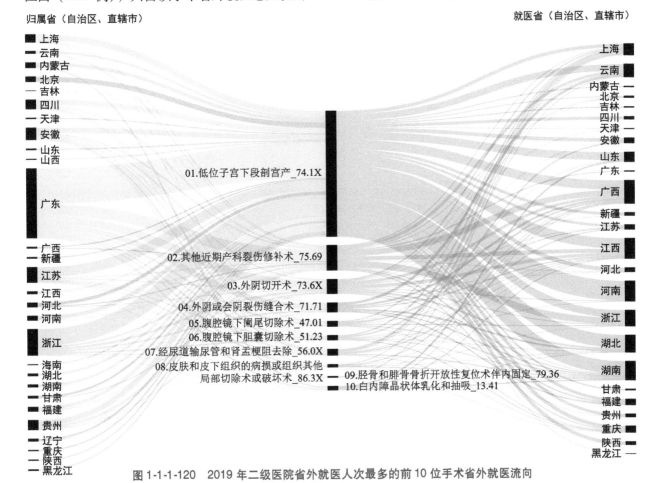

图 1-1-1-120 2019 年二级医院省外就医人次最多的前 10 位手术省外就医流向

2019 年 1988 家三级医院 5 994 624 例省外就医患者中，接受诊断性操作的 593 884 例患者主要诊断性操作编码按 ICD-9-CM-3 编码亚目进行归类，省外就医人次最多的前 10 位诊断性操作编码排序情况见表 1-1-1-10，2018 年及 2019 年"单根导管的冠状动脉造影术（88.55）""骨髓活组织检查（41.31）"等前 5 位诊断性操作排序一致。

表 1-1-1-10　2018 年及 2019 年三级医院收治省外就医人次最多的诊断性操作（前 10 顺位排序）

| 2018年 | | | 操作名称
（主要诊断性操作ICD-9-CM-3亚目） | 2019年 | | |
排序	该诊断性操作省外就医患者占所有三级省外就医患者比例（%）	三级医院省外就医患者人次		三级医院省外就医患者人次	该诊断性操作省外就医患者占所有三级省外就医患者比例（%）	排序
1	9.03	44 595	单根导管的冠状动脉造影术（88.55）	56 006	9.43	1
2	8.79	43 401	骨髓活组织检查（41.31）	47 028	7.92	2
3	7.66	37 822	脊髓放液（3.31）	43 110	7.26	3
4	6.31	31 136	其他胃镜检查（44.13）	39 778	6.70	4
5	3.71	18 302	脑动脉造影术（88.41）	24 900	4.19	5
7	2.93	14 472	闭合性[内镜的]支气管活组织检查（33.24）	19 163	3.23	6
6	3.65	18 017	胸计算机轴向断层照相术（87.41）	17 871	3.01	7
8	2.56	12 635	视频和无线电遥控脑电图监测（89.19）	17 167	2.89	8
10	2.43	12 006	结肠镜检查（45.23）	15 880	2.67	9
12	1.97	9725	闭合性[内镜的]胃活组织检查（44.14）	14 209	2.39	10

进一步分析"单根导管的冠状动脉造影术（88.55）"诊断性操作省外就医人群的就医流向，主要来自河北、内蒙古等地，主要去往北京等地就医。人次最多的为从河北去往北京（6405 例）、内蒙古去往北京（3057 例）、河北去往天津（2892 例），共占该操作省外就医总人次的 22.06%。北京三级医院主要收治"单根导管的冠状动脉造影术（88.55）"等诊断性操作（图 1-1-1-121）。

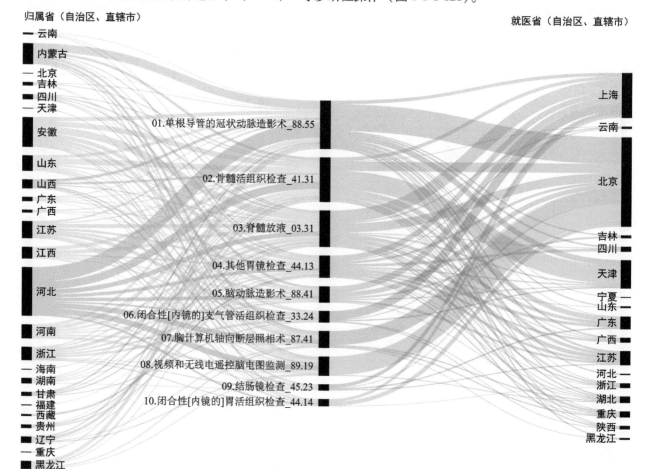

图 1-1-1-121　2019 年三级医院省外就医人次最多的前 10 位诊断性操作省外就医流向

2019 年 3284 家二级医院 1 736 969 例省外就医患者中，接受诊断性操作的 56 528 例患者主要诊断性操作编码按 ICD-9-CM-3 编码亚目进行归类，省外就医人次最多的前 10 位诊断性操作编码排序情况见表 1-1-1-11，"其他胃镜检查（44.13）"占比最高，为 12.63%。

表 1-1-1-11 2018 年及 2019 年二级医院收治省外就医人次最多的诊断性操作（前 10 顺位排序）

	2018年		操作名称（主要诊断性操作ICD-9-CM-3亚目）	2019年		
排序	该诊断性操作省外就医患者占所有二级省外就医患者比例（%）	二级医院省外就医患者人次		二级医院省外就医患者人次	该诊断性操作省外就医患者占所有二级省外就医患者比例（%）	排序
1	13.02	4780	其他胃镜检查（44.13）	7139	12.63	1
3	5.51	2022	胸计算机轴向断层照相术（87.41）	4890	8.65	2
5	4.91	1801	单根导管的冠状动脉造影术（88.55）	3327	5.89	3
2	7.78	2858	其他扩张和刮宫术（69.09）	3264	5.77	4
6	4.79	1760	子宫镜检查（68.12）	2410	4.26	5
7	2.98	1093	闭合性[内镜的]胃活组织检查（44.14）	2248	3.98	6
9	2.93	1077	结肠镜检查（45.23）	1839	3.25	7
4	5.12	1880	头部计算机轴向断层照相术（87.03）	1835	3.25	8
12	2.35	863	腹部计算机轴向断层照相术（88.01）	1779	3.15	9
8	2.94	1080	心电图（89.52）	1730	3.06	10

进一步分析"其他胃镜检查（44.13）"诊断性操作省外就医人群的就医流向，主要来自广东、四川等地，主要去往云南、重庆等地就医。人次最多的为从四川去往重庆（545 例）、广东去往云南（277 例）、广东去往广西（198 例），共占该操作省外就医总人次的 14.29%（图 1-1-1-122）。

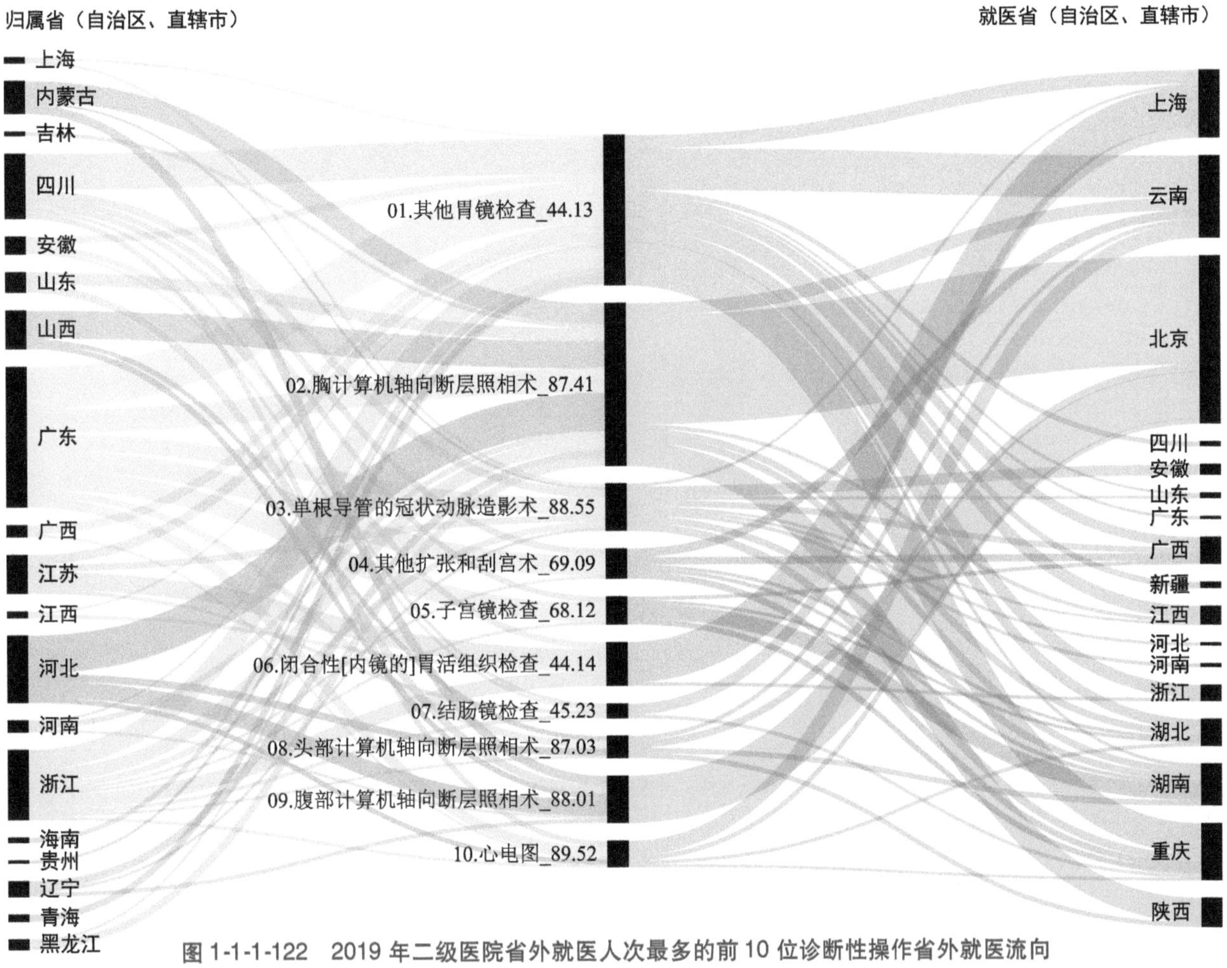

图 1-1-1-122 2019 年二级医院省外就医人次最多的前 10 位诊断性操作省外就医流向

2019年1988家三级医院5 994 624例省外就医患者中，接受治疗性操作的970 946例患者主要治疗性操作编码按ICD-9-CM-3编码亚目进行归类，省外就医人次最多的前10位治疗性操作编码排序情况见表1-1-1-12，"注射或输注肿瘤化学治疗药物（99.25）""注射或输注作为一种抗肿瘤药的生物治疗调节［BRM］（99.28）"2年均稳居前2位。

表1-1-1-12 2018年及2019年三级医院收治省外就医人次最多的治疗性操作（前10顺位排序）

2018年			操作名称 （主要治疗性操作ICD-9-CM-3亚目）	2019年		
排序	该治疗性操作省外就医患者占所有三级省外就医患者比例（%）	三级医院省外就医患者人次		三级医院省外就医患者人次	该治疗性操作省外就医患者占所有三级省外就医患者比例（%）	排序
1	29.99	197 583	注射或输注癌瘤化学治疗药物（99.25）	329 762	33.96	1
2	3.89	25 608	注射或输注作为一种抗肿瘤药的生物治疗调节[BRM]（99.28）	51 619	5.32	2
4	3.04	20 053	静脉导管插入术（38.93）	40 124	4.13	3
3	3.07	20 213	抽吸刮宫术，用于终止妊娠（69.51）	26 389	2.72	4
9	1.56	10 280	内镜下大肠其他病损或组织破坏术（45.43）	17 700	1.82	5
5	1.94	12 757	内镜下胃病损或胃组织切除术或破坏术（43.41）	17 379	1.79	6
7	1.80	11 889	玻璃体其他手术（14.79）	16 725	1.72	7
6	1.91	12 588	内镜下大肠息肉切除术（45.42）	15 764	1.62	8
13	1.35	8891	光子远距离放疗法（92.24）	14 007	1.44	9
15	1.27	8387	其他放射疗法操作（92.29）	13 683	1.41	10

进一步分析"注射或输注肿瘤化学治疗药物（99.25）"治疗性操作省外就医人群的就医流向，主要来自河北、江苏、内蒙古等地，主要去往上海、北京、天津等地就医。人次最多的为，从江苏去往上海（32 500例）、河北去往北京（31 570例）、浙江去往上海（21 966例）、内蒙古去往北京（16 327例）、河北去往天津（15 062例），共占该操作省外就医总人次的35.62%（图1-1-1-123）。

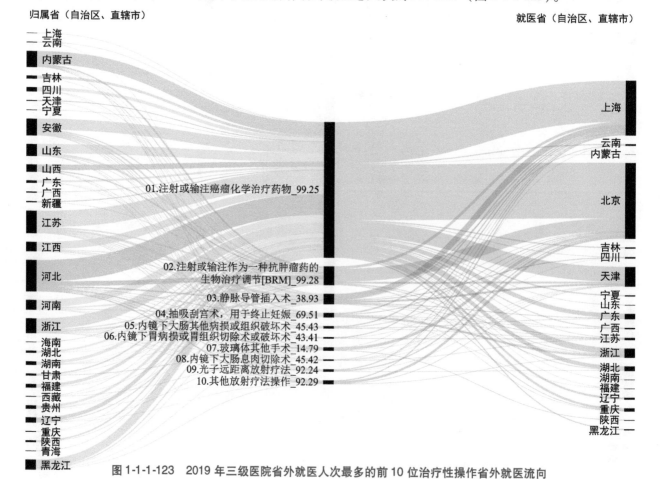

图1-1-1-123 2019年三级医院省外就医人次最多的前10位治疗性操作省外就医流向

2019 年 3284 家二级医院 1 736 969 例省外就医患者中，接受治疗性操作诊疗的 146 107 例患者主要操作编码按 ICD-9-CM-3 编码亚目进行归类，省外就医人次最多的前 10 位操作编码排序情况见表 1-1-1-13，其中，"注射或输注癌瘤化学治疗药物（99.25）"占比最高（13.15%），明显高于 2018 年的 2.23%。

表 1-1-1-13　2018 年及 2019 年二级医院收治省外就医人次最多的治疗性操作（前 10 顺位排序）

2018年			操作名称 （主要治疗性操作ICD-9-CM-3亚目）	2019年		
排序	该治疗断性操作省外就医患者占所有二级省外就医患者比例（%）	二级医院省外就医者人次		二级医院省外就医患者人次	该治疗断性操作省外就医患者占所有二级省外就医患者比例（%）	排序
9	2.23	2047	注射或输注癌瘤化学治疗药物（99.25）	19 219	13.15	1
1	8.88	8136	抽吸刮宫术，用于终止妊娠（69.51）	9625	6.59	2
2	7.84	7183	分娩或流产后的扩张和刮宫术（69.02）	8759	5.99	3
3	6.40	5862	其他各类操作（99.99）	6763	4.63	4
5	4.32	3956	其他手法助产（73.59）	6310	4.32	5
4	4.78	4380	扩张和刮宫术，用于终止妊娠（69.01）	4945	3.38	6
6	3.29	3010	伤口、感染或烧伤的非切除性清创术（86.28）	3375	2.31	7
8	2.35	2154	静脉导管插入术（38.93）	3082	2.11	8
21	1.43	1308	喷雾法给予呼吸药物（93.94）	2838	1.94	9
10	2.22	2031	药物引产（73.4X）	2734	1.87	10

进一步分析"注射或输注肿瘤化学治疗药物（99.25）"治疗性操作省外就医人群的就医流向，主要来自河北、内蒙古等地，主要去往北京、上海等地就医；人次最多的为，从河北去往北京（4270 例）、内蒙古去往北京（2444 例）、山东去往北京（1662 例），共占该操作省外就医总人次的 43.58%（图 1-1-1-124）。

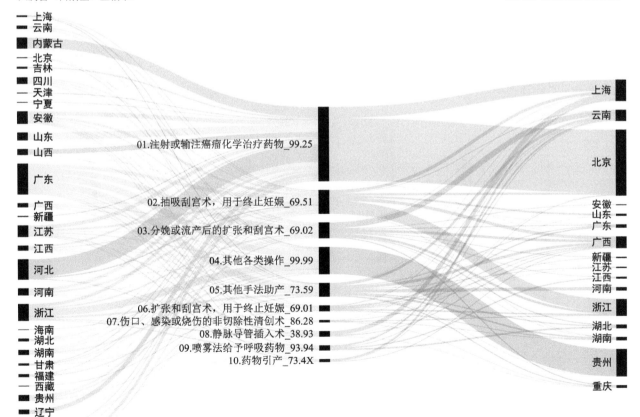

图 1-1-1-124　2019 年二级医院省外就医人次最多的前 10 位治疗性操作省外就医流向

（三）全国省外就医患者医疗卫生服务成本分析

2019年全国1988家三级医院收治的省外就医患者中，住院总费用为1064.14亿元，占所有分析的三级医院出院患者住院总费用的9.33%，三级医院省外就医每住院人次费用为18 614.25元，与本省就医的13 266.78元相比高出5347.47元，多支出40.31%。平均住院日和平均死亡率，三级医院本省就医患者均高于省外就医患者，但呈逐年下降趋势；每住院人次费用呈逐年上升趋势（图1-1-1-125）。

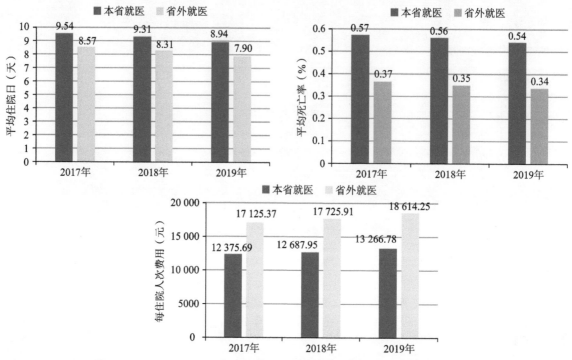

图 1-1-1-125　2017—2019 年全国三级医院本省就医和省外就医的成本分析

2019年全国3284家二级医院收治的省外就医患者中，住院总费用为113.91亿元，占所有分析的二级医院出院患者住院总费用的3.94%，二级医院省外就医每住院人次费用为7379.56元，与本省就医的6367.65元相比高出1011.91元，多支出15.89%；每住院人次费用均呈逐年上升趋势。本省就医患者平均住院日和平均死亡率均高于省外就医患者，省外就医患者死亡率呈逐年下降的情况（图1-1-1-126）。

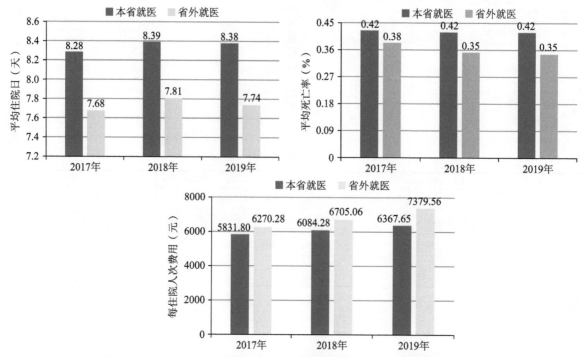

图 1-1-1-126　2017—2019 年全国二级医院本省就医和省外就医的成本分析

对 2019 年省外就医人次排名前 5 位的省（自治区、直辖市）进行分析（表 1-1-1-14），三级医院中，安徽、河北、江苏、浙江和河南省外就医患者的平均住院日和死亡率均低于本省就医患者，每住院人次费用均高于本省就医患者。二级医院中，安徽本省就医患者平均住院日低于省外就医患者，为 7.76 天；江苏本省就医患者平均死亡率低于省外就医患者，为 0.22%；广东和浙江省外就医患者每住院人次费用低于本省就医患者，分别为 5575.41 元和 7185.93 元。

表 1-1-1-14　2019 年全国二级、三级医院本省就医和省外就医的成本分析

[省外就医人次排名前 5 位的省（自治区、直辖市）]

排名		常住省(自治区、直辖市)	平均住院日（天）		平均死亡率（%）		每住院人次费用（元）	
			本省就医	省外就医	本省就医	省外就医	本省就医	省外就医
三级医院		全国	8.94	7.90	0.54	0.34	13 266.78	18 614.25
	1	安徽	9.20	7.42	0.55	0.21	12 177.35	18 686.86
	2	河北	9.91	7.47	0.53	0.29	15 524.29	23 179.54
	3	江苏	8.62	6.52	0.20	0.18	13 981.57	20 051.14
	4	浙江	7.75	6.96	0.23	0.16	12 219.21	19 054.25
	5	河南	9.84	8.20	0.46	0.30	13 459.94	19 666.69
二级医院		全国	8.38	7.74	0.42	0.35	6367.65	7379.56
	1	广东	7.72	7.05	0.51	0.25	7265.85	5575.41
	2	浙江	8.25	7.42	0.33	0.20	7849.67	7185.93
	3	江苏	9.00	7.85	0.22	0.30	8436.52	9807.26
	4	四川	10.20	8.50	0.60	0.42	5751.80	7499.99
	5	安徽	7.76	7.96	0.33	0.27	5417.47	10 558.00

* 注：绿色表示平均住院日相对较低，黄色表示平均死亡率相对较低，蓝色表示每住院人次费用相对较低（下同）。

对 2019 年省外就医人次排名前 10 位疾病进行分析（表 1-1-1-15），三级医院中，所有疾病省外就医患者平均住院日均低于本省就医患者；除"未特指的支气管肺炎（J18.0）"外，其余疾病省外就医死亡率相对本省就医较低；除"医疗性流产，完全性或未特指，无并发症（O04.9）"外，省外就医每住院人次费用均较本省就医高。二级医院中，省外就医患者平均住院日均低于本省就医患者。

表 1-1-1-15　2019 年全国二级、三级医院省外就医人次排名前 10 位疾病成本分析

排序	医院级别	疾病名称	平均住院日（天）		平均死亡率（%）		每住院人次费用（元）	
			本省就医	省外就医	本省就医	省外就医	本省就医	省外就医
1		为肿瘤化学治疗疗程（Z51.1）	6.35	4.48	0.02	0.01	10 729.42	11 483.32
2		其他特指的医疗照顾（Z51.8）	5.02	3.82	0.03	0.02	9681.39	11 541.64
3		未特指的脑梗死（I63.9）	11.28	10.49	0.83	0.69	14 187.64	15 927.20
4		未特指的支气管肺炎（J18.0）	6.67	6.57	0.01	0.01	4377.05	4861.43
5		不稳定性心绞痛（I20.0）	7.66	6.42	0.12	0.08	19 862.26	37 104.10
6	三级	动脉硬化性心脏病（I25.1）	8.21	6.43	0.52	0.28	13 730.13	21 441.65
7		放射治疗疗程（Z51.0）	23.06	14.81	0.04	0.02	35 759.30	41 808.20
8		未特指的支气管或肺恶性肿瘤（C34.9）	12.41	7.97	5.25	1.31	21 159.80	29 489.32
9		未特指的肺炎（J18.9）	9.88	9.36	2.66	1.84	14 540.12	17 484.54
10		医疗性流产，完全性或未特指，无并发症（O04.9）	3.46	2.93	0	0	2689.42	2474.81

续表

排序	医院级别	疾病名称	平均住院日（天）		平均死亡率（%）		每住院人次费用（元）	
			本省就医	省外就医	本省就医	省外就医	本省就医	省外就医
1		未特指的支气管肺炎（J18.0）	6.47	6.14	0.01	0.01	2879.88	2754.56
2		未特指的脑梗死（I63.9）	9.99	9.47	0.39	0.45	7409.32	7778.57
3		头位顺产（O80.0）	3.38	3.42	0	0	3029.49	3186.92
4		为肿瘤化学治疗疗程（Z51.1）	7.34	6.75	0.08	0.05	7875.19	14 798.71
5		动脉硬化性心脏病（I25.1）	8.43	7.72	0.49	0.52	7412.01	7582.00
6	二级	未特指的急性支气管炎（J20.9）	6.26	5.87	0.07	0.04	3244.42	2926.52
7		医疗性流产,完全性或未特指,无并发症（O04.9）	3.23	2.93	0.01	0.01	1957.09	1944.93
8		肺的其他疾患（J98.4）	9.38	8.45	0.93	0.60	7299.52	6816.72
9		未特指的急性上呼吸道感染（J06.9）	4.66	4.30	0.02	0.01	2019.21	1949.65
10		未特指的肺炎（J18.9）	8.36	7.35	1.14	0.77	6236.25	5297.07

对2019年省外就医人次排名前10位手术进行分析（表1-1-1-16），三级医院中，除"其他近期产科裂伤修补术（75.69）""外阴切开术（73.6X）"外，其余手术省外就医平均住院日相对较低；除"子宫病损的其他切除术或破坏术（68.29）"外，其余手术省外就医每住院人次费用均高于本省就医患者。二级医院中，本省就医患者大多数手术的每住院人次费用低于省外就医患者。

对2019年省外就医人次排名前10位的诊断性操作进行分析（表1-1-1-17），二级、三级医院省外就医患者平均住院日均低于本省就医患者；二级医院省外患者每住院人次费用均高于本省就医患者；三级医院除"其他胃镜检查（44.13）"和二级医院除"结肠镜检查（45.23）"外，其余诊断性操作平均死亡率，省外就医患者低于本省就医患者。

表1-1-1-16　2019年全国二级、三级医院省外就医人次排名前10位手术成本分析

排序	医院级别	手术名称	平均住院日（天）		平均死亡率（%）		每住院人次费用（元）	
			本省就医	省外就医	本省就医	省外就医	本省就医	省外就医
1		低位子宫下段剖宫产（74.1X）	6.05	6.29	0.01	0.01	10 125.11	10 736.19
2		药物洗脱冠状动脉支架置入（36.07）	8.10	5.67	0.56	0.26	53 659.04	59 445.75
3		其他近期产科裂伤修补术（75.69）	3.62	3.80	0	0	5458.70	5656.97
4		乳房病损局部切除术（85.21）	4.56	3.78	0	0	8209.57	9048.71
5		子宫病损的其他切除术或破坏术（68.29）	5.84	4.70	0	0	11 062.34	10 697.83
6	三级	眼内人工晶状体置入伴白内障摘除术,一期（13.71）	3.38	2.60	0	0	8764.18	9719.95
7		腹腔镜下胆囊切除术（51.23）	7.90	7.16	0.02	0.02	16 717.29	17 910.94
8		白内障晶状体乳化和抽吸（13.41）	3.55	3.26	0	0	8920.51	10 003.58
9		外阴切开术（73.6X）	4.25	4.38	0	0.01	5978.21	6224.20
10		皮肤和皮下组织的病损或组织其他局部切除术或破坏术（86.3X）	5.87	5.55	0.02	0.01	6744.61	9826.57

续表

排序	医院级别	手术名称	平均住院日（天）		平均死亡率（%）		每住院人次费用（元）	
			本省就医	省外就医	本省就医	省外就医	本省就医	省外就医
1		低位子宫下段剖宫产（74.1X）	6.07	6.15	0.01	0	6557.21	6715.63
2		其他近期产科裂伤修补术（75.69）	3.50	3.63	0	0.01	3892.49	3803.79
3		外阴切开术（73.6X）	4.09	4.19	0	0.01	3900.91	4036.18
4		外阴或会阴裂伤缝合术（71.71）	3.62	3.71	0.01	0.02	3328.95	3540.20
5		腹腔镜下阑尾切除术（47.01）	6.30	6.05	0.01	0.01	9629.76	10 063.54
6	二级	腹腔镜下胆囊切除术（51.23）	8.47	8.03	0.03	0.01	10 905.89	11 592.57
7		经尿道输尿管和肾盂梗阻去除（56.0X）	7.30	6.47	0.01	0	12 489.31	14 069.40
8		皮肤和皮下组织的病损或组织其他局部切除术或破坏术（86.3X）	5.55	4.80	0.01	0.02	3898.87	3893.52
9		胫骨和腓骨骨折开放性复位术伴内固定（79.36）	20.67	21.67	0.03	0	26 278.54	30 675.33
10		白内障晶状体乳化和抽吸（13.41）	3.91	4.14	0	0.02	6055.54	5637.49

表 1-1-1-17　2019 年全国二级、三级医院省外就医人次排名前 10 位诊断性操作成本分析

排序	医院级别	治疗性操作名称	平均住院日（天）		平均死亡率（%）		每住院人次费用（元）	
			本省就医	省外就医	本省就医	省外就医	本省就医	省外就医
1		单根导管的冠状动脉造影术（88.55）	6.59	4.96	0.22	0.15	14 375.43	14 331.28
2		骨髓活组织检查（41.31）	12.34	10.26	0.65	0.35	22 558.32	28 977.94
3		脊髓放液（3.31）	12.27	11.67	0.33	0.23	17 264.78	18 821.27
4		其他胃镜检查（44.13）	8.27	7.71	0.10	0.11	9107.14	10 337.82
5	三级	脑动脉造影术（88.41）	10.49	8.94	0.45	0.16	27 059.52	28 637.04
6		闭合性[内镜的]支气管活组织检查（33.24）	13.40	10.17	0.69	0.21	18 530.55	17 043.17
7		胸计算机轴向断层照相术（87.41）	9.02	7.67	0.38	0.16	9941.90	10 774.92
8		视频和无线电遥控脑电图监测（89.19）	3.69	3.30	0.02	0	4253.14	4147.19
9		结肠镜检查（45.23）	7.75	7.20	0.06	0.03	8440.00	10 066.76
10		闭合性[内镜的]胃活组织检查（44.14）	8.04	7.28	0.08	0.06	9480.55	11 062.66
1		其他胃镜检查（44.13）	7.53	7.16	0.06	0.03	5990.86	6061.95
2		胸计算机轴向断层照相术（87.41）	9.10	7.82	0.45	0.14	7044.68	12 013.54
3		单根导管的冠状动脉造影术（88.55）	7.03	6.66	0.22	0.24	14 379.10	14 955.45
4		其他扩张和刮宫术（69.09）	5.12	4.96	0.01	0	3394.81	3450.24
5	二级	子宫镜检查（68.12）	5.30	5.16	0.01	0	4908.95	5081.18
6		闭合性[内镜的]胃活组织检查（44.14）	7.90	6.32	0.08	0	7496.81	7959.30
7		结肠镜检查（45.23）	7.21	6.75	0.04	0.05	5793.76	6228.61
8		头部计算机轴向断层照相术（87.03）	8.84	8.15	0.45	0.16	6722.01	7232.02
9		腹部计算机轴向断层照相术（88.01）	8.01	7.04	0.64	0.11	6562.49	13 509.67
10		心电图（89.52）	8.03	6.39	0.65	0.58	4762.00	5961.69

对 2019 年省外就医人次排名前 10 位治疗性操作进行分析（表 1-1-1-18），三级医院中，省外就医平均住院日相对较低；除"静脉导管插入术（38.93）"和"抽吸刮宫术，用于终止妊娠（69.51）"外，其余治疗性操作每住院人次费用，本省就医患者均相对较低。

表 1-1-1-18　2019 年全国二级、三级医院省外就医人次排名前 10 位治疗性操作成本分析

排序	医院级别	诊断性操作名称	平均住院日（天）		平均死亡率（%）		每住院人次费用（元）	
			本省就医	省外就医	本省就医	省外就医	本省就医	省外就医
1		注射或输注癌瘤化学治疗药物（99.25）	6.05	3.80	0.08	0.03	11 535.74	11 597.55
2		注射或输注作为一种抗肿瘤药的生物治疗调节［BRM］（99.28）	4.32	2.83	0.23	0.07	8489.38	8780.57
3		静脉导管插入术（38.93）	13.07	9.11	6.33	3.02	30 824.67	25 969.03
4		抽吸刮宫术，用于终止妊娠（69.51）	2.60	2.01	0	0	2949.39	2471.83
5	三级	内镜下大肠其他病损或组织破坏术（45.43）	5.50	5.05	0.01	0.02	9177.26	10 526.01
6		内镜下胃病损或胃组织切除术或破坏术（43.41）	6.46	6.05	0.04	0.05	11 097.05	13 576.04
7		玻璃体其他手术（14.79）	3.55	2.57	0	0.01	6554.13	6720.74
8		内镜下大肠息肉切除术（45.42）	5.85	5.21	0	0	8439.11	8837.56
9		光子远距离放射疗法（92.24）	27.00	23.03	0.31	0.12	43 578.89	53 423.53
10		其他放射疗法操作（92.29）	19.66	8.47	0.28	0.06	32 501.77	44 557.45
1		注射或输注癌瘤化学治疗药物（99.25）	7.39	6.86	0.27	0.04	9712.46	18 536.73
2		抽吸刮宫术，用于终止妊娠（69.51）	2.26	1.89	0	0	1931.14	1884.34
3		分娩或流产后的扩张和刮宫术（69.02）	3.97	4.00	0.01	0.01	2234.28	2307.81
4		其他各类操作（99.99）	7.03	6.73	0.15	0.25	3443.77	3186.47
5		其他手法助产（73.59）	3.37	3.58	0.01	0.02	3210.73	3174.67
6	二级	扩张和刮宫术，用于终止妊娠（69.01）	3.20	2.97	0	0	2009.24	2073.41
7		伤口、感染或烧伤的非切除性清创术（86.28）	10.64	11.01	0.34	0.33	7232.15	9144.65
8		静脉导管插入术（38.93）	14.45	12.41	9.88	6.39	25 284.50	27 305.81
9		喷雾法给予呼吸药物（93.94）	6.81	6.01	0.10	0	3329.00	3158.03
10		药物引产（73.4X）	4.29	4.19	0	0	2565.37	2456.11

六、意见与建议

基于"二级、三级综合医院住院患者疾病与手术/操作数据"的分析结果，建议在新的年度中需要特别关注工作量较大，占比大幅增长的病种、手术、诊断性操作与治疗性操作；为进一步规范诊疗行为，建议各级卫生健康委医政医管部门及各级医院领导，要将落实《医疗质量安全核心制度要点》的措施转化为自觉行动和习惯，进一步提升质量与患者安全的保障措施及监管力度，尤其是要重点关注以下方面的质量与安全的监控：

在肺部疾病治疗方面："未特指的慢性阻塞性肺病伴有急性加重（J44.1）"和"未特指的细菌性肺炎（J15.9）"；

在产科分娩安全方面："低位子宫下段剖宫产（74.1X）"和"产科裂伤修补术（75.69）"；

在心血管疾病介入诊疗方面："药物洗脱冠状动脉支架置入（36.07）"。

第二部分

医疗质量管理与控制数据分析

第一章

住院死亡类指标数据分析

本部分数据来源于 HQMS 中二级、三级公立医院绩效考核及 NCIS 中上传的病案首页数据，其中三级公立医院数据包含 2016—2019 年数据，其他类型级别医院包含 2017—2019 年数据。具体情况分析如下：

一、全国各级医院患者住院相关死亡率

2019 年三级公立医院和委属委管医院平均住院总死亡率均低于前 3 年（2019 年委属委管为 0.37%，三级公立医院为 0.52%），且呈逐年降低的情况（图 2-1-1-1）。2019 年三级民营医院平均新生儿患者住院死亡率相对较高，为 0.53%；委属委管医院相对较低，为 0.28%（图 2-1-1-2）。2019 年委属委管医院手术患者住院死亡率为 0.37%，且呈逐年下降的情况；2017—2019 年二级公立医院手术患者住院死亡率呈逐年上升情况（图 2-1-1-3）。

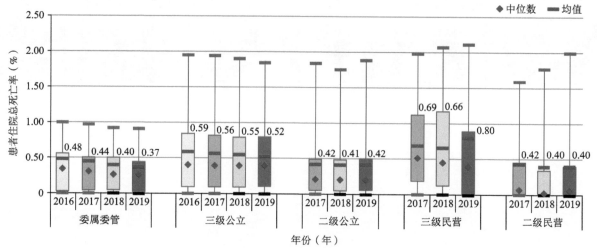

注：三级公立医院数据中包含委属委管医院，下同。

图 2-1-1-1　2016—2019 年全国各级医院患者住院总死亡率

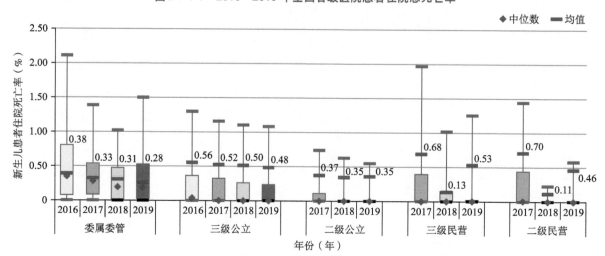

图 2-1-1-2　2016—2019 年全国各级医院新生儿患者住院死亡率

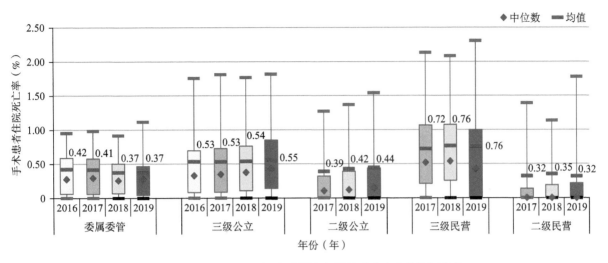

图 2-1-1-3 2016—2019 年全国各级医院手术患者住院死亡率

二、全国各省（自治区、直辖市）各级医院患者住院相关死亡率

1. 患者住院总死亡率

2016—2019 年三级公立医院患者住院总死亡率呈逐年下降，其中，2019 年为 0.52%，2018 年为 0.55%，2017 年为 0.56%，2016 年为 0.59%；二级公立医院 2019 年患者住院总死亡率为 0.42%，2018 年为 0.41%，2017 年为 0.42%（图 2-1-1-4、图 2-1-1-5）。

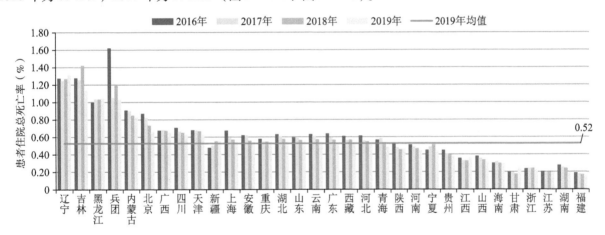

注：此类图中各省（自治区、直辖市）三级公立医院数据中包含当地委属委管医院，下同。

图 2-1-1-4 2016—2019 年全国各省（自治区、直辖市）三级公立医院患者住院总死亡率

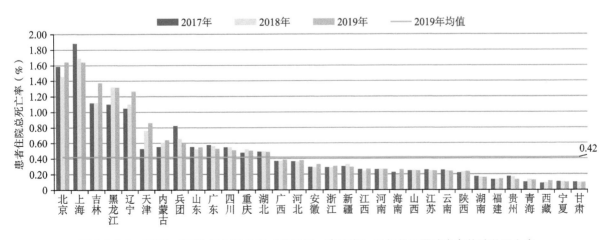

图 2-1-1-5 2017—2019 年全国各省（自治区、直辖市）二级公立医院患者住院总死亡率

三级民营医院 2019 年患者住院总死亡率为 0.80%，2018 年为 0.66%，2017 年为 0.69%；二级民营医院 2019 年患者住院总死亡率为 0.40%，2018 年为 0.40%，2017 年为 0.42%（图 2-1-1-6、图 2-1-1-7）。

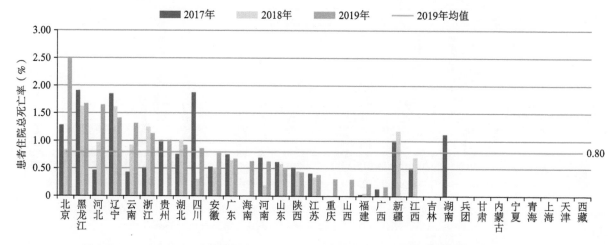

图 2-1-1-6 2017—2019 年全国各省（自治区、直辖市）三级民营医院患者住院总死亡率

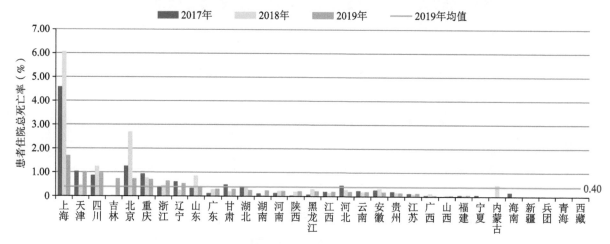

图 2-1-1-7 2017—2019 年全国各省（自治区、直辖市）二级民营医院患者住院总死亡率

2. 新生儿患者住院死亡率

2016—2019 年三级公立医院新生儿患者住院总死亡率呈逐年下降，其中，2019 年为 0.48%，2018 年为 0.50%，2017 年为 0.52%，2016 年为 0.56%；二级公立医院 2019 年新生儿患者住院总死亡率为 0.35%，2018 年为 0.35%，2017 年为 0.37%（图 2-1-1-8、图 2-1-1-9）。

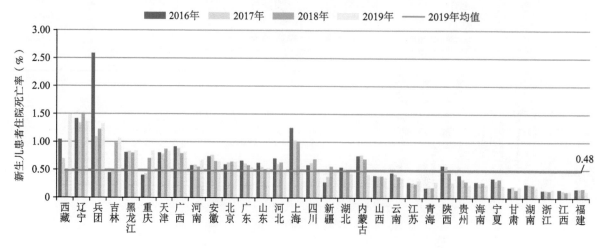

图 2-1-1-8 2016—2019 年全国各省（自治区、直辖市）三级公立医院新生儿患者住院死亡率

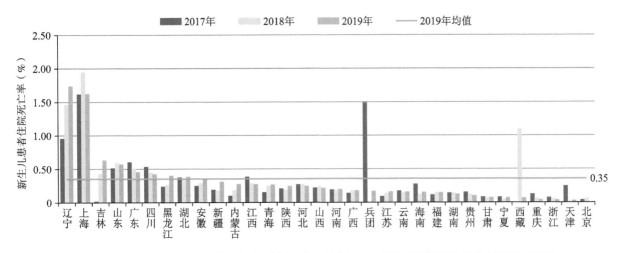

图 2-1-1-9　2017—2019 年全国各省（自治区、直辖市）二级公立医院新生儿患者住院死亡率

　　三级民营医院 2019 年新生儿患者住院总死亡率为 0.53%，2018 年为 0.13%，2017 年为 0.68%；二级民营医院 2019 年新生儿患者住院总死亡率为 0.46%，2018 年为 0.11%，2017 年为 0.70%（图 2-1-1-10、图 2-1-1-11）。

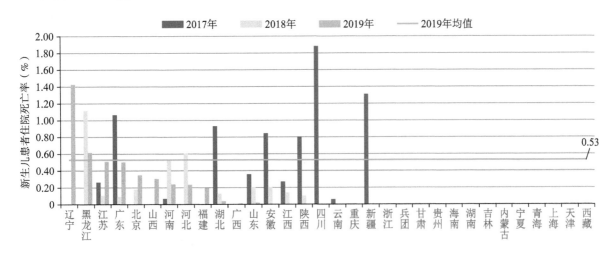

图 2-1-1-10　2017—2019 年全国各省（自治区、直辖市）三级民营医院新生儿患者住院死亡率

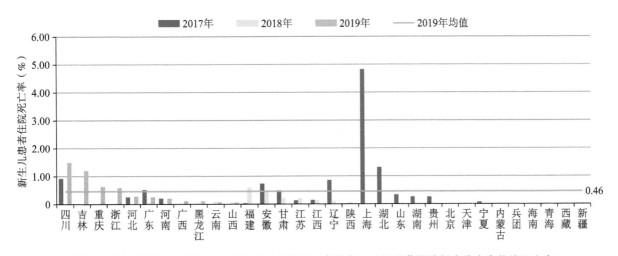

图 2-1-1-11　2017—2019 年全国各省（自治区、直辖市）二级民营医院新生儿患者住院死亡率

3. 手术患者住院死亡率

2017—2019 年二级、三级公立医院手术患者住院死亡率呈逐年递增。三级公立医院 2019 年手术患者住院总死亡率为 0.55%，2018 年为 0.54%，2017 年为 0.53%，2016 年为 0.53%；二级公立医院 2019 年手术患者住院总死亡率为 0.44%，2018 年为 0.42%，2017 年为 0.39%（图 2-1-1-12、图 2-1-1-13）。

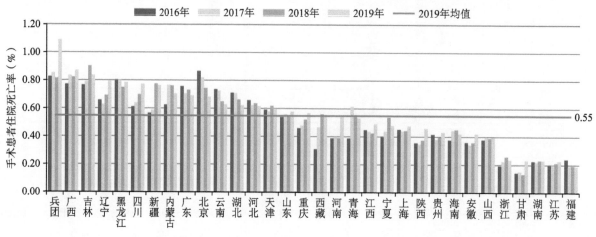

图 2-1-1-12　2016—2019 年全国各省（自治区、直辖市）三级公立医院手术患者住院死亡率

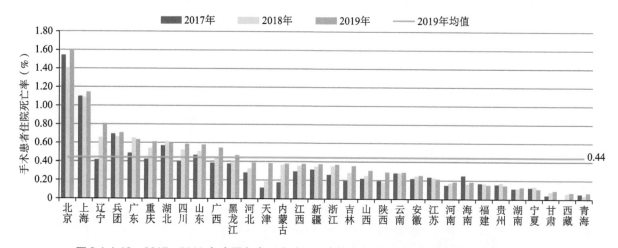

图 2-1-1-13　2017—2019 年全国各省（自治区、直辖市）二级公立医院手术患者住院死亡率

三级民营医院 2019 年手术患者住院总死亡率为 0.76%，2018 年为 0.76%，2017 年为 0.72%；二级民营医院 2019 年手术患者住院总死亡率为 0.32%，2018 年为 0.35%，2017 年为 0.32%（图 2-1-1-14、图 2-1-1-15）。

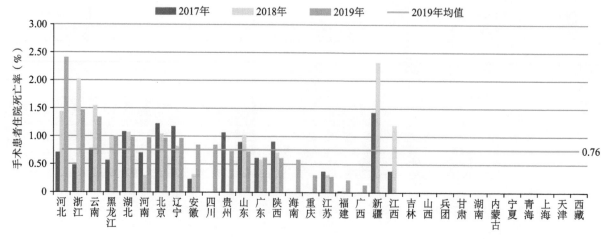

图 2-1-1-14　2017—2019 年全国各省（自治区、直辖市）三级民营医院手术患者住院死亡率

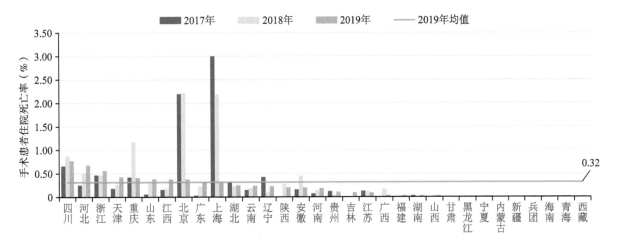

图 2-1-1-15　2017—2019 年全国各省（自治区、直辖市）二级民营医院手术患者住院死亡率

第二章

重返类指标分析

本部分数据结果来源于 NCIS 中医疗机构填报数据进行计算和分析，具体情况如下。

一、全国各级医院重返类相关指标

2019 年委属委管医院住院患者出院 0～31 天非预期再住院率为 3.05%，2016—2019 年呈逐年上升的情况；三级公立医院 2019 年为 2.96%，与 2018 年的 2.95% 相差不大，低于 2016 年和 2017 年；2019 年二级公立医院为 2.92%，三级民营医院为 4.02%，二级民营医院为 3.85%，民营医院住院患者平均非预期再住院率高于公立医院。2019 年住院患者出院当天非预期再住院率最高的是二级民营医院，为 0.54%；三级公立医院和委属委管医院当天非预期再住院率分别为 0.48% 和 0.47%；住院患者出院 16～31 天非预期再住院率最高的是委属委管医院，为 1.46%（图 2-2-1-1 至图 2-2-1-5）。

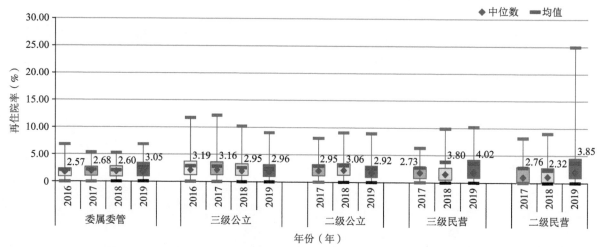

图 2-2-1-1　2016—2019 年全国各级医院住院患者出院 0～31 天非预期再住院率

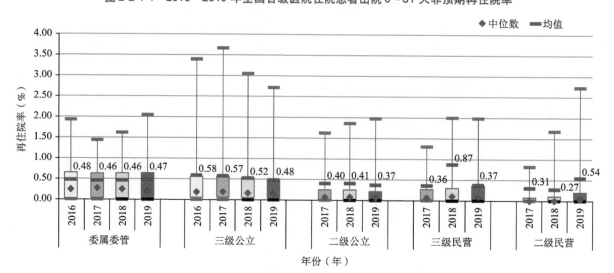

图 2-2-1-2　2016—2019 年全国各级医院住院患者出院当天非预期再住院率

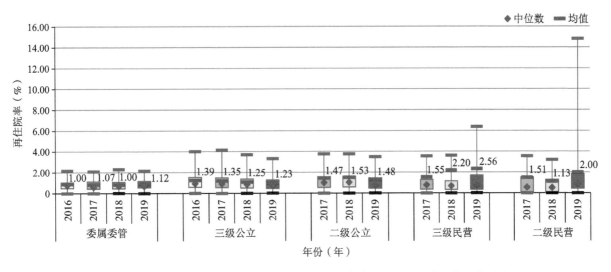

图 2-2-1-3　2016—2019 年全国各级医院住院患者出院 2～15 天非预期再住院率

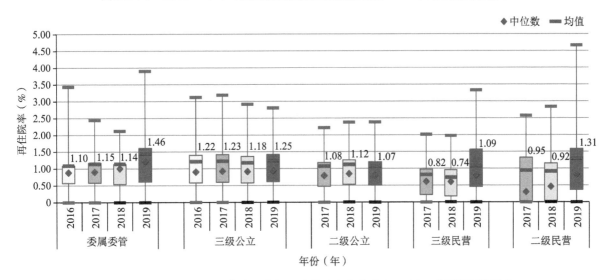

图 2-2-1-4　2016—2019 年全国各级医院住院患者出院 16～31 天非预期再住院率

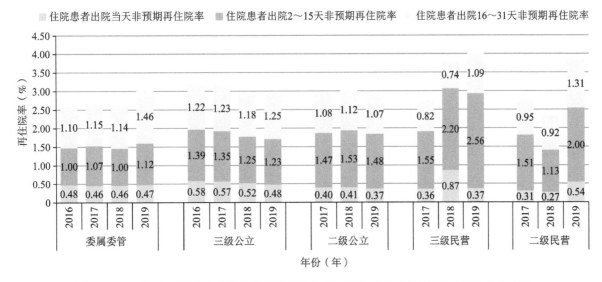

图 2-2-1-5　2016—2019 年全国各级医院住院患者出院 0～31 天非预期再住院率构成情况

　　2019 年手术患者术后 31 天内非计划重返手术室再次手术率最高的为三级公立医院（0.49%），其次是二级公立医院（0.37%），委属委管医院为 0.31%（图 2-2-1-6 至图 2-2-1-9）。

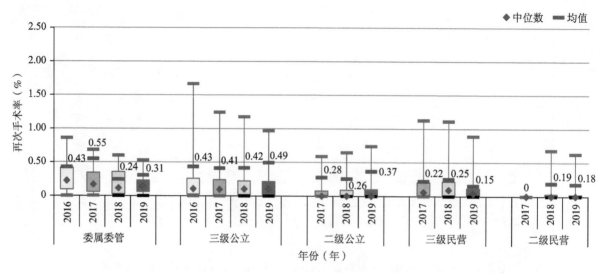

图 2-2-1-6　2016—2019 年全国各级医院住院手术患者术后 31 天内非计划重返手术室再次手术率

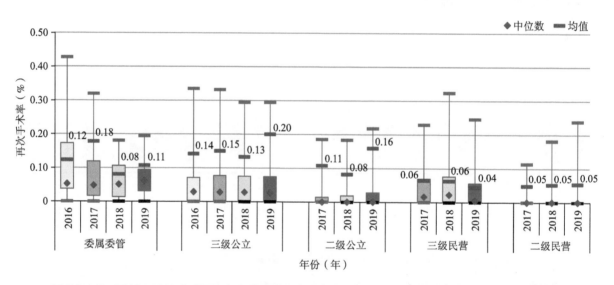

图 2-2-1-7　2016—2019 年全国各级医院住院手术患者术后 48 小时内非计划重返手术室再次手术率

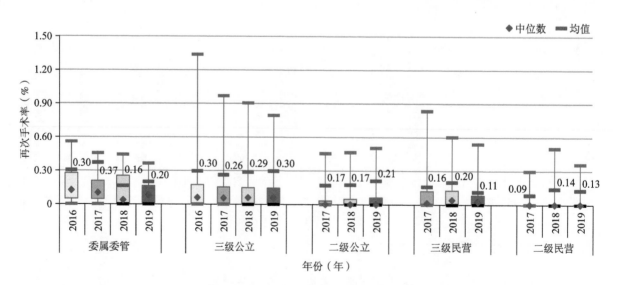

图 2-2-1-8　2016—2019 年全国各级医院住院手术患者术后 3 ~ 31 天非计划重返手术室再次手术率

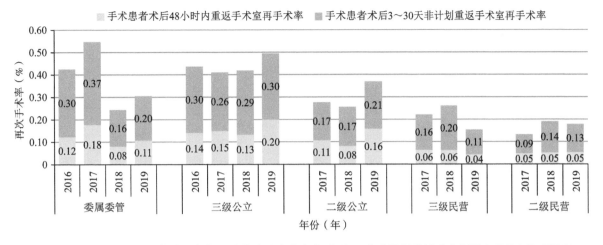

图 2-2-1-9　2016—2019 年全国各级医院住院手术患者术后 31 天内非计划重返手术室再次手术率构成情况

二、全国各省（自治区、直辖市）各级医院重返类相关指标

1. 住院患者出院 0～31 天非预期再住院率

住院患者出院 0～31 天非预期再住院率，三级公立医院 2019 年为 2.96%，2018 年为 2.95%，2017 年为 3.16%，2016 年为 3.19%（图 2-2-1-10）；二级公立医院 2019 年为 2.92%，2018 年为 3.06%，2017 年为 2.95%（图 2-2-1-11）；三级民营医院 2019 年为 4.02%，2018 年为 3.80%，2017 年为 2.73%（图 2-2-1-12）；二级民营医院 2019 年为 3.85%，2018 年为 2.32%，2017 年为 2.76%（图 2-2-1-13）。

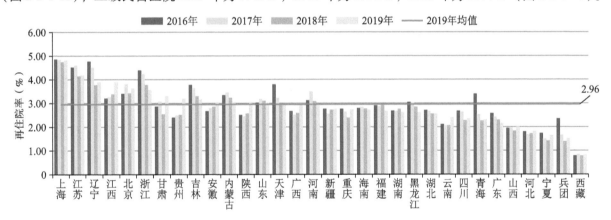

图 2-2-1-10　2016—2019 年全国各省（自治区、直辖市）三级公立医院住院患者出院 0～31 天非预期再住院率

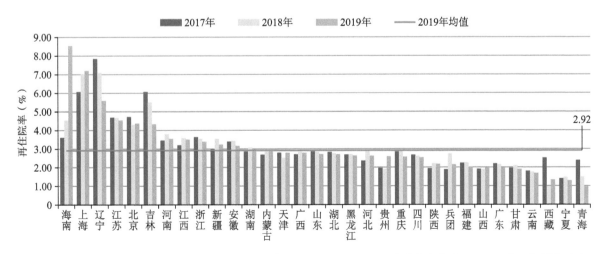

图 2-2-1-11　2017—2019 年全国各省（自治区、直辖市）二级公立医院住院患者出院 0～31 天非预期再住院率

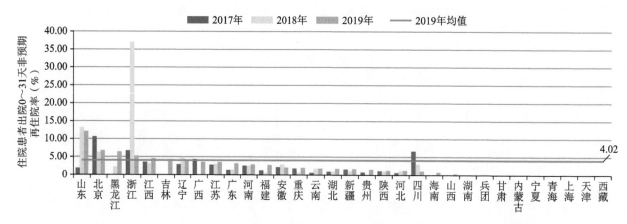

图 2-2-1-12　2017—2019 年全国各省（自治区、直辖市）三级民营医院住院患者出院 0～31 天非预期再住院率

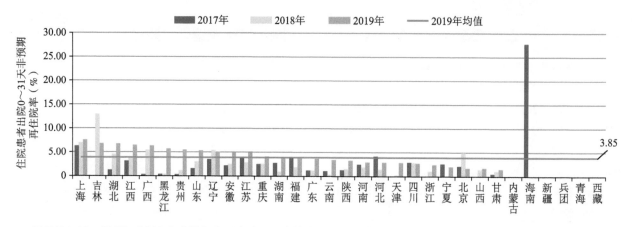

图 2-2-1-13　2017—2019 年全国各省（自治区、直辖市）二级民营医院住院患者出院 0～31 天非预期再住院率

2. 手术患者手术后 31 天内非计划重返手术室再手术率

手术患者术后 31 天内非计划重返手术室再次手术率，2019 年三级公立医院为 0.49%，二级公立医院为 0.37%（图 2-2-1-14）；2018 年分别为 0.42% 和 0.26%；2017 年分别为 0.41% 和 0.28%（图 2-2-1-15）；三级民营医院 2019 年为 0.15%，2018 年为 0.25%（图 2-2-1-16）；二级民营医院 2019 年为 0.18%，2018 年为 0.19%（图 2-2-1-17）。

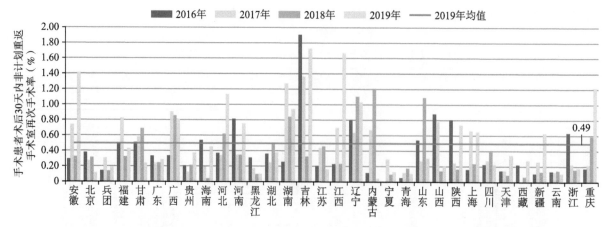

图 2-2-1-14　2016—2019 年全国各省（自治区、直辖市）三级公立医院手术患者术后 31 天内
非计划重返手术室再次手术率

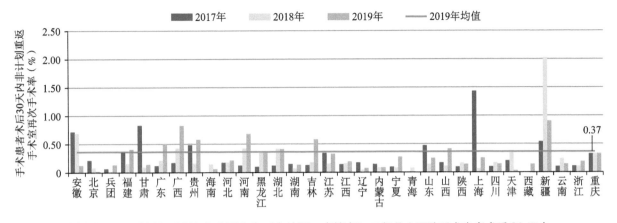

图 2-2-1-15　2017—2019 年全国各省（自治区、直辖市）二级公立医院手术患者术后 31 天内
非计划重返手术室再次手术率

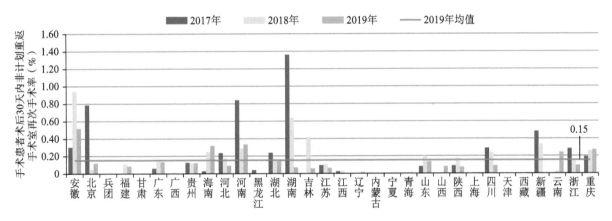

图 2-2-1-16　2017—2019 年全国各省（自治区、直辖市）三级民营医院手术患者手术后 31 天内
非计划重返手术室再次手术率

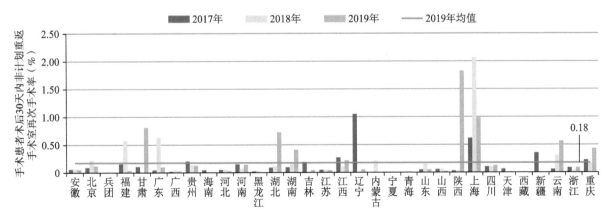

图 2-2-1-17　2017—2019 年全国各省（自治区、直辖市）二级民营医院手术患者手术后 31 天内
非计划重返手术室再次手术率

第三章

重点病种患者相关指标分析

本部分报告汇总了 HQMS 中二级、三级公立医院绩效考核中出院日期为 2017—2019 年的病案首页数据。在个案和医疗机构两个层面，实施了数据清洗，剔除了生存状态异常、住院天数异常等存在逻辑异常的个案数据，以及每年上报月份不足 10 个月的机构数据。最终，本报告重点病种、重点手术和重点恶性肿瘤部分的分析共纳入了 16 504 家医院、3.95 亿例患者的出院病案首页数据。各年份具体分析病例分布情况如表 2-3-1-1 所示。

表 2-3-1-1　2017—2019 年各级医院纳入分析的出院病例数（万）

年份	委属委管	三级公立	二级公立	三级民营	二级民营
2017	367.81	7501.20	4329.17	147.79	205.42
2018	412.13	8088.95	4605.63	183.20	236.66
2019	444.52	8840.57	4906.69	202.16	275.47

本报告对 20 个重点病种（其中，糖尿病伴并发症分为糖尿病伴短期并发症和糖尿病伴长期并发症）、20 个重点手术（其中，三级医院收集经皮颅内外动脉介入治疗，二级医院收集白内障手术）、16 个非手术治疗重点恶性肿瘤及 14 个手术治疗重点恶性肿瘤的相关质量指标进行了分析（表 2-3-1-2、表 2-3-1-3）。

表 2-3-1-2　2018 年及 2019 年重点病种死亡率（以 2019 年三级公立医院数值降序排列）

2018年			重点病种名称	2019年		
排名	数值（%）	分类		分类	数值（%）	排名
第1位	5.46	委属委管	急性心肌梗死	委属委管	5.33	第1位
	6.03	三级公立		三级公立	6.19	
	5.42	二级公立		二级公立	5.39	
	5.32	三级民营		三级民营	5.91	
	3.84	二级民营		二级民营	5.00	
第2位	8.03	委属委管	创伤性颅脑损伤	委属委管	7.87	第2位
	3.67	三级公立		三级公立	3.88	
	2.20	二级公立		二级公立	2.28	
	2.73	三级民营		三级民营	3.62	
	1.46	二级民营		二级民营	1.77	

续表

2018年			重点病种名称	2019年		
排名	数值（%）	分类		分类	数值（%）	排名
第3位	4.26	委属委管	败血症	委属委管	4.48	第3位
	3.60	三级公立		三级公立	3.65	
	2.03	二级公立		二级公立	2.23	
	8.84	三级民营		三级民营	7.23	
	7.18	二级民营		二级民营	3.93	
第4位	4.56	委属委管	肺炎（成人）	委属委管	5.15	第4位
	3.00	三级公立		三级公立	2.93	
	1.23	二级公立		二级公立	1.29	
	2.60	三级民营		三级民营	4.19	
	1.52	二级民营		二级民营	1.60	
第5位	2.07	委属委管	消化道出血	委属委管	1.87	第5位
	1.73	三级公立		三级公立	1.65	
	1.14	二级公立		二级公立	1.18	
	1.94	三级民营		三级民营	2.73	
	1.10	二级民营		二级民营	1.49	
第6位	1.63	委属委管	充血性心力衰竭	委属委管	1.66	第6位
	1.69	三级公立		三级公立	1.64	
	1.15	二级公立		二级公立	1.17	
	0.94	三级民营		三级民营	1.46	
	1.09	二级民营		二级民营	0.95	
第7位	2.08	委属委管	脑出血和脑梗死	委属委管	2.00	第7位
	1.46	三级公立		三级公立	1.47	
	0.72	二级公立		二级公立	0.72	
	0.93	三级民营		三级民营	1.19	
	0.45	二级民营		二级民营	0.55	
第8位	1.88	委属委管	累及身体多个部位的损伤	委属委管	2.26	第8位
	1.43	三级公立		三级公立	1.44	
	0.37	二级公立		二级公立	0.39	
	0.91	三级民营		三级民营	1.41	
	0.40	二级民营		二级民营	0.63	
第10位	0.70	委属委管	肾衰竭	委属委管	0.55	第9位
	1.03	三级公立		三级公立	1.03	
	0.87	二级公立		二级公立	0.87	
	0.82	三级民营		三级民营	0.85	
	0.87	二级民营		二级民营	0.99	
第9位	0.59	委属委管	糖尿病伴短期并发症	委属委管	0.64	第10位
	1.06	三级公立		三级公立	1.00	
	1.28	二级公立		二级公立	1.08	
	1.00	三级民营		三级民营	1.43	
	1.29	二级民营		二级民营	1.33	

续表

2018年			重点病种名称	2019年		
排名	数值（%）	分类		分类	数值（%）	排名
第11位	1.62	委属委管	慢性阻塞性肺疾病	委属委管	1.37	第11位
	0.98	三级公立		三级公立	0.92	
	0.54	二级公立		二级公立	0.52	
	1.02	三级民营		三级民营	1.30	
	0.63	二级民营		二级民营	0.66	
第12位	0.72	委属委管	下肢骨与关节损伤	委属委管	0.72	第12位
	0.76	三级公立		三级公立	0.77	
	0.56	二级公立		二级公立	0.59	
	0.68	三级民营		三级民营	1.04	
	0.48	二级民营		二级民营	0.48	
第13位	0.59	委属委管	急性胰腺炎	委属委管	0.85	第13位
	0.44	三级公立		三级公立	0.42	
	0.23	二级公立		二级公立	0.27	
	0.45	三级民营		三级民营	0.44	
	0.34	二级民营		二级民营	0.19	
第14位	0.37	委属委管	哮喘（成人）	委属委管	0.10	第14位
	0.21	三级公立		三级公立	0.16	
	0.17	二级公立		二级公立	0.15	
	0.12	三级民营		三级民营	0.18	
	0.19	二级民营		二级民营	0.11	
第15位	0.13	委属委管	糖尿病伴长期并发症	委属委管	0.09	第15位
	0.16	三级公立		三级公立	0.13	
	0.19	二级公立		二级公立	0.16	
	0.16	三级民营		三级民营	0.23	
	0.44	二级民营		二级民营	0.21	
第16位	0.06	委属委管	高血压病	委属委管	0.30	第16位
	0.15	三级公立		三级公立	0.13	
	0.09	二级公立		二级公立	0.07	
	0.12	三级民营		三级民营	0.08	
	0.17	二级民营		二级民营	0.07	
第17位	0.06	委属委管	恶性肿瘤术后化疗	委属委管	0.04	第17位
	0.08	三级公立		三级公立	0.08	
	0.22	二级公立		二级公立	0.22	
	0.24	三级民营		三级民营	0.37	
	0.11	二级民营		二级民营	0.18	
第18位	0.10	委属委管	急性阑尾炎伴弥漫性腹膜炎及脓肿	委属委管	0.26	第18位
	0.05	三级公立		三级公立	0.05	
	0.03	二级公立		二级公立	0.02	
	0.03	三级民营		三级民营	0	
	0	二级民营		二级民营	0	

续表

2018年			重点病种名称	2019年		
排名	数值（%）	分类		分类	数值（%）	排名
第19位	0.14	委属委管	细菌性肺炎（儿童）	委属委管	0.19	第19位
	0.04	三级公立		三级公立	0.04	
	0.02	二级公立		二级公立	0.02	
	0.02	三级民营		三级民营	0.01	
	0.02	二级民营		二级民营	0.01	
第20位	0.02	委属委管	前列腺增生	委属委管	0.01	第20位
	0.04	三级公立		三级公立	0.02	
	0.03	二级公立		二级公立	0.04	
	0.02	三级民营		三级民营	0.06	
	0.01	二级民营		二级民营	0.03	
第21位	0	委属委管	结节性甲状腺肿	委属委管	0	第21位
	0.01	三级公立		三级公立	0	
	0.01	二级公立		二级公立	0.01	
	0.06	三级民营		三级民营	0.03	
	0.04	二级民营		二级民营	0.08	

表 2-3-1-3　2018 年及 2019 年重点病种住院患者出院后 0 ~ 31 天非预期再住院率（以 2019 年三级公立医院数值降序排列）

2018年			重点病种名称	2019年		
排名	数值（%）	分类		分类	数值（%）	排名
第1位	7.62	委属委管	肾衰竭	委属委管	5.76	第1位
	12.60	三级公立		三级公立	12.09	
	27.26	二级公立		二级公立	24.73	
	56.96	三级民营		三级民营	62.26	
	9.82	二级民营		二级民营	13.26	
第2位	5.49	委属委管	慢性阻塞性肺疾病	委属委管	4.31	第2位
	6.19	三级公立		三级公立	6.23	
	7.07	二级公立		二级公立	6.73	
	10.08	三级民营		三级民营	8.81	
	5.55	二级民营		二级民营	6.97	
第3位	4.14	委属委管	充血性心力衰竭	委属委管	4.25	第3位
	4.41	三级公立		三级公立	4.45	
	5.16	二级公立		二级公立	4.41	
	5.61	三级民营		三级民营	5.48	
	3.97	二级民营		二级民营	4.31	
第6位	1.40	委属委管	恶性肿瘤术后化疗	委属委管	2.89	第4位
	2.32	三级公立		三级公立	3.12	
	2.35	二级公立		二级公立	3.21	
	1.40	三级民营		三级民营	2.89	
	3.23	二级民营		二级民营	1.93	
第5位	3.53	委属委管	急性胰腺炎	委属委管	3.34	第5位
	2.60	三级公立		三级公立	2.84	
	2.99	二级公立		二级公立	2.93	
	1.54	三级民营		三级民营	2.16	
	1.83	二级民营		二级民营	2.50	

续表

排名	数值（%）	分类	重点病种名称	分类	数值（%）	排名
		2018年			2019年	
第8位	3.19	委属委管	前列腺增生	委属委管	3.22	第6位
	2.29	三级公立		三级公立	2.51	
	2.34	二级公立		二级公立	2.21	
	1.97	三级民营		三级民营	2.57	
	1.19	二级民营		二级民营	1.78	
第4位	3.05	委属委管	脑出血和脑梗死	委属委管	2.98	第7位
	2.71	三级公立		三级公立	2.38	
	2.68	二级公立		二级公立	2.39	
	2.57	三级民营		三级民营	2.46	
	1.98	二级民营		二级民营	3.56	
第12位	2.19	委属委管	细菌性肺炎（儿童）	委属委管	1.95	第8位
	2.15	三级公立		三级公立	2.19	
	2.69	二级公立		二级公立	2.28	
	1.84	三级民营		三级民营	1.61	
	1.84	二级民营		二级民营	2.44	
第11位	3.11	委属委管	肺炎（成人）	委属委管	2.51	第9位
	2.20	三级公立		三级公立	2.16	
	1.81	二级公立		二级公立	1.70	
	1.84	三级民营		三级民营	2.31	
	1.99	二级民营		二级民营	1.86	
第10位	2.50	委属委管	消化道出血	委属委管	2.28	第10位
	2.21	三级公立		三级公立	2.14	
	2.92	二级公立		二级公立	2.71	
	1.20	三级民营		三级民营	1.66	
	1.51	二级民营		二级民营	2.12	
第9位	2.14	委属委管	高血压病	委属委管	3.58	第11位
	2.27	三级公立		三级公立	2.13	
	2.71	二级公立		二级公立	2.20	
	1.72	三级民营		三级民营	1.42	
	1.15	二级民营		二级民营	2.44	
第7位	2.88	委属委管	哮喘（成人）	委属委管	1.86	第12位
	2.32	三级公立		三级公立	2.07	
	3.93	二级公立		二级公立	3.32	
	2.16	三级民营		三级民营	2.21	
	2.27	二级民营		二级民营	2.77	
第14位	2.90	委属委管	急性心肌梗死	委属委管	2.55	第13位
	1.85	三级公立		三级公立	1.92	
	1.40	二级公立		二级公立	1.22	
	1.39	三级民营		三级民营	0.87	
	1.30	二级民营		二级民营	0.80	
第13位	1.95	委属委管	糖尿病伴长期并发症	委属委管	1.59	第14位
	2.07	三级公立		三级公立	1.78	
	2.76	二级公立		二级公立	2.35	
	1.17	三级民营		三级民营	1.29	
	3.27	二级民营		二级民营	2.45	

续表

2018年			重点病种名称	2019年		
排名	数值（%）	分类		分类	数值（%）	排名
第16位	1.79	委属委管	败血症	委属委管	2.01	第15位
	1.31	三级公立		三级公立	1.48	
	1.46	二级公立		二级公立	1.21	
	1.27	三级民营		三级民营	1.07	
	0.12	二级民营		二级民营	0.83	
第15位	1.57	委属委管	下肢骨与关节损伤	委属委管	1.39	第16位
	1.35	三级公立		三级公立	1.41	
	1.16	二级公立		二级公立	1.11	
	1.13	三级民营		三级民营	1.33	
	0.76	二级民营		二级民营	1.53	
第17位	0.72	委属委管	糖尿病伴短期并发症	委属委管	0.70	第17位
	1.13	三级公立		三级公立	0.97	
	1.38	二级公立		二级公立	1.15	
	0.68	三级民营		三级民营	0.90	
	0.96	二级民营		二级民营	1.29	
第18位	1.32	委属委管	创伤性颅脑损伤	委属委管	1.97	第18位
	0.68	三级公立		三级公立	0.72	
	0.57	二级公立		二级公立	0.54	
	0.40	三级民营		三级民营	0.38	
	0.45	二级民营		二级民营	1.07	
第19位	0.56	委属委管	急性阑尾炎伴弥漫性腹膜炎及脓肿	委属委管	1.16	第19位
	0.52	三级公立		三级公立	0.56	
	0.59	二级公立		二级公立	0.55	
	0.20	三级民营		三级民营	0.55	
	0.19	二级民营		二级民营	0.59	
第20位	0.99	委属委管	累及身体多个部位的损伤	委属委管	2.58	第20位
	0.40	三级公立		三级公立	0.48	
	0.18	二级公立		二级公立	0.19	
	0.38	三级民营		三级民营	0.25	
	0.21	二级民营		二级民营	0.48	
第21位	0.36	委属委管	结节性甲状腺肿	委属委管	0.50	第21位
	0.33	三级公立		三级公立	0.39	
	0.30	二级公立		二级公立	0.26	
	0.18	三级民营		三级民营	0.26	
	0	二级民营		二级民营	0.09	

限于篇幅，本年度报告根据 2019 年患者数量的多少，选取前 5 位的重点病种、重点手术和重点肿瘤（非手术治疗、手术治疗）进行展示。结果中，排名较后的省（自治区、直辖市）不代表某些指标的发生率低，而是可能存在无可用数据纳入的情况（图 2-3-1-1、图 2-3-1-2）。

2019 年 20 个重点病种占总出院人数的 27.98%，高于 2018 年的 26.65% 和 2017 年的 25.54%。排名前 5 位的病种分别为：

1. 恶性肿瘤术后化疗（主要诊断 ICD-10：Z51.1，Z51.2，Z51.8）；

2. 脑出血和脑梗死（主要诊断 ICD-10：I60，I61，I62，I63）；

3. 细菌性肺炎（儿童）（主要诊断 ICD-10：J10.0，J11.0，J12-J16，J18；年龄大于等于 28 天、小于 18 岁）；

4. 充血性心力衰竭（主要诊断 ICD-10：原发病 I05-I09，I11-I13、I20、I21 伴 I50）；

5. 慢性阻塞性肺疾病（主要诊断 ICD-10：J44）。

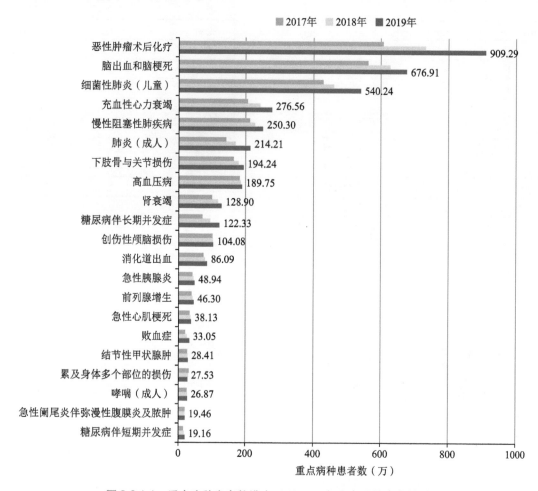

图 2-3-1-1　重点病种患者数排序（以 2019 年患者人数降序排列）

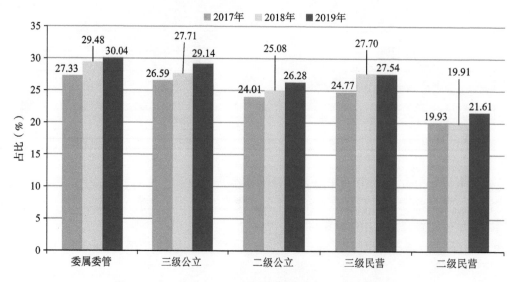

图 2-3-1-2　2017—2019 年重点病种患者占出院人数比例

一、恶性肿瘤术后化疗

主要诊断 ICD-10：Z51.1，Z51.2，Z51.8。

1. 全国情况（图 2-3-1-3 至图 2-3-1-6）

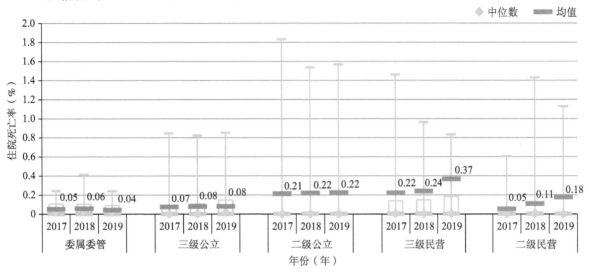

图 2-3-1-3　2017—2019 年全国各级医院恶性肿瘤术后化疗患者住院死亡率

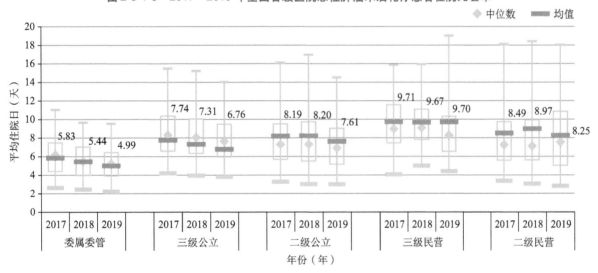

图 2-3-1-4　2017—2019 年全国各级医院恶性肿瘤术后化疗患者平均住院日

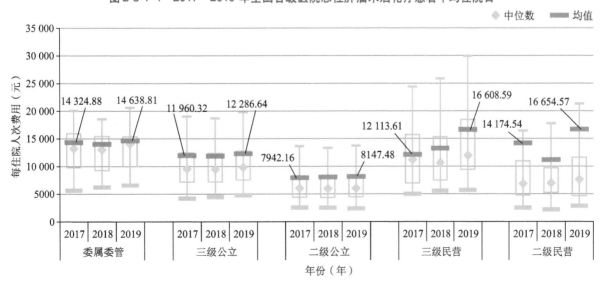

图 2-3-1-5　2017—2019 年全国各级医院恶性肿瘤术后化疗患者每住院人次费用

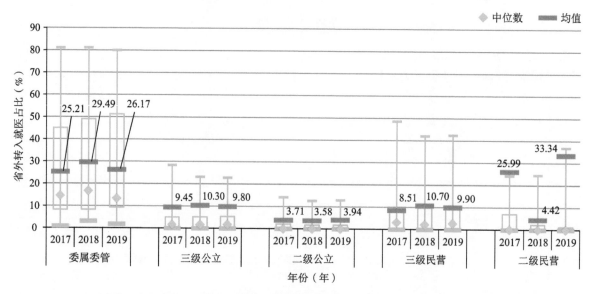

图2-3-1-6 2017—2019年全国各级医院恶性肿瘤术后化疗患者省外转入就医占比

2. 各省（自治区、直辖市）情况

（1）住院死亡率

恶性肿瘤术后化疗患者住院死亡率，三级公立医院自2017年的0.07%，逐年增长至2019年的0.08%（图2-3-1-7）；二级公立医院自2017年的0.21%，逐年增长至2019年的0.22%（图2-3-1-8）；三级民营医院自2017年的0.22%，逐年增长至2019年的0.37%（图2-3-1-9）；二级民营医院自2017年的0.05%，逐年增长至2019年的0.18%。

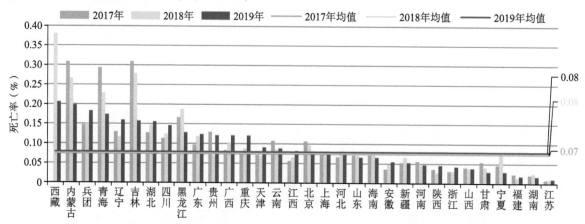

图2-3-1-7 2017—2019年全国各省（自治区、直辖市）三级公立医院恶性肿瘤术后化疗患者住院死亡率

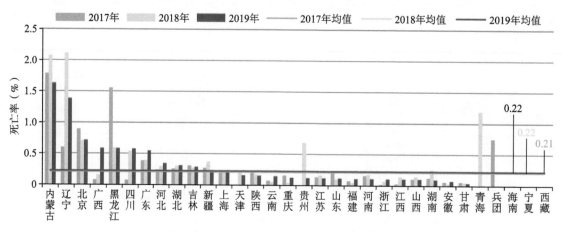

图2-3-1-8 2017—2019年全国各省（自治区、直辖市）二级公立医院恶性肿瘤术后化疗患者住院死亡率

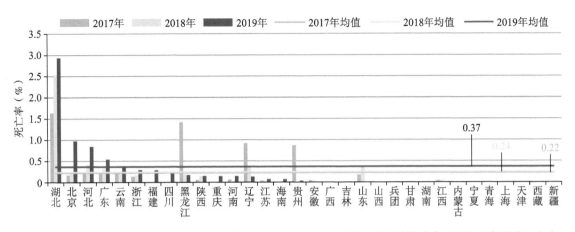

图2-3-1-9　2017—2019年全国各省（自治区、直辖市）三级民营医院恶性肿瘤术后化疗患者住院死亡率

（2）平均住院日

恶性肿瘤术后化疗患者平均住院日，三级公立医院自2017年的7.74天，逐年下降至2019年的6.76天（图2-3-1-10）；二级公立医院2019年为7.61天，低于2018年同期的8.20天（图2-3-1-11）。三级民营医院2019年为9.70天，高于2018年同期的9.67天（图2-3-1-12）；二级民营医院2019年为8.25天，低于2018年同期的8.97天。

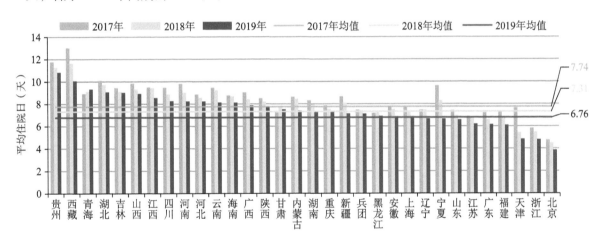

图2-3-1-10　2017—2019年全国各省（自治区、直辖市）三级公立医院恶性肿瘤术后化疗患者平均住院日

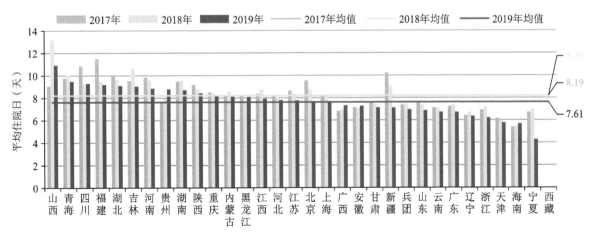

图2-3-1-11　2017—2019年全国各省（自治区、直辖市）二级公立医院恶性肿瘤术后化疗患者平均住院日

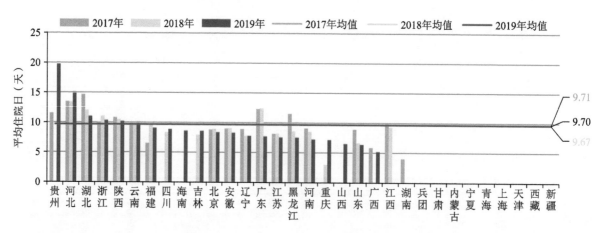

图 2-3-1-12　2017—2019 年全国各省（自治区、直辖市）三级民营医院恶性肿瘤术后化疗患者平均住院日

（3）每住院人次费用

恶性肿瘤术后化疗患者每住院人次费用，三级公立医院 2019 年为 12 286.64 元，高于 2018 年同期的 11 866.33 元（图 2-3-1-13）；二级公立医院自 2017 年的 7942.16 元，逐年增长至 2019 年的 8147.48 元（图 2-3-1-14）；三级民营医院自 2017 年的 12 113.61 元，逐年增长至 2019 年的 16 608.59 元（图 2-3-1-15）；二级民营医院 2019 年为 16 654.57 元，高于 2018 年同期的 11 144.21 元。

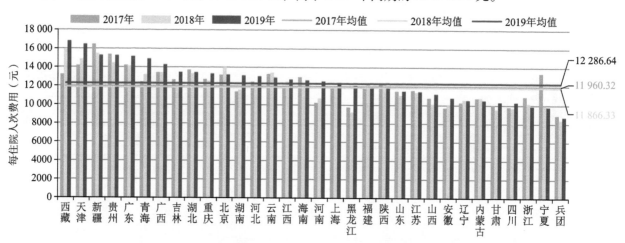

图 2-3-1-13　2017—2019 年全国各省（自治区、直辖市）三级公立医院恶性肿瘤术后化疗患者每住院人次费用

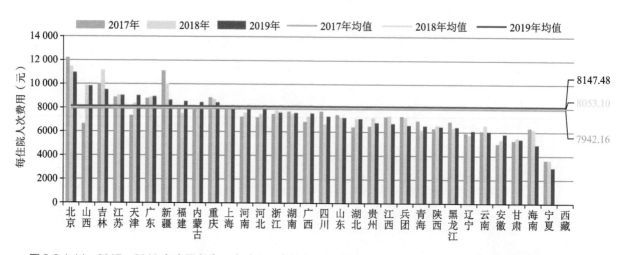

图 2-3-1-14　2017—2019 年全国各省（自治区、直辖市）二级公立医院恶性肿瘤术后化疗患者每住院人次费用

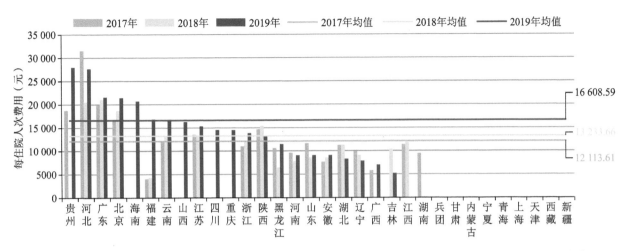

图 2-3-1-15 2017—2019 年全国各省（自治区、直辖市）三级民营医院恶性肿瘤术后化疗患者每住院人次费用

（4）异地就医占比（省外转入就医）

恶性肿瘤术后化疗患者异地就医占比（省外转入就医），三级公立医院 2019 年为 9.80%，低于 2018 年同期的 10.30%（图 2-3-1-16）；二级公立医院 2019 年为 3.94%，高于 2018 年同期的 3.58%（图 2-3-1-17）；三级民营医院 2019 年为 9.90%，低于 2018 年同期的 10.70%；二级民营医院 2019 年为 33.34%，高于 2018 年同期的 4.42%。

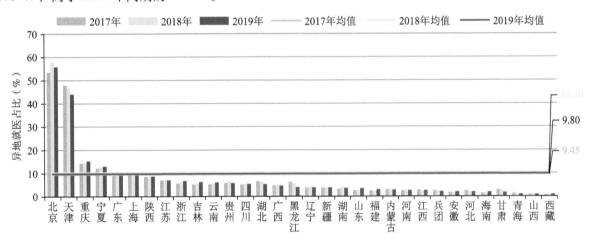

图 2-3-1-16 2017—2019 年全国各省（自治区、直辖市）三级公立医院恶性肿瘤术后
化疗患者异地就医占比（省外转入就医）

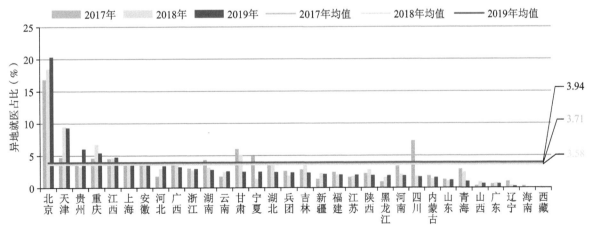

图 2-3-1-17 2017—2019 年全国各省（自治区、直辖市）二级公立医院恶性肿瘤术后
化疗患者异地就医占比（省外转入就医）

（5）异地就医占比（本省转出就医）

恶性肿瘤术后化疗患者异地就医占比（本省转出就医），三级公立医院自 2017 年的 31.45%，逐年增长至 2019 年的 33.25%（图 2-3-1-18）；二级公立医院 2019 年为 7.60%，高于 2018 年同期的 7.49%（图 2-3-1-19）；三级民营医院自 2017 年的 14.65%，逐年增长至 2019 年的 30.91%；二级民营医院 2019 年为 37.41%，高于 2018 年同期的 10.07%。

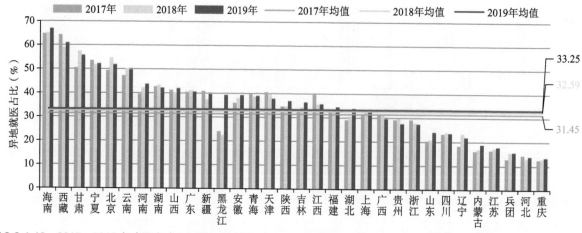

图 2-3-1-18　2017—2019 年全国各省（自治区、直辖市）三级公立医院恶性肿瘤术后化疗患者异地就医占比（本省转出就医）

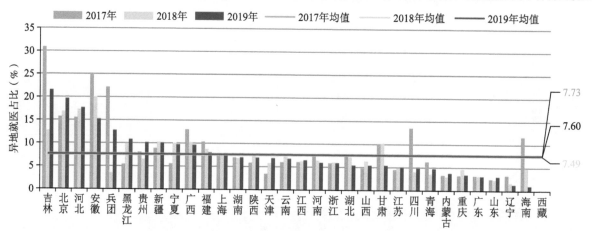

图 2-3-1-19　2017—2019 年全国各省（自治区、直辖市）二级公立医院恶性肿瘤术后化疗患者异地就医占比（本省转出就医）

二、脑出血和脑梗死

主要诊断 ICD-10：I60，I61，I62，I63。

1. 全国情况（图 2-3-1-20 至图 2-3-1-24）

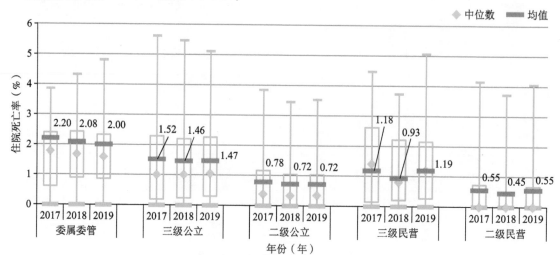

图 2-3-1-20　2017—2019 年全国各级医院脑出血和脑梗死患者住院死亡率

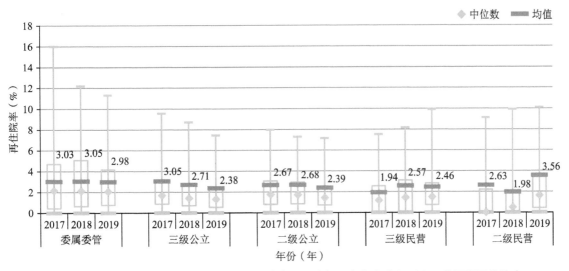

图 2-3-1-21　2017—2019 年全国各级医院脑出血和脑梗死患者出院 0 ~ 31 天非预期再住院率

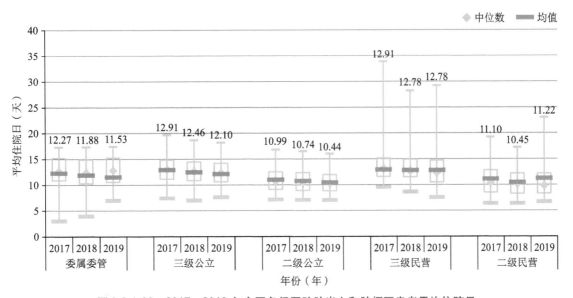

图 2-3-1-22　2017—2019 年全国各级医院脑出血和脑梗死患者平均住院日

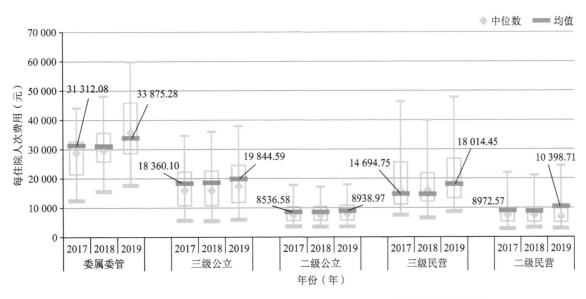

图 2-3-1-23　2017—2019 年全国各级医院脑出血和脑梗死患者每住院人次费用

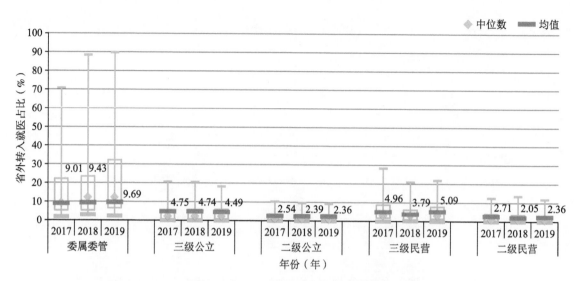

图 2-3-1-24　2017—2019 年全国各级医院脑出血和脑梗死患者省外转入就医占比

2. 各省（自治区、直辖市）情况

（1）住院死亡率

脑出血和脑梗死住院死亡率，三级公立医院 2019 年为 1.47%，高于 2018 年同期的 1.46%（图 2-3-1-25）；二级公立医院 2019 年为 0.72%，与 2018 年同期持平（图 2-3-1-26）；三级民营医院 2019 年为 1.19%，高于 2018 年同期的 0.93%（图 2-3-1-27）；二级民营医院 2019 年为 0.55%，高于 2018 年同期的 0.45%（图 2-3-1-28）。

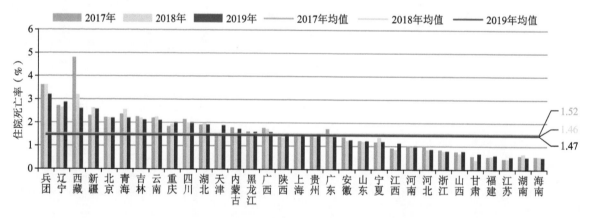

图 2-3-1-25　2017—2019 年全国各省（自治区、直辖市）三级公立医院脑出血和脑梗死患者住院死亡率

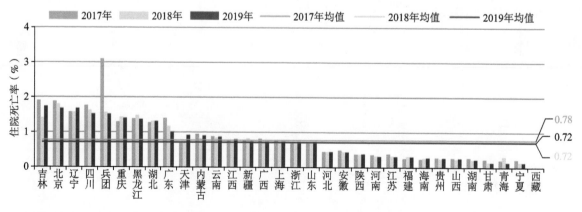

图 2-3-1-26　2017—2019 年全国各省（自治区、直辖市）二级公立医院脑出血和脑梗死患者住院死亡率

医疗质量管理与控制数据分析 第二部分

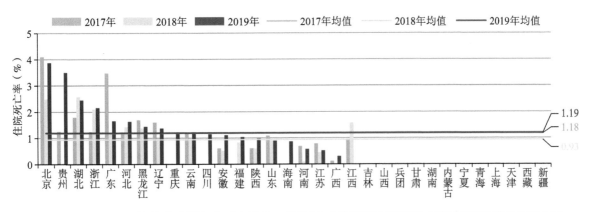

图 2-3-1-27　2017—2019 年全国各省（自治区、直辖市）三级民营医院脑出血和脑梗死患者住院死亡率

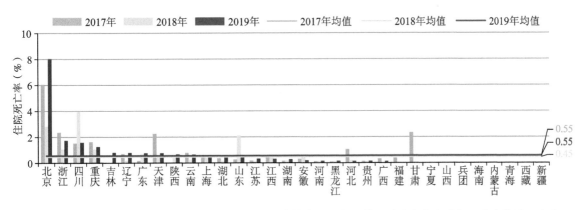

图 2-3-1-28　2017—2019 年全国各省（自治区、直辖市）二级民营医院脑出血和脑梗死患者住院死亡率

（2）出院 0～31 天非预期再住院率

脑出血和脑梗死患者出院 0～31 天非预期再住院率，三级公立医院自 2017 年的 3.05%，逐年下降至 2019 年的 2.38%（图 2-3-1-29）；二级公立医院 2019 年为 2.39%，低于 2018 年同期的 2.68%（图 2-3-1-30）；三级民营医院 2019 年为 2.46%，低于 2018 年同期的 2.57%；二级民营医院 2019 年为 3.56%，高于 2018 年同期的 1.98%。

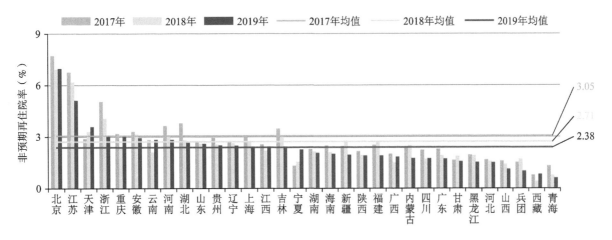

图 2-3-1-29　2017—2019 年全国各省（自治区、直辖市）三级公立医院脑出血和脑梗死患者
出院 0～31 天非预期再住院率

87

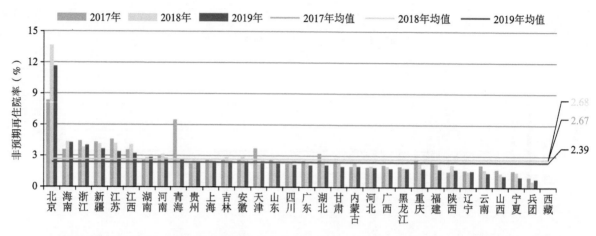

图 2-3-1-30　2017—2019 年全国各省（自治区、直辖市）二级公立医院脑出血和脑梗死患者
出院 0~31 天非预期再住院率

（3）平均住院日

脑出血和脑梗死患者平均住院日，三级公立医院自 2017 年的 12.91 天，逐年下降至 2019 年的 12.10 天（图 2-3-1-31）；二级公立医院自 2017 年的 10.99 天，逐年下降至 2019 年的 10.44 天（图 2-3-1-32）；三级民营医院自 2017 年的 12.91 天，逐年下降至 2019 年的 12.78 天（图 2-3-1-33）；二级民营医院 2019 年为 11.22 天，高于 2018 年同期的 10.45 天（图 2-3-1-34）。

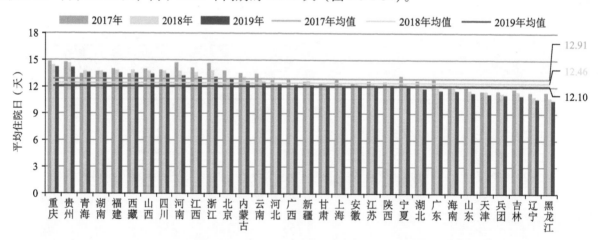

图 2-3-1-31　2017—2019 年全国各省（自治区、直辖市）三级公立医院脑出血和脑梗死患者平均住院日

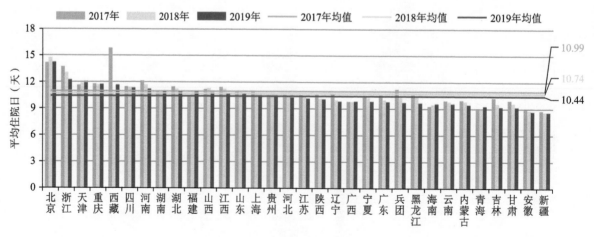

图 2-3-1-32　2017—2019 年全国各省（自治区、直辖市）二级公立医院脑出血和脑梗死患者平均住院日

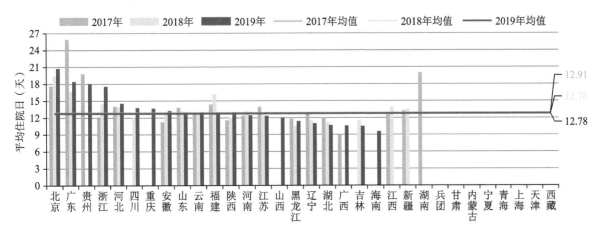

图 2-3-1-33 2017—2019 年全国各省（自治区、直辖市）三级民营医院脑出血和脑梗死患者平均住院日

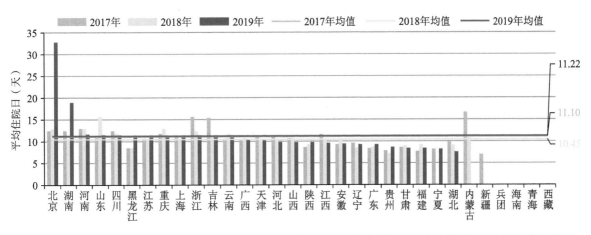

图 2-3-1-34 2017—2019 年全国各省（自治区、直辖市）二级民营医院脑出血和脑梗死患者平均住院日

（4）每住院人次费用

脑出血和脑梗死患者每住院人次费用，三级公立医院自 2017 年的 18360.10 元，逐年增长至 2019 年的 19 844.59 元（图 2-3-1-35）；二级公立医院自 2017 年的 8536.58 元，逐年增长至 2019 年的 8938.97 元（图 2-3-1-36）；三级民营医院 2019 年为 18 014.45 元，高于 2018 年同期的 14 603.35 元（图 2-3-1-37）；二级民营医院 2019 年为 10 398.71 元，高于 2018 年同期的 8795.01 元（图 2-3-1-38）。

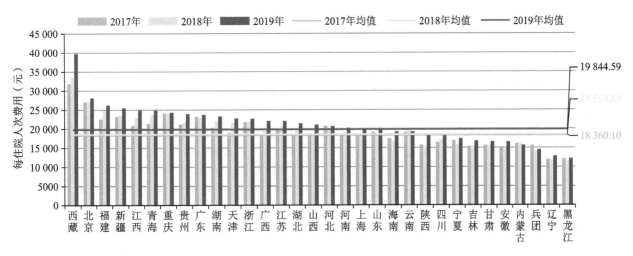

图 2-3-1-35 2017—2019 年全国各省（自治区、直辖市）三级公立医院脑出血和脑梗死患者每住院人次费用

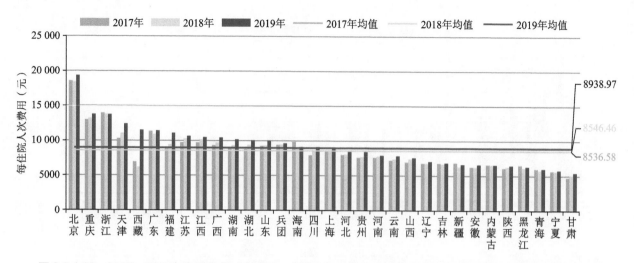

图 2-3-1-36　2017—2019 年全国各省（自治区、直辖市）二级公立医院脑出血和脑梗死患者每住院人次费用

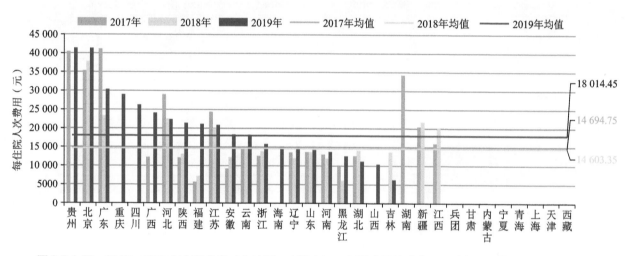

图 2-3-1-37　2017—2019 年全国各省（自治区、直辖市）三级民营医院脑出血和脑梗死患者每住院人次费用

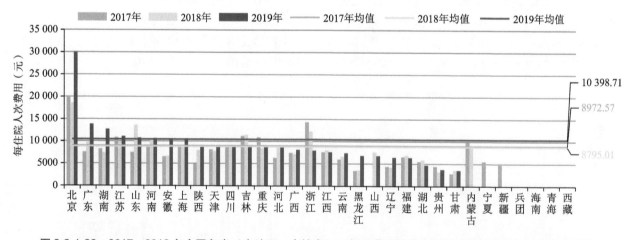

图 2-3-1-38　2017—2019 年全国各省（自治区、直辖市）二级民营医院脑出血和脑梗死患者每住院人次费用

（5）异地就医占比（省外转入就医）

脑出血和脑梗死患者异地就医占比（省外转入就医），三级公立医院自 2017 年的 4.75%，逐年下降至 2019 年的 4.49%（图 2-3-1-39）；二级公立医院自 2017 年的 2.54%，逐年下降至 2019 年的 2.36%（图 2-3-1-40）；三级民营医院 2019 年为 5.09%，高于 2018 年同期的 3.79%（图 2-3-1-41）；二级民营医院 2019 年为 2.36%，高于 2018 年同期的 2.05%。

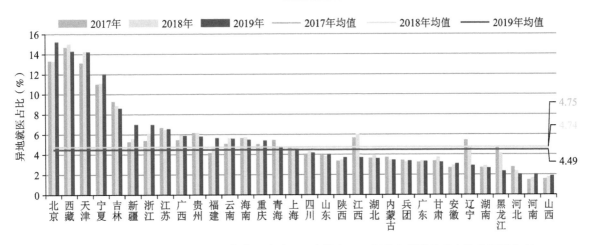

图 2-3-1-39　2017—2019 年全国各省（自治区、直辖市）三级公立医院脑出血和脑梗死患者
异地就医占比（省外转入就医）

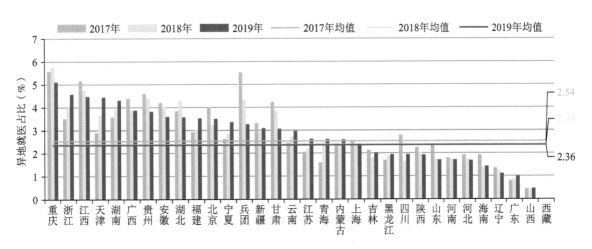

图 2-3-1-40　2017—2019 年全国各省（自治区、直辖市）二级公立医院脑出血和脑梗死患者
异地就医占比（省外转入就医）

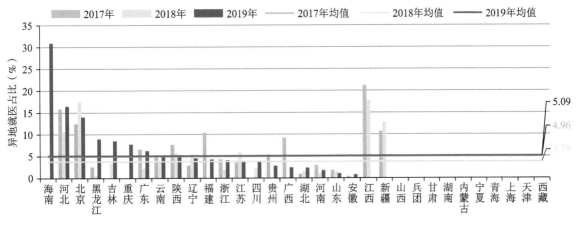

图 2-3-1-41　2017—2019 年全国各省（自治区、直辖市）三级民营医院脑出血和脑梗死患者
异地就医占比（省外转入就医）

（6）异地就医占比（本省转出就医）

脑出血和脑梗死患者异地就医占比（本省转出就医），三级公立医院 2019 年为 12.39%，与 2018 年
水平持平，但高于 2017 年度（图 2-3-1-42）；二级公立医院 2019 年为 5.35%，与 2018 年水平持平，低
于 2017 年度（图 2-3-1-43）；三级民营医院自 2017 年的 13.84%，逐年下降至 2019 年的 9.07%；二级

民营医院 2019 年为 5.23%，高于 2018 年同期的 5.03%。

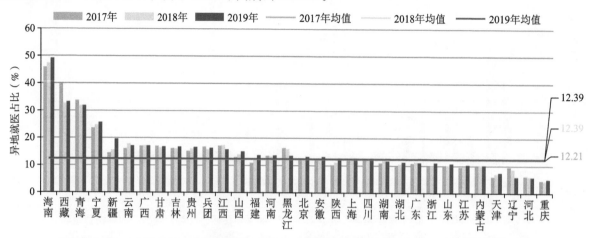

图 2-3-1-42　2017—2019 年全国各省（自治区、直辖市）三级公立医院脑出血和脑梗死患者
异地就医占比（本省转出就医）

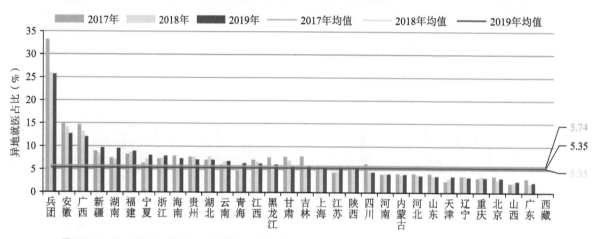

图 2-3-1-43　2017—2019 年全国各省（自治区、直辖市）二级公立医院脑出血和脑梗死患者
异地就医占比（本省转出就医）

三、细菌性肺炎（儿童）

主要诊断 ICD-10：J10.0，J11.0，J12-J16，J18；18 岁 > 年龄 ≥28 天。

1. 全国情况（图 2-3-1-44 至图 2-3-1-48）

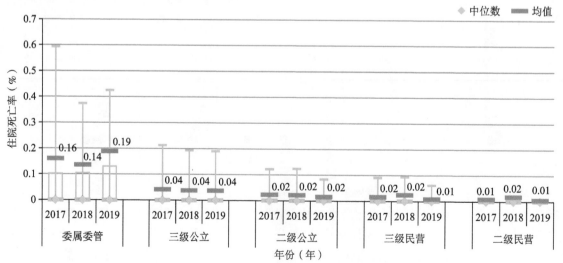

图 2-3-1-44　2017—2019 年全国各级医院细菌性肺炎（儿童）患者住院死亡率

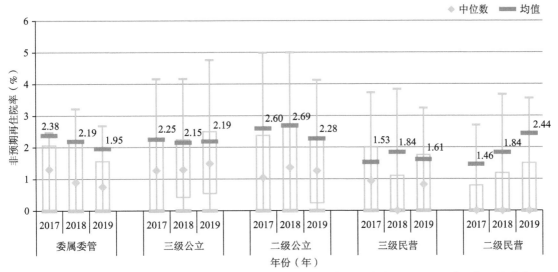

图 2-3-1-45 2017—2019 年全国各级医院细菌性肺炎（儿童）患者出院 0～31 天非预期再住院率

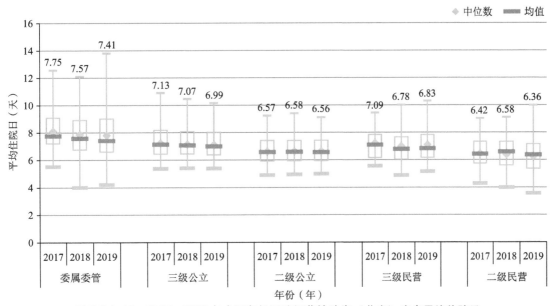

图 2-3-1-46 2017—2019 年全国各级医院细菌性肺炎（儿童）患者平均住院日

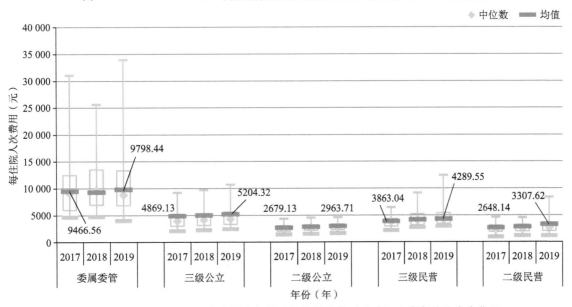

图 2-3-1-47 2017—2019 年全国各级医院细菌性肺炎（儿童）患者每住院人次费用

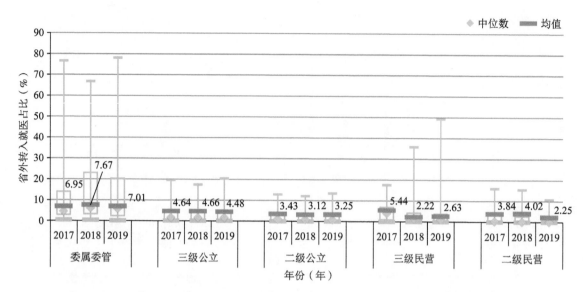

图 2-3-1-48　2017—2019 年全国各级医院细菌性肺炎（儿童）患者省外转入就医占比

2. 各省（自治区、直辖市）情况

（1）住院死亡率

细菌性肺炎（儿童）患者住院死亡率，2017—2019 年三级公立医院较稳定，维持在 0.04%（图 2-3-1-49）；二级公立医院为 0.02%（图 2-3-1-50）；三级、二级民营医院 2019 年均为 0.01%，低于 2018 年同期的 0.02%。

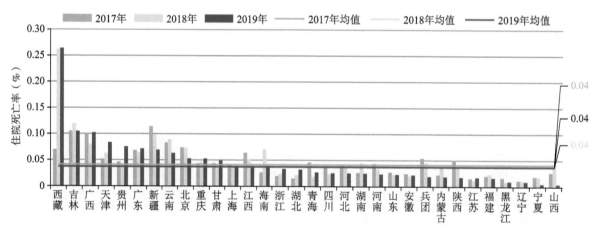

图 2-3-1-49　2017—2019 年全国各省（自治区、直辖市）三级公立医院细菌性肺炎（儿童）患者住院死亡率

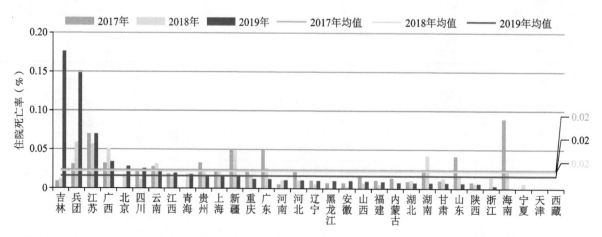

图 2-3-1-50　2017—2019 年全国各省（自治区、直辖市）二级公立医院细菌性肺炎（儿童）患者住院死亡率

（2）出院 0～31 天非预期再住院率

细菌性肺炎（儿童）患者出院 0～31 天非预期再住院率，三级公立医院为 2019 年 2.19%，高于 2018 年同期的 2.15%（图 2-3-1-51）；二级公立医院 2019 年为 2.28%，低于 2018 年同期的 2.69%（图 2-3-1-52）；三级民营医院 2019 年为 1.61%，低于 2018 年同期的 1.84%（图 2-3-1-53）；二级民营医院 自 2017 年的 1.46%，逐年增长至 2019 年的 2.44%（图 2-3-1-54）。

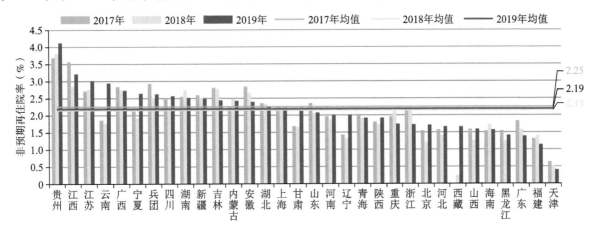

图 2-3-1-51　2017—2019 年全国各省（自治区、直辖市）三级公立医院细菌性肺炎（儿童）患者 出院 0～31 天非预期再住院率

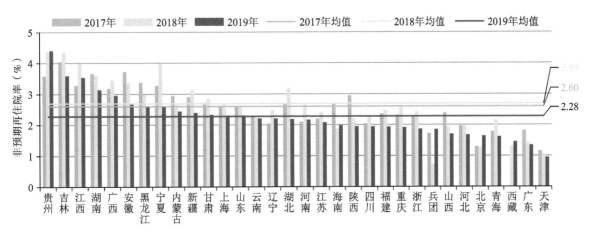

图 2-3-1-52　2017—2019 年全国各省（自治区、直辖市）二级公立医院细菌性肺炎（儿童）患者 出院 0～31 天非预期再住院率

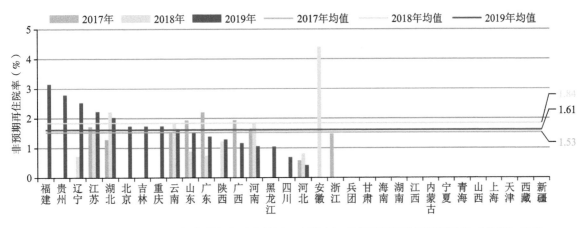

图 2-3-1-53　2017—2019 年全国各省（自治区、直辖市）三级民营医院细菌性肺炎（儿童）患者 出院 0～31 天非预期再住院率

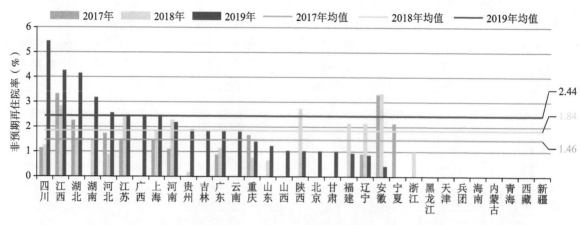

图 2-3-1-54　2017—2019 年全国各省（自治区、直辖市）二级民营医院细菌性肺炎（儿童）患者
出院 0~31 天非预期再住院率

（3）平均住院日

细菌性肺炎（儿童）患者平均住院日，三级公立医院自 2017 年的 7.13 天，逐年下降至 2019 年的 6.99 天（图 2-3-1-55）；二级公立医院 2019 年为 6.56 天，低于 2018 年同期的 6.58 天（图 2-3-1-56）；三级民营医院 2019 年为 6.83 天，高于 2018 年同期的 6.78 天（图 2-3-1-57）；二级民营医院 2019 年为 6.36 天，低于 2018 年同期的 6.58 天（图 2-3-1-58）。

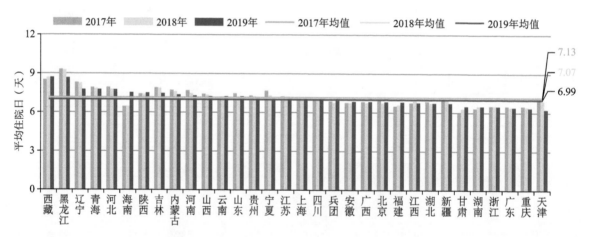

图 2-3-1-55　2017—2019 年全国各省（自治区、直辖市）三级公立医院细菌性肺炎（儿童）患者平均住院日

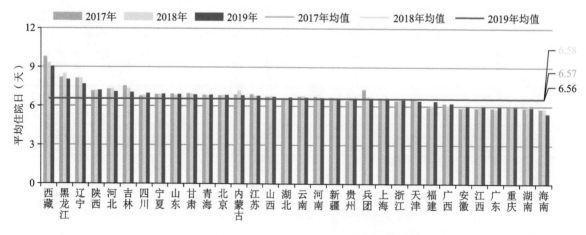

图 2-3-1-56　2017—2019 年全国各省（自治区、直辖市）二级公立医院细菌性肺炎（儿童）患者平均住院日

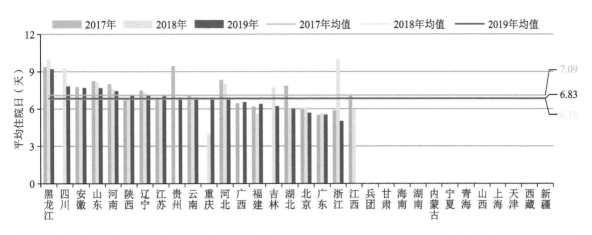

图 2-3-1-57 2017—2019 年全国各省（自治区、直辖市）三级民营医院细菌性肺炎（儿童）患者平均住院日

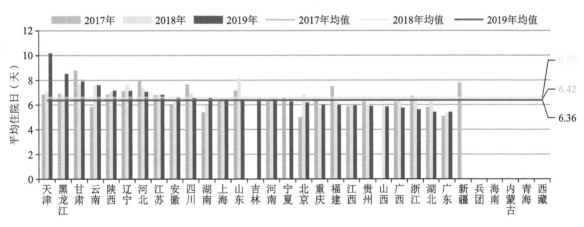

图 2-3-1-58 2017—2019 年全国各省（自治区、直辖市）二级民营医院细菌性肺炎（儿童）患者平均住院日

（4）每住院人次费用

细菌性肺炎（儿童）患者每住院人次费用，三级公立医院自 2017 年的 4869.13 元，逐年增长至 2019 年的 5204.32 元（图 2-3-1-59）；二级公立医院自 2017 年的 2679.13 元，逐年增长至 2019 年的 2963.71 元（图 2-3-1-60）；三级民营医院自 2017 年的 3863.04 元，逐年增长至 2019 年的 4289.55 元（图 2-3-1-61）；二级民营医院自 2017 年的 2648.14 元，逐年增长至 2019 年的 3307.62 元（图 2-3-1-62）。

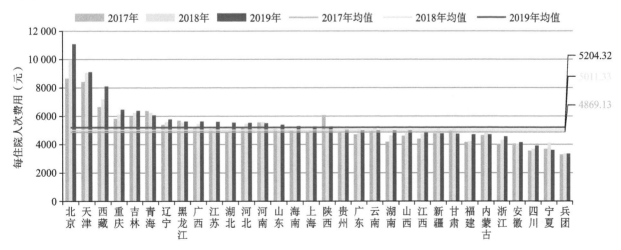

图 2-3-1-59 2017—2019 年全国各省（自治区、直辖市）三级公立医院细菌性肺炎（儿童）患者每住院人次费用

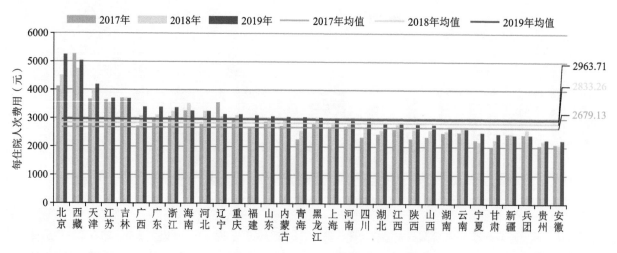

图 2-3-1-60　2017—2019 年全国各省（自治区、直辖市）二级公立医院细菌性肺炎（儿童）患者每住院人次费用

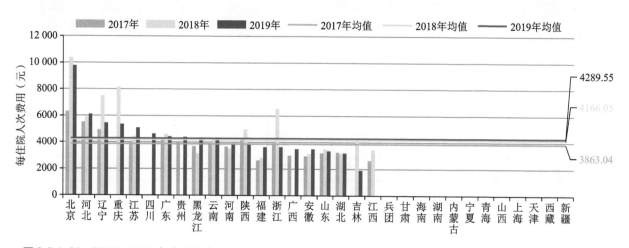

图 2-3-1-61　2017—2019 年全国各省（自治区、直辖市）三级民营医院细菌性肺炎（儿童）患者每住院人次费用

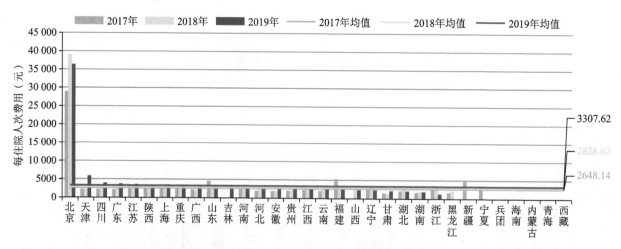

图 2-3-1-62　2017—2019 年全国各省（自治区、直辖市）二级民营医院细菌性肺炎（儿童）患者每住院人次费用

（5）异地就医占比（省外转入就医）

细菌性肺炎（儿童）患者异地就医占比（省外转入就医），三级公立医院 2019 年为 4.48%，低于 2018 年同期的 4.66%（图 2-3-1-63）；二级公立医院 2019 年为 3.25%，高于 2018 年同期的 3.12%（图 2-3-1-64）；三级民营医院 2019 年为 2.63%，高于 2018 年同期的 2.22%；二级民营医院 2019 年为 2.25%，低于 2018 年同期的 4.02%。

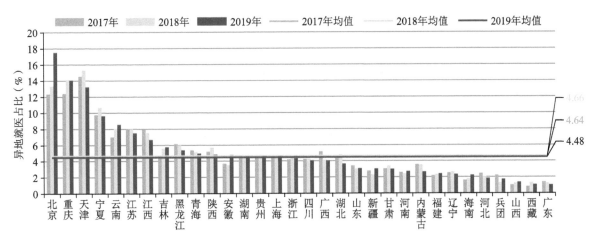

图 2-3-1-63　2017—2019 年全国各省（自治区、直辖市）三级公立医院细菌性肺炎（儿童）患者
异地就医占比（省外转入就医）

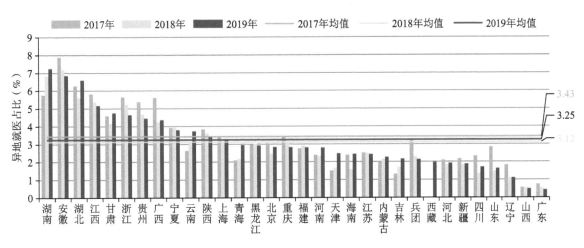

图 2-3-1-64　2017—2019 年全国各省（自治区、直辖市）二级公立医院细菌性肺炎（儿童）患者
异地就医占比（省外转入就医）

（6）异地就医占比（本省转出就医）

细菌性肺炎（儿童）患者异地就医占比（本省转出就医），三级公立医院 2019 年为 12.76%，低于
2018 年同期的 13.26%（图 2-3-1-65）；二级公立医院 2019 年为 7.15%，高于 2018 年同期的 7.02%
（图 2-3-1-66）；三级民营医院自 2017 年的 12.14%，逐年下降至 2019 年的 8.05%；二级民营医院自
2017 年的 8.26%，逐年下降至 2019 年的 5.65%。

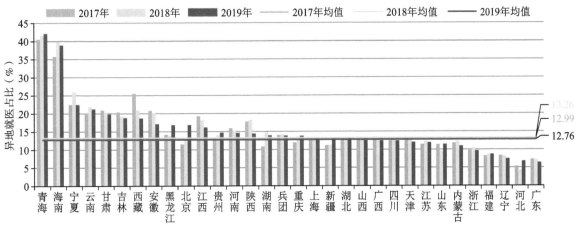

图 2-3-1-65　2017—2019 年全国各省（自治区、直辖市）三级公立医院细菌性肺炎（儿童）患者
异地就医占比（本省转出就医）

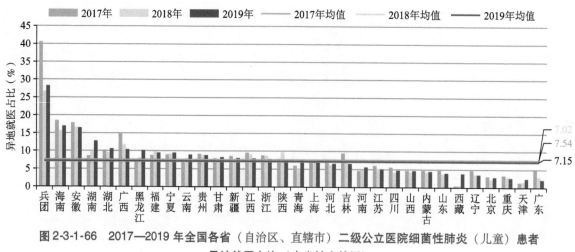

图 2-3-1-66 2017—2019 年全国各省（自治区、直辖市）二级公立医院细菌性肺炎（儿童）患者异地就医占比（本省转出就医）

四、充血性心力衰竭

主要诊断或其他诊断为 ICD-10：原发病 I05-I09，I11-I13、I20、I21 伴 I50。

1. 全国情况（图 2-3-1-67 至图 2-3-1-70）

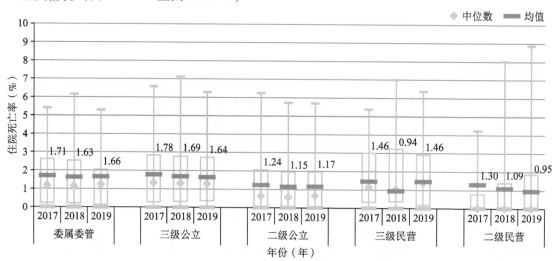

图 2-3-1-67 2017—2019 年全国各级医院充血性心力衰竭患者住院死亡率

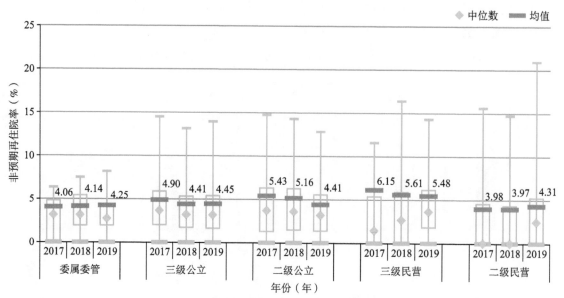

图 2-3-1-68 2017—2019 年全国各级医院充血性心力衰竭患者出院 0~31 天非预期再住院率

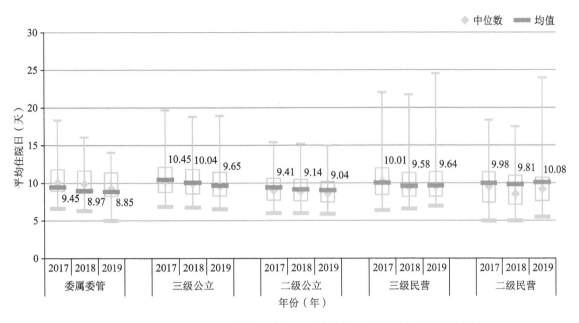

图 2-3-1-69　2017—2019 年全国各级医院充血性心力衰竭患者平均住院日

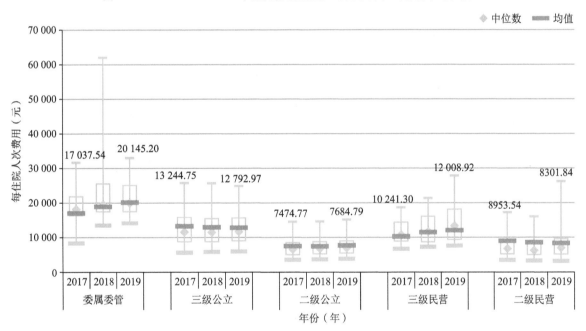

图 2-3-1-70　2017—2019 年全国各级医院充血性心力衰竭每住院人次费用

2. 各省（自治区、直辖市）情况

（1）住院死亡率

充血性心力衰竭患者住院死亡率，三级公立医院自 2017 年的 1.78%，逐年下降至 2019 年的 1.64%（图 2-3-1-71）；二级公立医院 2019 年为 1.17%，高于 2018 年同期的 1.15%（图 2-3-1-72）；三级民营医院 2019 年为 1.46%，高于 2018 年同期的 0.94%（图 2-3-1-73）；二级民营医院自 2017 年的 1.30%，逐年下降至 2019 年的 0.95%（图 2-3-1-74）。

（2）出院 0~31 天非预期再住院率

充血性心力衰竭患者出院 0~31 天非预期再住院率，三级公立医院 2019 年为 4.45%，高于 2018 年同期的 4.41%（图 2-3-1-75）；二级公立医院自 2017 年的 5.43%，逐年下降至 2019 年的 4.41%（图 2-3-1-76）；三级民营医院自 2017 年的 6.15%，逐年下降至 2019 年的 5.48%（图 2-3-1-77）；二级民营医院 2019 年为 4.31%，高于 2018 年同期的 3.97%（图 2-3-1-78）。

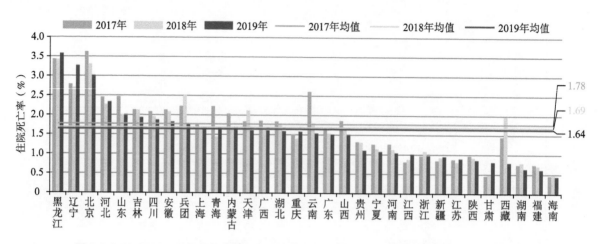

图 2-3-1-71　2017—2019 年全国各省（自治区、直辖市）三级公立医院充血性心力衰竭
患者住院死亡率

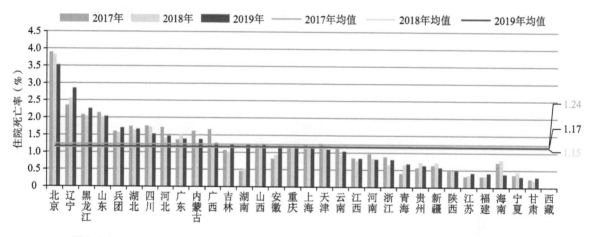

图 2-3-1-72　2017—2019 年全国各省（自治区、直辖市）二级公立医院充血性心力衰竭
患者住院死亡率

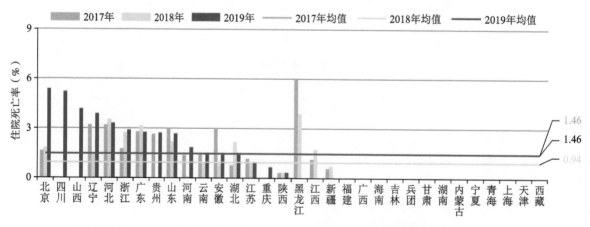

图 2-3-1-73　2017—2019 年全国各省（自治区、直辖市）三级民营医院充血性心力衰竭
患者住院死亡率

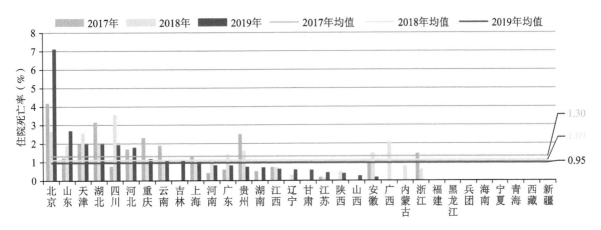

图 2-3-1-74　2017—2019 年全国各省（自治区、直辖市）二级民营医院充血性心力衰竭
患者住院死亡率

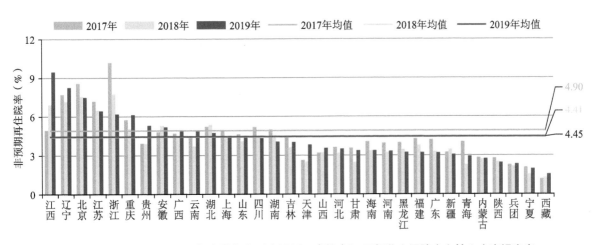

图 2-3-1-75　2017—2019 年全国各省（自治区、直辖市）三级公立医院充血性心力衰竭患者
出院 0～31 天非预期再住院率

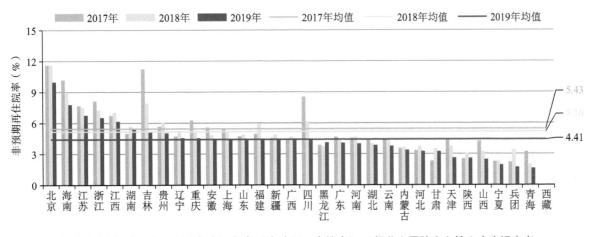

图 2-3-1-76　2017—2019 年全国各省（自治区、直辖市）二级公立医院充血性心力衰竭患者
出院 0～31 天非预期再住院率

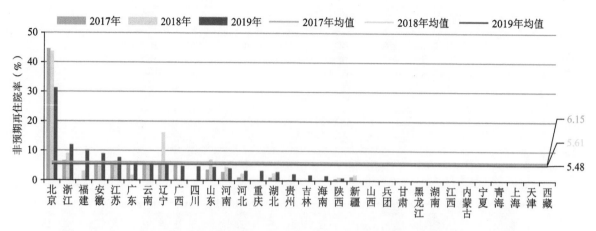

图 2-3-1-77　2017—2019 年全国各省（自治区、直辖市）三级民营医院充血性心力衰竭患者
出院 0~31 天非预期再住院率

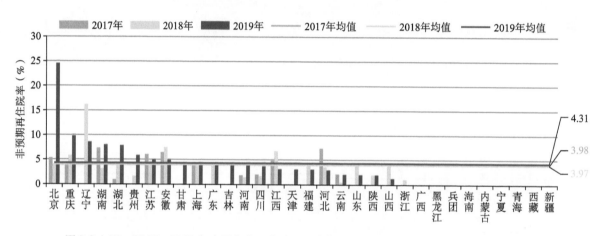

图 2-3-1-78　2017—2019 年全国各省（自治区、直辖市）二级民营医院充血性心力衰竭患者
出院 0~31 天非预期再住院率

（3）平均住院日

充血性心力衰竭患者平均住院日，三级公立医院自 2017 年的 10.45 天，逐年下降至 2019 年的 9.65 天（图 2-3-1-79）；二级公立医院自 2017 年的 9.41 天，逐年下降至 2019 年的 9.04 天（图 2-3-1-80）；三级民营医院 2019 年为 9.64 天，高于 2018 年同期的 9.58 天（图 2-3-1-81）；二级民营医院 2019 年为 10.08 天，高于 2018 年同期的 9.81 天（图 2-3-1-82）。

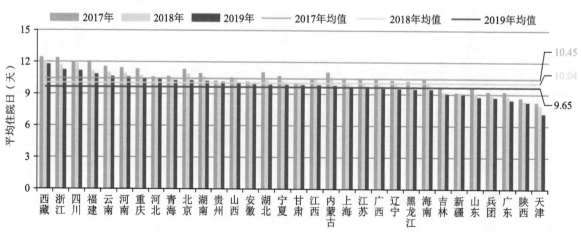

图 2-3-1-79　2017—2019 年全国各省（自治区、直辖市）三级公立医院充血性心力衰竭患者平均住院日

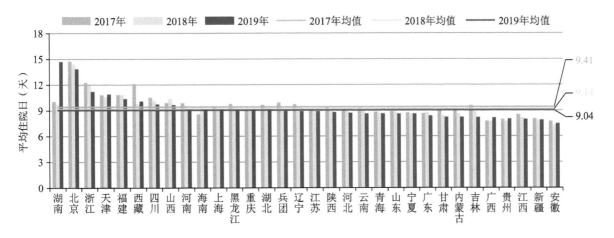

图 2-3-1-80　2017—2019 年全国各省（自治区、直辖市）二级公立医院充血性心力衰竭患者平均住院日

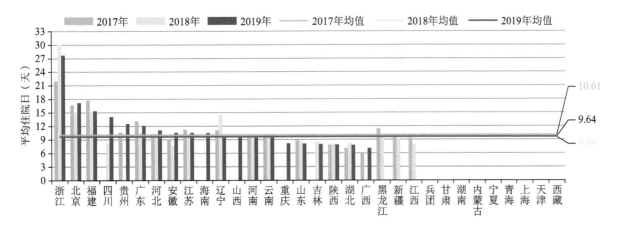

图 2-3-1-81　2017—2019 年全国各省（自治区、直辖市）三级民营医院充血性心力衰竭患者平均住院日

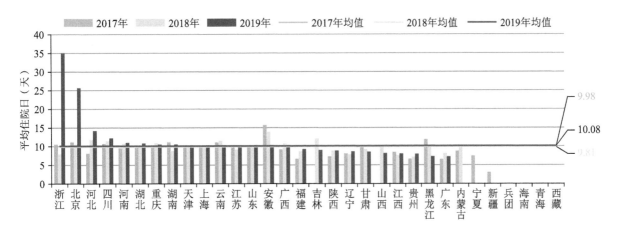

图 2-3-1-82　2017—2019 年全国各省（自治区、直辖市）二级民营医院充血性心力衰竭患者平均住院日

（4）每住院人次费用

充血性心力衰竭患者每住院人次费用，三级公立医院自 2017 年的 13 244.75 元，逐年下降至 2019 年的 12 792.97 元（图 2-3-1-83）；二级公立医院 2019 年为 7684.79 元，高于 2018 年同期的 7445.97 元（图 2-3-1-84）；三级民营医院自 2017 年的 10 241.30 元，逐年增长至 2019 年的 12 008.92 元（图 2-3-1-85）；二级民营医院自 2017 年的 8953.54 元，逐年下降至 2019 年的 8301.84 元（图 2-3-1-86）。

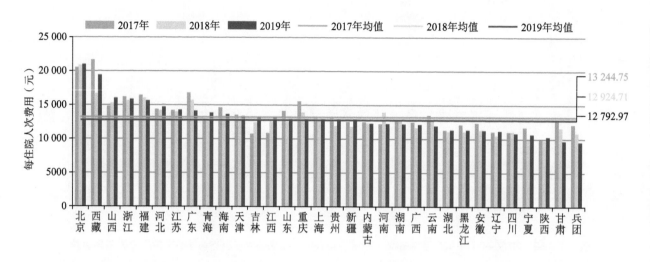

图 2-3-1-83 2017—2019 年全国各省（自治区、直辖市）三级公立医院充血性心力衰竭患者每住院人次费用

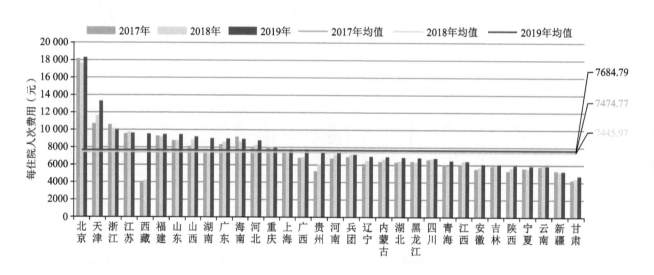

图 2-3-1-84 2017—2019 年全国各省（自治区、直辖市）二级公立医院充血性心力衰竭患者每住院人次费用

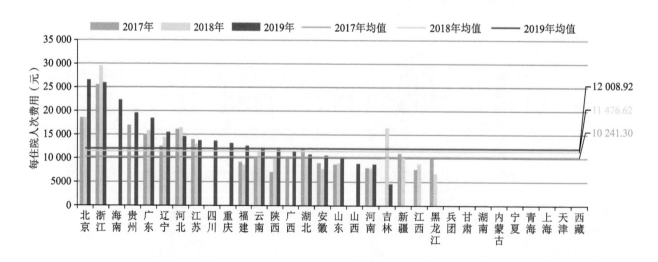

图 2-3-1-85 2017—2019 年全国各省（自治区、直辖市）三级民营医院充血性心力衰竭患者每住院人次费用

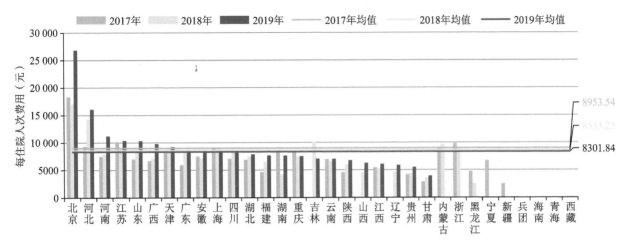

图 2-3-1-86 2017—2019 年全国各省（自治区、直辖市）二级民营医院充血性心力衰竭患者每住院人次费用

（5）异地就医占比（省外转入就医）

充血性心力衰竭患者异地就医占比（省外转入就医），三级公立医院自 2017 年的 3.35%，逐年下降至 2019 年的 3.16%（图 2-3-1-87）；二级公立医院自 2017 年的 1.93%，逐年下降至 2019 年的 1.82%（图 2-3-1-88）；三级民营医院 2019 年为 3.95%，高于 2018 年同期的 3.65%（图 2-3-1-89）；二级民营医院 2019 年为 1.94%，高于 2018 年同期的 1.85%（图 2-3-1-90）。

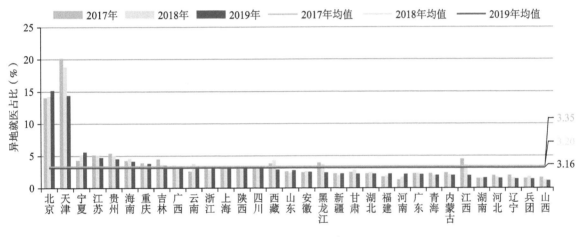

图 2-3-1-87 2017—2019 年全国各省（自治区、直辖市）三级公立医院充血性心力衰竭患者
异地就医占比（省外转入就医）

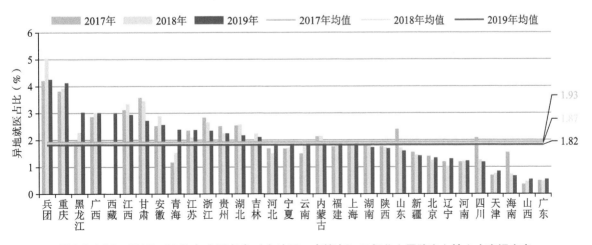

图 2-3-1-88 2017—2019 年全国各省（自治区、直辖市）二级公立医院充血性心力衰竭患者
异地就医占比（省外转入就医）

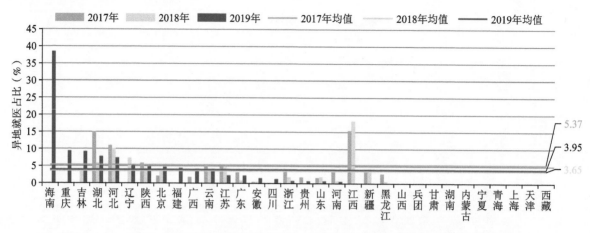

图 2-3-1-89 2017—2019 年全国各省（自治区、直辖市）三级民营医院充血性心力衰竭患者
异地就医占比（省外转入就医）

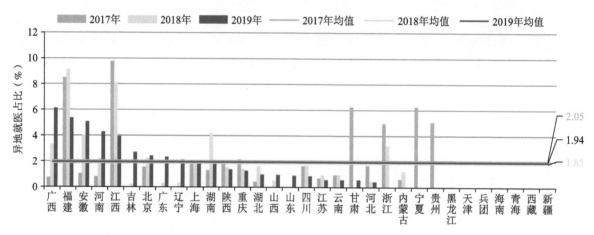

图 2-3-1-90 2017—2019 年全国各省（自治区、直辖市）二级民营医院充血性心力衰竭患者
异地就医占比（省外转入就医）

（6）异地就医占比（本省转出就医）

充血性心力衰竭患者异地就医占比（本省转出就医），三级公立医院自 2017 年的 10.41%，逐年增长至 2019 年的 10.84%（图 2-3-1-91）；二级公立医院自 2017 年的 5.04%，逐年下降至 2019 年的 4.57%（图 2-3-1-92）；三级民营医院自 2017 年的 13.89%，逐年下降至 2019 年的 10.69%（图 2-3-1-93）；二级民营医院 2019 年为 6.10%，高于 2018 年同期的 4.43%。

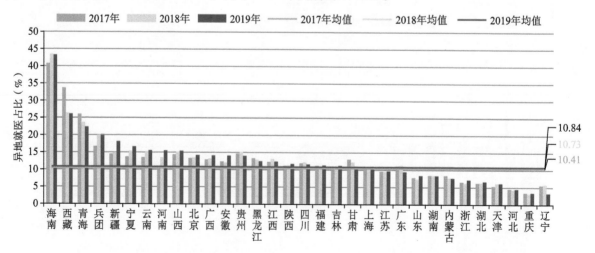

图 2-3-1-91 2017—2019 年全国各省（自治区、直辖市）三级公立医院充血性心力衰竭患者
异地就医占比（本省转出就医）

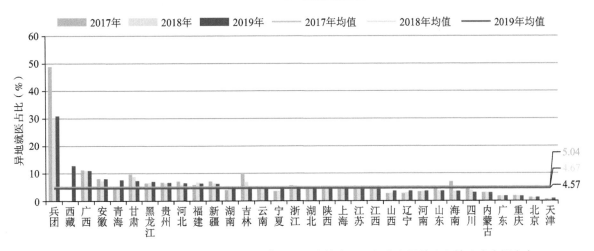

图 2-3-1-92　2017—2019 年全国各省（自治区、直辖市）二级公立医院充血性心力衰竭患者
异地就医占比（本省转出就医）

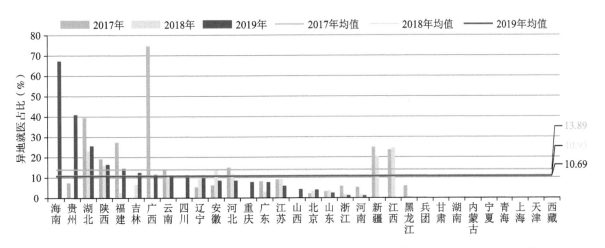

图 2-3-1-93　2017—2019 年全国各省（自治区、直辖市）三级民营医院充血性心力衰竭患者
异地就医占比（本省转出就医）

五、慢性阻塞性肺疾病

主要诊断 ICD-10：J44。

1. 全国情况（图 2-3-1-94 至图 2-3-1-98）

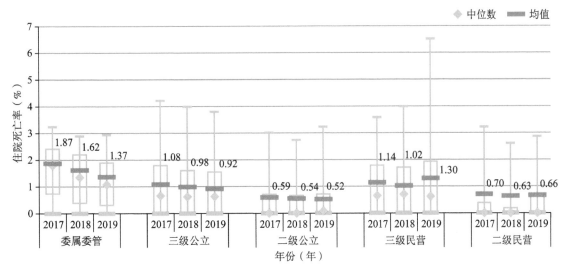

图 2-3-1-94　2017—2019 年全国各级医院慢性阻塞性肺疾病患者住院死亡率

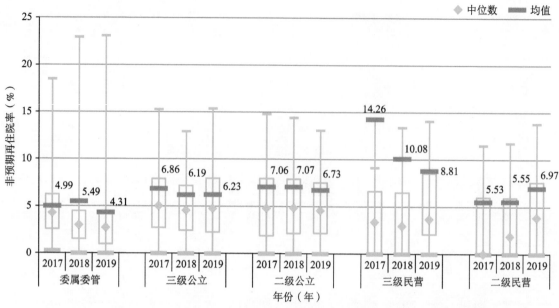

图 2-3-1-95　2017—2019 年全国各级医院慢性阻塞性肺疾病患者出院 0～31 天非预期再住院率

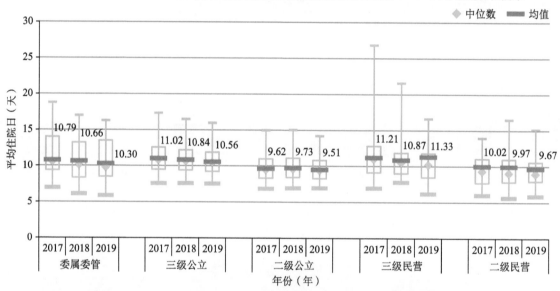

图 2-3-1-96　2017—2019 年全国各级医院慢性阻塞性肺疾病患者平均住院日

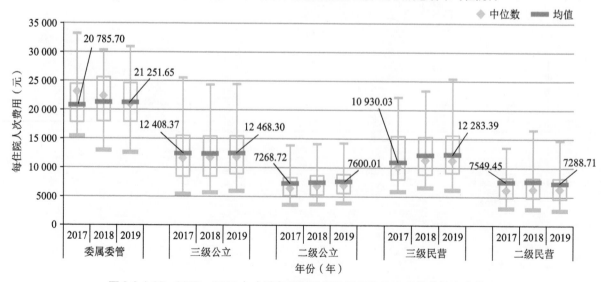

图 2-3-1-97　2017—2019 年全国各级医院慢性阻塞性肺疾病每住院人次费用

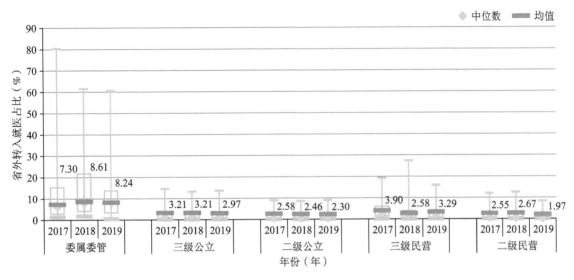

图 2-3-1-98　2017—2019 年全国各级医院慢性阻塞性肺疾病患者省外转入就医占比

2. 各省（自治区、直辖市）情况

（1）住院死亡率

慢性阻塞性肺疾病患者住院死亡率，三级公立医院自 2017 年的 1.08%，逐年下降至 2019 年的 0.92%（图 2-3-1-99）；二级公立医院自 2017 年的 0.59%，逐年下降至 2019 年的 0.52%（图 2-3-1-100）；三级民营医院 2019 年为 1.30%，高于 2018 年同期的 1.02%（图 2-3-1-101）；二级民营医院 2019 年为 0.66%，高于 2018 年同期的 0.63%。

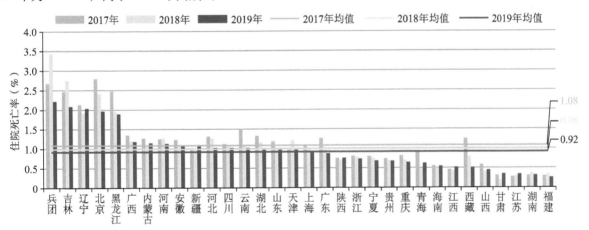

图 2-3-1-99　2017—2019 年全国各省（自治区、直辖市）三级公立医院慢性阻塞性肺疾病患者住院死亡率

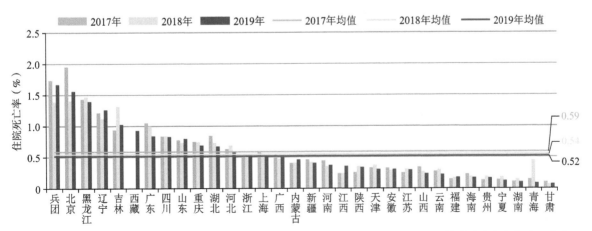

图 2-3-1-100　2017—2019 年全国各省（自治区、直辖市）二级公立医院慢性阻塞性肺疾病患者住院死亡率

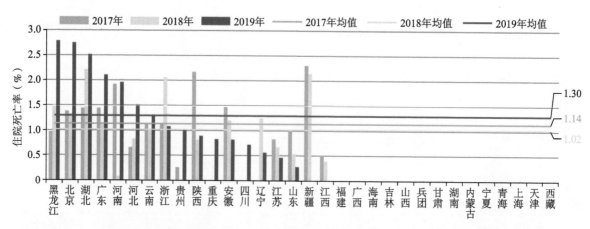

图 2-3-1-101 2017—2019 年全国各省（自治区、直辖市）三级民营医院慢性阻塞性肺疾病患者住院死亡率

（2）出院 0～31 天非预期再住院率

慢性阻塞性肺疾病患者出院 0～31 天非预期再住院率，三级公立医院 2019 年为 6.23%，高于 2018 年同期的 6.19%（图 2-3-102）；二级公立医院 2019 年为 6.73%，低于 2018 年同期的 7.07%（图 2-3-103）；三级民营医院自 2017 年的 14.26%，逐年下降至 2019 年的 8.81%（图 2-3-1-104）；二级民营医院自 2017 年的 5.53%，逐年增长至 2019 年的 6.97%（图 2-3-1-105）。

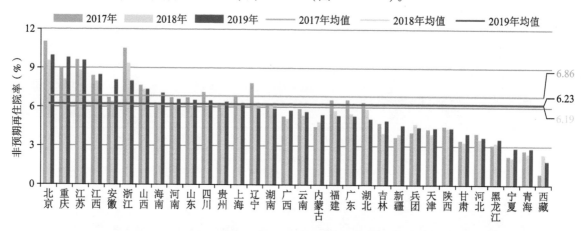

图 2-3-1-102 2017—2019 年全国各省（自治区、直辖市）三级公立医院慢性阻塞性肺疾病患者
出院 0～31 天非预期再住院率

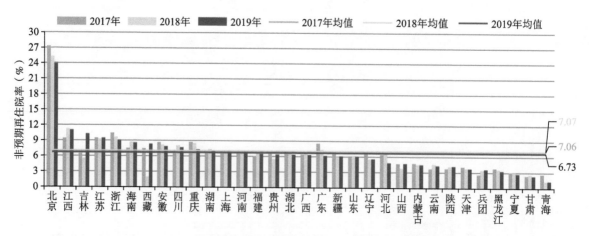

图 2-3-1-103 2017—2019 年全国各省（自治区、直辖市）二级公立医院慢性阻塞性肺疾病患者
出院 0～31 天非预期再住院率

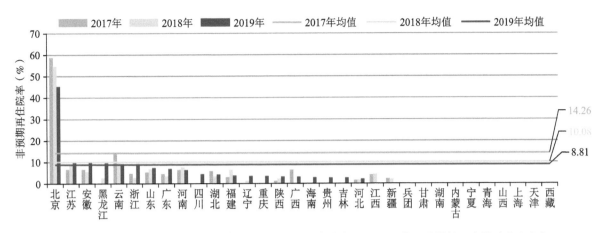

图 2-3-1-104 2017—2019 年全国各省（自治区、直辖市）三级民营医院慢性阻塞性肺疾病患者
出院 0～31 天非预期再住院率

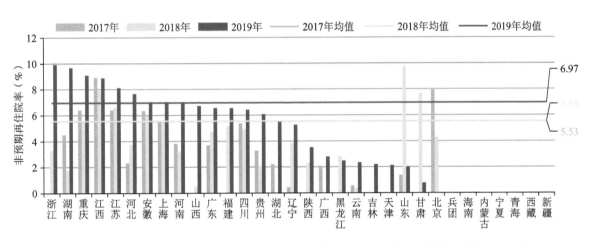

图 2-3-1-105 2017—2019 年全国各省（自治区、直辖市）二级民营医院慢性阻塞性肺疾病患者
出院 0～31 天非预期再住院率

（3）平均住院日

慢性阻塞性肺疾病患者平均住院日，三级公立医院自 2017 年的 11.02 天，逐年下降至 2019 年的
10.56 天（图 2-3-1-106）；二级公立医院 2019 年为 9.51 天，低于 2018 年同期的 9.73 天（图 2-3-1-
107）；三级民营医院 2019 年为 11.33 天，高于 2018 年同期的 10.87 天（图 2-3-1-108）；二级民营医院
自 2017 年的 10.02 天，逐年下降至 2019 年的 9.67 天（图 2-3-1-109）。

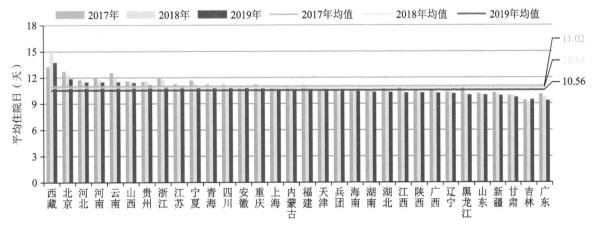

图 2-3-1-106 2017—2019 年全国各省（自治区、直辖市）三级公立医院慢性阻塞性肺疾病患者平均住院日

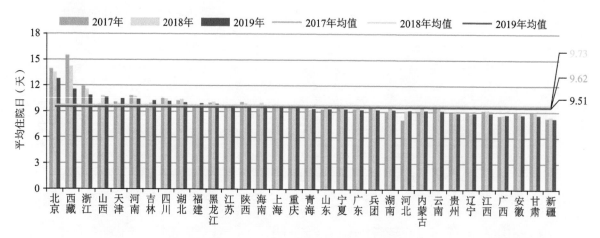

图2-3-1-107　2017—2019年全国各省（自治区、直辖市）二级公立医院慢性阻塞性肺疾病患者平均住院日

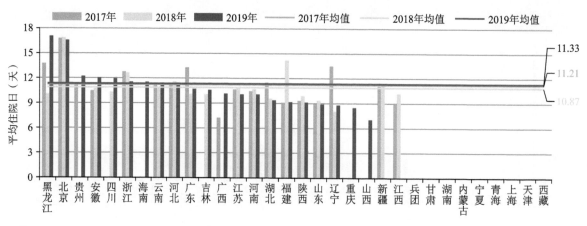

图2-3-1-108　2017—2019年全国各省（自治区、直辖市）三级民营医院慢性阻塞性肺疾病患者平均住院日

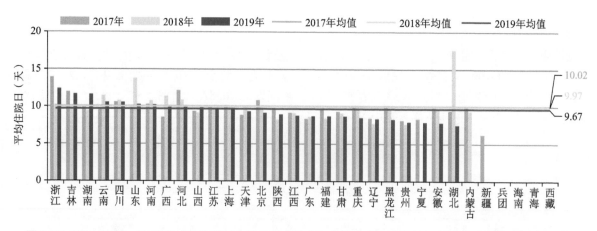

图2-3-1-109　2017—2019年全国各省（自治区、直辖市）二级民营医院慢性阻塞性肺疾病患者平均住院日

（4）每住院人次费用

慢性阻塞性肺疾病患者每住院人次费用，三级公立医院2019年为12 468.30元，高于2018年同期的12 368.26元（图2-3-1-110）；二级公立医院自2017年的7268.72元，逐年增长至2019年的7600.01元（图2-3-1-111）；三级民营医院自2017年的10 930.03元，逐年增长至2019年的12 283.39元（图2-3-1-112）；二级民营医院2019年为7288.71元，低于2018年同期的7624.99元（图2-3-1-113）。

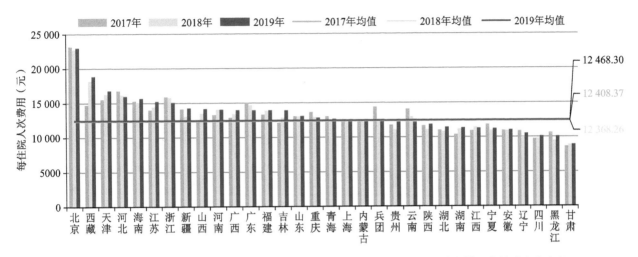

图 2-3-1-110　2017—2019 年全国各省（自治区、直辖市）三级公立医院慢性阻塞性肺疾病患者每住院人次费用

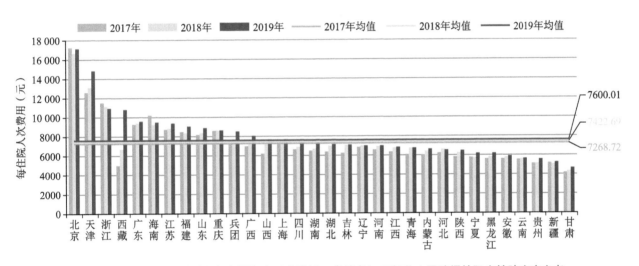

图 2-3-1-111　2017—2019 年全国各省（自治区、直辖市）二级公立医院慢性阻塞性肺疾病患者每住院人次费用

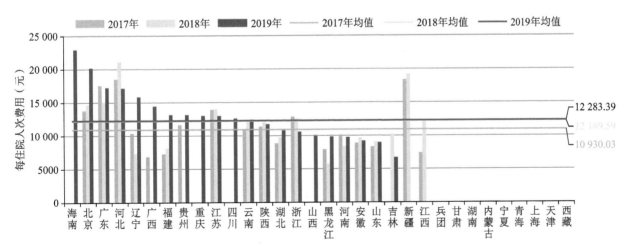

图 2-3-1-112　2017—2019 年全国各省（自治区、直辖市）三级民营医院慢性阻塞性肺疾病患者每住院人次费用

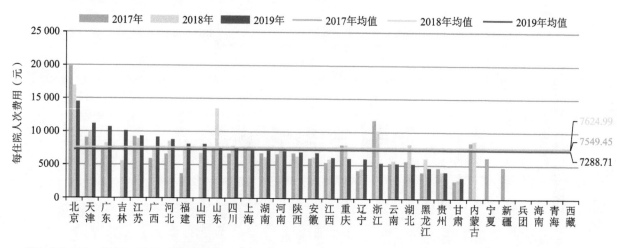

图 2-3-1-113　2017—2019 年全国各省（自治区、直辖市）二级民营医院慢性阻塞性肺疾病患者每住院人次费用

（5）异地就医占比（省外转入就医）

　　慢性阻塞性肺疾病患者异地就医占比（省外转入就医），三级公立医院 2019 年为 2.97%，低于 2018 年同期的 3.21%（图 2-3-1-114）；二级公立医院自 2017 年的 2.58%，逐年下降至 2019 年的 2.30%（图 2-3-1-115）；三级民营医院 2019 年为 3.29%，高于 2018 年同期的 2.58%；二级民营医院 2019 年为 1.97%，低于 2018 年同期的 2.67%。

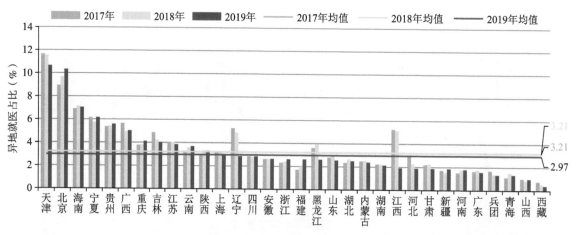

图 2-3-1-114　2017—2019 年全国各省（自治区、直辖市）三级公立医院慢性阻塞性肺疾病患者
异地就医占比（省外转入就医）

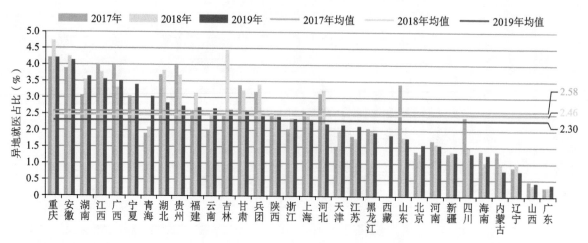

图 2-3-1-115　2017—2019 年全国各省（自治区、直辖市）二级公立医院慢性阻塞性肺疾病患者
异地就医占比（省外转入就医）

（6）异地就医占比（本省转出就医）

慢性阻塞性肺疾病患者异地就医占比（本省转出就医），三级公立医院2019年为9.58%，低于2018年同期的9.82%（图2-3-1-116）；二级公立医院2019年为5.28%，高于2018年同期的5.20%（图2-3-1-117）；三级民营医院2019年为7.22%，高于2018年同期的6.69%；二级民营医院2019年为4.74%，低于2018年同期的6.03%。

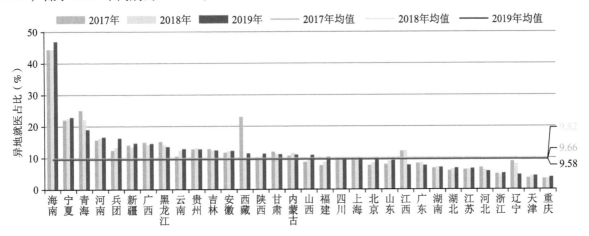

图2-3-1-116　2017—2019年全国各省（自治区、直辖市）三级公立医院慢性阻塞性肺疾病患者
异地就医占比（本省转出就医）

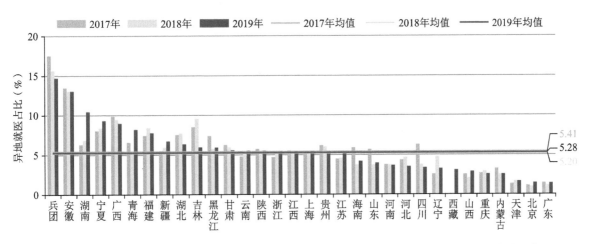

图2-3-1-117　2017—2019年全国各省（自治区、直辖市）二级公立医院慢性阻塞性肺疾病患者
异地就医占比（本省转出就医）

第四章

重点手术患者相关指标分析

20 个重点手术是各级综合医院治疗多发病常见病的主要手术种类。2019 年 20 个重点手术患者数（下文中髋、膝关节置换术分别进行描述）占总出院人数的 29.27%，高于 2018 年的 27.54% 和 2017 年的 26.19%。2017—2019 年 20 个重点手术患者占总手术患者比最高的均为三级公立医院（图 2-4-1-1）。2018—2019 年重点手术患者住院死亡率最高的为颅脑手术（表 2-4-1-1）；患者术后 0~31 天非计划重返手术室再次手术率最高的为血管内修补术（表 2-4-1-2）。

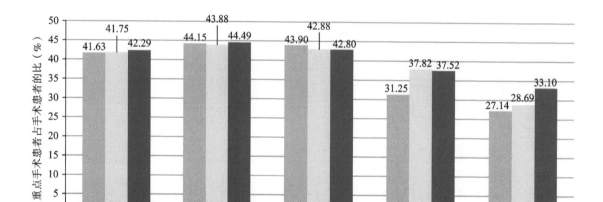

图 2-4-1-1　2017—2019 年重点手术患者占总手术患者比

表 2-4-1-1　2018 年及 2019 年重点手术患者住院死亡率（以 2019 年三级公立医院数值降序排列）

2018年			重点手术名称	2019年		
排名	数值（%）	分类		分类	数值（%）	排名
第1位	1.29	委属委管	颅脑手术	委属委管	1.16	第1位
	4.20	三级公立		三级公立	4.08	
	6.20	二级公立		二级公立	6.10	
	8.05	三级民营		三级民营	4.62	
	6.70	二级民营		二级民营	1.90	
第2位	1.47	委属委管	冠状动脉旁路移植术（CABG）	委属委管	1.47	第2位
	2.06	三级公立		三级公立	2.13	
	1.22	二级公立		二级公立	1.25	
	1.12	三级民营		三级民营	0.77	
	0	二级民营		二级民营	0	

续表

2018年			重点手术名称	2019年		
排名	数值（%）	分类		分类	数值（%）	排名
第3位	1.23	委属委管	心脏瓣膜置换术	委属委管	1.17	第3位
	1.77	三级公立		三级公立	1.73	
	1.19	二级公立		二级公立	0.87	
	0.49	三级民营		三级民营	1.07	
	0	二级民营		二级民营	2.13	
第4位	1.04	委属委管	胰腺切除术	委属委管	0.84	第4位
	1.37	三级公立		三级公立	1.35	
	2.81	二级公立		二级公立	2.53	
	1.20	三级民营		三级民营	2.17	
	6.38	二级民营		二级民营	5.32	
第5位	0.67	委属委管	经皮颅内外动脉介入治疗	委属委管	0.96	第5位
	1.23	三级公立		三级公立	1.23	
	0.41	二级公立		二级公立	0.67	
	0	三级民营		三级民营	0.88	
	0	二级民营		二级民营	1.80	
第6位	0.47	委属委管	经皮冠状动脉介入治疗（PCI）	委属委管	0.45	第6位
	0.67	三级公立		三级公立	0.71	
	0.78	二级公立		二级公立	0.80	
	0.48	三级民营		三级民营	0.57	
	0.31	二级民营		二级民营	0.77	
第7位	0.64	委属委管	血管内修补术	委属委管	0.60	第7位
	0.60	三级公立		三级公立	0.59	
	0.23	二级公立		二级公立	0.24	
	0.59	三级民营		三级民营	0.61	
	0.15	二级民营		二级民营	0.12	
第8位	0.32	委属委管	食管切除手术	委属委管	0.28	第8位
	0.52	三级公立		三级公立	0.55	
	1.00	二级公立		二级公立	0.81	
	0	三级民营		三级民营	1.53	
	0	二级民营		二级民营	1.97	
第10位	0.39	委属委管	胃切除术	委属委管	0.29	第9位
	0.54	三级公立		三级公立	0.52	
	0.63	二级公立		二级公立	0.64	
	0.19	三级民营		三级民营	1.09	
	0.63	二级民营		二级民营	0.55	
第9位	0.30	委属委管	髋关节置换术	委属委管	0.21	第10位
	0.31	三级公立		三级公立	0.28	
	0.23	二级公立		二级公立	0.24	
	0.28	三级民营		三级民营	0.56	
	0.43	二级民营		二级民营	0.29	
第11位	0.17	委属委管	直肠切除术	委属委管	0.18	第11位
	0.24	三级公立		三级公立	0.23	
	0.13	二级公立		二级公立	0.22	
	0.49	三级民营		三级民营	0.28	
	0.29	二级民营		二级民营	0.09	

续表

2018年			重点手术名称	2019年		
排名	数值（%）	分类		分类	数值（%）	排名
第12位	0.13	委属委管	肺切除术	委属委管	0.10	第12位
	0.18	三级公立		三级公立	0.15	
	0.33	二级公立		二级公立	0.23	
	0.33	三级民营		三级民营	0.20	
	0	二级民营		二级民营	0.34	
第13位	0.17	委属委管	肾与前列腺相关手术	委属委管	0.39	第13位
	0.13	三级公立		三级公立	0.14	
	0.10	二级公立		二级公立	0.10	
	0.07	三级民营		三级民营	0.17	
	0.06	二级民营		二级民营	0.06	
第14位	0.08	委属委管	椎板切除术或脊柱融合相关手术	委属委管	0.08	第14位
	0.11	三级公立		三级公立	0.10	
	0.08	二级公立		二级公立	0.08	
	0.16	三级民营		三级民营	0.09	
	0.34	二级民营		二级民营	0.01	
第15位	0.08	委属委管	骨折、关节切开复位内固定术	委属委管	0.08	第15位
	0.09	三级公立		三级公立	0.09	
	0.06	二级公立		二级公立	0.06	
	0.06	三级民营		三级民营	0.09	
	0.09	二级民营		二级民营	0.06	
第16位	0.02	委属委管	子宫切除术	委属委管	0.01	第16位
	0.03	三级公立		三级公立	0.03	
	0.06	二级公立		二级公立	0.03	
	0.15	三级民营		三级民营	0	
	0	二级民营		二级民营	0.07	
第17位	0.03	委属委管	膝关节置换术	委属委管	0.03	第17位
	0.02	三级公立		三级公立	0.02	
	0.01	二级公立		二级公立	0.03	
	0	三级民营		三级民营	0.09	
	0.21	二级民营		二级民营	0.09	
第18位	0.01	委属委管	剖宫产	委属委管	0.01	第18位
	0.01	三级公立		三级公立	0.01	
	0.01	二级公立		二级公立	0.01	
	0.04	三级民营		三级民营	0.02	
	0	二级民营		二级民营	0	
第19位	0	委属委管	乳腺手术	委属委管	0	第19位
	0.01	三级公立		三级公立	0	
	0.01	二级公立		二级公立	0.01	
	0.04	三级民营		三级民营	0	
	0.06	二级民营		二级民营	0	
第20位	0	委属委管	阴道分娩	委属委管	0	第20位
	0	三级公立		三级公立	0	
	0.01	二级公立		二级公立	0	
	0	三级民营		三级民营	0.05	
	0	二级民营		二级民营	0	

表 2-4-1-2　2018—2019 年重点手术患者术后 0～31 天非计划重返手术室再次手术率

（以 2019 年三级公立医院数值降序排列）

2018年			重点手术名称	2019年		
排名	数值（%）	分类		分类	数值（%）	排名
第1位	1.47	委属委管	血管内修补术	委属委管	1.59	第1位
	2.34	三级公立		三级公立	2.27	
	1.63	二级公立		二级公立	1.48	
	1.57	三级民营		三级民营	1.24	
	0.79	二级民营		二级民营	0.73	
第2位	1.62	委属委管	经皮冠状动脉介入治疗（PCI）	委属委管	1.90	第2位
	2.02	三级公立		三级公立	2.13	
	2.49	二级公立		二级公立	2.12	
	0.59	三级民营		三级民营	1.31	
	1.08	二级民营		二级民营	2.45	
第3位	0.42	委属委管	冠状动脉旁路移植术（CABG）	委属委管	0.44	第3位
	0.97	三级公立		三级公立	1.46	
	3.75	二级公立		二级公立	2.96	
	0.45	三级民营		三级民营	0.26	
	0	二级民营		二级民营	0	
第6位	0.86	委属委管	经皮颅内外动脉介入治疗	委属委管	1.11	第4位
	1.39	三级公立		三级公立	1.42	
	1.72	二级公立		二级公立	1.65	
	1.86	三级民营		三级民营	1.16	
	0	二级民营		二级民营	3.00	
第5位	1.70	委属委管	胰腺切除术	委属委管	1.33	第5位
	1.12	三级公立		三级公立	1.30	
	1.86	二级公立		二级公立	1.28	
	0	三级民营		三级民营	1.60	
	0	二级民营		二级民营	0	
第8位	0.83	委属委管	颅脑手术	委属委管	1.02	第6位
	1.53	三级公立		三级公立	1.14	
	1.47	二级公立		二级公立	1.20	
	0.59	三级民营		三级民营	1.02	
	1.30	二级民营		二级民营	1.41	
第4位	0.61	委属委管	心脏瓣膜置换术	委属委管	0.30	第7位
	0.55	三级公立		三级公立	0.75	
	2.11	二级公立		二级公立	1.31	
	0.14	三级民营		三级民营	0.24	
	0	二级民营		二级民营	0	
第12位	0.71	委属委管	食管切除手术	委属委管	1.07	第8位
	0.73	三级公立		三级公立	0.68	
	3.85	二级公立		二级公立	3.80	
	0	三级民营		三级民营	1.54	
	0	二级民营		二级民营	2.76	
第11位	0.55	委属委管	椎板切除术或脊柱融合相关手术	委属委管	0.47	第9位
	0.66	三级公立		三级公立	0.68	
	0.95	二级公立		二级公立	0.82	
	0.13	三级民营		三级民营	0.86	
	0.92	二级民营		二级民营	0.93	

2018年			重点手术名称	2019年		
排名	数值（%）	分类		分类	数值（%）	排名
第10位	1.21	委属委管	胃切除术	委属委管	0.57	第10位
	0.91	三级公立		三级公立	0.63	
	3.47	二级公立		二级公立	2.68	
	1.33	三级民营		三级民营	1.14	
	2.22	二级民营		二级民营	4.92	
第9位	0.57	委属委管	膝关节置换术	委属委管	0.48	第11位
	0.46	三级公立		三级公立	0.63	
	1.06	二级公立		二级公立	1.02	
	2.70	三级民营		三级民营	0.38	
	0.23	二级民营		二级民营	0.41	
第7位	1.17	委属委管	直肠切除术	委属委管	0.42	第12位
	0.91	三级公立		三级公立	0.60	
	2.19	二级公立		二级公立	1.96	
	1.36	三级民营		三级民营	1.28	
	0.40	二级民营		二级民营	2.81	
第14位	0.97	委属委管	乳腺手术	委属委管	1.50	第13位
	0.63	三级公立		三级公立	0.59	
	1.27	二级公立		二级公立	1.03	
	0.16	三级民营		三级民营	0.64	
	0.93	二级民营		二级民营	1.67	
第13位	0.75	委属委管	肺切除术	委属委管	0.53	第14位
	0.64	三级公立		三级公立	0.56	
	1.92	二级公立		二级公立	1.49	
	0	三级民营		三级民营	0.65	
	0.55	二级民营		二级民营	4.54	
第16位	0.51	委属委管	髋关节置换术	委属委管	0.48	第15位
	0.38	三级公立		三级公立	0.63	
	0.52	二级公立		二级公立	1.02	
	0.20	三级民营		三级民营	0.38	
	0.27	二级民营		二级民营	0.41	
第15位	0.43	委属委管	肾与前列腺相关手术	委属委管	0.46	第16位
	0.46	三级公立		三级公立	0.43	
	0.63	二级公立		二级公立	0.50	
	0.37	三级民营		三级民营	0.50	
	0.26	二级民营		二级民营	0.85	
第17位	0.23	委属委管	子宫切除术	委属委管	0.22	第17位
	0.29	三级公立		三级公立	0.25	
	0.34	二级公立		二级公立	0.27	
	0.15	三级民营		三级民营	0.45	
	0.09	二级民营		二级民营	0.75	
第18位	0.21	委属委管	骨折、关节切开复位内固定术	委属委管	0.21	第18位
	0.17	三级公立		三级公立	0.20	
	0.16	二级公立		二级公立	0.12	
	0.11	三级民营		三级民营	0.11	
	0.09	二级民营		二级民营	0.18	

续表

2018年			重点手术名称	2019年		
排名	数值（%）	分类		分类	数值（%）	排名
第19位	0.03	委属委管	剖宫产	委属委管	0.02	第19位
	0.02	三级公立		三级公立	0.03	
	0.03	二级公立		二级公立	0.03	
	0.02	三级民营		三级民营	0	
	0	二级民营		二级民营	0.03	
第20位	0.01	委属委管	阴道分娩	委属委管	0.02	第20位
	0.02	三级公立		三级公立	0.01	
	0.02	二级公立		二级公立	0.02	
	0.03	三级民营		三级民营	0.01	
	0	二级民营		二级民营	0	

　　限于篇幅，《报告》根据 20 个重点手术 2019 年的患者数量按照从多到少进行排序，选取排名前 5 位的手术，对其住院死亡率、术后 0~31 天非计划重返手术室再次手术率、平均住院日、每住院人次费用、省外就医占比等指标进行分析（图 2-4-1-2）。

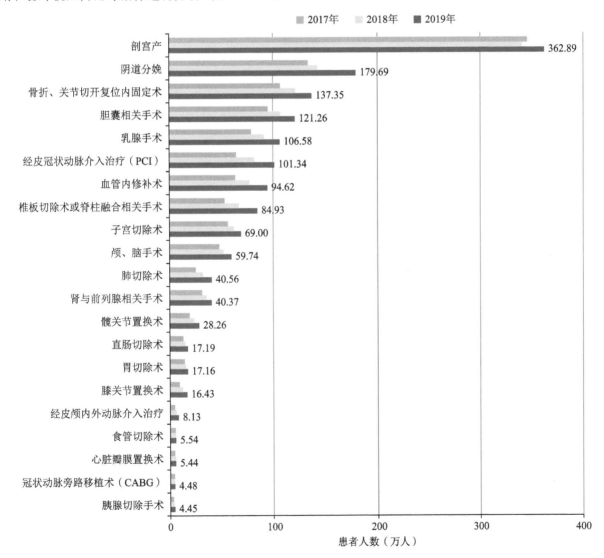

图 2-4-1-2　重点手术患者人数（以 2019 年患者人数降序排列）

排名前5位的手术分别为：

1. 剖宫产（ICD-9-CM-3 编码：74.0，74.1，74.2，74.4，74.99）；
2. 阴道分娩（ICD-9-CM-3 编码：72.0-72.9，73.01-73.21，73.40-73.94 伴 Z37）；
3. 骨折、关节切开复位内固定术（ICD-9-CM-3 编码：79.3，79.8）；
4. 胆囊相关手术（ICD-9-CM-3 编码：51.03-51.99）；
5. 乳腺手术（ICD-9-CM-3 编码：85.20-85.89）。

考虑到胆囊相关手术已在《2019 年国家医疗服务与质量安全报告》中进行展示，故本年度暂不展示该手术，顺位递补展示分析经皮冠状动脉介入治疗（PCI，ICD-9-CM-3 编码：00.66，36.06，36.07）。

一、剖宫产

ICD-9-CM-3 编码：74.0，74.1，74.2，74.4，74.99。

1. 全国情况（图 2-4-1-3 至图 2-4-1-6）

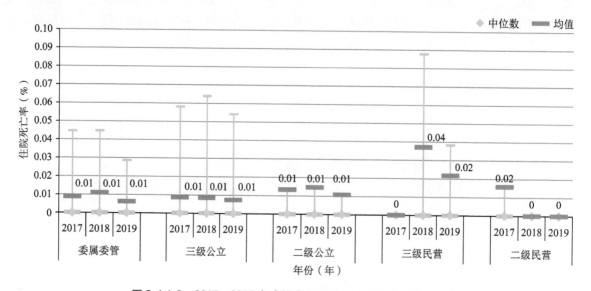

图 2-4-1-3　2017—2019 年全国各级医院剖宫产患者住院死亡率

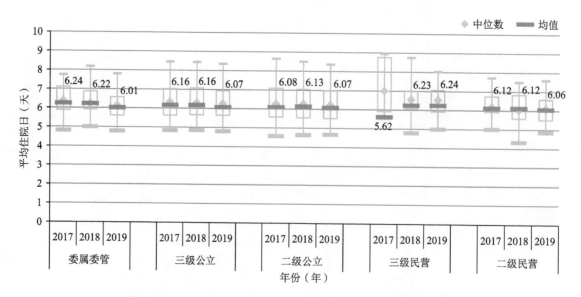

图 2-4-1-4　2017—2019 年全国各级医院剖宫产患者平均住院日

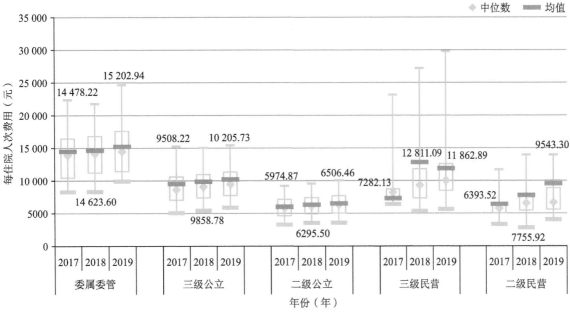

图 2-4-1-5 2017—2019 年全国各级医院剖宫产患者每住院人次费用

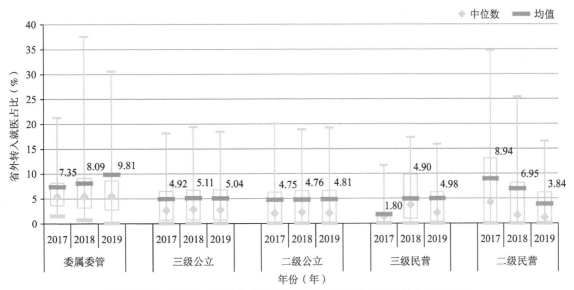

图 2-4-1-6 2017—2019 年全国各级医院剖宫产患者省外转入就医占比

2. 各省（自治区、直辖市）情况

（1）住院死亡率

剖宫产患者住院死亡率维持在较低水平，2017—2019 年三级公立、二级公立医院均为 0.01%（图 2-4-1-7、图 2-4-1-8），三级民营医院 2019 年为 0.02%。

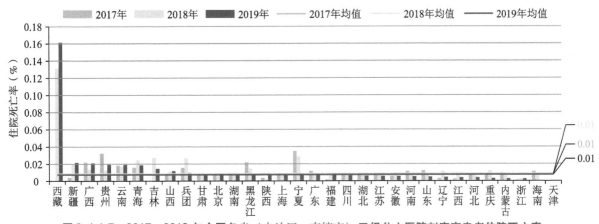

图 2-4-1-7 2017—2019 年全国各省（自治区、直辖市）三级公立医院剖宫产患者住院死亡率

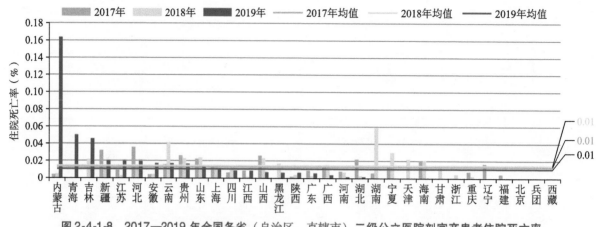

图 2-4-1-8　2017—2019 年全国各省（自治区、直辖市）二级公立医院剖宫产患者住院死亡率

（2）术后 0～31 天非计划重返手术室再次手术率

2019 年剖宫产患者术后 0～31 天非计划重返手术室再次手术率，三级公立医院为 0.03%，高于 2018 年同期的 0.02%（图 2-4-1-9）；二级公立医院为 0.03%；三级民营医院为 0，低于 2018 年同期的 0.02%；二级民营医院为 0.03%，与 2018 年同期持平。

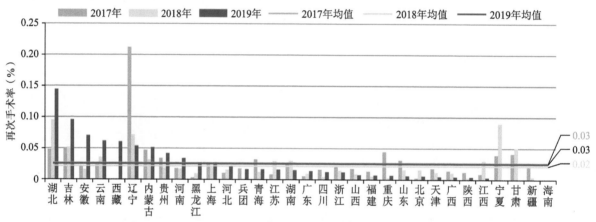

图 2-4-1-9　2017—2019 年全国各省（自治区、直辖市）三级公立医院剖宫产患者术后 0～31 天非计划重返手术室再次手术率

（3）平均住院日

剖宫产患者平均住院日，三级公立医院 2019 年为 6.07 天，低于 2018 年同期的 6.16 天（图 2-4-1-10）；二级公立医院 2019 年为 6.07 天，低于 2018 年同期的 6.13 天（图 2-4-1-11）；三级民营医院自 2017 年的 5.62 天，逐年增长至 2019 年的 6.24 天（图 2-4-1-12）；二级民营医院 2019 年为 6.06 天，低于 2018 年同期的 6.12 天（图 2-4-1-13）。

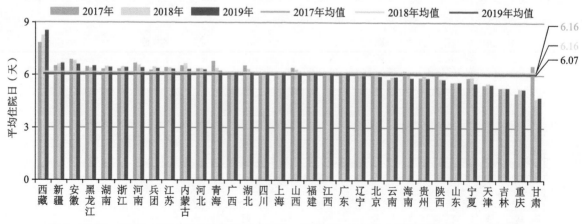

图 2-4-1-10　2017—2019 年全国各省（自治区、直辖市）三级公立医院剖宫产患者平均住院日

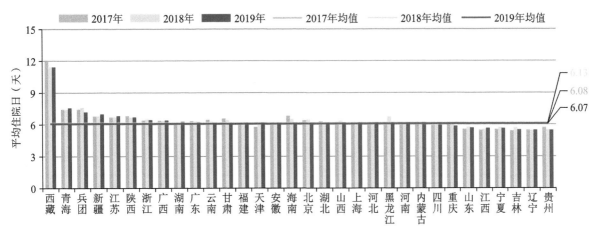

图 2-4-1-11 2017—2019 年全国各省（自治区、直辖市）二级公立医院剖宫产患者平均住院日

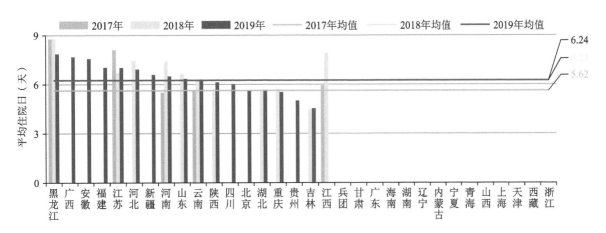

图 2-4-1-12 2017—2019 年全国各省（自治区、直辖市）三级民营医院剖宫产患者平均住院日

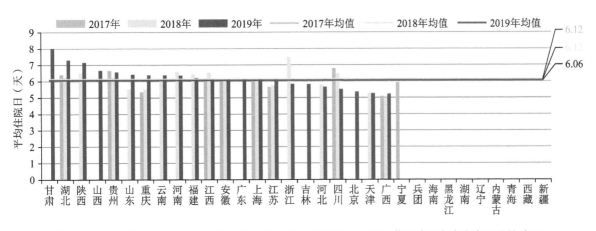

图 2-4-1-13 2017—2019 年全国各省（自治区、直辖市）二级民营医院剖宫产患者平均住院日

（4）每住院人次费用

剖宫产患者每住院人次费用，三级公立医院自 2017 年的 9508.22 元，逐年增长至 2019 年的 10 205.73 元（图 2-4-1-14）；二级公立医院自 2017 年的 5974.87 元，逐年增长至 2019 年的 6506.46 元（图 2-4-1-15）；三级民营医院 2019 年为 11 862.89 元，低于 2018 年同期的 12 811.09 元（图 2-4-1-16）；二级民营医院自 2017 年的 6393.52 元，逐年增长至 2019 年的 9543.30 元（图 2-4-1-17）。

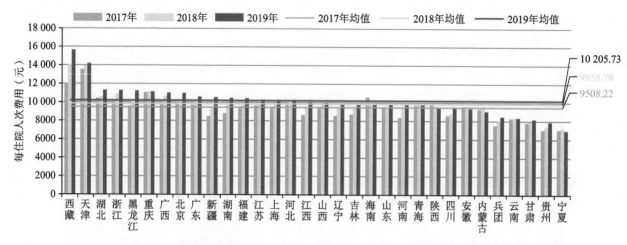

图 2-4-1-14　2017—2019 年全国各省（自治区、直辖市）三级公立医院剖宫产患者每住院人次费用

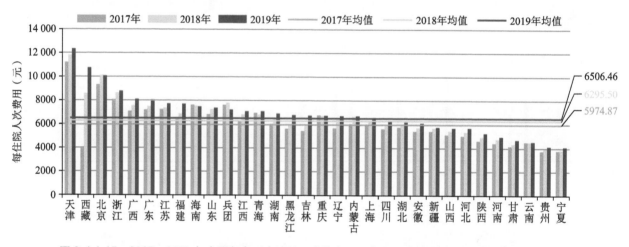

图 2-4-1-15　2017—2019 年全国各省（自治区、直辖市）二级公立医院剖宫产患者每住院人次费用

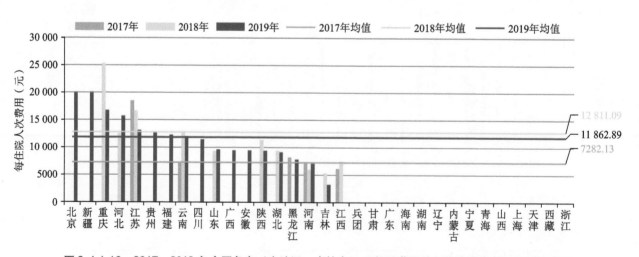

图 2-4-1-16　2017—2019 年全国各省（自治区、直辖市）三级民营医院剖宫产患者每住院人次费用

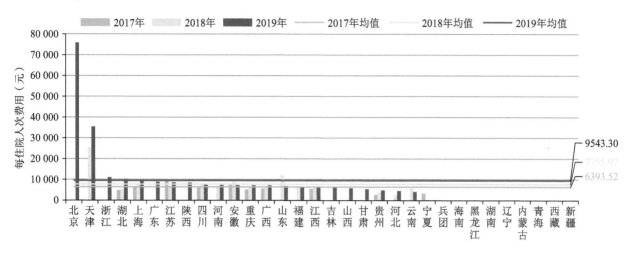

图 2-4-1-17　2017—2019 年全国各省（自治区、直辖市）二级民营医院剖宫产患者每住院人次费用

（5）异地就医占比（省外转入就医）

剖宫产患者异地就医占比（省外转入就医），三级公立医院 2019 年为 5.04%，低于 2018 年同期的 5.11%（图 2-4-1-18）；二级公立医院自 2017 年的 4.75%，逐年增长至 2019 年的 4.81%（图 2-4-1-19）；三级民营医院自 2017 年的 1.80%，逐年增长至 2019 年的 4.98%（图 2-4-1-20）；二级民营医院自 2017 年的 8.94%，逐年下降至 2019 年的 3.84%。

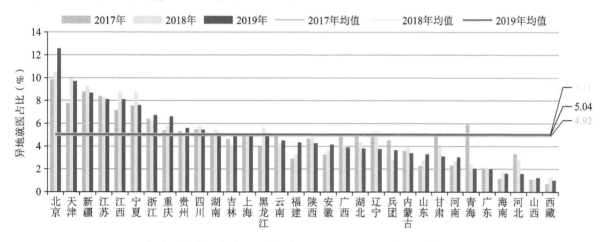

图 2-4-1-18　2017—2019 年全国各省（自治区、直辖市）三级公立医院剖宫产患者异地就医占比（省外转入就医）

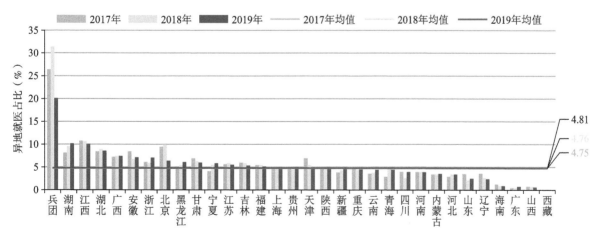

图 2-4-1-19　2017—2019 年全国各省（自治区、直辖市）二级公立医院剖宫产患者异地就医占比（省外转入就医）

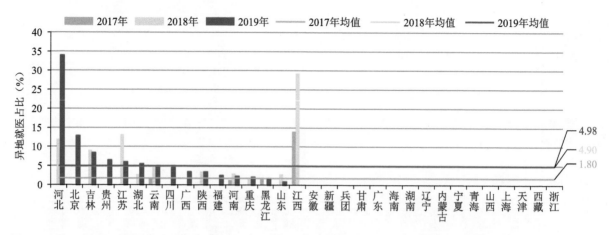

图 2-4-1-20　2017—2019 年全国各省（自治区、直辖市）三级民营医院剖宫产患者异地就医占比（省外转入就医）

（6）异地就医占比（本省转出就医）

剖宫产患者异地就医占比（本省转出就医），三级公立医院自 2017 年的 10.95%，逐年增长至 2019 年的 12.32%（图 2-4-1-21）；二级公立医院自 2017 年的 9.93%，逐年增长至 2019 年的 10.10%（图 2-4-1-22）；三级民营医院 2019 年为 11.01%，低于 2018 年同期的 14.56%（图 2-4-1-23）；二级民营医院自 2017 年的 12.88%，逐年下降至 2019 年的 7.93%。

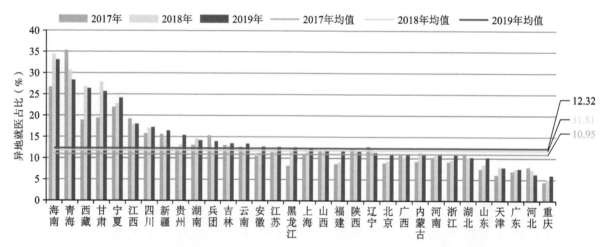

图 2-4-1-21　2017—2019 年全国各省（自治区、直辖市）三级公立医院剖宫产患者异地就医占比（本省转出就医）

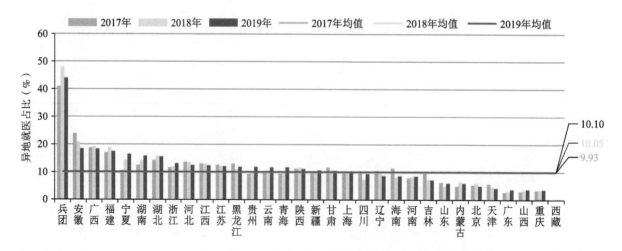

图 2-4-1-22　2017—2019 年全国各省（自治区、直辖市）二级公立医院剖宫产患者异地就医占比（本省转出就医）

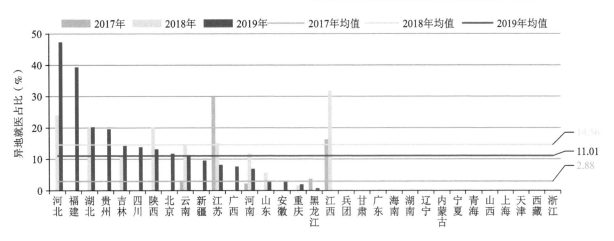

图 2-4-1-23　2017—2019 年全国各省（自治区、直辖市）三级民营医院剖宫产患者异地就医占比（本省转出就医）

二、阴道分娩

ICD-9-CM-3 编码：72.0-72.9，73.01-73.21，73.40-73.94 伴 Z37。

1. 全国情况（图 2-4-1-24 至图 2-4-1-27）

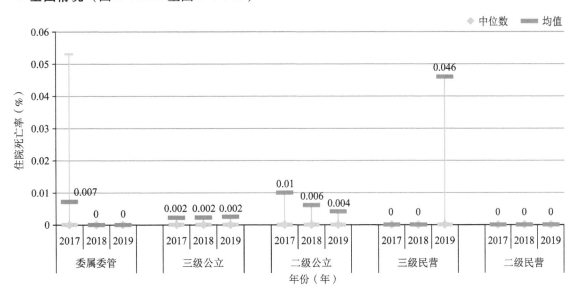

图 2-4-1-24　2017—2019 年全国各级医院阴道分娩患者住院死亡率

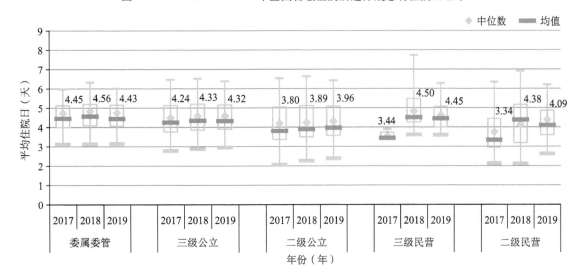

图 2-4-1-25　2017—2019 年全国各级医院阴道分娩患者平均住院日

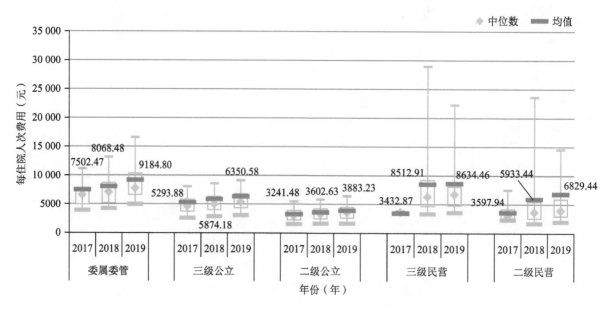

图 2-4-1-26　2017—2019 年全国各级医院阴道分娩患者每住院人次费用

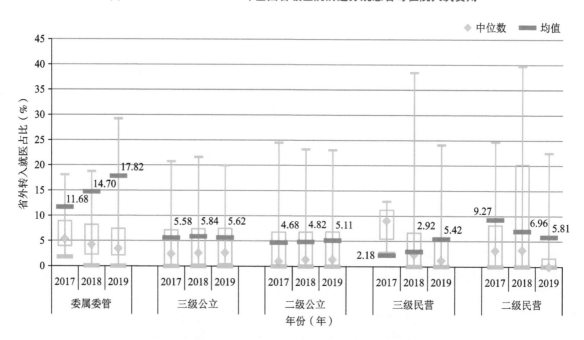

图 2-4-1-27　2017—2019 年全国各级医院阴道分娩患者省外转入就医占比

2. 各省（自治区、直辖市）情况

（1）平均住院日

阴道分娩患者平均住院日，三级公立医院 2019 年为 4.32 天，低于 2018 年同期的 4.33 天（图 2-4-1-28）；二级公立医院自 2017 年的 3.80 天，逐年增长至 2019 年的 3.96 天（图 2-4-1-29）；三级民营医院 2019 年为 4.45 天，低于 2018 年同期的 4.50 天（图 2-4-1-30）；二级民营医院 2019 年为 4.09 天，低于 2018 年同期的 4.38 天（图 2-4-1-31）。

（2）每住院人次费用

阴道分娩患者每住院人次费用，三级公立医院自 2017 年的 5293.88 元，逐年增长至 2019 年的 6350.58 元（图 2-4-1-32）；二级公立医院自 2017 年的 3241.48 元，逐年增长至 2019 年的 3883.23 元（图 2-4-1-33）；三级民营医院自 2017 年的 3432.87 元，逐年增长至 2019 年的 8634.46 元（图 2-4-1-34）；二级民营医院自 2017 年的 3597.94 元，逐年增长至 2019 年的 6829.44 元（图 2-4-1-35）。

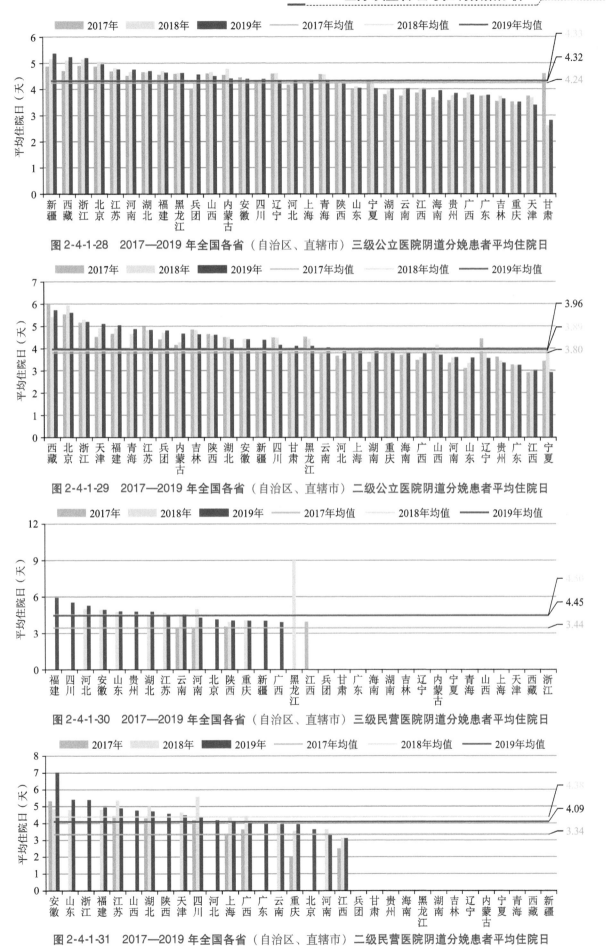

图 2-4-1-28　2017—2019 年全国各省（自治区、直辖市）三级公立医院阴道分娩患者平均住院日

图 2-4-1-29　2017—2019 年全国各省（自治区、直辖市）二级公立医院阴道分娩患者平均住院日

图 2-4-1-30　2017—2019 年全国各省（自治区、直辖市）三级民营医院阴道分娩患者平均住院日

图 2-4-1-31　2017—2019 年全国各省（自治区、直辖市）二级民营医院阴道分娩患者平均住院日

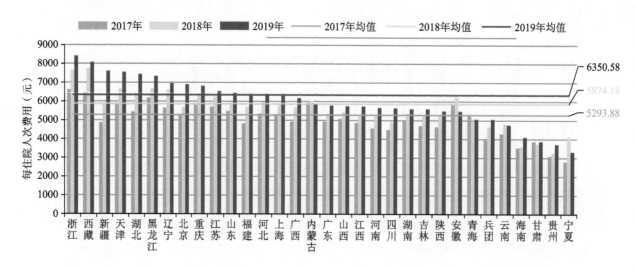

图 2-4-1-32　2017—2019 年全国各省（自治区、直辖市）三级公立医院阴道分娩患者每住院人次费用

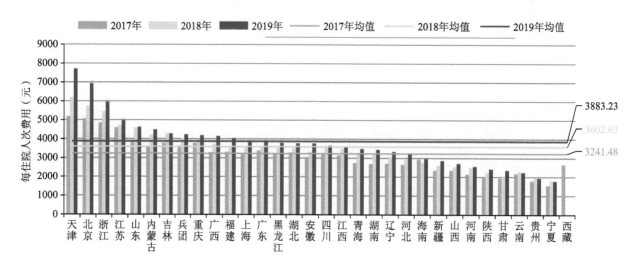

图 2-4-1-33　2017—2019 年全国各省（自治区、直辖市）二级公立医院阴道分娩患者每住院人次费用

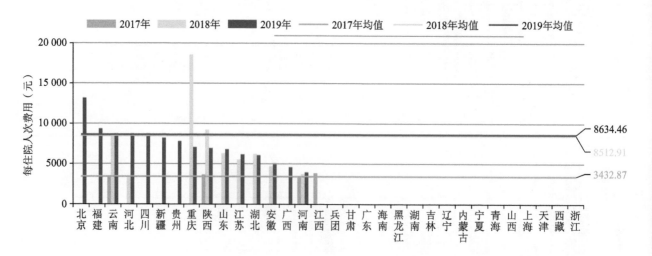

图 2-4-1-34　2017—2019 年全国各省（自治区、直辖市）三级民营医院阴道分娩患者每住院人次费用

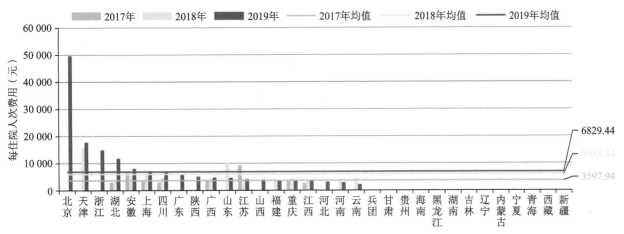

图 2-4-1-35 2017—2019 年全国各省（自治区、直辖市）二级民营医院阴道分娩患者每住院人次费用

（3）异地就医占比（省外转入就医）

阴道分娩患者异地就医占比（省外转入就医），三级公立医院 2019 年为 5.62%，低于 2018 年同期的 5.84%（图 2-4-1-36）；二级公立医院自 2017 年的 4.68%，逐年增长至 2019 年的 5.11%（图 2-4-1-37）；三级民营医院自 2017 年的 2.18%，逐年增长至 2019 年的 5.42%；二级民营医院自 2017 年的 9.27%，逐年下降至 2019 年的 5.81%。

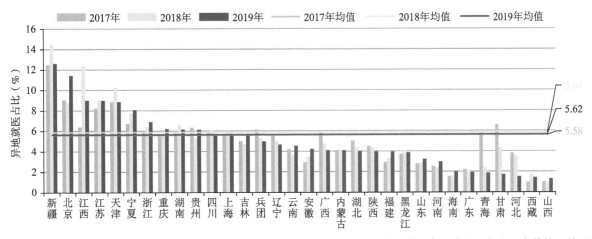

图 2-4-1-36 2017—2019 年全国各省（自治区、直辖市）三级公立医院阴道分娩患者异地就医占比（省外转入就医）

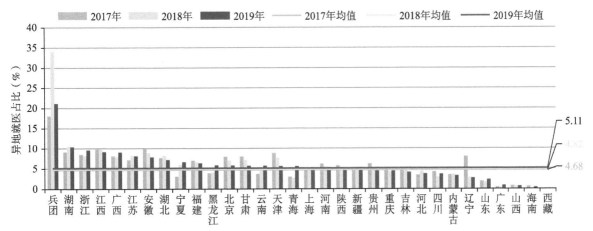

图 2-4-1-37 2017—2019 年全国各省（自治区、直辖市）二级公立医院阴道分娩患者异地就医占比（省外转入就医）

（4）异地就医占比（本省转出就医）

阴道分娩患者异地就医占比（本省转出就医），三级公立医院自 2017 年的 10.99%，逐年增长至 2019 年的 11.88%（图 2-4-1-38）；二级公立医院 2019 年为 10.52%，高于 2018 年同期水平（图 2-4-1-39）。

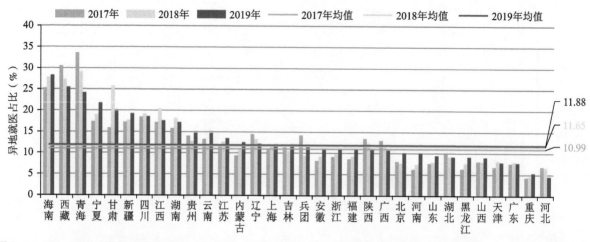

图 2-4-1-38　2017—2019 年全国各省（自治区、直辖市）三级公立医院阴道分娩患者异地就医占比（本省转出就医）

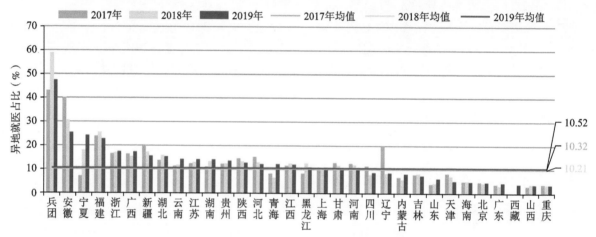

图 2-4-1-39　2017—2019 年全国各省（自治区、直辖市）二级公立医院阴道分娩患者异地就医占比（本省转出就医）

三、骨折、关节切开复位内固定术

ICD-9-CM-3 编码：79.3，79.8。

1. 全国情况（图 2-4-1-40 至图 2-4-1-44）

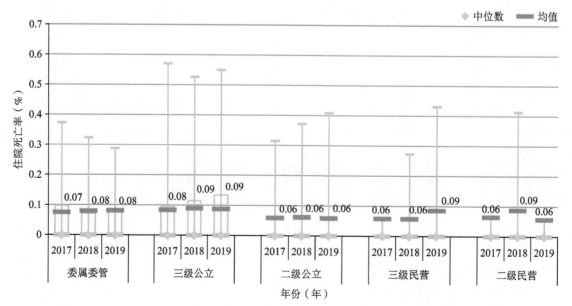

图 2-4-1-40　2017—2019 年全国各级医院骨折、关节切开复位内固定术患者住院死亡率

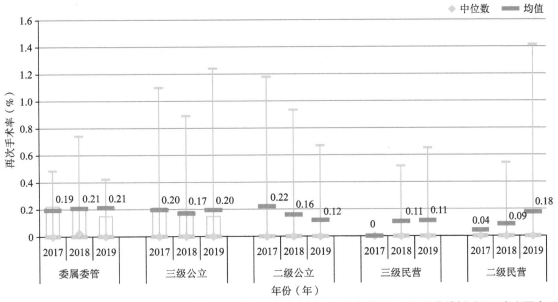

图 2-4-1-41 2017—2019 年全国各级医院骨折、关节切开复位内固定术患者术后 0~31 天非计划重返手术室再次手术率

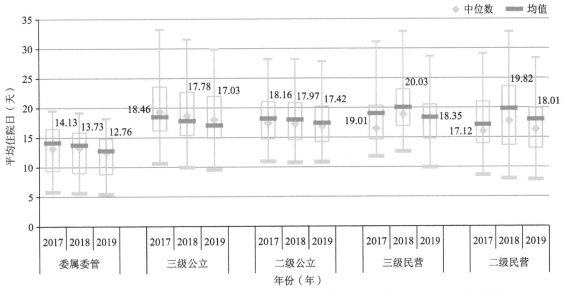

图 2-4-1-42 2017—2019 年全国各级医院骨折、关节切开复位内固定术患者平均住院日

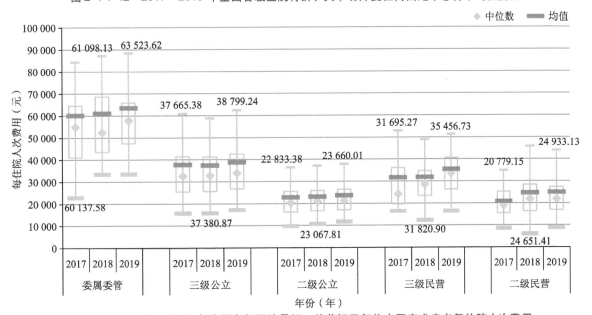

图 2-4-1-43 2017—2019 年全国各级医院骨折、关节切开复位内固定术患者每住院人次费用

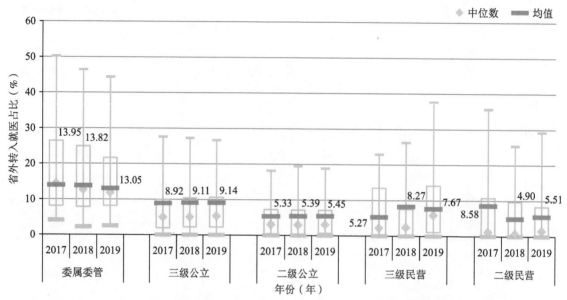

图 2-4-1-44　2017—2019 年全国各级医院骨折、关节切开复位内固定术患者省外转入就医占比

2. 各省（自治区、直辖市）情况

（1）住院死亡率

骨折、关节切开复位内固定术患者住院死亡率，三级公立医院 2019 年为 0.09%，与 2018 年同期相比无明显变化（图 2-4-1-45）；二级公立医院 2019 年为 0.06%，基本与去年同期保持一致（图 2-4-1-46）；三级民营医院 2019 年为 0.09%，高于 2018 年同期的 0.06%（图 2-4-1-47）；二级民营医院 2019 年为 0.06%，低于 2018 年同期的 0.09%。

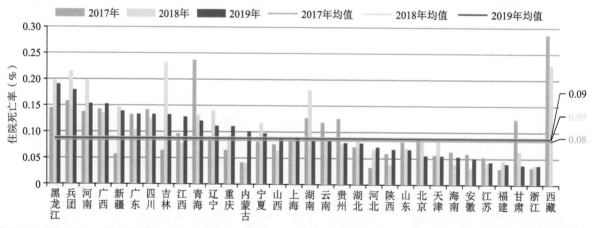

图 2-4-1-45　2017—2019 年全国各省（自治区、直辖市）三级公立医院骨折、关节切开复位内固定术患者住院死亡率

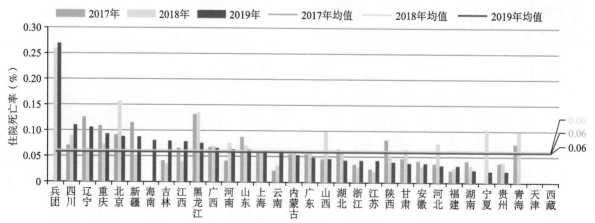

图 2-4-1-46　2017—2019 年全国各省（自治区、直辖市）二级公立医院骨折、关节切开复位内固定术患者住院死亡率

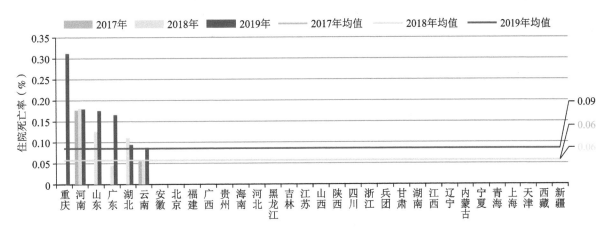

图 2-4-1-47 2017—2019 年全国各省（自治区、直辖市）三级民营医院骨折、关节切开复位内固定术患者住院死亡率

（2）术后 0～31 天非计划重返手术室再次手术率

骨折、关节切开复位内固定术患者术后 0～31 天非计划重返手术室再次手术率，三级公立医院 2019 年为 0.20%，高于 2018 年同期的 0.17%（图 2-4-1-48）；二级公立医院自 2017 年的 0.22%，逐年下降至 2019 年的 0.12%（图 2-4-1-49）；三级民营医院 2019 年为 0.11%（图 2-4-1-50）；二级民营医院自 2017 年的 0.04%，逐年增长至 2019 年的 0.18%（图 2-4-1-51）。

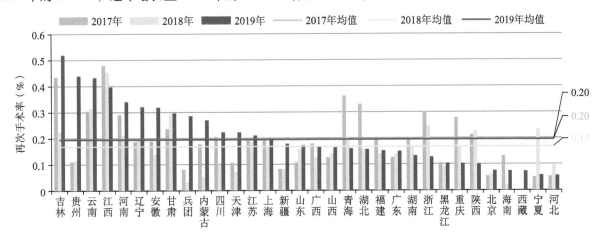

图 2-4-1-48 2017—2019 年全国各省（自治区、直辖市）三级公立医院骨折、关节切开复位内固定术患者术后 0～31 天非计划重返手术室再次手术率

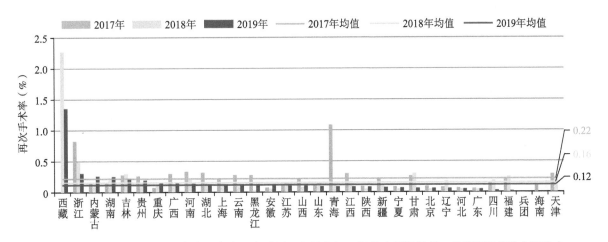

图 2-4-1-49 2017—2019 年全国各省（自治区、直辖市）二级公立医院骨折、关节切开复位内固定术患者术后 0～31 天非计划重返手术室再次手术率

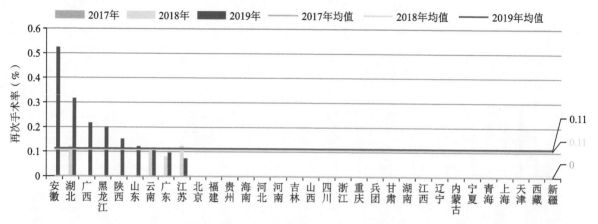

图 2-4-1-50 2017—2019 年全国各省（自治区、直辖市）三级民营医院骨折、关节切开复位内固定术
患者术后 0～31 天非计划重返手术室再次手术率

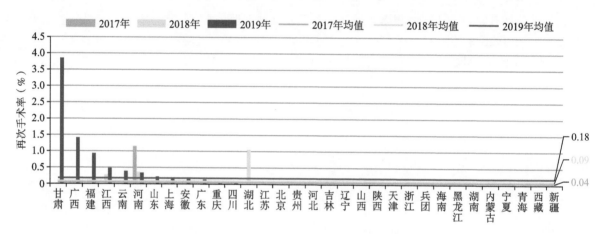

图 2-4-1-51 2017—2019 年全国各省（自治区、直辖市）二级民营医院骨折、关节切开复位内固定术
患者术后 0～31 天非计划重返手术室再次手术率

（3）平均住院日

骨折、关节切开复位内固定术患者平均住院日，三级公立医院自 2017 年的 18.46 天，逐年下降至
2019 年的 17.03 天（图 2-4-1-52）；二级公立医院自 2017 年的 18.16 天，逐年下降至 2019 年的 17.42 天
（图 2-4-1-53）；三级民营医院 2019 年为 18.35 天，低于 2018 年同期的 20.03 天（图 2-4-1-54）；二级民
营医院 2019 年为 18.01 天，低于 2018 年同期的 19.82 天（图 2-4-1-55）。

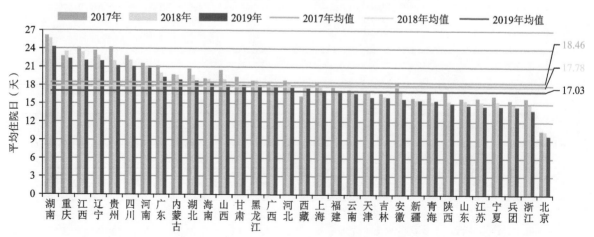

图 2-4-1-52 2017—2019 年全国各省（自治区、直辖市）三级公立医院骨折、关节切开复位内固定术患者平均住院日

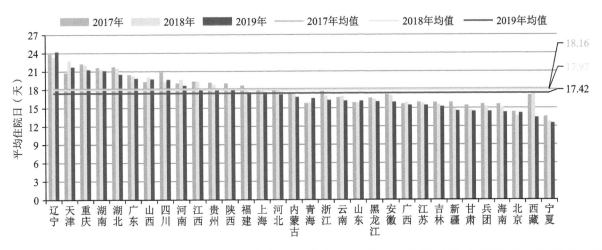

图 2-4-1-53 2017—2019 年全国各省（自治区、直辖市）二级公立医院骨折、关节切开复位内固定术患者平均住院日

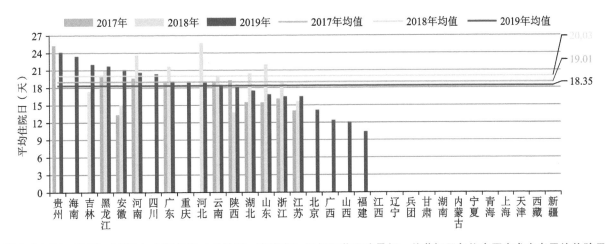

图 2-4-1-54 2017—2019 年全国各省（自治区、直辖市）三级民营医院骨折、关节切开复位内固定术患者平均住院日

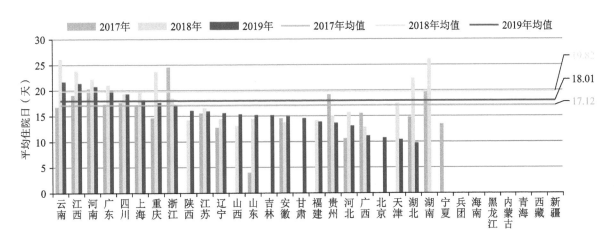

图 2-4-1-55 2017—2019 年全国各省（自治区、直辖市）二级民营医院骨折、关节切开复位内固定术患者平均住院日

（4）每住院人次费用

骨折、关节切开复位内固定术患者每住院人次费用，三级公立医院 2019 年为 38 799.24 元，高于 2018 年同期的 37 380.87 元（图 2-4-1-56）；二级公立医院自 2017 年的 22 833.38 元，逐年增长至 2019 年的 23 660.01 元（图 2-4-1-57）；三级民营医院自 2017 年的 31 695.27 元，逐年增长至 2019 年的 35 456.73 元（图 2-4-1-58）；二级民营医院自 2017 年的 20 779.15 元，逐年增长至 2019 年的 24 933.13 元（图 2-4-1-59）。

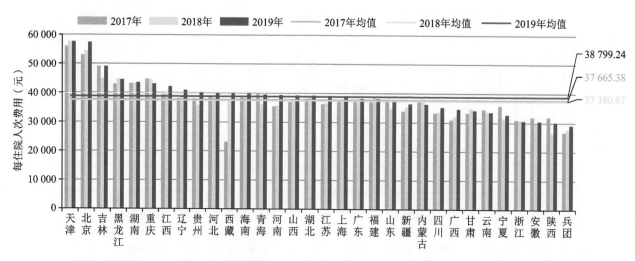

图 2-4-1-56 2017—2019 年全国各省（自治区、直辖市）三级公立医院骨折、关节切开复位内固定术患者每住院人次费用

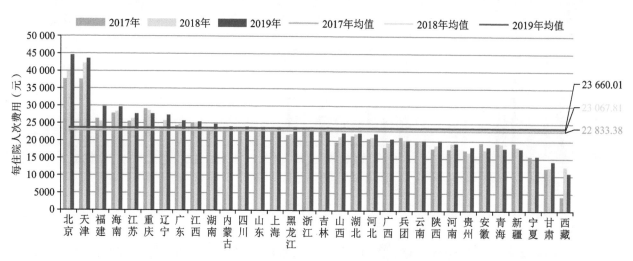

图 2-4-1-57 2017—2019 年全国各省（自治区、直辖市）二级公立医院骨折、关节切开复位内固定术患者每住院人次费用

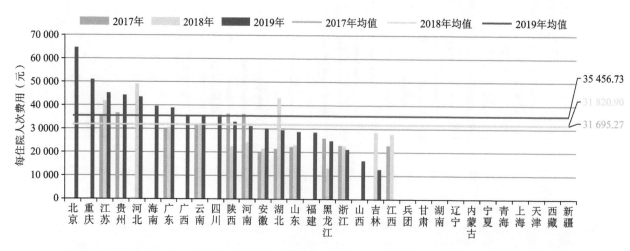

图 2-4-1-58 2017—2019 年全国各省（自治区、直辖市）三级民营医院骨折、关节切开复位内固定术患者每住院人次费用

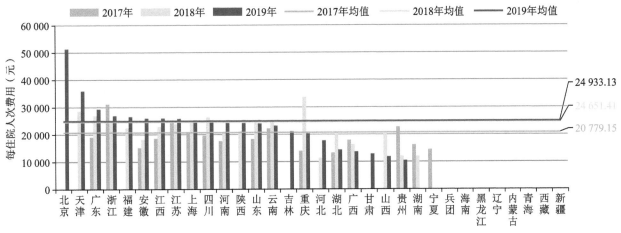

图 2-4-1-59　2017—2019 年全国各省（自治区、直辖市）二级民营医院骨折、关节切开复位内固定术患者每住院人次费用

（5）异地就医占比（省外转入就医）

骨折、关节切开复位内固定术患者异地就医占比（省外转入就医），三级公立医院自 2017 年的 8.92%，逐年增长至 2019 年的 9.14%（图 2-4-1-60）；二级公立医院自 2017 年的 5.33%，逐年增长至 2019 年的 5.45%（图 2-4-1-61）；三级民营医院 2019 年为 7.67%，低于 2018 年同期的 8.27%（图 2-4-1-62）；二级民营医院 2019 年为 5.51%，高于 2018 年同期的 4.90%。

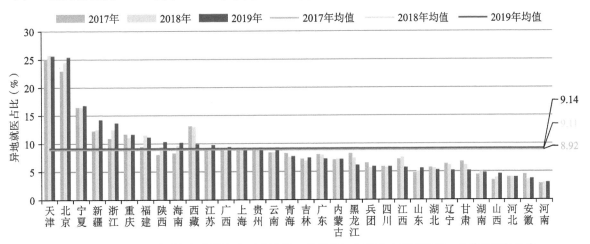

图 2-4-1-60　2017—2019 年全国各省（自治区、直辖市）三级公立医院骨折、关节切开复位内固定术患者异地就医占比（省外转入就医）

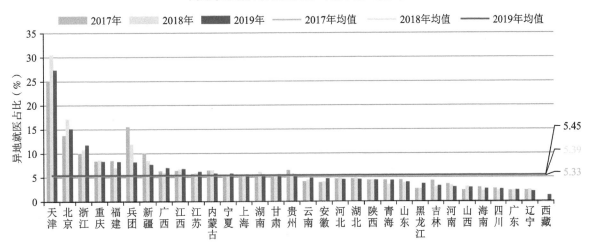

图 2-4-1-61　2017—2019 年全国各省（自治区、直辖市）二级公立医院骨折、关节切开复位内固定术患者异地就医占比（省外转入就医）

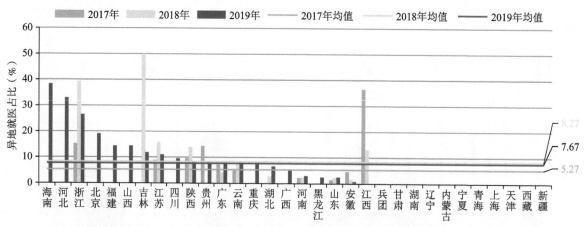

图 2-4-1-62　2017—2019 年全国各省（自治区、直辖市）三级民营医院骨折、关节切开复位内固定术患者异地就医占比（省外转入就医）

（6）异地就医占比（本省转出就医）

骨折、关节切开复位内固定术患者异地就医占比（本省转出就医），三级公立医院自 2017 年的 17.79%，逐年增长至 2019 年的 19.05%（图 2-4-1-63）；二级公立医院 2019 年为 9.43%，高于 2018 年同期的 9.39%（图 2-4-1-64）；三级民营医院 2019 年为 13.91%，低于 2018 年同期的 15.09%（图 2-4-1-65）；二级民营医院自 2017 年的 11.61%，逐年下降至 2019 年的 9.47%。

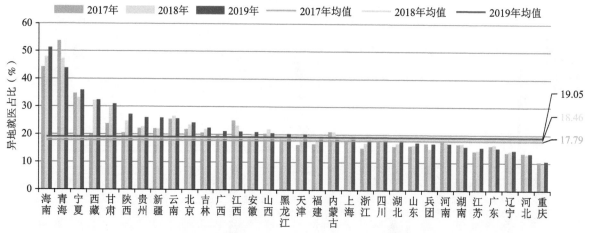

图 2-4-1-63　2017—2019 年全国各省（自治区、直辖市）三级公立医院骨折、关节切开复位内固定术患者异地就医占比（本省转出就医）

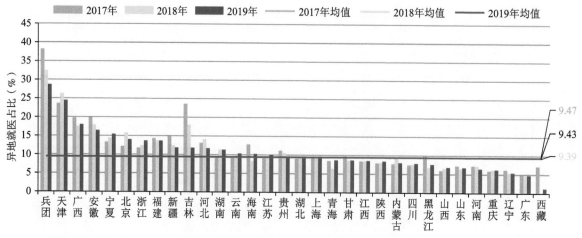

图 2-4-1-64　2017—2019 年全国各省（自治区、直辖市）二级公立医院骨折、关节切开复位内固定术患者异地就医占比（本省转出就医）

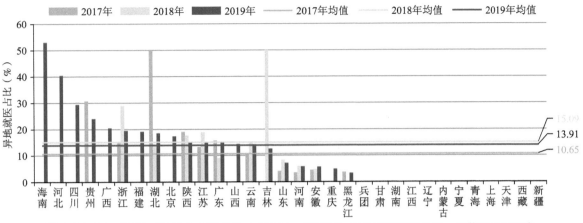

图 2-4-1-65　2017—2019 年全国各省（自治区、直辖市）三级民营医院骨折、关节切开复位内固定术患者异地就医占比（本省转出就医）

四、乳腺手术

ICD-9-CM-3 编码：85.20-85.89。

1. 全国情况（图 2-4-1-66 至图 2-4-1-68）

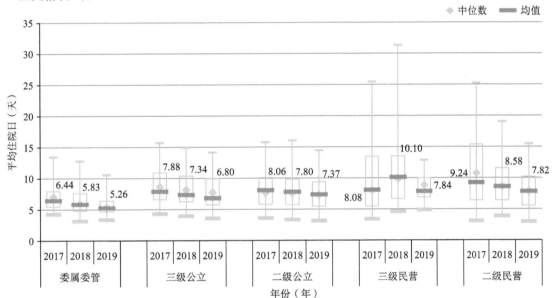

图 2-4-1-66　2017—2019 年全国各级医院乳腺手术患者平均住院日

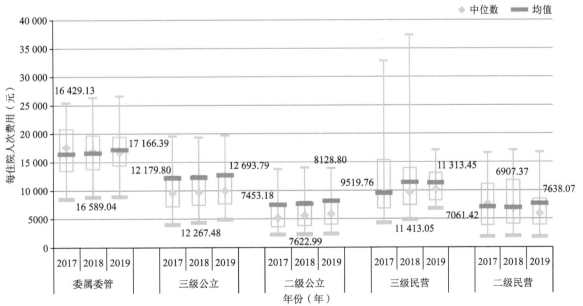

图 2-4-1-67　2017—2019 年全国各级医院乳腺手术患者每住院人次费用

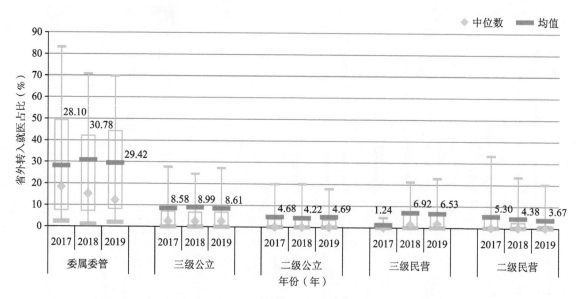

图 2-4-1-68　2017—2019 年全国各级医院乳腺手术患者省外转入就医占比

2. 各省（自治区、直辖市）情况

（1）平均住院日

乳腺手术患者平均住院日，三级公立医院自 2017 年的 7.88 天，逐年下降至 2019 年的 6.80 天（图 2-4-1-69）；二级公立医院自 2017 年的 8.06 天，逐年下降至 2019 年的 7.37 天（图 2-4-1-70）；三级民营医院 2019 年为 7.84 天，低于 2018 年同期的 10.10 天（图 2-4-1-71）；二级民营医院自 2017 年的 9.24 天，逐年下降至 2019 年的 7.82 天。

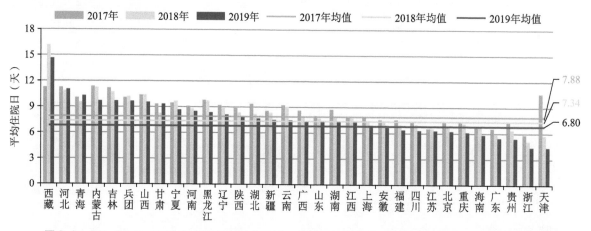

图 2-4-1-69　2017—2019 年全国各省（自治区、直辖市）三级公立医院乳腺手术患者平均住院日

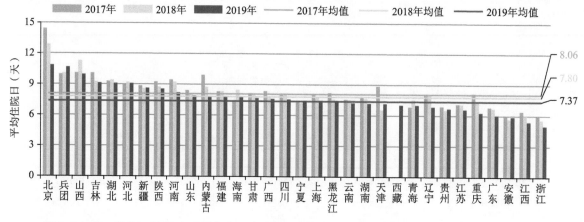

图 2-4-1-70　2017—2019 年全国各省（自治区、直辖市）二级公立医院乳腺手术患者平均住院日

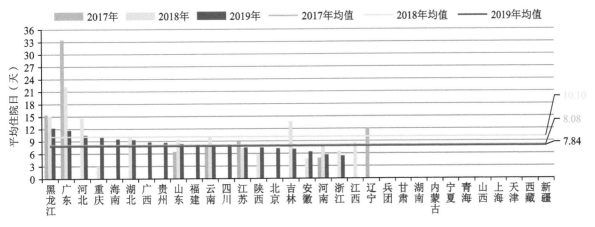

图 2-4-1-71　2017—2019 年全国各省（自治区、直辖市）三级民营医院乳腺手术患者平均住院日

（4）每住院人次费用

乳腺手术患者每住院人次费用，三级公立医院自 2017 年的 12 179.80 元，逐年增长至 2019 年的 12 693.79 元（图 2-4-1-72）；二级公立医院自 2017 年的 7453.18 元，逐年增长至 2019 年的 8128.80 元（图 2-4-1-73）；三级民营医院 2019 年为 11 313.45 元，低于 2018 年同期的 11 413.05 元（图 2-4-1-74）；二级民营医院 2019 年为 7638.07 元，高于 2018 年同期的 6907.37 元。

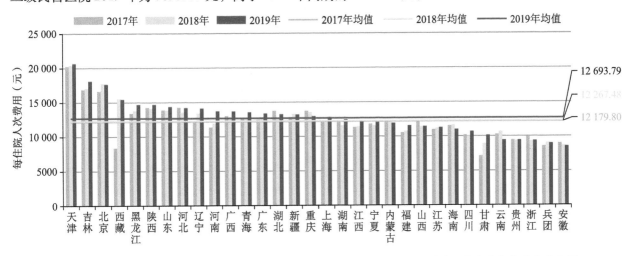

图 2-4-1-72　2017—2019 年全国各省（自治区、直辖市）三级公立医院乳腺手术患者每住院人次费用

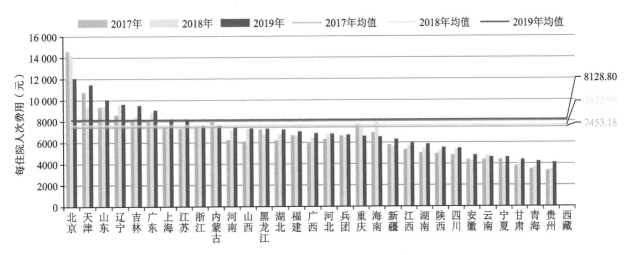

图 2-4-1-73　2017—2019 年全国各省（自治区、直辖市）二级公立医院乳腺手术患者每住院人次费用

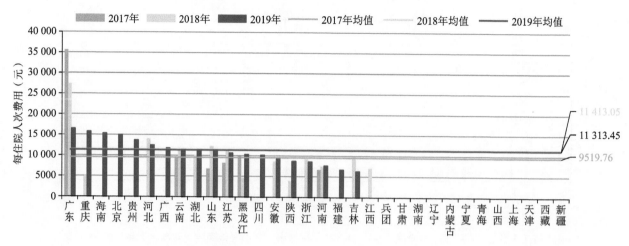

图 2-4-1-74　2017—2019 年全国各省（自治区、直辖市）三级民营医院乳腺手术患者每住院人次费用

（5）异地就医占比（省外转入就医）

乳腺手术患者异地就医占比（省外转入就医），三级公立医院 2019 年为 8.61%，低于 2018 年同期的 8.99%（图 2-4-1-75）；二级公立医院 2019 年为 4.69%，高于 2018 年同期的 4.22%（图 2-4-1-76）；三级民营医院 2019 年为 6.53%，低于 2018 年同期的 6.92%（图 2-4-1-77）；二级民营医院自 2017 年的 5.30%，逐年下降至 2019 年的 3.67%。

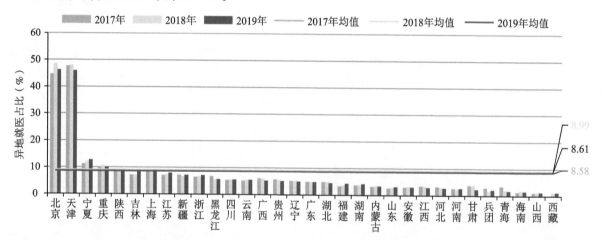

图 2-4-1-75　2017—2019 年全国各省（自治区、直辖市）三级公立医院乳腺手术患者异地就医占比（省外转入就医）

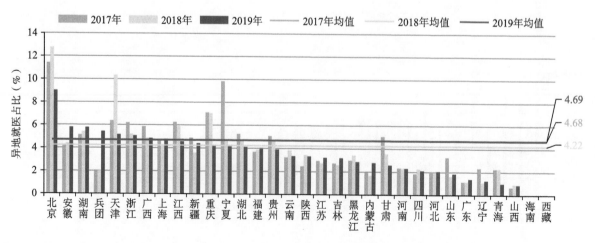

图 2-4-1-76　2017—2019 年全国各省（自治区、直辖市）二级公立医院乳腺手术患者异地就医占比（省外转入就医）

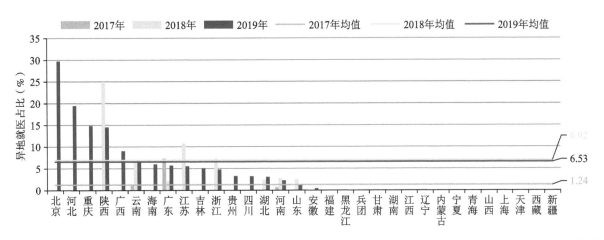

图 2-4-1-77　2017—2019 年全国各省（自治区、直辖市）三级民营医院乳腺手术患者异地就医占比（省外转入就医）

（6）异地就医占比（本省转出就医）

乳腺手术患者异地就医占比（本省转出就医），三级公立医院自 2017 年的 24.26%，逐年增长至 2019 年的 25.46%（图 2-4-1-78）；二级公立医院 2019 年为 8.82%，高于 2018 年同期的 8.38%（图 2-4-1-79）；三级民营医院自 2017 年的 3.16%，逐年增长至 2019 年的 24.28%（图 2-4-1-80）；二级民营医院自 2017 年的 11.05%，逐年下降至 2019 年的 8.74%。

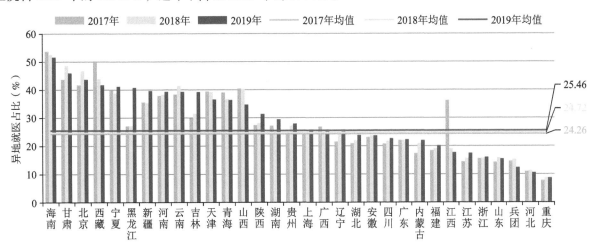

图 2-4-1-78　2017—2019 年全国各省（自治区、直辖市）三级公立医院乳腺手术患者异地就医占比（本省转出就医）

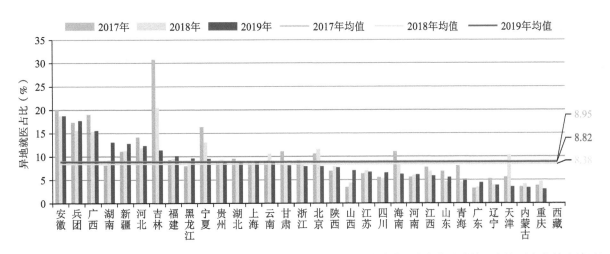

图 2-4-1-79　2017—2019 年全国各省（自治区、直辖市）二级公立医院乳腺手术患者异地就医占比（本省转出就医）

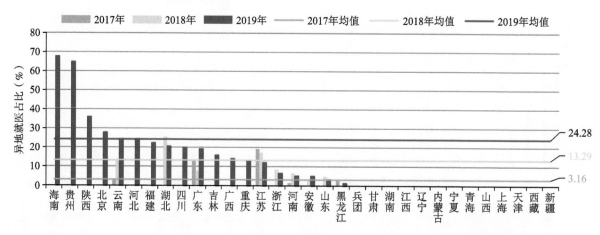

图 2-4-1-80　2017—2019 年全国各省（自治区、直辖市）三级民营医院乳腺手术患者异地就医占比（本省转出就医）

五、经皮冠状动脉介入治疗（PCI）

ICD-9-CM-3 编码：00.66，36.06，36.07。

1. 全国情况（图 2-4-1-81 至图 2-4-1-85）

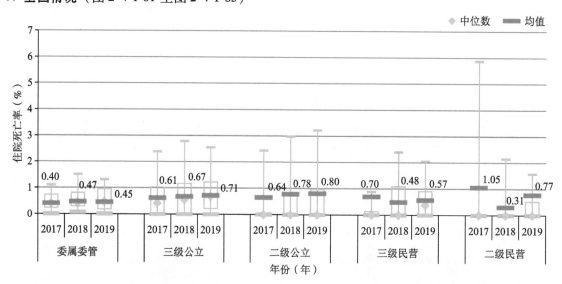

图 2-4-1-81　2017—2019 年全国各级医院经皮冠状动脉介入治疗（PCI）患者住院死亡率

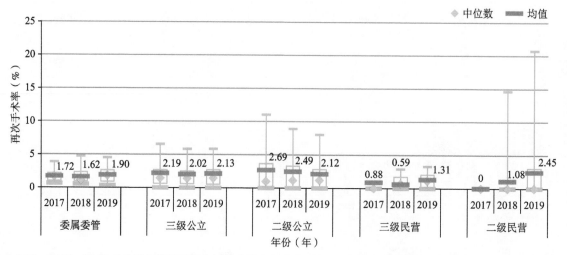

图 2-4-1-82　2017—2019 年全国各级医院经皮冠状动脉介入治疗（PCI）患者术后 0～31 天非计划重返手术室再次手术率

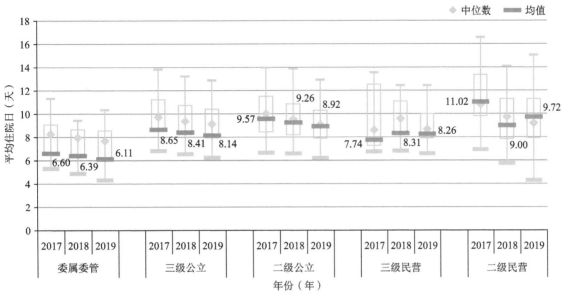

图 2-4-1-83　2017—2019 年全国各级医院经皮冠状动脉介入治疗（PCI）患者平均住院日

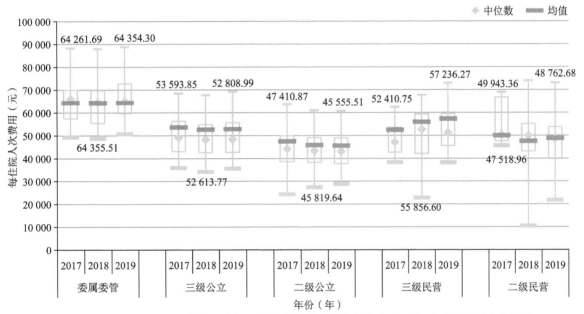

图 2-4-1-84　2017—2019 年全国各级医院经皮冠状动脉介入治疗（PCI）患者每住院人次费用

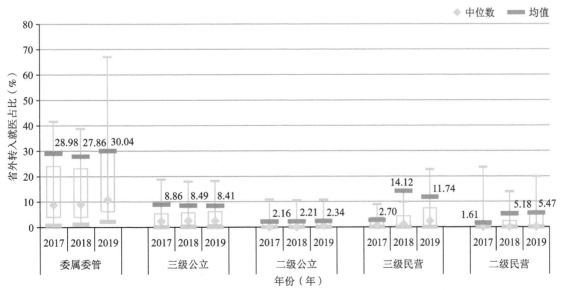

图 2-4-1-85　2017—2019 年全国各级医院经皮冠状动脉介入治疗（PCI）患者省外转入就医占比

2. 各省（自治区、直辖市）情况

（1）住院死亡率

经皮冠状动脉介入治疗（PCI）患者住院死亡率，三级公立医院自2017年的0.61%，逐年增长至2019年的0.71%（图2-4-1-86）；二级公立医院自2017年的0.64%，逐年增长至2019年的0.80%（图2-4-1-87）；三级民营医院2019年为0.57%，高于2018年同期的0.48%（图2-4-1-88）；二级民营医院2019年为0.77%，高于2018年同期的0.31%（图2-4-1-89）。

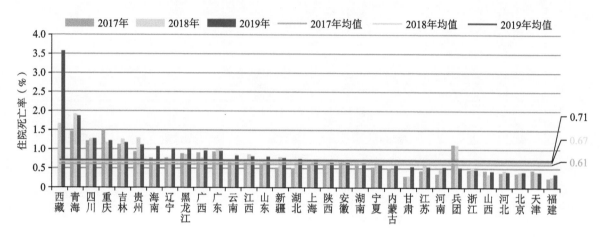

图2-4-1-86　2017—2019年全国各省（自治区、直辖市）三级公立医院经皮冠状动脉介入治疗（PCI）患者住院死亡率

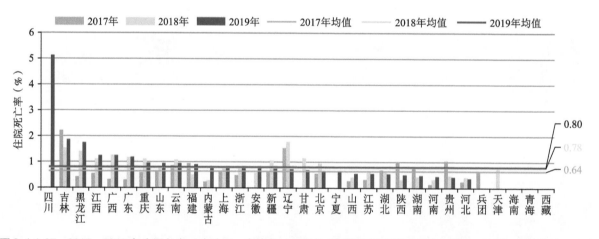

图2-4-1-87　2017—2019年全国各省（自治区、直辖市）二级公立医院经皮冠状动脉介入治疗（PCI）患者住院死亡率

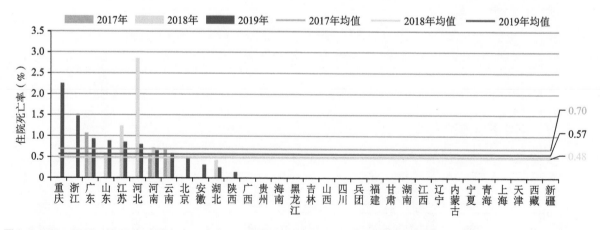

图2-4-1-88　2017—2019年全国各省（自治区、直辖市）三级民营医院经皮冠状动脉介入治疗（PCI）患者住院死亡率

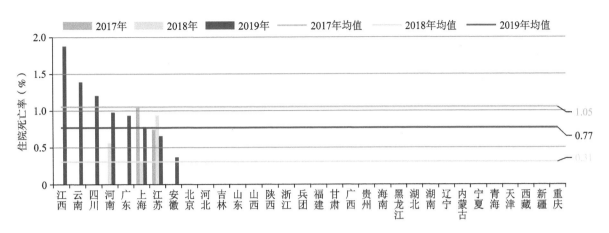

图 2-4-1-89　2017—2019 年全国各省（自治区、直辖市）二级民营医院经皮冠状动脉介入治疗（PCI）患者住院死亡率

（2）术后 0～31 天非计划重返手术室再次手术率

经皮冠状动脉介入治疗（PCI）患者术后 0～31 天非计划重返手术室再次手术率，三级公立医院 2019 年为 2.13%，高于 2018 年同期的 2.02%（图 2-4-1-90）；二级公立医院自 2017 年的 2.69%，逐年下降至 2019 年的 2.12%（图 2-4-1-91）；三级民营医院 2019 年为 1.31%，高于 2018 年同期的 0.59%（图 2-4-1-92）；二级民营医院自 2017 年的 0，逐年增长至 2019 年的 2.45%（图 2-4-1-93）。

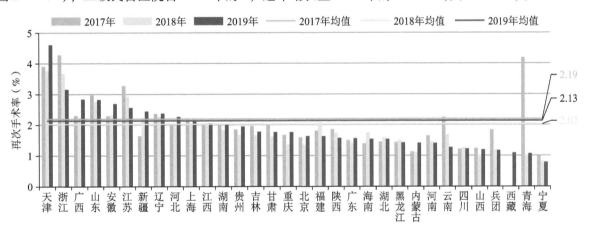

图 2-4-1-90　2017—2019 年全国各省（自治区、直辖市）三级公立医院经皮冠状动脉介入治疗（PCI）
患者术后 0～31 天非计划重返手术室再次手术率

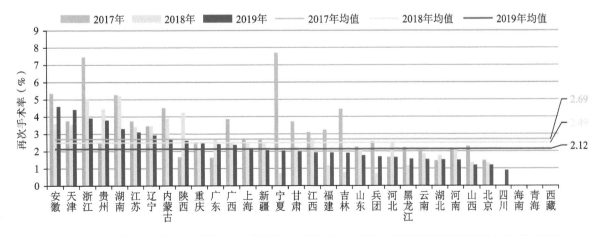

图 2-4-1-91　2017—2019 年全国各省（自治区、直辖市）二级公立医院经皮冠状动脉介入治疗（PCI）
患者术后 0～31 天非计划重返手术室再次手术率

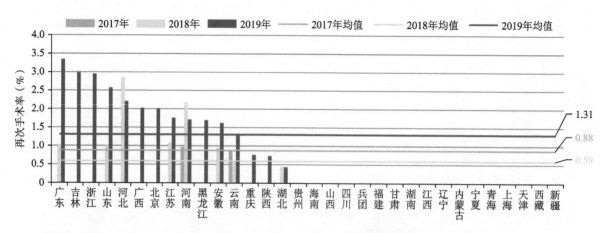

图 2-4-1-92　2017—2019 年全国各省（自治区、直辖市）三级民营医院经皮冠状动脉介入治疗（PCI）
患者术后 0～31 天非计划重返手术室再次手术率

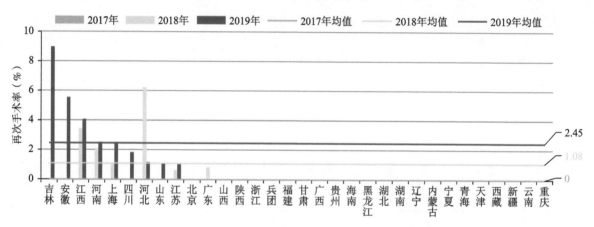

图 2-4-1-93　2017—2019 年全国各省（自治区、直辖市）二级民营医院经皮冠状动脉介入治疗（PCI）
患者术后 0～31 天非计划重返手术室再次手术率

（3）平均住院日

经皮冠状动脉介入治疗（PCI）患者平均住院日，三级公立医院自 2017 年的 8.65 天，逐年下降至 2019 年的 8.14 天（图 2-4-1-94）；二级公立医院自 2017 年的 9.57 天，逐年下降至 2019 年的 8.92 天（图 2-4-1-95）；三级民营医院 2019 年为 8.26 天，低于 2018 年同期的 8.31 天（图 2-4-1-96）；二级民营医院 2019 年为 9.72 天，高于 2018 年同期的 9.00 天（图 2-4-1-97）。

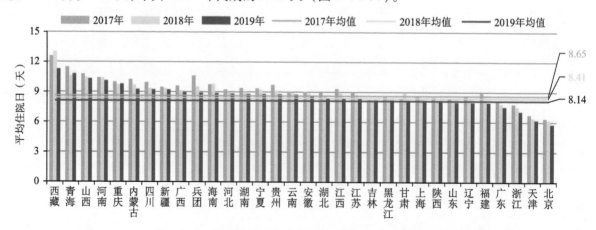

图 2-4-1-94　2017—2019 年全国各省（自治区、直辖市）三级公立医院经皮冠状动脉
介入治疗（PCI）患者平均住院日

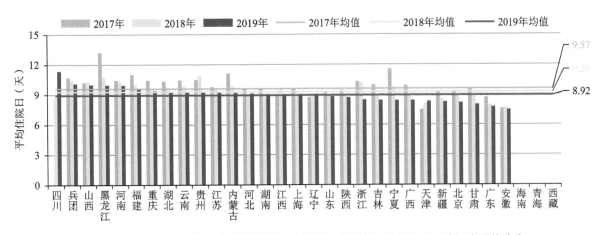

图2-4-1-95　2017—2019年全国各省（自治区、直辖市）二级公立医院经皮冠状动脉
介入治疗（PCI）患者平均住院日

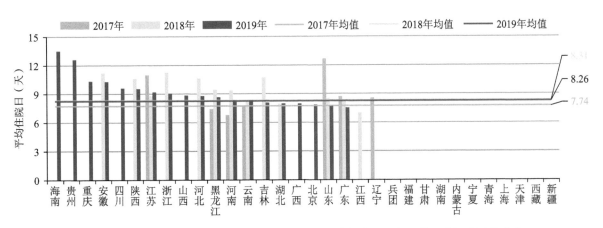

图2-4-1-96　2017—2019年全国各省（自治区、直辖市）三级民营医院经皮冠状动脉
介入治疗（PCI）患者平均住院日

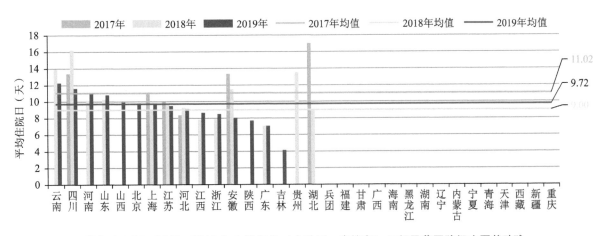

图2-4-1-97　2017—2019年全国各省（自治区、直辖市）二级民营医院经皮冠状动脉
介入治疗（PCI）患者平均住院日

（4）每住院人次费用

经皮冠状动脉介入治疗（PCI）患者每住院人次费用，三级公立医院2019年为52 808.99元，高于2018年同期的52 613.77元（图2-4-1-98）；二级公立医院自2017年的47 410.87元，逐年下降至2019年的45 555.51元（图2-4-1-99）；三级民营医院自2017年的52 410.75元，逐年增长至2019年的57 236.27元（图2-4-1-100）；二级民营医院2019年为48 762.68元，高于2018年同期的47 518.96元（图2-4-1-101）。

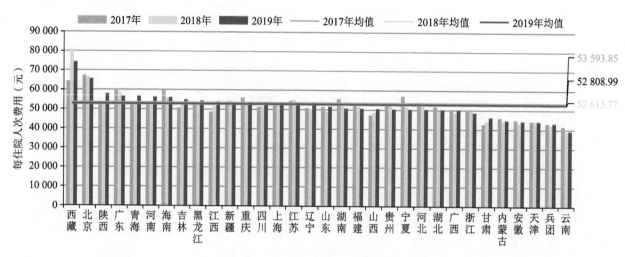

图 2-4-1-98　2017—2019 年全国各省（自治区、直辖市）三级公立医院经皮冠状动脉介入治疗（PCI）
患者每住院人次费用

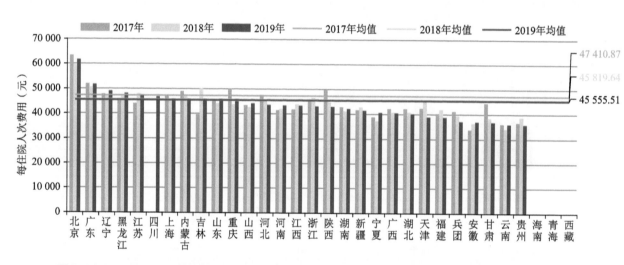

图 2-4-1-99　2017—2019 年全国各省（自治区、直辖市）二级公立医院经皮冠状动脉介入治疗（PCI）
患者每住院人次费用

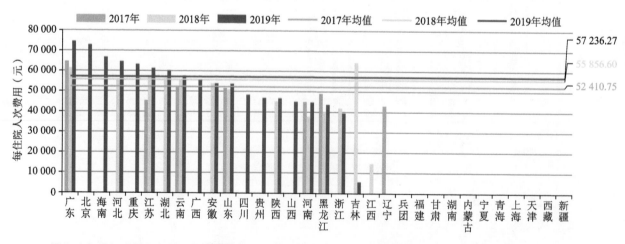

图 2-4-1-100　2017—2019 年全国各省（自治区、直辖市）三级民营医院经皮冠状动脉介入治疗（PCI）
患者每住院人次费用

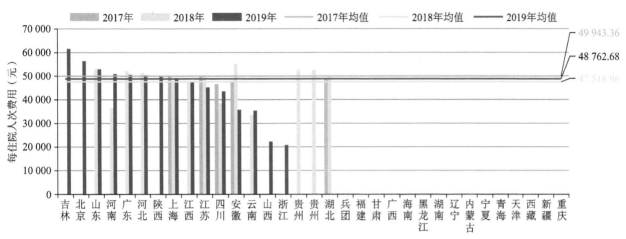

图 2-4-1-101　2017—2019 年全国各省（自治区、直辖市）二级民营医院经皮冠状动脉
介入治疗（PCI）患者每住院人次费用

（5）异地就医占比（省外转入就医）

经皮冠状动脉介入治疗（PCI）患者异地就医占比（省外转入就医），三级公立医院自 2017 年的 8.86%，逐年下降至 2019 年的 8.41%（图 2-4-1-102）；二级公立医院自 2017 年的 2.16%，逐年增长至 2019 年的 2.34%（图 2-4-1-103）；三级民营医院 2019 年为 11.74%，低于 2018 年同期的 14.12%（图 2-4-1-104）；二级民营医院自 2017 年的 1.61%，逐年增长至 2019 年的 5.47%。

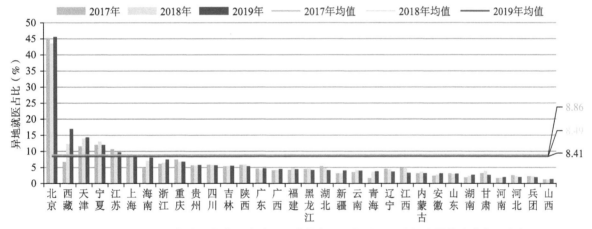

图 2-4-1-102　2017—2019 年全国各省（自治区、直辖市）三级公立医院经皮冠状动脉介入治疗（PCI）
患者异地就医占比（省外转入就医）

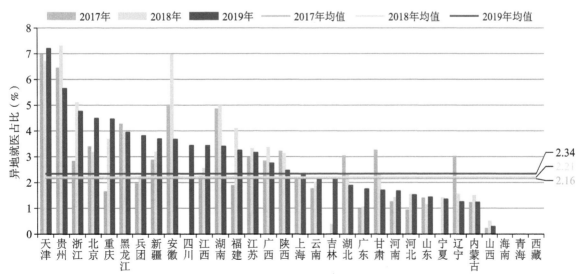

图 2-4-1-103　2017—2019 年全国各省（自治区、直辖市）二级公立医院经皮冠状动脉介入治疗（PCI）
患者异地就医占比（省外转入就医）

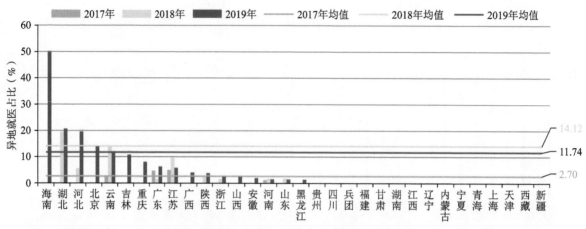

图 2-4-1-104　2017—2019 年全国各省（自治区、直辖市）三级民营医院经皮冠状动脉介入治疗（PCI）
患者异地就医占比（省外转入就医）

（6）异地就医占比（本省转出就医）

经皮冠状动脉介入治疗（PCI）患者异地就医占比（本省转出就医），三级公立医院 2019 年为 21.78%，高于 2018 年同期的 21.63%（图 2-4-1-105）；二级公立医院自 2017 年的 4.56%，逐年增长至 2019 年的 5.13%（图 2-4-1-106）；三级民营医院 2019 年为 24.7%，低于 2018 年同期的 33.13%（图 2-4-1-107）；二级民营医院自 2017 年的 7.57%，逐年增长至 2019 年的 9.73%。

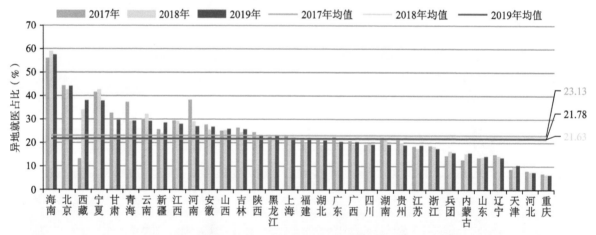

图 2-4-1-105　2017—2019 年全国各省（自治区、直辖市）三级公立医院经皮冠状动脉介入治疗（PCI）
患者异地就医占比（本省转出就医）

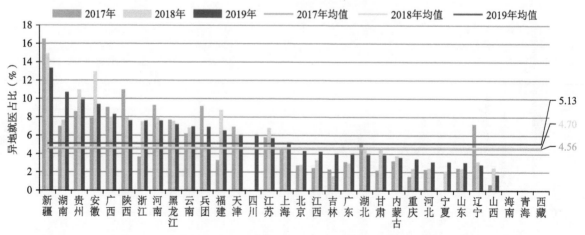

图 2-4-1-106　2017—2019 年全国各省（自治区、直辖市）二级公立医院经皮冠状动脉介入治疗（PCI）
患者异地就医占比（本省转出就医）

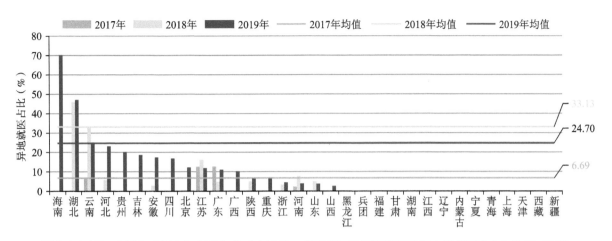

图 2-4-1-107 2017—2019 年全国各省（自治区、直辖市）三级民营医院经皮冠状动脉介入治疗（PCI）患者异地就医占比（本省转出就医）

第五章

重点肿瘤患者（住院非手术治疗/住院手术治疗）相关指标分析

2019 年重点肿瘤患者占全部出院人数的 9.62%，高于 2018 年的 8.31% 和 2017 年的 7.27%。排名前 5 位的病种分别为：

1. 肺癌（主要诊断或其他诊断 ICD-10：Z51.1，Z51.2，Z51.8）；
2. 乳腺癌（主要诊断 ICD-10：I60，I61，I62，I63）；
3. 结直肠癌（主要诊断 ICD-10：J10.0，J11.0，J12-J16，J18；年龄≥28 天）；
4. 胃癌（主要诊断或其他诊断为 ICD-10：原发病 I05-I09，I11-I13、I20、I21 伴 I50）；
5. 肝癌（主要诊断 ICD-10：J44）。

2017—2019 年重点肿瘤患者中，肺癌患者数量最多（图 2-5-1-1）；2017—2019 年各级医院重点肿瘤

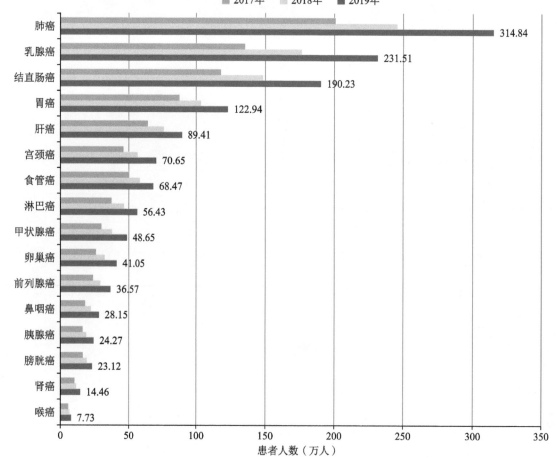

图 2-5-1-1　2017—2019 年重点肿瘤患者人数（以 2019 年患者人数降序排列）

患者占出院人次的比例，3 年均以委属委管医院最高（图 2-5-1-2）；2018—2019 年各级医院重点肿瘤患者死亡率及再入院率排名情况见表 2-5-1-1 及表 2-5-1-2。

肿瘤患者非手术治疗是指通过放疗、化疗、介入、生物治疗、内分泌治疗、中医中药治疗、热疗和射频消融等（即非外科手术切除）方法治疗肿瘤，包括 ICD-10 四位亚目编码 Z51.0 放射治疗疗程、Z51.1 肿瘤化学治疗疗程、Z51.2 其他化学治疗、Z51.5 恶性肿瘤支持治疗及 Z51.8 其他特指治疗。手术治疗指肿瘤患者接受了肿瘤相关的外科手术治疗。

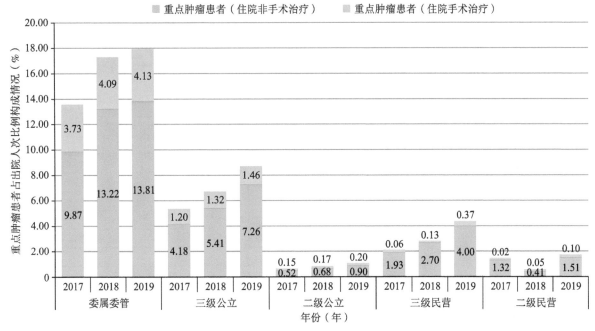

图 2-5-1-2　2017—2019 年各级医院重点肿瘤患者占出院人次的比例

表 2-5-1-1　2018—2019 年各级医院重点肿瘤患者死亡率

重点肿瘤名称	重点肿瘤患者（住院非手术治疗）				机构分类	重点肿瘤患者（住院手术治疗）				
	排名	2018年	2019年				2018年	2019年		
		数值（%）	数值（%）	排名		排名	数值（%）	数值（%）	排名	
胰腺癌	第1位	0.43	0.28	第1位	委属委管	第1位	0.69	0.80	第1位	
		1.11	0.92		三级公立		0.93	0.99		
		3.37	3.31		二级公立		1.74	1.31		
		6.55	5.79		三级民营		0	1.79		
		5.05	1.49		二级民营		0	0		
肾癌	第2位	0.36	0.29	第2位	委属委管	第8位	0.12	0.04	第8位	
		0.86	0.71		三级公立		0.10	0.10		
		3.93	2.95		二级公立		0.14	0.24		
		2.63	4.00		三级民营		0	1.32		
		0	0.97		二级民营		0	0		
肝癌	第3位	0.23	0.16	第3位	委属委管	第4位	0.34	0.31	第4位	
		0.80	0.67		三级公立		0.46	0.44		
		3.17	3.04		二级公立		1.15	0.74		
		3.61	3.34		三级民营		0	0.31		
		1.77	1.88		二级民营		0	0		
膀胱癌	第4位	0.49	0.21	第4位	委属委管	第3位	0.42	0.39	第6位	
		0.62	0.44		三级公立		0.48	0.38		
		1.40	1.06		二级公立		1.36	0.58		
		3.36	3.03		三级民营		0	0		
		2.61	0.95		二级民营		0	0		

续表

重点肿瘤名称	重点肿瘤患者（住院非手术治疗）				机构分类	重点肿瘤患者（住院手术治疗）			
	2018年		2019年			2018年		2019年	
	排名	数值（%）	数值（%）	排名		排名	数值（%）	数值（%）	排名
喉癌	第6位	0.21	0.20	第6位	委属委管	第9位	0	0.11	第9位
		0.40	0.41		三级公立		0.07	0.09	
		1.68	1.22		二级公立		0	0	
		3.25	3.43		三级民营		0	0	
		0	0		二级民营		0	0	
肺癌	第5位	0.25	0.19	第5位	委属委管	第7位	0.20	0.10	第7位
		0.45	0.37		三级公立		0.19	0.15	
		1.41	1.31		二级公立		0.22	0.23	
		1.90	2.54		三级民营		0	0	
		1.62	0.50		二级民营		0	0.53	
食管癌	第7位	0.14	0.12	第7位	委属委管	第2位	0.41	0.39	第2位
		0.32	0.28		三级公立		0.53	0.56	
		0.92	0.96		二级公立		1.08	0.94	
		1.26	1.99		三级民营		0	0.74	
		1.94	0.55		二级民营		0	0	
胃癌	第8位	0.15	0.13	第8位	委属委管	第6位	0.31	0.26	第5位
		0.28	0.27		三级公立		0.39	0.39	
		0.80	0.67		二级公立		0.50	0.45	
		1.53	2.03		三级民营		0	0.86	
		1.02	0.46		二级民营		1.04	0.59	
前列腺癌	第9位	0.21	0.12	第9位	委属委管	第10位	0	0.03	第11位
		0.26	0.22		三级公立		0.07	0.05	
		0.64	0.80		二级公立		0	0	
		1.02	1.02		三级民营		0	0	
		0.31	0.90		二级民营		0	0	
淋巴瘤	第10位	0.16	0.16	第10位	委属委管	—	—	—	—
		0.21	0.20		三级公立		—	—	
		0.69	0.74		二级公立		—	—	
		0.72	1.29		三级民营		—	—	
		0.76	0.05		二级民营		—	—	
结直肠癌	第11位	0.09	0.09	第11位	委属委管	第5位	0.27	0.28	第3位
		0.20	0.19		三级公立		0.45	0.48	
		0.71	0.62		二级公立		0.53	0.59	
		1.34	1.34		三级民营		0.80	0.63	
		1.35	0.21		二级民营		0.78	0.33	
卵巢癌	第12位	0.08	0.08	第12位	委属委管	第11位	0.11	0.02	第10位
		0.18	0.17		三级公立		0.05	0.09	
		0.88	0.69		二级公立		0.27	0	
		1.15	1.19		三级民营		0	0	
		1.04	0.30		二级民营		0	0	
宫颈癌	第13位	0.05	0.02	第13位	委属委管	第13位	0.01	0	第14位
		0.11	0.10		三级公立		0.01	0.01	
		0.57	0.67		二级公立		0.01	0.01	
		0.69	0.59		三级民营		0.43	0	
		0	0.21		二级民营		0	0	

重点肿瘤名称	重点肿瘤患者（住院非手术治疗）				机构分类	重点肿瘤患者（住院手术治疗）			
	2018年		2019年			2018年		2019年	
	排名	数值（%）	数值（%）	排名		排名	数值（%）	数值（%）	排名
鼻咽癌	第14位	0.02	0.06	第14位	委属委管	—	—	—	—
		0.10	0.10		三级公立		—	—	
		0.74	0.61		二级公立		—	—	
		0.56	0.25		三级民营		—	—	
		0	0.21		二级民营		—	—	
甲状腺癌	第15位	0.02	0.03	第15位	委属委管	第14位	0.01	0.01	第14位
		0.07	0.09		三级公立		0.01	0.01	
		0.84	0.94		二级公立		0.02	0.01	
		0	0.86		三级民营		0	0.06	
		0	0.74		二级民营		0	0	
乳腺癌	第16位	0.03	0.02	第16位	委属委管	第12位	0	0	第12位
		0.06	0.06		三级公立		0.01	0.01	
		0.23	0.20		二级公立		0.02	0.03	
		0.33	0.40		三级民营		0	0	
		0.61	0.11		二级民营		0	0	

表 2-5-1-2　2018—2019 年各级医院重点肿瘤患者再入院率

重点肿瘤名称	重点肿瘤患者（住院非手术治疗）				机构分类	重点肿瘤患者（住院手术治疗）			
	2018年		2019年			2018年		2019年	
	排名	数值（%）	数值（%）	排名		排名	数值（%）	数值（%）	排名
前列腺癌	第1位	7.03	7.96	第1位	委属委管	第12位	0.33	0.22	第13位
		19.20	20.90		三级公立		0.47	0.31	
		24.75	22.10		二级公立		2.40	2.51	
		10.46	28.34		三级民营		0	0.00	
		28.13	16.67		二级民营		0	0.00	
肾癌	第2位	4.05	5.75	第2位	委属委管	第13位	0.23	0.16	第12位
		6.64	8.21		三级公立		0.42	0.36	
		9.88	10.31		二级公立		1.34	0.58	
		7.57	5.45		三级民营		0	0.74	
		4.35	9.95		二级民营		0	2.17	
肝癌	第4位	1.88	8.92	第3位	委属委管	第1位	2.12	2.01	第1位
		3.79	6.67		三级公立		2.92	2.96	
		7.72	8.72		二级公立		4.79	3.52	
		5.22	8.16		三级民营		2.22	1.95	
		6.32	2.66		二级民营		0	1.82	
乳腺癌	第3位	3.73	5.70	第4位	委属委管	第3位	1.56	2.41	第4位
		3.89	5.05		三级公立		1.56	1.32	
		4.11	6.25		二级公立		5.74	4.48	
		2.83	2.83		三级民营		0.69	2.19	
		7.61	1.80		二级民营		4.00	8.60	
膀胱癌	第7位	1.60	4.53	第5位	委属委管	第8位	0.59	0.42	第6位
		2.17	3.85		三级公立		0.98	0.78	
		3.79	4.52		二级公立		1.82	2.16	
		7.16	10.06		三级民营		0	2.35	
		5.88	2.76		二级民营		0	19.05	

163

续表

重点肿瘤名称	重点肿瘤患者（住院非手术治疗）				机构分类	重点肿瘤患者（住院手术治疗）			
	2018年		2019年			2018年		2019年	
	排名	数值（%）	数值（%）	排名		排名	数值（%）	数值（%）	排名
肺癌	第5位	1.71	3.74	第6位	委属委管	第11位	0.60	0.43	第11位
		2.39	3.58		三级公立		0.54	0.41	
		4.23	4.75		二级公立		2.76	2.39	
		3.73	3.66		三级民营		0	0.66	
		2.08	1.32		二级民营		0	8.26	
胰腺癌	第6位	1.63	1.58	第7位	委属委管	第4位	2.78	1.96	第3位
		2.18	1.77		三级公立		1.50	1.41	
		6.78	6.09		二级公立		2.64	2.51	
		5.73	4.51		三级民营		0	3.57	
		7.86	1.34		二级民营		0	0	
淋巴瘤	第12位	0.49	2.91	第8位	委属委管	—	—	—	—
		0.82	1.72		三级公立		—	—	
		2.08	2.05		二级公立		—	—	
		1.64	0.63		三级民营		—	—	
		0.52	0.76		二级民营		—	—	
喉癌	第8位	4.50	3.13	第9位	委属委管	第7位	0.98	1.10	第5位
		1.60	1.57		三级公立		0.98	0.95	
		3.45	3.59		二级公立		2.22	2.17	
		6.32	1.63		三级民营		0	5.56	
		5.56	5.71		二级民营		0	0	
食管癌	第9位	0.69	1.19	第10位	委属委管	第10位	0.61	0.78	第10位
		1.18	1.28		三级公立		0.58	0.52	
		2.89	3.07		二级公立		3.46	3.08	
		1.56	1.69		三级民营		0	0.75	
		2.07	0.90		二级民营		0	0	
甲状腺癌	第13位	0.37	1.48	第11位	委属委管	第14位	0.13	0.27	第14位
		0.70	1.22		三级公立		0.34	0.24	
		5.79	7.91		二级公立		0.52	0.37	
		0.60	0.89		三级民营		0	0.29	
		0	0		二级民营		0.77	1.22	
结直肠癌	第10位	0.75	1.55	第12位	委属委管	第6位	1.14	0.44	第8位
		1.06	1.09		三级公立		0.98	0.63	
		1.89	2.00		二级公立		3.68	3.31	
		2.06	1.49		三级民营		1.09	1.56	
		1.99	0.45		二级民营		1.95	5.28	
胃癌	第11位	0.47	0.73	第13位	委属委管	第9位	1.13	0.58	第9位
		0.94	1.03		三级公立		0.96	0.61	
		2.58	2.84		二级公立		4.22	3.19	
		2.30	2.39		三级民营		2.13	1.19	
		3.34	1.33		二级民营		3.45	6.05	
宫颈癌	第15位	0.28	0.94	第14位	委属委管	第2位	1.05	1.37	第2位
		0.60	0.74		三级公立		1.91	1.68	
		2.15	2.35		二级公立		2.34	1.69	
		1.86	0.94		三级民营		0	1.59	
		0	0.77		二级民营		0.71	3.09	

重点肿瘤名称	重点肿瘤患者（住院非手术治疗）				机构分类	重点肿瘤患者（住院手术治疗）			
	2018年		2019年			2018年		2019年	
	排名	数值（%）	数值（%）	排名		排名	数值（%）	数值（%）	排名
卵巢癌	第14位	0.23	0.81	第18位	委属委管	第5位	0.49	0.47	第7位
		0.62	0.68		三级公立		1.19	0.75	
		2.05	2.04		二级公立		4.19	3.09	
		1.66	1.34		三级民营		0	1.34	
		0.56	1.87		二级民营		5.56	8.57	
鼻咽癌	第16位	0.02	0.06	第16位	委属委管	—	—	—	—
		0.10	0.10		三级公立		—	—	
		0.74	0.61		二级公立		—	—	
		0.56	0.25		三级民营		—	—	
		0	0.21		二级民营		—	—	

一、肺癌

1. 全国情况（图 2-5-1-3 至图 2-5-1-12）

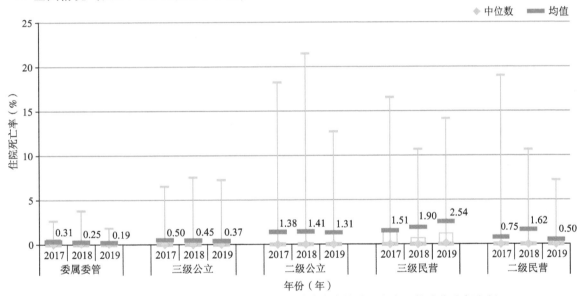

图 2-5-1-3　2017—2019 年全国各级医院肺癌患者住院死亡率（住院非手术治疗）

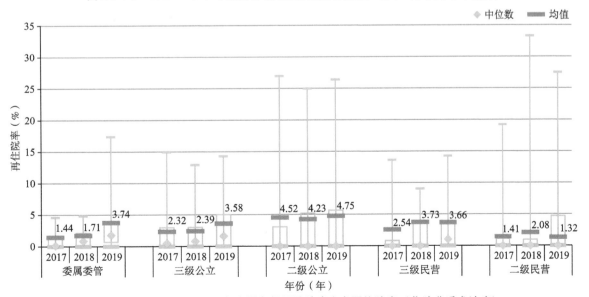

图 2-5-1-4　2017—2019 年全国各级医院肺癌患者再住院率（住院非手术治疗）

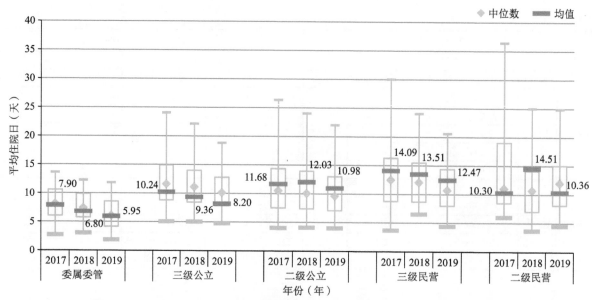

图 2-5-1-5　2017—2019 年全国各级医院肺癌患者平均住院日（住院非手术治疗）

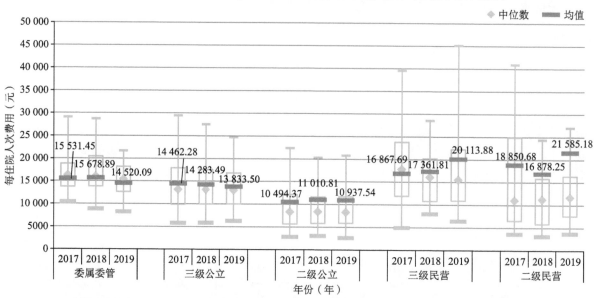

图 2-5-1-6　2017—2019 年全国各级医院肺癌患者每住院人次费用（住院非手术治疗）

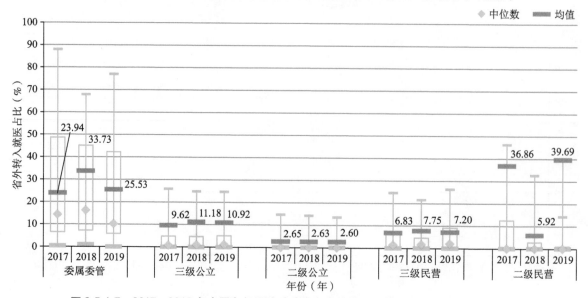

图 2-5-1-7　2017—2019 年全国各级医院肺癌患者省外转入就医占比（住院非手术治疗）

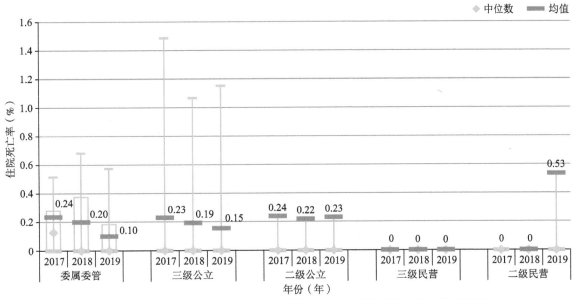

图 2-5-1-8 2017—2019 年全国各级医院肺癌患者住院死亡率（住院手术治疗）

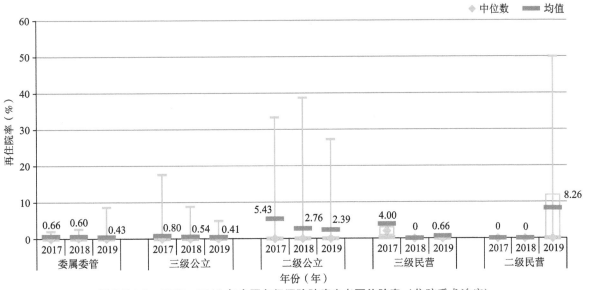

图 2-5-1-9 2017—2019 年全国各级医院肺癌患者再住院率（住院手术治疗）

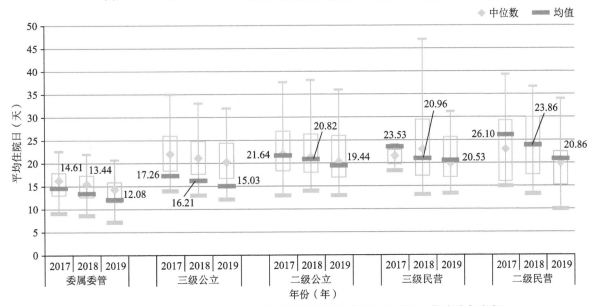

图 2-5-1-10 2017—2019 年全国各级医院肺癌患者平均住院日（住院手术治疗）

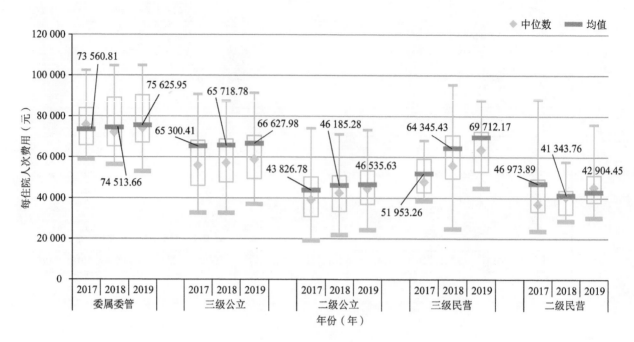

图 2-5-1-11　2017—2019 年全国各级医院肺癌患者每住院人次费用（住院手术治疗）

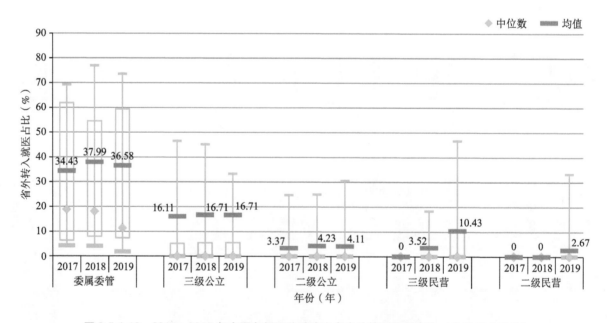

图 2-5-1-12　2017—2019 年全国各级医院肺癌患者省外转入就医占比（住院手术治疗）

2. 各省（自治区、直辖市）情况

（1）住院死亡率

1）总体情况

肺癌患者平均住院死亡率，三级公立医院自 2017 年的 2.22%，逐年下降至 2019 年的 1.54%；二级公立医院自 2017 年的 3.51%，逐年下降至 2019 年的 3.34%；三级民营医院 2019 年为 4.31%，高于 2018 年同期的 4.03%；二级民营医院 2019 年为 2.90%，低于 2018 年同期的 3.79%。

2）住院手术治疗

肺癌（手术治疗）患者平均住院死亡率，三级公立医院自 2017 年的 0.23%，逐年下降至 2019 年的 0.15%（图 2-5-1-13）；二级公立医院 2019 年为 0.23%，高于 2018 年同期的 0.22%（图 2-5-1-14）。

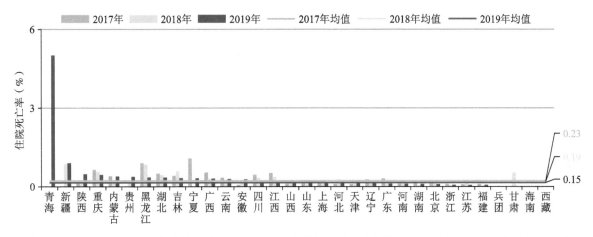

图 2-5-1-13　2017—2019 年全国各省（自治区、直辖市）三级公立医院肺癌（手术治疗）患者住院死亡率

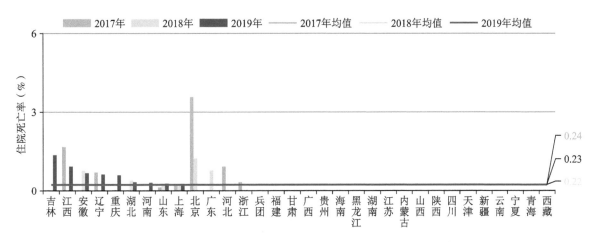

图 2-5-1-14　2017—2019 年全国各省（自治区、直辖市）二级公立医院肺癌（手术治疗）患者住院死亡率

3）住院非手术治疗

肺癌（非手术治疗）患者平均住院死亡率，三级公立医院自 2017 年的 0.50%，逐年下降至 2019 年的 0.37%（图 2-5-1-15）；二级公立医院 2019 年为 1.31%，低于 2018 年同期的 1.41%（图 2-5-1-16）；三级民营医院自 2017 年的 1.51%，逐年增长至 2019 年的 2.54%（图 2-5-1-17）；二级民营医院 2019 年为 0.50%，低于 2018 年同期的 1.62%。

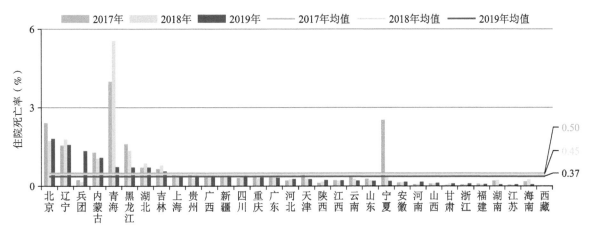

图 2-5-1-15　2017—2019 年全国各省（自治区、直辖市）三级公立医院肺癌（非手术治疗）患者住院死亡率

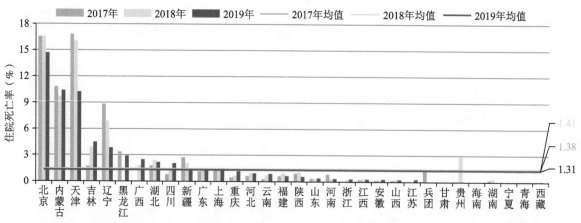

图 2-5-1-16　2017—2019 年全国各省（自治区、直辖市）二级公立医院肺癌（非手术治疗）患者住院死亡率

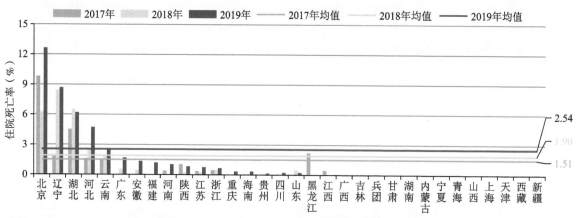

图 2-5-1-17　2017—2019 年全国各省（自治区、直辖市）三级民营医院肺癌（非手术治疗）患者住院死亡率

（2）出院 0～31 天再住院率

1）总体情况

肺癌患者平均出院 0～31 天再住院率，三级公立医院自 2017 年的 5.47%，逐年下降至 2019 年的 3.87%；二级公立医院自 2017 年的 12.76%，逐年下降至 2019 年的 10.38%；三级民营医院自 2017 年的 3.96%，逐年增长至 2019 年的 5.52%；二级民营医院 2019 年为 8.17%，低于 2018 年同期的 8.33%。

2）住院手术治疗

肺癌（手术治疗）患者平均出院 0～31 天再住院率，三级公立医院自 2017 年的 0.80%，逐年下降至 2019 年的 0.41%（图 2-5-1-18）；二级公立医院自 2017 年的 5.43%，逐年下降至 2019 年的 2.39%（图 2-5-1-19）；三级民营医院 2019 年为 0.66%；二级民营医院 2019 年为 8.26%，与 2018 年同期持平。

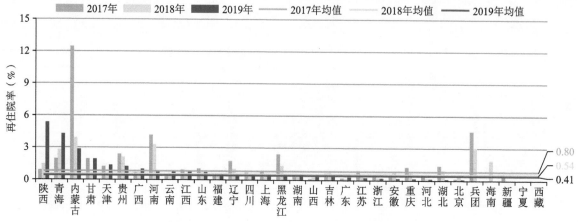

图 2-5-1-18　2017—2019 年全国各省（自治区、直辖市）三级公立医院肺癌（手术治疗）患者出院 0～31 天再住院率

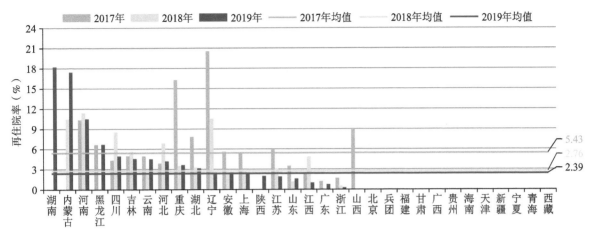

图 2-5-1-19　2017—2019 年全国各省（自治区、直辖市）二级公立医院肺癌（手术治疗）患者出院 0～31 天再住院率

3）住院非手术治疗

肺癌（非手术治疗）患者平均出院 0～31 天再住院率，三级公立医院自 2017 年的 2.32%，逐年增长至 2019 年的 3.58%（图 2-5-1-20）；二级公立医院 2019 年为 4.75%，高于 2018 年同期的 4.23%（图 2-5-1-21）；三级民营医院 2019 年为 3.66%，低于 2018 年同期的 3.73%（图 2-5-1-22）；二级民营医院 2019 年为 1.32%，低于 2018 年同期的 2.08%（图 2-5-1-23）。

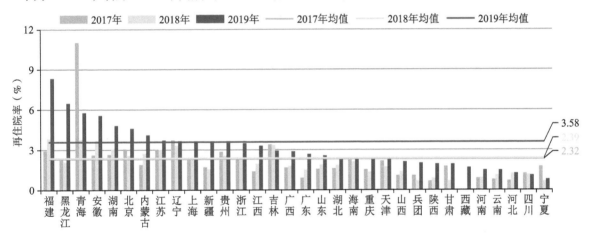

图 2-5-1-20　2017—2019 年全国各省（自治区、直辖市）三级公立医院肺癌（非手术治疗）患者出院 0～31 天再住院率

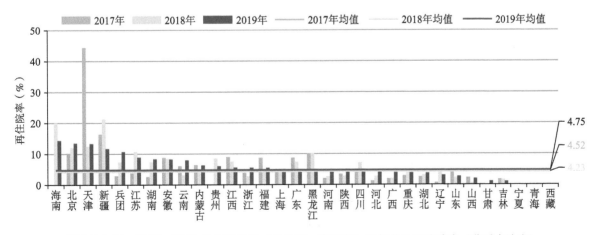

图 2-5-1-21　2017—2019 年全国各省（自治区、直辖市）二级公立医院肺癌（非手术治疗）患者出院 0～31 天再住院率

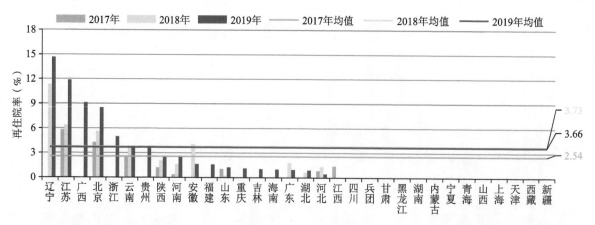

图 2-5-1-22　2017—2019 年全国各省（自治区、直辖市）三级民营医院肺癌（非手术治疗）患者出院 0～31 天再住院率

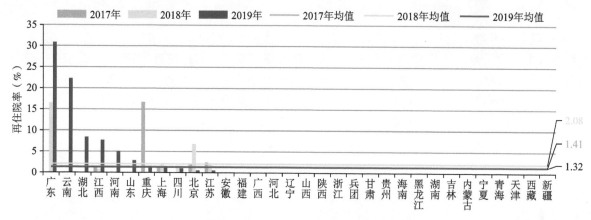

图 2-5-1-23　2017—2019 年全国各省（自治区、直辖市）二级民营医院肺癌（非手术治疗）患者出院 0～31 天再住院率

（3）平均住院日

1）总体情况

肺癌患者平均住院日，三级公立医院自 2017 年的 11.29 天，逐年下降至 2019 年的 9.44 天；二级公立医院自 2017 年的 11.69 天，逐年下降至 2019 年的 10.95 天；三级民营医院自 2017 年的 13.62 天，逐年下降至 2019 年的 12.26 天；二级民营医院 2019 年为 11.05 天，低于 2018 年同期的 12.49 天。

2）住院手术治疗

肺癌（手术治疗）患者平均住院日，三级公立医院自 2017 年的 17.26 天，逐年下降至 2019 年的 15.03 天（图 2-5-1-24）；二级公立医院自 2017 年的 21.64 天，逐年下降至 2019 年的 19.44 天（图 2-5-1-25）。

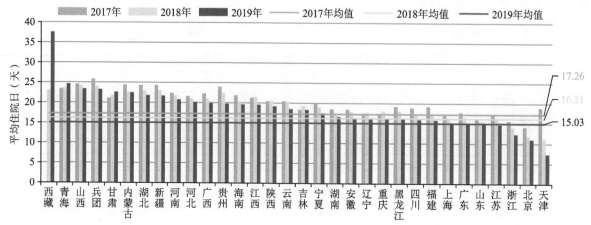

图 2-5-1-24　2017—2019 年全国各省（自治区、直辖市）三级公立医院肺癌（手术治疗）患者平均住院日

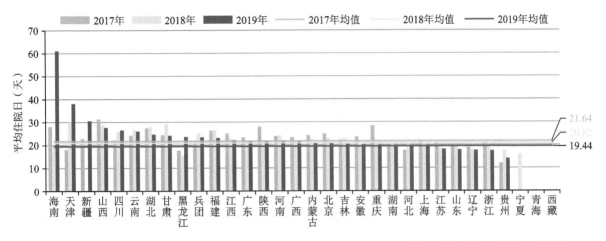

图 2-5-1-25　2017—2019 年全国各省（自治区、直辖市）二级公立医院肺癌（手术治疗）患者平均住院日

3）住院非手术治疗

肺癌（非手术治疗）患者平均住院日，三级公立医院自 2017 年的 10.24 天，逐年下降至 2019 年的 8.20 天（图 2-5-1-26）；二级公立医院 2019 年为 10.98 天，低于 2018 年同期的 12.03 天（图 2-5-1-27）；三级民营医院自 2017 年的 14.09 天，逐年下降至 2019 年的 12.47 天（图 2-5-1-28）；二级民营医院 2019 年为 10.36 天，低于 2018 年同期的 14.51 天（图 2-5-1-29）。

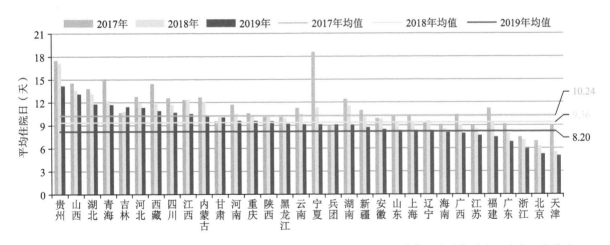

图 2-5-1-26　2017—2019 年全国各省（自治区、直辖市）三级公立医院肺癌（非手术治疗）患者平均住院日

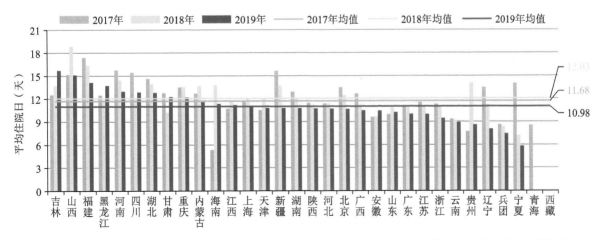

图 2-5-1-27　2017—2019 年全国各省（自治区、直辖市）二级公立医院肺癌（非手术治疗）患者平均住院日

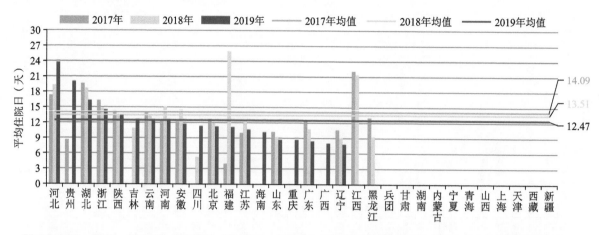

图 2-5-1-28　2017—2019 年全国各省（自治区、直辖市）三级民营医院肺癌（非手术治疗）患者平均住院日

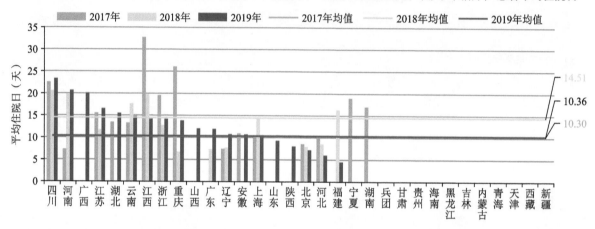

图 2-5-1-29　2017—2019 年全国各省（自治区、直辖市）二级民营医院肺癌（非手术治疗）患者平均住院日

（4）每住院人次费用

1）总体情况

肺癌患者每住院人次费用，三级公立医院自 2017 年的 17 122.79 元，逐年增长至 2019 年的 17 794.18 元；二级公立医院自 2017 年的 8750.74 元，逐年增长至 2019 年的 9400.92 元；三级民营医院自 2017 年的 16 296.40 元，逐年增长至 2019 年的 18 264.49 元；二级民营医院 2019 年为 14 572.16 元，高于 2018 年同期的 10 726.58 元。

2）住院手术治疗

肺癌（手术治疗）患者每住院人次费用，三级公立医院 2019 年为 66 627.98 元，高于 2018 年同期的 65 718.78 元（图 2-5-1-30）；二级公立医院 2019 年为 46 535.63 元，低于 2018 年同期的 46 185.28 元（图 2-5-1-31）；三级民营医院自 2017 年的 51 953.26 元，逐年增长至 2019 年的 69 712.17 元；二级民营医院自 2017 年的 46 973.89 元，逐年下降至 2019 年的 42 904.45 元。

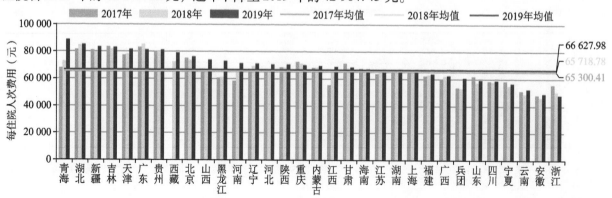

图 2-5-1-30　2017—2019 年全国各省（自治区、直辖市）三级公立医院肺癌（手术治疗）患者每住院人次费用

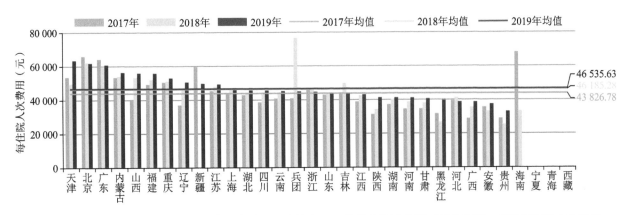

图 2-5-1-31 2017—2019 年全国各省（自治区、直辖市）二级公立医院肺癌（手术治疗）患者每住院人次费用

3）住院非手术治疗

肺癌（非手术治疗）患者每住院人次费用，三级公立医院 2019 年为 13 833.50 元，低于 2018 年同期的 14 283.49 元（图 2-5-1-32）；二级公立医院 2019 年为 10 937.54 元，低于 2018 年同期的 11 010.81 元（图 2-5-1-33）；三级民营医院自 2017 年的 16 867.70 元，逐年增长至 2019 年的 20 113.88 元（图 2-5-1-34）；二级民营医院 2019 年为 21 585.18 元，高于 2018 年同期的 16 878.25 元（图 2-5-1-35）。

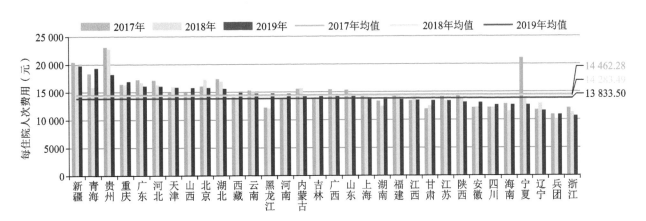

图 2-5-1-32 2017—2019 年全国各省（自治区、直辖市）三级公立医院肺癌（非手术治疗）患者每住院人次费用

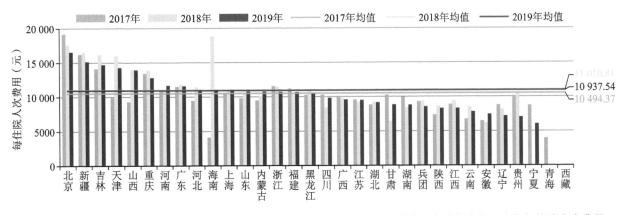

图 2-5-1-33 2017—2019 年全国各省（自治区、直辖市）二级公立医院肺癌（非手术治疗）患者每住院人次费用

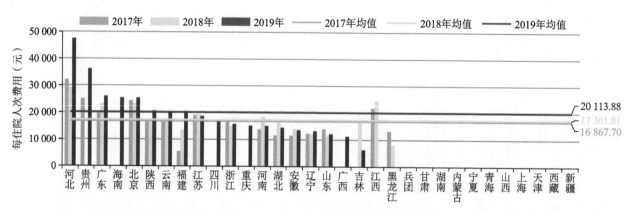

图 2-5-1-34　2017—2019 年全国各省（自治区、直辖市）三级民营医院肺癌（非手术治疗）患者每住院人次费用

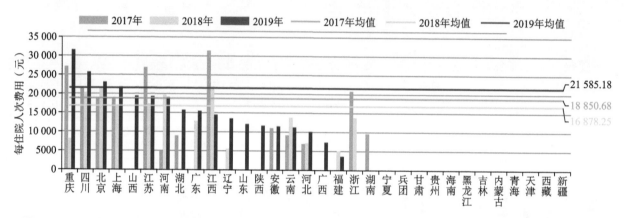

图 2-5-1-35　2017—2019 年全国各省（自治区、直辖市）二级民营医院肺癌（非手术治疗）患者每住院人次费用

（5）异地就医占比（省外转入）

1）总体情况

肺癌患者异地就医占比（省外转入），三级公立医院 2019 年为 10.31%，低于 2018 年同期的 10.66%；二级公立医院自 2017 年的 2.99%，逐年下降至 2019 年的 2.81%；三级民营医院 2019 年为 6.58%，低于 2018 年同期的 7.19%；二级民营医院 2019 年为 21.93%，高于 2018 年同期的 5.77%。

2）住院手术治疗

肺癌（手术治疗）患者异地就医占比（省外转入），三级公立医院 2019 年为 16.71%，与 2018 年同期持平（图 2-5-1-36）；二级公立医院 2019 年为 4.11%，低于 2018 年同期的 4.23%（图 2-5-1-37）。

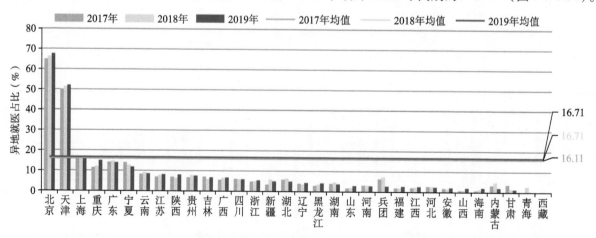

图 2-5-1-36　2017—2019 年全国各省（自治区、直辖市）三级公立医院肺癌（手术治疗）

患者异地就医占比（省外转入）

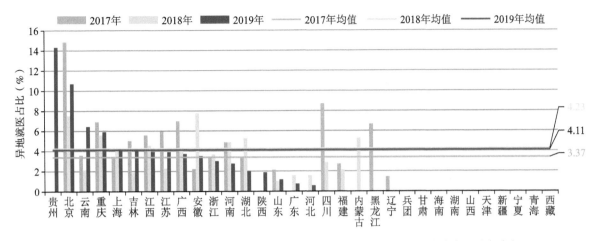

图2-5-1-37　2017—2019年全国各省（自治区、直辖市）二级公立医院肺癌（手术治疗）患者异地就医占比（省外转入）

3）住院非手术治疗

　　肺癌（非手术治疗）患者异地就医占比（省外转入），三级公立医院2019年为10.92%（图2-5-1-38）；二级公立医院自2017年的2.65%，逐年下降至2019年的2.60%（图2-5-1-39）；三级民营医院2019年为7.20%，高于2017年，但低于2018年（图2-5-1-40）；二级民营医院2019年为39.69%（图2-5-1-41）。

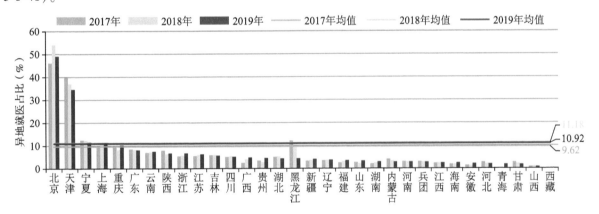

图2-5-1-38　2017—2019年全国各省（自治区、直辖市）三级公立医院肺癌（非手术治疗）患者异地就医占比（省外转入）

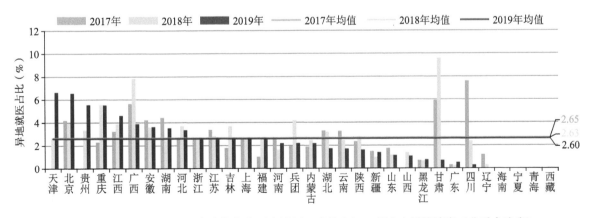

图2-5-1-39　2017—2019年全国各省（自治区、直辖市）二级公立医院肺癌（非手术治疗）患者异地就医占比（省外转入）

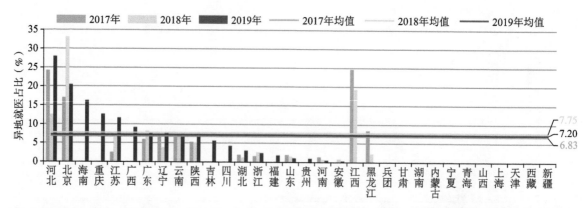

图2-5-1-40 2017—2019年全国各省（自治区、直辖市）三级民营医院肺癌（非手术治疗）患者异地就医占比（省外转入）

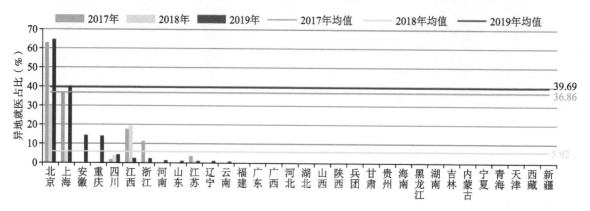

图2-5-1-41 2017—2019年全国各省（自治区、直辖市）二级民营医院肺癌（非手术治疗）患者异地就医占比（省外转入）

（6）异地就医占比（本省转出）

1）总体情况

肺癌患者异地就医占比（本省转出），三级公立医院自2017年的27.29%，逐年增长至2019年的29.81%；二级公立医院2019年为6.94%，高于2018年同期的6.81%；三级民营医院自2017年的12.5%，逐年增长至2019年的22.46%；二级民营医院2019年为26.68%，高于2018年同期的11.43%。

2）住院手术治疗

肺癌（手术治疗）患者异地就医占比（本省转出），三级公立医院自2017年的38.53%，逐年增长至2019年的39.54%（图2-5-1-42）；二级公立医院2019年为8.06%，低于2018年同期的9.08%（图2-5-1-43）；三级民营医院自2017年的8.33%，逐年增长至2019年的25.28%；二级民营医院2019年为10.75%，高于2018年同期的7.69%。

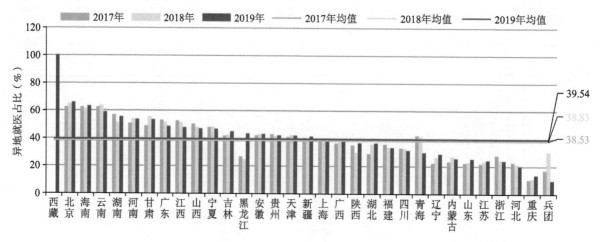

图2-5-1-42 2017—2019年全国各省（自治区、直辖市）三级公立医院肺癌（手术治疗）患者异地就医占比（本省转出）

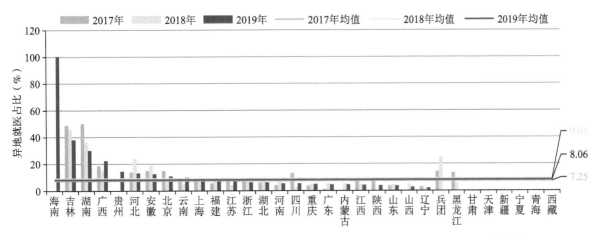

图 2-5-1-43　2017—2019 年全国各省（自治区、直辖市）二级公立医院肺癌（手术治疗）
患者异地就医占比（本省转出）

3）住院非手术治疗

肺癌（非手术治疗）患者异地就医占比（本省转出），三级公立医院 2019 年为 12.89%（图 2-5-1-44）；二级公立医院 2019 年为 5.56%（图 2-5-1-45）；三级民营医院 2019 年为 14.63%（图 2-5-1-46）；二级民营医院 2019 年为 4.64%（图 2-5-1-47）。

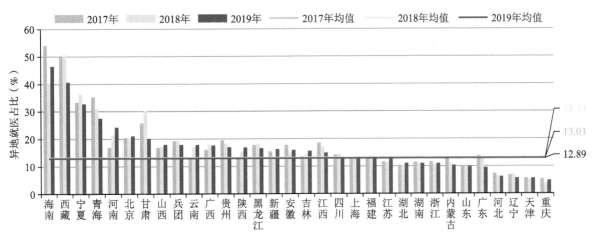

图 2-5-1-44　2017—2019 年全国各省（自治区、直辖市）三级公立医院肺癌（非手术治疗）
患者异地就医占比（本省转出）

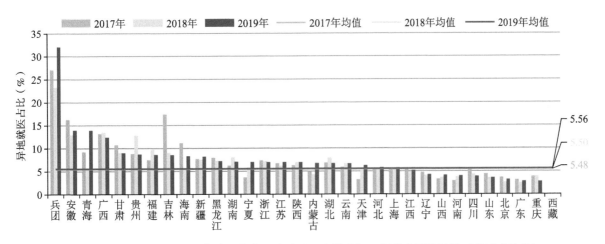

图 2-5-1-45　2017—2019 年全国各省（自治区、直辖市）二级公立医院肺癌（非手术治疗）
患者异地就医占比（本省转出）

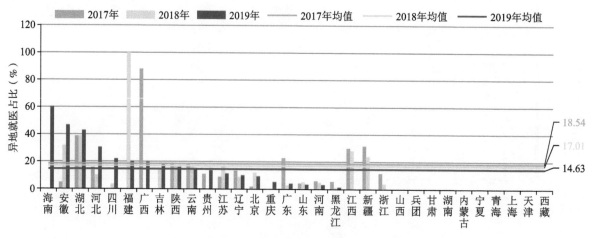

图 2-5-1-46　2017—2019 年全国各省（自治区、直辖市）三级民营医院肺癌（非手术治疗）
患者异地就医占比（本省转出）

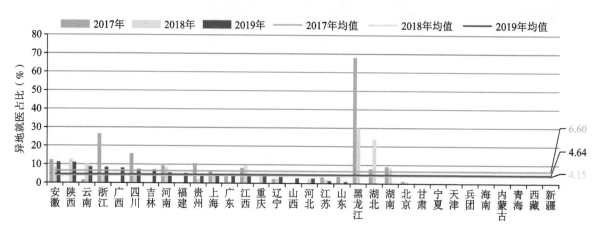

图 2-5-1-47　2017—2019 年全国各省（自治区、直辖市）二级民营医院肺癌（非手术治疗）
患者异地就医占比（本省转出）

二、乳腺癌

1. 全国情况（图 2-5-1-48 至图 2-5-1-57）

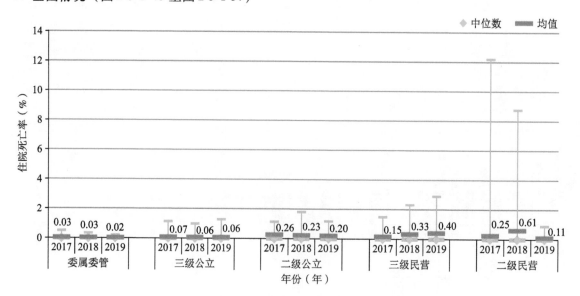

图 2-5-1-48　2017—2019 年全国各级医院乳腺癌患者住院死亡率（住院非手术治疗）

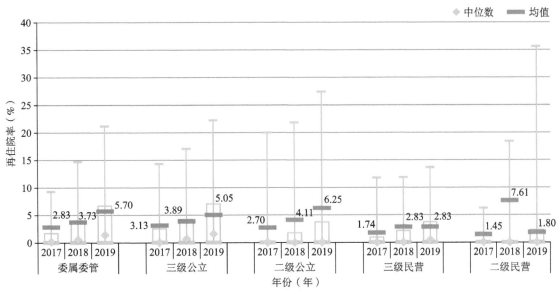

图 2-5-1-49　2017—2019 年全国各级医院乳腺癌患者再住院率（住院非手术治疗）

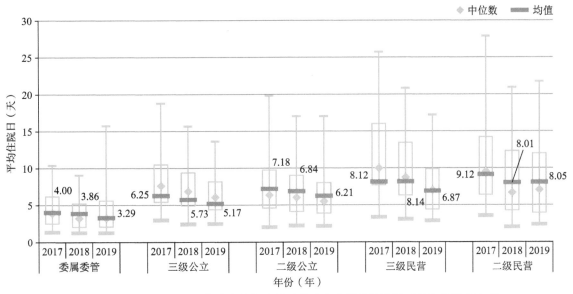

图 2-5-1-50　2017—2019 年全国各级医院乳腺癌患者平均住院日（住院非手术治疗）

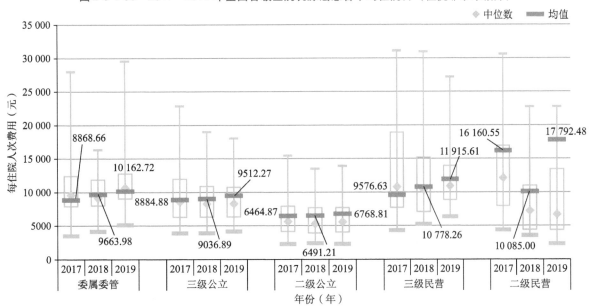

图 2-5-1-51　2017—2019 年全国各级医院乳腺癌患者每住院人次费用（住院非手术治疗）

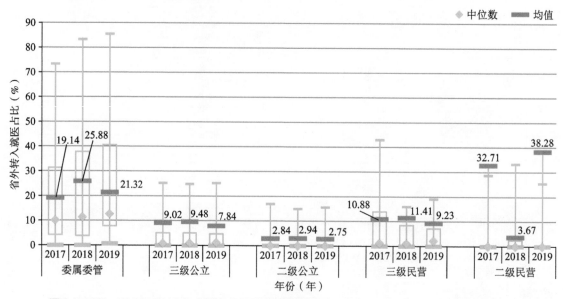

图 2-5-1-52　2017—2019 年全国各级医院乳腺癌患者省外转入就医占比（住院非手术治疗）

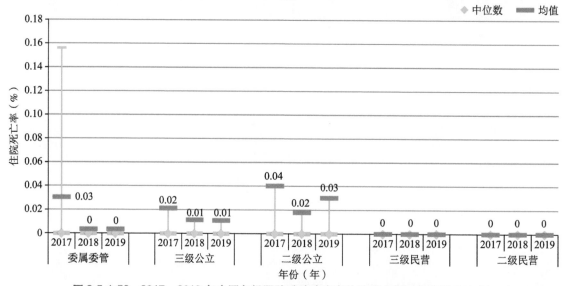

图 2-5-1-53　2017—2019 年全国各级医院乳腺癌患者住院死亡率（住院手术治疗）

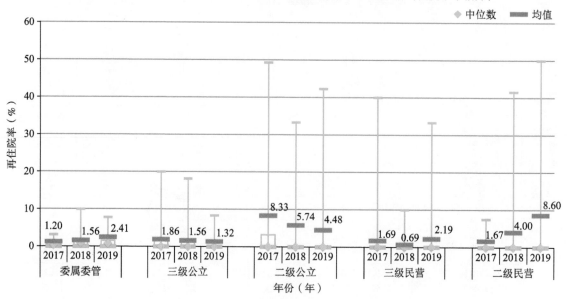

图 2-5-1-54　2017—2019 年全国各级医院乳腺癌患者再住院率（住院手术治疗）

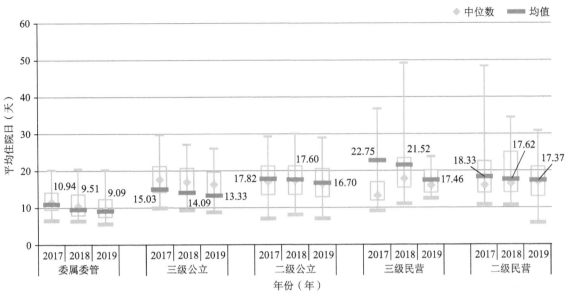

图 2-5-1-55　2017—2019 年全国各级医院乳腺癌患者平均住院日（住院手术治疗）

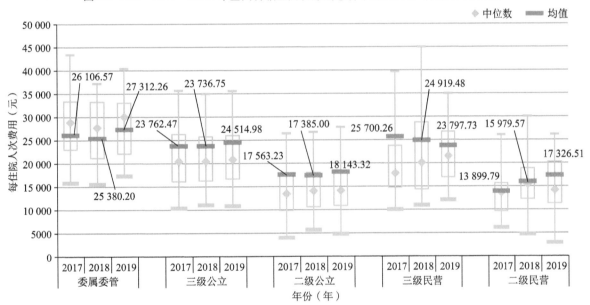

图 2-5-1-56　2017—2019 年全国各级医院乳腺癌患者每住院人次费用（住院手术治疗）

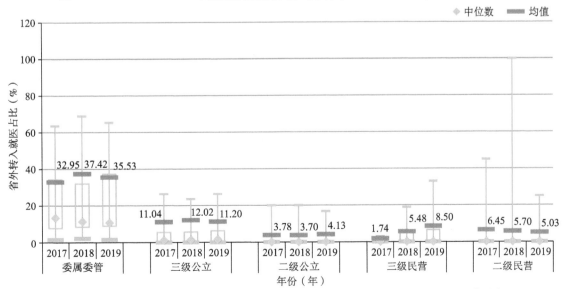

图 2-5-1-57　2017—2019 年全国各级医院乳腺癌患者省外转入就医占比（住院手术治疗）

2. 各省（自治区、直辖市）情况

（1）住院死亡率

1）总体情况

乳腺癌患者平均住院死亡率，三级公立医院自2017年的0.36%，逐年下降至2019年的0.24%；二级公立医院自2017年的1.00%，逐年下降至2019年的0.78%；三级民营医院2019年为0.83%，低于2018年同期的0.99%；二级民营医院2019年为0.68%，低于2018年同期的1.19%。

2）住院手术治疗

乳腺癌（手术治疗）患者平均住院死亡率，三级公立医院自2017年的0.02%，逐年下降至2019年的0.01%；二级公立医院2019年为0.03%，高于2018年同期的0.02%。

3）住院非手术治疗

乳腺癌（非手术治疗）患者平均住院死亡率，三级公立医院自2017年的0.07%，逐年下降至2019年的0.06%（图2-5-1-58）；二级公立医院自2017年的0.26%，逐年下降至2019年的0.20%（图2-5-1-59）；三级民营医院自2017年的0.15%，逐年增长至2019年的0.40%；二级民营医院2019年为0.11%，低于2018年同期的0.61%。

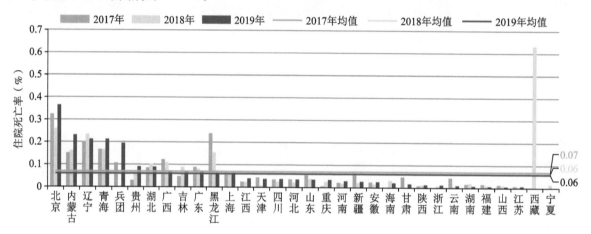

图2-5-1-58 2017—2019年全国各省（自治区、直辖市）三级公立医院乳腺癌（非手术治疗）患者住院死亡率

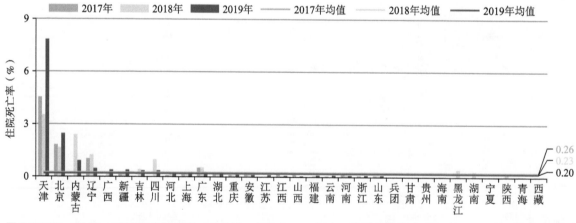

图2-5-1-59 2017—2019年全国各省（自治区、直辖市）二级公立医院乳腺癌（非手术治疗）患者住院死亡率

（2）出院0～31天再住院率

1）总体情况

乳腺癌患者平均出院0～31天再住院率，三级公立医院2019年为4.79%，高于2018年同期的4.64%；二级公立医院自2017年的15.15%，逐年下降至2019年的11.34%；三级民营医院自2017年的2.63%，逐年增长至2019年的7.62%；二级民营医院2019年为8.51%，低于2018年同期的13.75%。

2）住院手术治疗

乳腺癌（手术治疗）患者平均出院 0~31 天再住院率，三级公立医院自 2017 年的 1.86%，逐年下降至 2019 年的 1.32%（图 2-5-1-60）；二级公立医院自 2017 年的 8.33%，逐年下降至 2019 年的 4.48%（图 2-5-1-61）；三级民营医院 2019 年为 2.19%，高于 2018 年同期的 0.69%；二级民营医院自 2017 年的 1.67%，逐年增长至 2019 年的 8.60%。

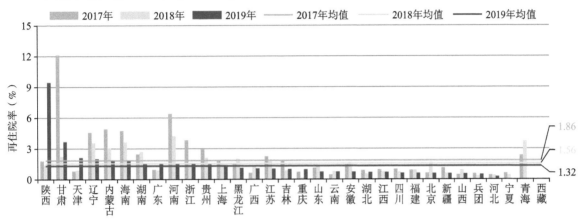

图 2-5-1-60　2017—2019 年全国各省（自治区、直辖市）三级公立医院乳腺癌（手术治疗）患者出院 0~31 天再住院率

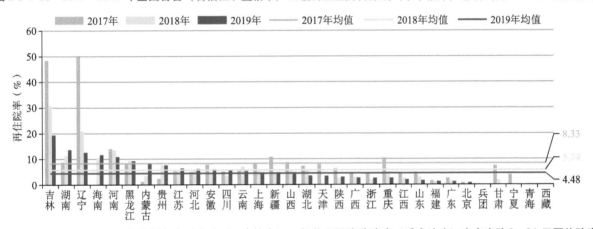

图 2-5-1-61　2017—2019 年全国各省（自治区、直辖市）二级公立医院乳腺癌（手术治疗）患者出院 0~31 天再住院率

3）住院非手术治疗

乳腺癌（非手术治疗）患者平均出院 0~31 天再住院率，三级公立医院自 2017 年的 3.13%，逐年增长至 2019 年的 5.05%（图 2-5-1-62）；二级公立医院自 2017 年的 2.70%，逐年增长至 2019 年的 6.25%（图 2-5-1-63）；三级民营医院 2019 年为 2.83%，与 2018 年同期水平持平（图 2-5-1-64）；二级民营医院 2019 年为 1.80%，低于 2018 年同期的 7.61%（图 2-5-1-65）。

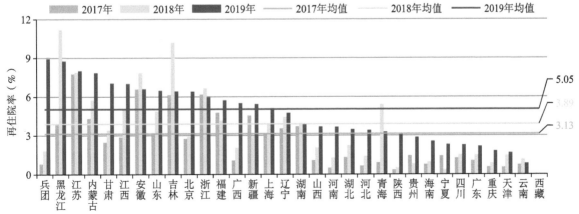

图 2-5-1-62　2017—2019 年全国各省（自治区、直辖市）三级公立医院乳腺癌（非手术治疗）患者出院 0~31 天再住院率

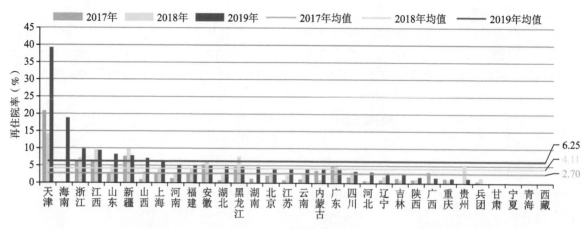

图 2-5-1-63　2017—2019 年全国各省（自治区、直辖市）二级公立医院乳腺癌（非手术治疗）患者出院 0～31 天再住院率

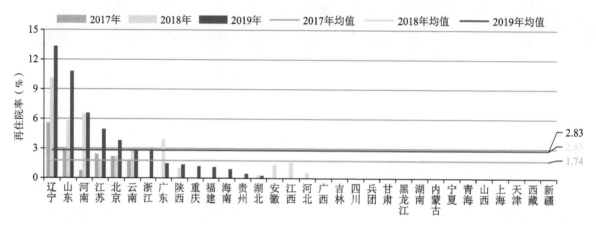

图 2-5-1-64　2017—2019 年全国各省（自治区、直辖市）三级民营医院乳腺癌（非手术治疗）患者出院 0～31 天再住院率

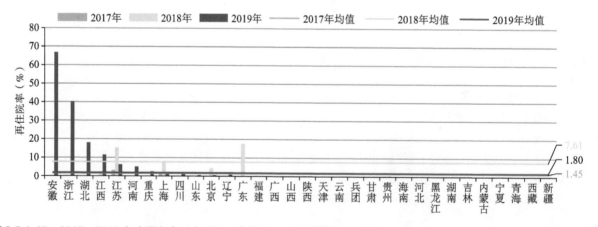

图 2-5-1-65　2017—2019 年全国各省（自治区、直辖市）二级民营医院乳腺癌（非手术治疗）患者出院 0～31 天再住院率

（3）平均住院日

1）总体情况

乳腺癌患者平均住院日，三级公立医院自 2017 年的 7.97 天，逐年下降至 2019 年的 6.30 天；二级公立医院自 2017 年的 9.31 天，逐年下降至 2019 年的 7.80 天；三级民营医院自 2017 年的 9.78 天，逐年下降至 2019 年的 7.97 天；二级民营医院自 2017 年的 10.06 天，逐年下降至 2019 年的 9.09 天。

2）住院手术治疗

乳腺癌（手术治疗）患者平均住院日，三级公立医院自 2017 年的 15.03 天，逐年下降至 2019 年的 13.33 天（图 2-5-1-66）；二级公立医院自 2017 年的 17.82 天，逐年下降至 2019 年的 16.70 天（图 2-5-

1-67）；三级民营医院自 2017 年的 22.75 天，逐年下降至 2019 年的 17.46 天；二级民营医院自 2017 年的 18.33 天，逐年下降至 2019 年的 17.37 天。

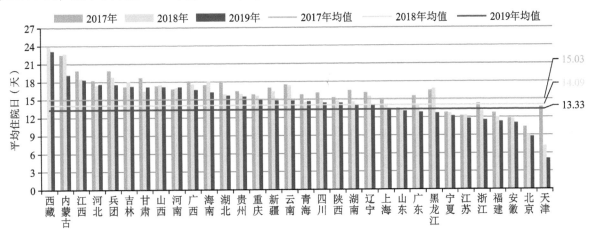

图 2-5-1-66　2017—2019 年全国各省（自治区、直辖市）三级公立医院乳腺癌（手术治疗）患者平均住院日

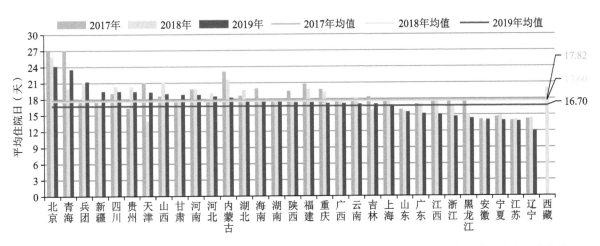

图 2-5-1-67　2017—2019 年全国各省（自治区、直辖市）二级公立医院乳腺癌（手术治疗）患者平均住院日

3）住院非手术治疗

乳腺癌（非手术治疗）患者平均住院日，三级公立医院自 2017 年的 6.25 天，逐年下降至 2019 年的 5.17 天（图 2-5-1-68）；二级公立医院自 2017 年的 7.18 天，逐年下降至 2019 年的 6.21 天（图 2-5-1-69）；三级民营医院 2019 年为 6.87 天，低于 2018 年同期的 8.14 天（图 2-5-1-70）；二级民营医院 2019 年为 8.05 天，高于 2018 年同期的 8.01 天（图 2-5-1-71）。

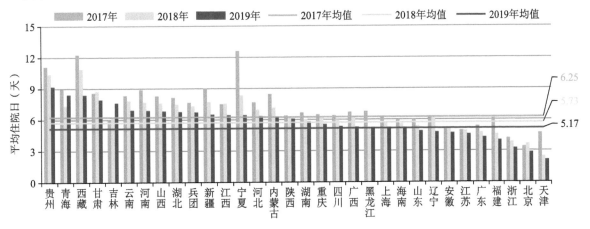

图 2-5-1-68　2017—2019 年全国各省（自治区、直辖市）三级公立医院乳腺癌（非手术治疗）患者平均住院日

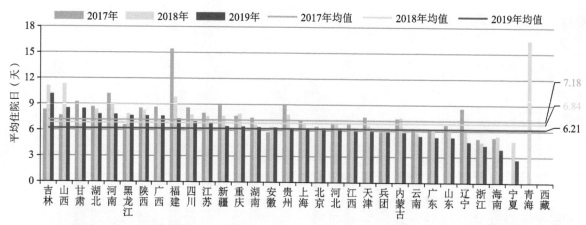

图 2-5-1-69 2017—2019 年全国各省（自治区、直辖市）二级公立医院乳腺癌（非手术治疗）患者平均住院日

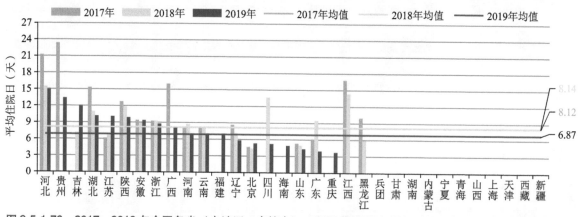

图 2-5-1-70 2017—2019 年全国各省（自治区、直辖市）三级民营医院乳腺癌（非手术治疗）患者平均住院日

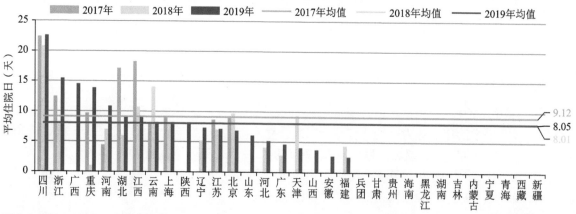

图 2-5-1-71 2017—2019 年全国各省（自治区、直辖市）二级民营医院乳腺癌（非手术治疗）患者平均住院日

（4）每住院人次费用（元）

1）总体情况

乳腺癌患者每住院人次费用，三级公立医院 2019 年为 10 797.05 元，高于 2018 年同期的 10 112.09 元；二级公立医院 2019 年为 7388.39 元，高于 2018 年同期的 7143.65 元；三级民营医院 2019 年为 11 620.29 元，高于 2018 年同期的 10 423.6 元；二级民营医院 2019 年为 12 696.82 元，高于 2018 年同期的 8416.45 元。

2）住院手术治疗

乳腺癌（手术治疗）患者每住院人次费用，三级公立医院 2019 年为 24 514.98 元，高于 2018 年同期的 23 736.75 元（图2-5-1-72）；二级公立医院 2019 年为 18 143.32 元，高于 2018 年同期的 17 385.00 元（图2-5-1-73）；三级民营医院自 2017 年的 25 700.26 元，逐年下降至 2019 年的 23 797.73 元；二级民营医院 2019 年为 17 326.51 元，高于 2018 年同期的 15 979.57 元。

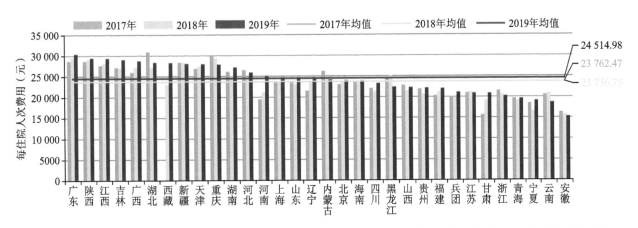

图 2-5-1-72 2017—2019 年全国各省（自治区、直辖市）三级公立医院乳腺癌（手术治疗）患者每住院人次费用

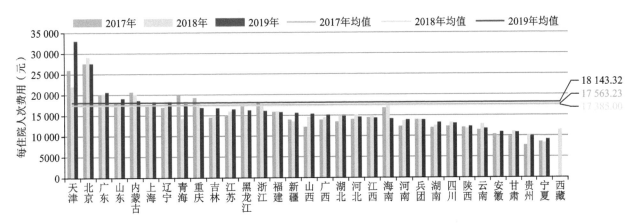

图 2-5-1-73 2017—2019 年全国各省（自治区、直辖市）二级公立医院乳腺癌（手术治疗）患者每住院人次费用

3）住院非手术治疗

乳腺癌（非手术治疗）患者每住院人次费用，三级公立医院自 2017 年的 8884.88 元，逐年增长至 2019 年的 9512.27 元（图 2-5-1-74）；二级公立医院自 2017 年的 6464.87 元，逐年增长至 2019 年的 6768.81 元（图 2-5-1-75）；三级民营医院自 2017 年的 9576.63 元，逐年增长至 2019 年的 11 915.61 元（图 2-5-1-76）；二级民营医院 2019 年为 17 792.48 元，高于 2018 年同期的 10 085.00 元（图 2-5-1-77）。

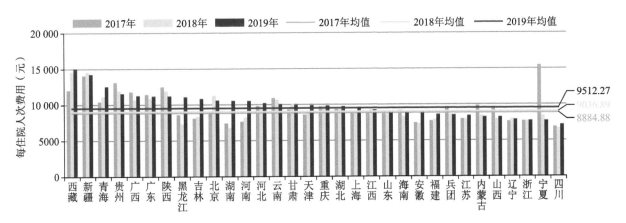

图 2-5-1-74 2017—2019 年全国各省（自治区、直辖市）三级公立医院乳腺癌（非手术治疗）患者每住院人次费用

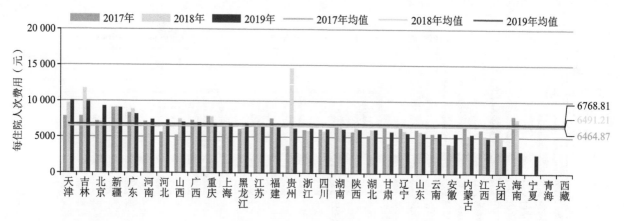

图 2-5-1-75　2017—2019 年全国各省（自治区、直辖市）二级公立医院乳腺癌（非手术治疗）
患者每住院人次费用

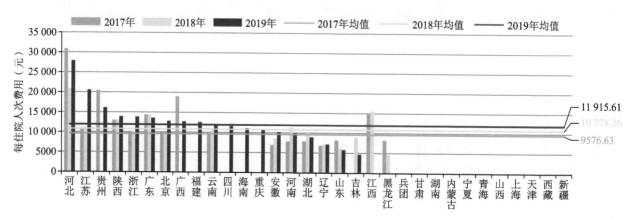

图 2-5-1-76　2017—2019 年全国各省（自治区、直辖市）三级民营医院乳腺癌（非手术治疗）
患者每住院人次费用

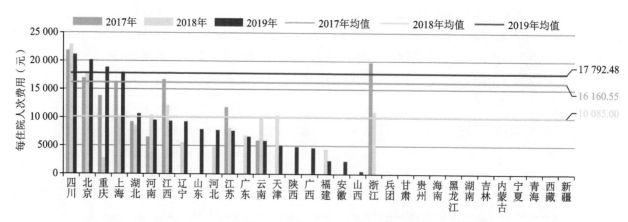

图 2-5-1-77　2017—2019 年全国各省（自治区、直辖市）二级民营医院乳腺癌（非手术治疗）
患者每住院人次费用

（5）异地就医占比（省外转入）

1）总体情况

乳腺癌患者异地就医占比（省外转入），三级公立医院 2019 年为 8.32%，低于 2018 年同期的
9.57%；二级公立医院 2019 年为 3.00%；三级民营医院 2019 年为 8.17%，低于 2018 年同期的
10.69%；二级民营医院 2019 年为 24.32%，高于 2018 年同期的 3.42%。

2）住院手术治疗

乳腺癌（手术治疗）患者异地就医占比（省外转入），三级公立医院 2019 年为 11.20%，低于 2018 年同期的 12.02%（图 2-5-1-78）；二级公立医院 2019 年为 4.13%，高于 2018 年同期的 3.70%（图 2-5-1-79）；三级民营医院自 2017 年的 1.74%，逐年增长至 2019 年的 8.50%；二级民营医院自 2017 年的 6.45%，逐年下降至 2019 年的 5.03%。

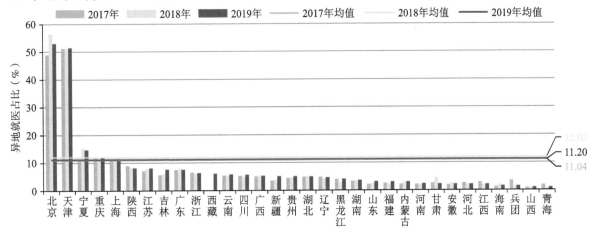

图 2-5-1-78　2017—2019 年全国各省（自治区、直辖市）三级公立医院乳腺癌（手术治疗）患者异地就医占比（省外转入）

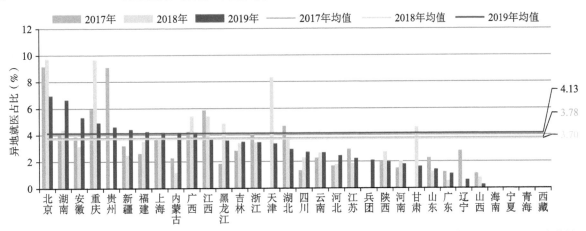

图 2-5-1-79　2017—2019 年全国各省（自治区、直辖市）二级公立医院乳腺癌（手术治疗）患者异地就医占比（省外转入）

3）住院非手术治疗

乳腺癌（非手术治疗）患者异地就医占比（省外转入），三级公立医院 2019 年为 7.84%，低于 2018 年同期的 9.48%（图 2-5-1-80）；二级公立医院 2019 年为 2.75%，低于 2018 年同期的 2.94%（图 2-5-1-81）；三级民营医院 2019 年为 9.23%，低于 2018 年同期的 11.41%（图 2-5-1-82）；二级民营医院 2019 年为 38.28%，高于 2018 年同期的 3.67%。

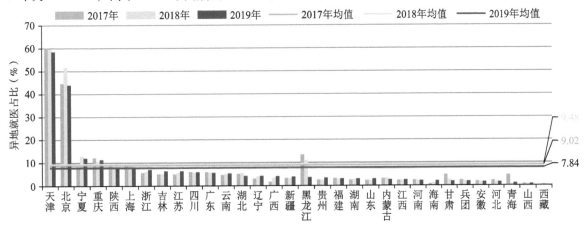

图 2-5-1-80　2017—2019 年全国各省（自治区、直辖市）三级公立医院乳腺癌（非手术治疗）患者异地就医占比（省外转入）

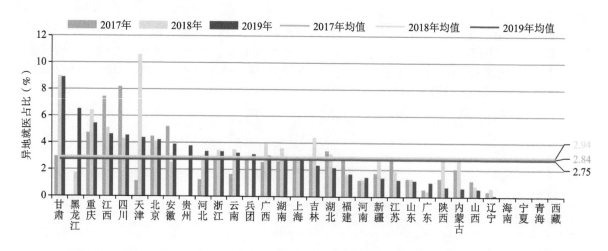

图2-5-1-81　2017—2019年全国各省（自治区、直辖市）二级公立医院乳腺癌（非手术治疗）患者异地就医占比（省外转入）

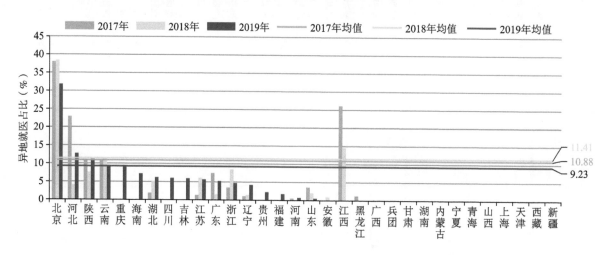

图2-5-1-82　2017—2019年全国各省（自治区、直辖市）三级民营医院乳腺癌（非手术治疗）患者异地就医占比（省外转入）

（6）异地就医占比（本省转出）

1）总体情况

乳腺癌患者异地就医占比（本省转出），三级公立医院自2017年的27.57%，逐年增长至2019年的28.93%；二级公立医院自2017年的8.96%，逐年下降至2019年的7.75%；三级民营医院自2017年的13.55%，逐年增长至2019年的27.52%；二级民营医院2019年为28.48%，高于2018年同期的7.51%。

2）住院手术治疗

乳腺癌（手术治疗）患者异地就医占比（本省转出），三级公立医院自2017年的29.87%，逐年增长至2019年的30.85%（图2-5-1-83）；二级公立医院2019年为8.04%，高于2018年同期的7.72%（图2-5-1-84）；三级民营医院自2017年的4.12%，逐年增长至2019年的26.73%；二级民营医院2019年为11.98%，高于2018年同期的9.92%。

3）住院非手术治疗

乳腺癌（非手术治疗）患者异地就医占比（本省转出），三级公立医院2019年为29.35%，低于2018年同期的29.91%（图2-5-1-85）；二级公立医院自2017年的7.78%，逐年下降至2019年的6.56%（图2-5-1-86）；三级民营医院自2017年的14.78%，逐年增长至2019年的31.71%（图2-5-1-87）；二级民营医院2019年为39.90%，高于2018年同期的9.57%。

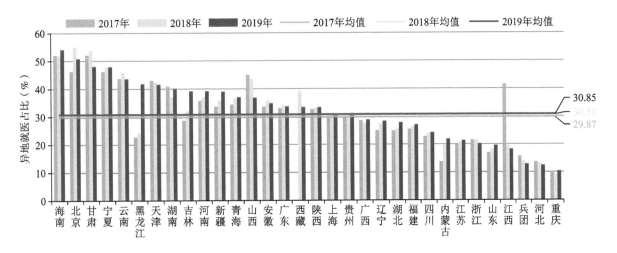

图 2-5-1-83　2017—2019 年全国各省（自治区、直辖市）三级公立医院乳腺癌（手术治疗）
患者异地就医占比（本省转出）

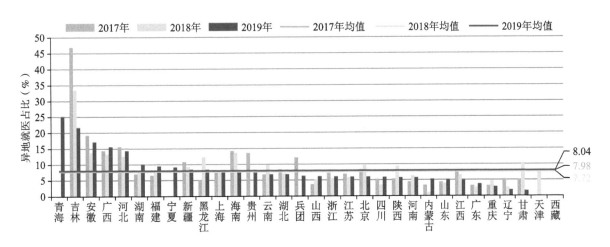

图 2-5-1-84　2017—2019 年全国各省（自治区、直辖市）二级公立医院乳腺癌（手术治疗）
患者异地就医占比（本省转出）

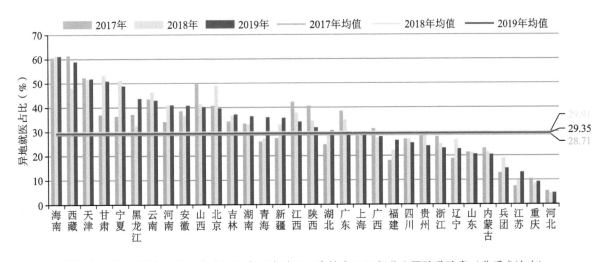

图 2-5-1-85　2017—2019 年全国各省（自治区、直辖市）三级公立医院乳腺癌（非手术治疗）
患者异地就医占比（本省转出）

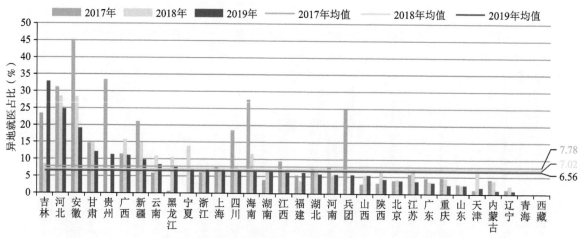

图 2-5-1-86　2017—2019 年全国各省（自治区、直辖市）二级公立医院乳腺癌（非手术治疗）
患者异地就医占比（本省转出）

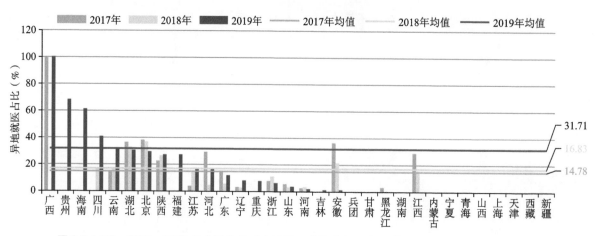

图 2-5-1-87　2017—2019 年全国各省（自治区、直辖市）三级民营医院乳腺癌（非手术治疗）
患者异地就医占比（本省转出）

三、结直肠癌

1. 全国情况（图 2-5-1-88 至图 2-5-1-97）

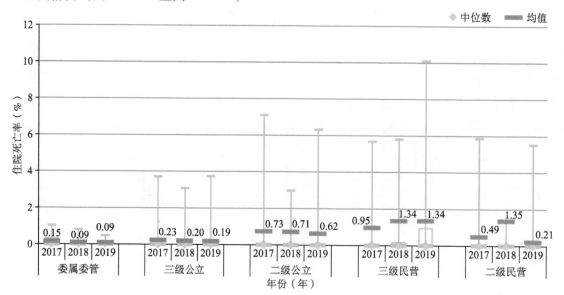

图 2-5-1-88　2017—2019 年全国各级医院结直肠癌患者住院死亡率（住院非手术治疗）

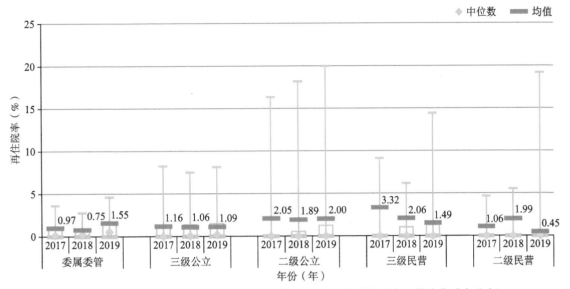

图 2-5-1-89　2017—2019 年全国各级医院结直肠癌患者再住院率（住院非手术治疗）

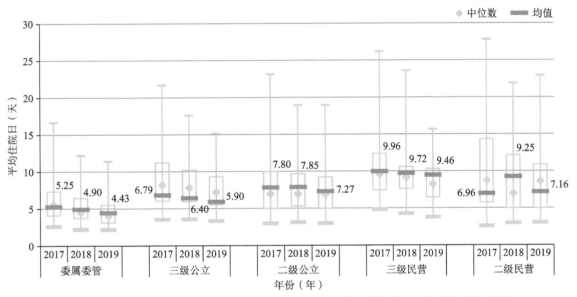

图 2-5-1-90　2017—2019 年全国各级医院结直肠癌患者平均住院日（住院非手术治疗）

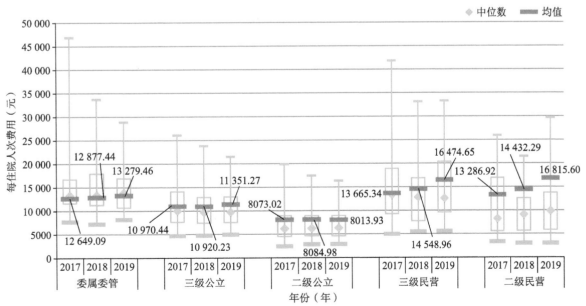

图 2-5-1-91　2017—2019 年全国各级医院结直肠癌患者每住院人次费用（住院非手术治疗）

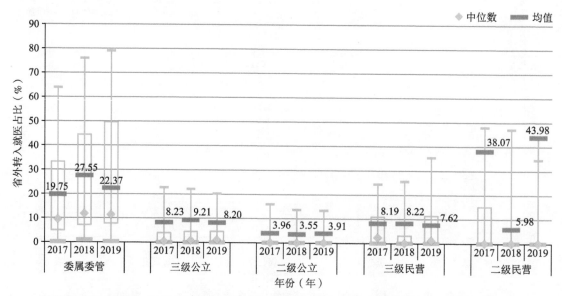

图 2-5-1-92　2017—2019 年全国各级医院结直肠癌患者省外转入就医占比（住院非手术治疗）

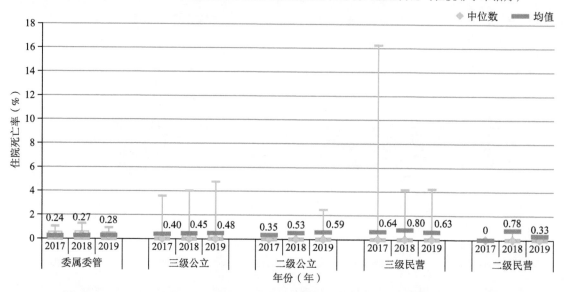

图 2-5-1-93　2017—2019 年全国各级医院结直肠癌患者住院死亡率（住院手术治疗）

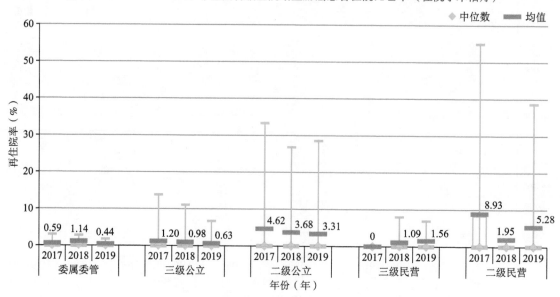

图 2-5-1-94　2017—2019 年全国各级医院结直肠癌患者再住院率（住院手术治疗）

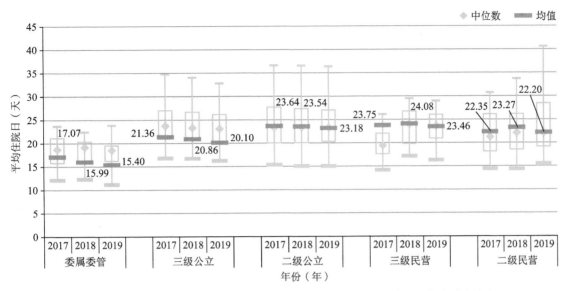

图 2-5-1-95　2017—2019 年全国各级医院结直肠癌患者平均住院日（住院手术治疗）

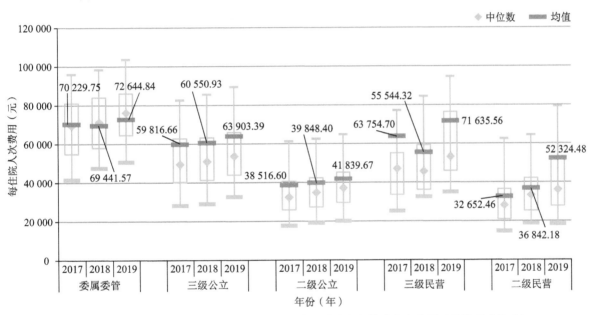

图 2-5-1-96　2017—2019 年全国各级医院结直肠癌患者每住院人次费用（住院手术治疗）

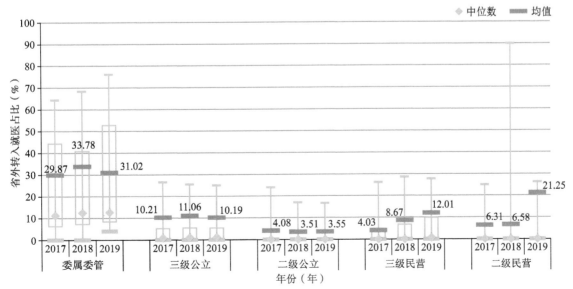

图 2-5-1-97　2017—2019 年全国各级医院结直肠癌患者省外转入就医占比（住院手术治疗）

2. 各省（自治区、直辖市）情况

（1）住院死亡率

1）总体情况

结直肠癌患者平均住院死亡率，三级公立医院自2017年的1.25%，逐年下降至2019年的0.89%；二级公立医院自2017年的2.38%，逐年下降至2019年的2.12%；三级民营医院自2017年的2.99%，逐年下降至2019年的2.63%；二级民营医院2019年为1.74%，低于2018年同期的2.74%。

2）住院手术治疗

结直肠癌（手术治疗）患者平均住院死亡率，三级公立医院自2017年的0.40%，逐年增长至2019年的0.48%（图2-5-1-98）；二级公立医院自2017年的0.35%，逐年增长至2019年的0.59%；三级民营医院2019年为0.63%，低于2018年同期的0.80%；二级民营医院2019年为0.33%，低于2018年同期的0.78%。

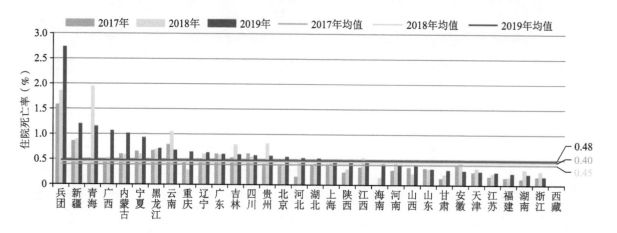

图2-5-1-98　2017—2019年全国各省（自治区、直辖市）三级公立医院结直肠癌（手术治疗）患者住院死亡率

3）住院非手术治疗

结直肠癌（非手术治疗）患者平均住院死亡率，三级公立医院自2017年的0.23%，逐年下降至2019年的0.19%（图2-5-1-99）；二级公立医院自2017年的0.73%，逐年下降至2019年的0.62%（图2-5-1-100）；三级民营医院自2017年的0.95%，逐年增长至2019年的1.34%（图2-5-1-101）；二级民营医院2019年为0.21%，低于2018年同期的1.35%。

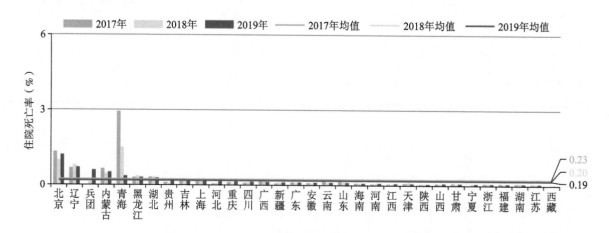

图2-5-1-99　2017—2019年全国各省（自治区、直辖市）三级公立医院结直肠癌（非手术治疗）患者住院死亡率

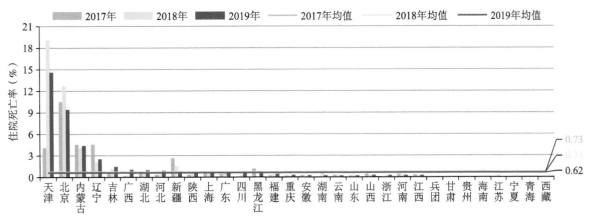

图 2-5-1-100　2017—2019 年全国各省（自治区、直辖市）二级公立医院结直肠癌（非手术治疗）患者住院死亡率

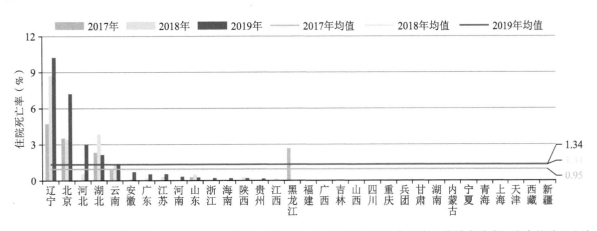

图 2-5-1-101　2017—2019 年全国各省（自治区、直辖市）三级民营医院结直肠癌（非手术治疗）患者住院死亡率

（2）出院 0～31 天再住院率

1）总体情况

结直肠癌患者平均出院 0～31 天再住院率，三级公立医院自 2017 年的 3.69%，逐年下降至 2019 年的 1.97%；二级公立医院自 2017 年的 10.28%，逐年下降至 2019 年的 8.07%；三级民营医院 2019 年为 4.33%，高于 2018 年同期的 3.23%；二级民营医院 2019 年为 6.69%，低于 2018 年同期的 7.19%。

2）住院手术治疗

结直肠癌（手术治疗）患者平均出院 0～31 天再住院率，三级公立医院自 2017 年的 1.20%，逐年下降至 2019 年的 0.63%（图 2-5-1-102）；二级公立医院自 2017 年的 4.62%，逐年下降至 2019 年的 3.31%；三级民营医院 2019 年为 1.56%；二级民营医院 2019 年为 5.28%，高于 2018 年同期的 1.95%。

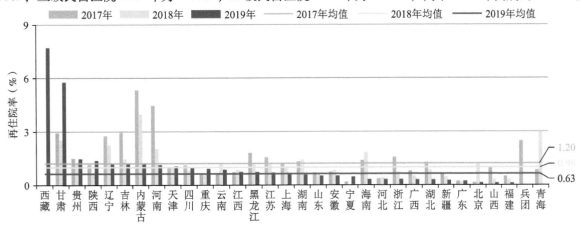

图 2-5-1-102　2017—2019 年全国各省（自治区、直辖市）三级公立医院结直肠癌（手术治疗）患者出院 0～31 天再住院率

3）住院非手术治疗

结直肠癌（非手术治疗）患者平均出院 0～31 天再住院率，三级公立医院 2019 年为 1.09%，高于 2018 年同期的 1.06%（图 2-5-1-103）；二级公立医院 2019 年为 2.00%，高于 2018 年同期的 1.89%（图 2-5-1-104）；三级民营医院自 2017 年的 3.32%，逐年下降至 2019 年的 1.49%；二级民营医院 2019 年为 0.45%，低于 2018 年同期的 1.99%。

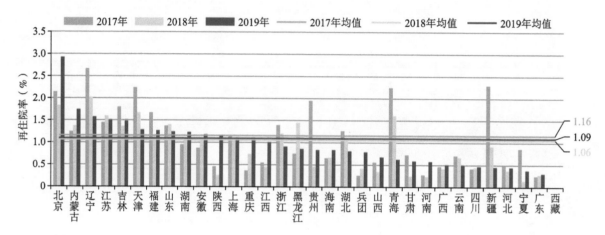

图 2-5-1-103　2017—2019 年全国各省（自治区、直辖市）三级公立医院结直肠癌（非手术治疗）患者出院 0～31 天再住院率

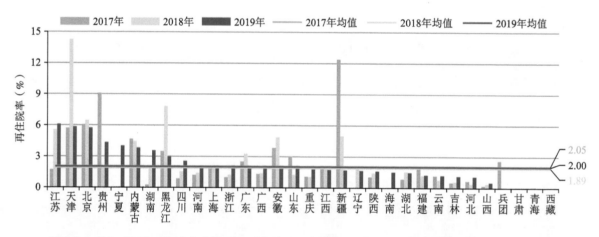

图 2-5-1-104　2017—2019 年全国各省（自治区、直辖市）二级公立医院结直肠癌（非手术治疗）患者出院 0～31 天再住院率

（3）平均住院日

1）总体情况

结直肠癌患者平均住院日，三级公立医院自 2017 年的 10.60 天，逐年下降至 2019 年的 8.75 天；二级公立医院自 2017 年的 11.41 天，逐年下降至 2019 年的 10.22 天；三级民营医院自 2017 年的 12.79 天，逐年下降至 2019 年的 11.23 天；二级民营医院 2019 年为 9.54 天，低于 2018 年同期的 11.69 天。

2）住院手术治疗

结直肠癌（手术治疗）患者平均住院日，三级公立医院自 2017 年的 21.36 天，逐年下降至 2019 年的 20.10 天（图 2-5-1-105）；二级公立医院自 2017 年的 23.64 天，逐年下降至 2019 年的 23.18 天；三级民营医院 2019 年为 23.46 天，低于 2018 年同期的 24.08 天；二级民营医院 2019 年为 22.20 天，低于 2018 年同期的 23.27 天。

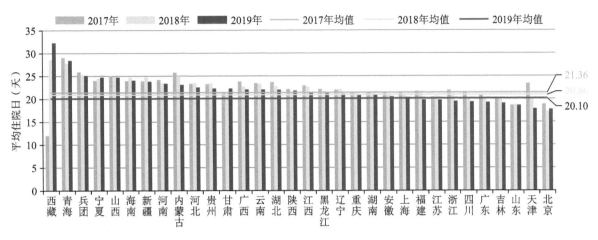

图 2-5-1-105   2017—2019 年全国各省（自治区、直辖市）三级公立医院结直肠癌（手术治疗）患者平均住院日

3）住院非手术治疗

结直肠癌（非手术治疗）患者平均住院日，三级公立医院自 2017 年的 6.79 天，逐年下降至 2019 年的 5.90 天（图 2-5-1-106）；二级公立医院 2019 年为 7.27 天，低于 2018 年同期的 7.85 天（图 2-5-1-107）；三级民营医院自 2017 年的 9.96 天，逐年下降至 2019 年的 9.46 天（图 2-5-1-108）；二级民营医院 2019 年为 7.16 天，低于 2018 年同期的 9.25 天（图 2-5-1-109）。

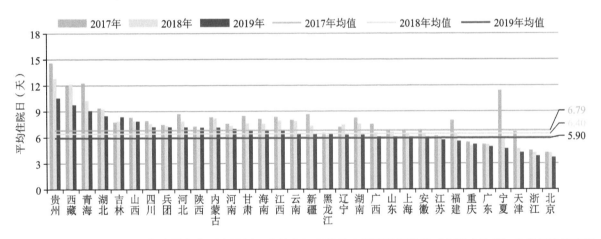

图 2-5-1-106   2017—2019 年全国各省（自治区、直辖市）三级公立医院结直肠癌（非手术治疗）患者平均住院日

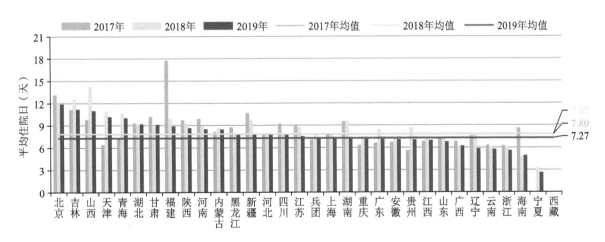

图 2-5-1-107   2017—2019 年全国各省（自治区、直辖市）二级公立医院结直肠癌（非手术治疗）患者平均住院日

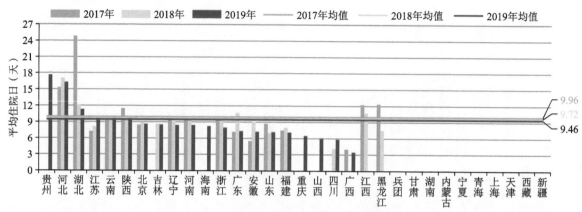

图 2-5-1-108　2017—2019 年全国各省（自治区、直辖市）三级民营医院结直肠癌（非手术治疗）患者平均住院日

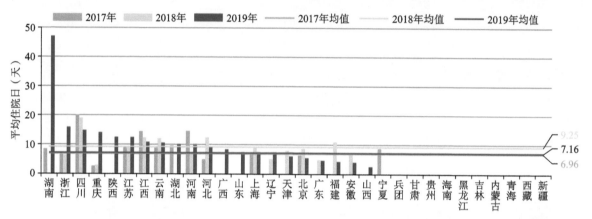

图 2-5-1-109　2017—2019 年全国各省（自治区、直辖市）二级民营医院结直肠癌（非手术治疗）患者平均住院日

（4）每住院人次费用

1）总体情况

结直肠癌患者每住院人次费用，三级公立医院 2019 年为 18 802.87 元，高于 2018 年同期的 18 244.30 元；二级公立医院 2019 年为 11 445.47 元，高于 2018 年同期的 11 275.64 元；三级民营医院 2019 年为 20 167.35 元，高于 2018 年同期的 18 700.94 元；二级民营医院 2019 年为 15 396.40 元，高于 2018 年同期的 12 641.11 元。

2）住院手术治疗

结直肠癌（手术治疗）患者每住院人次费用，三级公立医院 2019 年为 63 903.39 元，高于 2018 年同期的 60 550.93 元（图 2-5-1-110）；二级公立医院自 2017 年的 38 516.60 元，逐年增长至 2019 年的 41 839.67 元；三级民营医院 2019 年为 71 635.56 元，高于 2018 年同期的 55 544.32 元；二级民营医院 2019 年为 52 324.48 元，高于 2018 年同期的 36 842.18 元。

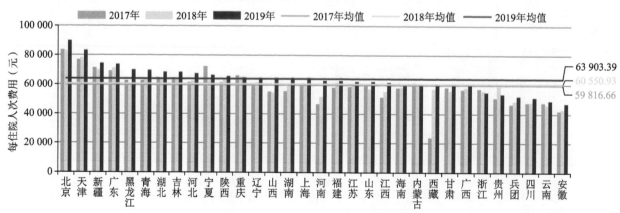

图 2-5-1-110　2017—2019 年全国各省（自治区、直辖市）三级公立医院结直肠癌（手术治疗）患者每住院人次费用

3）住院非手术治疗

结直肠癌（非手术治疗）患者每住院人次费用，三级公立医院 2019 年为 11 351.27 元，高于 2018 年同期的 10 920.23 元（图 2-5-1-111）；二级公立医院 2019 年为 8013.93 元，低于 2018 年同期的 8084.98 元（图 2-5-1-112）；三级民营医院自 2017 年的 13 665.34 元，逐年增长至 2019 年的 16 474.65 元（图 2-5-1-113）；二级民营医院 2019 年为 16 815.60 元，高于 2018 年同期的 14 432.29 元（图 2-5-1-114）。

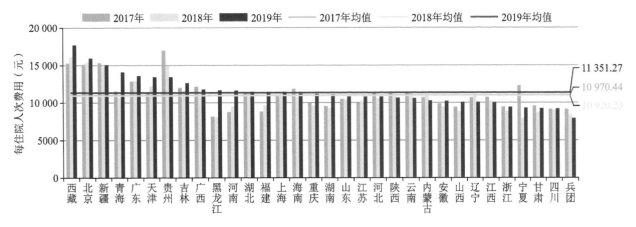

图 2-5-1-111　2017—2019 年全国各省（自治区、直辖市）三级公立医院结直肠癌（非手术治疗）患者每住院人次费用

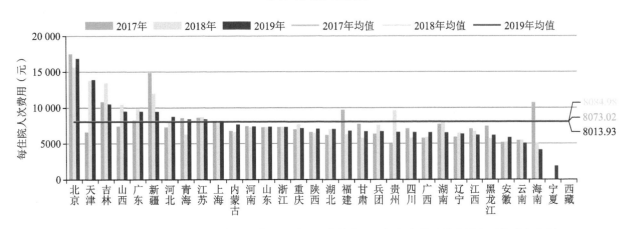

图 2-5-1-112　2017—2019 年全国各省（自治区、直辖市）二级公立医院结直肠癌（非手术治疗）患者每住院人次费用

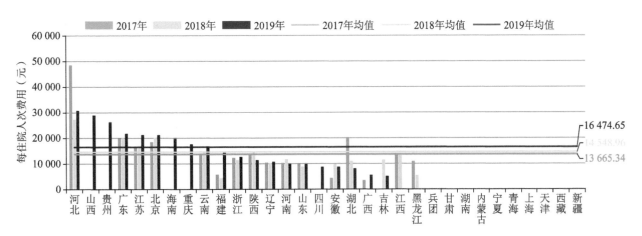

图 2-5-1-113　2017—2019 年全国各省（自治区、直辖市）三级民营医院结直肠癌（非手术治疗）患者每住院人次费用

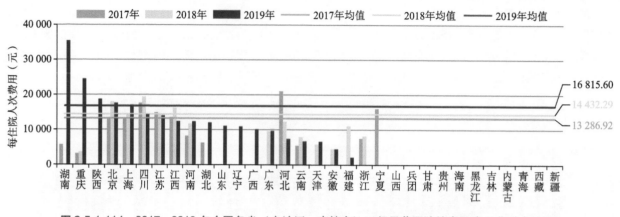

图 2-5-1-114　2017—2019 年全国各省（自治区、直辖市）二级民营医院结直肠癌（非手术治疗）患者每住院人次费用

（5）异地就医占比（省外转入）

1）总体情况

结直肠癌患者异地就医占比（省外转入），三级公立医院 2019 年为 8.24%，低于 2018 年同期的 8.95%；二级公立医院 2019 年为 3.57%，高于 2018 年同期的 3.35%；三级民营医院 2019 年为 7.69%，低于 2018 年同期的 8.42%；二级民营医院 2019 年为 27.98%，高于 2018 年同期的 6.62%。

2）住院手术治疗

结直肠癌（手术治疗）患者异地就医占比（省外转入），三级公立医院 2019 年为 10.19%，低于 2018 年同期的 11.06%（图 2-5-1-115）；二级公立医院 2019 年为 3.55%，高于 2018 年同期的 3.51%；三级民营医院自 2017 年的 4.03%，逐年增长至 2019 年的 12.01%；二级民营医院自 2017 年的 6.31%，逐年增长至 2019 年的 21.25%。

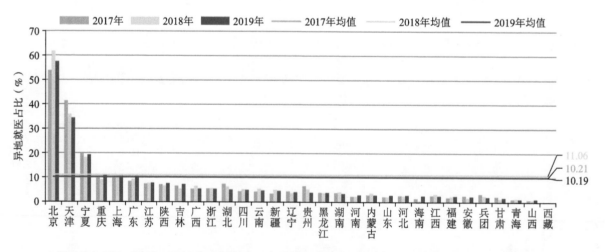

图 2-5-1-115　2017—2019 年全国各省（自治区、直辖市）三级公立医院结直肠癌（手术治疗）患者异地就医占比（省外转入）

3）住院非手术治疗

结直肠癌（非手术治疗）患者异地就医占比（省外转入），三级公立医院 2019 年为 8.20%，低于 2018 年同期的 9.21%（图 2-5-1-116）；二级公立医院 2019 年为 3.91%，高于 2018 年同期的 3.55%（图 2-5-1-117）；三级民营医院 2019 年为 7.62%，低于 2018 年同期的 8.22%（图 2-5-1-118）；二级民营医院 2019 年为 43.98%，高于 2018 年同期的 5.98%。

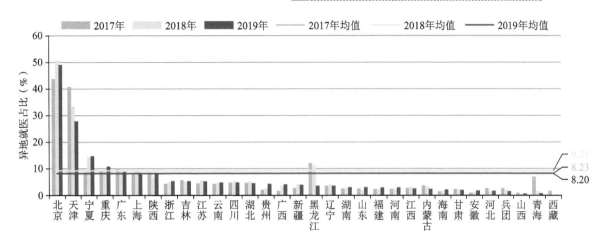

图 2-5-1-116　2017—2019 年全国各省（自治区、直辖市）三级公立医院结直肠癌（非手术治疗）患者异地就医占比（省外转入）

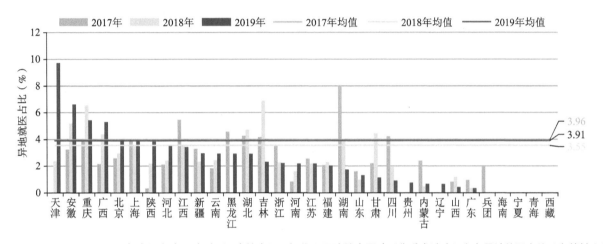

图 2-5-1-117　2017—2019 年全国各省（自治区、直辖市）二级公立医院结直肠癌（非手术治疗）患者异地就医占比（省外转入）

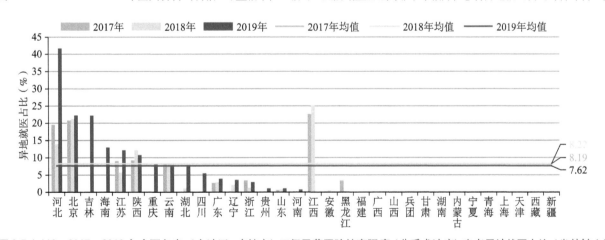

图 2-5-1-118　2017—2019 年全国各省（自治区、直辖市）三级民营医院结直肠癌（非手术治疗）患者异地就医占比（省外转入）

（6）异地就医占比（本省转出）

1）总体情况

结直肠癌患者异地就医占比（本省转出），三级公立医院自 2017 年的 25.82%，逐年增长至 2019 年的 28.20%；二级公立医院 2019 年为 7.56%，高于 2018 年同期的 7.42%；三级民营医院自 2017 年的 13.61%，逐年增长至 2019 年的 27.32%；二级民营医院 2019 年为 32.0%，高于 2018 年同期的 9.16%。

2）住院手术治疗

结直肠癌（手术治疗）患者异地就医占比（本省转出），三级公立医院自 2017 年的 30.15%，逐年增长至 2019 年的 31.23%（图 2-5-1-119）；二级公立医院自 2017 年的 7.84%，逐年下降至 2019 年的

7.24%；三级民营医院自 2017 年的 11.41%，逐年增长至 2019 年的 27.78%；二级民营医院自 2017 年的 9.35%，逐年增长至 2019 年的 26.74%。

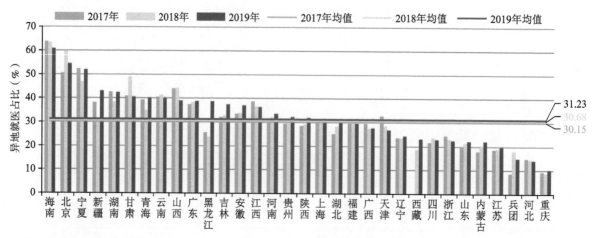

图 2-5-1-119　2017—2019 年全国各省（自治区、直辖市）三级公立医院结直肠癌（手术治疗）患者异地就医占比（本省转出）

3）住院非手术治疗

结直肠癌（非手术治疗）患者异地就医占比（本省转出），三级公立医院自 2017 年的 28.55%，逐年增长至 2019 年的 30.05%（图 2-5-1-120）；二级公立医院自 2017 年的 8.65%，逐年下降至 2019 年的 7.24%（图 2-5-1-121）；三级民营医院自 2017 年的 12.94%，逐年增长至 2019 年的 31.15%；二级民营医院 2019 年为 46.96%，高于 2018 年同期的 9.48%。

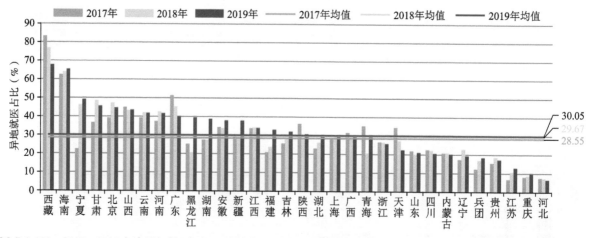

图 2-5-1-120　2017—2019 年全国各省（自治区、直辖市）三级公立医院结直肠癌（非手术治疗）患者异地就医占比（本省转出）

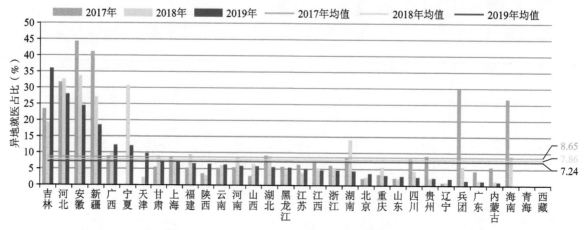

图 2-5-1-121　2017—2019 年全国各省（自治区、直辖市）二级公立医院结直肠癌（非手术治疗）患者异地就医占比（本省转出）

四、胃癌

1. **全国情况**（图 2-5-1-122 至图 2-5-1-131）

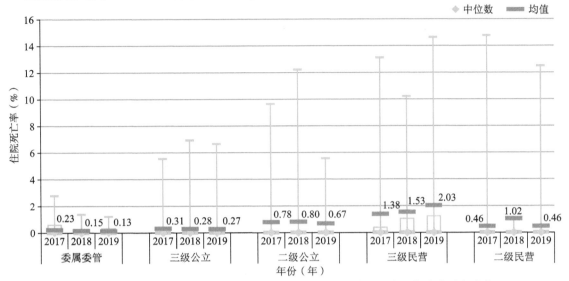

图 2-5-1-122 2017—2019 年全国各级医院胃癌患者住院死亡率（住院非手术治疗）

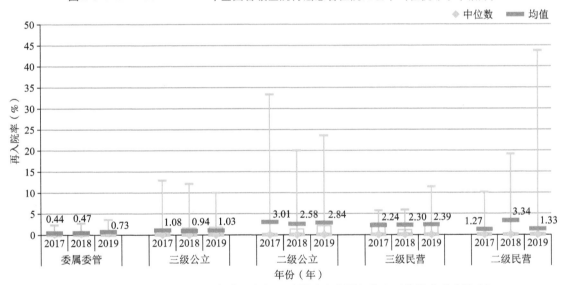

图 2-5-1-123 2017—2019 年全国各级医院胃癌患者再入院率（住院非手术治疗）

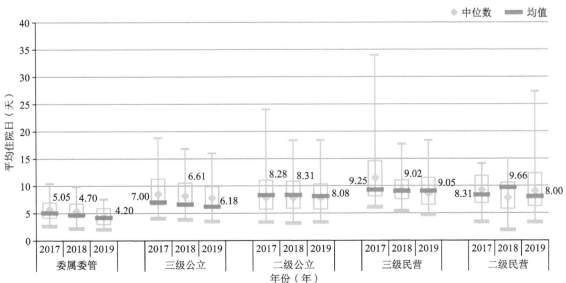

图 2-5-1-124 2017—2019 年全国各级医院胃癌患者平均住院日（住院非手术治疗）

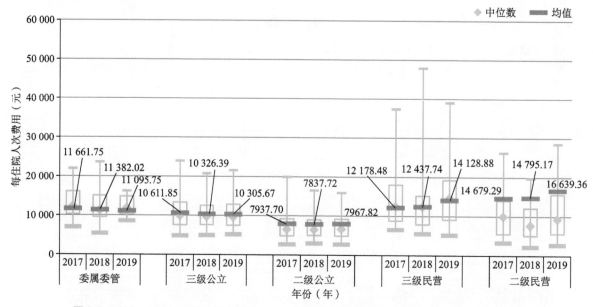

图 2-5-1-125 2017—2019 年全国各级医院胃癌患者每住院人次费用（住院非手术治疗）

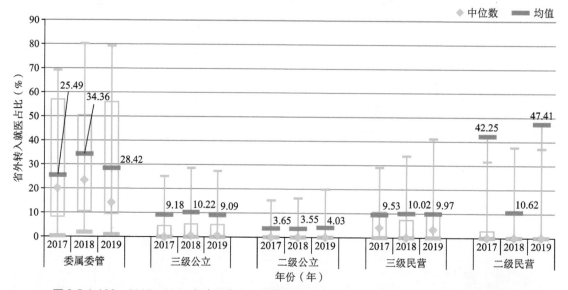

图 2-5-1-126 2017—2019 年全国各级医院胃癌患者省外转入就医占比（住院非手术治疗）

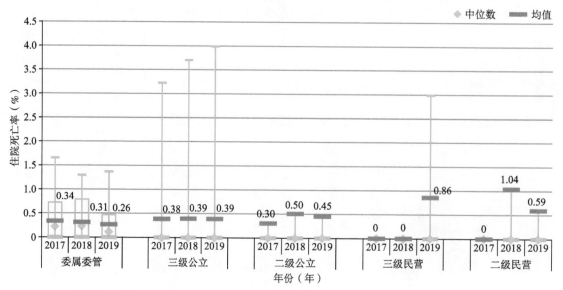

图 2-5-1-127 2017—2019 年全国各级医院胃癌患者住院死亡率（住院手术治疗）

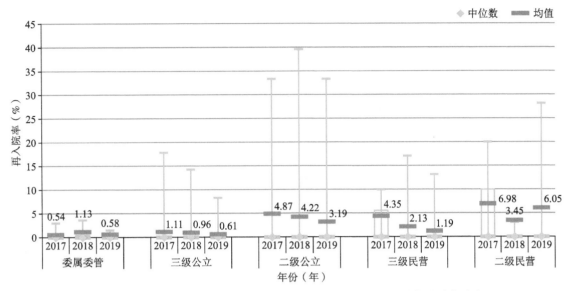

图 2-5-1-128　2017—2019 年全国各级医院胃癌患者再入院率（住院手术治疗）

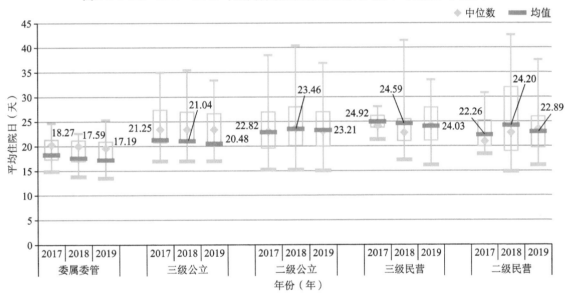

图 2-5-1-129　2017—2019 年全国各级医院胃癌患者平均住院日（住院手术治疗）

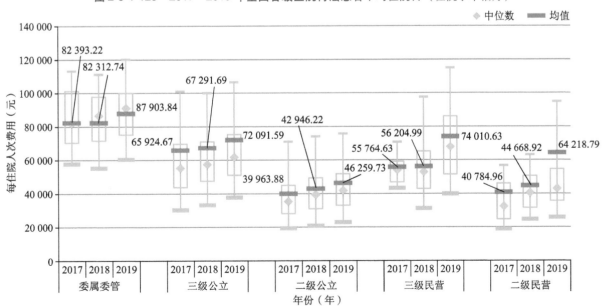

图 2-5-1-130　2017—2019 年全国各级医院胃癌患者每住院人次费用（住院手术治疗）

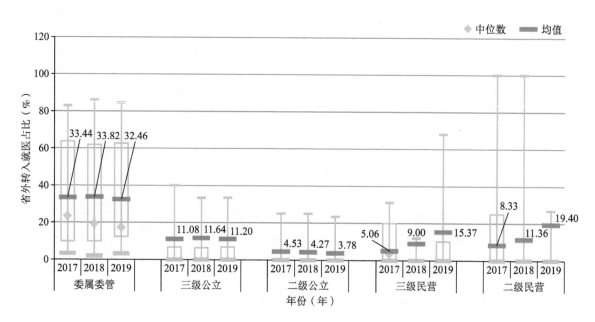

图 2-5-1-131　2017—2019 年全国各级医院胃癌患者省外转入就医占比（住院手术治疗）

2. 各省（自治区、直辖市）情况

（1）住院死亡率

1）总体情况

胃癌患者平均住院死亡率，三级公立医院自 2017 年的 1.63%，逐年下降至 2019 年的 1.26%；二级公立医院 2019 年为 2.13%，高于 2018 年同期的 2.07%；三级民营医院 2019 年为 3.86%，高于 2018 年同期的 3.26%；二级民营医院 2019 年为 2.15%，低于 2018 年同期的 2.67%。

2）住院手术治疗

胃癌（手术治疗）患者平均住院死亡率，三级公立医院 2019 年为 0.39%，与 2018 年同期持平（图 2-5-1-132）；二级公立医院 2019 年为 0.45%，低于 2018 年同期的 0.50%；三级民营医院 2019 年为 0.86%，高于 2018 年的 0；二级民营医院 2019 年为 0.59%，低于 2018 年同期的 1.04%。

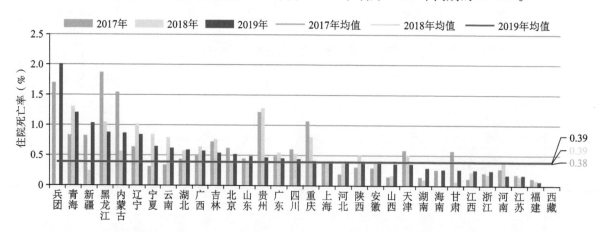

图 2-5-1-132　2017—2019 年全国各省（自治区、直辖市）三级公立医院胃癌（手术治疗）患者住院死亡率

3）住院非手术治疗

胃癌（非手术治疗）患者平均住院死亡率，三级公立医院自 2017 年的 0.31%，逐年下降至 2019 年的 0.27%（图 2-5-1-133）；二级公立医院 2019 年为 0.67%，低于 2018 年同期的 0.80%（图 2-5-1-134）；三级民营医院自 2017 年的 1.38%，逐年增长至 2019 年的 2.03%；二级民营医院 2019 年为 0.46%，低于 2018 年同期的 1.02%。

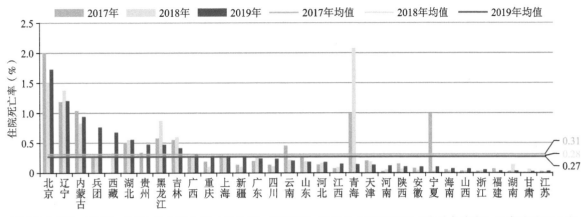

图 2-5-1-133　2017—2019 年全国各省（自治区、直辖市）三级公立医院胃癌（非手术治疗）患者住院死亡率

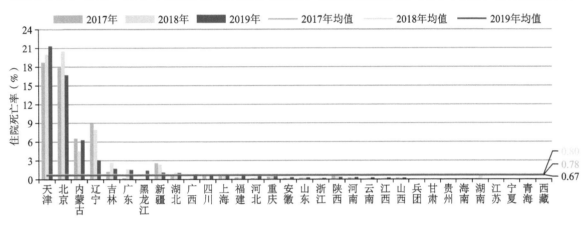

图 2-5-1-134　2017—2019 年全国各省（自治区、直辖市）二级公立医院胃癌（非手术治疗）患者住院死亡率

（2）出院 0～31 天再住院率

1）总体情况

胃癌患者平均出院 0～31 天再住院率，三级公立医院自 2017 年的 3.93%，逐年下降至 2019 年的 2.19%；二级公立医院自 2017 年的 11.28%，逐年下降至 2019 年的 9.13%；三级民营医院 2019 年为 5.26%，高于 2018 年同期的 3.30%；二级民营医院自 2017 年的 6.19%，逐年增长至 2019 年的 9.35%。

2）住院手术治疗

胃癌（手术治疗）患者平均出院 0～31 天再住院率，三级公立医院自 2017 年的 1.11%，逐年下降至 2019 年的 0.61%（图 2-5-1-135）；二级公立医院自 2017 年的 4.87%，逐年下降至 2019 年的 3.19%（图 2-5-1-136）；三级民营医院自 2017 年的 4.35%，逐年下降至 2019 年的 1.19%；二级民营医院 2019 年为 6.05%，高于 2018 年同期的 3.45%。

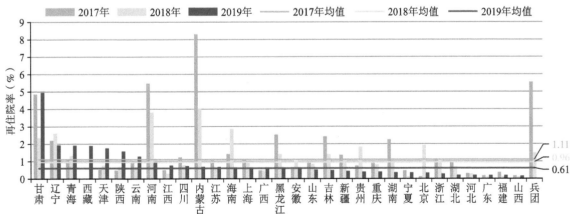

图 2-5-1-135　2017—2019 年全国各省（自治区、直辖市）三级公立医院胃癌（手术治疗）患者出院 0～31 天再住院率

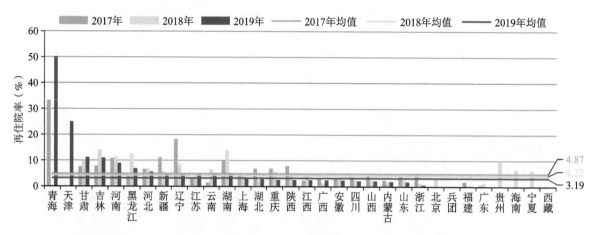

图 2-5-1-136　2017—2019 年全国各省（自治区、直辖市）二级公立医院胃癌（手术治疗）患者出院 0～31 天再住院率

3）住院非手术治疗

胃癌（非手术治疗）患者平均出院 0～31 天再住院率，三级公立医院 2019 年为 1.03%，高于 2018 年同期的 0.94%（图 2-5-1-137）；二级公立医院 2019 年为 2.84%，高于 2018 年同期的 2.58%（图 2-5-1-138）；三级民营医院自 2017 年的 2.24%，逐年增长至 2019 年的 2.39%；二级民营医院 2019 年为 1.33%，低于 2018 年同期的 3.34%。

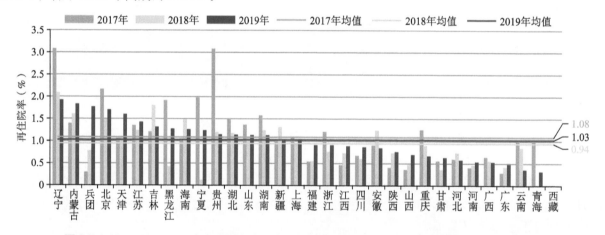

图 2-5-1-137　2017—2019 年全国各省（自治区、直辖市）三级公立医院胃癌（非手术治疗）患者出院 0～31 天再住院率

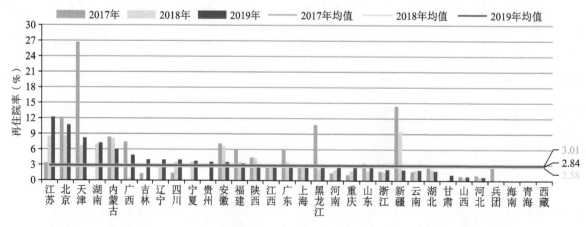

图 2-5-1-138　2017—2019 年全国各省（自治区、直辖市）二级公立医院胃癌（非手术治疗）患者出院 0～31 天再住院率

（3）平均住院日

1）总体情况

胃癌患者平均住院日，三级公立医院自 2017 年的 10.94 天，逐年下降至 2019 年的 9.33 天；二级公立医院自 2017 年的 10.87 天，逐年下降至 2019 年的 10.19 天；三级民营医院自 2017 年的 12.14 天，逐年下降至 2019 年的 11.31 天；二级民营医院 2019 年为 10.57 天，低于 2018 年同期的 11.26 天。

2）住院手术治疗

胃癌（手术治疗）患者平均住院日，三级公立医院自 2017 年的 21.25 天，逐年下降至 2019 年的 20.48 天（图 2-5-1-139）；二级公立医院 2019 年为 23.21 天，低于 2018 年同期的 23.46 天（图 2-5-1-140）；三级民营医院自 2017 年的 24.92 天，逐年下降至 2019 年的 24.03 天；二级民营医院 2019 年为 22.89 天，低于 2018 年同期的 24.20 天。

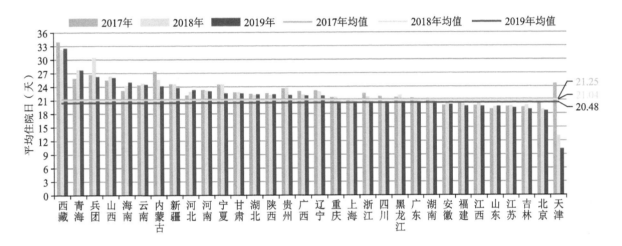

图 2-5-1-139 2017—2019 年全国各省（自治区、直辖市）三级公立医院胃癌（手术治疗）患者平均住院日

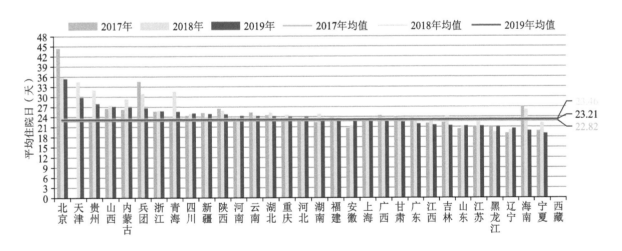

图 2-5-1-140 2017—2019 年全国各省（自治区、直辖市）二级公立医院胃癌（手术治疗）患者平均住院日

3）住院非手术治疗

胃癌（非手术治疗）患者平均住院日，三级公立医院自 2017 年的 7.00 天，逐年下降至 2019 年的 6.18 天（图 2-5-1-141）；二级公立医院 2019 年为 8.08 天，低于 2018 年同期的 8.31 天（图 2-5-1-142）；三级民营医院 2019 年为 9.05 天，高于 2018 年同期的 9.02 天；二级民营医院 2019 年为 8.00 天，低于 2018 年同期的 9.66 天。

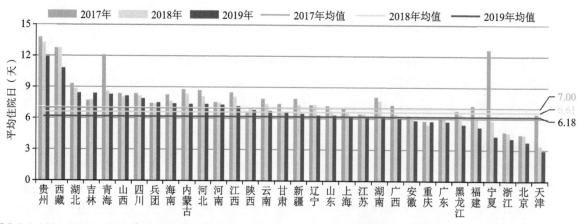

图 2-5-1-141　2017—2019 年全国各省（自治区、直辖市）三级公立医院胃癌（非手术治疗）患者平均住院日（天）

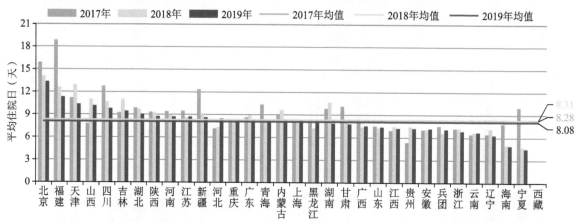

图 2-5-1-142　2017—2019 年全国各省（自治区、直辖市）二级公立医院胃癌（非手术治疗）患者平均住院日（天）

（4）每住院人次费用（元）

1）总体情况

胃癌患者每住院人次费用，三级公立医院 2019 年为 18 901.81 元，高于 2018 年同期的 18 213.0 元；二级公立医院自 2017 年的 9399.82 元，逐年增长至 2019 年的 9618.47 元；三级民营医院 2019 年为 18 143.73 元，高于 2018 年同期的 15 801.02 元；二级民营医院 2019 年为 13 109.14 元，高于 2018 年同期的 11 463.29 元。

2）住院手术治疗

胃癌（手术治疗）患者每住院人次费用，三级公立医院自 2017 年的 65 924.67 元，逐年增长至 2019 年的 72 091.59 元（图 2-5-1-143）；二级公立医院自 2017 年的 39 963.88 元，逐年增长至 2019 年的 46 259.73 元（图 2-5-1-144）；三级民营医院 2019 年为 74 010.63 元，高于 2018 年同期的 56 204.99 元；二级民营医院自 2017 年的 40 784.96 元，逐年增长至 2019 年的 64 218.79 元。

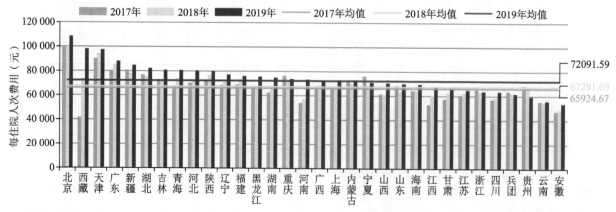

图 2-5-1-143　2017—2019 年全国各省（自治区、直辖市）三级公立医院胃癌（手术治疗）患者每住院人次费用

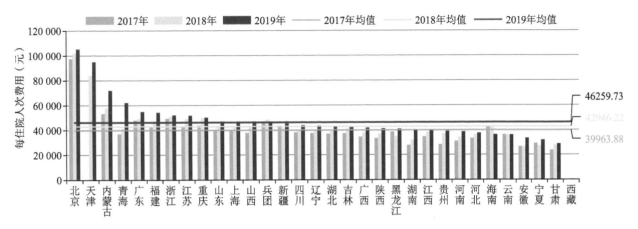

图 2-5-1-144　2017—2019 年全国各省（自治区、直辖市）二级公立医院胃癌（手术治疗）
患者每住院人次费用

3）住院非手术治疗

胃癌（非手术治疗）患者每住院人次费用，三级公立医院 2019 年为 103 05.67 元，低于 2018 年同
期的 10 326.39 元（图 2-5-1-145）；二级公立医院 2019 年为 7967.82 元，高于 2018 年同期的 7837.72 元
（图 2-5-1-146）；三级民营医院自 2017 年的 12 178.48 元，逐年增长至 2019 年的 14 128.88 元；二级民
营医院 2019 年为 16 639.36 元，高于 2018 年同期的 14 795.17 元。

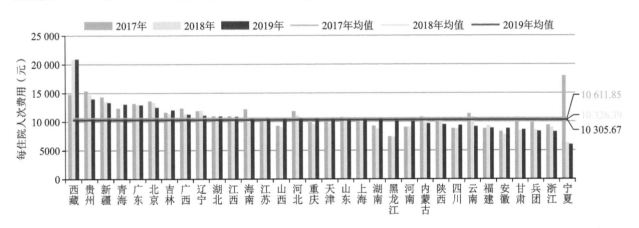

图 2-5-1-145　2017—2019 年全国各省（自治区、直辖市）三级公立医院胃癌（非手术治疗）
患者每住院人次费用（元）

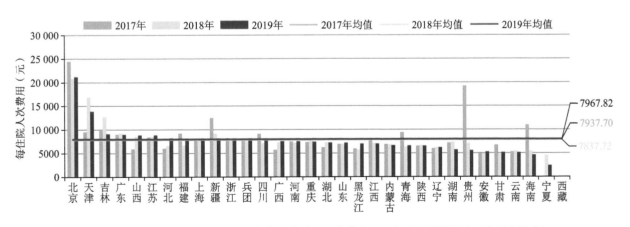

图 2-5-1-146　2017—2019 年全国各省（自治区、直辖市）二级公立医院胃癌（非手术治疗）
患者每住院人次费用（元）

（5）异地就医占比（省外转入）

1）总体情况

胃癌患者异地就医占比（省外转入），三级公立医院2019年为8.68%，低于2018年同期的9.30%；二级公立医院2019年为3.76%，低于2018年同期的3.81%；三级民营医院自2017年的7.59%，逐年增长至2019年的9.20%；二级民营医院2019年为20.84%，高于2018年同期的7.64%。

2）住院手术治疗

胃癌（手术治疗）患者异地就医占比（省外转入），三级公立医院2019年为11.20%，低于2018年同期的11.64%（图2-5-1-147）；二级公立医院自2017年的4.53%，逐年下降至2019年的3.78%（图2-5-1-148）；三级民营医院自2017年的5.06%，逐年增长至2019年的15.37%；二级民营医院自2017年的8.33%，逐年增长至2019年的19.40%。

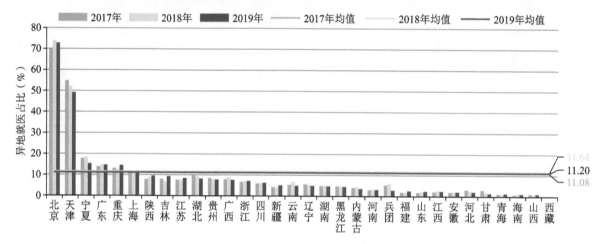

图2-5-1-147　2017—2019年全国各省（自治区、直辖市）三级公立医院胃癌（手术治疗）患者异地就医占比（省外转入）

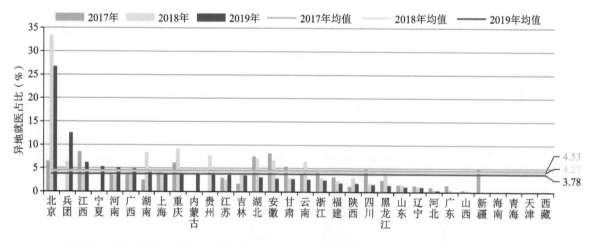

图2-5-1-148　2017—2019年全国各省（自治区、直辖市）二级公立医院胃癌（手术治疗）患者异地就医占比（省外转入）

3）住院非手术治疗

胃癌（非手术治疗）患者异地就医占比（省外转入），三级公立医院2019年为9.09%，低于2018年同期的10.22%（图2-5-1-149）；二级公立医院2019年为4.03%，高于2018年同期的3.55%（图2-5-1-150）；三级民营医院2019年为9.97%，低于2018年同期的10.02%；二级民营医院2019年为47.41%，高于2018年同期的10.62%。

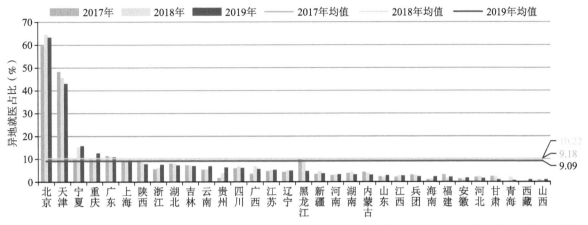

图 2-5-1-149　2017—2019 年全国各省（自治区、直辖市）三级公立医院胃癌（非手术治疗）患者异地就医占比（省外转入）

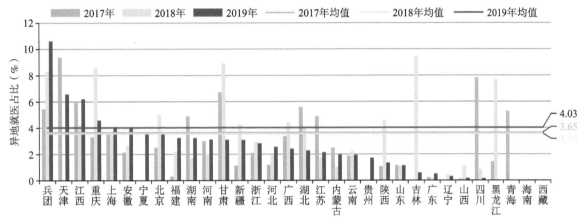

图 2-5-1-150　2017—2019 年全国各省（自治区、直辖市）二级公立医院胃癌（非手术治疗）患者异地就医占比（省外转入）

（6）异地就医占比（本省转出）

1）总体情况

胃癌患者异地就医占比（本省转出），三级公立医院自 2017 年的 27.37%，逐年增长至 2019 年的 30.02%；二级公立医院自 2017 年的 9.27%，逐年下降至 2019 年的 8.78%；三级民营医院自 2017 年的 13.45%，逐年增长至 2019 年的 25.72%；二级民营医院 2019 年为 26.39%，高于 2018 年同期的 11.65%。

2）住院手术治疗

胃癌（手术治疗）患者异地就医占比（本省转出），三级公立医院自 2017 年的 34.52%，逐年增长至 2019 年的 36.55%（图 2-5-1-151）；二级公立医院 2019 年为 9.25%，低于 2018 年同期的 10.19%（图 2-5-1-152）；三级民营医院自 2017 年的 6.41%，逐年增长至 2019 年的 31.58%；二级民营医院自 2017 年的 15.28%，逐年增长至 2019 年的 29.61%。

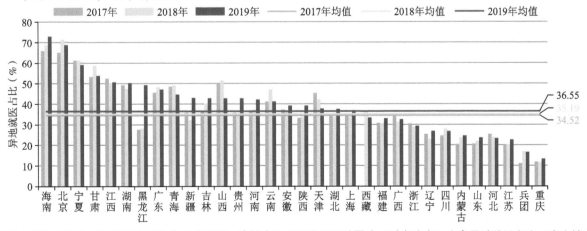

图 2-5-1-151　2017—2019 年全国各省（自治区、直辖市）三级公立医院胃癌（手术治疗）患者异地就医占比（本省转出）

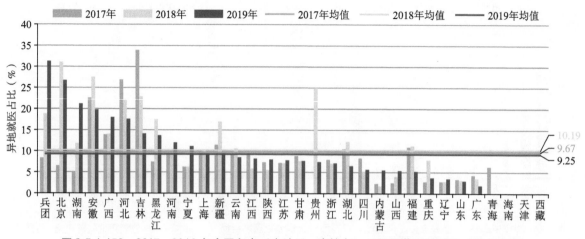

图 2-5-1-152　2017—2019 年全国各省（自治区、直辖市）二级民营医院胃癌（手术治疗）患者异地就医占比（本省转出）

3）住院非手术治疗

　　胃癌（非手术治疗）患者异地就医占比（本省转出），三级公立医院自 2017 年的 30.93%，逐年增长至 2019 年的 32.78%（图 2-5-1-153）；二级公立医院自 2017 年的 13.59%，逐年下降至 2019 年的 9.28%（图 2-5-1-154）；三级民营医院自 2017 年的 14.29%，逐年增长至 2019 年的 30.64%；二级民营医院 2019 年为 49.04%，高于 2018 年同期的 14.98%。

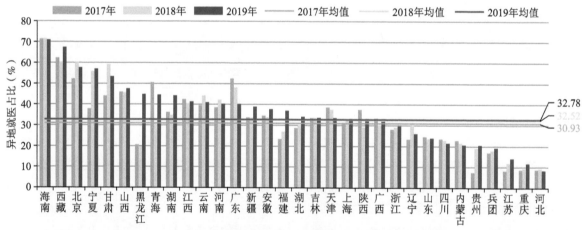

图 2-5-1-153　2017—2019 年全国各省（自治区、直辖市）三级公立医院胃癌（非手术治疗）患者异地就医占比（本省转出）

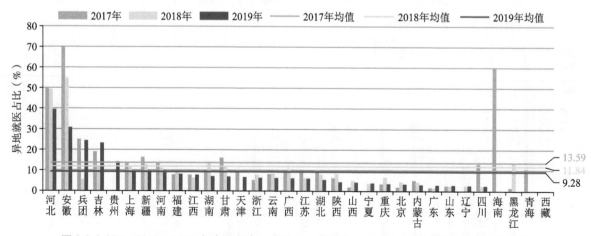

图 2-5-1-154　2017—2019 年全国各省（自治区、直辖市）二级公立医院胃癌（非手术治疗）患者异地就医占比（本省转出）

五、肝癌

1. 全国情况（图 2-5-1-155 至图 2-5-1-164）

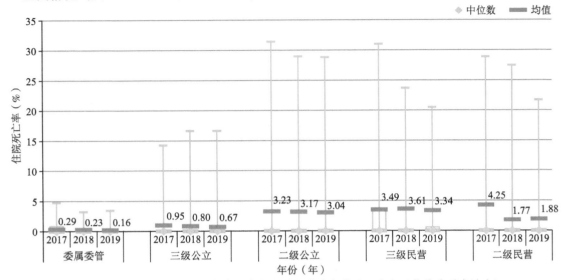

图 2-5-1-155　2017—2019 年全国各级医院肝癌患者住院死亡率（住院非手术治疗）

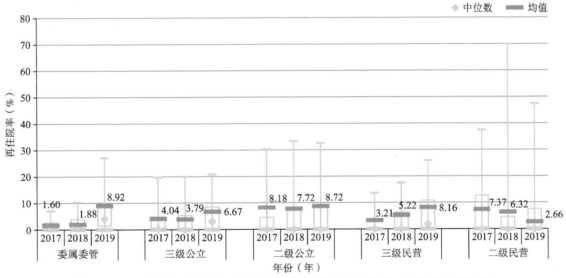

图 2-5-1-156　2017—2019 年全国各级医院肝癌患者再住院率（住院非手术治疗）

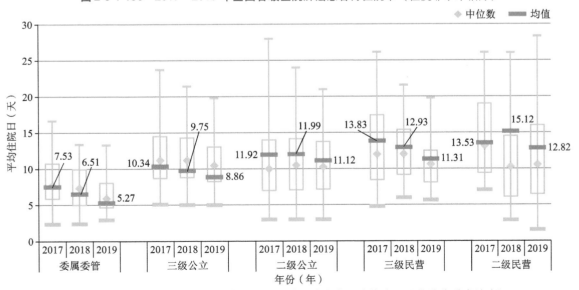

图 2-5-1-157　2017—2019 年全国各级医院肝癌患者平均住院日（住院非手术治疗）

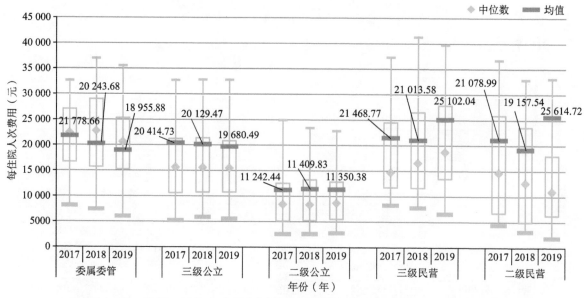

图 2-5-1-158 2017—2019 年全国各级医院肝癌患者每住院人次费用（住院非手术治疗）

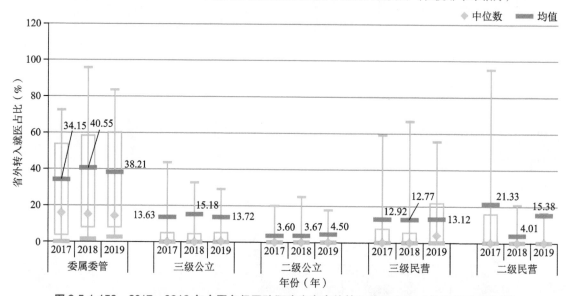

图 2-5-1-159 2017—2019 年全国各级医院肝癌患者省外转入就医占比（住院非手术治疗）

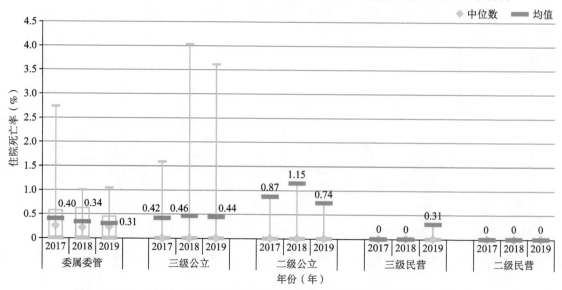

图 2-5-1-160 2017—2019 年全国各级医院肝癌患者住院死亡率（住院手术治疗）

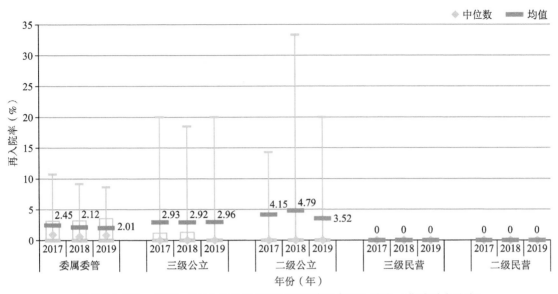

图 2-5-1-161　2017—2019 年全国各级医院肝癌患者再入院率（住院手术治疗）

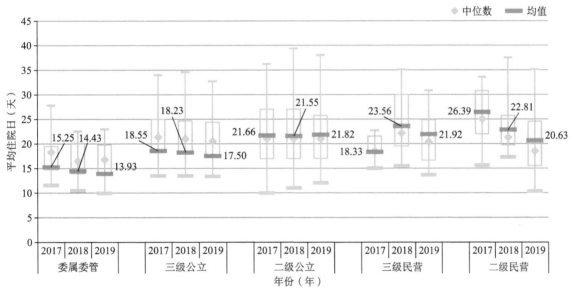

图 2-5-1-162　2017—2019 年全国各级医院肝癌患者平均住院日（住院手术治疗）

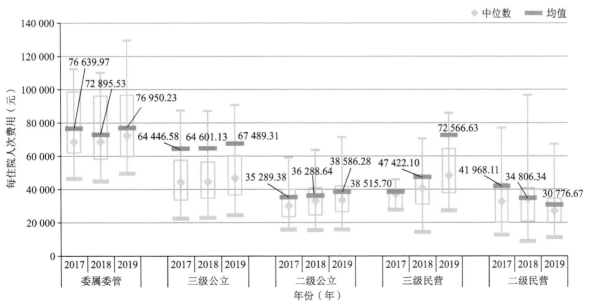

图 2-5-1-163　2017—2019 年全国各级医院肝癌患者每住院人次费用（住院手术治疗）

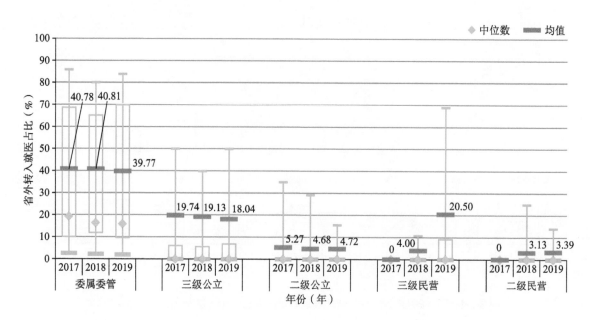

图 2-5-1-164　2017—2019 年全国各级医院肝癌患者省外转入就医占比（住院手术治疗）

2. 各省（自治区、直辖市）情况

（1）住院死亡率

1）总体情况

肝癌患者平均住院死亡率，三级公立医院自 2017 年的 3.42%，逐年下降至 2019 年的 2.66%；二级公立医院 2019 年为 5.11%，高于 2018 年同期的 5.07%；三级民营医院自 2017 年的 6.54%，逐年下降至 2019 年的 5.92%；二级民营医院 2019 年为 5.92%，高于 2018 年同期的 5.15%。

2）住院手术治疗

肝癌（手术治疗）患者平均住院死亡率，三级公立医院 2019 年为 0.44%，低于 2018 年同期的 0.46%（图 2-5-1-165）；二级公立医院 2019 年为 0.74%，低于 2018 年同期的 1.15%；三级民营医院 2019 年为 0.31%。

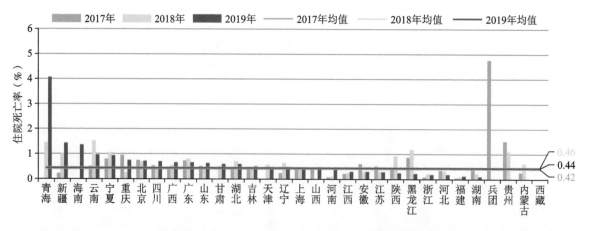

图 2-5-1-165　2017—2019 年全国各省（自治区、直辖市）三级公立医院肝癌（手术治疗）患者住院死亡率

3）住院非手术治疗

肝癌（非手术治疗）患者平均住院死亡率，三级公立医院自 2017 年的 0.95%，逐年下降至 2019 年的 0.67%（图 2-5-1-166）；二级公立医院自 2017 年的 3.23%，逐年下降至 2019 年的 3.04%（图 2-5-1-167）；三级民营医院 2019 年为 3.34%，低于 2018 年同期的 3.61%；二级民营医院 2019 年为 1.88%，高于 2018 年同期的 1.77%。

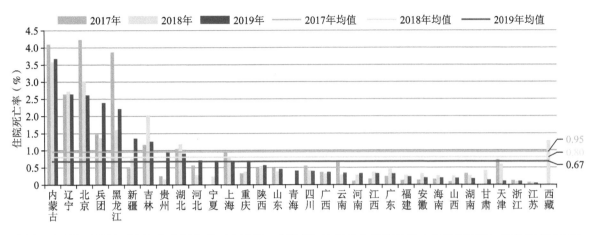

图 2-5-1-166 2017—2019 年全国各省（自治区、直辖市）三级公立医院肝癌（非手术治疗）患者住院死亡率

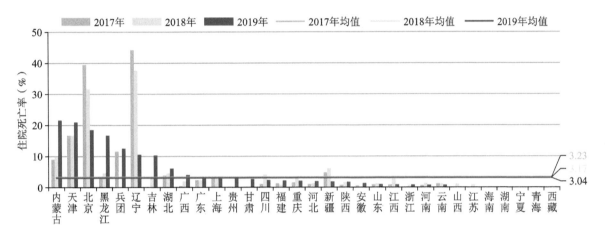

图 2-5-1-167 2017—2019 年全国各省（自治区、直辖市）二级公立医院肝癌（非手术治疗）患者住院死亡率

（2）出院 0～31 天再住院率

1）总体情况

肝癌患者平均出院 0～31 天再住院率，三级公立医院 2019 年为 6.11%，高于 2018 年同期的 5.50%；二级公立医院自 2017 年的 10.34%，逐年下降至 2019 年的 9.58%；三级民营医院 2019 年为 6.57%，高于 2018 年同期的 4.22%；二级民营医院 2019 年为 8.35%，高于 2018 年同期的 7.83%。

2）住院手术治疗

肝癌（手术治疗）患者平均出院 0～31 天再住院率，三级公立医院 2019 年为 2.96%，高于 2018 年同期的 2.92%（图 2-5-1-168）；二级公立医院 2019 年为 3.52%，低于 2018 年同期的 4.79%。

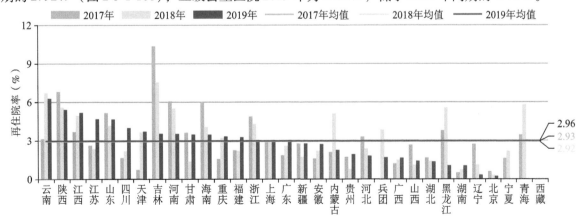

图 2-5-1-168 2017—2019 年全国各省（自治区、直辖市）三级公立医院肝癌（手术治疗）患者出院 0～31 天再住院率

3）住院非手术治疗

2019 年肝癌（非手术治疗）患者平均出院 0～31 天再住院率，三级公立医院为 6.67%，高于 2018 年同期的 3.79%（图 2-5-1-169）；二级公立医院 2019 年为 8.72%，高于 2018 年同期的 7.72%（图 2-5-1-170）；三级民营医院自 2017 年的 3.21%，逐年增长至 2019 年的 8.16%；二级民营医院自 2017 年的 7.37%，逐年下降至 2019 年的 2.66%。

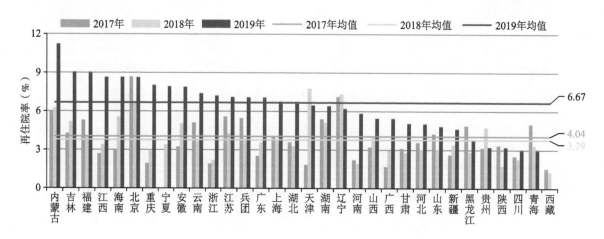

图 2-5-1-169　2017—2019 年全国各省（自治区、直辖市）三级公立医院肝癌（非手术治疗）患者出院 0～31 天再住院率

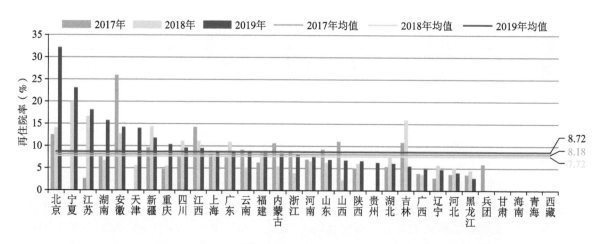

图 2-5-1-170　2017—2019 年全国各省（自治区、直辖市）二级公立医院肝癌（非手术治疗）患者出院 0～31 天再住院率

（3）平均住院日

1）总体情况

肝癌患者平均住院日，三级公立医院自 2017 年的 11.76 天，逐年下降至 2019 年的 10.51 天；二级公立医院自 2017 年的 11.40 天，逐年下降至 2019 年的 10.91 天；三级民营医院自 2017 年的 13.21 天，逐年下降至 2019 年的 11.34 天；二级民营医院 2019 年为 12.22 天，高于 2018 年同期的 11.93 天。

2）住院手术治疗

肝癌（手术治疗）患者平均住院日，三级公立医院自 2017 年的 18.55 天，逐年下降至 2019 年的 17.50 天（图 2-5-1-171）；二级公立医院 2019 年为 21.82 天，高于 2018 年同期的 21.55 天（图 2-5-1-172）；三级民营医院 2019 年为 21.92 天，低于 2018 年同期的 23.56 天；二级民营医院自 2017 年的 26.39 天，逐年下降至 2019 年的 20.63 天。

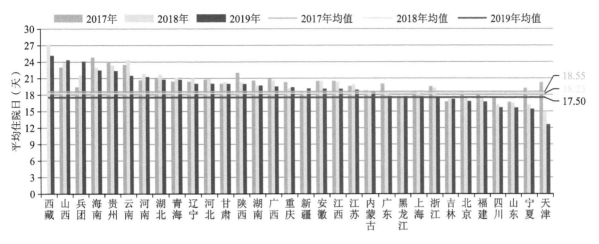

图 2-5-1-171　2017—2019 年全国各省（自治区、直辖市）三级公立医院肝癌（手术治疗）患者平均住院日

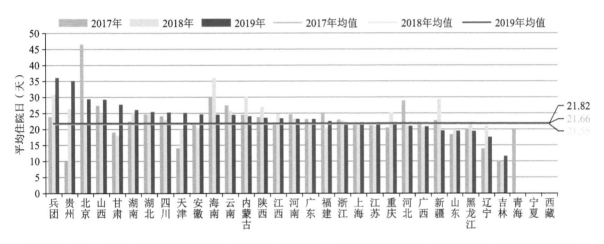

图 2-5-1-172　2017—2019 年全国各省（自治区、直辖市）二级公立医院肝癌（手术治疗）患者平均住院日

3）住院非手术治疗

肝癌（非手术治疗）患者平均住院日，三级公立医院自 2017 年的 10.34 天，逐年下降至 2019 年的 8.86 天（图 2-5-1-173）；二级公立医院 2019 年为 11.12 天，低于 2018 年同期的 11.99 天（图 2-5-1-174）；三级民营医院自 2017 年的 13.83 天，逐年下降至 2019 年的 11.31 天；二级民营医院 2019 年为 12.82 天，低于 2018 年同期的 15.12 天。

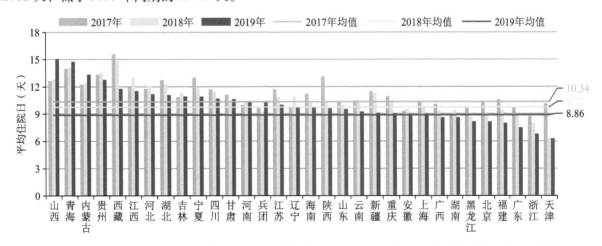

图 2-5-1-173　2017—2019 年全国各省（自治区、直辖市）三级公立医院肝癌（非手术治疗）患者平均住院日

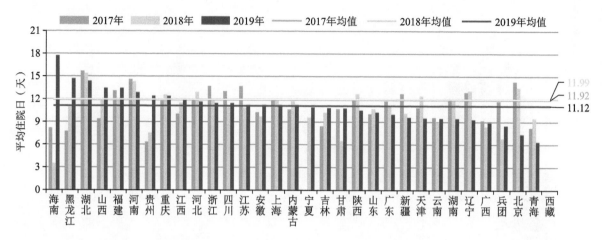

图 2-5-1-174　2017—2019 年全国各省（自治区、直辖市）二级公立医院肝癌（非手术治疗）患者平均住院日

（4）每住院人次费用（元）

1）总体情况

肝癌患者每住院人次费用，三级公立医院自 2017 年的 20 143.91 元，逐年增长至 2019 年的 21 519.85 元；二级公立医院自 2017 年的 8425.53 元，逐年增长至 2019 年的 8951.84 元；三级民营医院自 2017 年的 18 307.92 元，逐年增长至 2019 年的 20 549.91 元；二级民营医院 2019 年为 13 756.94 元，高于 2018 年同期的 10 269.01 元。

2）住院手术治疗

肝癌（手术治疗）患者每住院人次费用，三级公立医院自 2017 年的 64 446.58 元，逐年增长至 2019 年的 67 489.31 元（图 2-5-1-175）；二级公立医院自 2017 年的 35 289.38 元，逐年增长至 2019 年的 38 586.28 元（图 2-5-1-176）；三级民营医院自 2017 年的 38 515.70 元，逐年增长至 2019 年的 72 566.63 元。

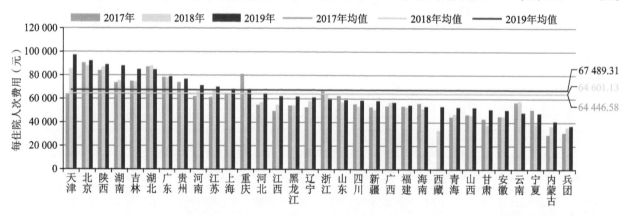

图 2-5-1-175　2017—2019 年全国各省（自治区、直辖市）三级公立医院肝癌（手术治疗）患者每住院人次费用

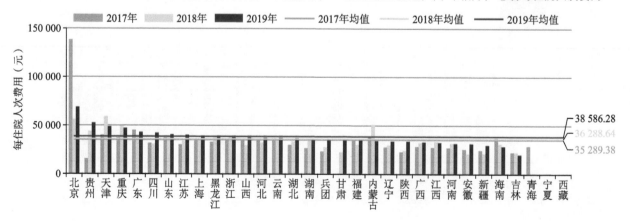

图 2-5-1-176　2017—2019 年全国各省（自治区、直辖市）二级公立医院肝癌（手术治疗）患者每住院人次费用

3）住院非手术治疗

肝癌（非手术治疗）患者每住院人次费用，三级公立医院 2019 年为 19 680.49 元，低于 2018 年同期的 20 129.47 元（图 2-5-1-177）；二级公立医院 2019 年为 11 350.38 元，低于 2018 年同期的 11 409.83 元（图 2-5-1-178）；三级民营医院 2019 年为 25 102.04 元，高于 2018 年同期的 21 013.58 元；二级民营医院 2019 年为 25 614.72 元，高于 2018 年同期的 19 157.54 元。

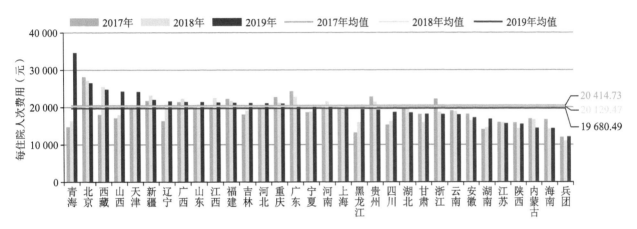

图 2-5-1-177　2017—2019 年全国各省（自治区、直辖市）三级公立医院肝癌（非手术治疗）患者每住院人次费用（元）

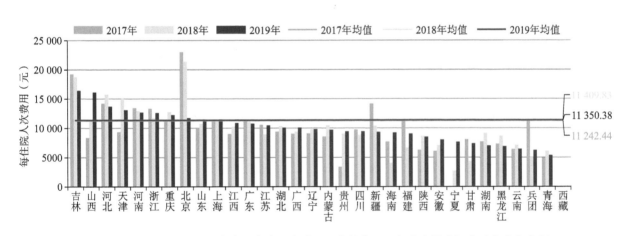

图 2-5-1-178　2017—2019 年全国各省（自治区、直辖市）二级公立医院肝癌（非手术治疗）患者每住院人次费用

（5）异地就医占比（省外转入）

1）总体情况

肝癌患者异地就医占比（省外转入），三级公立医院 2019 年为 10.61%，低于 2018 年同期的 10.96%；二级公立医院自 2017 年的 4.01%，逐年下降至 2019 年的 3.67%；三级民营医院自 2017 年的 7.98%，逐年增长至 2019 年的 10.54%；二级民营医院 2019 年为 8.54%，高于 2018 年同期的 5.69%。

2）住院手术治疗

肝癌（手术治疗）患者异地就医占比（省外转入），三级公立医院自 2017 年的 19.74%，逐年下降至 2019 年的 18.04%（图 2-5-1-179）；二级公立医院 2019 年为 4.72%，高于 2018 年同期的 4.68%；三级民营医院 2019 年为 20.50%。

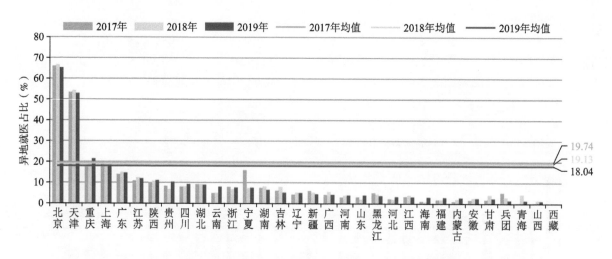

图 2-5-1-179　2017—2019 年全国各省（自治区、直辖市）三级公立医院肝癌（手术治疗）
患者异地就医占比（省外转入）

3）住院非手术治疗

肝癌（非手术治疗）患者异地就医占比（省外转入），三级公立医院 2019 年为 13.72%，低于 2018 年同期的 15.18%（图 2-5-1-180）；二级公立医院自 2017 年的 3.60%，逐年增长至 2019 年的 4.50%；三级民营医院 2019 年为 13.12%，高于 2018 年同期的 12.77%；二级民营医院 2019 年为 15.38%，高于 2018 年同期的 4.01%。

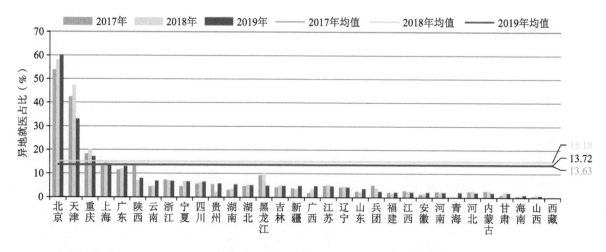

图 2-5-1-180　2017—2019 年全国各省（自治区、直辖市）三级公立医院肝癌（非手术治疗）
患者异地就医占比（省外转入）

（6）异地就医占比（本省转出）

1）总体情况

肝癌患者异地就医占比（本省转出），三级公立医院自 2017 年的 30.69%，逐年增长至 2019 年的 33.41%；二级公立医院 2019 年为 7.81%，高于 2018 年同期的 7.61%；三级民营医院自 2017 年的 17.26%，逐年增长至 2019 年的 33.64%；二级民营医院 2019 年为 14.40%，高于 2018 年同期的 12.14%。

2）住院手术治疗

肝癌（手术治疗）患者异地就医占比（本省转出），三级公立医院 2019 年为 47.42%，高于 2018 年同期的 46.83%（图 2-5-1-181）；二级公立医院 2019 年为 10.40%，高于 2018 年同期的 8.93%；三级民营医院 2019 年为 45.37%。

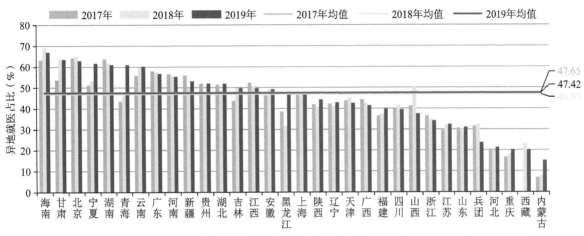

图 2-5-1-181 2017—2019 年全国各省（自治区、直辖市）三级公立医院肝癌（手术治疗）患者异地就医占比（本省转出）

3）住院非手术治疗

肝癌（非手术治疗）患者异地就医占比（本省转出），三级公立医院自 2017 年的 38.08%，逐年增长至 2019 年的 39.64%（图 2-5-1-182）；二级公立医院 2019 年为 8.12%，高于 2018 年同期的 8.03%（图 2-5-1-183）；三级民营医院自 2017 年的 20.17%，逐年增长至 2019 年的 40.29%；二级民营医院 2019 年为 18.71%，高于 2018 年同期的 8.76%。

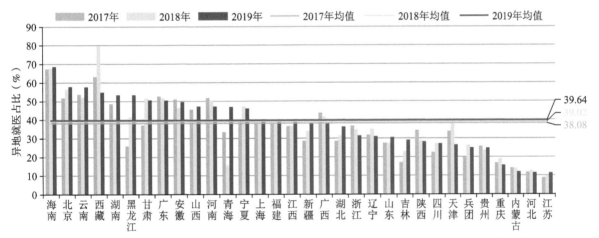

图 2-5-1-182 2017—2019 年全国各省（自治区、直辖市）三级公立医院肝癌（非手术治疗）患者异地就医占比（本省转出）

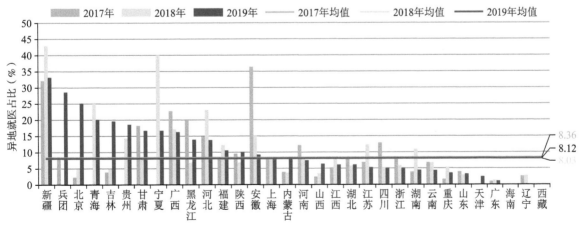

图 2-5-1-183 2017—2019 年全国各省（自治区、直辖市）二级公立医院肝癌（非手术治疗）患者异地就医占比（本省转出）

第六章

医院运行管理类指标分析

本部分数据来源于 NCIS 系统全国医疗质量数据抽样调查中医疗机构上报的数据。

2019 年度共有 13 736 家医院参加全国医疗质量抽样调查，其中综合医院 8282 家，专科医院 5454 家（肿瘤专科医院 148 家，儿童专科医院 82 家，精神专科医院 886 家，妇产专科医院 2044 家，妇幼保健院 2042 家，传染病专科医院 192 家及心血管病专科医院 60 家），筛除出院患者信息为空及数据质量不合格的医院后共有 6500 家医院相关数据纳入最终分析。

进一步细化统计，纳入分析的综合医院 4592 家，肿瘤专科医院 106 家，儿童专科医院 54 家，精神专科医院 534 家，妇产专科医院 246 家，妇幼保健院 804 家，传染病专科医院 133 家，心血管病专科医院 31 家，详见表 2-6-1-1。

表 2-6-1-1　纳入医院运行管理类指标分析的医院情况

医院类型	公立医院		民营医院		合计
	三级	二级	三级	二级	
综合医院	1386	2286	108	812	4592
肿瘤专科医院	50	19	37		106
儿童专科医院	29	8	17		54
精神专科医院	131	228	175		534
妇产专科医院	22	21	13	190	246
妇幼保健院	167	633	0	4	804
传染病专科医院	74	59	0	0	133
心血管病专科医院	15	0	8	8	31
合计	1874	3254	1372		6500

一、资源配置

（一）实际开放床位数

1. 全国各类别医院实际开放床位数（图 2-6-1-1）

2. 全国各级综合医院实际开放床位数

（1）全国情况

2019 年、2018 年、2017 年实际开放床位数平均值，委属委管医院分别为 2914.12 张、2815.20 张、2642.38 张；三级公立医院分别为 1339.64 张、1318.92 张、1376.62 张；二级公立医院分别为 524.28 张、504.79 张、469.81 张；三级民营医院分别为 858.83 张、893.94 张、938.68 张；二级民营医院分别为 252.18 张、270.97 张、282.53 张（图 2-6-1-2）。

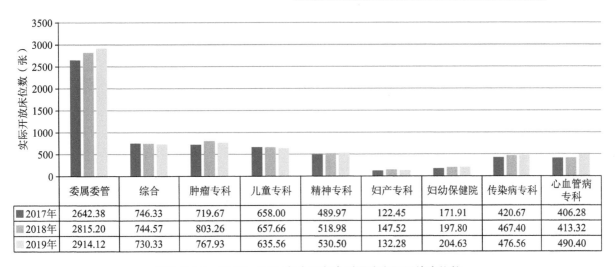

	委属委管	综合	肿瘤专科	儿童专科	精神专科	妇产专科	妇幼保健院	传染病专科	心血管病专科
■ 2017年	2642.38	746.33	719.67	658.00	489.97	122.45	171.91	420.67	406.28
■ 2018年	2815.20	744.57	803.26	657.66	518.98	147.52	197.80	467.40	413.32
■ 2019年	2914.12	730.33	767.93	635.56	530.50	132.28	204.63	476.56	490.40

图 2-6-1-1 2017—2019 年全国各类别医院实际开放床位数

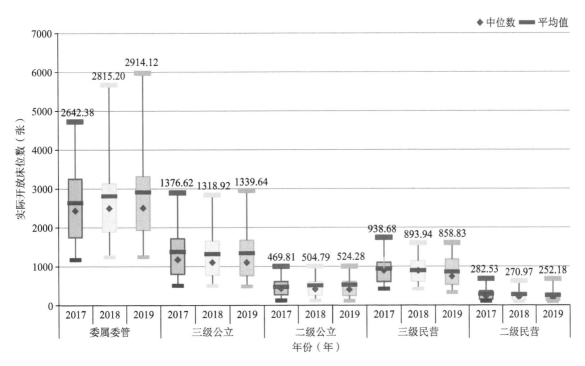

图 2-6-1-2 2017—2019 年全国各级综合医院实际开放床位数

（2）各省（自治区、直辖市）情况

2019 年实际开放床位数最多的前 3 位省（自治区、直辖市），三级公立医院分别是湖北省、河南省和江苏省（图 2-6-1-3）；二级公立医院分别为河南省、湖北省、安徽省（图 2-6-1-4）；三级民营医院分别为山西省、河南省、安徽省（图 2-6-1-5）；二级民营医院分别为河南省、浙江省、江苏省（图 2-6-1-6）。

3. 专科医院实际开放床位

（1）肿瘤专科医院

2016—2019 年肿瘤专科医院平均实际开放床位数分别为 723.74 张、719.67 张、803.26 张、767.93 张。2019 年平均实际开放床位数较 2018 年略有减少，但仍高于 2016 年、2017 年（图 2-6-1-7）。

2019 年、2018 年、2017 年、2016 年肿瘤专科医院平均实际开放床位数，三级公立医院分别为 1280.64 张、1290.96 张、1245.50 张、1193.09 张；二级公立医院分别为 272.05 张、257.28 张、286.55 张、280.74 张；民营医院分别为 317.56 张、351.72 张、276.09 张、270.04 张。三级公立医院、民营医院 2019 年平均实际开放床位数均低于 2018 年，二级公立医院 2019 年实际开放床位数较 2018 年增加，但

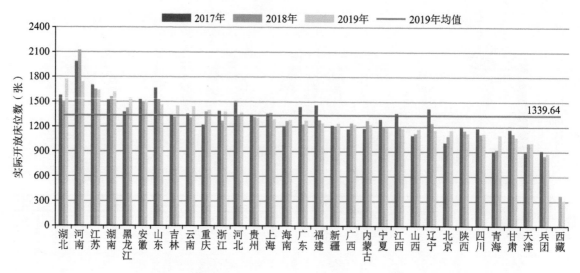

图 2-6-1-3　2017—2019 年全国各省（自治区、直辖市）三级公立医院实际开放床位数

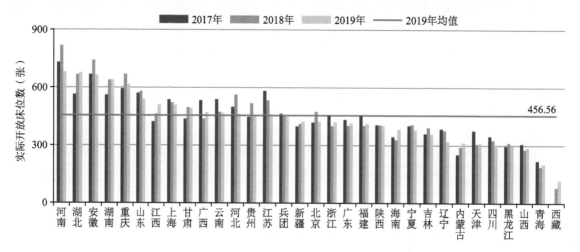

图 2-6-1-4　2017—2019 年全国各省（自治区、直辖市）二级公立医院实际开放床位数

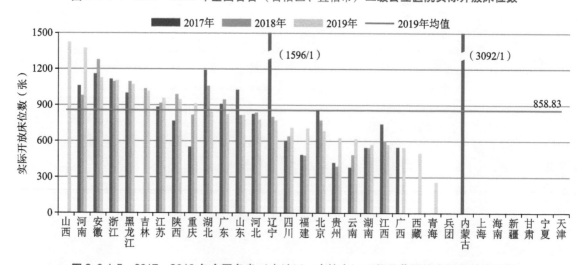

图 2-6-1-5　2017—2019 年全国各省（自治区、直辖市）三级民营医院实际开放床位数

低于 2017 年及 2016 年。

（2）儿童专科医院

2016—2019 年儿童专科医院平均实际开放床位数分别为 689.28 张、658.00 张、657.66 张、635.56 张，呈逐年减少趋势（图 2-6-1-8）。

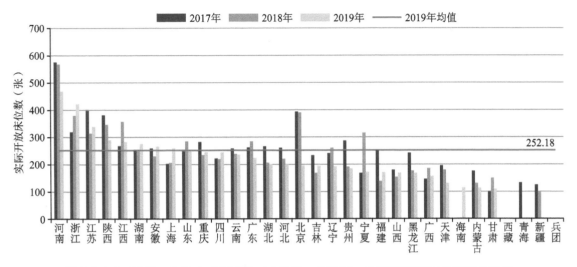

图 2-6-1-6 2017—2019 年全国各省（自治区、直辖市）二级民营医院实际开放床位数

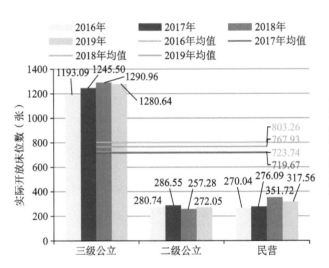

图 2-6-1-7 2016—2019 年全国各级肿瘤专科
医院实际开放床位数

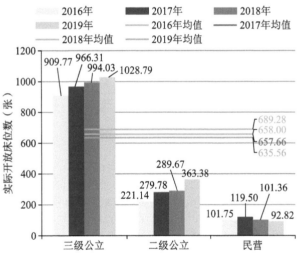

图 2-6-1-8 2016—2019 年全国各级儿童专科
医院实际开放床位数

2019 年、2018 年、2017 年、2016 年儿童专科平均医院实际开放床位数，三级公立医院分别为 1028.79 张、994.03 张、966.31 张、909.77 张；二级公立医院分别为 363.38 张、289.67 张、279.78 张、221.14 张；民营医院分别为 92.82 张、101.36 张、119.50 张、101.75 张。三级及二级公立医院平均实际开放床位数连续 4 年逐年增加，民营医院平均实际开放床位数近 3 年呈逐年减少的趋势。

（3）精神专科医院

2016—2019 年精神专科医院平均实际开放床位数分别为 512.21 张、489.97 张、518.98 张、530.50 张，近 3 年平均实际开放床位数呈逐年增加趋势（图 2-6-1-9）。

2016—2019 年精神专科医院平均实际开放床位数，三级公立医院分别为 775.76 张、830.81 张、861.71 张、871.89 张；二级公立医院分别为 411.31 张、424.72 张、431.29 张、485.90 张；民营医院分别为 321.55 张、304.14 张、311.36 张、324.02 张。近 3 年全国各级精神专科医院平均实际开放床位数均逐年增加。

（4）妇产专科医院

2016—2019 年妇产专科医院平均实际开放床位数分别为 132.16 张、122.45 张、147.52 张、132.28 张。2019 年平均实际开放床位数较 2018 年略减少，但仍高于 2016 年、2017 年（图 2-6-1-10）。

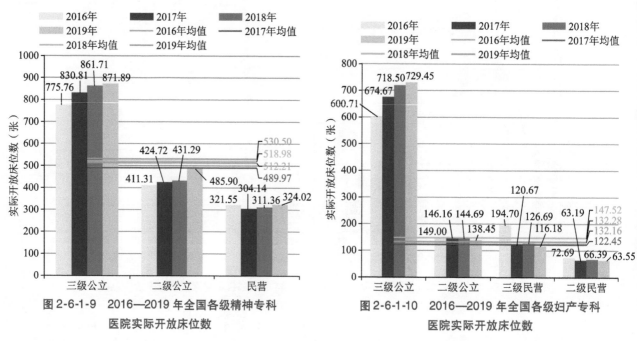

图 2-6-1-9　2016—2019 年全国各级精神专科
医院实际开放床位数

图 2-6-1-10　2016—2019 年全国各级妇产专科
医院实际开放床位数

2016—2019 年妇产专科医院平均实际开放床位数，三级公立医院分别为 600.71 张、674.67 张、718.50 张、729.45 张；二级公立医院分别为 149.00 张、146.16 张、144.69 张、138.45 张；三级民营医院分别为 194.70 张、120.67 张、126.69 张、116.18 张；二级民营医院分别为 72.69 张、63.19 张、66.39 张、63.55 张。三级公立医院实际开放床位数连续 4 年逐年增加，2019 年二级公立、三级民营及二级民营医院平均实际开放床位数较 2018 年略减少。

（5）妇幼保健院

2016—2019 年妇幼保健院平均实际开放床位数分别为 182.79 张、171.91 张、197.80 张、204.63 张，近 3 年平均实际开放床位数呈增加趋势（图 2-6-1-11）。

2016—2019 年妇幼保健院平均实际开放床位数，三级公立医院分别为 403.47 张、406.54 张、412.74 张、427.87 张；二级公立医院分别为 118.34 张、117.19 张、132.43 张、144.94 张。全国各级妇幼保健院平均实际开放床位数近 3 年呈逐年增加趋势。

（6）传染病专科医院

2016—2019 年传染病专科医院平均实际开放床位数分别为 430.18 张、420.67 张、467.40 张、476.56 张，近 3 年平均实际开放床位数呈增加趋势（图 2-6-1-12）。

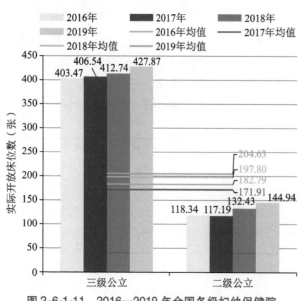

图 2-6-1-11　2016—2019 年全国各级妇幼保健院
实际开放床位数

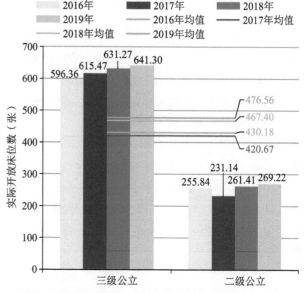

图 2-6-1-12　2016—2019 年全国各级传染病专科
医院实际开放床位数

2019 年、2018 年、2017 年、2016 年传染病专科医院平均实际开放床位数，三级公立医院分别为641.30 张、631.27 张、615.47 张、596.36 张；二级公立医院分别为 269.22 张、261.41 张、231.14 张、255.84 张。全国各级传染病专科医院平均实际开放床位数近 3 年呈逐年增加趋势。

（7）心血管病专科医院

2017—2019 年心血管病专科医院平均实际开放床位数分别为 406.28 张、413.32 张、490.40 张，近3 年平均实际开放床位数呈增加趋势（图 2-6-1-13）。

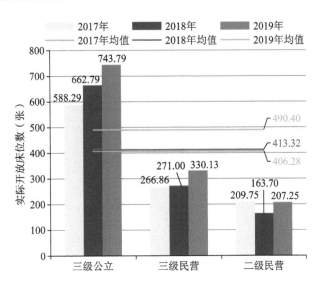

图 2-6-1-13　2017—2019 年全国各级心血管病专科医院实际开放床位数

2019 年、2018 年、2017 年心血管病专科医院平均实际开放床位数，三级公立医院分别为 743.79张、662.79 张、588.29 张；三级民营医院分别为 330.13 张、271.00 张、266.86 张；二级民营医院分别为 207.25 张、163.70 张、209.75 张。三级公立及三级民营医院平均实际开放床位数近 3 年逐年增加，二级民营医院平均实际开放床位数 2019 年较 2018 年增加。

（二）医疗质量管理部门配备的专职人员

医疗质量管理部门配备的专职人员，即《医疗质量管理办法》第十条中要求的"医疗机构成立的医疗质量管理专门部门"的人员，指医疗机构为医疗质量管理而设置的专职部门或/和医务部、护理部中指定负责医疗质量管理工作的专职人员，非通常的医务部、护理部等部门的全部人员，不包括临床科室质量控制员、医疗质量管理委员会成员。

1. 全国各级综合医院医疗质量管理部门配备的专职人员情况

2019 年、2018 年、2017 年全国各级综合医院医疗质量管理部门平均配备的专职人员数，委属委管医院分别为 25.52 人、24.75 人、20.44 人；三级公立医院分别为 16.67 人、15.57 人、16.81 人；二级公立医院分别为 12.06 人、11.39 人、11.33 人；三级民营医院依次分别为 12.15 人、12.86 人、12.96人；二级民营医院分别为 10.74 人、9.80 人、9.44 人。委属委管、二级公立及二级民营医院医疗质量管理平均配备的专职人员数呈逐年增加趋势，三级公立医院 2019 年专职人员数高于 2018 年，而三级民营医院专职人员数近 3 年呈逐年减少趋势（图 2-6-1-14）。

2019 年委属委管医院医疗质量管理部门专职人员中护理类人员占比最多；二级及三级公立医院医师类人员占比最多；二级及三级民营医院护理类人员占比最多（图 2-6-1-15）。

三级公立医院医疗质量管理部门专职人员数，2019 年平均为 16.67 人，14 省（自治区、直辖市）高于均值，其中最大值为湖南的 23.93 人，最小值为西藏的 4.75 人；2018 年平均为 15.57 人，13 省（自治区、直辖市）高于均值，最大值为湖南的 29.13 人，最小值为西藏的 7.20 人；2017 年平均为16.81 人，18 省（自治区、直辖市）高于均值，最大值为上海的 32.82 人，最小值为新疆兵团（简称"兵团"）的 5.6 人（图 2-6-1-14、图 2-6-1-16）。

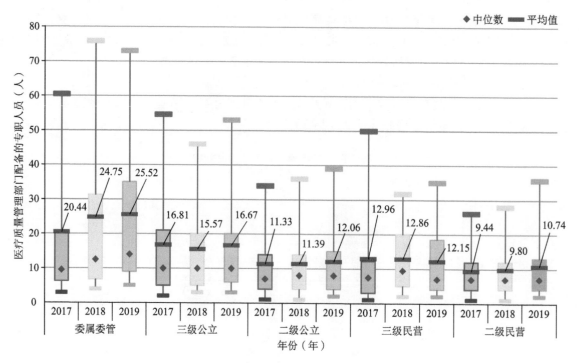

图 2-6-1-14　2017—2019 年全国各级综合医院医疗质量管理部门配备的专职人员数

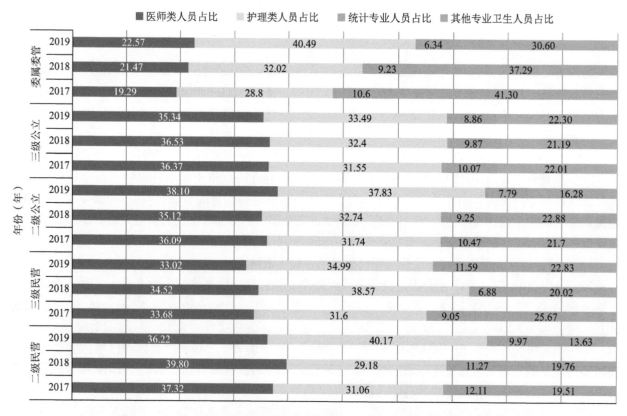

图 2-6-1-15　2017—2019 年医疗质量管理部门专职人员中各类人员构成情况

二级公立医院医疗质量管理部门专职人员数，2019 年平均为 12.06 人，17 省（自治区、直辖市）高于均值，其中最大值为湖南的 14.87 人，最小值为西藏的 1 人；2018 年平均为 11.39 人，13 省（自治区、直辖市）高于均值，最大值为重庆的 15.85 人，最小值为西藏的 1 人；2017 年平均为 11.33 人，11 省（自治区、直辖市）高于均值，最大值为河北的 16.86 人，最小值为浙江的 5.09 人（图 2-6-1-14、图 2-6-1-17）。

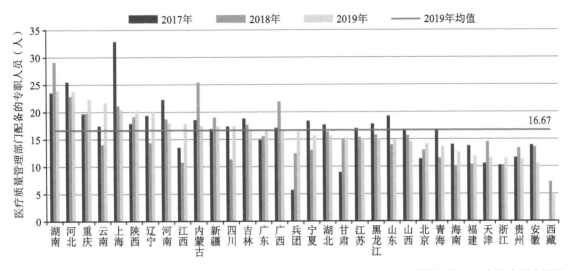

图 2-6-1-16　2017—2019 年全国各省（自治区、直辖市）三级公立医院医疗质量管理部门配备的专职人员数

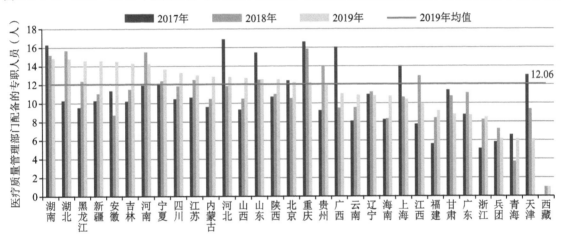

图 2-6-1-17　2017—2019 年全国各省（自治区、直辖市）二级公立医院医疗质量管理部门配备的专职人员数

三级民营医院医疗质量管理部门专职人员数，2019 年平均为 12.15 人，11 省（自治区、直辖市）高于均值，其中最大值为吉林的 27 人，最小值为贵州的 3 人；2018 年平均为 12.86 人，8 省（自治区、直辖市）高于均值，最大值为陕西的 30.5 人，最小值为黑龙江的 3.25 人；2017 年平均为 12.96 人，6 省（自治区、直辖市）高于均值，最大值为北京的 36 人（图 2-6-1-14、图 2-6-1-18）。

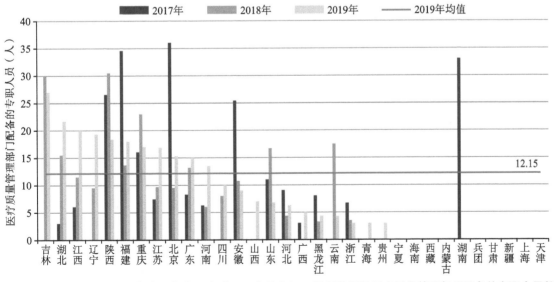

图 2-6-1-18　2017—2019 年全国各省（自治区、直辖市）三级民营医院医疗质量管理部门配备的专职人员数

二级民营医院医疗质量管理部门专职人员数，2019年平均为10.74人，12省（自治区、直辖市）高于均值，其中最大值为湖北的21.17人，最小值为甘肃的1人；2018年平均为9.80人，12省（自治区、直辖市）高于均值，最大值为湖北的17.71人，最小值为广西的2.5人；2017年平均为9.44人，9省（自治区、直辖市）高于均值，最大值为吉林的15.29人，最小值为山西的4人（图2-6-1-14、图2-6-1-19）。

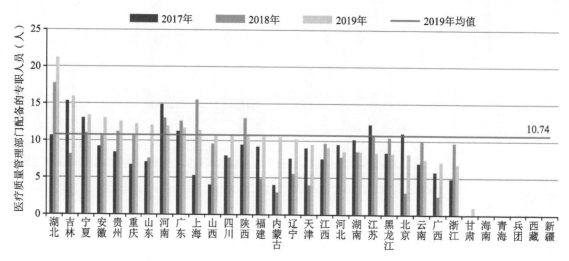

图2-6-1-19　2017—2019年全国各省（自治区、直辖市）二级民营医院医疗质量管理部门配备的专职人员数

2. 专科医院医疗质量管理部门配备的专职人员情况

2019年各级专科医院医疗质量管理部门配备的专职人员中，全国专职人员数均值最高的专科为肿瘤专科（10.07人），其次为心血管病专科（9.39人）、儿童专科（9.29人）；三级公立医院均值最高的前3位分别为儿童专科（11.62人）、妇产专科（10.78人）、肿瘤专科（10.64人）；二级公立医院均值最高的是肿瘤专科（9.11人），最少的是儿童专科（4.60人）；民营医院均值最高的专科是精神专科（11.18人），其次为肿瘤专科（9.68人）（表2-6-1-2）。

表2-6-1-2　2019年各级专科医院医疗质量管理部门配备的专职人员

NO.	专科类别	全国均值（人）	三级公立（人）	二级公立（人）	民营（人）
1	肿瘤专科	10.07	10.64	9.11	9.68
2	儿童专科	9.29	11.62	4.60	7.17
3	精神专科	8.24	8.17	6.45	11.18
4	妇产专科	7.37	10.78	7.44	6.85
5	妇幼保健院	7.67	9.04	7.30	5.00
6	传染病专科	9.20	9.59	8.67	—
7	心血管病专科	9.39	10.46	—	8.00

此次统计中，部分专科医院有缺失值，主要原因是没有相应级别专科医院的原始数据，以后应加强统计此种数据收集。

二、工作负荷

（一）年门诊人次、年急诊人次、年留观人次

1. 全国各类别医院年平均门诊、急诊、留观人次（图2-6-1-20至图2-6-1-22）

2. 全国各级综合医院年平均门诊、急诊、留观人次

（1）全国情况

2019年、2018年、2017年平均门诊人次，委属委管医院分别为3 096 169.96人次、2 903 764.32人次、2 745 459.38人次，三级公立医院分别为909 173.44人次、884 169.70人次、920 816.50次，二

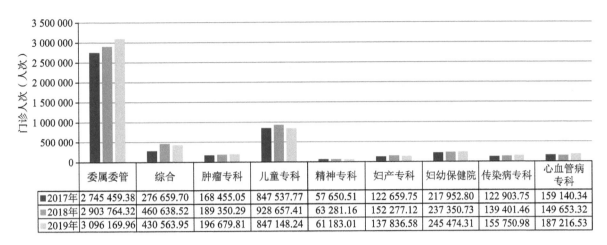

	委属委管	综合	肿瘤专科	儿童专科	精神专科	妇产专科	妇幼保健院	传染病专科	心血管病专科
2017年	2 745 459.38	276 659.70	168 455.05	847 537.77	57 650.51	122 659.75	217 952.80	122 903.75	159 140.34
2018年	2 903 764.32	460 638.52	189 350.29	928 657.41	63 281.16	152 277.12	237 350.73	139 401.46	149 653.32
2019年	3 096 169.96	430 563.95	196 679.81	847 148.24	61 183.01	137 836.58	245 474.31	155 750.98	187 216.53

图 2-6-1-20　2017—2019 年全国各类别医院年平均门诊人次

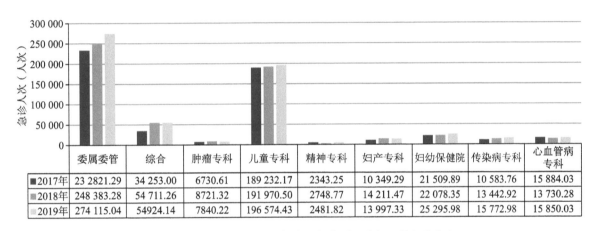

	委属委管	综合	肿瘤专科	儿童专科	精神专科	妇产专科	妇幼保健院	传染病专科	心血管病专科
2017年	23 2821.29	34 253.00	6730.61	189 232.17	2343.25	10 349.29	21 509.89	10 583.76	15 884.03
2018年	248 383.28	54 711.26	8721.32	191 970.50	2748.77	14 211.47	22 078.35	13 442.92	13 730.28
2019年	274 115.04	54924.14	7840.22	196 574.43	2481.82	13 997.33	25 295.98	15 772.98	15 850.03

图 2-6-1-21　2017—2019 年全国各类别医院年平均急诊人次

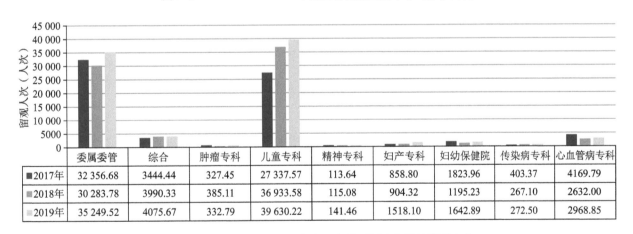

	委属委管	综合	肿瘤专科	儿童专科	精神专科	妇产专科	妇幼保健院	传染病专科	心血管病专科
2017年	32 356.68	3444.44	327.45	27 337.57	113.64	858.80	1823.96	403.37	4169.79
2018年	30 283.78	3990.33	385.11	36 933.58	115.08	904.32	1195.23	267.10	2632.00
2019年	35 249.52	4075.67	332.79	39 630.22	141.46	1518.10	1642.89	272.50	2968.85

图 2-6-1-22　2017—2019 年全国各类别医院年平均留观人次

级公立医院分别为 256 830.58 人次、292 227.15 人次、276 659.70 人次。

三级民营医院分别为 426 834.98 人次、471 195.49 人次、493 399.56 人次，二级民营医院分别为 90 041.27 人次、96 696.20 人次、105 101.54 人次（图 2-6-1-23）。

2019 年、2018 年、2017 年平均急诊人次，委属委管医院分别为 274 115.04 人次、248 383.28 人次、232 821.29 人次，三级公立医院分别为 110 086.86 人次、102 200.41 人次、101 637.98 次，二级公立医院分别为 35 640.63 人次、35 821.04 人次、34 253.00 人次。

三级民营医院分别为 53 111.47 人次、58 382.66 人次、51 706.92 人次，二级民营医院分别为 9757.26 人次、11 980.05 人次、10 942.93 人次（图 2-6-1-24）。

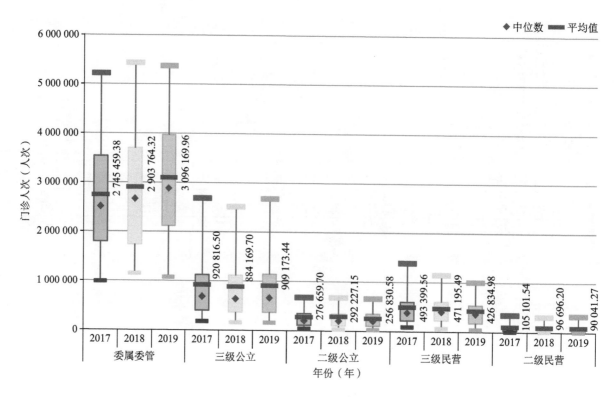

图 2-6-1-23　2017—2019 年全国各级综合医院年平均门诊人次

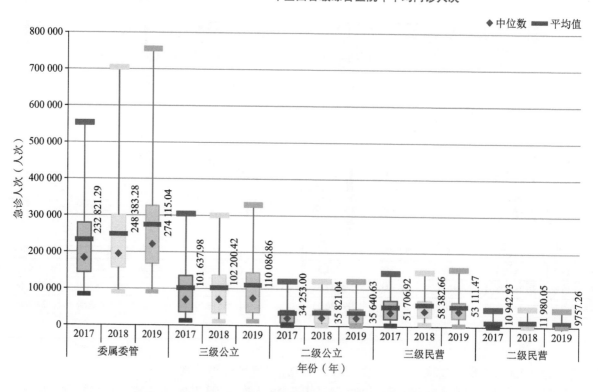

图 2-6-1-24　2017—2019 年全国各级综合医院年平均急诊人次

2019 年、2018 年、2017 年平均留观人次，委属委管医院分别为 35 249.52 人次、30 283.78 人次、32 356.68 人次，三级公立医院分别为 8169.48 人次、7677.59 人次、8429.78 次，二级公立医院分别为 2648.76 人次、2484.54 人次、3444.44 人次。

三级民营医院分别为 1280.99 人次、1952.29 人次、2246.77 人次，二级民营医院分别为 593.46 人次、707.86 人次、802.11 人次（图 2-6-1-25）。

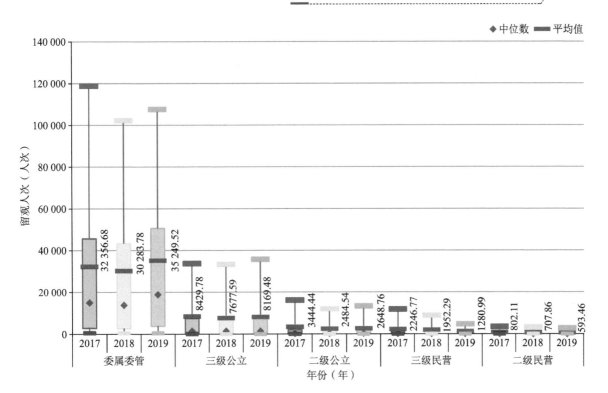

图 2-6-1-25　2017—2019 年全国各级综合医院年平均留观人次

（2）各省（自治区、直辖市）情况

1）年平均门诊人次

2019 年各省（自治区、直辖市）年平均门诊人次，三级公立医院中，8 省高于均值，最大值为上海 2 174 427.18 人次（图 2-6-1-26）；二级公立医院中，14 省高于均值，最大值为上海 694 091.24 人次（图 2-6-1-27）；三级民营医院中，10 省高于均值，最大值为浙江 1 359 986.00 人次（图 2-6-1-28）；二级民营医院中，10 省高于均值，最大值为浙江 294 211.75 人次（图 2-6-1-29）。

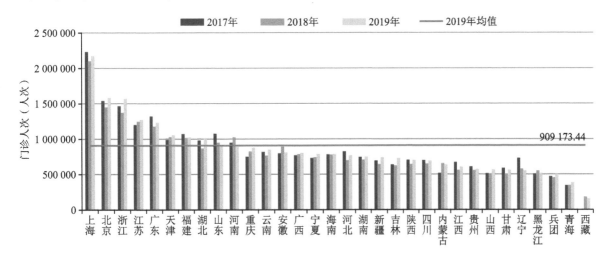

图 2-6-1-26　2017—2019 年全国各省（自治区、直辖市）三级公立医院年平均门诊人次

2）年平均急诊人次

2019 年各省（自治区、直辖市）年平均急诊人次，三级公立医院中，11 省高于均值，最大值为上海 268 359.07 人次（图 2-6-1-30）；二级公立医院中，12 省高于均值，最大值为上海 152 850.00 人次（图 2-6-1-31）；三级民营医院中，7 省高于均值，最大值为浙江 174 057.50 人次（图 2-6-1-32）；二级民营医院中，10 省高于均值，最大值为浙江 49 023.75 人次（图 2-6-1-33）。

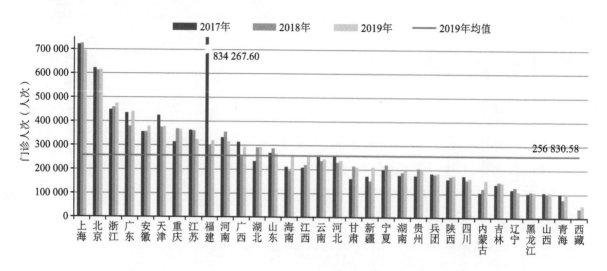

图 2-6-1-27　2017—2019 年全国各省（自治区、直辖市）二级公立医院年平均门诊人次

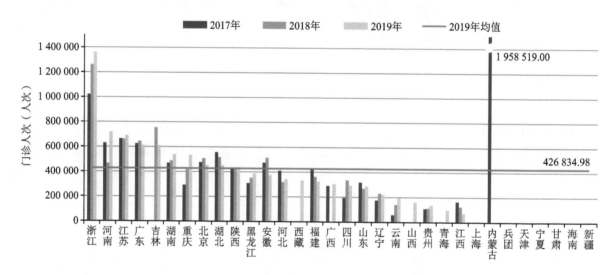

图 2-6-1-28　2017—2019 年全国各省（自治区、直辖市）三级民营医院年平均门诊人次

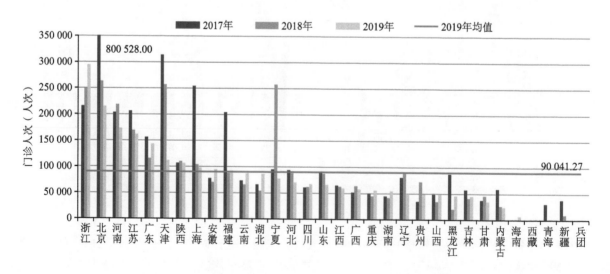

图 2-6-1-29　2017—2019 年全国各省（自治区、直辖市）二级民营医院年平均门诊人次

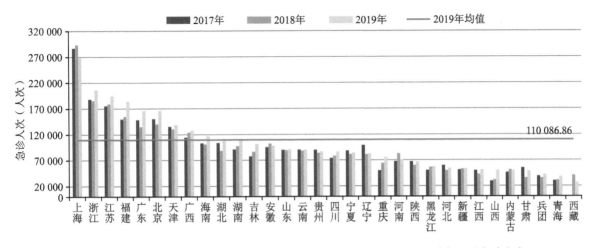

图 2-6-1-30　2017—2019 年全国各省（自治区、直辖市）三级公立医院年平均急诊人次

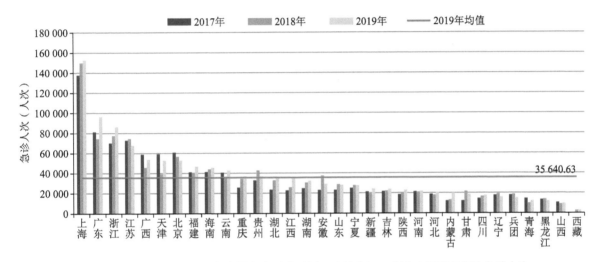

图 2-6-1-31　2017—2019 年全国各省（自治区、直辖市）二级公立医院年平均急诊人次

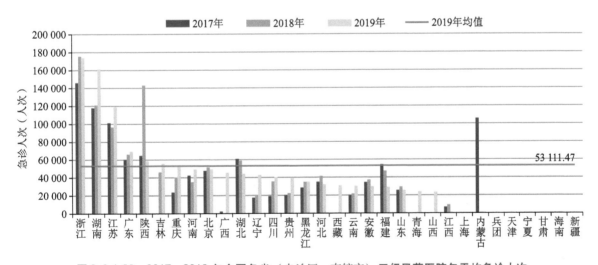

图 2-6-1-32　2017—2019 年全国各省（自治区、直辖市）三级民营医院年平均急诊人次

3）年平均留观人次

2019 年各省（自治区、直辖市）年平均留观人次，三级公立医院中，9 省高于均值，最大值为天津 23 247.07 人次（图 2-6-1-34）；二级公立医院中，14 省高于均值，最大值为天津 13 116.46 154 人次（图 2-6-1-35）；三级民营医院中，8 省高于均值，最大值为四川 5612.8 人次（图 2-6-1-36）；二级民营医院中，8 省高于均值，最大值为广西 7262.00 人次（图 2-6-1-37）。

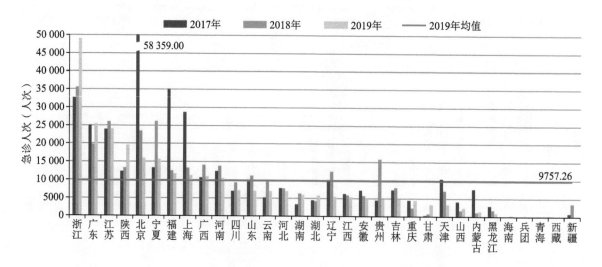

图 2-6-1-33　2017—2019 年全国各省（自治区、直辖市）二级民营医院年平均急诊人次

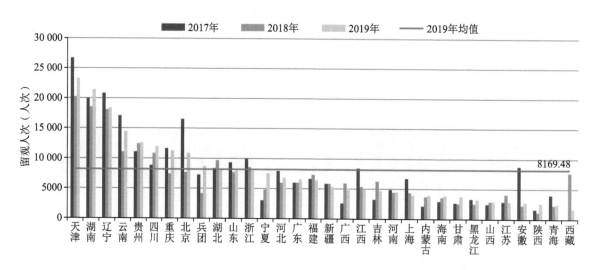

图 2-6-1-34　2017—2019 年全国各省（自治区、直辖市）三级公立医院年平均留观人次

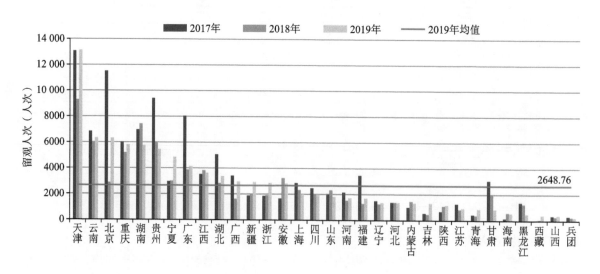

图 2-6-1-35　2017—2019 年全国各省（自治区、直辖市）二级公立医院年平均留观人次

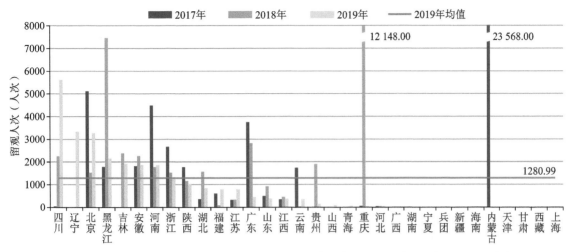

图 2-6-1-36 2017—2019 年全国各省（自治区、直辖市）三级民营医院年平均留观人次

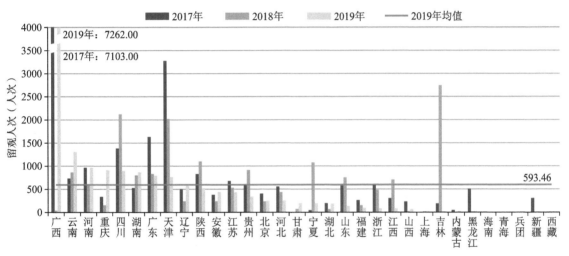

图 2-6-1-37 2017—2019 年全国各省（自治区、直辖市）二级民营医院年平均留观人次

3. 专科医院年平均门诊、急诊、留观人次

（1）肿瘤专科医院（图 2-6-1-38 至图 2-6-1-40）

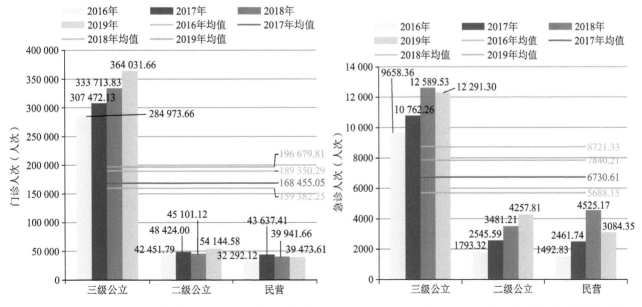

图 2-6-1-38 2016—2019 年肿瘤专科医院平均门诊人次　　图 2-6-1-39 2016—2019 年肿瘤专科医院平均急诊人次

（2）儿童专科医院（图2-6-1-41至图2-6-1-43）

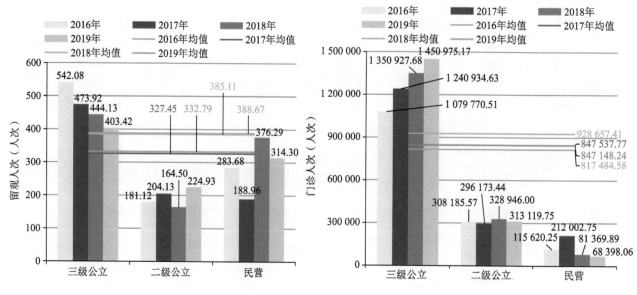

图 2-6-1-40　2016—2019 年肿瘤专科医院
平均留观人次

图 2-6-1-41　2016—2019 年儿童专科医院
平均门诊人次

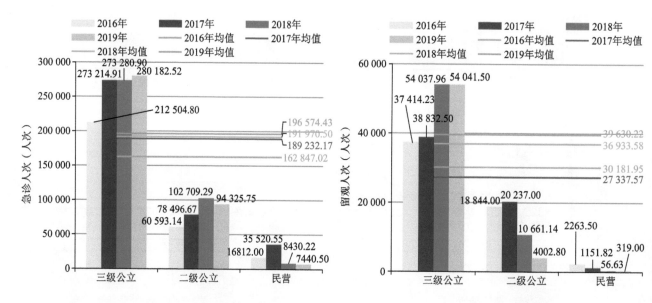

图 2-6-1-42　2016—2019 年儿童专科医院
平均急诊人次

图 2-6-1-43　2016—2019 年儿童专科医院
平均留观人次

（3）精神专科医院（图2-6-1-44至图2-6-1-46）

（4）妇产专科医院（图2-6-1-47至图2-6-1-49）

（5）妇幼保健院（图2-6-1-50至图2-6-1-52）

（6）传染病专科医院（图2-6-1-53至图2-6-1-55）

（7）心血管病专科医院（图2-6-1-56至图2-6-1-58）

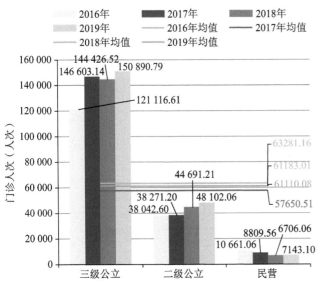

图 2-6-1-44　2016—2019 年精神专科医院平均门诊人次

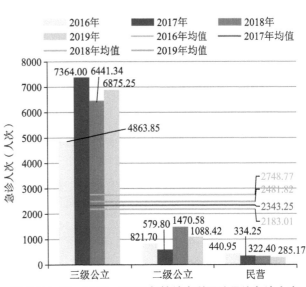

图 2-6-1-45　2016—2019 年精神专科医院平均急诊人次

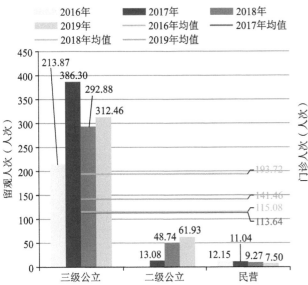

图 2-6-1-46　2016—2019 年精神专科医院平均留观人次

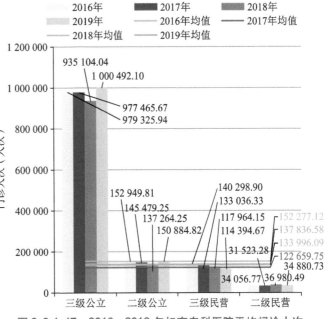

图 2-6-1-47　2016—2019 年妇产专科医院平均门诊人次

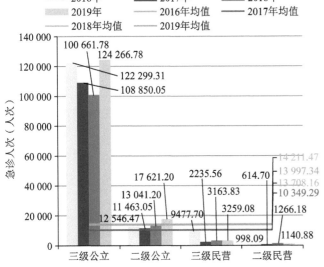

图 2-6-1-48　2016—2019 年妇产专科医院平均急诊人次

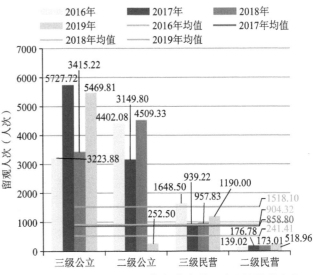

图 2-6-1-49　2016—2019 年妇产专科医院平均留观人次

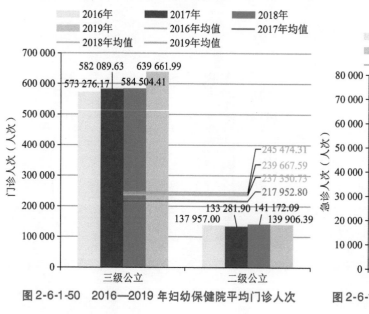

图 2-6-1-50　2016—2019 年妇幼保健院平均门诊人次

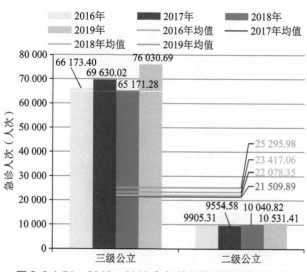

图 2-6-1-51　2016—2019 年妇幼保健院平均急诊人次

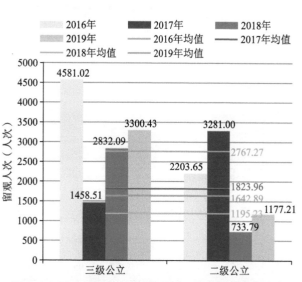

图 2-6-1-52　2016—2019 年妇幼保健院平均留观人次

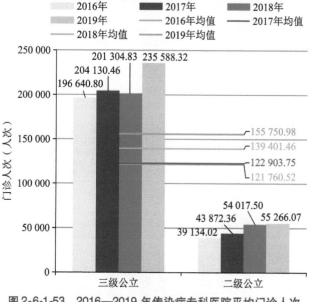

图 2-6-1-53　2016—2019 年传染病专科医院平均门诊人次

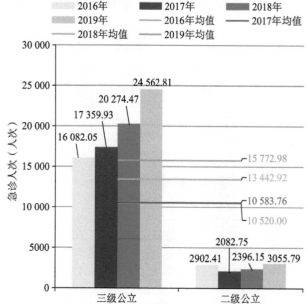

图 2-6-1-54　2016—2019 年传染病专科医院平均急诊人次

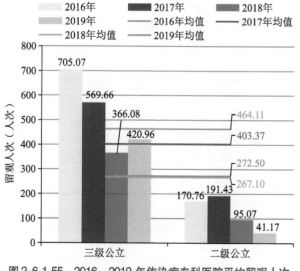

图 2-6-1-55　2016—2019 年传染病专科医院平均留观人次

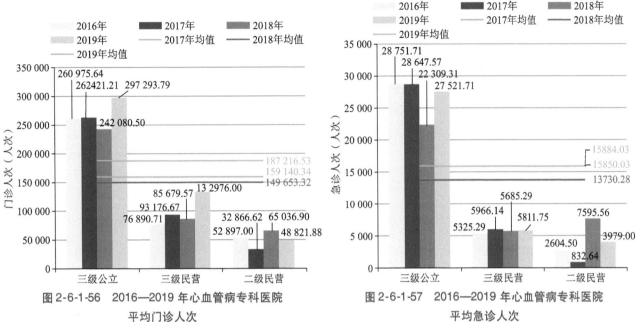

图 2-6-1-56　2016—2019 年心血管病专科医院
平均门诊人次

图 2-6-1-57　2016—2019 年心血管病专科医院
平均急诊人次

图 2-6-1-58　2016—2019 年心血管病专科医院平均留观人次

（二）年住院患者出院例数

1. 全国各类别医院年住院患者出院例数（图 2-6-1-59）

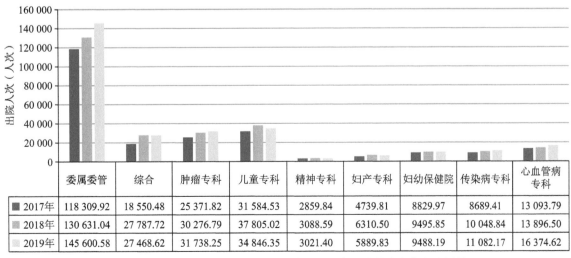

	委属委管	综合	肿瘤专科	儿童专科	精神专科	妇产专科	妇幼保健院	传染病专科	心血管病专科
2017年	118 309.92	18 550.48	25 371.82	31 584.53	2859.84	4739.81	8829.97	8689.41	13 093.79
2018年	130 631.04	27 787.72	30 276.79	37 805.02	3088.59	6310.50	9495.85	10 048.84	13 896.50
2019年	145 600.58	27 468.62	31 738.25	34 846.35	3021.40	5889.83	9488.19	11 082.17	16 374.62

图 2-6-1-59　2017—2019 年全国各类别医院年平均住院患者出院例数

2．全国各级综合医院年住院患者出院例数

（1）全国情况

2019 年、2018 年、2017 年平均住院患者入院例数，委属委管医院分别为 142 514.29 人次、131 033.56 人次、118 562.50 人次；三级公立医院分别为 53 580.46 人次、51 847.78 人次、53 895.91 人次；二级公立医院分别为 18 357.25 人次、18 436.23 人次、18 573.66 人次；三级民营医院分别为 28 554.96 人次、29 587.57 人次、30 069.90 人次；二级民营医院分别为 7656.15 人次、8184.67 人次、8837.37 人次（图 2-6-1-60）。

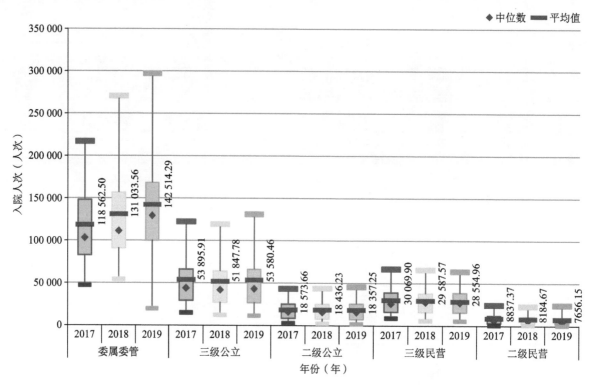

图 2-6-1-60　2017—2019 年全国各级综合医院年平均住院患者入院例数

2019 年、2018 年、2017 年平均住院患者出院例数，委属委管医院分别为 145 600.58 人次、130 631.04 人次、118 309.92 人次；三级公立医院分别为 53 692.16 人次、51 239.46 人次、53 313.54 人次；二级公立医院分别为 18 301.63 人次、18 226.58 人次、18 550.48 人次；三级民营医院分别为 28 758.23 人次、29 630.52 人次、30 085.53 人次；二级民营医院分别为 7638.32 人次、8317.15 人次、8876.72 人次（图 2-6-1-59、图 2-6-1-61）。

（2）各省（自治区、直辖市）情况

2019 年全国各省（自治区、直辖市）年平均住院患者出院例数，三级公立医院中，12 省高于均值，最大值为江苏 71 550.79 人次（图 2-6-1-62）；二级公立医院中，13 省高于均值，最大值为安徽 31 344.84 人次（图 2-6-1-63）；三级民营医院中，10 省高于均值，最大值为浙江 46 998.50 人次（图 2-6-1-64）；二级民营医院中，8 省高于均值，最大值为浙江 16 619.17 人次（图 2-6-1-65）。

3．专科医院年住院患者出院例数

（1）肿瘤专科医院（图 2-6-1-66）

（2）儿童专科医院（图 2-6-1-67）

（3）精神专科医院（图 2-6-1-68）

（4）妇产专科医院（图 2-6-1-69）

（5）妇幼保健院（图 2-6-1-70）

（6）传染病专科医院（图 2-6-1-71）

（7）心血管病专科医院（图 2-6-1-72）

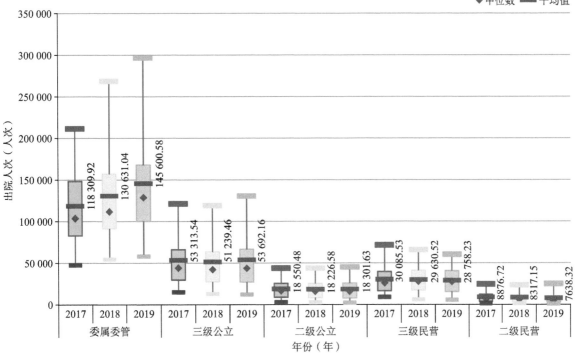

图 2-6-1-61 2017—2019 年全国各级综合医院年平均住院患者出院例数

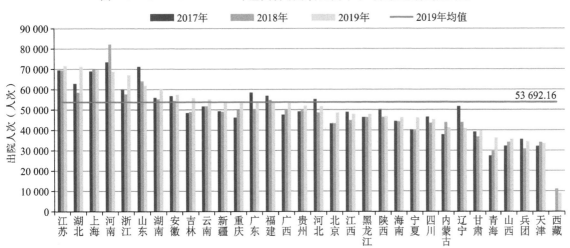

图 2-6-1-62 2017—2019 年全国各省（自治区、直辖市）三级公立医院年平均住院患者出院例数

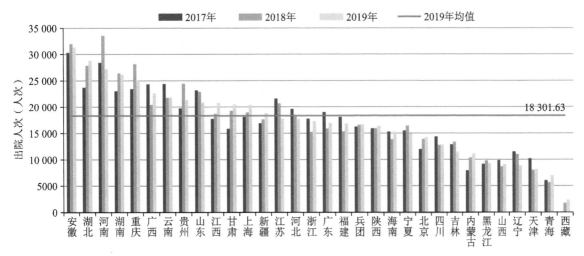

图 2-6-1-63 2017—2019 年全国各省（自治区、直辖市）二级公立医院年平均住院患者出院例数

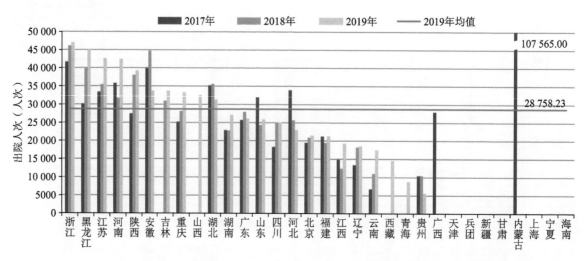

图 2-6-1-64　2017—2019 年全国各省（自治区、直辖市）三级民营医院年平均住院患者出院例数

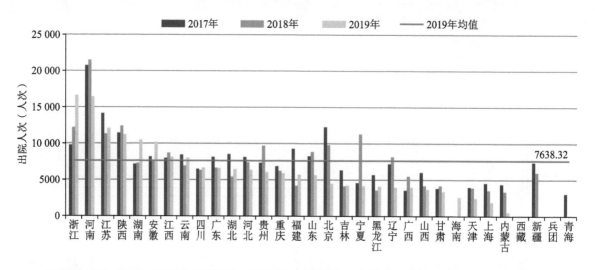

图 2-6-1-65　2017—2019 年全国各省（自治区、直辖市）二级民营医院年平均住院患者出院例数

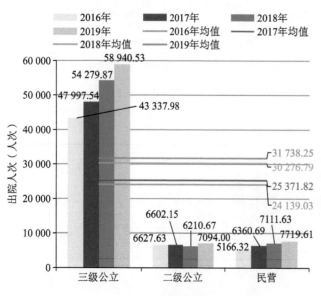

图 2-6-1-66　2016—2019 年肿瘤专科医院
年住院患者出院例数

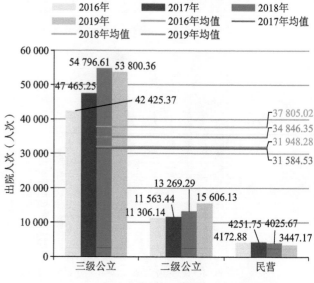

图 2-6-1-67　2016—2019 年儿童专科医院
年住院患者出院例数

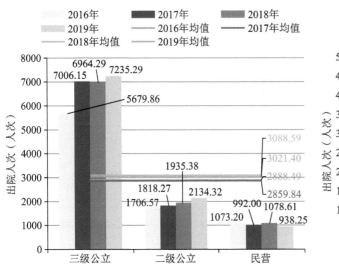

图 2-6-1-68 2016—2019 年精神专科医院
年住院患者出院例数

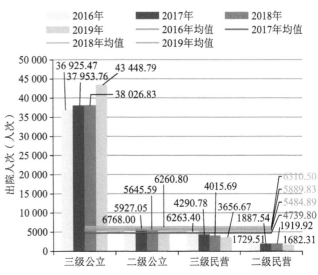

图 2-6-1-69 2016—2019 年妇产专科医院
年住院患者出院例数

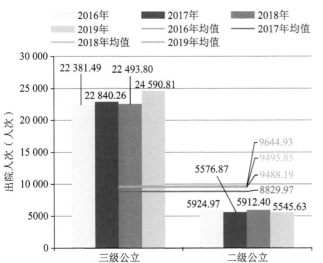

图 2-6-1-70 2016—2019 年妇幼保健院年
住院患者出院人次

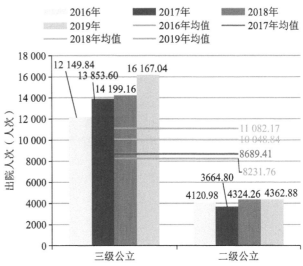

图 2-6-1-71 2016—2019 年传染病专科医院
年住院患者出院例数

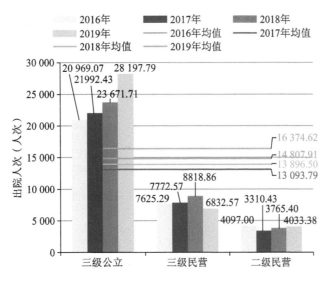

图 2-6-1-72 2016—2019 年心血管病专科医院年住院患者出院例数

（三）年均住院患者手术例数

1. 全国各类别医院住院患者手术例数（图2-6-1-73）

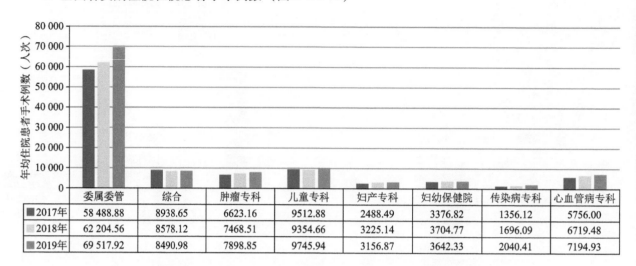

	委属委管	综合	肿瘤专科	儿童专科	妇产专科	妇幼保健院	传染病专科	心血管病专科
2017年	58 488.88	8938.65	6623.16	9512.88	2488.49	3376.82	1356.12	5756.00
2018年	62 204.56	8578.12	7468.51	9354.66	3225.14	3704.77	1696.09	6719.48
2019年	69 517.92	8490.98	7898.85	9745.94	3156.87	3642.33	2040.41	7194.93

图 2-6-1-73　2017—2019 年全国各类别医院住院患者手术例数

2. 全国各级综合医院住院患者手术例数

（1）全国情况

2019 年、2018 年、2017 年住院患者手术例数平均值，委属委管医院分别为 69 517.92 例、62 204.56 例、58 488.88 例；三级公立医院分别为 19 390.60 例、18 409.84 例、19 466.73 例；二级公立医院为 4041.62 例、4156.55 例、4154.91 例；三级民营医院分别为 9592.30 例、9270.72 例、9695.56 例；二级民营医院分别为 1871.27 例、2088.61 例、2112.65 例（图 2-6-1-74）。

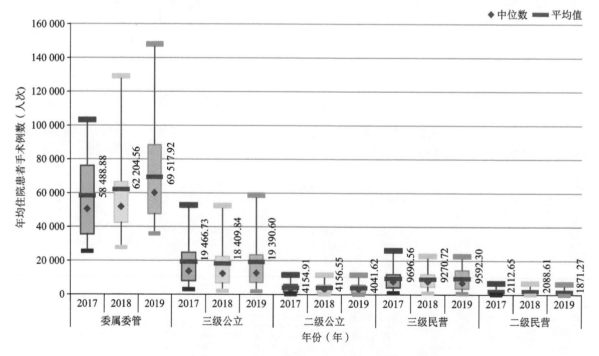

图 2-6-1-74　2017—2019 年全国各级综合医院住院患者手术例数

（2）各省（自治区、直辖市）情况

2019 年全国各省（自治区、直辖市）平均住院患者手术例数最多的前 3 位，三级公立医院分别为上海、江苏、浙江（图 2-6-1-75）；二级公立医院分别为上海、湖北、安徽（图 2-6-1-76）；三级民营医院分别为浙江、陕西、江苏（图 2-6-1-77）；二级民营医院分别为浙江、江苏、河南（图 2-6-1-78）。

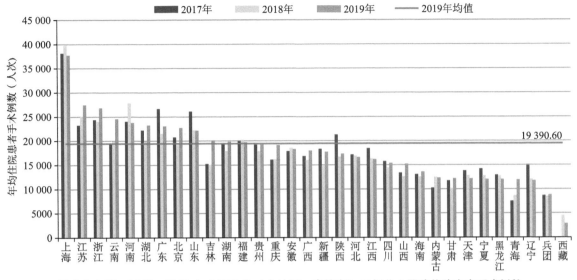

图 2-6-1-75　2017—2019 年全国各省（自治区、直辖市）三级公立医院住院患者手术例数

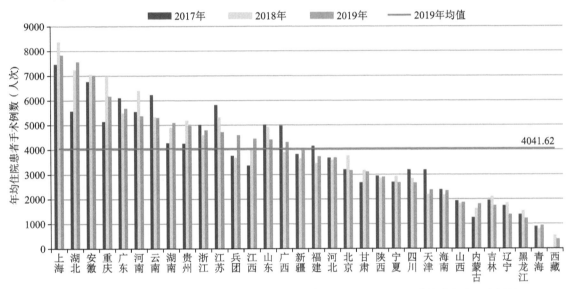

图 2-6-1-76　2017—2019 年全国各省（自治区、直辖市）二级公立医院住院患者手术例数

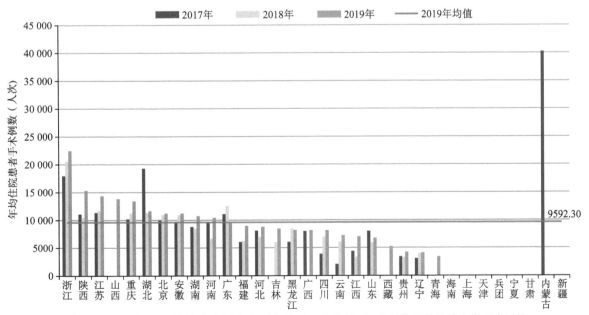

图 2-6-1-77　2017—2019 年全国各省（自治区、直辖市）三级民营医院住院患者手术例数

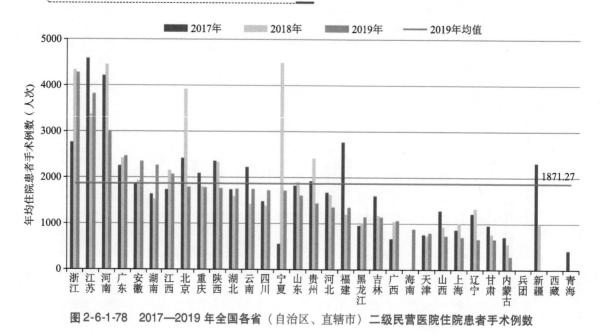

图 2-6-1-78　2017—2019 年全国各省（自治区、直辖市）二级民营医院住院患者手术例数

3. 专科医院住院患者手术例数

（1）肿瘤专科医院

2016—2019 年肿瘤专科医院平均住院患者手术例数分别为 5928.67 例、6623.16 例、7468.51 例、7898.85 例，呈逐年增加趋势。

2019 年、2018 年、2017 年、2016 年肿瘤专科医院平均住院患者手术例数，三级公立医院分别为 14 075.54 例、12 856.26 例、11 879.74 例、10 391.91 例；二级公立医院分别为 1339.88 例、838.65 例、972.84 例、997.21 例；民营医院分别为 1533.29 例、1613.67 例、1643.67 例、1270.04 例。三级公立医院平均住院患者手术例数呈逐年增加趋势，二级公立医院及民营医院平均住院患者手术例数保持基本平稳，略有波动（图 2-6-1-79）。

（2）儿童专科医院

2016—2019 年儿童专科医院平均住院患者手术例数分别为 9484.22 例、9512.88 例、9354.66 例、9745.94 例。

2019 年、2018 年、2017 年、2016 年儿童专科医院平均住院患者手术例数，三级公立医院分别为 15 785.28 例、15 051.15 例、14 491.03 例、12 357.21 例；二级公立医院分别为 2778.63 例、2166.89 例、1508.00 例、1720.67 例；民营医院分别为 561.15 例、547.93 例、787.20 例、967.50 例。三级公立医院平均住院患者手术例数呈逐年增加趋势，民营医院平均住院患者手术例数呈逐年下降趋势（图 2-6-1-80）。

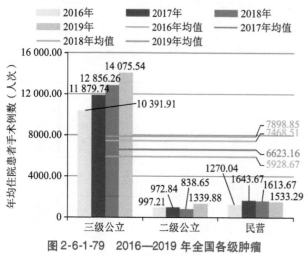

图 2-6-1-79　2016—2019 年全国各级肿瘤专科医院住院患者手术例数

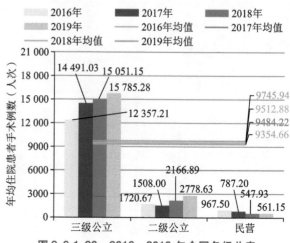

图 2-6-1-80　2016—2019 年全国各级儿童专科医院住院患者手术例数

（3）妇产专科医院

2016—2019年妇产专科医院平均住院患者手术例数分别为2775.80例、2488.49例、3225.14例、3156.87例。

2019年、2018年、2017年、2016年妇产专科医院平均住院患者手术例数，三级公立医院分别为23 298.40例、19 790.42例、20 027.10例、19 601.71例；二级公立医院分别为2898.67例、2958.18例、2608.15例、2961.81例；三级民营医院分别为2451.69例、2163.15例、2519.33例、2776.90例；二级民营医院分别为859.59例、926.82例、947.90例、848.95例。2019年三级公立医院平均住院患者手术例数明显增加（图2-6-1-81）。

（4）妇幼保健院

2016—2019年妇幼保健院平均住院患者手术例数分别为3329.63例、3376.82例、3704.77例、3642.33例。

2019年、2018年、2017年、2016年妇幼保健院平均住院患者手术例数，三级公立医院分别为10 302.46例、9504.11例、9128.85例、8614.58例；二级公立医院分别为1815.80例、2105.92例、2041.24例、1786.06例。三级公立医院平均住院患者手术例数呈逐年增加趋势（图2-6-1-82）。

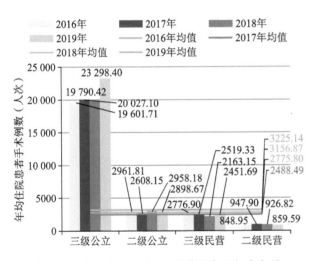

图2-6-1-81　2016—2019年全国各级妇产专科
医院住院患者手术例数

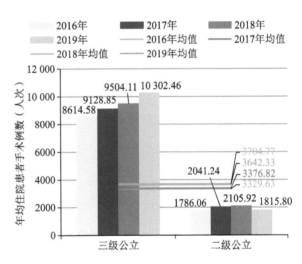

图2-6-1-82　2016—2019年全国各级妇幼保健院
住院患者手术例数

（5）传染病专科医院

2016—2019年传染病专科医院平均住院患者手术例数分别为1352.24例、1356.12例、1696.09例、2040.41例，呈逐年增加趋势。

2019年、2018年、2017年、2016年传染病专科医院平均住院患者手术例数，三级公立医院分别为3069.27例、2329.32例、2208.64例、1984.89例；二级公立医院分别为380.20例、341.67例、179.64例、217.21例。三级公立医院平均住院患者手术例数呈逐年增加趋势（图2-6-1-83）。

（6）心血管病专科医院

2017—2019年心血管病专科医院平均住院患者手术例数分别为5756.00例、6719.48例、7194.93例，呈逐年增加趋势。

2019年、2018年、2017年心血管病专科医院平均住院患者手术例数，三级公立医院分别为11 639.00例、10 995.50例、10 082.92例；三级民营医院分别为4210.63例、4853.14例、2831.00例；二级民营医院分别为804.50例、869.50例、770.50例。三级公立医院平均住院患者手术例数呈逐年增加趋势（图2-6-1-84）。

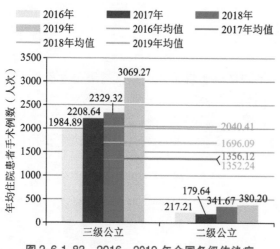

图 2-6-1-83　2016—2019 年全国各级传染病专科医院住院患者手术例数

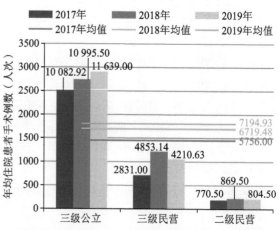

图 2-6-1-84　2017—2019 年全国各级心血管病专科医院住院患者手术例数

（四）CT、MRI、彩超年度每百名门急诊、出院患者服务人次

（1）全国情况（图 2-6-1-85 至图 2-6-1-90）

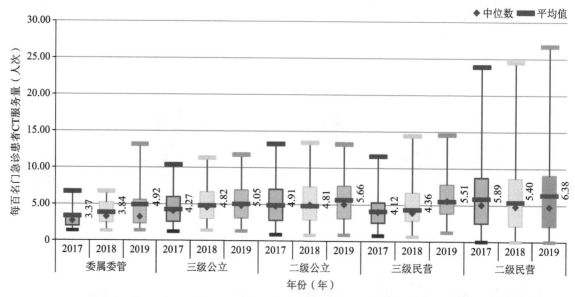

图 2-6-1-85　2017—2019 年全国各级综合医院每百名门急诊患者 CT 服务人次

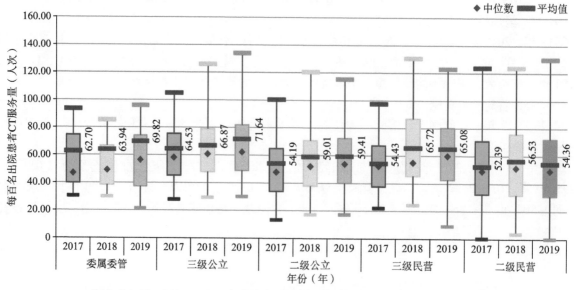

图 2-6-1-86　2017—2019 年全国各级综合医院每百名出院患者 CT 服务人次

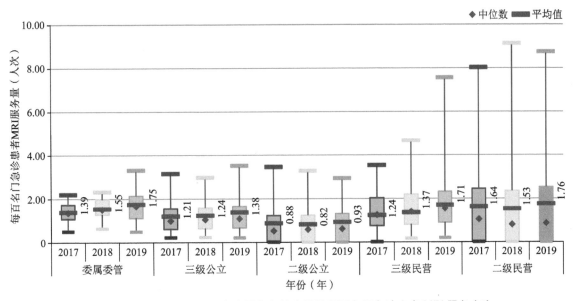

图 2-6-1-87　2017—2019 年全国各级综合医院每百名门急诊患者 MRI 服务人次

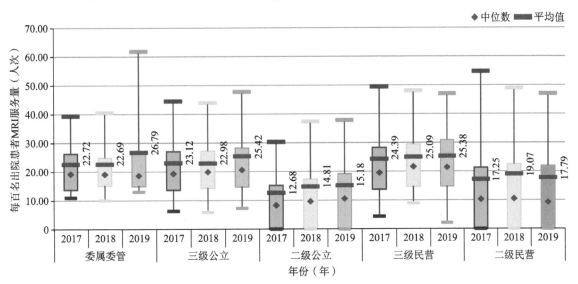

图 2-6-1-88　2017—2019 年全国各级综合医院每百名出院患者 MRI 服务人次

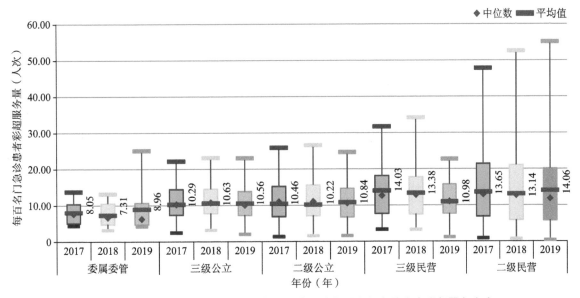

图 2-6-1-89　2017—2019 年全国各级综合医院每百名门急诊患者彩超服务人次

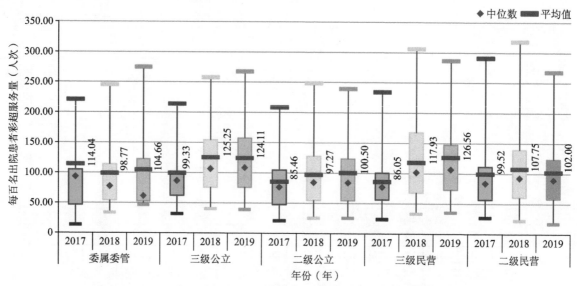

图 2-6-1-90　2017—2019 年全国各级综合医院每百名出院患者彩超服务人次

（2）各省（自治区、直辖市）情况

1）每百名门急诊患者 CT 服务人次

三级公立医院 2019 年平均为 5.05 人次，2018 年平均为 4.82 人次，2017 年平均为 4.27 人次；二级公立医院 2019 年平均为 5.66 人次，2018 年平均为 4.81 人次，2017 年平均为 4.91 人次（图 2-6-1-85、图 2-6-1-91、图 2-6-1-92）。三级民营医院 2019 年平均为 5.51 人次，2018 年平均为 4.36 人次，2017 年

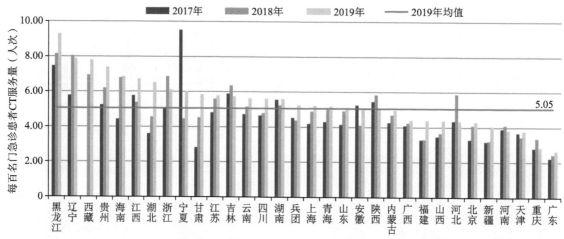

图 2-6-1-91　2017—2019 年全国各省（自治区、直辖市）三级公立医院每百名门急诊患者 CT 服务人次

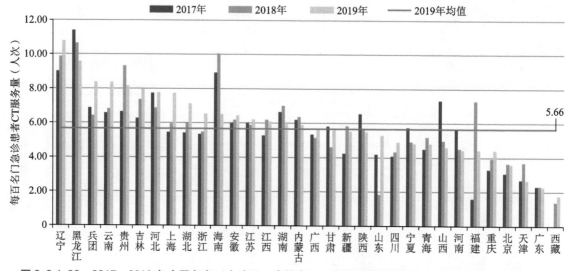

图 2-6-1-92　2017—2019 年全国各省（自治区、直辖市）二级公立医院每百名门急诊患者 CT 服务人次

平均为 4.12 人次；二级民营医院 2019 年平均为 6.38 人次，2018 年平均为 5.40 人次，2017 年平均为 5.89 人次（图 2-6-1-85、图 2-6-1-93、图 2-6-1-94）。

三级公立、三级民营医院均呈逐年上升趋势，二级公立、二级民营医院 2019 年均较 2018 年上升。

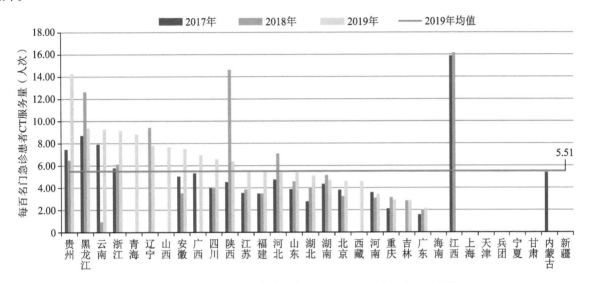

图 2-6-1-93 2017—2019 年全国各省（自治区、直辖市）三级民营
医院每百名门急诊患者 CT 服务人次

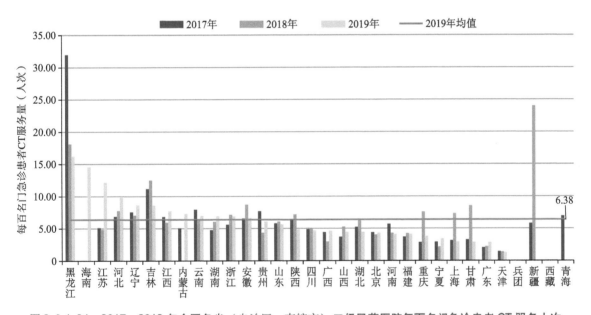

图 2-6-1-94 2017—2019 年全国各省（自治区、直辖市）二级民营医院每百名门急诊患者 CT 服务人次

2）每百名出院患者 CT 服务人次

三级公立医院 2019 年平均为 71.64 人次，2018 年平均为 66.87 人次，2017 年平均为 64.53 人次；二级公立医院 2019 年平均为 59.41 人次，2018 年平均为 59.01 人次，2017 年平均为 54.19 人次（图 2-6-1-86、图 2-6-1-95、图 2-6-1-96）。三级民营医院 2019 年平均为 65.08 人次，2018 年平均为 65.72 人次，2017 年平均为 54.43 人次；二级民营医院 2019 年平均为 54.36 人次，2018 年平均为 56.53 人次，2017 年平均为 52.39 人次（图 2-6-1-86、图 2-6-1-97、图 2-6-1-98）。

三级公立、二级公立医院均呈逐年上升趋势，三级民营、二级民营医院 2019 年均较 2018 年略有下降。

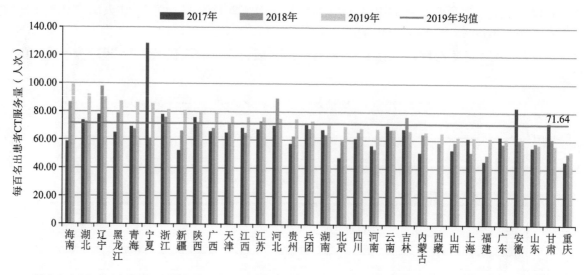

图 2-6-1-95　2017—2019 年全国各省（自治区、直辖市）三级公立医院每百名出院患者 CT 服务人次

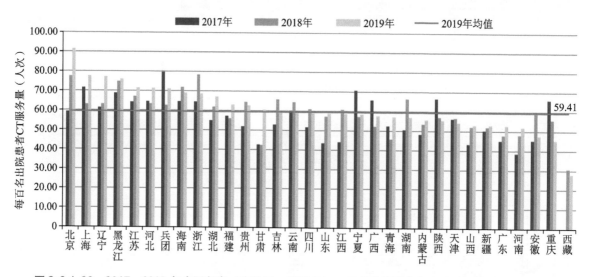

图 2-6-1-96　2017—2019 年全国各省（自治区、直辖市）二级公立医院每百名出院患者 CT 服务人次

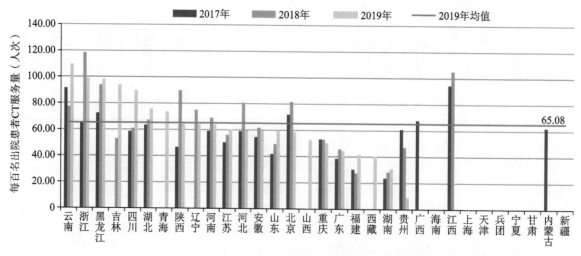

图 2-6-1-97　2017—2019 年全国各省（自治区、直辖市）三级民营医院每百名出院患者 CT 服务人次

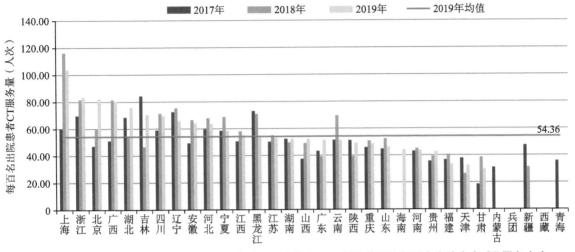

图 2-6-1-98　2017—2019 年全国各省（自治区、直辖市）二级民营医院每百名出院患者 CT 服务人次

3）每百名门急诊患者 MRI 服务人次

三级公立医院 2019 年平均为 1.38 人次，2018 年平均为 1.24 人次，2017 年平均为 1.21 人次；二级公立医院 2019 年平均为 0.93 人次，2018 年平均为 0.82 人次，2017 年平均为 0.88 人次（图 2-6-1-87、图 2-6-1-99、图 2-6-1-100）。三级民营医院 2019 年平均为 1.71 人次，2018 年平均为 1.37 人次，2017 年平均为 1.24 人次；二级民营 2019 年平均为 1.76 人次，2018 年平均为 1.53 人次，2017 年平均为 1.64 人次（图 2-6-1-87、图 2-6-1-101、图 2-6-1-102）。

各级公立、民营医院 2019 年均较 2018 年上升。

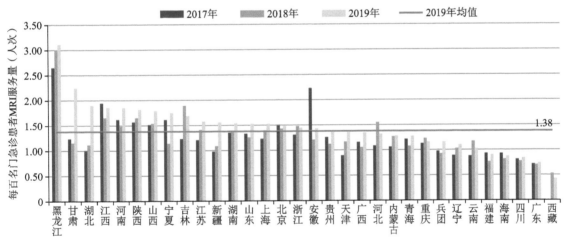

图 2-6-1-99　2017—2019 年全国各省（自治区、直辖市）三级公立医院每百名门急诊患者 MRI 服务人次

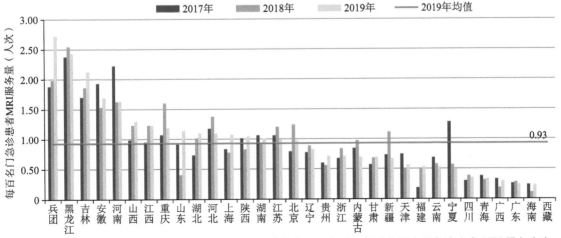

图 2-6-1-100　2017—2019 年全国各省（自治区、直辖市）二级公立医院每百名门急诊患者 MRI 服务人次

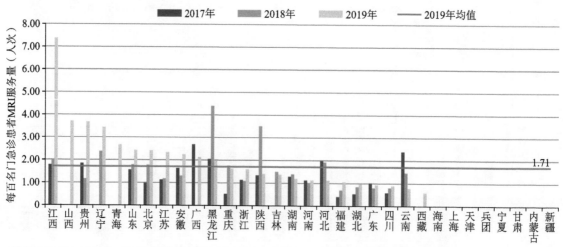

图 2-6-1-101　2017—2019 年全国各省（自治区、直辖市）三级民营医院每百名门急诊患者 MRI 服务人次

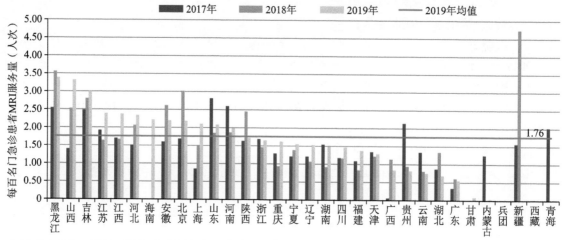

图 2-6-1-102　2017—2019 年全国各省（自治区、直辖市）二级民营医院每百名门急诊患者 MRI 服务人次

4）每百名出院患者 MRI 服务人次

三级公立医院 2019 年平均为 25.42 人次，2018 年平均为 22.98 人次，2017 年平均为 23.12 人次；二级公立医院 2019 年平均为 15.18 人次，2018 年平均为 14.81 人次，2017 年平均为 12.68 人次（图 2-6-1-88、图 2-6-1-103、图 2-6-1-104）。三级民营医院 2019 年平均为 25.38 人次，2018 年平均为 25.09 人次，2017 年平均为 24.39 人次；二级民营医院 2019 年平均为 17.79 人次，2018 年平均为 19.07 人次，2017 年平均为 17.25 人次（图 2-6-1-88、图 2-6-1-105、图 2-6-1-106）。

各级公立、三级民营医院均呈逐年增加趋势，二级民营医院 2019 年较 2018 年略有下降。

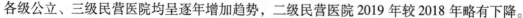

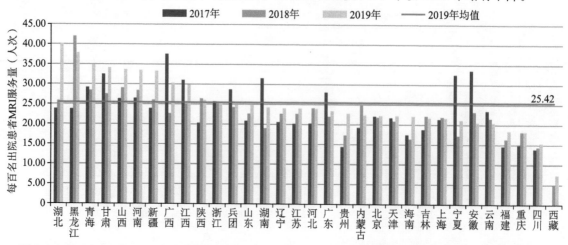

图 2-6-1-103　2017—2019 年全国各省（自治区、直辖市）三级公立医院每百名出院患者 MRI 服务人次

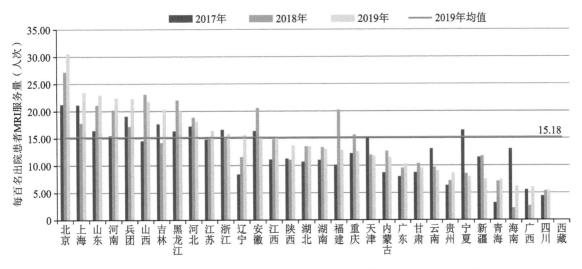

图 2-6-1-104　2017—2019 年全国各省（自治区、直辖市）二级公立医院
每百名出院患者 MRI 服务人次

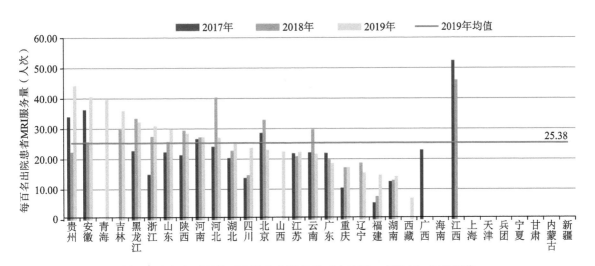

图 2-6-1-105　2017—2019 年全国各省（自治区、直辖市）三级民营
医院每百名出院患者 MRI 服务人次

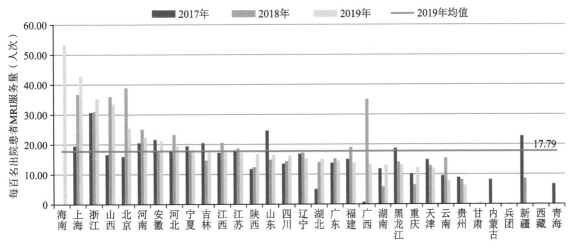

图 2-6-1-106　2017—2019 年全国各省（自治区、直辖市）二级民营
医院每百名出院患者 MRI 服务人次

5）每百名门急诊患者彩超服务人次

三级公立医院2019年平均为10.56人次，2018年平均为10.63人次，2017年平均为10.29人次；二级公立医院2019年平均为10.84人次，2018年平均为10.22人次，2017年平均为10.46人次（图2-6-1-89、图2-6-1-107、图2-6-1-108）。三级民营医院2019年平均为10.98人次，2018年平均为13.38人次，2017年平均为14.03人次；二级民营医院2019年平均为14.06人次，2018年平均为13.14人次，2017年平均为13.65人次（图2-6-1-89、图2-6-1-109、图2-6-1-110）。

各级公立、三级民营医院2019年均较2018年下降，二级民营医院同比升高。

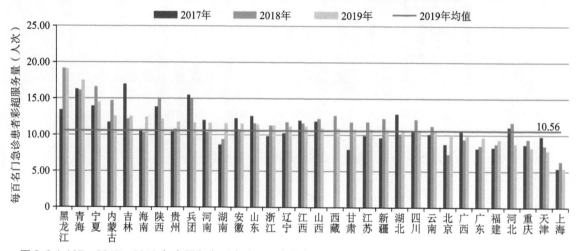

图2-6-1-107 2017—2019年全国各省（自治区、直辖市）三级公立医院每百名门急诊患者彩超服务人次

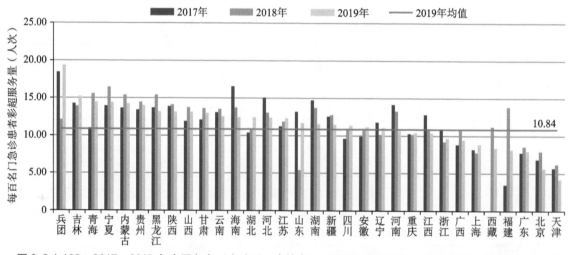

图2-6-1-108 2017—2019年全国各省（自治区、直辖市）二级公立医院每百名门急诊患者彩超服务人次

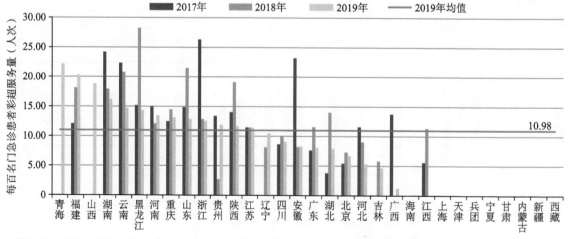

图2-6-1-109 2017—2019年全国各省（自治区、直辖市）三级民营医院每百名门急诊患者彩超服务人次

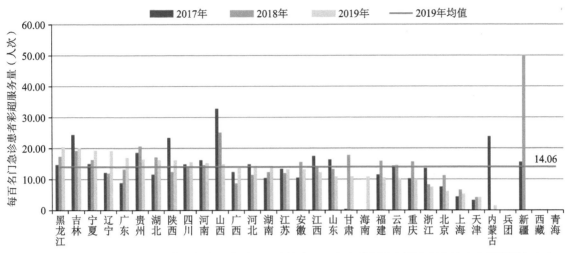

图 2-6-1-110 2017—2019 年全国各省（自治区、直辖市）二级民营医院每百名门急诊患者彩超服务人次

6）每百名出院患者彩超服务人次

三级公立医院 2019 年平均为 124.11 人次，2018 年平均为 125.25 人次，2017 年平均为 99.33 人次；二级公立医院 2019 年平均为 100.50 人次，2018 年平均为 97.27 人次，2017 年平均为 85.46 人次（图 2-6-1-90、图 2-6-1-111、图 2-6-1-112）。三级民营医院 2019 年平均为 126.56 人次，2018 年平均为 117.93 人次，2017 年平均为 86.05 人次；二级民营医院 2019 年平均为 102.00 人次，2018 年平均为 107.75 人次，2017 年平均为 99.52 人次（图 2-6-1-90、图 2-6-1-113、图 2-6-1-114）。

三级公立、二级民营医院 2019 年均较 2018 年有所下降，二级公立、三级民营医院同比均略升高。

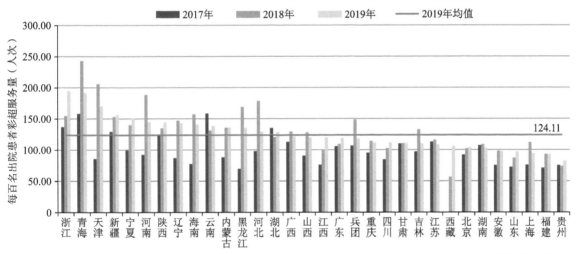

图 2-6-1-111 2017—2019 年全国各省（自治区、直辖市）三级公立医院每百名出院患者彩超服务人次

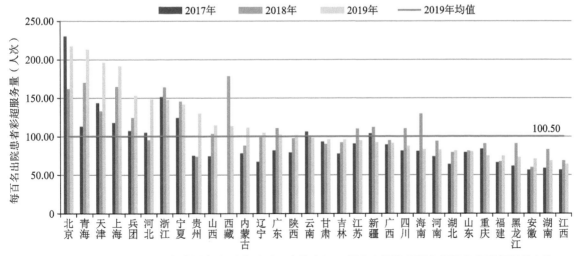

图 2-6-1-112 2017—2019 年全国各省（自治区、直辖市）二级公立医院每百名出院患者彩超服务人次

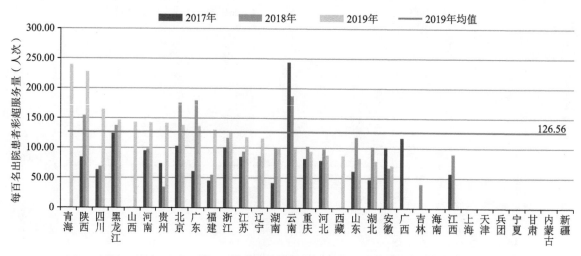

图 2-6-1-113　2017—2019 年全国各省（自治区、直辖市）三级民营医院
每百名出院患者彩超服务人次

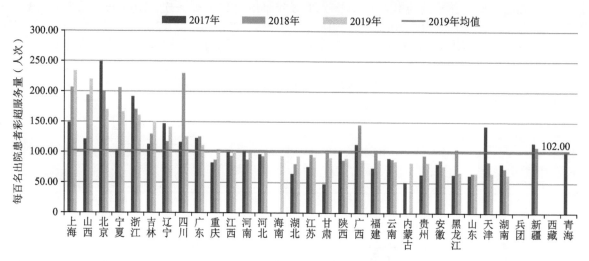

图 2-6-1-114　2017—2019 年全国各省（自治区、直辖市）二级民营医院
每百名出院患者彩超服务人次

三、治疗质量

（一）住院患者非医嘱离院率

1. 全国各类别医院住院患者非医嘱离院率（图 2-6-1-115）

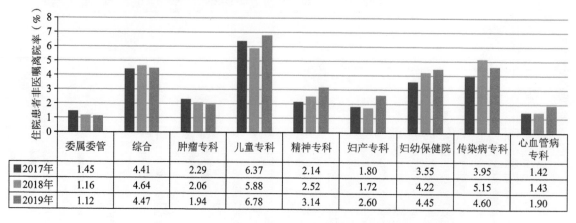

	委属委管	综合	肿瘤专科	儿童专科	精神专科	妇产专科	妇幼保健院	传染病专科	心血管病专科
2017年	1.45	4.41	2.29	6.37	2.14	1.80	3.55	3.95	1.42
2018年	1.16	4.64	2.06	5.88	2.52	1.72	4.22	5.15	1.43
2019年	1.12	4.47	1.94	6.78	3.14	2.60	4.45	4.60	1.90

图 2-6-1-115　2017—2019 年全国各类别医院住院患者非医嘱离院率

2. 全国各级综合医院住院患者非医嘱离院率

（1）全国情况

2019年综合医院患者离院方式中，出院患者医嘱离院率均在90%以上，其中委属委管医院出院患者医嘱离院率最高，达到97.75%。三级民营医院出院患者非医嘱离院率、出院患者死亡率最高，分别为5.59%、0.87%（图2-6-1-116）。

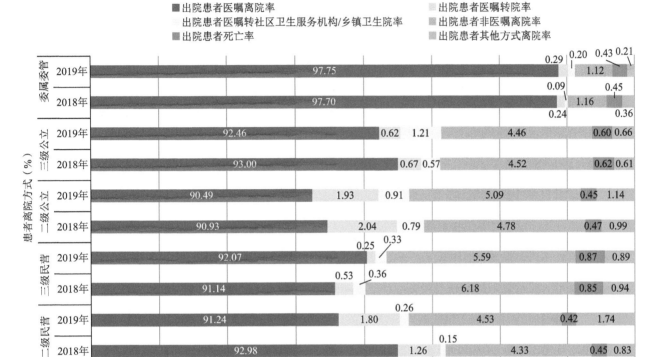

图2-6-1-116　2019年全国各级综合医院患者离院方式情况

（2）各省（自治区、直辖市）情况

住院患者非医嘱离院率，三级公立医院2019年平均值为4.46%，2018年平均值为4.52%，2019年有18省（自治区、直辖市）高于均值，最大值为天津的13.74%（图2-6-1-117）；二级公立医院2019年平均值为5.09%，2018年平均值为4.78%，2019年有11省（自治区、直辖市）高于均值，最大值为西藏的31.50%（图2-6-1-118）；三级民营医院2019年平均值为5.59%，2018年平均值为6.18%，2019年有6省（自治区、直辖市）高于均值，最大值为河北的26.39%（图2-6-1-119）；二级民营医院2019年平均值为4.53%，2018年平均值为4.33%，2019年有6省（自治区、直辖市）高于均值，最大值为广东的10.16%（图2-6-1-120）。

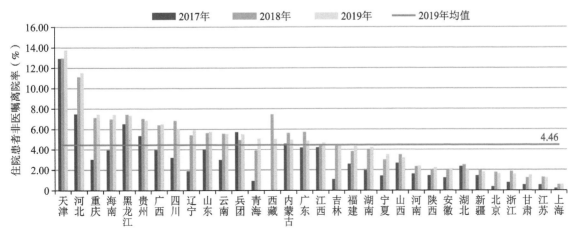

图2-6-1-117　2017—2019年全国各省（自治区、直辖市）三级公立医院住院患者非医嘱离院率

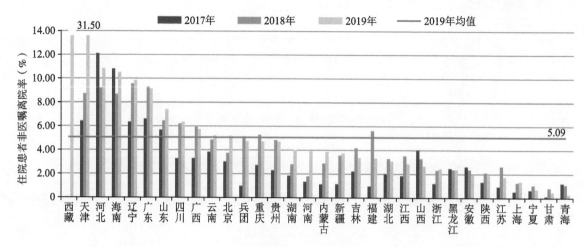

图2-6-1-118　2017—2019年全国各省（自治区、直辖市）二级公立医院
住院患者非医嘱离院率

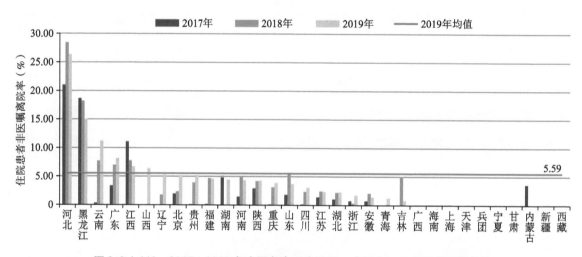

图2-6-1-119　2017—2019年全国各省（自治区、直辖市）三级民营医院住院
患者非医嘱离院率

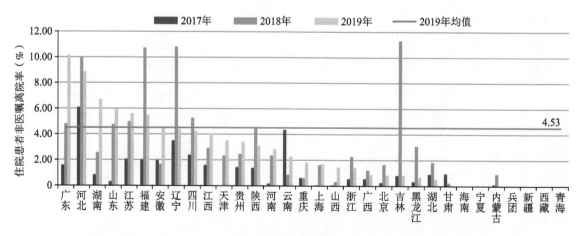

图2-6-1-120　2017—2019年全国各省（自治区、直辖市）二级民营医院住院
患者非医嘱离院率

（二）手术患者非医嘱离院率

1. 全国各类别医院手术患者非医嘱离院率（图 2-6-1-121）

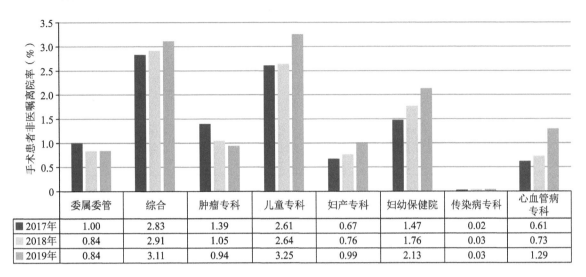

	委属委管	综合	肿瘤专科	儿童专科	妇产专科	妇幼保健院	传染病专科	心血管病专科
■ 2017年	1.00	2.83	1.39	2.61	0.67	1.47	0.02	0.61
2018年	0.84	2.91	1.05	2.64	0.76	1.76	0.03	0.73
2019年	0.84	3.11	0.94	3.25	0.99	2.13	0.03	1.29

图 2-6-1-121 2017—2019 年全国各类别医院手术患者非医嘱离院率

2. 全国各级综合医院手术患者非医嘱离院率

（1）全国情况

2019 年、2018 年、2017 年手术患者非医嘱离院率平均值，委属委管医院分别为 0.84%、0.84%、1.00%；三级公立医院分别为 2.77%、2.82%、2.77%；二级公立医院分别为 3.99%、3.21%、3.15%；三级民营医院分别为 3.55%、2.90%、3.29%；二级民营医院分别为 3.97%、2.89%、1.82%（图 2-6-1-122）。

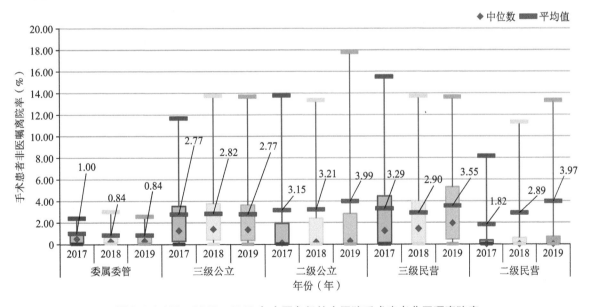

图 2-6-1-122 2017—2019 年全国各级综合医院手术患者非医嘱离院率

（2）各省（自治区、直辖市）情况

2019 年全国各省（自治区、直辖市）手术患者非医嘱离院率最高的前 3 位，三级公立医院分别为天津、河北、重庆（图 2-6-1-123）；二级公立医院分别为河北、天津、辽宁（图 2-6-1-124）；三级民营医院分别为河北、云南、贵州（图 2-6-1-125）；二级民营医院分别为山东、广东、天津（图 2-6-1-126）。

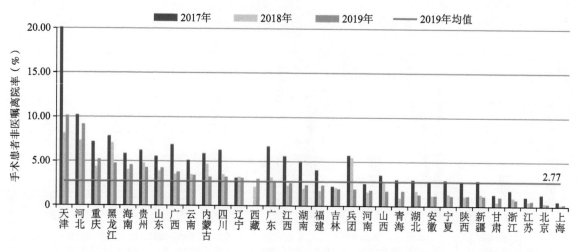

图 2-6-1-123　2017—2019 年全国各省（自治区、直辖市）三级公立医院手术患者非医嘱离院率

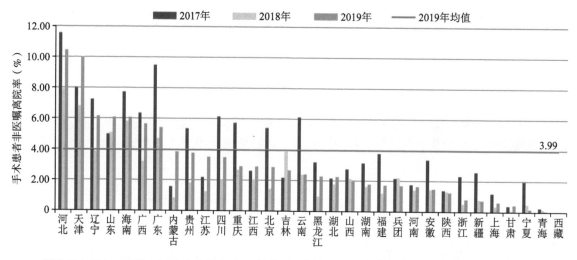

图 2-6-1-124　2017—2019 年全国各省（自治区、直辖市）二级公立医院手术患者非医嘱离院率

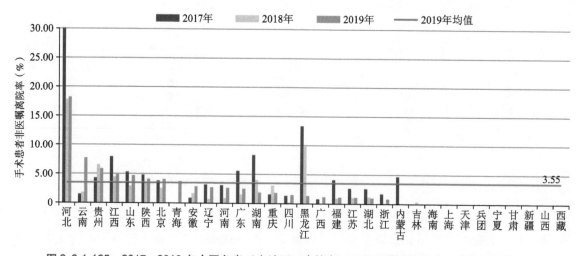

图 2-6-1-125　2017—2019 年全国各省（自治区、直辖市）三级民营医院手术患者非医嘱离院率

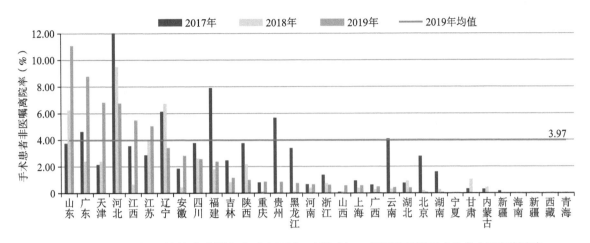

图 2-6-1-126　2017—2019 年全国各省（自治区、直辖市）二级民营医院手术患者非医嘱离院率

（三）急诊患者死亡率

全国各级综合医院急诊患者死亡率

（1）全国情况

2019 年、2018 年、2017 年急诊患者死亡率平均值，委属委管医院分别为 0.09%、0.10%、0.10%；三级公立医院分别为 0.09%、0.10%、0.09%；二级公立医院分别为 0.09%、0.11%、0.10%；三级民营医院分别为 0.11%、0.11%、0.12%；二级民营医院分别为 0.10%、0.08%、0.11%（图 2-6-1-127）。

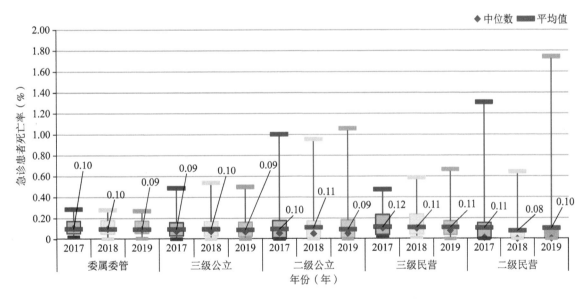

图 2-6-1-127　2017—2019 年全国各类别医院急诊患者死亡率

（2）各省（自治区、直辖市）情况

2019 年全国各省（自治区、直辖市）急诊患者死亡率最高的前 3 位，三级公立医院分别为新疆兵团、青海、新疆（图 2-6-1-128）；二级公立医院分别为新疆兵团、黑龙江、河北（图 2-6-1-129）；三级民营医院分别为黑龙江、山东、吉林（图 2-6-1-130）；二级民营医院分别为内蒙古、黑龙江、河南（图 2-6-1-131）。

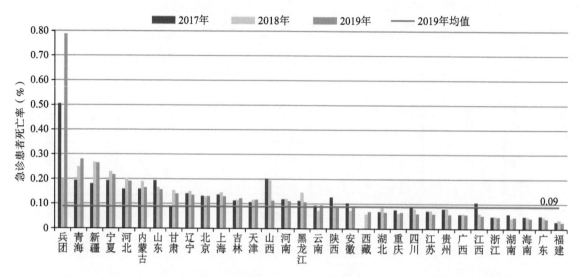

图 2-6-1-128　2017—2019 年全国各省（自治区、直辖市）三级公立医院急诊患者死亡率

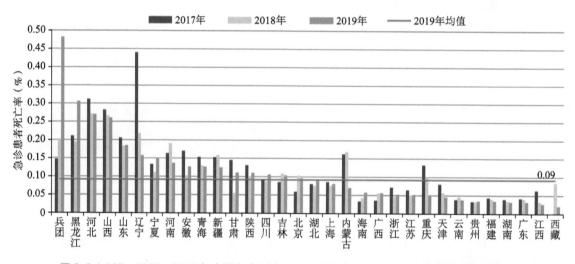

图 2-6-1-129　2017—2019 年全国各省（自治区、直辖市）二级公立医院急诊患者死亡率

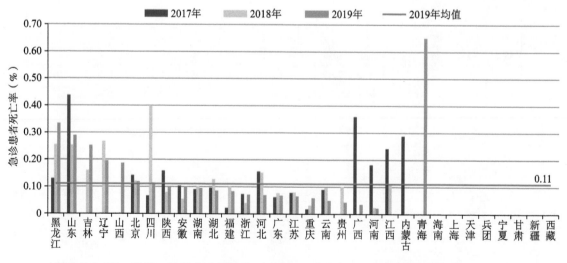

图 2-6-1-130　2017—2019 年全国各省（自治区、直辖市）三级民营医院急诊患者死亡率

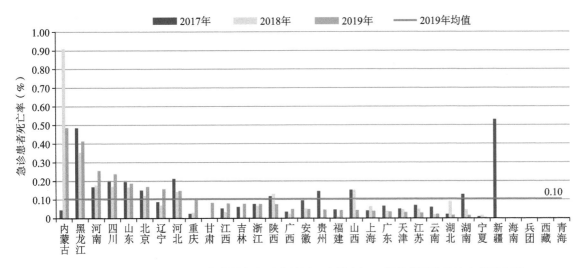

图 2-6-1-131　2017—2019 年全国各省（自治区、直辖市）二级民营医院急诊患者死亡率

（四）留观患者死亡率

全国各级综合医院留观患者死亡率

（1）全国情况

2019 年、2018 年、2017 年留观患者死亡率平均值，委属委管医院分别为 0.26%、0.33%、0.28%；三级公立医院分别为 0.20%、0.22%、0.20%；二级公立医院分别为 0.16%、0.26%、0.14%；三级民营医院分别为 0.37、0.14%、0.14%；二级民营医院分别为 0.06%、0.06%、0.06%（图 2-6-1-132）。

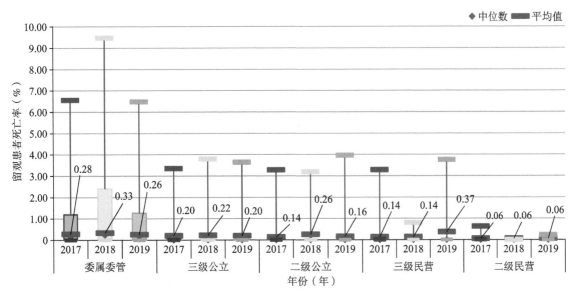

图 2-6-1-132　2017—2019 年全国各类别医院留观患者死亡率

（2）各省（自治区、直辖市）情况

2019 年全国各省（自治区、直辖市）留观患者死亡率最高的前 3 位，三级公立医院分别为上海、新疆、北京（图 2-6-1-133）；二级公立医院分别为新疆兵团、上海、黑龙江（图 2-6-1-314）；三级民营医院分别为黑龙江、北京、陕西（图 2-6-1-135）；二级民营医院分别为黑龙江、北京、浙江（图 2-6-1-136）。

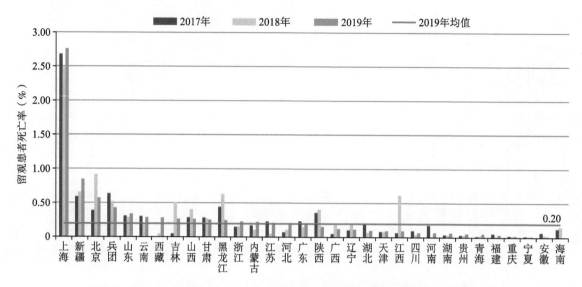

图 2-6-1-133　2017—2019 年全国三级公立医院留观患者死亡率

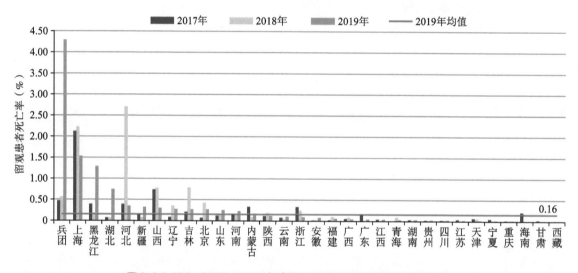

图 2-6-1-134　2017—2019 年全国二级公立医院留观患者死亡率

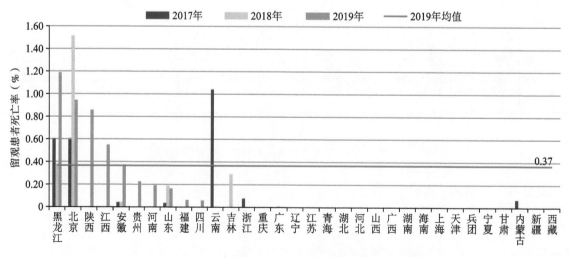

图 2-6-1-135　2017—2019 年全国三级民营医院留观患者死亡率

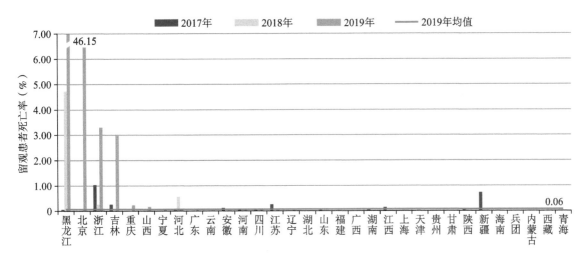

图 2-6-1-136　2017—2019 年全国二级民营医院留观患者死亡率

（五）临床路径病种开展情况

1. 全国各级综合医院临床路径病种开展情况

2019 年各级综合医院开展临床路径病种个数、平均收治住院例数、完成临床路径平均出院例数、完成与收治临床路径例数之比较 2018 年均有所增长。其中，委属委管医院完成与收治临床路径例数之比由 2018 年 81.28% 增长至 2019 年 85.08%，三级公立医院由 2018 年 87.75% 增长至 2019 年 89.37%，二级公立医院由 2018 年 88.87% 增长至 2019 年 89.81%（表 2-6-1-3）。

表 2-6-1-3　2018—2019 年全国各级综合医院临床路径病种开展情况

综合医院	年份	开展临床路径病种（个）	临床路径平均收治住院例数	完成临床路径平均出院例数	完成与收治临床路径例数之比（%）	同期平均出院例数	占同期出院例数之比（%）
委属委管	2018	234.00	25 637.18	20 837.14	81.28	130 631.04	15.95
	2019	267.17	34 185.92	29 478.65	85.08	145 600.58	19.40
三级公立	2018	182.37	16 568.09	14 562.95	87.75	51 239.46	28.42
	2019	185.85	20 415.68	18 298.39	89.37	53 692.16	33.32
二级公立	2018	92.51	5037.11	4481.47	88.87	18 223.85	24.59
	2019	93.01	6118.06	5513.23	89.81	18 301.63	28.64
三级民营	2018	142.80	6343.71	5305.29	83.80	29 630.52	17.90
	2019	143.98	8449.52	6930.54	82.02	28 758.23	20.69
二级民营	2018	29.25	833.94	745.20	90.45	8317.15	8.96
	2019	30.42	945.37	839.69	88.66	7638.32	7.75

2. 专科医院临床路径病种开展情况

（1）肿瘤专科医院

2019 年肿瘤专科医院平均开展临床路径病种数 363.54 个，较前 3 年明显增多。临床路径平均收治住院例数 10 986.22 例，完成临床路径平均出院例数 9856.38 例，均有所增加。2017—2019 年完成与收治临床路径例数之比呈逐年上升趋势，2019 年为 88.51%（表 2-6-1-4）。

表2-6-1-4 2016—2019年肿瘤专科医院临床路径病种开展情况

年份	开展临床路径病种（个）	临床路径平均收治住院例数	完成临床路径平均出院例数	完成与收治临床路径例数之比（%）	同期平均出院例数	占同期出院例数之比（%）
2016	22.04	4339.54	3660.32	84.35	24 139.03	15.16
2017	24.90	5509.43	4553.78	82.65	25 371.82	17.95
2018	38.86	7470.73	6546.79	87.63	29 766.87	21.99
2019	363.54	10 986.22	9856.38	88.51	31 738.25	31.06

（2）儿童专科医院

2016—2019年儿童专科医院平均开展临床路径病种数逐年增加，2019年达到51.86个；临床路径平均收治住院例数12 989.00例，完成临床路径平均出院例数11 855.75例，均较2018年有所增加。2017—2019年完成与收治临床路径例数之比呈逐年下降趋势，2019年为91.28%（表2-6-1-5）。

表2-6-1-5 2016—2019年儿童专科医院临床路径病种开展情况

年份	开展临床路径病种（个）	临床路径平均收治住院例数	完成临床路径平均出院例数	完成与收治临床路径例数之比（%）	同期平均出院例数	占同期出院例数之比（%）
2016	31.62	6863.60	6544.49	93.08	32 584.00	17.53
2017	35.04	8360.73	7784.50	92.95	31 584.53	23.16
2018	45.12	10 324.75	9460.60	91.63	33 260.77	26.69
2019	51.86	12 989.00	11 855.75	91.28	34 846.35	34.02

（3）精神专科医院

2019年精神专科医院平均开展临床路径病种数19.51个，较2018年有所增加；临床路径平均收治住院例数1162.51例，完成临床路径平均出院例数949.55例，均较2018年有所增加。完成与收治临床路径例数之比为81.22%，较2018年下降（表2-6-1-6）。

表2-6-1-6 2017—2019年精神专科医院临床路径病种开展情况

年份	开展临床路径病种（个）	临床路径平均收治住院例数	完成临床路径平均出院例数	完成与收治临床路径例数之比（%）	同期平均出院例数	占同期出院例数之比（%）
2017	27.39	775.51	632.75	81.39	2859.84	17.51
2018	11.01	1051.28	866.94	82.41	3088.59	22.54
2019	19.51	1162.51	949.55	81.22	3021.40	31.43

（4）妇产专科医院

2019年妇产专科医院平均开展临床路径病种数89.89个，较2018年有所增加；临床路径平均收治住院例数2564.36例，完成临床路径平均出院例数2447.71例，均较2018年有所减少。完成与收治临床路径例数之比为95.45%，较2018年上升（表2-6-1-7）。

表 2-6-1-7　2016—2019 年妇产专科医院临床路径病种开展情况

年份	开展临床路径病种（个）	临床路径平均收治住院例数	完成临床路径平均出院例数	完成与收治临床路径例数之比（%）	同期平均出院例数	占同期出院例数之比（%）
2016	9.95	1906.31	1663.94	87.29	5484.89	21.06
2017	29.80	1737.65	1612.15	92.31	4739.81	25.19
2018	13.46	2847.52	2693.34	94.59	6320.47	31.22
2019	89.89	2564.36	2447.71	95.45	5889.83	33.48

（5）妇幼保健院

2019 年妇幼保健院平均开展临床路径病种数 68.20 个，较 2018 年有所增加；临床路径平均收治住院例数 3897.55 例，完成临床路径平均出院例数 3549.23 例，均较 2018 年有所增加。完成与收治临床路径例数之比为 91.07%，较 2018 年上升（表 2-6-1-8）。

表 2-6-1-8　2016—2019 年妇幼保健院临床路径病种开展情况

年份	开展临床路径病种（个）	临床路径平均收治住院例数	完成临床路径平均出院例数	完成与收治临床路径例数之比（%）	同期平均出院例数	占同期出院例数之比（%）
2016	47.95	2044.96	1834.43	87.67	9644.93	14.69
2017	13.17	2280.75	2031.50	88.84	8829.97	19.97
2018	15.96	3274.94	2842.69	86.54	9579.06	25.77
2019	68.20	3897.55	3549.23	91.07	9488.19	33.50

（6）传染病专科医院

2016—2019 年传染病专科医院平均开展临床路径病种数呈逐年增加趋势，2019 年为 398.91 个；临床路径平均收治住院例数 3322.01 例，完成临床路径平均出院例数 2916.00 例，均较 2018 年有所增加。完成与收治临床路径例数之比为 89.20%，较 2018 年上升（表 2-6-1-9）。

表 2-6-1-9　2016—2019 年传染病专科医院临床路径病种开展情况

年份	开展临床路径病种（个）	临床路径平均收治住院例数	完成临床路径平均出院例数	完成与收治临床路径例数之比（%）	同期平均出院例数	占同期出院例数之比（%）
2016	14.50	1218.36	1074.12	87.35	8231.76	11.27
2017	21.44	1850.13	1595.22	85.54	8689.41	15.72
2018	142.18	2798.79	2370.17	84.01	10 048.84	21.36
2019	398.91	3322.01	2916.00	89.20	11 082.17	23.68

（7）心血管病专科医院

2019 年心血管病专科医院平均开展临床路径病种数 30.97 个，较 2018 年略有减少；临床路径平均收治住院例数 7234.79 例，完成临床路径平均出院例数 5977.48 例，均较 2018 年有所增加。完成与收治临床路径例数之比为 82.86%，较 2018 年上升（表 2-6-1-10）。

表 2-6-1-10　2016—2019 年心血管病专科医院临床路径病种开展情况

年份	开展临床路径病种（个）	临床路径平均收治住院例数	完成临床路径平均出院例数	完成与收治临床路径例数之比（%）	同期平均出院例数	占同期出院例数之比（%）
2016	25.20	2968.80	2793.00	83.33	14 807.91	17.15
2017	64.41	2864.50	2691.62	89.69	13 093.79	19.50
2018	31.86	4801.18	2300.63	50.53	13 896.45	14.42
2019	30.97	7234.79	5977.48	82.86	16 374.62	36.50

四、工作效率

（一）出院患者平均住院日

1. 全国各类别医院出院患者平均住院日（图 2-6-1-137）

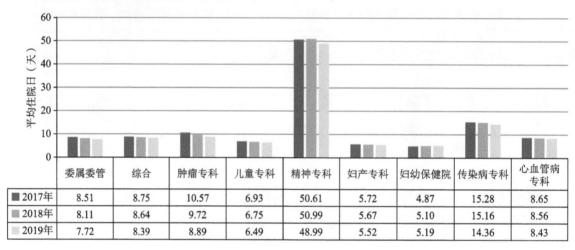

	委属委管	综合	肿瘤专科	儿童专科	精神专科	妇产专科	妇幼保健院	传染病专科	心血管病专科
2017年	8.51	8.75	10.57	6.93	50.61	5.72	4.87	15.28	8.65
2018年	8.11	8.64	9.72	6.75	50.99	5.67	5.10	15.16	8.56
2019年	7.72	8.39	8.89	6.49	48.99	5.52	5.19	14.36	8.43

图 2-6-1-137　2017—2019 年全国各类别医院出院患者平均住院日

2. 全国各级综合医院出院患者平均住院日

（1）全国情况（图 2-6-1-138）

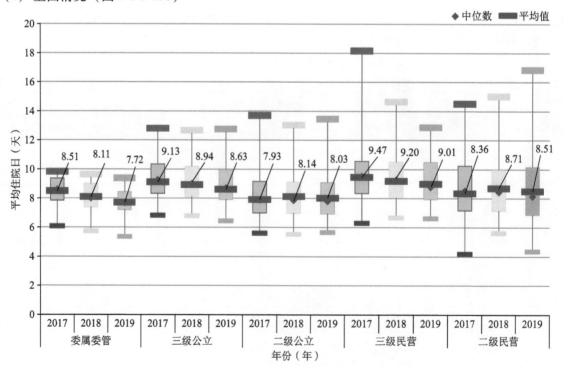

图 2-6-1-138　2017—2019 年全国各级综合医院出院患者平均住院日

（2）各省（自治区、直辖市）情况

2019 年全国各省（自治区、直辖市）出院患者平均住院日，三级公立医院中，20 省高于均值，最大值为西藏 10.80 天（图 2-6-1-139）；二级公立医院中，16 省高于均值，最大值为广西 11.43 天（图 2-6-1-140）；三级民营医院中，11 省高于均值，最大值为江西 12.72 天（图 2-6-1-141）；二级民营医院中，7 省高于均值，最大值为山西 13.70 天（图 2-6-1-142）。

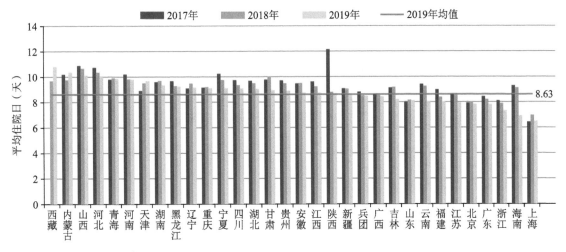

图 2-6-1-139　2017—2019 年全国各省（自治区、直辖市）三级公立医院出院患者平均住院日

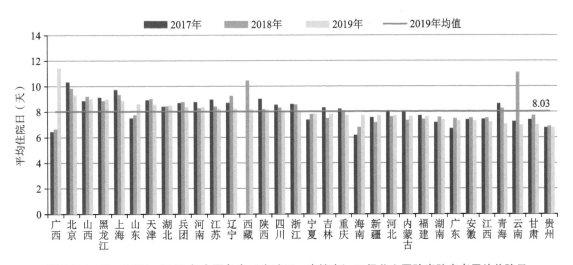

图 2-6-1-140　2017—2019 年全国各省（自治区、直辖市）二级公立医院出院患者平均住院日

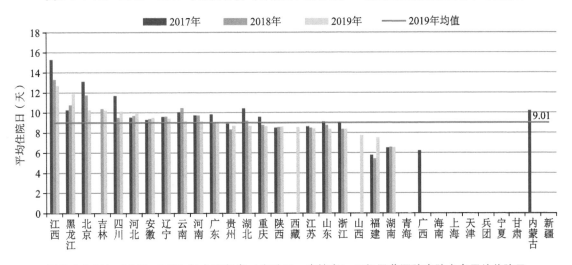

图 2-6-1-141　2017—2019 年全国各省（自治区、直辖市）三级民营医院出院患者平均住院日

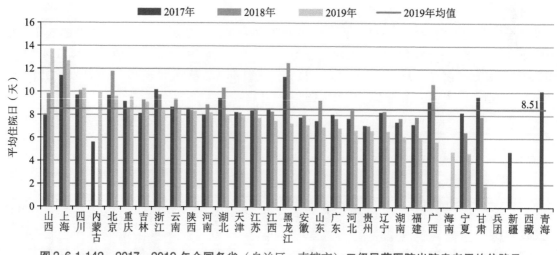

图 2-6-1-142　2017—2019 年全国各省（自治区、直辖市）二级民营医院出院患者平均住院日

3. 专科医院出院患者平均住院日

（1）肿瘤专科医院

2016—2019 年肿瘤专科医院出院患者平均住院日呈逐年降低趋势。2019 年为 8.89 天，其中三级公立医院为 8.71 天，二级公立医院为 10.96 天，均呈逐年降低趋势；三级民营医院为 11.69 天，二级民营医院为 10.38 天，均较 2018 年有所减少（图 2-6-1-143）。

（2）儿童专科医院

2016—2019 年儿童专科医院出院患者平均住院日呈逐年降低趋势。2019 年为 6.49 天，其中三级公立医院为 6.46 天，二级公立医院为 7.32 天，均呈逐年降低趋势；三级民营医院为 7.89 天；二级民营医院为 4.73 天，较 2018 年略有减少（图 2-6-1-144）。

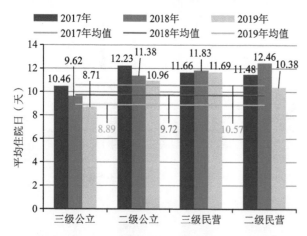

图 2-6-1-143　2016—2019 年肿瘤专科医院
出院患者平均住院日

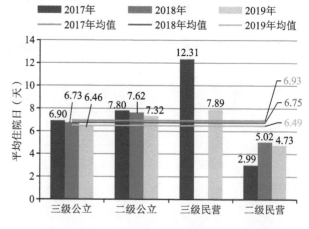

图 2-6-1-144　2016—2019 年儿童专科医院
出院患者平均住院日

（3）精神专科医院

2019 年精神专科医院出院患者平均住院日为 48.99 天，其中三级公立医院为 43.11 天，二级公立医院为 62.04 天，三级民营医院为 39.84 天，均较 2018 年减少；二级民营医院为 77.05 天，较 2018 年增加（图 2-6-1-145）。

（4）妇产专科医院

2017—2019 年妇产专科医院出院患者平均住院日呈逐年降低趋势。2019 年为 5.52 天，其中三级公立为 5.52 天，二级公立医院为 5.74 天，三级民营医院为 5.10 天，二级民营医院为 5.20 天。三级公立医院、二级民营医院呈逐年降低趋势，二级公立医院较 2018 年减少，三级民营医院较 2018 年增加（图 2-6-1-146）。

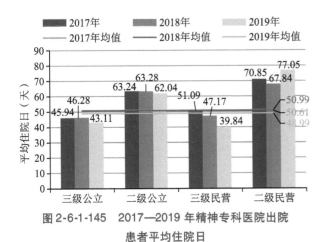

图 2-6-1-145　2017—2019 年精神专科医院出院患者平均住院日

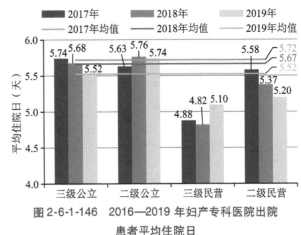

图 2-6-1-146　2016—2019 年妇产专科医院出院患者平均住院日

（5）妇幼保健院

2017—2019 年妇幼保健院出院患者平均住院日呈逐年上升趋势。2019 年为 5.19 天，其中二级公立医院为 5.19 天，较 2018 年小幅增加；二级民营医院为 6.14 天，较 2018 年减少（图 2-6-1-147）。

（6）传染病专科医院

2017—2019 年传染病专科医院出院患者平均住院日呈逐年降低趋势。2019 年为 14.36 天，其中三级公立医院为 13.80 天，呈逐年降低趋势；二级公立医院为 17.43 天，呈逐年升高趋势（图 2-6-1-148）。

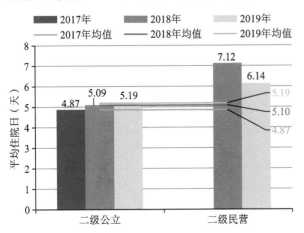

图 2-6-1-147　2016—2019 年妇幼保健院医院出院患者平均住院日

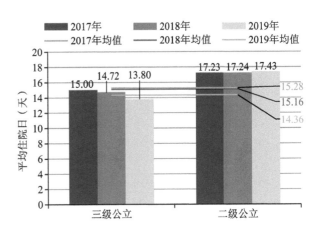

图 2-6-1-148　2016—2019 年传染病专科医院出院患者平均住院日

（7）心血管病专科医院

2017—2019 年心血管病专科医院出院患者平均住院日呈逐年下降趋势。2019 年为 8.43 天，其中三级公立医院为 8.36 天，呈逐年下降趋势；三级民营医院为 8.61 天，较 2018 年增加；二级民营医院为 9.36 天，较 2018 年减少（图 2-6-1-149）。

（二）床位使用率

1. 全国各类别医院床位使用率

（图 2-6-1-150）

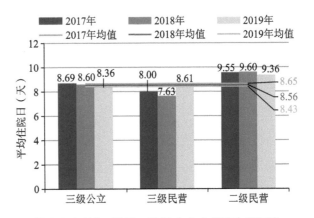

图 2-6-1-149　2016—2019 年心血管病专科医院出院患者平均住院日

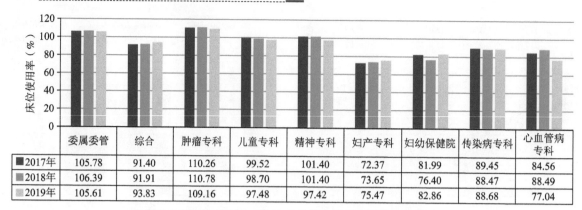

	委属委管	综合	肿瘤专科	儿童专科	精神专科	妇产专科	妇幼保健院	传染病专科	心血管病专科
2017年	105.78	91.40	110.26	99.52	101.40	72.37	81.99	89.45	84.56
2018年	106.39	91.91	110.78	98.70	101.40	73.65	76.40	88.47	88.49
2019年	105.61	93.83	109.16	97.48	97.42	75.47	82.86	88.68	77.04

图 2-6-1-150　2017—2019 年全国各类别医院床位使用率

2．全国各级综合医院床位使用率

（1）全国情况（图 2-6-1-151）

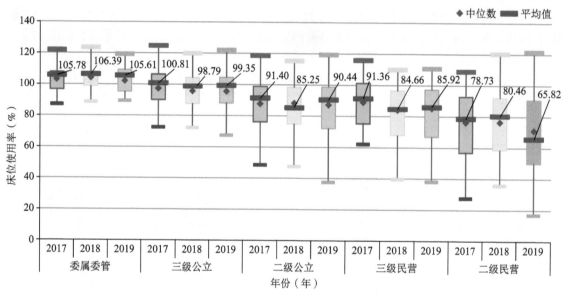

图 2-6-1-151　2017—2019 年全国各级综合医院床位使用率

（2）各省（自治区、直辖市）情况

2019 年全国各省（自治区、直辖市）床位使用率，三级公立医院中，12 省高于均值，最大值为新疆的 114.89%（图 2-6-1-152）；二级公立医院中，14 省高于均值，最大值为山东的 106.05%（图 2-6-1-153）；三级民营医院中，14 省高于均值，最大值为江西的 119.98%（图 2-6-1-154）；二级民营医院中，19 省高于均值，最大值为山西的 103.60%（图 2-6-1-155）。

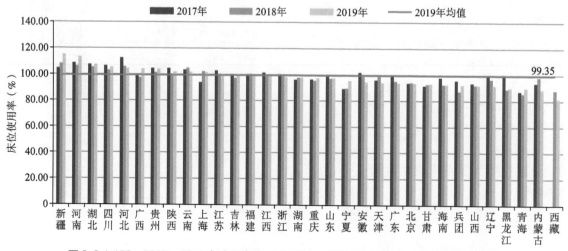

图 2-6-1-152　2017—2019 年全国各省（自治区、直辖市）三级公立医院床位使用率

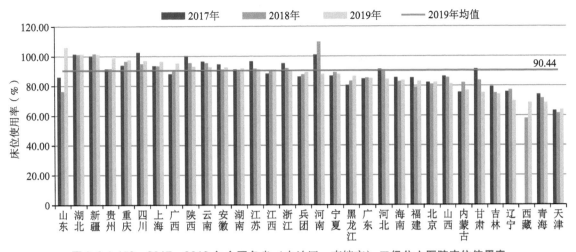

图 2-6-1-153　2017—2019 年全国各省（自治区、直辖市）二级公立医院床位使用率

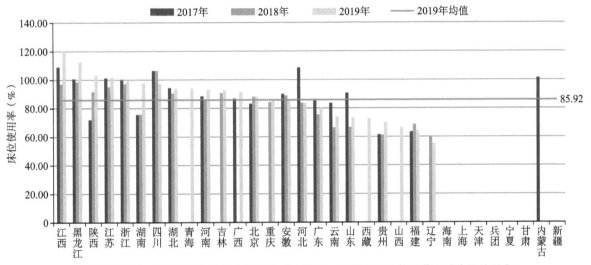

图 2-6-1-154　2017—2019 年全国各省（自治区、直辖市）三级民营医院床位使用率

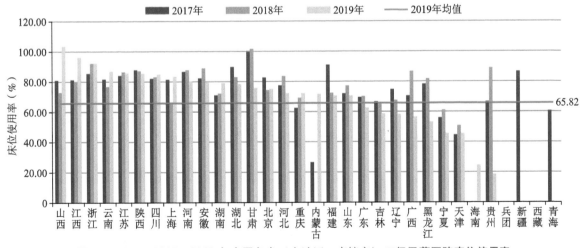

图 2-6-1-155　2017—2019 年全国各省（自治区、直辖市）二级民营医院床位使用率

3．专科医院床位使用率

（1）肿瘤专科医院（图 2-6-1-156）

（2）儿童专科医院（图 2-6-1-157）

（3）精神专科医院（图 2-6-1-158）

（4）妇产专科医院（图 2-6-1-159）

（5）妇幼保健院（图2-6-1-160）

（6）传染病专科医院（图2-6-1-161）

（7）心血管病专科医院（图2-6-1-162）

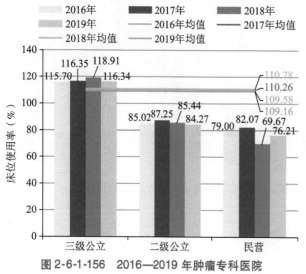

图 2-6-1-156　2016—2019 年肿瘤专科医院床位使用率

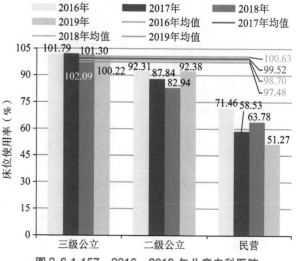

图 2-6-1-157　2016—2019 年儿童专科医院床位使用率

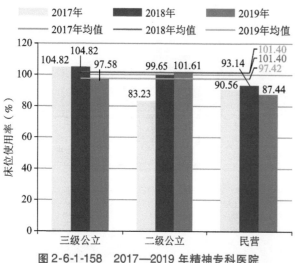

图 2-6-1-158　2017—2019 年精神专科医院床位使用率

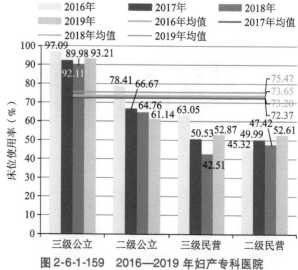

图 2-6-1-159　2016—2019 年妇产专科医院床位使用率

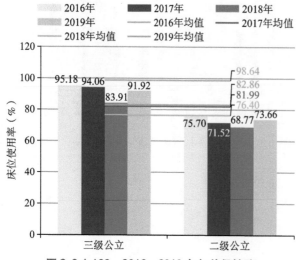

图 2-6-1-160　2016—2019 年妇幼保健院床位使用率

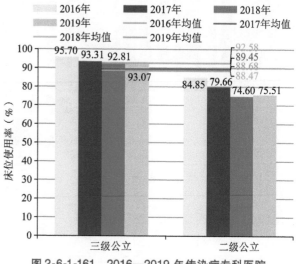

图 2-6-1-161　2016—2019 年传染病专科医院床位使用率

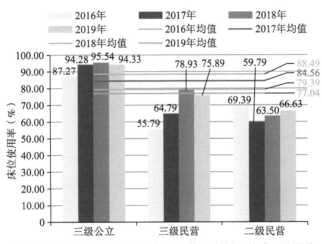

图 2-6-1-162 2016—2019 年心血管病专科医院床位使用率

五、患者负担

（一）每门诊（含急诊）人次费用及其中的药品费用、药占比

1. 全国各类别医院每门诊（含急诊）人次费用及其中的药品费用（图 2-6-1-163、图 2-6-1-164）

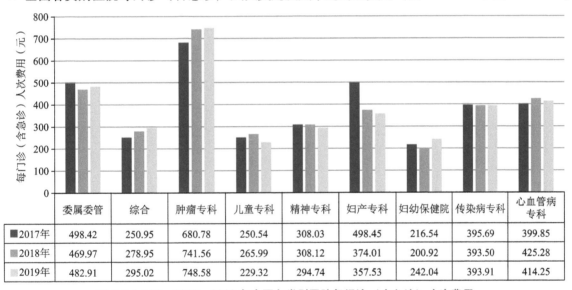

	委属委管	综合	肿瘤专科	儿童专科	精神专科	妇产专科	妇幼保健院	传染病专科	心血管病专科
2017年	498.42	250.95	680.78	250.54	308.03	498.45	216.54	395.69	399.85
2018年	469.97	278.95	741.56	265.99	308.12	374.01	200.92	393.50	425.28
2019年	482.91	295.02	748.58	229.32	294.74	357.53	242.04	393.91	414.25

图 2-6-1-163 2017—2019 年全国各类别医院每门诊（含急诊）人次费用

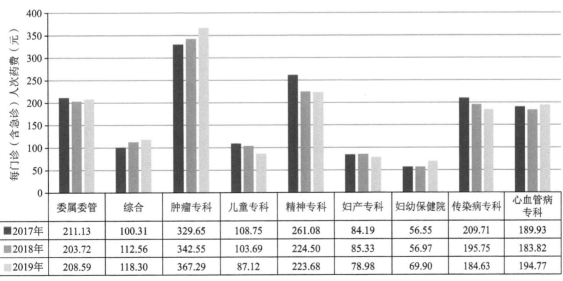

	委属委管	综合	肿瘤专科	儿童专科	精神专科	妇产专科	妇幼保健院	传染病专科	心血管病专科
2017年	211.13	100.31	329.65	108.75	261.08	84.19	56.55	209.71	189.93
2018年	203.72	112.56	342.55	103.69	224.50	85.33	56.97	195.75	183.82
2019年	208.59	118.30	367.29	87.12	223.68	78.98	69.90	184.63	194.77

图 2-6-1-164 2017—2019 年全国各类别医院每门诊（含急诊）人次药费

2．全国各级综合医院每门诊（含急诊）人次费用及其中的药品费用、药占比

（1）全国情况（图 2-6-1-165 至图 2-6-1-167）

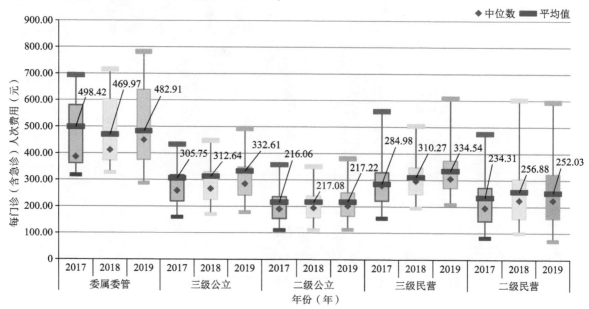

图 2-6-1-165　2017—2019 年全国各级综合医院每门诊（含急诊）人次费用

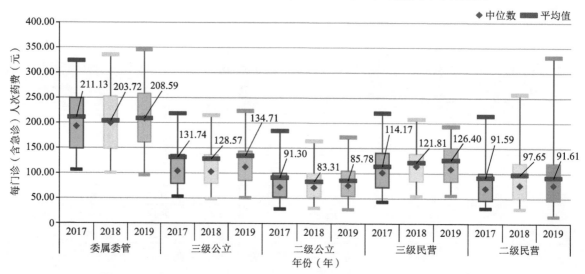

图 2-6-1-166　2017—2019 年全国各级综合医院每门诊（含急诊）人次药费

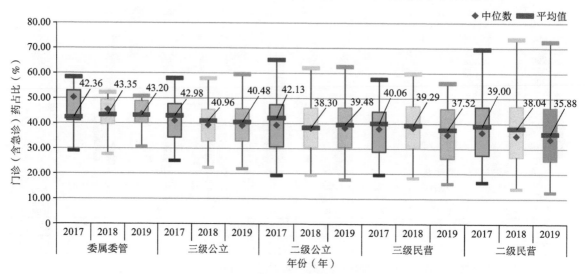

图 2-6-1-167　2017—2019 年全国各级综合医院门诊（含急诊）药占比

（2）各省（自治区、直辖市）情况

1）每门诊（含急诊）人次费用

2019 年全国各省（自治区、直辖市）每门诊（含急诊）人次费用，三级公立医院中，14 省高于均值，最大值为北京的 543.57 元（图 2-6-1-168）；二级公立医院中，15 省高于均值，最大值为北京的 370.17 元（图 2-6-1-169）；三级民营医院中，11 省高于均值，最大值为北京的 556.41 元（图 2-6-1-170）；二级民营医院中，16 省高于均值，最大值为北京的 481.25 元（图 2-6-1-171）。

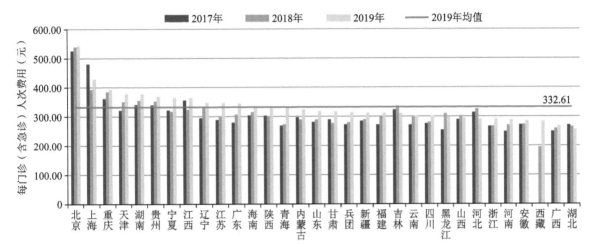

图 2-6-1-168　2017—2019 年全国各省（自治区、直辖市）三级公立医院每门诊（含急诊）人次费用

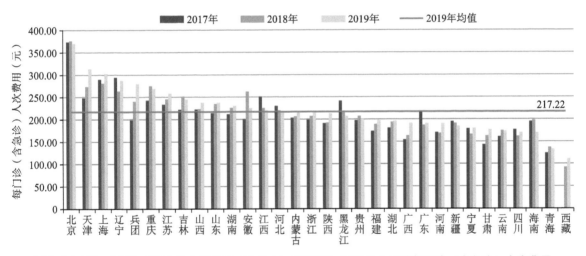

图 2-6-1-169　2017—2019 年全国各省（自治区、直辖市）二级公立医院每门诊（含急诊）人次费用

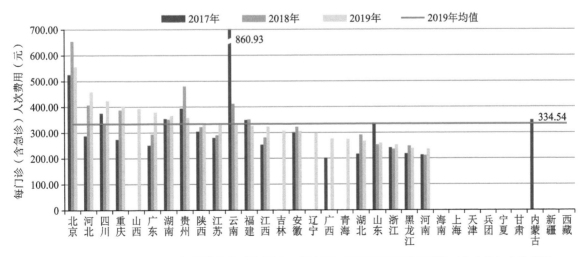

图 2-6-1-170　2017—2019 年全国各省（自治区、直辖市）三级民营医院每门诊（含急诊）人次费用

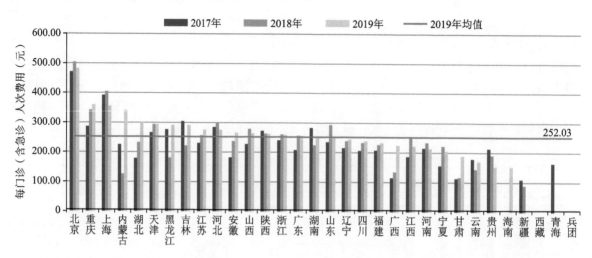

图 2-6-1-171　2017—2019 年全国各省（自治区、直辖市）二级民营医院每门诊（含急诊）人次费用

2）每门诊（含急诊）人次药费

2019 年全国各省（自治区、直辖市）每门诊（含急诊）人次药费，三级公立医院中，12 省高于均值，最大值为北京的 237.93 元（图 2-6-1-172）；二级公立医院中，13 省高于均值，最大值为北京的 189.06 元（图 2-6-1-173）；三级民营医院中，9 省高于均值，最大值为河北的 195.02 元（图 2-6-1-174）；二级民营医院中，14 省高于均值，最大值为北京的 217.19 元（图 2-6-1-175）。

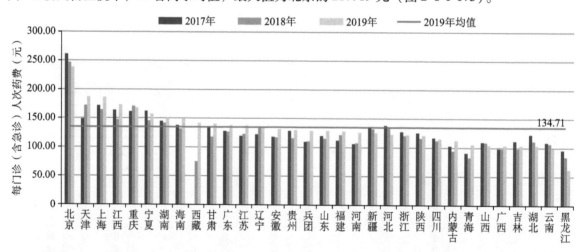

图 2-6-1-172　2017—2019 年全国各省（自治区、直辖市）三级公立医院患者每门诊（含急诊）人次药费

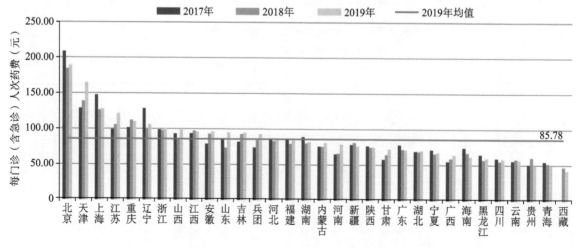

图 2-6-1-173　2017—2019 年全国各省（自治区、直辖市）二级公立医院每门诊（含急诊）人次药费

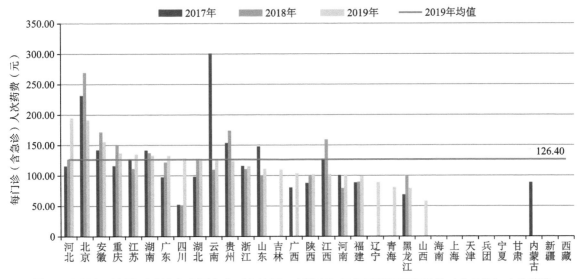

图 2-6-1-174　2017—2019 年全国各省（自治区、直辖市）三级民营医院每门诊（含急诊）人次药费

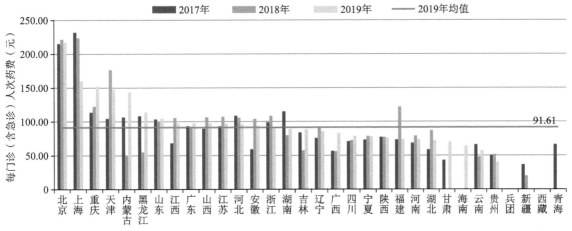

图 2-6-1-175　2017—2019 年全国各省（自治区、直辖市）二级民营医院每门诊（含急诊）人次药费

3）门诊（含急诊）药占比

2019 年全国各省（自治区、直辖市）门诊（含急诊）药占比，三级公立医院中，15 省高于均值，最大值为天津的 49.26%（图 2-6-1-176）；二级公立医院中，14 省高于均值，最大值为天津的 52.54%（图 2-6-1-177）；三级民营医院中，8 省高于均值，最大值为安徽的 50.81%（图 2-6-1-178）；二级民营医院中，14 省高于均值，最大值为天津的 51.71%（图 2-6-1-179）。

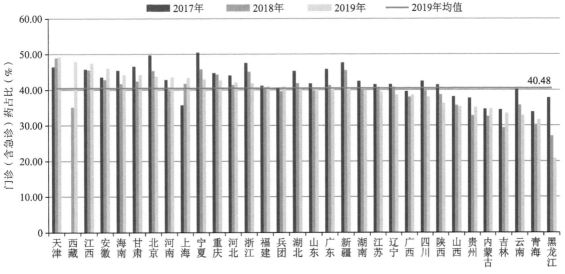

图 2-6-1-176　2017—2019 年全国各省（自治区、直辖市）三级公立医院门诊（含急诊）药占比

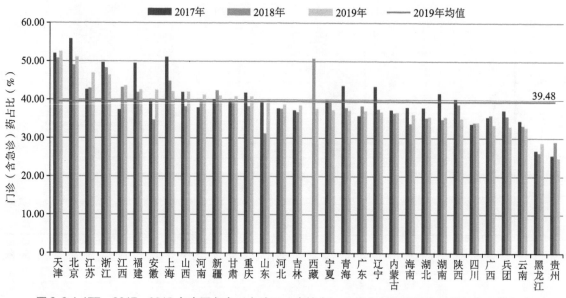

图 2-6-1-177　2017—2019 年全国各省（自治区、直辖市）二级公立医院门诊（含急诊）药占比

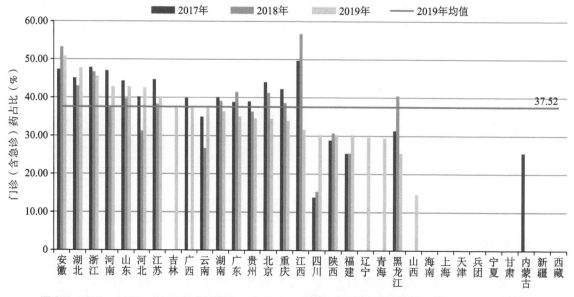

图 2-6-1-178　2017—2019 年全国各省（自治区、直辖市）三级民营医院门诊（含急诊）药占比

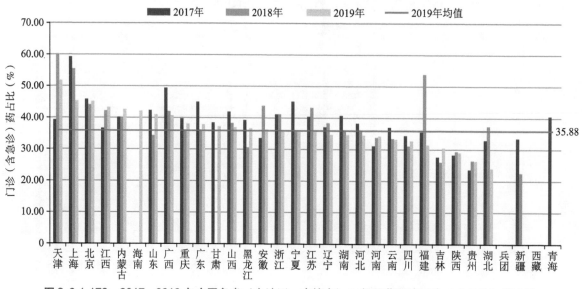

图 2-6-1-179　2017—2019 年全国各省（自治区、直辖市）二级民营医院门诊（含急诊）药占比

3. 专科医院每门诊（含急诊）人次费用及其中的药品费用、药占比

（1）肿瘤专科医院

1）每门诊（含急诊）人次费用（图 2-6-1-180）

2）每门诊（含急诊）人次药费（图 2-6-1-181）

3）门诊（含急诊）药占比（图 2-6-1-182）

（2）儿童专科医院

1）每门诊（含急诊）人次费用（图 2-6-1-183）

2）每门诊（含急诊）人次药费（图 2-6-1-184）

3）门诊（含急诊）药占比（图 2-6-1-185）

（3）精神专科医院

1）每门诊（含急诊）人次费用（图 2-6-1-186）

2）每门诊（含急诊）人次药费（图 2-6-1-187）

3）门诊（含急诊）药占比（图 2-6-1-188）

（4）妇产专科医院

1）每门诊（含急诊）人次费用（图 2-6-1-189）

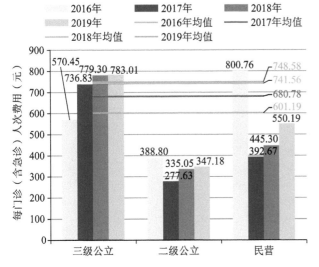

图 2-6-1-180　2016—2019 年肿瘤专科医院每门诊

（含急诊）人次费用

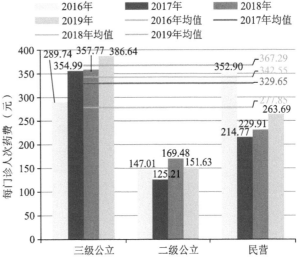

图 2-6-1-181　2016—2019 年肿瘤专科医院每门诊

（含急诊）人次药费

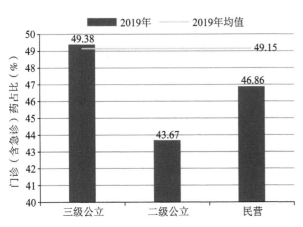

图 2-6-1-182　2019 年肿瘤专科医院门诊

（含急诊）药占比

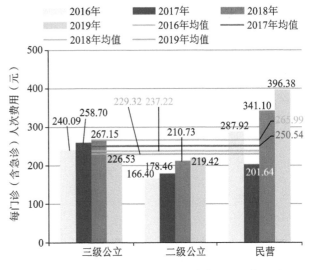

图 2-6-1-183　2016—2019 年儿童专科医院每门诊

（含急诊）人次费用

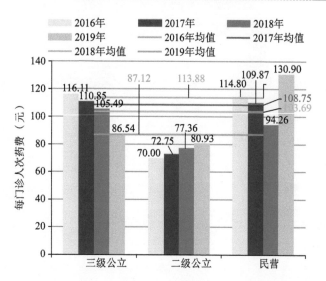

图 2-6-1-184 2016—2019 年儿童专科医院每门诊
（含急诊）人次药费

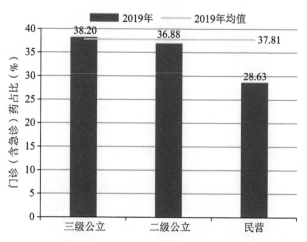

图 2-6-1-185 2019 年儿童专科医院门诊
（含急诊）药占比

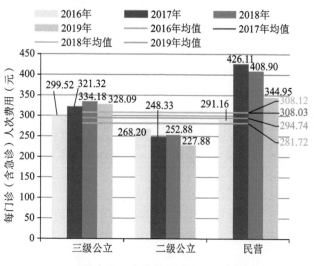

图 2-6-1-186 2016—2019 年精神专科医院每门诊
（含急诊）人次费用

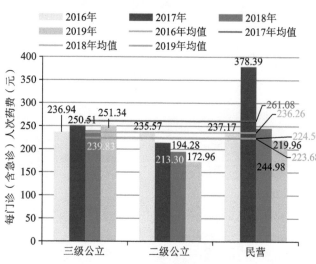

图 2-6-1-187 2016—2019 年精神专科医院每门诊
（含急诊）人次药费

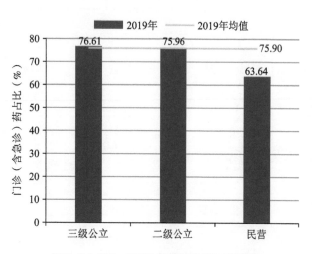

图 2-6-1-188 2019 年精神专科医院门诊
（含急诊）药占比

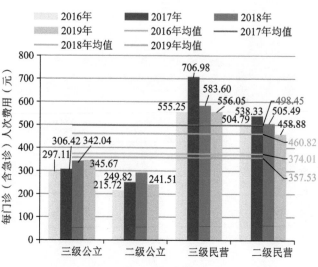

图 2-6-1-189 2016—2019 年妇产专科医院每门诊
（含急诊）人次费用

2）每门诊（含急诊）人次药费（图 2-6-1-190）

3）门诊（含急诊）药占比（图 2-6-1-191）

（5）妇幼保健院

1）每门诊（含急诊）人次费用（图 2-6-1-192）

2）每门诊（含急诊）人次药费（图 2-6-1-193）

3）门诊（含急诊）药占比（图 2-6-1-194）

（6）传染病专科医院

1）每门诊（含急诊）人次费用（图 2-6-1-195）

2）每门诊（含急诊）人次药费（图 2-6-1-196）

3）门诊（含急诊）药占比（图 2-6-1-197）

（7）心血管病专科医院

1）每门诊（含急诊）人次费用（图 2-6-1-198）

2）每门诊（含急诊）人次药费（图 2-6-1-199）

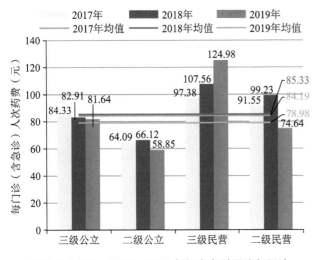

图 2-6-1-190　2017—2019 年妇产专科医院每门诊（含急诊）人次药费

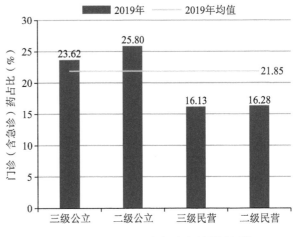

图 2-6-1-191　2019 年妇产专科医院门诊（含急诊）药占比

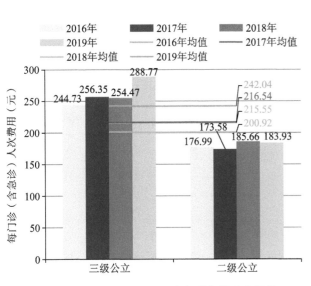

图 2-6-1-192　2016—2019 年妇幼保健院每门诊（含急诊）人次费用

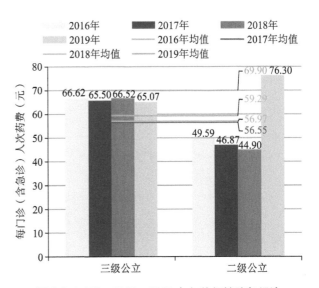

图 2-6-1-193　2016—2019 年妇幼保健院每门诊（含急诊）人次药费

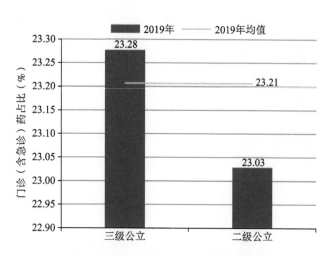

图 2-6-1-194　2019 年妇幼保健院门诊
（含急诊）药占比

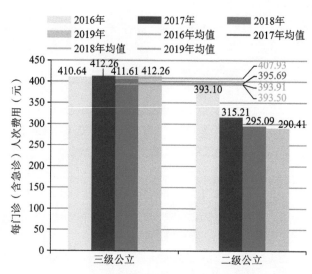

图 2-6-1-195　2016—2019 年传染病专科医院每门诊
（含急诊）人次费用

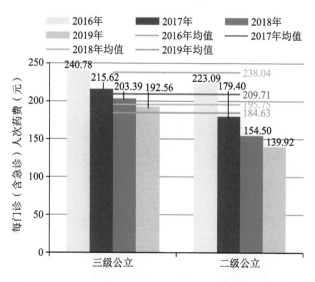

图 2-6-1-196　2016—2019 年传染病专科医院每门诊
（含急诊）人次药费

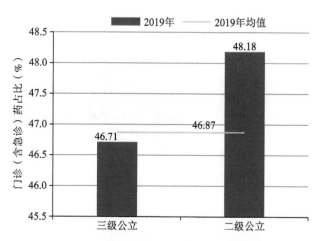

图 2-6-1-197　2019 年传染病专科医院门诊
（含急诊）药占比

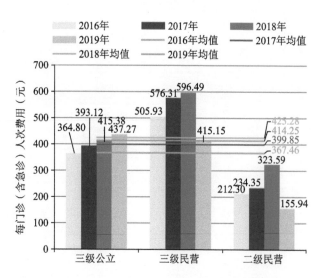

图 2-6-1-198　2016—2019 年心血管病专科医院每门诊
（含急诊）人次费用

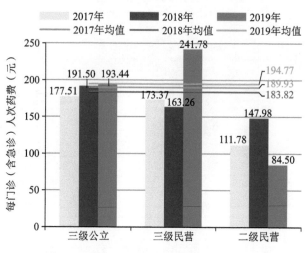

图 2-6-1-199　2017—2019 年心血管病专科医院每门诊
（含急诊）人次药费

3）门诊（含急诊）药占比（图2-6-1-200）

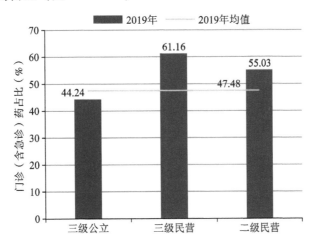

图2-6-1-200 2019年心血管病专科医院门诊（含急诊）药占比

（二）每住院人次费用及其中的药品费用、药占比

1. 全国各类别医院每住院人次费用及其中的药品费用（图2-6-2-201、图2-6-2-202）

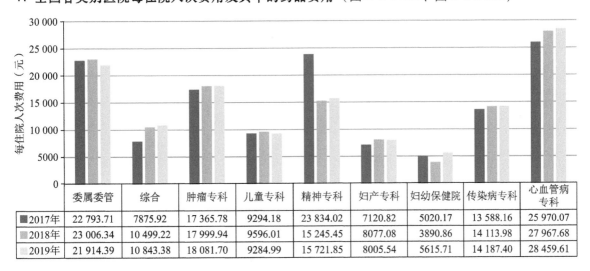

	委属委管	综合	肿瘤专科	儿童专科	精神专科	妇产专科	妇幼保健院	传染病专科	心血管病专科
2017年	22 793.71	7875.92	17 365.78	9294.18	23 834.02	7120.82	5020.17	13 588.16	25 970.07
2018年	23 006.34	10 499.22	17 999.94	9596.01	15 245.45	8077.08	3890.86	14 113.98	27 967.68
2019年	21 914.39	10 843.38	18 081.70	9284.99	15 721.85	8005.54	5615.71	14 187.40	28 459.61

图2-6-1-201 2017—2019年全国各类别医院每住院人次费用

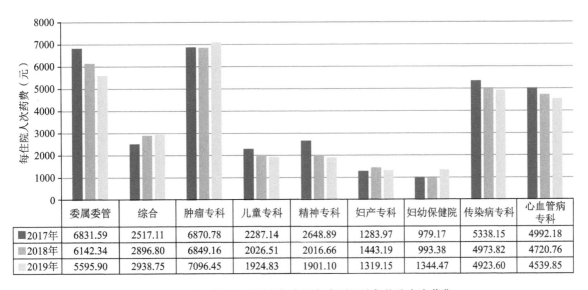

	委属委管	综合	肿瘤专科	儿童专科	精神专科	妇产专科	妇幼保健院	传染病专科	心血管病专科
2017年	6831.59	2517.11	6870.78	2287.14	2648.89	1283.97	979.17	5338.15	4992.18
2018年	6142.34	2896.80	6849.16	2026.51	2016.66	1443.19	993.38	4973.82	4720.76
2019年	5595.90	2938.75	7096.45	1924.83	1901.10	1319.15	1344.47	4923.60	4539.85

图2-6-1-202 2017—2019年全国各类别医院每住院人次药费

2. 全国各级综合医院每住院人次费用及其中的药品费用、药占比

（1）全国情况（图 2-6-1-203 至图 2-6-1-205）

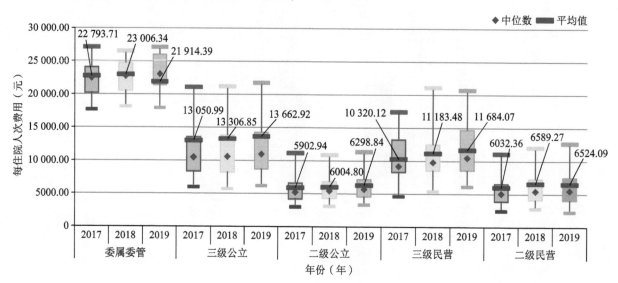

图 2-6-1-203   2017—2019 年全国各级综合医院每住院人次费用

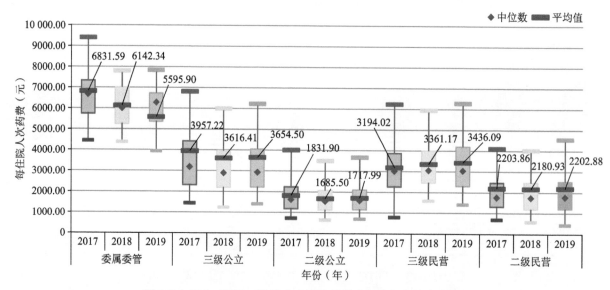

图 2-6-1-204   2017—2019 年全国各级综合医院每住院人次药费

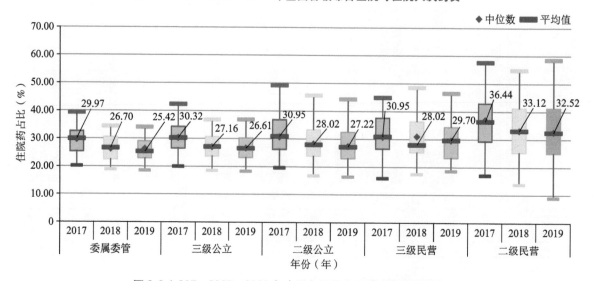

图 2-6-1-205   2017—2019 年全国各级综合医院患者住院药占比

（2）各省（自治区、直辖市）情况

1）每住院人次费用

2019 年全国各省（自治区、直辖市）每住院人次费用，三级公立医院中，11 省高于均值，最大值为北京的 22 723.22 元（图 2-6-2-206）；二级公立医院中，13 省高于均值，最大值为北京的 14 750.01 元（图 2-6-2-207）；三级民营医院中，8 省高于均值，最大值为北京的 21 472.47 元（图 2-6-1-208）；二级民营医院中，12 省高于均值，最大值为上海的 27 098.33 元（图 2-6-1-209）。

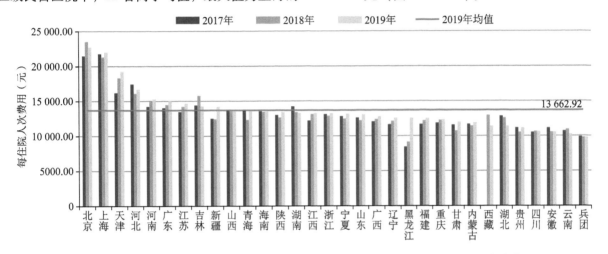

图 2-6-1-206　2017—2019 年全国各省（自治区、直辖市）三级公立医院每住院人次费用

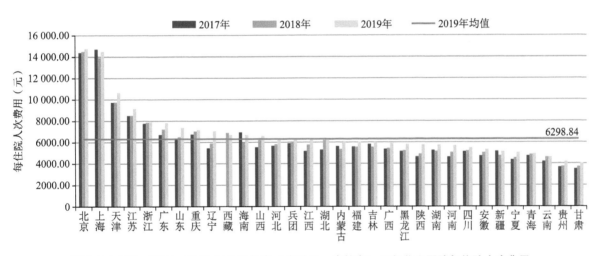

图 2-6-1-207　2017—2019 年全国各省（自治区、直辖市）二级公立医院每住院人次费用

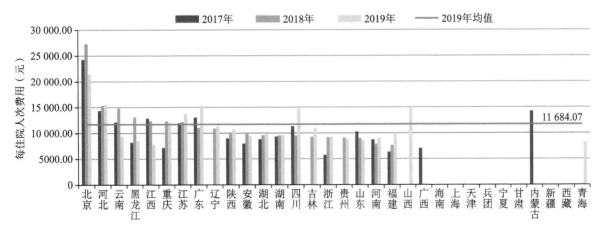

图 2-6-1-208　2017—2019 年全国各省（自治区、直辖市）三级民营医院每住院人次费用

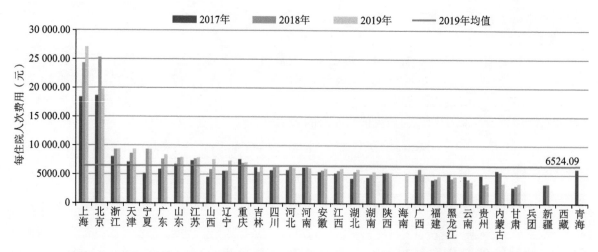

图 2-6-1-209　2017—2019 年全国各省（自治区、直辖市）二级民营医院每住院人次费用

2）每住院人次药费

2019 年全国各省（自治区、直辖市）每住院人次药费，三级公立医院中，13 省高于均值，最大值为河北的 5350.73 元（图 2-6-1-210）；二级公立医院中，16 省高于均值，最大值为北京的 4155.73 元（图 2-6-1-211）；三级民营医院中，9 省高于均值，最大值为河北的 6029.03 元（图 2-6-1-212）；二级民营医院中，11 省高于均值，最大值为上海的 8691.07 元（图 2-6-1-213）。

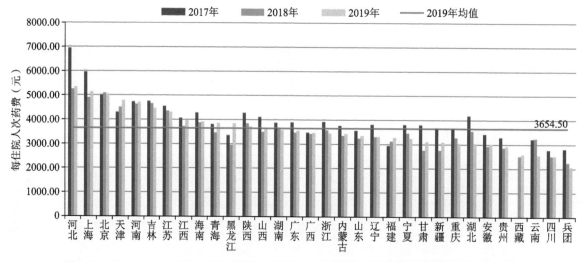

图 2-6-1-210　2017—2019 年全国各省（自治区、直辖市）三级公立医院每住院人次药费

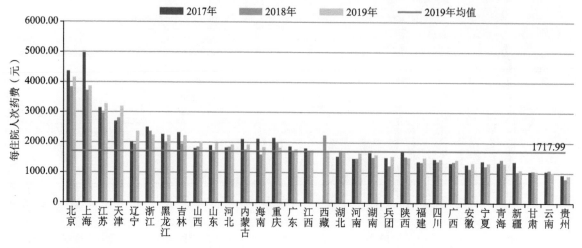

图 2-6-1-211　2017—2019 年全国各省（自治区、直辖市）二级公立医院每住院人次药费

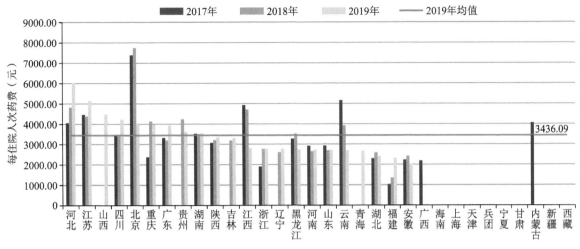

图 2-6-1-212　2017—2019 年全国各省（自治区、直辖市）三级民营医院每住院人次药费

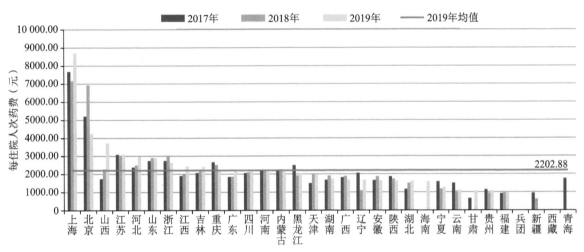

图 2-6-1-213　2017—2019 年全国各省（自治区、直辖市）二级民营医院每住院人次药费

3）住院药占比

2019 年全国各省（自治区、直辖市）住院药占比，三级公立医院中，14 省高于均值，最大值为河北的 32.16%（图 2-6-1-214）；二级公立医院中，14 省高于均值，最大值为黑龙江的 38.34%（图 2-6-1-215）；三级民营医院中，14 省高于均值，最大值为贵州的 40.89%（图 2-6-1-216）；二级民营医院中，10 省高于均值，最大值为黑龙江的 43.95%（图 2-6-1-217）。

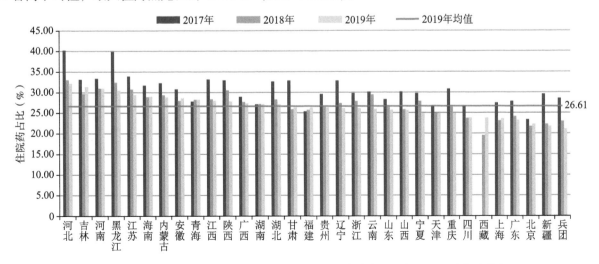

图 2-6-1-214　2017—2019 年全国各省（自治区、直辖市）三级公立医院住院药占比

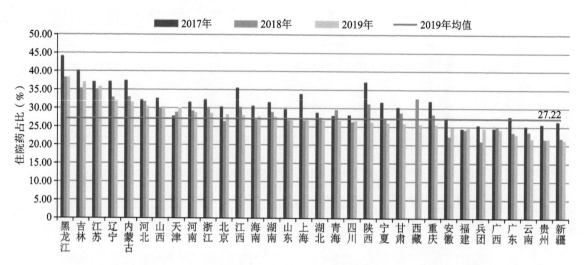

图 2-6-1-215　2017—2019 年全国各省（自治区、直辖市）二级公立医院住院药占比

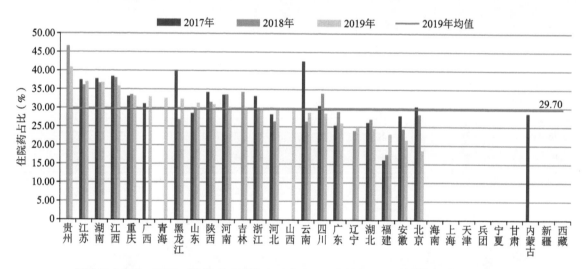

图 2-6-1-216　2017—2019 年全国各省（自治区、直辖市）三级民营医院住院药占比

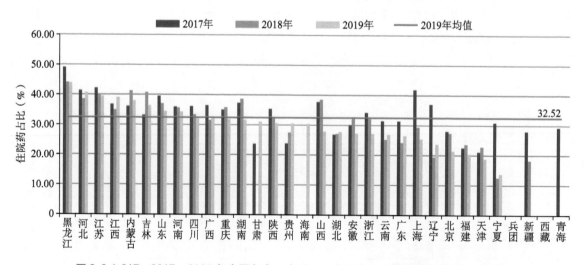

图 2-6-1-217　2017—2019 年全国各省（自治区、直辖市）二级民营医院住院药占比

3.专科医院每住院人次费用及其中的药品费用、药占比

（1）肿瘤专科医院

1）每住院人次费用（图2-6-1-218）

2）每住院人次药费（图2-6-1-219）

3）住院药占比（图2-6-1-220）

（2）儿童专科医院

1）每住院人次费用（图2-6-1-221）

2）每住院人次药费（图2-6-1-222）

3）住院药占比（图2-6-1-223）

（3）精神专科医院

1）每住院人次费用（图2-6-1-224）

2）每住院人次药费（图2-6-1-225）

3）住院药占比（图2-6-1-226）

（4）妇产专科医院

1）每住院人次费用（图2-6-1-227）

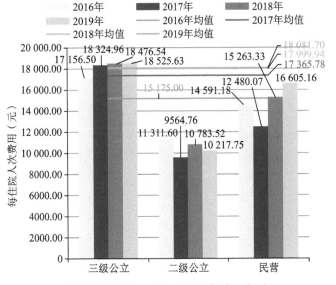

图2-6-1-218　2016—2019年肿瘤专科
医院每住院人次费用

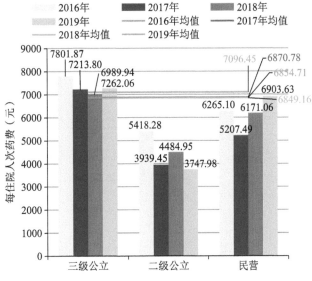

图2-6-1-219　2016—2019年肿瘤专科
医院每住院人次药费

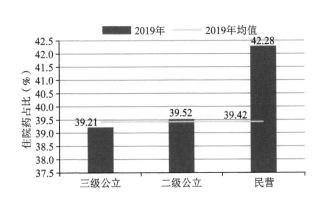

图2-6-1-220　2019年肿瘤专科医院住院药占比

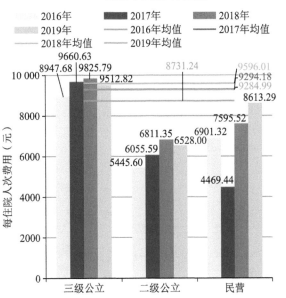

图2-6-1-221　2016—2019年儿童专科医院
每住院人次费用

303

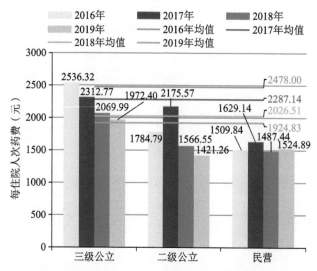

图 2-6-1-222　2016—2019 年儿童专科医院每住院人次药费

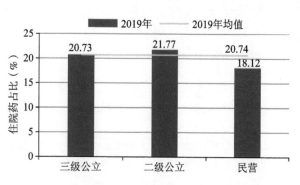

图 2-6-1-223　2019 年儿童专科医院住院药占比

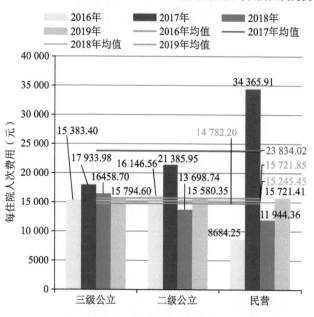

图 2-6-1-224　2016—2019 年精神专科医院
患者每住院人次费用

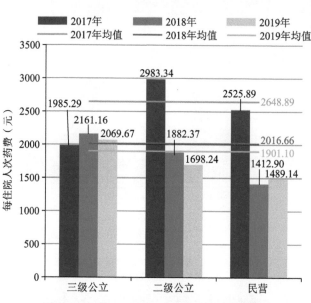

图 2-6-1-225　2017—2019 年精神专科医院
每住院人次药费

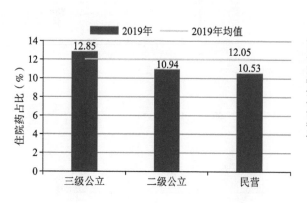

图 2-6-1-226　2019 年精神专科医院住院药占比

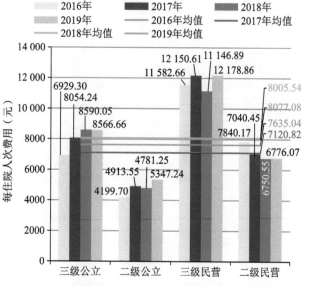

图 2-6-1-227　2016—2019 年妇产专科医院每住院人次费用

2）每住院人次药费（图 2-6-1-228）

3）住院药占比（图 2-6-1-229）

（5）妇幼保健院

1）每住院人次费用（图 2-6-1-230）

2）每住院人次药费（图 2-6-1-231）

3）住院药占比（图 2-6-1-232）

（6）传染病专科医院

1）每住院人次费用（图 2-6-1-233）

2）每住院人次药费（图 2-6-1-234）

3）住院药占比（图 2-6-1-235）

（7）心血管病专科医院

1）每住院人次费用（图 2-6-1-236）

2）每住院人次药费（图 2-6-1-237）

3）住院药占比（图 2-6-1-238）

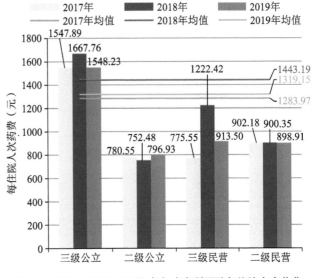

图 2-6-1-228　2017—2019 年妇产专科医院每住院人次药费

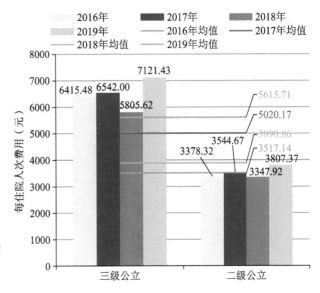

图 2-6-1-230　2016—2019 年妇幼保健院每住院人次费用

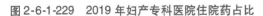

图 2-6-1-229　2019 年妇产专科医院住院药占比

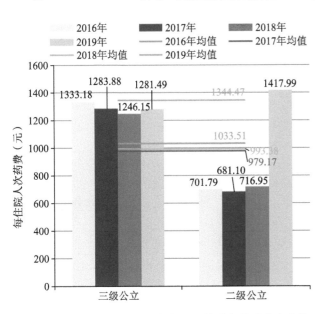

图 2-6-1-231　2016—2019 年妇幼保健院每住院人次药费

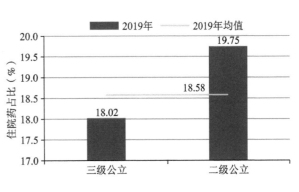

图 2-6-1-232　2019 年妇幼保健院住院药占比

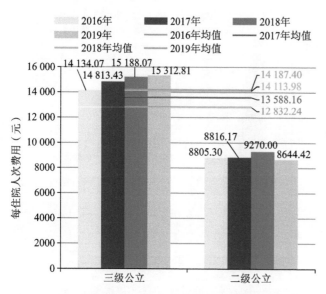

图 2-6-1-233　2016—2019 年传染病专科医院每住院人次费用

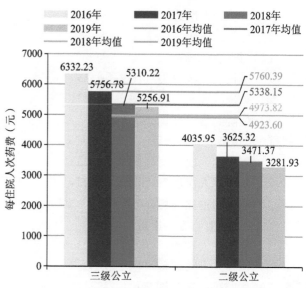

图 2-6-1-234　2016—2019 年传染病专科医院每住院人次药费

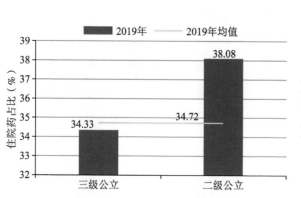

图 2-6-1-235　2019 年传染病专科医院住院药占比

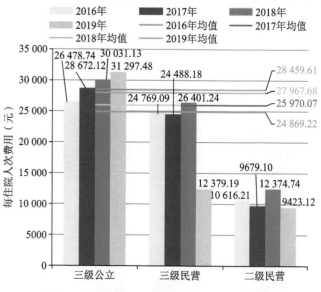

图 2-6-1-236　2016—2019 年心血管病专科
医院每住院人次费用

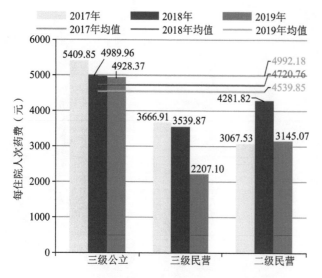

图 2-6-1-237　2017—2019 年心血管病专科
医院每住院人次药费

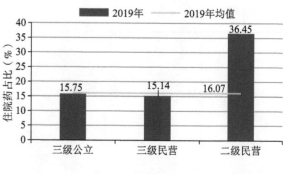

图 2-6-1-238　2019 年心血管病专科医院住院药占比

·第七章

国家级质量控制中心关键质控指标分析

为有针对性的反映各专业质量控制工作情况，本部分列入33个国家级质量控制中心2019年关键质控指标数据分析结果，供各医疗机构参考。

第一节　心血管病专业

一、冠状动脉旁路移植术（CABG）医疗质量安全分析

2017—2019年中国心血管外科注册登记研究（Chinese Cardiac Surgery Registry，CCSR）纳入CABG病例共36 363例，其中，2019年纳入CABG病例共11 564例。

1. 乳内动脉桥使用率

2017—2019年，我国CABG手术乳内动脉桥使用率从86.6%上升至89.3%，与欧美国家相比，美国STS数据库中2018年接受CABG患者中至少使用1支乳内动脉作为桥血管的占比超过99%，且国际同类数据为98.8%，说明我国动脉桥的使用仍是一个值得注意和改进的质量问题（图2-7-1-1）。

2. 冠状动脉旁路移植术患者院内死亡率

CABG院内死亡率（含病重自动出院）是评价CABG质量最主要的结局指标。医院层面CABG死亡率的中位数从2017年的1.94%降至2019年的1.55%。

院内死亡率四分位图显示，相较于2017年，2019年各医院的院内死亡率中位数整体降低，同时医院分布更为集中，说明医院间差异缩小（图2-7-1-2）。

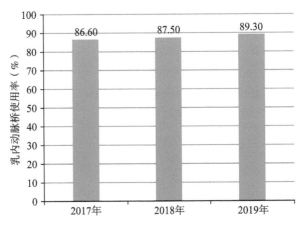

图2-7-1-1　2017—2019年冠状动脉旁路移植术医院层面乳内动脉桥使用率

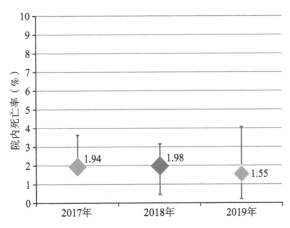

图2-7-1-2　2017—2019年我国冠状动脉旁路移植术患者院内死亡率分布

二、心力衰竭医疗质量安全分析

2019年，共有34 938例心力衰竭住院病例纳入最终质控数据分析，我国心力衰竭住院患者利钠肽的检测率、心脏功能评估率分别为93.0%和93.7%，较2018年（93.0% VS 88.9%；93.7% VS 84.5%）均有明显提高，这在一定程度上表明我国心力衰竭患者的诊断规范性明显改善（图2-7-1-3）。

心力衰竭患者出院时ACEI/ARB类药物的使用率为79.6%，β受体阻滞剂的使用率为80.8%，醛固酮类受体拮抗剂的使用率为87.1%。二级或一级医院Ia类口服药物（RAS抑制剂等）使用率仍低于三级医院，提示需进一步加强二级、一级医院医疗工作者心力衰竭规范诊疗的宣传及培训（图2-7-1-4）。

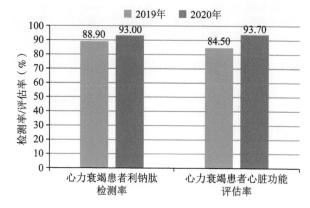

图2-7-1-3　我国心力衰竭患者诊断指标情况

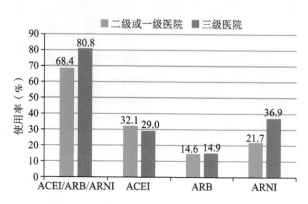

图2-7-1-4　不同等级医院不同RAS抑制剂比较

三、房颤医疗质量安全分析

房颤住院患者数据来源于中国心血管疾病医疗质量改善项目（简称CCC项目）。2019年抽样的140家医院共上报房颤住院患者11 588例，其中三级医院75家，上报房颤患者6971例；二级医院65家，上报房颤患者4617例。6项房颤治疗评价指标均达标的比例为37.7%，服用华法林的患者制定PT/INR监测计划的比例最高（77.2%），具有适应证的房颤患者出院处方ACEI/ARB比例最低（48.6%）（表2-7-1-1）。

表2-7-1-1　房颤住院患者一级医疗质量评价指标达标比例（例/例）

一级评价指标	合计	三级医院	二级医院
接受全部所需治疗的比例	37.7% (4372/11 588)	46.0% (3206/6971)	25.3% (1166/4617)
非瓣膜性房颤患者接受血栓栓塞风险评估的比例	58.7% (5504/9370)	62.6% (3632/5803)	52.5% (1872/3567)
具有适应证的房颤患者出院处方包括抗凝药物的比例	53.4% (3822/7094)	72.0% (3033/4210)	27.4% (789/2884)
服用华法林的患者制定PT/INR监测计划的比例	77.2% (1978/2561)	78.8% (1216/1543)	74.9% (762/1018)
具有适应证的房颤患者出院处方ACEI/ARB的比例	48.6% (490/1008)	51.1% (250/489)	46.2% (240/519)
具有适应证的房颤患者出院处方β受体阻断剂的比例	61.9% (1379/2227)	64.5% (542/841)	60.4% (837/1386)
具有适应证的房颤患者出院处方他汀的比例	71.7% (4323/6032)	69.9% (2307/3301)	73.8% (2016/2731)

　　各级医院房颤住院患者一级医疗质量评价指标达标比例之间也存在较大差异。三级医院非瓣膜性房颤患者接受血栓栓塞风险评估的比例在医院之间的差异最大，1/4 的医院该指标比例低于12.5%，1/4 的医院比例高于89.0%；院间差异较小的指标为具有适应证的房颤患者出院处方包括他汀的比例。二级医院服用华法林的患者出院制订 PT/INR 监测计划的比例在医院之间的差异最大，1/4 的医院该指标比例低于14.3%，1/4 的医院该指标的比例高于91.2%；非瓣膜性房颤患者接受血栓栓塞风险评估的比例院间的差异也较大（图 2-7-1-5）。

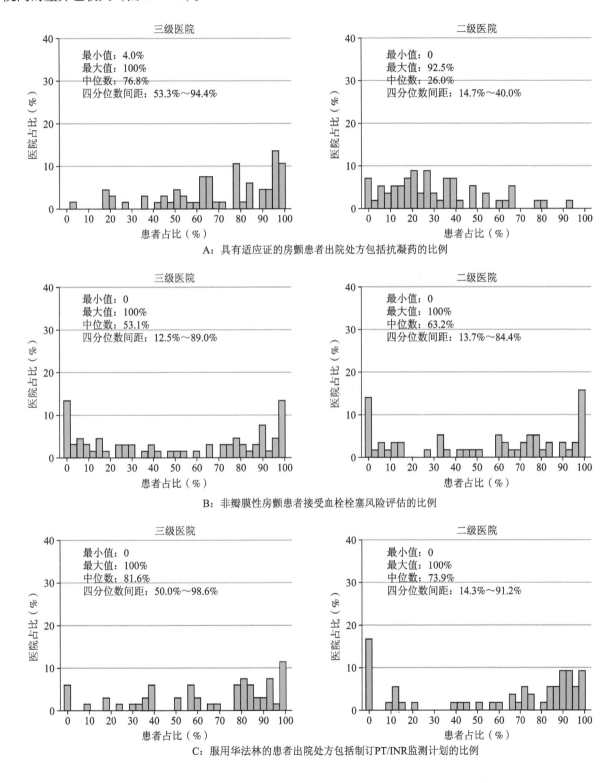

A：具有适应证的房颤患者出院处方包括抗凝药的比例

B：非瓣膜性房颤患者接受血栓栓塞风险评估的比例

C：服用华法林的患者出院处方包括制订PT/INR监测计划的比例

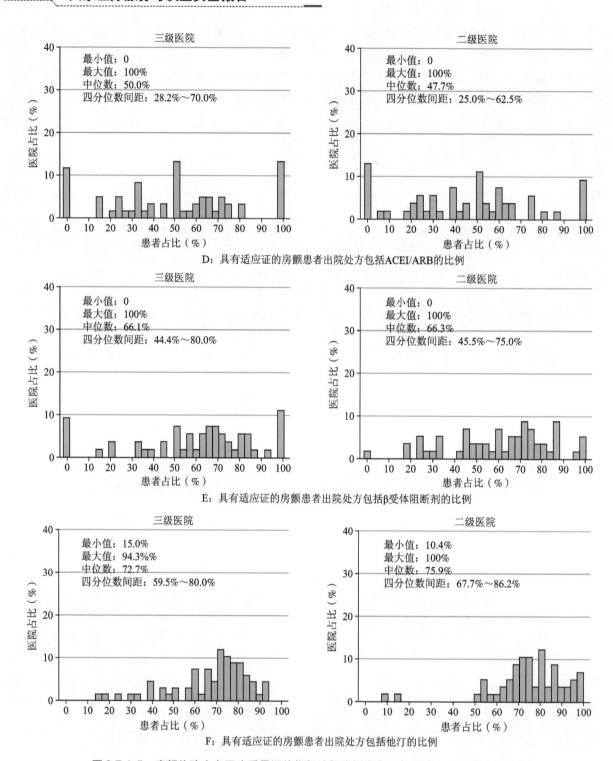

D：具有适应证的房颤患者出院处方包括ACEI/ARB的比例

E：具有适应证的房颤患者出院处方包括β受体阻断剂的比例

F：具有适应证的房颤患者出院处方包括他汀的比例

图 2-7-1-5 房颤住院患者医疗质量评价指标达标比例在各三级医院和二级医院的分布

第二节　先天性心脏病介入专业

本部分数据来源于国家先天性心脏病介入诊疗信息网络直报系统，共351家（地方医院315家，军队医院36家）医院进行数据上报。

注：1. 因西藏及港澳台地区在本系统中无上报数据，本次数据分析结果均不涵盖上述4个地区的情况。

2. 为与既往数据相比较，本部分仅对地方医院相关情况进行描述分析，如无特殊说明，相关数据均不包括军队医院情况。

一、先天性心脏病介入治疗成功率

2019年全国先天性心脏病介入治疗总成功率达98.51%，总成功率较2018年上升0.32个百分点。在不同病种中，房间隔缺损、动脉导管未闭及室间隔缺损介入治疗成功率分别为98.76%、99.29%及96.44%，与2018年比较除房间隔缺损介入治疗成功率下降0.02%外，动脉导管未闭及室间隔缺损介入治疗成功率分别提高0.19%及0.28%（图2-7-2-1）。

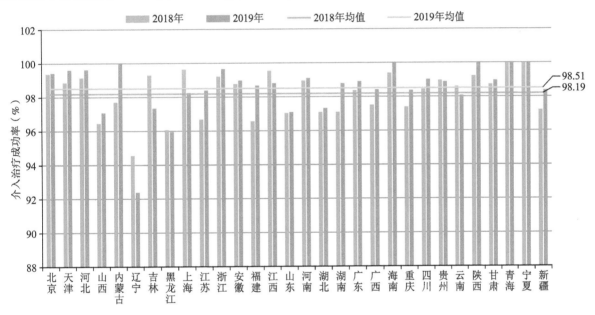

图2-7-2-1　2019年全国各省先天性心脏病介入治疗总成功率及均值（%）

二、先天性心脏病介入治疗并发症情况

2019年全国先天性心脏病介入治疗严重并发症发生率为0.12%（40/34 758），与2018年基本持平。上报的40例并发症病例中，封堵器脱落或移位24例，与2018年发生率基本持平（表2-7-2-1）；心脏压塞10例，较2018年发生率上升0.01%（表2-7-2-2）。

表2-7-2-1　2019年先天性心脏病介入治疗发生封堵器脱落情况

介入技术名称	封堵例数（例）	封堵器脱落例数（例）	发生率（%）	与2018年比较（±）
ASD	14 207	10	0.07	− 0.05
PDA	7274	6	0.08	+ 0.03
VSD	5268	8	0.15	+ 0.07
合计	26 749	24	0.09	持平

注：ASD，房间隔缺损；PDA，动脉导管未闭；VSD，室间隔缺损。

表 2-7-2-2　2019 年先天性心脏病介入治疗发生心脏压塞情况

介入技术名称	封堵例数（例）	心脏压塞例数（例）	发生率（%）	与 2018 年比较（±）
ASD	14 207	9	0.06	+0.02
PFO	5413	1	0.02	+0.02
合计	19 620	10	0.05	+0.01

注：ASD，房间隔缺损；PFO，卵圆孔未闭。

三、先天性心脏病介入治疗患者的死亡率

2019 年全国先天性心脏病介入治疗患者的死亡率为 0.012%（4/34 758），较 2018 年上升 0.003%。4 例死亡患者中，房间隔缺损封堵术后、室间隔缺损封堵术后、肺动静脉瘘栓塞术后及动脉导管未闭 + 肺动脉高压封堵术后再行房间隔造口术各 1 例。

第三节　心血管外科介入专业

2019 年心血管外科介入专业的数据来源为中国心血管外科注册登记研究系统（CCSR），登记医疗机构 82 家，登记病例数共 16 444 例。目前，纳入统计的主要疾病种类以房间隔缺损（ASD）、室间隔缺损（VSD）、动脉导管未闭（PDA）以及肺动脉狭窄（PS）四类为主。外科介入治疗途径主要包括经皮导管介入治疗途径及经胸导管治疗途径两种方式。主要并发症以 2018—2019 年制定的核心质量评价指标为基础，总体发生率继续保持在较低水平。

2019 年外科介入专业质控中心共新增登记病例 2970 例，登记中心增至 82 家，共涉及 29 个省份（图 2-7-3-1）。在填报的四类主要疾病中，以房间隔缺损封堵术数量最多，占到了新增数据填报比例的 35.0%（图 2-7-3-2）。

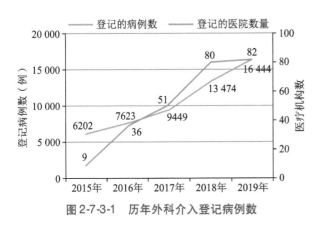

图 2-7-3-1　历年外科介入登记病例数

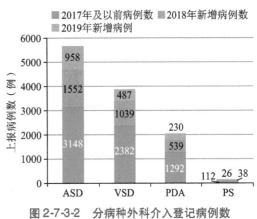

图 2-7-3-2　分病种外科介入登记病例数

一、按手术入路分类情况

外科介入技术多面对较危重或不适合传统经皮介入的患者，主要经外科途径包括传统经皮途径、经胸小切口、经胸正中切口等，其中经皮封堵治疗仍是外科介入治疗的主要入路，占所有入路的 29.1%（图 2-7-3-3）。

二、封堵器移位或脱落发生率

封堵器移位或脱落是介入治疗较为严重的并发症，指 ASD、VSD 及 PDA 心外介入治疗术中或术后经影像学检查证实封堵器位置发生异常。包括：封堵器偏移造成残余分流、封堵器偏移导致房室瓣或半月瓣反流、右室流出道狭窄；封堵器脱入左右心房、左右心室、肺动脉、主动脉及其分支。2019 年上报病例中该并发症发病数量仅 1 例（图 2-7-3-4）。

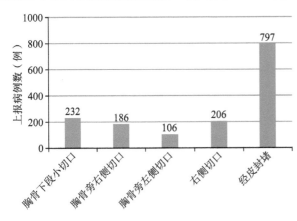

图 2-7-3-3　2019 年按手术入路分类数据量

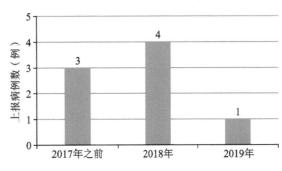

图 2-7-3-4　封堵器脱落或移位病例数

第四节　心律失常介入专业

2019年心律失常介入专业的数据来源为省级质控中心对常规开展心律失常介入诊疗的466家医院进行的抽样调查及心血管疾病介入诊疗管理信息网络直报平台。2019年平台上报心脏起搏器植入90 524例，较2018年增长9.3%；植入型心律转复除颤器（ICD）5031例，较2018年增长12.5%；心脏再同步治疗（CRT）4523例，较2018年增长2.05%；导管消融173 950例，较2018年增长14.7%。

一、器械治疗患者住院期间并发症

抽样调查的466家医院中，器械治疗患者住院期间并发症发生情况如下（表2-7-4-1）。培训基地医院和非培训基地医院最常见的并发症为导线移位、囊袋血肿和气胸（图2-7-4-1）。

表2-7-4-1　器械治疗患者住院期间并发症发生比例分布［例（%）］

发生比例（%）	培训基地医院（N=63）	非培训基地医院（N=403）
>5.0	1（1.58）	37（9.18）
3.1~5.0	5（7.94）	54（13.40）
0.1~3.0	37（58.73）	71（17.62）
0.0	20（31.75）	241（59.80）

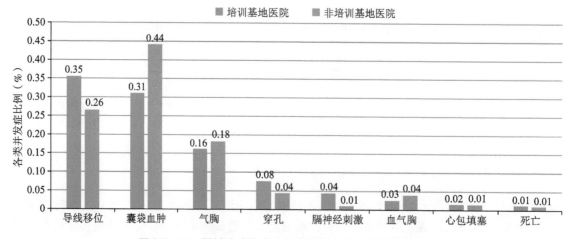

图2-7-4-1　器械治疗患者住院期间并发症类型及发生比例

二、ICD一级预防和CRT-D植入情况分析

抽样调查的466家医院中，226家医院上报ICD植入数据，ICD一级预防比例（40.03±29.71）%，低于30%的医院103家（45.58%），30%~50%的医院46家（20.35%），超过50%的医院77家（34.07%）（表2-7-4-2）。

表2-7-4-2　ICD一级预防的比例分布［例（%）］

发生比例（%）	培训基地医院（N=63）	非培训基地医院（N=163）
<30	31（49.21）	72（44.17）
30~50	10（15.87）	36（22.09）
>50	22（34.92）	55（33.74）

抽样调查的 466 家医院中，205 家医院上报 CRT 植入数据，CRT-D 的比例（70.97±31.16）%，低于 30% 的医院 44 家（21.46%），30%~50% 的医院 24 家（11.70%），超过 50% 的医院 137 家（66.84%）（表 2-7-4-3）。CRT 植入手术中 CRT-D 的比例高于全国平均水平（64%），培训基地医院 CRT-D 植入比例明显高于非培训医院（77.26% VS.56.33%）。

表 2-7-4-3　CRT 治疗中 CRT-D 的比例分布［例（%）］

比例（%）	培训基地医院（$N=60$）	非培训基地医院（$N=145$）
<30	7（11.67）	37（25.52）
30~50	6（10.00）	18（12.41）
>50	47（78.33）	90（62.07）

三、阵发性室上性心动过速导管消融的即刻成功率及并发症

抽样调查的 466 家医院中，360 家医院上报了阵发性室上性心动过速（PSVT）导管消融数据，PSVT 消融的即刻成功率（94.82±3.33）%，即刻成功率为 100% 的医院 274 家（76.11%），90.0%~99.9% 的医院 72 家（20%），低于 90% 的医院 14 家（3.89%）（表 2-7-4-4）。PSVT 导管消融的并发症最常见为血管并发症（假性动脉瘤和动静脉瘘），而传导阻滞、心包填塞等严重并发症发生率低，总体并发症发生率较前呈现降低趋势（图 2-7-4-2）。

表 2-7-4-4　PSVT 导管消融即刻成功率比例分布［例（%）］

成功率（%）	培训基地医院（$N=62$）	非培训基地医院（$N=298$）
100	32（51.62）	242（81.21）
90~99.9	27（43.55）	45（15.10）
<90	3（4.83）	11（3.69）

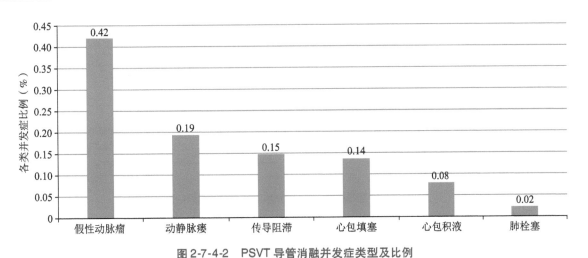

图 2-7-4-2　PSVT 导管消融并发症类型及比例

四、房颤导管消融治疗情况

抽样调查的 466 家医院中，266 家医院上报了房颤导管消融数据，房颤导管消融患者占所有导管消融治疗患者的比例（57.53±21.71）%，低于 30% 的医院 155 家（58.27%），30%~50% 的医院 72 家（27.07%），超过 50% 的医院 39 家（14.66%），房颤导管消融在所有导管消融治疗中的占比较前有所上升（表 2-7-4-5）。房颤导管消融患者术前抗凝治疗率（89.18±27.76）%，出院前抗凝治疗率为（98.18±2.00）%（表 2-7-4-6）。

表2-7-4-5　房颤导管消融占所有导管消融治疗的比例［例(%)］

房颤消融占比（%）	培训基地医院（N=62）	非培训基地医院（N=204）
<30	29（46.77）	126（61.76）
30~50	21（33.87）	51（25.00）
>50	12（19.35）	27（13.24）

表2-7-4-6　房颤导管消融患者抗凝治疗率［例(%)］

抗凝治疗率（%）	培训基地医院（N=62）	非培训基地医院（N=204）
术前		
100	42（67.74）	133（65.20）
80~99	17（27.42）	53（25.98）
<80	3（4.84）	18（8.82）
出院前		
100	40（64.52）	160（78.43）
80~99	21（33.87）	35（17.16）
<80	1（1.61）	9（4.41）

房颤导管消融的并发症发生率为（1.0±1.02)%，排名前3位的并发症为心包积液，假性动脉瘤和动静脉瘘，培训基地医院并发症发生率为0.85%，非培训基地医院并发症发生率为1.21%（图2-7-4-3）。

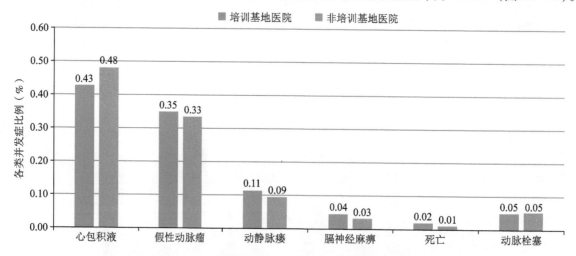

图2-7-4-3　房颤导管消融治疗患者并发症类型及比例

第五节　冠心病介入专业

　　2019 年冠心病介入专业的数据来源为冠心病介入治疗信息网络直报系统，上报病例 748 821 例（纳入分析的完整填报病例 681 199 例），各省级质控通过线下途径核实补充病例 276 244 例（除上海地区外，其他地区未包含军队医院病例数），最终纳入分析病例数为 1 025 066 例（表 2-7-5-1）。

表 2-7-5-1　2019 年各省（自治区、直辖市）上报医院病例数、网报病例漏报率和百万人口病例数

省（自治区、直辖市）	病例数	网报病例漏报率（%）	百万人口病例数
北京	81 666	39.31	4164
天津	28 533	33.13	2205
河北	45 288	19.29	630
山西	38 959	61.85	1091
内蒙古	11 064	4.24	448
辽宁	56 145	47.74	1283
吉林	25 218	8.01	919
黑龙江	25 111	14.34	655
上海	49 862	19.79	2166
江苏	40 148	51.97	510
浙江	53 158	43.99	977
安徽	31 014	10.88	521
福建	17 973	0	487
江西	20 744	4.31	465
山东	79 828	14.91	833
河南	76 420	38.42	813
湖北	40 895	23.18	714
湖南	36 602	35.46	557
广东	78 372	24.48	751
广西	26 825	6.64	583
海南	4932	13.20	569
重庆	12 053	17.27	418
四川	31 306	26.33	389
贵州	14 227	9.87	409
云南	18 793	6.33	409
陕西	31 428	34.07	842
甘肃	17 248	6.04	674
青海	2323	10.80	413
宁夏	6604	4.29	1048
新疆	22 326	0.17	1023

　　注：新疆数据包括新疆维吾尔自治区和新疆生产建设兵团两部分。

一、冠脉介入治疗手术死亡率

2019 年网络直报冠心病介入治疗死亡病例 1967 例，经各省级质控中心核实，手术病例为 1 025 066 例，死亡病例 2951 例，死亡病例漏报率为 33.3%，手术死亡率为 0.29%，与 2017 年（0.23%）、2018 年（0.26%）相比，呈小幅度持续升高趋势，但仍维持在较低的水平。2019 年各省（自治区、直辖市）手术死亡率见图 2-7-5-1。2019 年纳入统计的 375 家区县级医院手术死亡率为 0.33%，较 2018 年（0.29%）略有升高。

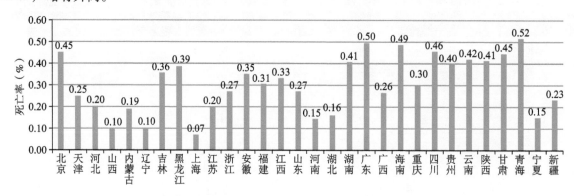

注：新疆数据包括新疆维吾尔自治区和新疆生产建设兵团两部分。

图 2-7-5-1　2019 年各省（自治区、直辖市）冠心病介入治疗手术死亡率

二、急性 ST 段抬高型心肌梗死（STEMI）患者发病 12 小时内接受直接 PCI 率

2019 年纳入本部分分析的 681 199 例病例中，以急性 STEMI 为指征接受介入治疗的患者共 166 919 例，占全部网报病例数的 24.50%，其中 112 582 例为直接 PCI，占全部以急性 STEMI 为指征介入治疗数的 67.45%，较 2018 年的 45.94% 提高了 21.51%，连续 6 年升高且增长幅度远超过去 5 年，虽与发达国家超过 80% 的急性 STEMI 患者接受直接 PCI 比例相比仍有差距，但在一定程度上表明冠心病介入治疗的推广和普及以及急性 STEMI 急诊救治流程的合理性取得了进步（图 2-7-5-2）。

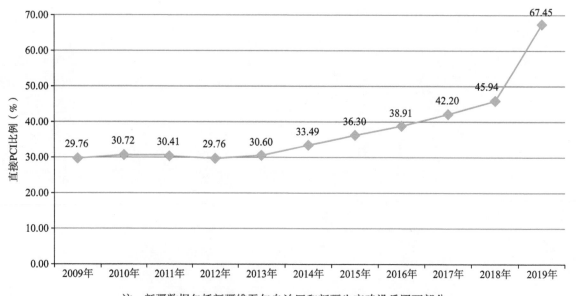

注：新疆数据包括新疆维吾尔自治区和新疆生产建设兵团两部分。

图 2-7-5-2　2009—2019 年 STEMI 患者发病 12 小时内接受直接 PCI 率

2019 年度纳入统计的 375 家区县级医院中，急性 STEMI 病例（26 562 例）占总病例数的 32.76%，其中接受直接 PCI 治疗的 18 734 例，占急性 STEMI 病例的比例为 70.53%，均高于全国平均水平，表明

急性 STEMI 作为心血管急症，具有就近就医的特性，区县级医院承担了较重的 STEMI 抢救任务，因而冠心病急性心肌梗死的救治能力还应进一步提升。

急性 STEMI 直接 PCI 的及时性对于改善患者预后，提高救治的效果极为重要，在网报的 112 582 例直接 PCI 病例中，106 298 例（94.4%）在发病 12 小时内就诊，就诊至导丝通过靶血管时间在 1.5 小时以内的 103 498 例（91.9%），平均为 0.96 小时，2019 年各省（自治区、直辖市）就诊至导丝通过靶血管时间在 1.5 小时以内的病例数及病例占比（表 2-7-5-2）。

表 2-7-5-2　2019 年各省（自治区、直辖市）医院网报急性 STEMI 介入治疗情况

省（自治区、直辖市）	急性 STEMI 病例数	直接 PCI 病例数	直接 PCI 病例占比（%）	就诊到导丝通过 ≤1.5 小时的病例数	就诊到导丝通过 ≤1.5 小时的病例占比（%）
北京	5386	4152	77.1	3924	94.5
天津	3760	2873	76.4	2572	89.5
河北	8733	4787	54.8	4349	90.9
山西	4401	2714	61.7	2549	93.9
内蒙古	3523	2270	64.4	2059	90.7
辽宁	7998	5573	69.7	5048	90.6
吉林	6285	4897	77.9	4557	93.1
黑龙江	5244	4158	79.3	3975	95.6
上海	2520	1524	60.5	1369	89.8
江苏	3544	2518	71.0	2343	93.1
浙江	5159	3331	64.6	2972	89.2
安徽	5983	4174	69.8	3835	91.9
福建	4708	3223	68.5	2922	90.7
江西	4726	3317	70.2	3071	92.6
山东	16 159	11 057	68.4	10 361	93.7
河南	9447	5315	56.3	4949	93.1
湖北	6555	4569	69.7	4283	93.7
湖南	6767	4830	71.4	4466	92.5
广东	15 407	10 947	71.1	10 149	92.7
广西	5953	3803	63.9	3484	91.6
海南	1384	1135	82.0	1076	94.8
重庆	1655	989	59.8	857	86.7
四川	5579	3534	63.3	3320	93.9
贵州	3735	2655	71.1	2387	89.9
云南	4745	2847	60.0	2453	86.2
陕西	5174	3413	66.0	3054	89.5
甘肃	5351	3527	65.9	3067	87.0
青海	790	494	62.5	482	97.6
宁夏	1301	1005	77.2	949	94.4
新疆	4947	2951	59.7	2616	88.6

注：新疆数据包括新疆维吾尔自治区和新疆生产建设兵团两部分。

三、例次平均支架数

例次平均支架数是冠脉介入治疗质控监测的重要指标，在一定程度上反映了策略或技术的合理性及技术的娴熟程度（如一些术中并发症可能导致多支架置入）。2011年以来，全国的这一数据逐年下降（图2-7-5-3），目前与国外的情况基本一致（美国2012年为1.4枚，西班牙2015年为1.44枚），处于相对合理的水平，预计未来将保持在这一范围内（表2-7-5-3）。药物涂层球囊作为新的介入治疗器械，与支架使用相互补充，且同属高值耗材，因此也应纳入质量监控范畴。纳入统计的375家区县级医院的例次平均支架/药物涂层球囊数为1.42枚/条，基本也与全国平均水平持平。

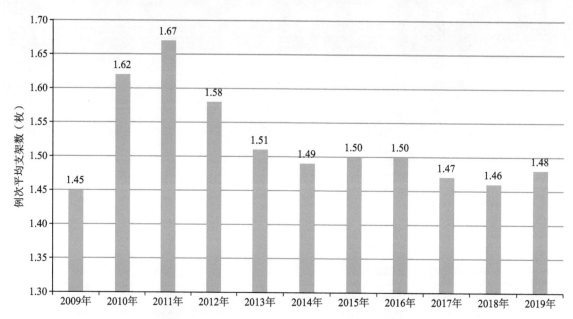

注：新疆数据包括新疆维吾尔自治区和新疆生产建设兵团两部分。

图 2-7-5-3　2009—2019 年网报病例的例次平均支架数

表 2-7-5-3　各省（自治区、直辖市）2018—2019 年网报病例例次平均支架数（枚）

排序	2018 年		2019 年	
	省（自治区、直辖市）	平均支架数	省（自治区、直辖市）	平均支架数
1	浙江	1.28	内蒙古	1.33
2	内蒙古	1.31	天津	1.34
3	天津	1.31	宁夏	1.37
4	上海	1.34	新疆	1.40
5	山西	1.35	重庆	1.41
6	新疆	1.38	云南	1.42
7	黑龙江	1.38	福建	1.43
8	重庆	1.39	北京	1.43
9	青海	1.40	黑龙江	1.45
10	河北	1.40	海南	1.47
11	福建	1.41	广东	1.47
12	吉林	1.44	河南	1.47
13	云南	1.44	浙江	1.47

续表

排序	2018 年		2019 年	
	省（自治区、直辖市）	平均支架数	省（自治区、直辖市）	平均支架数
14	山东	1.45	贵州	1.47
15	河南	1.46	山东	1.48
16	广东	1.49	上海	1.49
17	甘肃	1.50	安徽	1.49
18	陕西	1.50	广西	1.49
19	江苏	1.50	辽宁	1.49
20	安徽	1.50	四川	1.50
21	北京	1.51	河北	1.50
22	贵州	1.51	甘肃	1.50
23	四川	1.51	山西	1.51
24	辽宁	1.52	江苏	1.53
25	海南	1.53	湖南	1.55
26	广西	1.54	陕西	1.55
27	湖北	1.56	吉林	1.56
28	湖南	1.59	青海	1.60
29	宁夏	1.60	江西	1.60
30	江西	1.61	湖北	1.60

注：新疆数据包括新疆维吾尔自治区和新疆生产建设兵团两部分。

第六节　肺脏移植专业

2015年1月1日至2019年12月31日，全国共上报肺脏移植手术1513例，各年度开展肺脏移植手术分别为118、204、299、403和489例，呈逐年上升趋势。

指标一　供肺冷缺血时间

2015—2019年我国双肺移植供肺冷缺血时间分别为（7.9±2.5）、（8.7±1.9）、（8.0±2.0）、（7.5±2.3）和（7.6±2.3）小时，呈小幅度下降趋势（图2-7-6-1）。

指标五　术后移植物失功发生率

2015—2019年肺移植受者术后移植物失功发生率分别为7.1%、22.7%、11.0%、20.1%和18.5%（图2-7-6-2）。

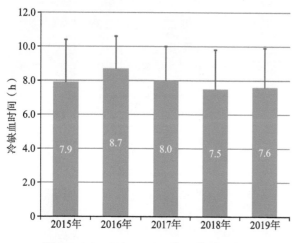

图 2-7-6-1　2015—2019 年双肺移植供肺
冷缺血时间

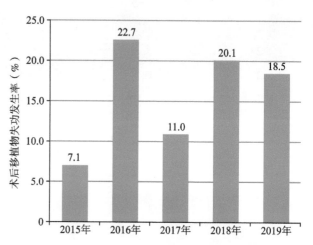

图 2-7-6-2　2015—2019 年肺移植受者术后
移植物失功发生率

指标八　术后吻合口并发症发生率

2015—2019年肺移植受者术后吻合口并发症发生率分别为3.2%、4.8%、3.7%、8.7%和5.9%（图2-7-6-3）。

指标九　术后肾损伤发生率

2015—2019年肺移植受者术后肾损伤发生率分别为12.9%、8.0%、10.5%、33.2%和30.6%，近两年发生率较高，增至30%以上，需进一步关注（图2-7-6-4）。

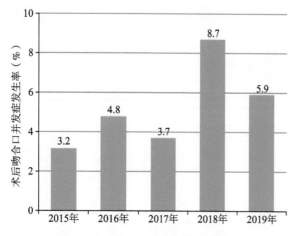

图 2-7-6-3　2015—2019 年肺移植受者术后
吻合口并发症发生率

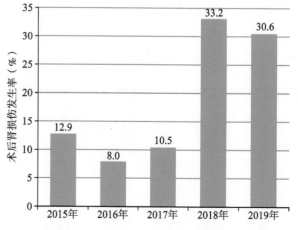

图 2-7-6-4　2015—2019 年肺移植受者术后
肾损伤发生率

第七节　肝脏移植专业

一、肝脏移植总体情况

2015—2019 年，全国共实施肝脏移植 23 890 例，其中 20 630 例为公民逝世后器官捐献肝脏移植（deceased donor liver transplantation，DDLT），占比 86.4%；3260 例为亲属间活体肝脏移植（living-related donor liver transplantation，LDLT），占比 13.6%（图 2-7-7-1）。成人肝脏移植 19 760 例，占比 82.7%；儿童肝脏移植 4130 例，占比 17.3%。

2019 年 10 所医疗机构的肝脏移植年实施例数在 200 例及以上，其移植总量占全国全年总例数的 50.6%。肝脏移植受者的年龄均值为 42.2 岁，中位数 48.7 岁；以男性受者为主，占比 75.0%；受者血型以 A 型、O 型、B 型为主，3 种血型的受者分别占 30.5%、30.2%、29.0%，血型为 AB 型的受者占比最少，为 10.3%。

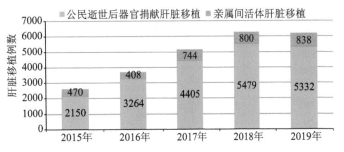

图 2-7-7-1　2015—2019 年中国历年肝脏移植例数（不包含港澳台地区）

二、肝脏移植质量安全分析

近 3 年的无肝期≤60 分钟比例、成人受者术中大出血发生率、CLTR 系统数据上报及时性 3 个质控指标均逐年向好（表 2-7-7-1）。

表 2-7-7-1　2017—2019 年肝脏移植重要临床指标分布

指标	2017 年	2018 年	2019 年
无肝期≤60 分钟比例（%）	73.5	78.2	81.5
成人受者术中大出血发生率（%）	29.5	28.2	25.7
CLTR 系统数据上报及时性（%）	89.3	92.5	96.8

选取 2015 年至 2019 年期间全国范围内开展的肝脏移植病例进行受者和移植物的生存分析，结果如下：

我国 DDLT 受者术后 1 年、3 年累计生存率分别为 83.3%、74.4%；LDLT 受者术后 1 年、3 年累计生存率分别为 91.8%、88.5%。

我国 DDLT 移植物术后 1 年、3 年累计生存率分别为 82.5%、73.2%；LDLT 移植物术后 1 年、3 年累计生存率分别为 91.3%、87.5%（表 2-7-7-2）。

表 2-7-7-2　2015—2019 年中国肝脏移植受者/移植物术后生存率（不包含港澳台地区）

分组	术后 1 年生存率（%）		术后 3 年生存率（%）	
	受者	移植物	受者	移植物
DDLT	83.3	82.5	74.4	73.2
LDLT	91.8	91.3	88.5	87.5

2019 年 DDLT 受者中，恶性肿瘤比例为 42.1%。我国肝癌肝脏移植受者术后 1 年无瘤生存率由 2015 年的 70.2% 上升到 2019 年的 79.3%，在一定程度上表明近年来我国肝脏移植手术技术和术后管理水平不断提升。

第八节　肾脏移植专业

一、肾脏移植总体情况

2015年1月1日至2019年12月31日，全国共实施肾脏移植63 042例，其中公民逝世后器官捐献（deceased donor，DD）肾脏移植52 285例，亲属间活体肾脏移植10 757例（图2-7-8-1）。

2015年以来，我国的DD肾脏移植得到快速发展，每年的移植例数增长显著，已成为肾脏移植的主要类型，而亲属间活体肾脏移植例数及占比逐年下降（图2-7-8-2）。

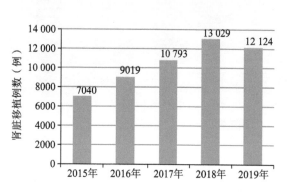

图2-7-8-1　2015—2019年肾脏移植实施例数

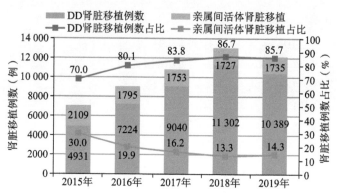

图2-7-8-2　2015—2019年DD肾脏移植与亲属间活体肾脏移植实施例数及占比

儿童（<18岁）肾脏移植近年得到关注，每年度移植例数约占全国肾脏移植总数的2.9%（图2-7-8-3）。

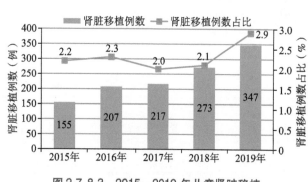

图2-7-8-3　2015—2019年儿童肾脏移植实施例数及占比

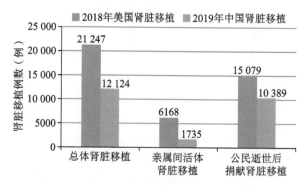

图2-7-8-4　2019年中国与2018年美国肾脏移植例数比较

二、肾脏移植质量安全分析

（一）DD肾脏移植供肾缺血时间

分别对2019年亲属间活体、DD肾脏移植病例进行分析，供肾平均冷缺血时间不超过6小时（表2-7-8-1）。99.0%的亲属间活体和98.5%的DD肾脏移植其供肾冷缺血时间≤24小时；98.1%的亲属间活体和81.3%的DD肾脏移植其供肾热缺血时间≤10分钟（表2-7-8-2）。

表2-7-8-1　2019年亲属间活体、DD肾脏移植供肾缺血时间（不包含港澳台地区）

变量	亲属间活体（均值±标准差）	DD（均值±标准差）
供肾冷缺血时间（小时）	1.9±1.3	5.8±3.8
供肾热缺血时间（分钟）	3.7±3.3	8.7±7.4

表 2-7-8-2　2019 年亲属间活体、DD 肾脏移植供肾缺血时间占比（不包含港澳台地区）

变量	亲属间活体（%）	DD（%）
供肾冷缺血时间≤24 小时	99.0	98.5
供肾热缺血时间≤10 分钟	98.1	81.3

（二）肾脏移植前后血清肌酐值的变化情况

2019 年全国共实施 12 124 例肾脏移植，根据中国肾脏移植科学登记系统（CSRKT）要求，对 4 个随访时间点（术前、术后 30 天、180 天、360 天）的亲属间活体肾脏移植、DD 肾脏移植受者的血清肌酐平均值进行分析（表 2-7-8-3）。

表 2-7-8-3　2019 年亲属间活体及 DD 肾脏移植受者的术前、术后血清肌酐平均值（不包含港澳台地区）

时间点	亲属间活体（mmol/L）	DD（mmol/L）
术前	986.7	914.2
术后 30 天	119.4	150.0
术后 180 天	115.0	123.5
术后 360 天	119.5	115.6

（三）肾脏移植数据质量

2019 年中国共有 135 所医疗机构被授予肾脏移植开展资质，其中 122 所医院向 CSRKT 上报数据，13 所医院未开展肾脏移植。

根据质控指标对 122 所医疗机构数据填报情况进行分析，完整性满分的有 79 所，排名前 3 位的医院分别为武汉大学人民医院（483 例）、中山大学附属第一医院（482 例）、浙江大学附属第一医院（460 例）。及时性满分的有 46 所，排名前 3 位的医院分别为武汉大学人民医院（483 例）、中山大学附属第一医院（482 例）、四川大学华西医院（444 例）。随访质量满分的有 19 所，排名前 3 位的医院分别为西安交通大学第一附属医院（417 例）、南方医科大学珠江医院（121 例）、中南大学湘雅医院（80 例）（图 2-7-8-5）。

注：完整性、及时性和随访质量评分相同的医院按移植例数排名。

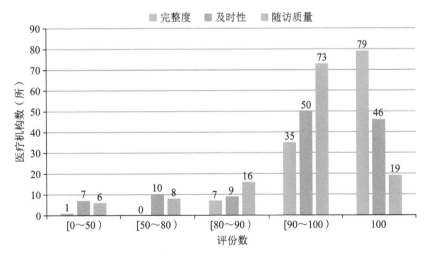

图 2-7-8-5　2019 年中国肾移植数据质量评分 - 区间分布

（四）肾脏移植术后感染、死亡分析

2019 年中国共实施 12 124 例肾脏移植手术，根据 CSRKT 要求上报肾脏移植术后不良事件，数据显示术后 30 天死亡率为 0.4%，术后感染有效病例为 769 例（6.3%），按照感染部位统计分别是呼吸系统（442 例，3.6%）、泌尿系统（229 例，1.9%）、手术切口（22 例，0.2%）、腹腔（15 例，0.1%）和其他部位感染（61 例，0.5%）（表 2-7-8-4）。

表2-7-8-4　2019年肾脏移植术后30天死亡率、术后感染情况

变量	例数	死亡率（%）
术后30天死亡	54	0.4
呼吸系统	442	3.6
泌尿系统	229	1.9
手术切口	22	0.2
腹腔	15	0.1
其他部位感染	61	0.5

（五）肾脏移植受者、移植物生存分析

选取2015—2019年间全国范围内开展的肾脏移植共计52 005例，对移植受者/移植物（以下简称：人/肾）进行生存分析，结果如下。

1. 移植术后1年生存率：亲属间活体肾脏移植的1年人/肾生存率为99.4%/98.8%；DD肾脏移植的1年人/肾生存率为97.8%/95.7%（表2-7-8-5）。

2. 移植术后3年生存率：亲属间活体肾脏移植的3年人/肾生存率为98.9%/97.0%；DD肾脏移植的3年人/肾生存率为96.9%/93.3%（表2-7-8-5）。

表2-7-8-5　中国肾脏移植术后生存率（不包含港澳台地区）

供体类别	术后1年		术后3年	
	移植受者（%）	移植物（%）	移植受者（%）	移植物（%）
亲属间活体肾脏	99.4	98.8	98.9	97.0
DD肾脏	97.8	95.7	96.9	93.3

3. 中国、美国移植肾生存率比较：UNOS/SRTR发布的肾脏移植2018年度报告显示美国活体肾脏移植术后1年、3年的移植肾生存率分别为99.0%和97.0%，DD肾脏移植术后1年、3年的移植肾生存率分别为97.1%和92.8%，我国与之相比较如表2-7-8-6所示。

表2-7-8-6　中国与美国移植肾生存率比较（%）

供体类别	术后1年		术后3年	
	中国	美国	中国	美国
亲属间活体肾脏	99.4	99.0	98.9	97.0
DD肾脏	97.8	97.1	96.9	92.8

第九节 心脏移植专业

2019 年心脏移植专业的数据来源为中国心脏移植注册系统（China Heart Transplant Registry，CHTR），38 家心脏移植医疗机构实施并上报心脏移植手术 679 例，其中心肺联合移植 8 例。中国心脏移植例数排名前 10 位的医疗机构如下（图 2-7-9-1）。

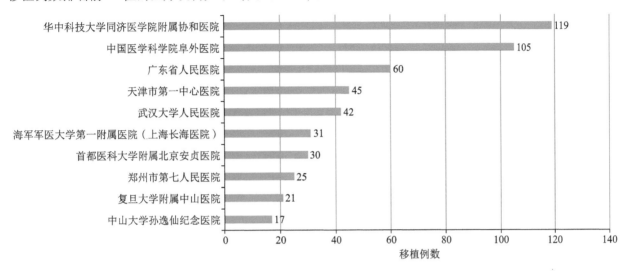

图 2-7-9-1　2019 年中国心脏移植例数排名前 10 位的医疗机构

一、心脏供体缺血时间

2019 年我国心脏移植心脏缺血时间中位数为 4.0 小时，心脏移植缺血时间大于 6 小时的移植受者占比为 15.6%，低于 2015—2018 年的 22.1%（图 2-7-9-2）。

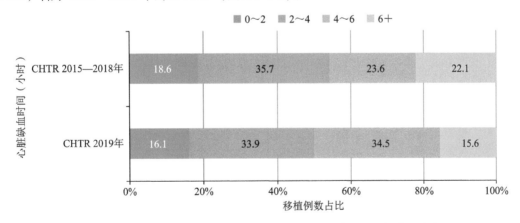

图 2-7-9-2　2015—2019 年中国心脏移植心脏缺血时间情况（不包含港澳台地区）

二、术后院内生存情况

1. 院内生存率

2019 年我国心脏移植受者院内存活率为 93.2%，高于 2015—2018 年的总存活率 92.3%。移植病因为心脏瓣膜病、心肌病和冠心病的受者，院内存活率分别为 100.0%、94.3% 和 91.4%。

2. 术后早期主要并发症及死亡原因

2019 年中国心脏移植受者的术后早期并发症发生率最高的是术后感染，占 22.0%，其他主要并发症分别为心搏骤停、二次开胸、气管切开和二次插管，与 2015—2018 年的数据相近（图 2-7-9-3）。

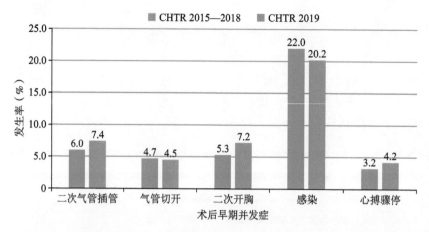

图 2-7-9-3　2015—2019 年中国心脏移植受者术后早期并发症发生率（不包含港澳台地区）

心脏移植受者院内死亡原因为多器官衰竭和移植心脏衰竭总发生例数占早期死亡原因的 50% 以上（图 2-7-9-4）。

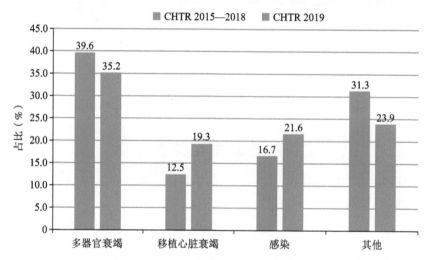

图 2-7-9-4　2015—2019 年中国心脏移植受者院内死亡原因占比（不包含港澳台地区）

三、长期生存分析

2019 年全国心脏移植手术 1 个月的生存率为 94.2%，略高于 2015—2018 年的 93.1%；2019 年的心脏移植受者 3 个月、6 个月和 1 年累计生存率分别为 90.2%、87.0% 和 84.6%。

第十节 产科专业

国家医疗质量管理与控制信息网（NCIS）的全国医疗质量数据抽样调查采集了 2019 年全国 31 个省、直辖市、自治区（含新疆生产建设兵团，不含港澳台地区）共 4957 家二级、三级医疗机构的产科专业医疗质量控制指标相关数据。经过数据筛选，最终纳入 4730 家医疗机构进行数据分析。

一、剖宫产率

剖宫产术的实施率是反映产科质量的重要指标。NCIS 调查显示我国 2019 年剖宫产率为 43.40%，初产妇剖宫产率为 37.68%。从地域分布看，东北地区、华中地区及四川省剖宫产术实施比例较高（图 2-7-10-1）。黑龙江 2019 年剖宫产率在各省（自治区、直辖市）中仍为最高，但相比 2018 年有所下降。辽宁 2017—2019 年剖宫产率出现明显下降，2019 年为 52.50%。

二、足月新生儿窒息发生率

NCIS 调查显示我国 2019 年足月新生儿窒息发生率为 0.77%，相比 2017 年连续两年下降（2018 年 0.88%，2017 年 1.33%）。在地理分布上，足月新生儿窒息发生率呈现西高东低的特征，西藏、新疆、青海、云南的足月新生儿窒息发生率在全国各省中高居前 4 位。多数省（自治区、直辖市）从 2017 年到 2019 年足月新生儿窒息发生率下降（图 2-7-10-2）。

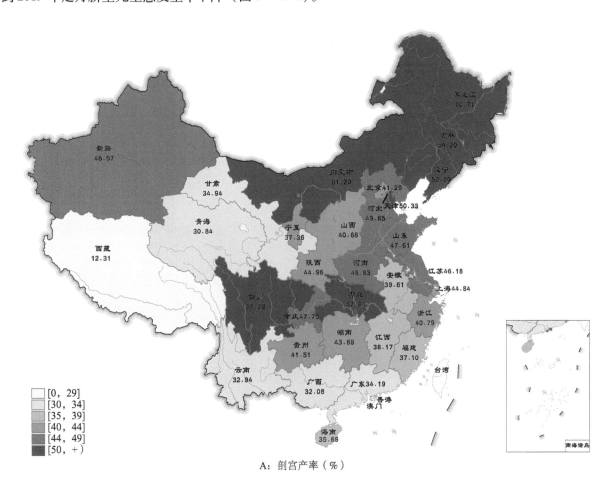

A：剖宫产率（%）

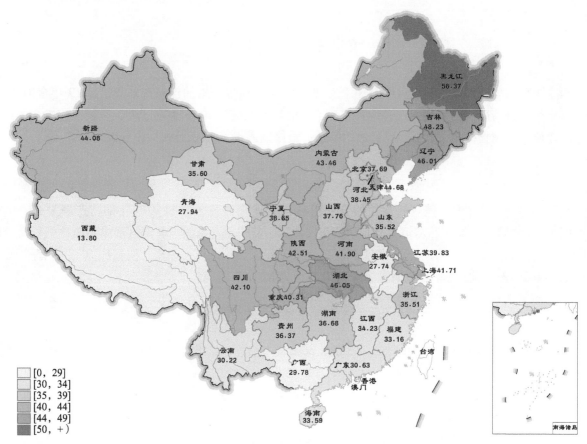

B：初产妇剖宫产率（%）

图 2-7-10-1　2019 年各省（自治区、直辖市）剖宫产率和初产妇剖宫产率（%）

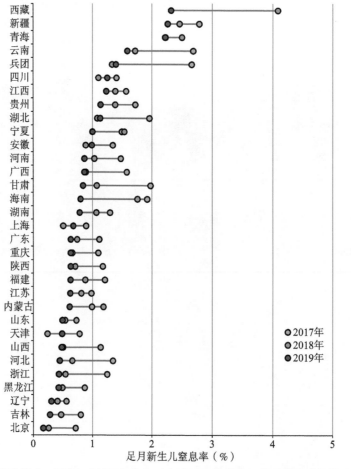

足月新生儿窒息率（%）

图 2-7-10-2　2017—2019 年各省（自治区、直辖市）足月新生儿窒息率

三、严重产后出血率

NCIS 数据显示我国严重产后出血率从 2017 年的 0.81% 上升到 2019 年的 0.92%（图 2-7-10-3）。对产后出血的高危因素早期识别和管理有助于进一步降低产后出血发生率，同时应有针对性地对相应的环节进行质量管理，以控制产后出血发展为大出血，出现其他严重妊娠不良结局。

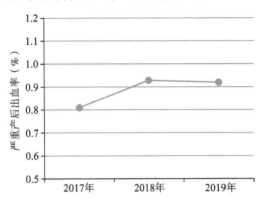

图 2-7-10-3　2017—2019 年严重产后出血发生率

第十一节 护理专业

本报告数据包含两部分：一是2019年护理专业医疗质控指标数据，来源于国家护理质量数据平台收集的1447家二级及以上综合医院数据，其中三级综合医院1035家，二级综合医院412家；二是2017—2019年三年数据对比，来源于连续三年均在国家护理质量数据平台上报且数据完整有效的584家三级综合医院。

一、住院患者2期及以上院内压力性损伤发生率

2019年二级、三级综合医院住院患者2期及以上院内压力性损伤发生率中位数分别为0.02%和0.01%（图2-7-11-1），其中二级、三级综合医院重症医学科住院患者2期及以上压力性损伤发生率中位数分别为1.78%和2.04%。院内2期及以上院内压力性损伤人群以65岁及以上住院患者为主，占61.52%（图2-7-11-2）；院内2期及以上压力性损伤患者入院时风险评估级别构成比，入院时风险评估为高危及以上风险级别住院患者占64.36%（图2-7-11-3）；发现2期及以上压力性损伤距离最近1次风险评估时间常常小于24小时，占45.70%（图2-7-11-4）。可见，护理人员在进行风险评估后对高风险患者应积极及时采取有效措施。此外，院内2期及以上压力性损伤中，医疗器械相关压力性损伤占9.69%，需引起重视。

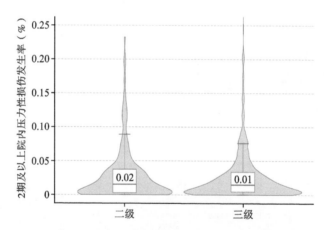

图2-7-11-1　2019年二级、三级综合医院住院患者院内2期及以上压力性损伤发生率情况

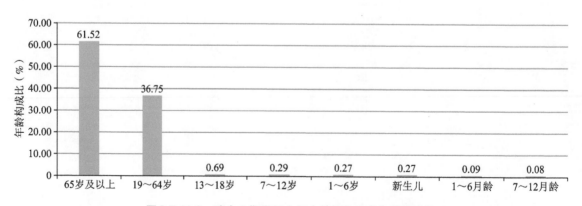

图2-7-11-2　院内2期及以上压力性损伤患者年龄构成比

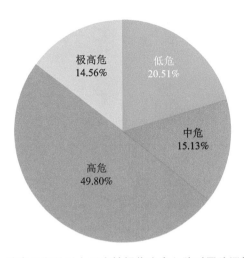

图 2-7-11-3　院内 2 期及以上压力性损伤患者入院时风险评估级别构成比

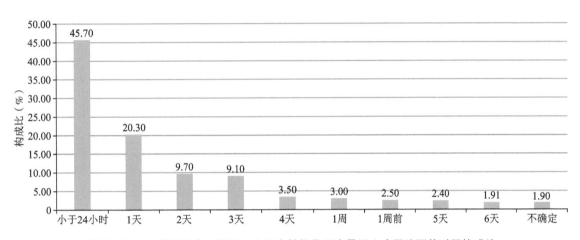

图 2-7-11-4　发现院内 2 期及以上压力性损伤距离最近 1 次风险评估时间构成比

2017—2019 年各省（自治区、直辖市）三级综合医院住院患者 2 期及以上院内压力性损伤发生率中位数未发生变化，均为 0.02%（图 2-7-11-5）。

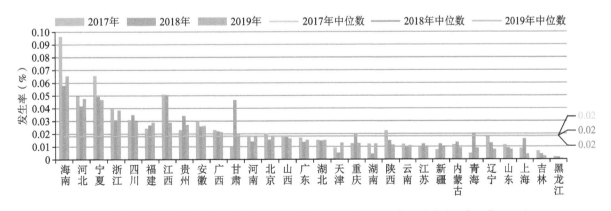

图 2-7-11-5　2017—2019 年各省（自治区、直辖市）三级综合医院住院患者 2 期及以上
院内压力性损伤发生率变化情况

二、住院患者跌倒发生率

2019 年二级、三级综合医院住院患者跌倒发生率中位数均为 0.06‰（图 2-7-11-6）；跌倒伤害占比中位数分别为 66.09% 和 65.26%（图 2-7-11-7）。跌倒人群以 65 岁及以上为主，占 61.69%（图 2-7-11-8）；

跌倒发生时间段以 06：00—08：00 最多，占 13.20%（图 2-7-11-9）；跌倒发生以如厕时最多，占 33.15%（图 2-7-11-10）。日常工作应加强 06：00—08：00 时间段巡视，改善病区卫生间防跌倒设施，对高风险人群如厕时予以协助。

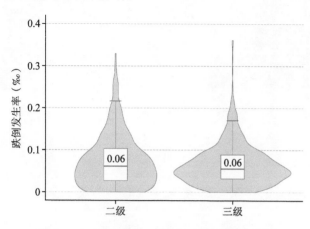

图 2-7-11-6　2019 年二级、三级综合医院住院
患者跌倒发生率

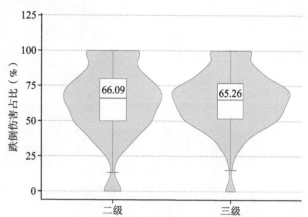

图 2-7-11-7　2019 年二级、三级综合医院住院
患者跌倒伤害占比

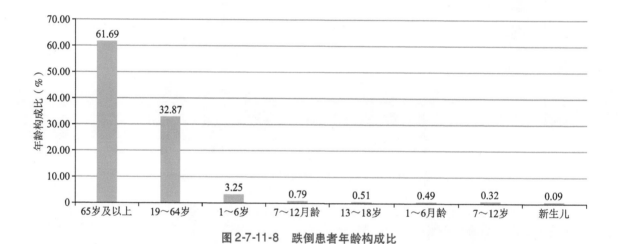

图 2-7-11-8　跌倒患者年龄构成比

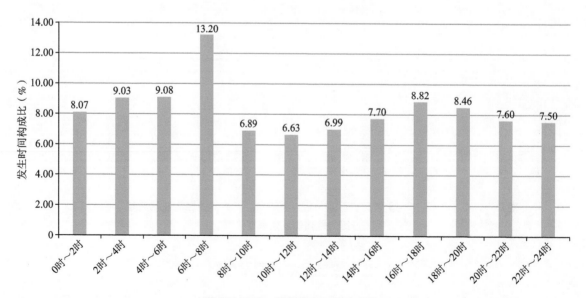

图 2-7-11-9　跌倒发生时间构成比

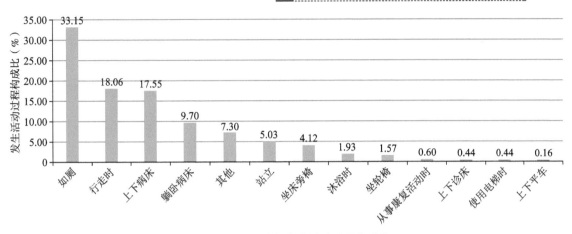

图 2-7-11-10 跌倒发生活动过程构成比

2017—2019 年三级综合医院住院患者跌倒发生率相对稳定（图 2-7-11-11），而跌倒伤害占比逐年下降（图 2-7-11-12）。各省（自治区、直辖市）三级综合医院住院患者跌倒发生率与跌倒伤害占比如下（图 2-7-11-13、图 2-7-11-14）。

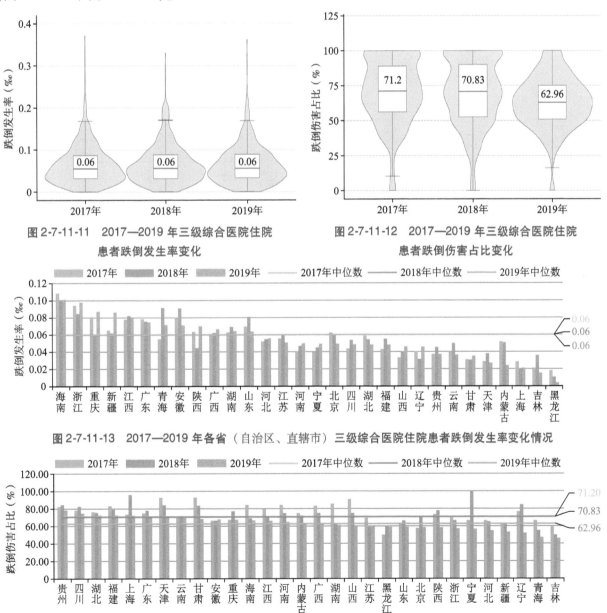

图 2-7-11-11　2017—2019 年三级综合医院住院
患者跌倒发生率变化

图 2-7-11-12　2017—2019 年三级综合医院住院
患者跌倒伤害占比变化

图 2-7-11-13　2017—2019 年各省（自治区、直辖市）三级综合医院住院患者跌倒发生率变化情况

图 2-7-11-14　2017—2019 年各省（自治区、直辖市）三级综合医院住院患者跌倒伤害占比变化情况

第十二节 呼吸内科专业

本部分数据来源于国家医疗质量管理与控制信息网（www.ncis.cn）全国医疗质量抽样调查数据，2019 年共收集 4324 家综合医院数据，根据纳入标准及数据质量，最终纳入了 2121 家综合医院数据，其中，委属委管医院 21 家，三级公立综合医院 851 家（不含委属委管），三级民营综合医院 76 家，二级公立综合医院 963 家，二级民营综合医院 210 家。

一、慢阻肺急性加重患者住院期间进行雾化吸入治疗比例

2019 年共纳入全国 31 个省份 1225 家抽样医院的 738 182 例慢性阻塞性肺疾病（慢阻肺）急性加重（ICD 编码包括 J44.0、J44.1、J44.9）住院患者的数据。慢阻肺急性加重患者住院期间进行雾化吸入治疗（647 198 例）比例全国平均比例为 87.67%。其中三级医院 88.57%（委属委管医院 80.24%，三级公立 88.81%，三级民营 86.68%），二级医院 86.26%（二级公立 86.08%，二级民营 87.59%）（图 2-7-12-1）。三级医院慢阻肺急性加重住院后后雾化吸入治疗比例总体上高于二级医院，委属委管医院低于三级医院平均水平。

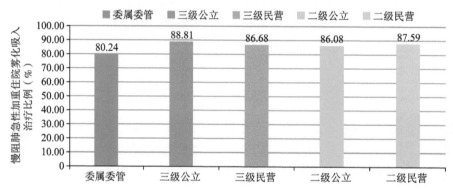

图 2-7-12-1 2019 年不同级别医院慢阻肺急性加重患者住院期间进行雾化吸入治疗比例

三级医院中，西藏、宁夏、甘肃、贵州、云南慢阻肺急性加重患者住院期间进行雾化吸入治疗比例均超过 95%，江西、湖北、黑龙江、吉林均低于 80%；二级医院中，宁夏、湖北超过 95%，安徽和天津分别为 64.77% 和 56.31%（图 2-7-12-2）。

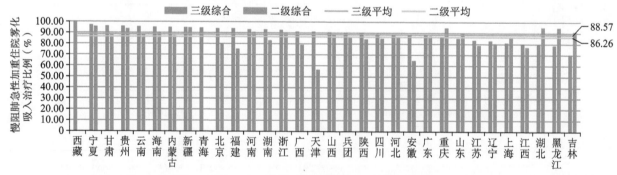

注：三级综合包括委属委管医院、三级公立医院及三级民营医院；二级综合包括二级公立医院及二级民营医院。

图 2-7-12-2 2019 年各省（自治区、直辖市）慢阻肺急性加重患者住院期间进行雾化吸入治疗比例

二、支气管哮喘住院患者有创机械通气比例

2019 年共纳入全国 32 个省份 1529 家医院 162 747 例出院第一诊断为支气管哮喘（ICD 编码包括 J45.0、J45.1、J45.9、J46）的成人住院患者的数据。支气管哮喘住院患者应用有创机械通气（3281 例）的平均比例为 2.02%，高于 2018 年的 1.66%，低于 2017 年的 2.88%。其中，委管委属医院为 1.09%，三级公立医院为 1.80%，三级民营医院为 4.17%，二级公立医院为 2.12%，二级民营医院为

2.27%，三级公立医院低于三级民营医院，委管委属医院最低（图2-7-12-3）。

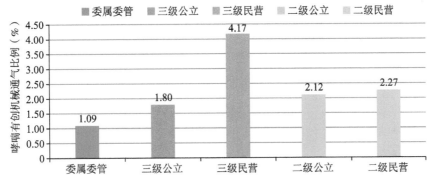

图 2-7-12-3　2019 年不同级别医院支气管哮喘住院患者有创机械通气比例

三级医院中，14 省（自治区、直辖市）支气管哮喘住院患者有创机械通气比例超均值，前 3 位分别为河北（4.17%）、江西（3.83%）和重庆（3.79%）；二级医院中，10 省（自治区、直辖市）超均值，前 3 位分别为内蒙古（9.44%）、四川（4.58%）和湖北（4.32%）（图2-7-12-4）。

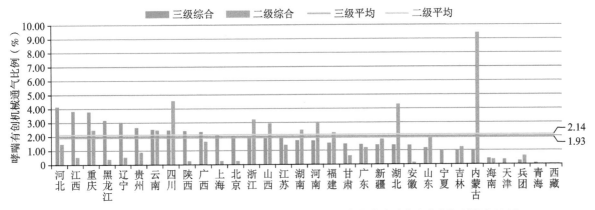

图 2-7-12-4　2019 年各省（自治区、直辖市）支气管哮喘住院患者有创机械通气比例

三、急性肺栓塞（PTE）患者住院期间抗凝治疗比例

2019 年共纳入全国 31 个省（自治区、直辖市）及兵团的 981 家医院 24 713 例出院第一诊断为肺血栓栓塞症（ICD 编码包括 I26.9，简称肺栓塞）的成人住院患者的数据。急性肺栓塞患者住院期间抗凝治疗（22 548 例）的平均比例为 91.24%，较 2017 年（90.45%）及 2016 年（89.66%）有所提高，但较 2018 年（95.10%）有所下降。其中，委管委属医院为 69.04%，三级公立医院为 95.30%，三级民营医院为 91.51%，二级公立医院为 94.01%，二级民营医院为 90.29%，二级、三公立医院急性肺栓塞患者住院期间抗凝治疗比例均高于同级民营医院，委属委管医院最低（图2-7-12-5）。

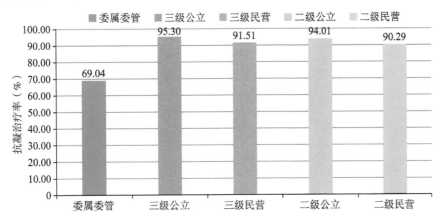

图 2-7-12-5　2019 年全国不同级别医院急性肺栓塞患者住院期间抗凝治疗比例

　　三级医院中，山西、上海、海南和西藏急性肺栓塞患者住院期间抗凝治疗比例达100%，北京、四川、广东、江西和山东低于平均比例；二级医院中，江西、湖南、上海急性肺栓塞患者住院期间抗凝治疗比例低（图2-7-12-6）。

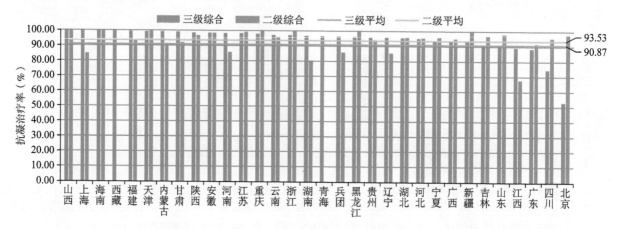

图2-7-12-6　2019年全国各省（自治区、直辖市）急性肺栓塞（PTE）患者住院期间抗凝治疗比例

第十三节　麻醉专业

本部分数据来源于国家医疗质量管理与控制信息网（www. ncis. cn）全国医疗质量抽样调查数据，2019 年共收集 5938 家医疗机构数据，根据纳入标准及数据质量，最终共纳入 4063 家医疗机构数据。

一、自然分娩产妇分娩镇痛应用率

2019 年自然分娩产妇分娩镇痛应用率较 2018 年有明显提高，专科医院高于综合医院，民营医院高于公立医院（图 2-7-13-1）。

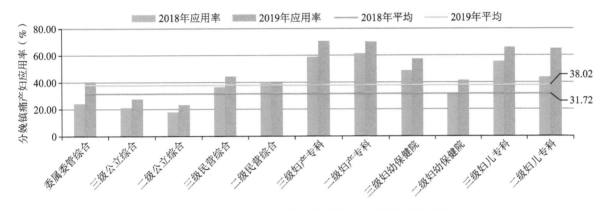

图 2-7-13-1　各类医疗机构自然分娩产妇分娩镇痛应用率

各省（自治区、直辖市）自然分娩产妇分娩镇痛应用率仍有较大差距，上海最高，西藏最低（图 2-7-13-2）。

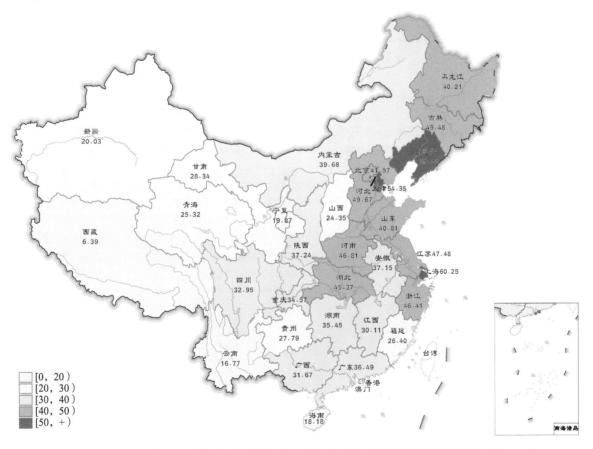

图 2-7-13-2　各省（自治区、直辖市）医疗机构自然分娩产妇分娩镇痛应用率（%）

二、麻醉后24小时内死亡率

与2018年数据相比，2019年三级公立综合医院及三级民营综合医院麻醉后24小时死亡率略有升高，其他类型综合医院的麻醉后24小时死亡率均呈现不同程度的下降（图2-7-13-3）。

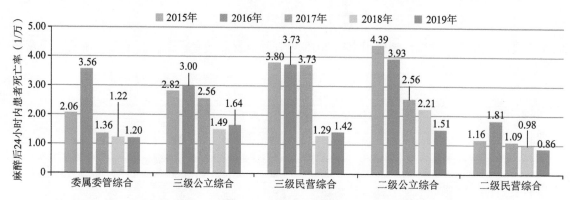

图2-7-13-3　各类综合医院平均麻醉后24小时内死亡率

各省（自治区、直辖市）三级公立医院（含委属委管医院）麻醉后24小时内平均死亡率最高的为西藏，最低的为上海；二级公立医院麻醉后24小时内平均死亡率最高的为河北（图2-7-13-4）。

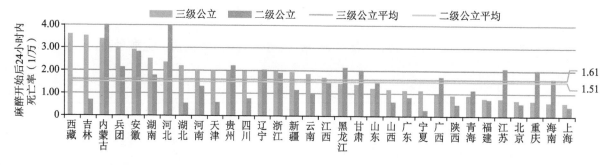

图2-7-13-4　各省（自治区、直辖市）综合医院平均麻醉后24小时内死亡率

在各类专科医院中，麻醉后24小时内死亡率存在较大差异，三级儿童、肿瘤、精神、妇产、传染病、心血管病专科、三级妇幼保健院及二级妇产专科的麻醉后24小时内死亡率较2018年有所下降，其他类型专科医院较2018年有所升高，麻醉后24小时内死亡率最高的专科医院为三级心血管病专科（表2-7-13-1）。

表2-7-13-1　各类专科医院平均麻醉后24小时内死亡率（单位：万分之一）

医院类型	2018年	2019年
三级儿童专科	1.85	0.35
二级儿童专科	0	0.35
三级肿瘤专科	0.96	0.68
二级肿瘤专科	1.15	1.20
三级精神专科	0.48	0.21
二级精神专科	0	0
三级妇产专科	0.07	0.05
二级妇产专科	0.04	0

续表

医院类型	2018 年	2019 年
三级传染病专科	2.24	0.70
二级传染病专科	0	0
三级心血管病专科	3.24	2.64
三级妇幼保健院	0.21	0.14
二级妇幼保健院	0.11	0.20
二级妇儿专科	0	0.53
三级口腔专科	0.08	0.13
二级口腔专科	0	0.64

三、椎管内麻醉后严重神经并发症发生率

与 2018 年数据相比，2019 年委属委管综合医院及三级民营综合医院的椎管内麻醉后严重神经并发症发生率有所升高，其他类型综合医院均呈现不同程度的下降（图 2-7-13-5）。

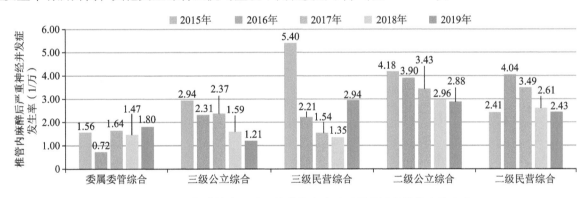

图 2-7-13-5　各类综合医院平均椎管内麻醉后严重神经并发症发生率

各省（自治区、直辖市）三级公立医院（含委属委管医院）椎管内麻醉后严重神经并发症发生率最高的为新疆兵团；二级公立医院椎管内麻醉后严重神经并发症发生率最高为西藏（图 2-7-13-6）。

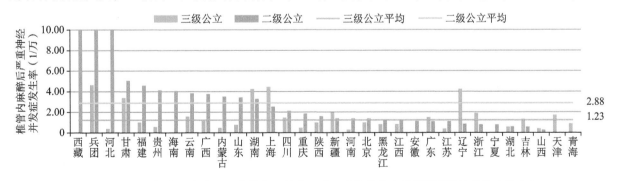

图 2-7-13-6　各省（自治区、直辖市）综合医院平均椎管内麻醉后严重神经并发症发生率

在各类专科医院中，椎管内麻醉后严重神经并发症发生率存在较大差异，三级儿童、肿瘤、传染病、妇儿专科、二级口腔专科及二级、三级妇幼保健院的椎管内麻醉后严重神经并发症发生率均较 2018 年有所下降，二级儿童、传染病专科、三级口腔专科连续两年为 0，其他类型专科医院较 2018 年有所升高，最高的专科医院为二级肿瘤专科（表 2-7-13-2）。

表 2-7-13-2　各类专科医院平均椎管内麻醉后严重神经并发症发生率（单位：万分之一）

医院类型	2018 年	2019 年
三级儿童专科	0.28	0.17
二级儿童专科	0	0
三级肿瘤专科	3.33	1.40
二级肿瘤专科	2.49	10.23
三级精神专科	1.03	0
二级精神专科	0	9.51
三级妇产专科	3.92	4.35
二级妇产专科	2.48	2.68
三级传染病专科	5.91	1.55
二级传染病专科	0	0
三级心血管病专科	0	2.16
三级妇幼保健院	2.42	1.66
二级妇幼保健院	4.06	2.54
二级妇儿专科	0.90	0
三级口腔专科	0	0
二级口腔专科	18.89	0

第十四节 急诊专业

一、脓毒症3小时集束化治疗

在2018年全国医疗质量抽样调查中，共采集关于脓毒症1小时集束化治疗中的2项指标：采集血培养以及使用抗菌药物的比例。调查过程中发现，由于急诊科的救治特点，收集1小时数据较为困难，结合脓毒症的集束化治疗指南的更新建议，在2019年的调查中，将此指标更改为3小时数据（图2-7-14-1至图2-7-14-4）。

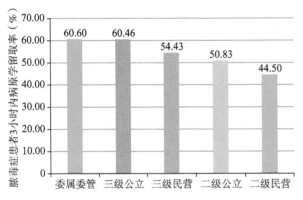

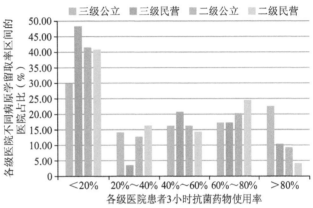

图2-7-14-1 各类医院脓毒症患者3小时病原学留取率

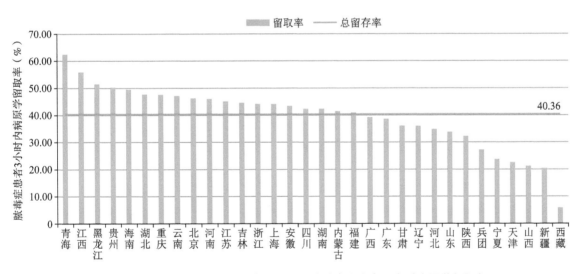

图2-7-14-2 各省（自治区、直辖市）医院脓毒症患者3小时病原学留取率

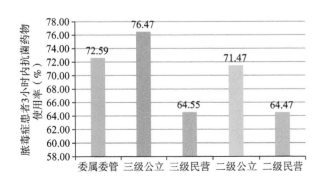

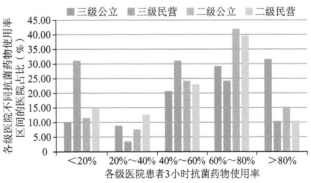

图2-7-14-3 各类医院脓毒症患者3小时内抗菌药物使用率

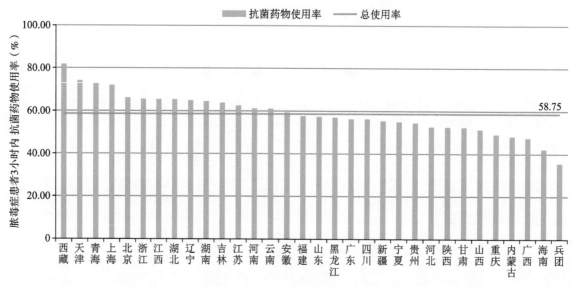

图 2-7-14-4　各省（自治区、直辖市）医院脓毒症患者 3 小时抗菌药物使用率

从完成率的分布来看，除三级公立医院外，3 小时的病原学留取率及抗菌药物使用率的完成率能达到 80% 的医院不超过 15%，说明在急诊脓毒症的集束化治疗达标率上仍有较大的提升空间。脓毒症患者就诊时往往采取就近原则，因此集束化治疗的实现在各级医院都非常重要，从数据看，后续对二级医院治疗规范的加强提高，尤为重要。

二、抢救室医护资源配置率

从抢救室日均患者医师及护士配备数看（即平均每位医师/每位护士每日需照护到的抢救室患者数），三级医院抢救室日均患者医师及护士配备数明显高于二级医院（图 2-7-14-5、图 2-7-14-6）。

各省（自治区、直辖市）抢救室日均患者医师配备比，江苏、上海仍为严重资源缺乏，每名医师平均每日需救治 7 例危重症患者，每个护士要照护到 3～4 例危重症患者，这对于救治成功率和医疗质量安全是极大的挑战（图 2-7-14-7、图 2-7-14-8）。

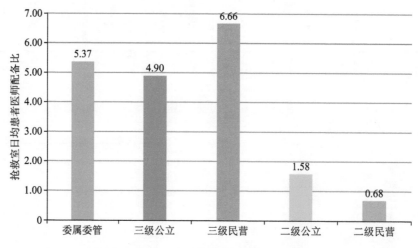

图 2-7-14-5　抢救室日均患者医师配备比

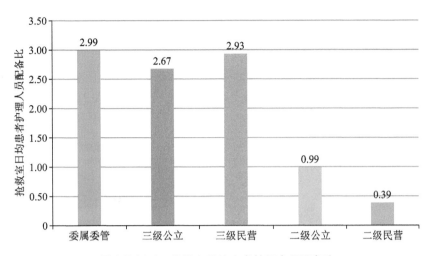

图 2-7-14-6 抢救室日均患者护理人员配备比

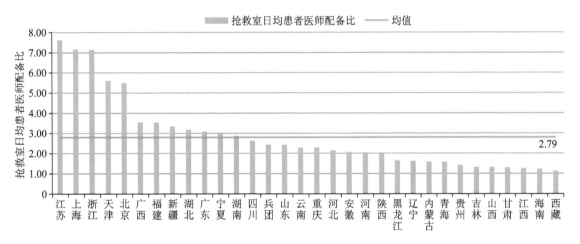

图 2-7-14-7 各省(自治区、直辖市)抢救室日均患者医师配备比

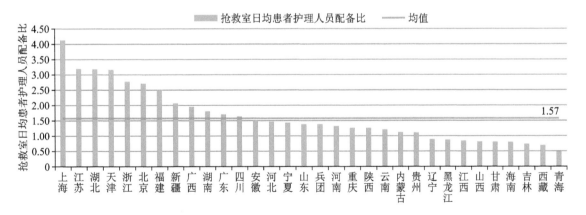

图 2-7-14-8 各省(自治区、直辖市)抢救室日均患者护士配备比

第十五节　重症医学专业

本部分数据来源于国家医疗质量管理与控制信息网（www. ncis. cn）全国医疗质量抽样调查数据，2019 年共收集 8000 家医院数据，根据纳入标准及数据质量，最终共纳入 2820 家医疗机构数据（表 2-7-15-1）。

表 2-7-15-1　2014—2019 年全国重症医学专业医疗质量与服务抽样调查概况

	抽样医院总数	重症医学抽样医院数	二级/三级医院/民营医院	总抽样重症医学科收治患者数	重症医学抽样医院床日数	总抽样重症医学科床位日数
2014 年	1174	689	243/426/0	593 629	246 357 717	3 744 292
2015 年	2277	1404	689/715/0	950 913	652 305 924	6 313 681
2016 年	4654	2419	1368/1051/247	1 531 280	824 907 514	10 151 717
2017 年	6146	3425	1554/1873/307	2 352 807	1 016 950 812	27 607 376
2018 年	9778	3035	1344/1188/245	2 110 685	825 563 524	13 526 417
2019 年	8000	2820	1223/1102/229	2 352 590	871 405 548	16 278 173
合计				9 891 904	4 437 491 039	77 621 656

一、2017—2019 年全国重症医学专业医疗质量控制指标的总体情况（表 2-7-15-2）

表 2-7-15-2　2017—2019 年全国重症医学专业质控数据总体结果

序号	质控指标	2017 年	2018 年	2019 年
1	ICU 患者收治率（%）	2.22	2.06	2.08
2	ICU 患者收治床日率（%）	3.13	1.60	1.86
3	APACHE Ⅱ 评分≥15 分患者收治率（%）	46.33	47.37	45.54
4	感染性休克诊断率（%）	8.26	8.61	8.83
5	3 小时集束化治疗完成率（%）	79.94	80.65	82.09
6	6 小时集束化治疗完成率（%）	68.30	71.09	71.65
7	抗菌药物治疗前病原学送检率（%）	82.56	78.14	79.08
8	DVT 药物预防率（%）	28.28	30.32	31.29
9	DVT 机械预防率（%）	36.13	48.4	47.61
10	DVT 下腔静脉滤器预防率（%）	0.42	0.64	0.66
11	非计划气管插管拔管率（%）	2.29	1.81	1.75
12	气管插管拔管后 48h 内再插管率（%）	2.58	2.44	2.21
13	非计划转入 ICU 率（%）	8.97	8.64	8.34
14	转出 ICU 后 48 小时内重返率（%）	1.59	1.22	1.22
15	患者病死率（%）	8.09	8.30	7.62
16	VAP 发病率（‰）	10.50	9.58	8.16
17	CRBSI 发病率（‰）	2.19	2.07	1.55
18	CAUTI 发病率（‰）	2.97	2.70	2.13

二、2019 年全国重症医学专业重点医疗质量控制指标的完成情况分析

感染性休克仍然为影响我国病死率的重要疾病，成为 ICU 治疗的重要方面。通过对 2018 年全国病案首页进行统计，全国休克患者 285 427 例，其中感染性休克 116 033 例，占 40.65%，死亡病例 24 934 例，病死率为 21.7%。本次报告以其中 3 个与感染性休克相关的重症质控指标：3 小时集束化治疗（bundle）完成率、6 小时集束化治疗（bundle）完成率和 ICU 抗菌药物治疗前病原学送检率为例，说明本年度我国重症医学专业医疗质量质控水平（图 2-7-15-1 至图 2-7-15-4）。

指标一　3 小时集束化治疗（bundle）完成率

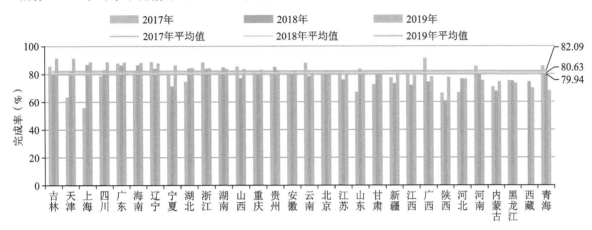

图 2-7-15-1　2017—2019 年各省（自治区、直辖市）感染性休克 3 小时集束化治疗完成率

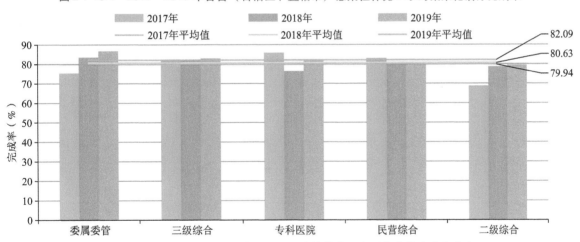

图 2-7-15-2　2019 年不同类别医院感染性休克 3 小时集束化治疗完成率

指标二　6 小时集束化治疗（bundle）完成率

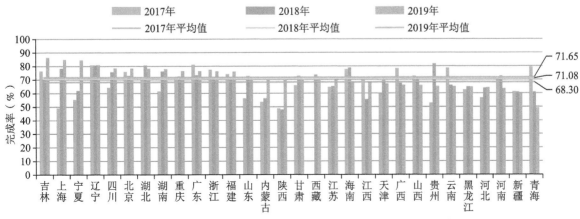

图 2-7-15-3　2017—2019 年各省（自治区、直辖市）感染性休克 6 小时集束化治疗完成率

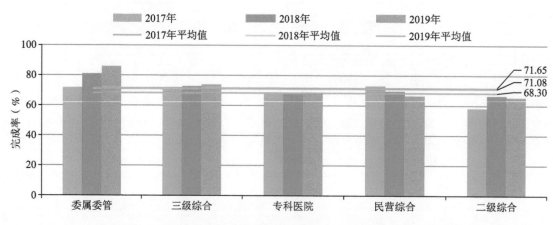

图 2-7-15-4　2019 年不同类别医院感染性休克 6 小时集束化治疗完成率

感染性休克集束化治疗的完成率与患者的存活率有着显著的相关性。2019 年感染性休克 3 小时、6 小时集束化治疗完成率全国平均水平分别高达 82.09% 和 71.65%，在 2017 年、2018 年基础上稳步提升。不同类别的医院中，委属委管医院 3 小时和 6 小时集束化治疗的完成率均高于其他医院，尤其是 6 小时集束化治疗的完成率（图 2-7-15-2、图 2-7-15-4）。

指标三　ICU 抗菌药物治疗前病原学送检率

ICU 抗菌药物治疗前病原学送检率反映 ICU 患者抗菌药物使用的规范性，2018—2019 年均低于 80%，ICU 患者抗生素的规范化使用尚待继续提高（图 2-7-15-5、图 2-7-15-6）。

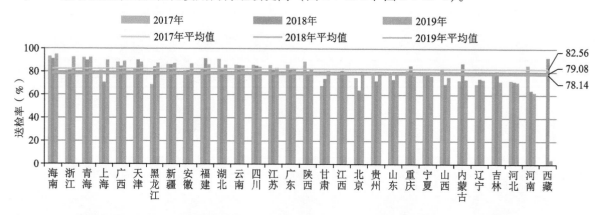

图 2-7-15-5　2017—2019 年各省（自治区、直辖市）ICU 抗菌药物治疗前病原学送检率

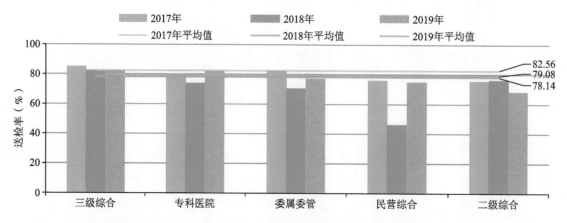

图 2-7-15-6　2019 年不同类别医院 ICU 抗菌药物治疗前病原学送检率

第十六节　肿瘤专业

2019 年全国共有来自除西藏外其他 30 个省（自治区、直辖市）2539 家医院参与国家医疗质量抽样调查肿瘤专业填报，其中综合医院 2448 家，专科医院 91 家；综合医院中有 2152 家设有肿瘤科，占比为 87.91%。

根据各医院上报数据质量，最终筛选出 2018 年和 2019 年均符合分析要求的 611 家三级医院纳入本部分分析报告，其中综合医院 584 家，肿瘤专科医院 27 家。

一、三级医院肿瘤患者治疗前完成 TNM 分期比例

2019 年 5 种常见肿瘤的患者治疗前完成 TNM 分期比例由高到低依次是肺癌（57.73%）、胃癌（56.06%）、结直肠癌（54.16%）、乳腺癌（52.81%）和肝癌（49.70%）。与 2018 年相比，肿瘤患者治疗前完成 TNM 分期比例均有所增长（图 2-7-16-1）。

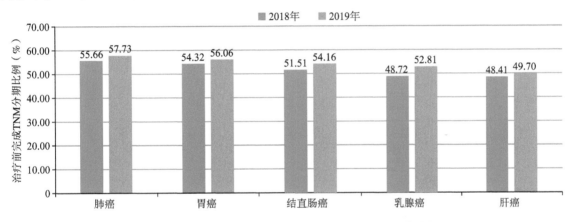

图 2-7-16-1　不同病种肿瘤患者治疗前完成 TNM 分期比例

二、三级医院肿瘤手术患者非计划二次手术比例

2019 年 5 种常见肿瘤的手术患者非计划二次手术比例由高到低依次是结直肠癌（1.90%）、胃癌（1.30%）、肝癌（0.99%）、肺癌（0.95%）和乳腺癌（0.61%）。与 2018 年相比，肺癌、胃癌、肝癌、乳腺癌的手术患者非计划二次手术比例有所降低（图 2-7-16-2）。

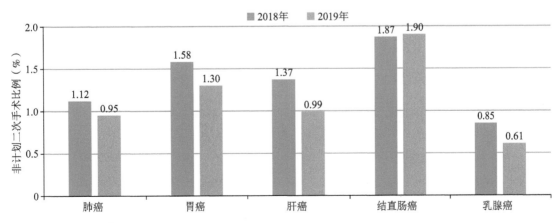

图 2-7-16-2　不同病种肿瘤手术患者非计划二次手术比例

三、三级医院肿瘤患者术后平均住院日

2019 年 5 种常见肿瘤的患者术后平均住院日中位数由低到高依次是肺癌 10 天、乳腺癌 10 天、肝癌 11 天、结直肠癌 12 天、胃癌 13 天。与 2018 年相比，肺癌、结直肠癌、乳腺癌的手术患者术后平均住院日有所降低（图 2-7-16-3）。

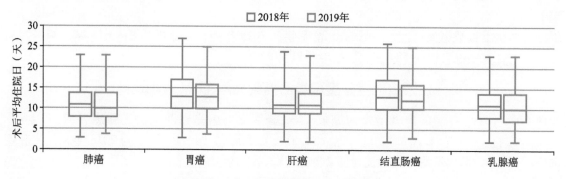

图 2-7-16-3　肿瘤患者术后平均住院日

第十七节 医院感染管理专业

一、医院感染例次发病率

2019 年共有 5436 家医院纳入医院感染例次发病率的数据统计分析，占填报医院总数的 44.22%。二级综合医院医院感染例次发病率为 0.67%，其中二级民营医院为 0.54%，与 2018 年保持一致；二级公立医院为 0.68%，较 2018 年下降 0.03%。三级综合医院医院感染例次发病率为 1.27%，其中三级民营医院为 0.98%，较 2018 年下降 0.06%；三级公立医院为 1.28%，较 2018 年上升 0.16%。委属委管综合医院医院感染例次发病率为 1.05%，较 2018 年下降 0.07%（图 2-7-17-1）。

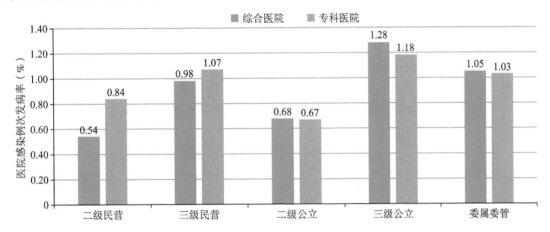

图 2-7-17-1 2019 年各类医院医院感染例次发病率

2019 年各省（自治区、直辖市）医院感染例次发病率，二级公立综合医院医院感染例次发病率介于 0.17%（西藏）~1.47%（浙江），全国二级公立综合医院总医院感染例次发病率为 0.68%，较 2018 年下降 0.03%；三级公立综合医院医院感染例次发病率介于 0.51%（西藏）~2.52%（福建），全国三级公立综合医院总医院感染例次发病率为 1.28%，较 2018 年上升 0.16%（图 2-7-17-2）。

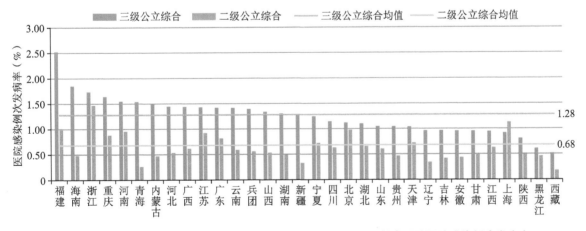

图 2-7-17-2 2019 年各省（自治区、直辖市）二级、三级公立综合医院医院感染例次发病率

2019 年各省（自治区、直辖市）医院感染例次发病率，二级民营综合医院医院感染例次发病率介于 0（海南）~1.40%（上海），全国二级民营综合医院总医院感染例次发病率为 0.54%，与 2018 年保持一致；三级民营综合医院医院感染例次发病率介于 0.25%（湖南）~2.18%（浙江），全国三级民营综合医院总医院感染例次发病率为 0.98%，较 2018 年下降 0.06%（图 2-7-17-3）。

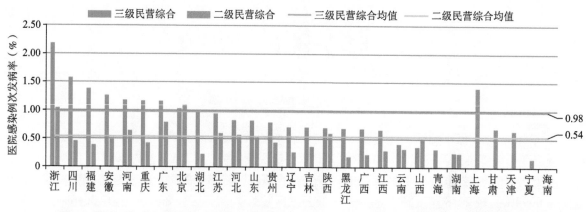

图 2-7-17-3　2019 年各省（自治区、直辖市）二级、三级民营综合医院医院感染例次发病率

2019 年各省（自治区、直辖市）医院感染例次发病率，二级公立专科医院医院感染例次发病率介于 0（西藏）~2.90%（新疆），全国二级公立专科医院总医院感染例次发病率为 0.67%，较 2018 年下降 0.02%；三级公立专科医院医院感染例次发病率介于 0.28%（吉林）~2.56%（宁夏），全国三级公立专科医院总医院感染例次发病率为 1.18%，较 2018 年上升 0.07%（图 2-7-17-4）。

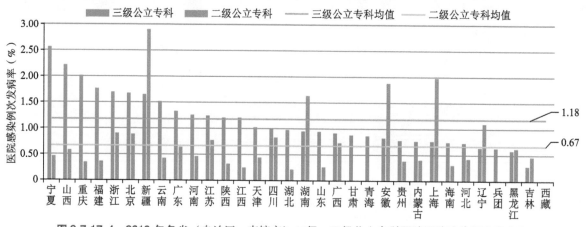

图 2-7-17-4　2019 年各省（自治区、直辖市）二级、三级公立专科医院医院感染例次发病率

二、医务人员手卫生依从率

2019 年共有 4660 家医院纳入医务人员手卫生依从率的数据统计分析，占填报医院总数的 37.91%。二级综合医院医务人员手卫生依从率为 75.53%，其中二级民营医院为 76.83%，较 2018 年下降 0.03%；二级公立医院为 75.29%，较 2018 年上升 4.17%。三级综合医院医务人员手卫生依从率为 75.61%，其中三级民营医院为 79.57%，较 2018 年上升 3.64%；三级公立医院为 75.34%，较 2018 年上升 3.18%。委属委管综合医院医务人员手卫生依从率为 84.80%，较 2018 年上升 12.50%（图 2-7-17-5）。

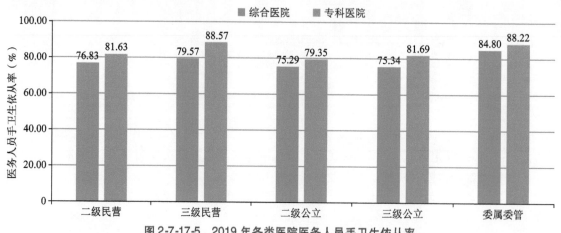

图 2-7-17-5　2019 年各类医院医务人员手卫生依从率

2019 年各省（自治区、直辖市）医务人员手卫生依从率，二级公立综合医院医务人员手卫生依从率介于 63.00%（安徽）～83.72%（上海），全国二级公立综合医院总医务人员手卫生依从率为 75.29%，较 2018 年上升 4.17%；三级公立综合医院医务人员手卫生依从率介于 49.00%（青海）～81.27%（上海），全国三级公立综合医院总医务人员手卫生依从率为 75.34%，较 2018 年上升 3.18%（图 2-7-17-6）。

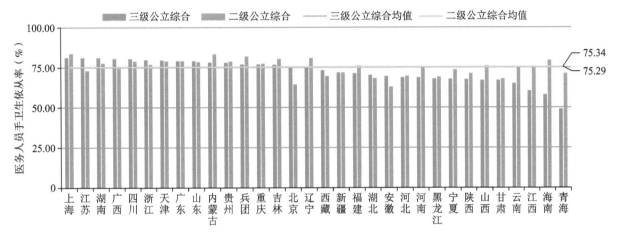

图 2-7-17-6　2019 年各省（自治区、直辖市）二级、三级公立综合医院医务人员手卫生依从率

2019 年各省（自治区、直辖市）医务人员手卫生依从率，二级民营综合医院医务人员手卫生依从率介于 64.85%（云南）～100.00%（甘肃），全国二级民营综合医院总医务人员手卫生依从率为 76.83%，较 2018 年下降 0.03%；三级民营综合医院医务人员手卫生依从率介于 47.37%（黑龙江）～96.78%（湖南），全国三级民营综合医院总医务人员手卫生依从率为 79.57%，较 2018 年上升 3.64%（图 2-7-17-7）。

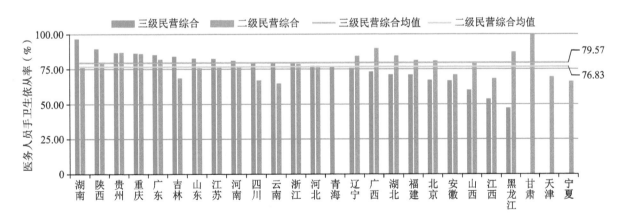

图 2-7-17-7　2019 年各省（自治区、直辖市）二级、三级民营综合医院医务人员手卫生依从率

2019 年各省（自治区、直辖市）医务人员手卫生依从率，二级公立专科医院医务人员手卫生依从率介于 65.32%（江西）～97.51%（湖北），全国二级公立专科医院总医务人员手卫生依从率为 79.35%，较 2018 年上升 3.05%；三级公立专科医院医务人员手卫生依从率介于 59.37%（新疆兵团）～96.84%（广西），全国三级公立专科医院总医务人员手卫生依从率为 81.69%，较 2018 年上升 5.29%（图 2-7-17-8）。

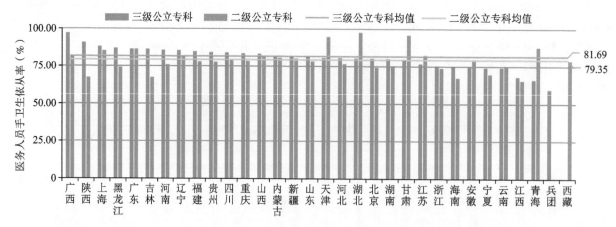

图2-7-17-8　2019年各省（自治区、直辖市）二级、三级公立专科医院医务人员手卫生依从率

三、住院患者抗菌药物使用率

2019年共有5559家医院纳入住院患者抗菌药物使用率的数据统计分析，占填报医院总数的45.22%。二级综合医院住院患者抗菌药物使用率为48.31%，其中二级民营医院为49.62%，较2018年下降0.83%；二级公立医院为48.17%，较2018年下降1.43%；三级综合医院住院患者抗菌药物使用率为43.80%，其中三级民营医院为44.02%，较2018年下降3.99%；三级公立医院为43.79%，较2018年上升2.72%。委属委管综合医院住院患者抗菌药物使用率为29.31%，较2018年上升5.56%（图2-7-17-9）。

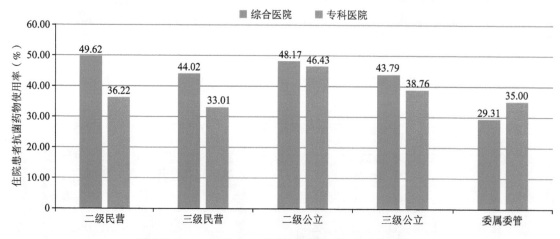

图2-7-17-9　2019年各类医院住院患者抗菌药物使用率

2019年各省（自治区、直辖市）住院患者抗菌药物使用率，二级公立综合医院住院患者抗菌药物使用率介于38.71%（新疆兵团）~54.74%（浙江），全国二级公立综合医院总住院患者抗菌药物使用率为48.17%，较2018年下降1.43%；三级公立综合医院住院患者抗菌药物使用率介于24.26%（北京）~59.87%（西藏），全国三级公立综合医院总住院患者抗菌药物使用率为43.79%，较2018年上升2.72%（图2-7-17-10）。

2019年各省（自治区、直辖市）住院患者抗菌药物使用率，二级民营综合医院住院患者抗菌药物使用率介于20.83%（海南）~59.50%（四川），全国二级民营综合医院总住院患者抗菌药物使用率为49.62%，较2018年下降0.83%；三级民营综合医院住院患者抗菌药物使用率介于31.38%（陕西）~56.75%（湖南），全国三级民营综合医院总住院患者抗菌药物使用率为44.02%，较2018年下降3.99%（图2-7-17-11）。

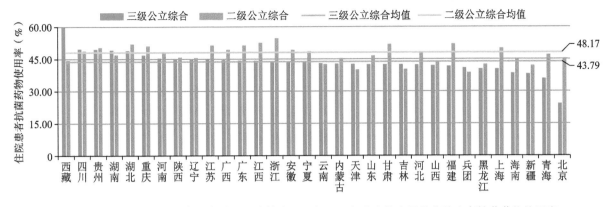

图 2-7-17-10 2019 年各省（自治区、直辖市）二级、三级公立综合医院住院患者抗菌药物使用率

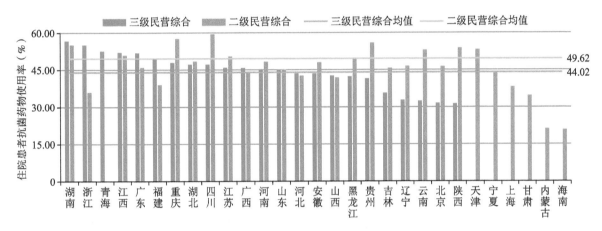

图 2-7-17-11 2019 年各省（自治区、直辖市）二级、三级民营综合医院住院患者抗菌药物使用率

2019 年各省（自治区、直辖市）住院患者抗菌药物使用率，二级公立专科医院住院患者抗菌药物使用率介于 14.53%（云南）~68.13%（湖北），全国二级公立专科医院总住院患者抗菌药物使用率为 46.43%，较 2018 年下降 3.43%；三级公立专科医院住院患者抗菌药物使用率介于 9.01%（新疆兵团）~59.13%（贵州），全国三级公立专科医院总住院患者抗菌药物使用率为 38.76%，较 2018 年上升 2.31%（图 2-7-17-12）。

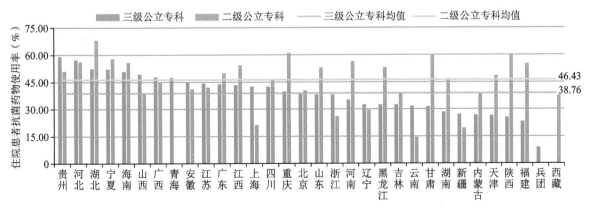

图 2-7-17-12 2019 年各省（自治区、直辖市）二级、三级公立专科医院住院患者抗菌药物使用率

第十八节　临床检验专业

本部分数据来源于全国医疗质量抽样调查，以及国家卫生健康委临床检验中心组织各省级临床检验中心开展的临床检验专业质量控制指标室间质量评价数据，按照完整性、有效性对综合医院数据进行整理，并对各省份公立综合医院进行结构化抽样后，最终纳入 2943 家公立综合医院数据进行分析。

一、标本类型错误率

三级公立综合医院（含委属委管医院）、二级公立综合医院和民营综合医院的全国生化专业标本类型错误率中位数均为 0.01%（表 2-7-18-1）。

表 2-7-18-1　生化专业实验室标本类型错误率分布情况（%）

医院类别	实验室数	最小值	第 5 百分位数	第 25 百分位数	中位数	第 75 百分位数	第 95 百分位数	最大值
三级公立综合	916	0	0	0	0.01	0.02	0.06	0.12
二级公立综合	1194	0	0	0	0.01	0.03	0.12	0.26
民营综合	746	0	0	0	0.01	0.04	0.20	0.36

各省（自治区、直辖市）公立综合医院生化专业实验室标本类型错误率中位数，三级公立综合医院中，贵州中位数最高；二级公立综合医院中，新疆兵团中位数最高（图 2-7-18-1）。各省（自治区、直辖市）民营综合医院生化专业实验室标本类型错误率中位数，青海中位数最高（图 2-7-18-2）。

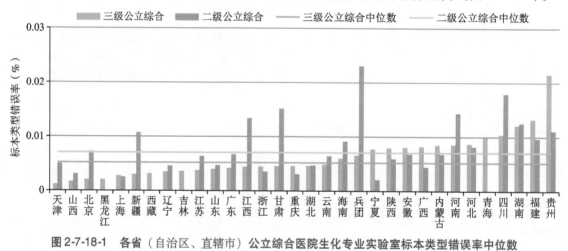

图 2-7-18-1　各省（自治区、直辖市）公立综合医院生化专业实验室标本类型错误率中位数

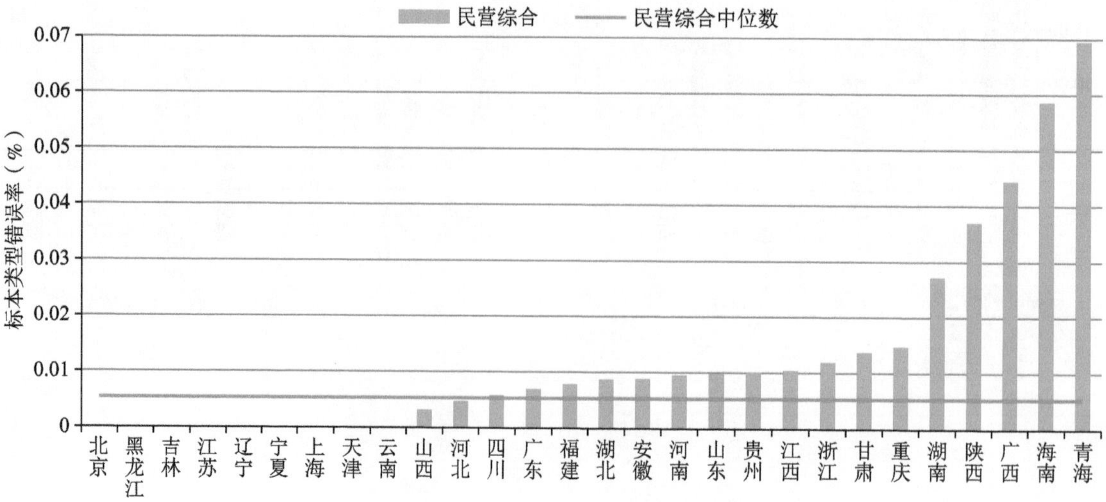

图 2-7-18-2　各省（自治区、直辖市）民营综合医院生化专业实验室标本类型错误率中位数

二、标本容器错误率

三级公立综合医院（含委属委管医院）的全国生化专业标本容器错误率中位数为 0.01%，二级公立综合医院和民营综合医院的全国生化专业标本容器错误率中位数均为 0（表 2-7-18-2）。

表 2-7-18-2　生化专业实验室标本容器错误率分布情况（%）

医院类别	实验室数	最小值	第 5 百分位数	第 25 百分位数	中位数	第 75 百分位数	第 95 百分位数	最大值
三级公立综合	913	0	0	0	0.01	0.01	0.03	0.05
二级公立综合	1196	0	0	0	0	0.02	0.07	0.14
民营综合	737	0	0	0	0	0.02	0.11	0.18

各省（自治区、直辖市）公立综合医院生化专业实验室标本容器错误率中位数，三级公立综合医院中，贵州中位数最高；二级公立综合医院中，重庆中位数最高（图 2-7-18-3）。各省（自治区、直辖市）民营综合医院生化专业实验室标本容器错误率中位数，广西中位数最高（图 2-7-18-4）。

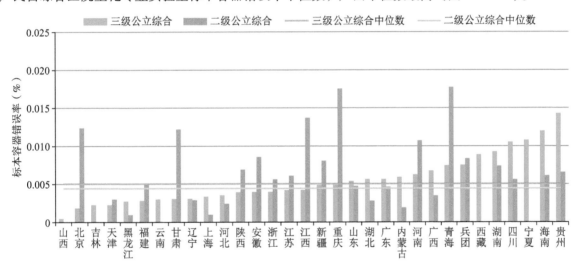

图 2-7-18-3　各省（自治区、直辖市）公立综合医院生化专业实验室标本容器错误率中位数

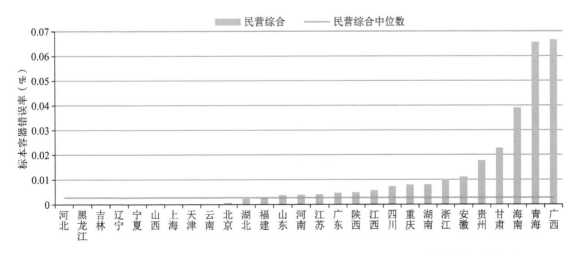

图 2-7-18-4　各省（自治区、直辖市）民营综合医院生化专业实验室标本容器错误率中位数

三、标本采集量错误率

三级公立综合医院（含委属委管医院）、二级公立综合医院和民营综合医院的全国生化专业标本采集量错误率中位数均为0.01%（表2-7-18-3）。

表2-7-18-3　生化专业实验室标本采集量错误率分布情况（%）

医院类别	实验室数	最小值	第5百分位数	第25百分位数	中位数	第75百分位数	第95百分位数	最大值
三级公立综合	914	0	0	0	0.01	0.02	0.06	0.11
二级公立综合	1193	0	0	0	0.01	0.04	0.17	0.33
民营综合	753	0	0	0	0.01	0.06	0.24	0.42

各省（自治区、直辖市）公立综合医院生化专业实验室标本采集量错误率中位数，三级公立综合医院中，四川中位数最高；二级公立综合医院中，四川中位数最高（图2-7-18-5）。各省（自治区、直辖市）民营综合医院生化专业实验室标本采集量错误率中位数，青海中位数最高（图2-7-18-6）。

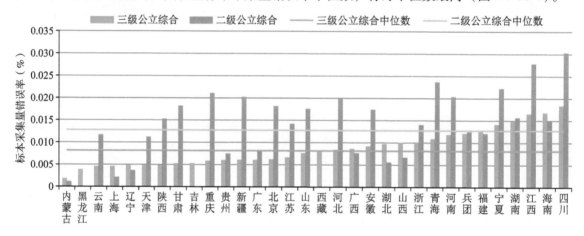

图2-7-18-5　各省份公立综合医院生化专业实验室标本采集量错误率中位数

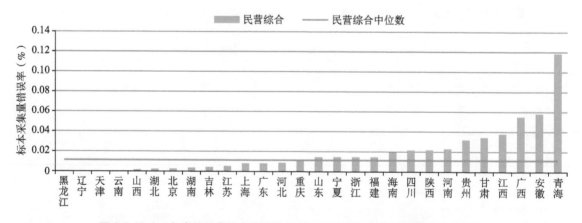

图2-7-18-6　各省份民营综合医院生化专业实验室标本采集量错误率中位数

比较2016—2019年与标本可接受性相关的3项质量指标，我国临床实验室标本类型错误率、标本容器错误率、标本采集量错误率全国中位数略有浮动，总体呈现下降的趋势。以生化专业为例，2016—2019年不同类别医院实验室标本类型错误率和标本容器错误率均小于0.015%（图2-7-18-7、图2-7-18-8），标本采集量错误率均小于0.025%（图2-7-18-9）。

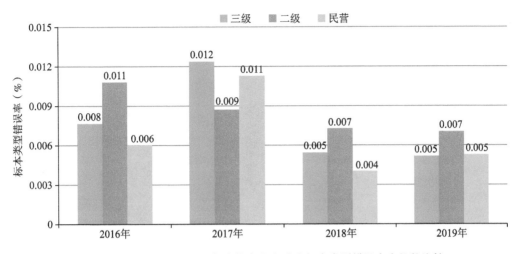

图 2-7-18-7 2016—2019 年生化专业实验室标本类型错误率中位数比较

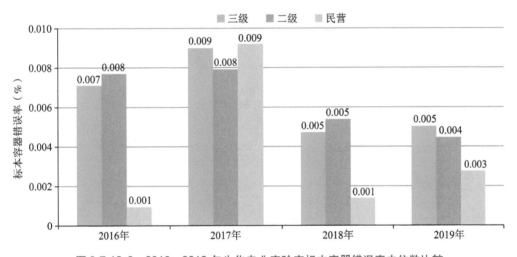

图 2-7-18-8 2016—2019 年生化专业实验室标本容器错误率中位数比较

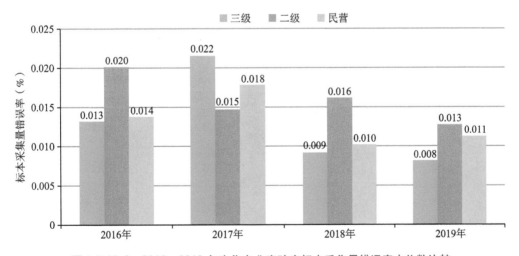

图 2-7-18-9 2016—2019 年生化专业实验室标本采集量错误率中位数比较

第十九节　肾病专业

一、肾脏病质量安全情况分析

2019 年全国医疗质量抽样调查数据中，开展肾脏病专业医疗业务的医院共 3559 家，其中公立医院 3087 家，其中包括二级公立医院 1736 家，三级公立 1338 家，未定级公立医院 13 家；民营医院 472 家，包括二级民营医院 357 家，三级民民营医院 101 家，未定级民营医院 14 家。

1. 慢性肾脏病诊治情况

根据肾脏病年收治人次和 CKD 年收治人次均填报完整的数据信息情况进行筛选，共 1914 家医院完成填报，其中 1862 家医院进行了 CKD 分期评估，评估患者例数 861 563 人（非透析）（表 2-7-19-1）。

表 2-7-19-1　不同 CKD 分期的患者例次与比例（n,%）

CKD 分期	例次	比例
CKD1 期	171 453	19.9%
CKD2 期	124 309	14.43%
CKD3a 期	113 905	13.22%
CKD3b 期	116 144	13.48%
CKD4 期	154 759	17.96%
CKD5 期	180 993	21.01%
合计	861 563	100%

2. 肾穿刺活检工作开展情况

3559 家开展肾脏病诊疗的医院中有 1159 家（34.5%）开展了肾穿刺活检术，其中公立医院 1079 家（93.1%），民营医院 80 家（6.9%）；三级医院 933 家（80.5%），二级医院 220 家（19.0%），未定级 6 家（0.5%）。1159 家开展了肾穿刺活检术的医院中有 293 家（25.3%）可独立制作病理切片，228 家医院（19.7%）可独立完成肾活检术后病理诊断，肾穿刺活检术相关的病理切片制作和病理诊断水平还需进一步提高。

2019 年共完成肾穿刺活检术 124 041 例次，其中 115 140 例（92.8%）上报了病理诊断，按检出率从高到低，前 5 位依次是膜性肾病（31.0%），IgA 肾病（24.7%），微小病变（9.2%）、糖尿病肾病（6.6%）和狼疮性肾炎（5.9%），膜性肾病的检出率高于 IgA 肾病（表 2-7-19-2、图 2-7-19-1）。

表 2-7-19-2　肾穿刺活检患者不同病理类型构成比

不同病理类型	人数	构成比（%）
MN	35 685	31.0
IgAN	28 474	24.7
MCD	10 600	9.2
DN	7575	6.6
LN	6833	5.9
FSGS	6630	5.7
CTIN	4172	3.6
其他	15 171	13.2
合计	115 140	100

注：MN，膜性肾病；IgAN，IgA 肾病；MCD，微小病变型肾病；DN，糖尿病肾病；LN，狼疮性肾炎；FSGS，局灶节段硬化性肾炎；CTIN，慢性肾小管间质性肾炎。

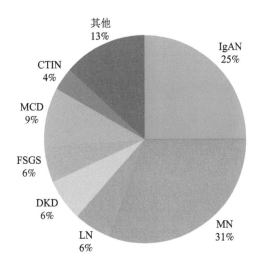

图 2-7-19-1　肾穿刺活检患者不同病理类型构成比

1. IgA 肾病和糖尿病肾脏疾病的调查情况

本次抽样调查数据显示，IgA 肾病 28 474 例，占全年肾活检病例的 24.7%，首次低于膜性肾病的检出率（31.0%）。在 1159 家行肾穿刺活检的单位中，IgA 肾病病理分型诊断参考依据，有 617 家（53.2%）采用 Lee 分级，402 家（34.7%）采用牛津分型，40 家（3.5%）采用 Haas 分型，2 家（0.2%）采用 WHO 分型，3 家（0.2%）采用牛津分型 + Lee 分级，95 家（8.2%）未进行 IgA 肾病的病理分型诊断。

28 474 例 IgA 肾病患者中，28 108 例（98.7%）完成肾穿刺活检时尿蛋白定量数据填报，其中 8694 例（30.9%）尿蛋白定量水平 <1g/d，12 761 例（45.4%）1g/d≤尿蛋白定量 <3.5g/d，6653 例（23.7%）尿蛋白定量≥3.5g/d。共有 8302 例（29.1%）的患者在肾穿刺活检时 eGFR <60mL/(min·1.73m^2)。有近 1/3 的 IgA 肾病患者在肾穿刺活检时病情已进展至 CKD 3 期，说明 IgA 肾病的早期筛查需进一步加强。

RAS 阻滞剂作为 IgA 肾病首选治疗药物，已被广泛认可，但应用激素或免疫抑制的适应证尚存在争议。在一项纳入 2009 年至 2018 年 19 项研究的荟萃分析发现，RAS 阻滞剂的使用率为 37% ~ 100% 不等。本次抽样调查数据显示，IgA 肾病患者 RAS 阻滞剂的总体使用率为 80.8%，其中公立医院的总体使用率为 80.6%，民营医院的总体使用率为 80.5%；三级医院的总体使用率为 80.8%，二级医院的总体使用率为 82.0%，未定级医院的总体使用率为 77.9%，但不同医院之间 IgA 肾病的 RAS 阻滞剂使用率差别较大（图 2-7-19-2、图 2-7-19-3）。公立医院中 RAS 阻滞剂使用率在 20% 以下的医院占 4.3%，民营医院中 RAS 阻滞剂使用率在 20% 以下的医院占 2.2%；三级医院中 RAS 阻滞剂使用率在 20% 以下的医院占 3.4%，二级医院中 RAS 阻滞剂使用率在 20% 以下的医院占 9.2%，未定级医院中没有 RAS 阻滞剂使用率在 20% 以下的医院。

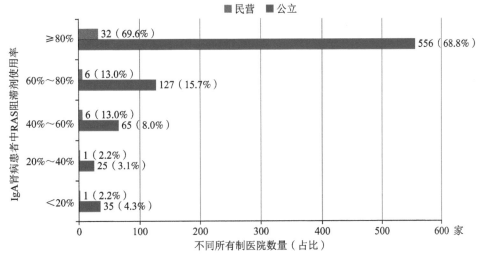

图 2-7-19-2　不同所有制医院 IgA 肾病患者 RAS 阻滞剂使用率

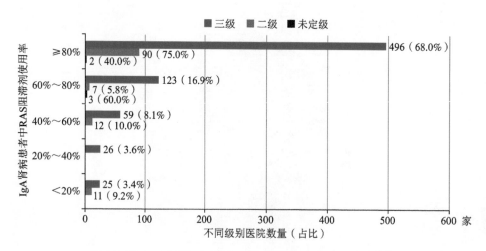

图 2-7-19-3　不同级别医院 IgA 肾病患者 RAS 阻滞剂使用率

开展肾脏病医疗业务的 3559 家抽样医院中，糖尿病肾脏疾病患者（包括临床诊断和病理诊断）年收治人数为 320 856 人，占抽样肾内科年收治人数的 35.88%。690 110 例 GFR < 60mL/（min·1.73m²）的 CKD 3 ~ 5 期患者中糖尿病肾脏疾病患者为 187 442 人，占 27.16%，680 570 例 GFR ≥ 15 mL/（min·1.73m²）的 CKD 1 ~ 4 期患者中糖尿病肾脏疾病患者为 153 994，占 22.63%。1988—2014 年美国国家健康和营养调查（National Health and Nutrition Examination Survey，NHANS）数据显示，成人糖尿病患者中 CKD 的总体发生率为 25%，GFR < 60mL/（min·1.73m²）的患者占糖尿病患者的 12%。

本次调查数据显示，完成糖化血红蛋白（A1C）检测的人数 273 053 人，检测完成率为 85.1%，糖化血红蛋白 < 7% 的人数为 122 021 人，达标率为 44.69%；完成低密度脂蛋白检测的人数为 284 260 人，检测完成率为 88.59%，eGFR < 60mL/（min·1.73m²）的糖尿病肾脏疾病患者中低密度脂蛋白 < 1.8mmol/L 的人数为 89 356 人，达标率为 49%。eGFR ≥ 15mL/（min·1.73m²）糖尿病肾脏疾病患者中血压（BP）< 130/80mmHg 的人数为 76 450 人，达标率为 49.64%。

二、血液净化技术质量安全情况分析

本部分数据来源于全国血液净化病例信息登记系统（Chinese national renal data system，CNRDS，www.cnrds.net）。

（一）血液透析

2019 年全国登记血液透析在透患者 632 653 例，较 2018 年增长 9.19%，年患病率为 453.2/百万人口（pmp），呈逐年上升的趋势。2019 年新增患者 134 640 例，较 2018 年增长 7.83%，年发病率为 96.5pmp。

1. 血液透析患者死亡原因分析

2019 年 CNRDS 共登记死亡血液透析患者为 36 156 例，死亡率为 5.0%。患者死亡原因依次是心血管事件（40.5%）、脑血管事件（20.3%）、消化道出血和其他出血性疾病（8.7%）、感染（4.5%），其他原因（26.0%）。2011—2019 年心、脑血管事件均是血液透析患者死亡的首要原因，占比超过 60%。

2. 肾性贫血控制情况分析

2019 年全国血液透析在透患者血红蛋白平均值为 104.3g/L，血红蛋白 ≥ 110g/L 的患者比例（即肾性贫血控制率）为 39.3%（表 2-7-19-3）。

表 2-7-19-3　2019 年血液透析在透患者血红蛋白平均值与控制率

血红蛋白	1 季度	2 季度	3 季度	4 季度	年度	至少 1 次达标
平均值（g/L）	105.0	104.7	105.7	106.3	104.3	—
控制率（%）	42.1	41.3	43.7	45.4	39.3	58.5

3. 慢性肾脏病矿物质与骨异常控制情况

2019 年在透血液透析患者血钙平均值 2.18 mmol/L，控制率 58.7%；血磷平均值 1.91 mmol/L，控制率 38.2%；PTH 平均值 417 pg/mL，控制率 59.7%（图 2-7-19-4）。

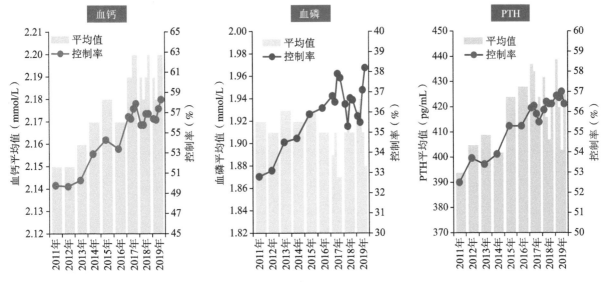

图 2-7-19-4　2011—2019 年在透患者血钙、血磷、PTH 平均值与控制率

（二）腹膜透析

2019 年 CNRDS 登记腹膜透析在透患者 103 348 例，年患病率为 73.8pmp，新增患者 17 380 例，年发病率为 12.5pmp。

1. 在透患者透析龄

2012—2019 年腹膜透析患者平均透析龄呈逐年延长趋势，2019 年平均透析龄为（48.6±37.5）个月，中位数为 40.8（18.9~70.6）个月。2019 年不同透析龄组构成比：5 年以下为 67.5%，5 年以上为 32.5%（表 2-7-19-4、图 2-7-19-5）。

表 2-7-19-4　2012—2019 年全国登记腹膜透析在透患者平均透析龄及分布情况

透析龄	2012	2013	2014	2015	2016	2017	2018	2019
平均值（月）	29.9	32.8	36.9	41.4	45.4	44.4	46.9	48.6
平均值（年）	2.5	2.7	3.1	3.5	3.8	3.7	3.9	4.1
≤1 年（%）	26.4	22.1	19.4	16.8	16.1	16.5	17.4	16.3
>1，≤3 年（%）	43.1	43.3	37.8	32.7	30.0	32.1	29.3	29.0
>3，≤5 年（%）	18.6	20.8	25.3	27.9	24.8	23.5	22.5	22.2
>5，≤10 年（%）	11.3	13.0	16.3	20.9	26.4	24.9	26.7	27.6
>10 年（%）	0.7	0.9	1.2	1.8	2.8	3.1	4.1	5.0

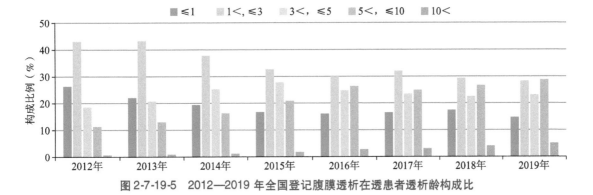

图 2-7-19-5　2012—2019 年全国登记腹膜透析在透患者透析龄构成比

2．营养控制情况

2019年度全国腹膜透析患者血清白蛋白平均水平为35.4g/L，56.5%的患者达标（表2-7-19-5、图2-7-19-6）。

表2-7-19-5　2019年全国腹膜透析患者血清白蛋白平均值与控制率

2019年	1季度	2季度	3季度	4季度	年平均水平
平均值	35.9	35.8	35.8	36	35.4
控制率	59.3%	58.9%	58.9%	59.9%	56.5%

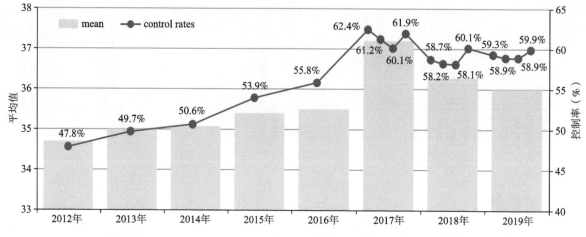

图2-7-19-6　2012—2019年全国腹膜透析患者血清白蛋白平均值与控制率

3．腹膜透析患者死亡情况分析

2019年登记腹膜透析死亡病例共2860例，患者平均年龄为61.5岁，平均透程为43.1个月（图2-7-19-7），其中大于5年的患者占25.4%。死亡原因中心血管事件排名第1位，占36.1%，其次是脑血管事件（14.3%），感染（12.2%），出血（4.1%）和其他原因（33.3%）。

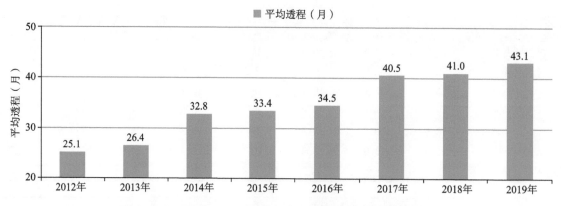

图2-7-19-7　2012—2019年全国登记腹膜透析死亡患者透程情况

第二十节　神经系统疾病专业

本部分数据来源于2019年全国医疗质量数据（NCIS）抽样调查，全国共1803家医院填报了神经科专业［包括神经内科、神经外科、神经介入科或神经重症科（NCU）］数据，其中三级医院782家（43.3%）、二级医院1021家（56.6%）。

一、神经外科质量安全情况分析

1. 神经外科手术术后感染

2019年NCIS调查医院神经外科手术术后发生院感的平均发生率为3.2%，其中三级医院为3.8%，二级医院为2.7%；术后中枢神经系统感染的平均发生率为2.2%，其中三级医院为3.3%，二级医院为1.2%（表2-7-20-1）。

表2-7-20-1　2019年NCIS神经科调查神经外科手术术后感染

	三级医院	二级医院	总体
	平均值	平均	平均
术后院感发生率（%）	3.8	2.7	3.2
术后中枢神经系统感染发生率（%）	3.3	1.2	2.2

2. 非计划二次手术

2019年NCIS调查医院中非计划二次手术的平均发生例数为5.6例，平均发生率为0.9%。其中三级医院平均发生例数为9.6，平均发生率为1.1%；二级医院平均发生例数为1.9，平均发生率为0.8%（表2-7-20-2）。

表2-7-20-2　2019年NCIS神经科调查神经外科非计划二次手术

	三级医院		二级医院		总体	
	最大值	平均值	最大值	平均	最大值	平均
非计划二次手术发生例数	266	9.6	47	1.9	266	5.6
非计划二次手术发生率	33%	1.1%	32%	0.8%	33%	0.9%

二、神经介入专业质量安全情况分析

2019年参与NCIS神经介入调查的医院针对不同疾病开展神经介入诊断及治疗手术量如图2-7-20-1所示，共完成420 777台，平均每家医院378.74台。神经介入诊断手术中，脑血管造影术276 401台，平均每家医院249.46台；脊髓血管造影术2427台，平均每家医院2.55台。神经介入治疗手术共141 949台，平均每家医院134.17台。脑血管造影、脊髓血管造影、平诊缺血性脑血管病介入治疗、急性缺血性卒中血管内治疗、出血性脑血管病介入治疗术后住院期间严重并发症发生率依次为0.21%、0.25%、3.03%、5.00%及2.70%；住院期间死亡率依次为0.12%、0.25%、0.82%、3.76%及1.52%。不同疾病行神经介入治疗术后，住院期间严重并发症发生率情况及住院期间死亡率情况见图2-7-20-2及图2-7-20-3。

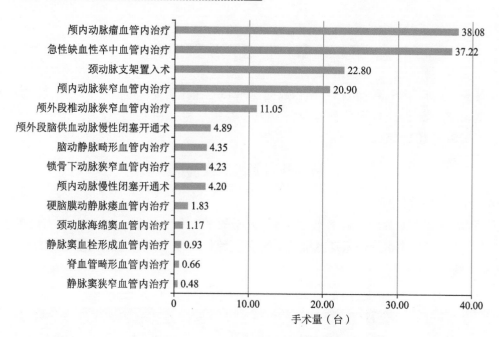

图 2-7-20-1　2019 年神经介入治疗手术量（台）

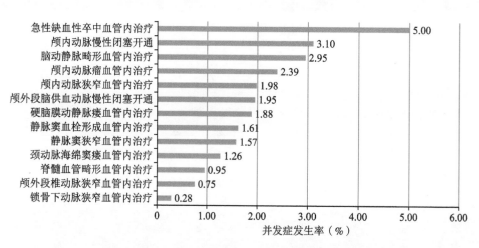

图 2-7-20-2　2019 年神经介入治疗严重并发症发生率

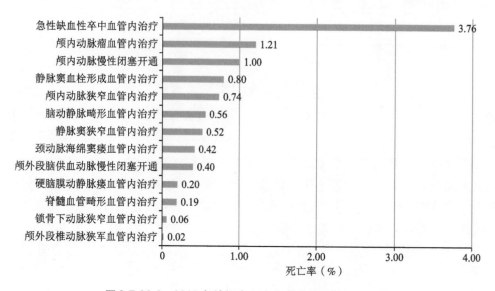

图 2-7-20-3　2019 年神经介入治疗术后住院期间死亡率

三、神经重症质量安全分析

病情评估方面，意识水平评估、镇痛镇静评估、VTE 评估、预防性抗癫痫患者脑电图检查率等方面较好（图 2-7-20-4）。

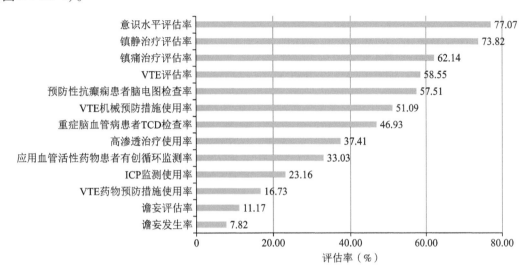

图 2-7-20-4　NCU 质控指标 - 病情评估类

医院感染控制方面，抗菌药物治疗前病原学送检率为 72.55%，疑似中枢神经系统感染时病原学标本的送检率为 89.14%；死亡和重返类指标方面，APACHE Ⅱ 评分 ≥15 分患者死亡率为 1.26%，转出NCU 后 48 小时内重返率为 1.80%（图 2-7-20-5）。

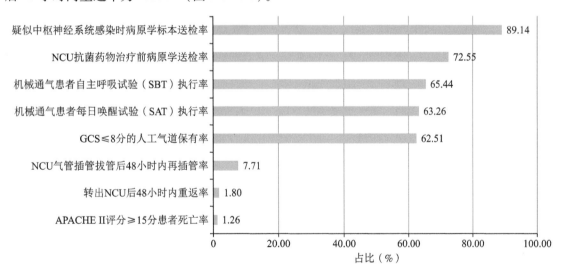

图 2-7-20-5　NCU 质控指标 - 感控、死亡、重返及其他

第二十一节　口腔专业

一、口腔门诊7类常见并发症总体发生率

在全国31个省（自治区、直辖市）及兵团的2670家医疗机构中，2019年门诊患者84 113 292人次，7类常见并发症共发生97 602例次，总体发生率为0.12%。按照平均发生数量排序，排名前5位的并发症依次为：口腔软组织损伤、门诊手术并发症、根管内器械分离（根管治疗断针）、种植体脱落和治疗牙位错误（图2-7-21-1）。

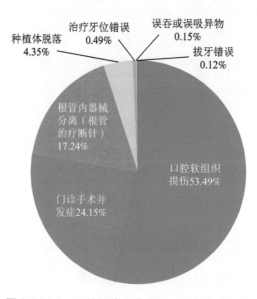

图2-7-21-1　口腔门诊7类常见并发症构成比例

二、住院患者出院后31天内非预期再住院率

在全国31个省（自治区、直辖市）及兵团的913家医疗机构中，2019年出院患者总数494 405人，住院患者出院后31天内非预期再住院患者1827人（口腔颌面部间隙感染41人、舌癌34人、牙颌面畸形21人、腮腺良性肿瘤17人、先天性唇裂11人、上颌骨骨折7人），住院患者出院后31天内非预期再住院率为0.37%（表2-7-21-1、图2-7-21-2）。

表2-7-21-1　2019年口腔住院患者出院后31天内非预期再住院在不同医疗机构中发生情况比较

质控指标	三级	二级		二级以下		平均值
	公立	公立	民营	公立	民营	
年平均出院患者/人	2619.86	740.59	413.80	258.80	111.50	541.52
平均住院患者出院后31天内非预期再住院患者/人	8.61	2.32	1.60	1.31	0.12	2.00
住院患者出院后31天内非预期再住院率/%	0.33	0.31	0.39	0.51	0.11	0.37
住院患者出院当天非预期再住院率/%	0.01	0.01	0.02	0.03	0.00	0.01
住院患者出院2~15天非预期再住院率/%	0.15	0.14	0.29	0.06	0.03	0.12
住院患者出院16~31天非预期再住院率/%	0.17	0.16	0.07	0.42	0.08	0.23

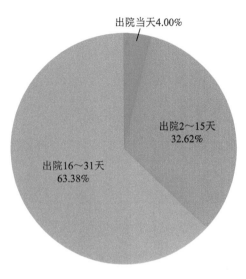

图 2-7-21-2　2019 年住院患者出院后 31 天内非预期再住院构成比例

三、住院手术患者围手术期 9 类常见并发症总体发生率

在全国 31 个省（自治区、直辖市）及兵团的 913 家医疗机构中，2019 年出院患者手术总例数 393 709 例，手术患者 9 类常见并发症共发生 2819 例，总体发生率为 0.72%，按照平均发生数量排序，排名前 5 位的并发症依次为：手术后出血或血肿、与手术/操作相关感染、手术后生理/代谢紊乱、手术后呼吸道并发症及手术伤口裂开（图 2-7-21-3）。

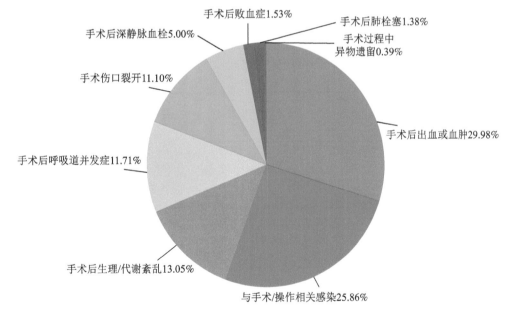

图 2-7-21-3　2019 年口腔住院手术患者 9 类常见并发症构成比例

第二十二节 病理专业

2020 年度全国医疗质量数据抽样调查，共有 3631 家医疗机构纳入分析，其中，三级公立综合医院 1543 家（含委属委管医院 28 家），二级公立综合医院 1717 家，民营医院 348 家。

一、术中快速病理诊断及时率

委属委管医院、三级公立医院、二级公立医院及民营医院的平均术中快速病理诊断及时率分别为 93.14%、96.53%、95.58% 及 96.14%（图 2-7-22-1、图 2-7-22-2）。

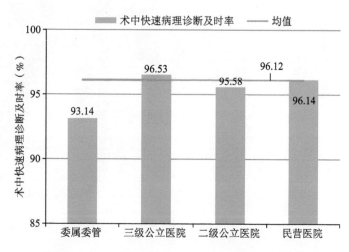

图 2-7-22-1　不同级别医院术中快速病理诊断及时率

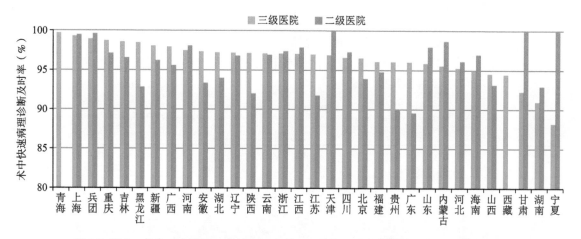

图 2-7-22-2　各省（自治区、直辖市）二级、三级公立医院术中快速病理诊断及时率

二、小活检标本病理诊断及时率

委属委管医院、三级公立医院、二级公立医院及民营医院的小活检病理诊断及时率分别为 95.88%、97.24%、95.79% 及 88.02%（图 2-7-22-3、图 2-7-22-4）。

三、术中快速诊断与石蜡诊断符合率

委属委管医院、三级公立医院、二级公立医院及民营医院的术中快速诊断与石蜡诊断符合率分别为 99.11%，98.46%、98.38% 及 98.41%（图 2-7-22-5、图 2-7-22-6）。

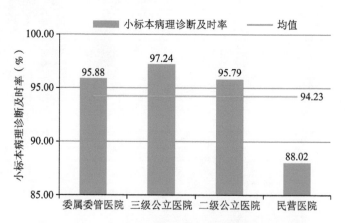

图 2-7-22-3　不同级别医院小活检标本病理诊断及时率

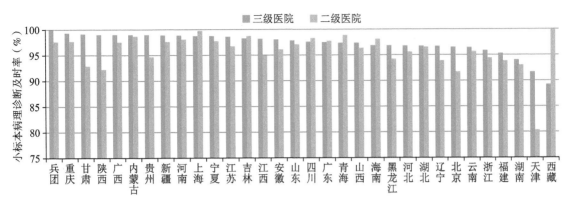

图2-7-22-4 各省（自治区、直辖市）二级、三级公立医院小活检标本病理诊断及时率

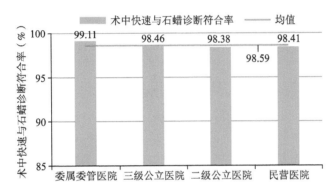

图2-7-22-5 不同级别医院术中快速病理诊断与石蜡诊断符合率

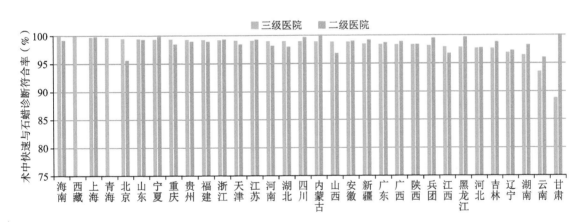

图2-7-22-6 各省（自治区、直辖市）二级、三级公立医院术中快速诊断与石蜡诊断符合率

第二十三节 药事管理专业

2020 年全国医疗质量抽样调查，全国共有 31 个省（自治区、直辖市）4357 家医疗机构参与药事管理专业进行数据填报。根据本年度数据上报情况，选择有效数据占比≥60% 的综合医院作为样本医院，全国共计 3964 家综合医院纳入统计（占 90.98%），其中公立综合医院 3244 家，民营综合医院 720 家。3964 家公立综合医院中三级公立医院 1178 家（包括委属委管医院 25 家），二级公立医院 2066 家；720 家民营综合医院中三级民营医院 92 家，二级民营医院 628 家。

一、住院患者静脉输液使用率

2019 年全国住院患者静脉输液总使用率为 89.36%，其中委属委管、三级公立、二级公立、三级民营及二级民营医院的住院患者静脉输液使用率分别为 84.73%、88.10%、91.46%、85.81% 和 91.37%（图 2-7-23-1、图 2-7-23-2）。

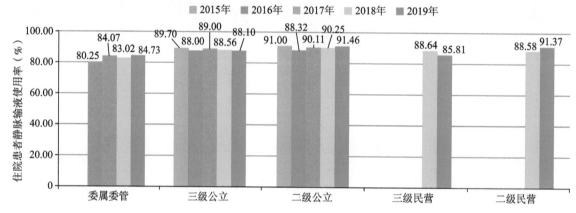

图 2-7-23-1　全国不同类别医院住院患者静脉输液使用率

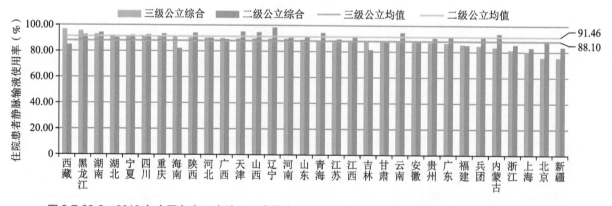

图 2-7-23-2　2019 年全国各省（自治区、直辖市）二级、三级公立综合医院住院患者静脉输液使用率

二、住院患者中药注射剂静脉输液使用率

2019 年全国住院患者中药注射剂静脉输液总使用率为 21.67%，其中委属委管、三级公立、二级公立、三级民营及二级民营医院住院患者中药注射剂静脉输液使用率分别为 11.73%、19.86%、24.28%、27.25% 和 24.72%（图 2-7-23-3、图 2-7-23-4）。

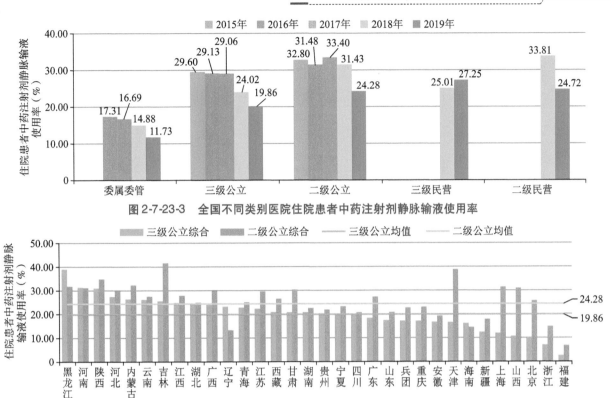

图 2-7-23-3　全国不同类别医院住院患者中药注射剂静脉输液使用率

图 2-7-23-4　2019 年全国各省（自治区、直辖市）二级、三级公立综合医院住院患者中药注射剂静脉输液使用率

三、住院患者质子泵抑制药注射剂静脉使用率

2019 年全国住院患者质子泵抑制药注射剂静脉使用率为 23.20%，其中委属委管、三级公立、二级公立、三级民营及二级民营医院住院患者质子泵抑制药注射剂静脉使用率分别为 30.58%、25.83%、21.88%、26.03% 和 15.49%（图 2-7-23-5、图 2-7-23-6）。

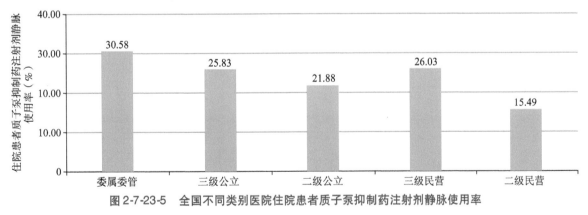

图 2-7-23-5　全国不同类别医院住院患者质子泵抑制药注射剂静脉使用率

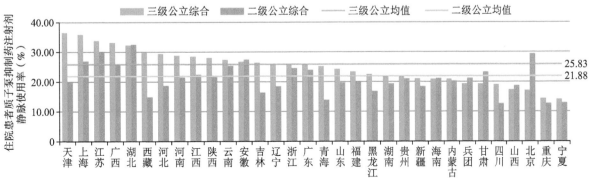

图 2-7-23-6　2019 年全国各省（自治区、直辖市）二级、三级公立综合医院住院患者质子泵抑制药注射剂静脉使用率

第二十四节 消化内镜专业

2019 年全国医疗质量抽样调查总共采集 8512 家医疗机构数据，筛选剔除后最终纳入 2698 家医院的数据进行分析，其中委属委管医院 17 家，三级公立综合医院 845 家（不含委属委管医院），二级公立综合医院 1384 家，民营综合医院 372 家，儿童专科医院 26 家，肿瘤专科医院 54 家。

一、消化道早癌检出率

消化道早癌检出率连续 4 年呈上升趋势（图 2-7-24-1）。

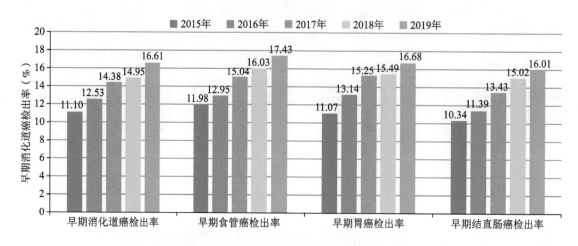

图 2-7-24-1   2015—2019 年消化道早癌检出率

2019 年早期食管癌内镜总检出率为 17.43%，较 2018 年（16.03%）有所提升，委属委管（21.63%）及民营综合医院（22.16%）早期食管癌检出率显著高于其他类型医院（图 2-7-24-2）。

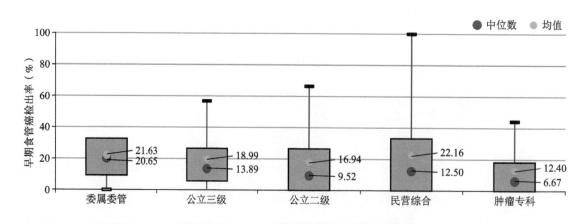

图 2-7-24-2   各类型医院早期食管癌检出率

2019 年早期胃癌内镜总检出率为 16.68%，较 2018 年（15.49%）有所提升，民营综合医院早期胃癌检出率均值（22.13%）显著高于其他类型医院（图 2-7-24-3）。

2019 年早期结直肠癌内镜总检出率为 16.01%，较 2018 年（15.02%）有所提升，委属委管医院早期结直肠癌检出率均值（26.43%）较高（图 2-7-24-4）。

2019 年消化道早癌在所有消化道恶性肿瘤中的占比为 16.61%，较 2018 年（14.95%）有所提升。委属委管医院消化道早癌检出率均值（23.36%）显著高于其他类型医院（图 2-7-24-5、图 2-7-24-6）。

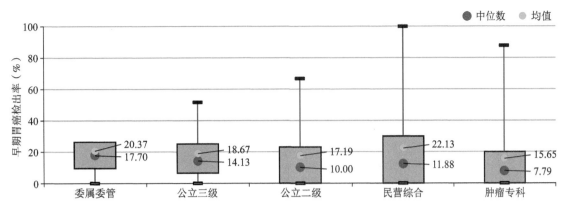

图 2-7-24-3 各类型医院早期胃癌检出率

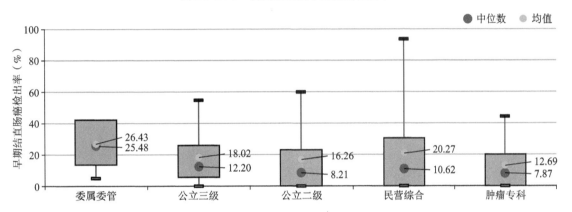

图 2-7-24-4 各类型医院早期结直肠癌检出率

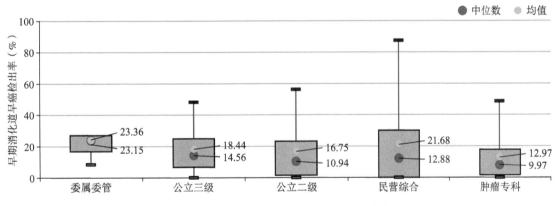

图 2-7-24-5 各类型医院消化道早癌检出率

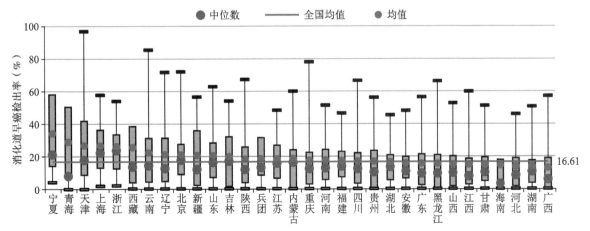

图 2-7-24-6 各省（自治区、直辖市）消化道早癌检出率情况

二、ESD（内镜黏膜下剥离术）完全切除率

2019 年抽样医院共完成 ESD 73 452 例，其中胃 ESD 占比最大，为 37.94%。全国总的 ESD 完全切除率为 94.62%，较 2018 年（91.11%）有所提升。二级公立综合医院和民营医院 ESD 完全切除率较低（图 2-7-24-7、图 2-7-24-8）。

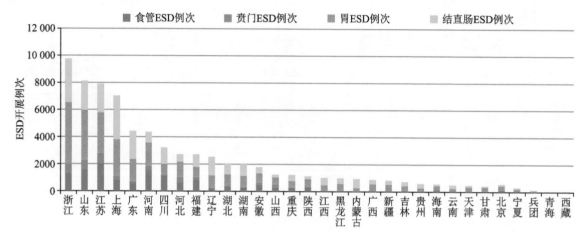

图 2-7-24-7　各省（自治区、直辖市）医院开展 ESD 情况

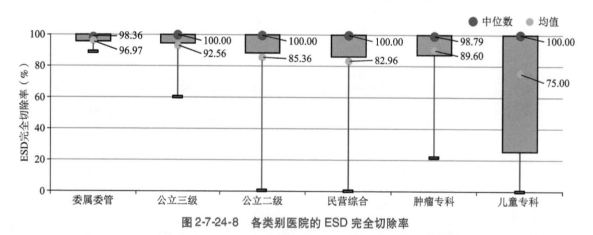

图 2-7-24-8　各类别医院的 ESD 完全切除率

三、ERCP（经内镜逆行胰胆管造影）术中对目标胆管或胰管深插管成功率

2019 年共完成 ERCP 102 011 次，其中急诊占 11.79%，镇静/麻醉占 61.31%。全国总的 ERCP 选择性深插管总成功率为 92.94%，较 2018 年（94.32%）有所下降。二级公立综合医院和民营医院 ERCP 术中对目标胆管或胰管深插管成功率较低（图 2-7-24-9）。

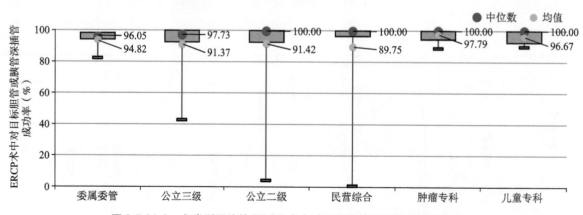

图 2-7-24-9　各类别医院的 ERCP 术中对目标胆管或胰管深插管成功率

第二十五节　感染性疾病专业

2019 年全国医疗质量数据抽样调查采集了全国 8555 家各级各类医疗机构医疗服务和质量安全数据，设置有感染性疾病科的医疗机构 2739 家（32.02%）。其中，三级公立综合医院 1122 家（41.01%）、三级民营综合医院 47 家（1.72%）、二级公立综合医院 1351 家（49.38%）、二级民营综合医院 67 家（2.45%）、三级传染病专科医院 68 家（2.48%）、二级传染病专科医院 45 家（1.64%）、儿童专科医院 31 家（1.13%）、未定级医院 5 家（0.18%）。

一、流感相关死亡病例发病 48 小时内抗病毒药物使用率

全国 139 家医疗机构填报了 1509 例流感相关死亡病例，发病 48 小时内抗病毒药物使用率 76.87%，三级公立综合医院最高（78.17%），二级公立综合医院次之（73.08%），民营综合医院最低（44.44%）（表 2-7-25-1）。

表 2-7-25-1　流感相关死亡病例分布及抗病毒药物使用情况

医院类别	上报医院数量	流感相关死亡人数	死亡病例发病 48 小时内抗病毒药物使用人数	抗病毒药物使用率（%）
三级公立综合	100	1287	1006	78.17
二级公立综合	24	156	114	73.08
民营综合	3	18	8	44.44
传染病专科	6	28	20	71.43
儿童专科	6	20	12	60.00
合计	139	1509	1160	76.87

二、艾滋病抗病毒治疗半年有效率

414 家医院填报了艾滋病单病种管理质量数据，全国艾滋病抗病毒治疗半年有效率为 89.72%，三级民营综合医院最低（59.52%）（表 2-7-25-2）。

表 2-7-25-2　艾滋病单病种管理质量指标

医院类别	抗病毒治疗前 CD4＋细胞检测率（%）	抗病毒治疗前 HIV 病毒载量检测率（%）	抗病毒治疗半年 CD4＋细胞检测率（%）	抗病毒治疗半年 HIV 病毒载量检测率（%）	抗病毒治疗半年有效率（%）
三级公立综合	99.59	44.32	98.98	77.71	90.70
二级公立综合	98.06	33.09	96.27	87.53	90.13
三级民营综合	100.00	88.28	100.00	98.82	59.52
二级民营综合	100.00	100.00	100.00	100.00	100.00
三级传染病专科	99.52	71.43	96.18	67.93	87.83
二级传染病专科	97.20	51.15	94.81	77.04	90.20
均值	99.13	51.10	97.43	77.40	89.72

第二十六节 门诊专业

一、预约挂号率

2019 年共纳入 3486 家医院数据进行分析，平均预约挂号率为 29.05%，委属委管医院最高，为 56.20%；二级公立医院最低，为 24.09%。不同地区中，黑龙江省最高，为 46.24%；新疆生产建设兵团最低，为 10.83%（图 2-7-26-1、图 2-7-26-2）。

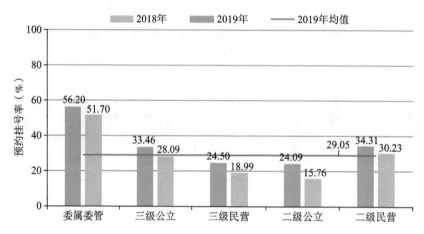

图 2-7-26-1 2018 年及 2019 年各级各类医院预约挂号率

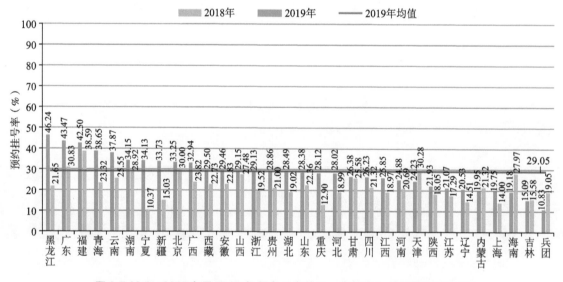

图 2-7-26-2 2018 年及 2019 年各省（自治区、直辖市）医院预约挂号率

二、门诊患者预约后平均等待小于 30 分钟占比

2019 年共纳入 2779 家医院数据进行分析，门诊患者预约后平均等待小于 30 分钟平均占比为 91.40%，二级民营医院最高，为 97.92%；委属委管医院最低，为 69.57%。不同地区中，青海最高，为 100.00%；上海最低，为 70.00%（图 2-7-26-3、图 2-7-26-4）。

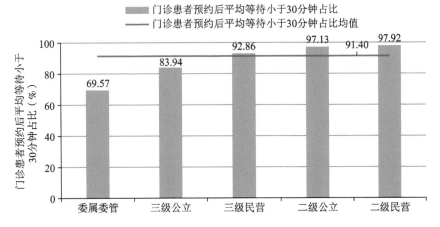

图 2-7-26-3　2019 年各级各类医院门诊患者预约后平均等待小于 30 分钟占比

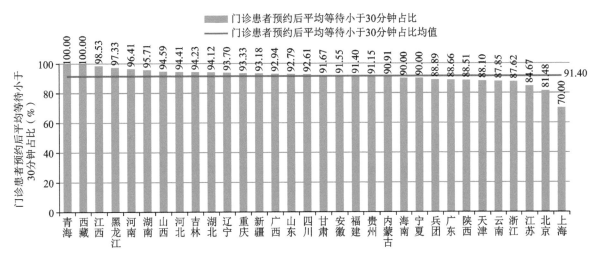

图 2-7-26-4　2019 年各省（自治区、直辖市）医院门诊患者预约后平均等待小于 30 分钟占比

三、门诊患者静脉输液使用率

2019 年共纳入 2694 家医院数据进行分析，门诊患者静脉输液使用率均值为 8.60%，二级民营医院最高，为 12.90%；委属委管医院最低，为 2.69%（图 2-7-26-5）。不同地区中，西藏自治区最高，为 22.52%；天津市最低，为 3.42%（图 2-7-26-5、图 2-7-26-6）。

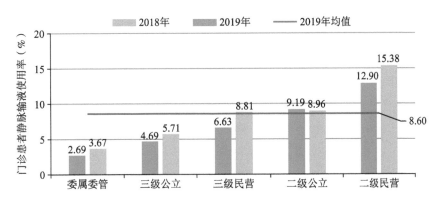

图 2-7-26-5　2018 年及 2019 年各级各类医院门诊患者静脉输液使用率

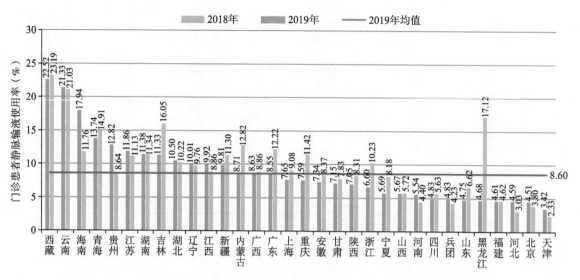

图 2-7-26-6 2018 年及 2019 年各省（自治区、直辖市）医院门诊患者静脉输液使用率

四、门诊患者基本药物使用率

2019 年共纳入 3107 家医院数据进行分析，门诊患者基本药物使用率均值为 52.38%，二级民营医院最高，为 62.26%；委属委管医院最低，为 39.51%。不同地区中，西藏自治区最高，为 78.55%；新疆生产建设兵团最低，为 34.17%（图 2-7-26-7、图 2-7-26-8）。

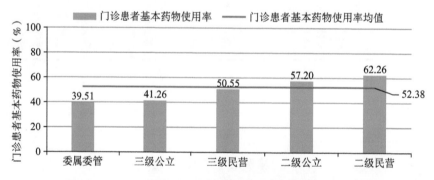

图 2-7-26-7 2019 年各级各类医院门诊患者基本药物使用率

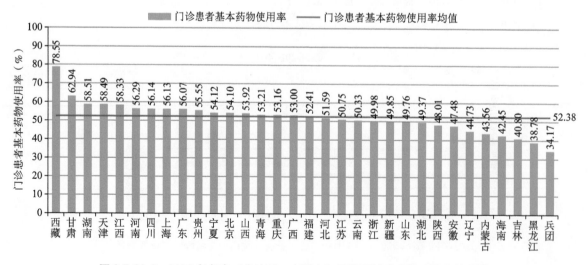

图 2-7-26-8 2019 年各省（自治区、直辖市）医院门诊患者基本药物使用率

五、门诊电子病历使用率

2019 年共纳入 2197 家医院数据进行分析，门诊电子病历使用率均值为 66.46%，三级民营医院最高，为 75.18%；委属委管医院最低，为 30.96%。不同地区中，新疆维吾尔自治区最高，为 77.69%；湖北省最低，为 41.16%（图 2-7-26-9、图 2-7-26-10）。

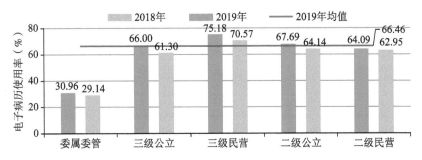

图 2-7-26-9　2018 年及 2019 年各级各类医院门诊电子病历使用率

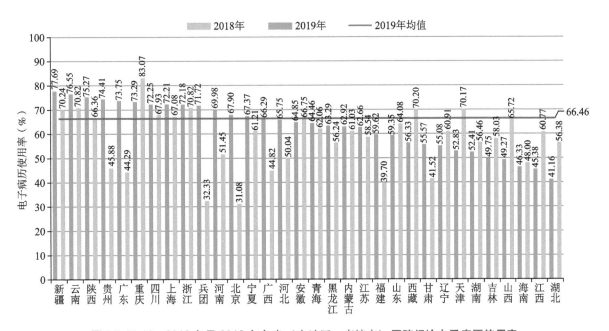

图 2-7-26-10　2018 年及 2019 年各省（自治区、直辖市）医院门诊电子病历使用率

第二十七节　健康体检与管理专业

本次调查以健康体检与管理专业质控指标为基础，在国家医疗质量管理与控制信息网（www.ncis.cn）采用网络年度抽样调查的形式进行。共提取 8282 家综合医院数据，剔除完全未填报健康体检与管理专业质控指标相关数据的 3439 家和未开展健康体检与管理专业的 1099 家医院，最终采用覆盖全国 31 个省（自治区、直辖市）3690 家医院数据进行分析。

一、生化学检查项目完成率

本部分有 3495 家医院数据纳入分析，全国生化学检查项目完成总人次为 7165.36 万人次，平均完成率为 77.74%（图 2-7-27-1）。3495 家医院中不同完成率区间的医院数量随着完成率的升高呈逐渐上升的趋势（表 2-7-27-1）。

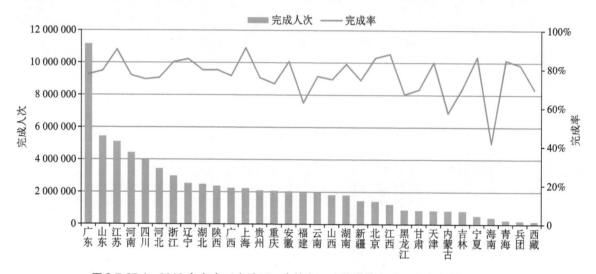

图 2-7-27-1　2019 年各省（自治区、直辖市）生化学检查项目完成人次及完成率

表 2-7-27-1　生化学检查项目完成率不同区间的医院数量

完成率区间	公立			民营		
	二级	三级	未定级	二级	三级	未定级
[0，10%）	39	9	0	6	0	0
[10%，20%）	34	6	0	8	1	0
[20%，30%）	47	15	1	8	1	0
[30%，40%）	68	33	0	6	3	0
[40%，50%）	77	40	0	7	1	0
[50%，60%）	118	57	0	7	2	0
[60%，70%）	143	109	3	20	10	4
[70%，80%）	194	173	3	29	15	2
[80%，90%）	217	229	1	50	18	2
[90%，100%]	793	602	6	220	48	10

二、健康体检与管理结果随访率

本部分有2854家医院数据纳入分析，全国健康体检重大项目发现重要异常阳性结果的总人次为339.76万人，进行随访的总人数为245.03万人，平均随访率为72.12%（图2-7-27-2）。2854家医院中，对健康体检重大项目发现重要异常阳性结果进行100%随访的医院数量为2020家，占比70.78%（表2-7-27-2）。

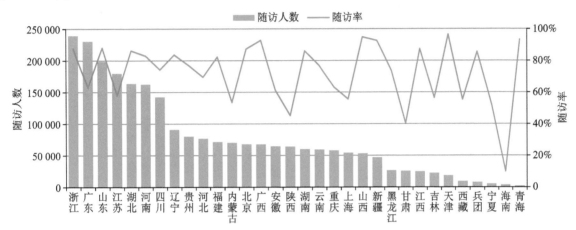

图2-7-27-2　2019年各省（自治区、直辖市）重大项目发现重要异常阳性结果中随访人数及随访率

表2-7-27-2　重大项目发现重要异常阳性结果随访率不同区间的医院数量

随访率区间	公立			民营		
	二级	三级	未定级	二级	三级	未定级
[0%，10%)	46	34	0	5	2	0
[10%，20%)	21	21	0	3	2	0
[20%，30%)	25	21	2	6	1	0
[30%，40%)	30	20	0	3	1	0
[40%，50%)	22	24	0	2	2	0
[50%，60%)	41	28	0	3	1	1
[60%，70%)	33	28	0	4	3	0
[70%，80%)	30	36	0	5	2	1
[80%，90%)	64	56	1	6	2	0
[90%，100%)	64	115	0	10	7	0
100%	956	778	8	202	66	10

第二十八节　康复医学专业

2020 年全国医疗质量抽样调查共有 8392 家医疗机构参与康复医学专业数据填报，剔除未设置康复医学病房及不符合纳入要求的医疗机构，最终共有 2099 家医院纳入分析。

一、药占比及康复治疗占比

2016—2019 年均参与全国医疗质量数据抽样调查的 719 家综合医院，康复治疗费用占比逐年提升，药占比逐年下降，其中 2019 年治疗费用占比为 54.13%，药占比为 18.24%（图 2-7-28-1）。

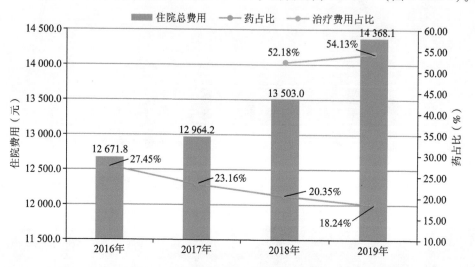

图 2-7-28-1　2016—2019 年康复医学科药占比及治疗费用占比情况

二、早期康复介入率

2019 年各级综合医院早期康复介入率如图 2-7-28-2 所示，2017—2019 年连续参加的 719 家医院早期康复介入率情况如图 2-7-28-3 所示。2019 年综合医院骨科病房早期（术后 24～48 小时康复介入，下同）康复介入服务率为 16.86%，其中，髋、膝关节置换手术后早期康复介入率为 30.91%，脊髓损伤术后早期康复介入率为 33.83%；神经内科病房早期康复介入率为 22.49%，其中，急性脑梗死早期康复介入率为 33.90%。数据显示骨科及神经内科病房各重点病种的早期康复介入率逐渐提升，但仍低于 35%。

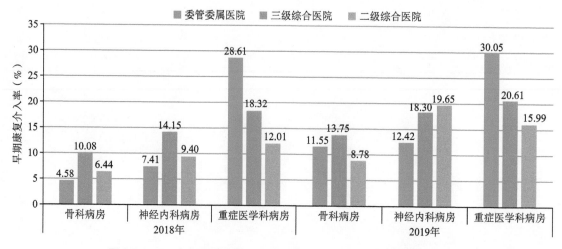

图 2-7-28-2　各级医院骨科、神经内科、重症医学科早期康复介入率

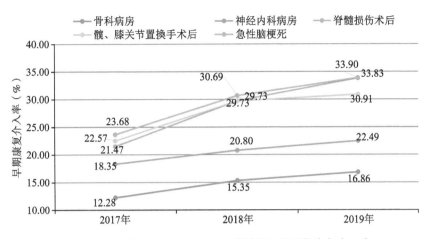

图 2-7-28-3 2017—2019 年 719 家抽样医院早期康复介入率

三、日常生活能力改善率

日常生活能力（Activities of Daily Living，ADL）改善是患者功能改善的重要指标，也是康复治疗的重要目的之一。2019 年度综合医院中，共有 1769 家医院的康复医学科可获得 ADL 评定数据，占 84.76%（2018 年为 73.96%），平均 ADL 改善率为 74.54%（2018 年为 73.75%）。康复专科医院中，共有 8 家提交 ADL 评定数据，平均 ADL 改善率为 63.91%。对 2018 年、2019 年两年均纳入分析 1549 家综合医院进行 ADL 改善率分析，不同级别类别医院出院患者 ADL 改善率情况如图 2-7-28-4 所示。

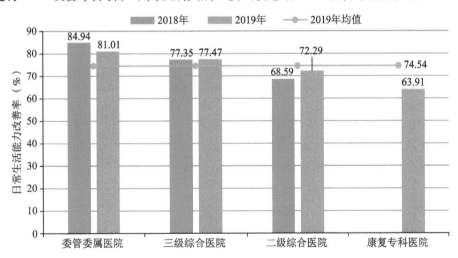

图 2-7-28-4 2018—2019 年不同级别类别医院出院患者 ADL 改善率

第二十九节　临床营养专业

一、营养风险筛查率

2019 年纳入抽样的 1658 家医疗机构营养科共有 1430 家开展营养筛查工作，占 86.25%，平均营养筛查率为 22.95%，较 2018 年提高 3.89%（图 2-7-29-1）。其中三级医疗机构营养风险筛查率为 24.23%，二级医疗机构为 12.27%，委属委管医院为 31.39%，均较去年有所提高。

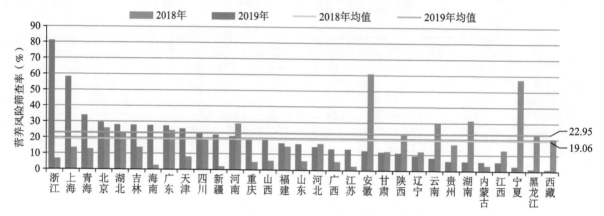

图 2-7-29-1　全国各省（自治区、直辖市）二级及以上医疗机构住院患者营养风险筛查率

二、营养风险阳性率

2019 年纳入抽样的医疗机构营养风险阳性率平均为 19.23%，其中三级公立医院营养风险阳性率较高，二级公立医院较低（图 2-7-29-2）。

三、营养治疗率

2019 年全国医疗机构营养科开展肠外营养治疗工作的占 14.17%，治疗率为 5.20%；开展肠内营养治疗工作的占 50.72%，治疗率为 6.39%；开展调整营养素膳食治疗工作的占 42.04%，治疗率为 27.72%（图 2-7-29-3）。

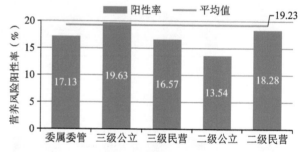

图 2-7-29-2　2019 年各类别医疗机构住院患者营养风险阳性率

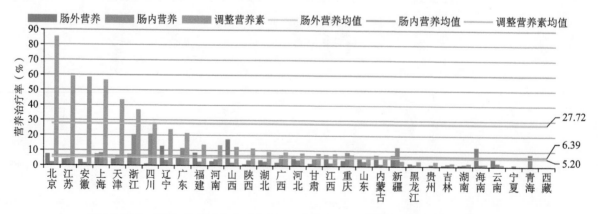

图 2-7-29-3　2019 年全国各省（自治区、直辖市）二级及以上医疗机构营养治疗率

第三十节 整形外科专业

2019 年全国医疗质量抽样调查共有 4797 家医疗机构填报整形美容专业质控数据，其中设有整形美容病房的医疗机构共有 1042 家，占比约 21.72%。

一、住院患者基本情况

2019 年全国整形外科病房共收治住院患者 356 925 人，平均每家医疗机构收治住院患者 574.76 人。

患者疾病类型分为创伤性（急慢性创面、体表肿瘤等）、先天性（外中耳畸形、Poland 综合征等）和美容性（体形雕塑、假体隆乳等）3 类。全国病房收治创伤性患者占比 60.84%，先天性患者占比 13.91%，美容性患者占比 25.25%（图 2-7-30-1）。

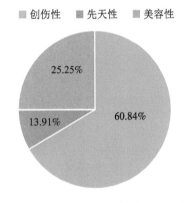

图 2-7-30-1 整形外科病房 2019 年收治患者疾病类型成分

二、治疗相关并发症发生情况

2019 年全国整形外科住院患者整形相关治疗所引发的并发症人数合计 2826 人，平均每家医疗机构整形相关治疗并发症人数为 4.51 人。

整形相关治疗所引发的并发症发生率约为 0.79%，同 2018 年基本持平。

三、门诊相关数据指标

2019 年全国整形外科门诊人次数为 6 940 286，平均每家设有整形美容专业门诊的医疗机构门诊人次为 6989.21。

全国整形外科门诊手术总量为 1 477 076 例（包括注射手术、门诊手术、光电类项目等），平均门诊手术量为 1492 例。

第三十一节　超声医学专业

2019 年全国医疗质量抽样调查共收集 31 个省（自治区、直辖市）及兵团的 5964 家设有超声医学专业的医疗机构进行数据分析。其中公立医院 4730 家，包括三级综合医院 1394 家（23.37%）、二级综合医院 2394 家（40.14%）、三级专科医院 282 家（4.73%）、二级专科医院 660 家（11.07%）、民营医院 1234 家（20.69%）。

一、超声报告阳性率

2019 年全国超声报告阳性率平均为 73.60%（图 2-7-31-1），三级综合医院阳性率最高，为 76.83%；二级专科医院阳性率最低，为 58.73%（图 2-7-31-2）。

2017—2019 年超声检查阳性率逐渐升高，从 2017 年的 56.79% 上升至 2019 年的 73.60%（图 2-7-31-3）。

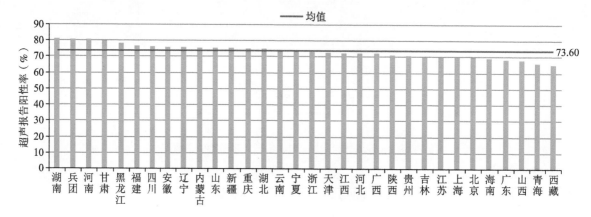

图 2-7-31-1　2019 年各省（自治区、直辖市）医疗机构超声报告阳性率

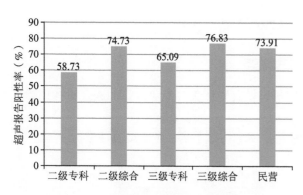

图 2-7-31-2　2019 年全国不同类型医疗机构
超声报告阳性率

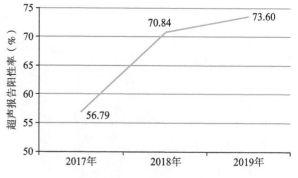

图 2-7-31-3　2017—2019 年全国医疗机构
超声报告阳性率变化

二、超声诊断符合率

2019 年全国医疗机构的超声诊断符合率平均为 83.64%，分布范围为 73.95%～90.52%（图 2-7-31-4），不同类型医疗机构之间的超声诊断符合率相近（图 2-7-31-5）。

2017—2019 年超声诊断符合率差别不大，略有波动（图 2-7-31-6）。

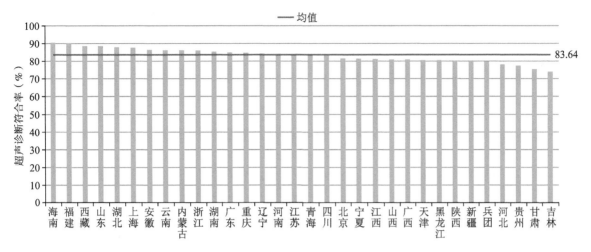

图 2-7-31-4 2019 年各省（自治区、直辖市）医疗机构超声诊断符合率

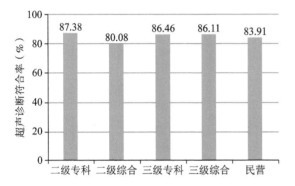

图 2-7-31-5 2019 年全国不同类型医疗机构
超声诊断符合率

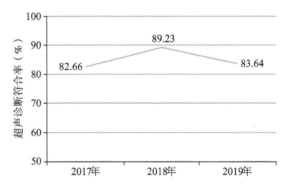

图 2-7-31-6 2017—2019 年全国医疗机构
超声诊断符合率变化

第三十二节　脑损伤专业

对2019年全国29个省（自治区、直辖市）（不含青海、西藏）78家质控示范医院上报的1066例脑死亡判定病例进行质控分析。

一、规范化自主呼吸激发试验实施率

2019年上报的脑死亡病例自主呼吸激发试验（AT）实施率为92.59%，比2018年（88.39%）提高了4.2%（图2-7-32-1）。

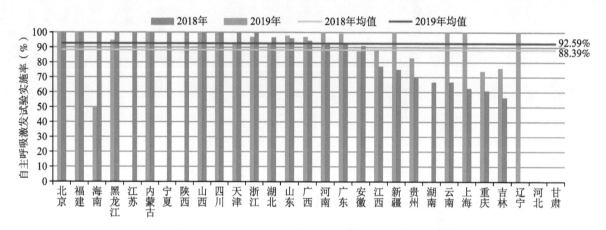

图2-7-32-1　各省（自治区、直辖市）医院脑死亡判定AT实施率

二、规范化自主呼吸激发试验完成率

2019年上报的脑死亡病例自主呼吸激发试验（AT）的完成率为82.63%，比2018年（53.43%）提高了29.2%（图2-7-32-2）。

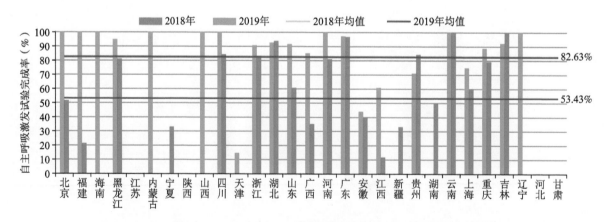

图2-7-32-2　各省（自治区、直辖市）医院脑死亡判定自主呼吸激发试验完成率

三、规范化诱发电位实施率

2019年脑死亡病例的规范化诱发电位实施率为95.11%，比2018年（92.90%）提高了2.21%（图2-7-32-3）。

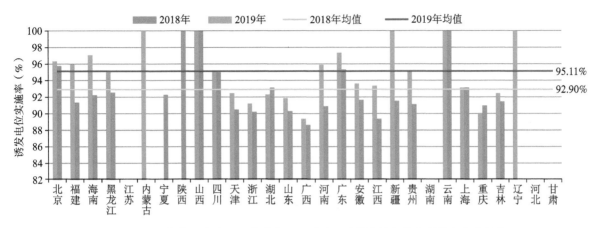

图 2-7-32-3　各省（自治区、直辖市）医院脑死亡判定的规范化诱发电位实施率

第三十三节　病案管理专业

2019 年全国医疗质量抽样调查，病案专业共有 5439 家医疗机构的数据纳入分析，其中综合医院 4079 家，专科医院 1360 家。

一、住院病历整理归档及时性

纸质病历 48 小时的平均归档率为 24.54%，48 小时＜时间≤72 小时的平均归档率为 25.27%，72 小时＜时间≤7 天内的平均归档率为 40.76%（表 2-7-33-1）。

表 2-7-33-1　住院纸质病历及电子病历不同时间段归档率

医院类型	48 小时平均归档率（%）		48 小时＜时间≤72 小时平均归档率（%）		72 小时＜时间≤7 天平均归档率（%）		7 个工作日后平均归档率（%）	
	纸质病历	电子病历	纸质病历	电子病历	纸质病历	电子病历	纸质病历	电子病历
委属委管	57.54	62.69	16.67	14.92	23.79	20.13	3.6	4.76
三级公立综合	23.74	26.69	26.23	25.39	41.78	39.06	11.35	11.24
二级公立综合	24.42	27.01	24.95	25	40.28	37.51	12.79	12.3
三级民营综合	25	33.96	22.85	23.26	36.34	30.96	15.74	11.82
二级民营综合	25.66	28.6	25.19	26.96	42.05	38.89	10.55	9.48
专科医院	24.92	27.44	25.05	24.62	40.26	37.9	12.18	12.72
合计	24.54	27.35	25.27	25.18	40.76	37.99	12.09	11.84

二、住院病案首页数据逻辑检验通过率

2017—2019 年采用项目与项目之间逻辑判断的 52 个标准，对首页项目进行逻辑校验，以审查其准确性。比较 3 年得分，三级公立医院的首页数据逻辑检验通过率逐年提升，2019 年较 2018 年提升 0.55 个百分点（图 2-7-33-1）。

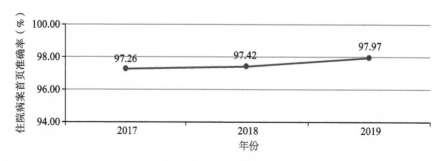

图 2-7-33-1　2017—2019 年三级公立医院住院病案首页数据逻辑检验通过率变化趋势

2019 年病案首页四类信息的准确性较前两年有所提高，患者信息和住院信息的准确性提升幅度最大。诊疗信息方面主要针对诊断编码范围校验、性别与诊断编码校验、损伤和中毒外部原因编码范围校验、诊断编码为新生儿产伤与新生儿年龄校验、主要手术及操作编码和名称校验、主要手术及操作术者校验、有输血收费与血型校验等，该类信息准确率为 98.48%（图 2-7-33-2）。

2019 年住院病案首页数据准确率最高的 3 个省（自治区、直辖市）分别为北京、广东和山西；准确率最低的 3 个省（自治区、直辖市）分别为湖南、甘肃和安徽，湖南省的首页数据准确率较北京市低 2.99 个百分点。（图 2-7-33-3）

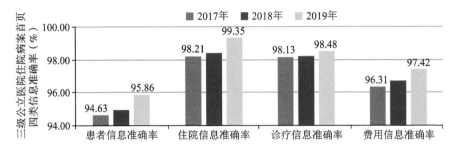

图 2-7-33-2　2017—2019 年三级公立医院住院病案首页四类信息数据准确率变化趋势

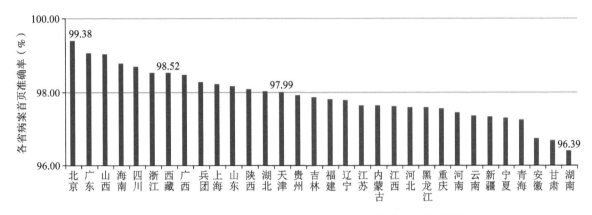

图 2-7-33-3　HQMS 2019 年各省（自治区、直辖市）住院病案首页数据准确率

第八章

医院临床用药情况监测与分析

一、全国合理用药监测网分布概况

全国合理用药监测网已覆盖了 30 个省（自治区、直辖市），共 1575 家医院，占全国公立医院总数（基于《2020 年中国卫生健康统计年鉴》）的 19.05%。其中三级监测点医院 1134 家，占全国三级公立医院总数的 47.43%；二级监测点医院 441 家，占全国二级公立医院总数的 7.51%。包含中央、省、市、区县、行业、军队的综合与专科医院（图 2-8-1-1）。

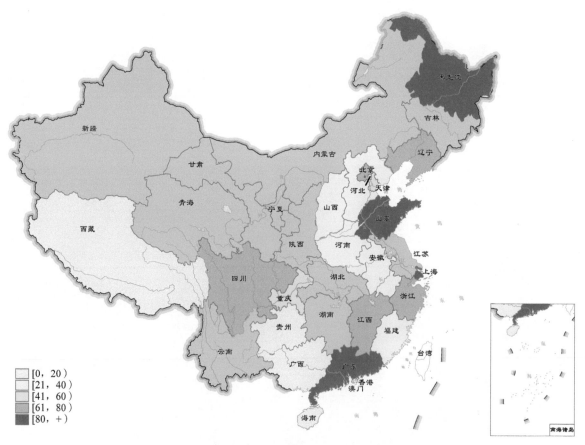

[0，20）
[21，40）
[41，60）
[61，80）
[80，+）

注：地图中数据不包含我国港、澳、台地区。

图 2-8-1-1　2019 年全国监测点医院的覆盖与分布

二、全国样本医院临床用药规模与趋势

（一）全国样本医院临床用药情况

为真实、客观地反映临床用药的规模与变化，全国合理用药监测网汇总了2017—2019年，全国相同样本1433家医院的有效数据。

中西药临床用药金额，3年分别为3991.71亿元、4103.80亿元、4535.78亿元，每年均有所增长，增长率为2.81%、10.53%；年均复合增长率为6.60%。

西药用药金额，3年分别为3390.56亿元、3549.58亿元、3973.34亿元，每年均有所增长，增长率为4.69%、11.94%；年均复合增长率为8.25%。品种数有增有减。

中成药用药金额，3年分别为601.15亿元、554.21亿元、562.45亿元，有所波动，增长率为-7.81%、1.49%；年均复合增长率为-3.27%。品种数明显减少，2018年比2017年减少了246种；2019年比2018年减少了149种（图2-8-1-2）。

（二）全国不同等级医院临床用药情况

1. 三级医院

2017—2019年三级医院西药临床用药金额逐年递增，占三级医院临床用药总金额85.45%~88.08%，年均复合增长率为8.56%。品种数有所减少。

中成药临床用药金额有所波动，占三级医院临床用药总金额11.92%~14.55%，年均复合增长率为-3.25%。品种数明显减少。

西药用药金额是中成药的5.87~7.39倍（图2-8-1-3）。

2. 二级医院

2017—2019年二级医院西药临床用药金额有所波动，占二级医院临床用药总金额77.45%~79.67%，年均复合增长率为3.09%。品种数有增有减。

中成药临床用药金额有所波动，占二级医院临床用药总金额20.33%~22.55%，年均复合增长率为-3.50%。品种数明显减少。

西药用药金额是中成药的3.43~3.92倍（图2-8-1-4）。

（三）全国不同等级平均每家医院用药情况

1. 三级医院

三级医院西药平均每家医院用药金额，3年分别为3.02亿元、3.17亿元、3.56亿元；中成药平均每家医院用药金额分别为0.51亿元、0.48亿元、0.48亿元（图2-8-1-5）。

2. 二级医院

二级医院西药平均每家医院用药金额，3年分别为0.52亿元、0.52亿元、0.55亿元；中成药平均每家医院用药金额分别为0.15亿元、0.14亿元、0.14亿元（图2-8-1-5）。

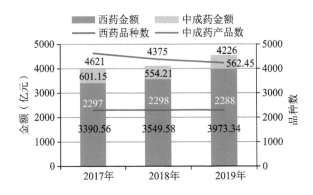

图2-8-1-2　2017—2019年全国相同样
本医院中西药用药情况

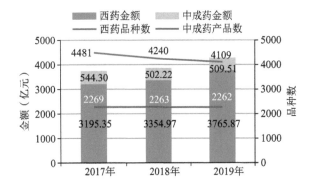

图2-8-1-3　2017—2019年全国三级样
本医院中西药用药情况

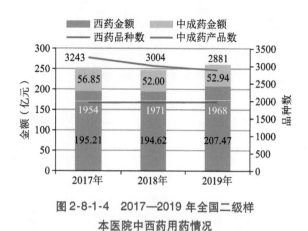

图2-8-1-4　2017—2019年全国二级样
本医院中西药用药情况

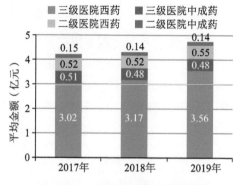

图2-8-1-5　2017—2019年全国不同
等级平均每家医院中西药用药规模

三、全国各疾病系统临床用药分布与份额

（一）全国各疾病系统临床用药分布

2017—2019年按WHO-ATC的14个疾病系统药物分类，西药用药金额排序前6位仍然为六大疾病系统药物。分别为抗肿瘤药及免疫调节剂、全身用抗感染药、消化系统及影响代谢药物、血液和造血器官药物、神经系统药物和心血管系统药物。3年六大疾病系统用药金额占西药总金额83.82%、83.34%、83.09%，其他8个疾病系统用药总金额，分别占西药总金额16.18%、16.66%、16.91%（图2-8-1-6）。

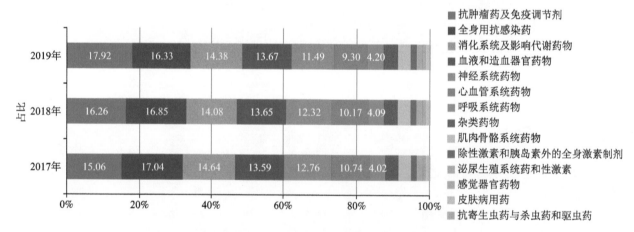

图2-8-1-6　2017—2019年全国各疾病系统临床用药分布与份额

1. 各疾病系统用药金额排序与占比

2017—2019年在临床用药中，抗肿瘤药及免疫调节剂用药金额，3年排序分别为第2、第2、第1位，占西药总金额15.06%~17.92%；全身用抗感染药排序分别为第1、第1、第2位，占16.33%~17.04%；消化系统及影响代谢药物均排序第3位，占14.08%~14.64%；血液和造血器官药物3年均排序第4位，占13.59%~13.67%；神经系统药物3年均排序第5位，占11.49%~12.76%；心血管系统药物3年均排序第6位，占9.30%~10.74%。其他8个疾病系统用药不再详细列出，已在图表中显示（图2-8-1-6、图2-8-1-7）。

2. 各疾病系统用药金额年均复合增长率

2017—2019年在14个疾病系统药物分类中，年均复合增长率排序前3位的是：抗寄生虫药与杀虫药和驱虫药20.10%、抗肿瘤药及免疫调节剂18.08%、感觉器官药物13.85%；排序后3位的是：泌尿生殖系统药和性激素5.98%、神经系统药物2.74%、心血管系统药物0.72%；其余的皮肤病用药、杂类药物、除性激素和胰岛素外的全身激素制剂、呼吸系统药物、肌肉—骨骼系统药物、血液和造血器官药物、消化系统及影响代谢药物、全身用抗感染药，分别为12.93%、12.66%、10.80%、10.67%、8.93%、8.60%、7.28%、5.99%（图2-8-1-7）。

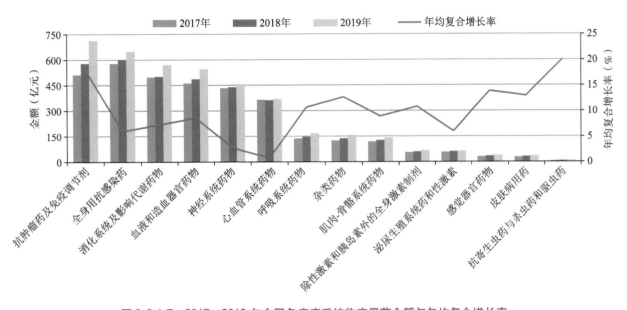

图2-8-1-7　2017—2019年全国各疾病系统临床用药金额与年均复合增长率

（二）全国不同等级医院六大疾病系统用药情况

1. 三级医院

2017—2019年三级医院六大疾病系统用药金额，排序与全国相同，占主导地位，其占三级医院西药总金额83.05%～83.75%，其他8个疾病系统共占16.25%～16.95%（图2-8-1-8）。

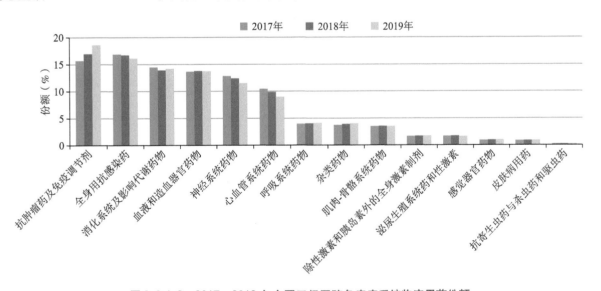

图2-8-1-8　2017—2019年全国三级医院各疾病系统临床用药份额

2. 二级医院

2017—2019年二级医院六大疾病系统用药金额，排序虽与全国存在差异，但仍占主导地位，其占二级医院西药总金额83.96%～85.02%。排序前6位的分别为全身用抗感染药、消化系统及影响代谢药物、心血管系统药物、血液和造血器官药物、神经系统药物、呼吸系统药物，其他8个疾病系统共占14.98%～16.04%（图2-8-1-9）。

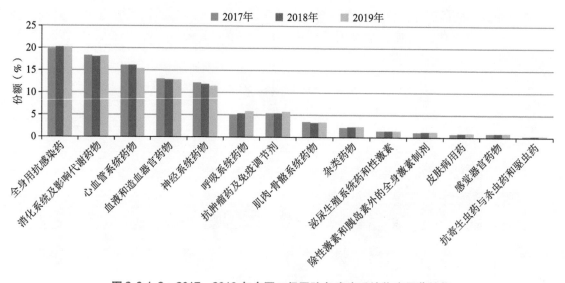

图 2-8-1-9　2017—2019 年全国二级医院各疾病系统临床用药份额

四、全国抗菌药物临床用药监测与分析

自 2011 年开展"全国抗菌药物临床应用专项整治活动"以来，抗菌药物不合理使用的情况得到有效遏制和改善。全身用抗菌药与全身用抗真菌药两个亚类，是抗菌药物专项整治的内容。本部分汇总 2010—2019 年连续相同样本医院数据，分析全国抗菌药物临床应用的变化，同时简要描述全身用抗感染药物临床应用情况。

（一）全国全身用抗感染药临床用药规模与趋势

1. 全身用抗感染药临床用药趋势

2017—2019 年全身用抗感染药用药金额逐年递增，分别为 577.63 亿元、598.24 亿元、648.88 亿元（图 2-8-1-10），占西药总金额分别为 17.04%、16.85%、16.33%（图 2-8-1-11）；增长率为 3.57%、8.47%，年均复合增长率为 5.99%。

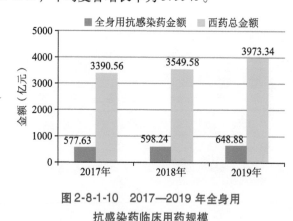

图 2-8-1-10　2017—2019 年全身用
抗感染药临床用药规模

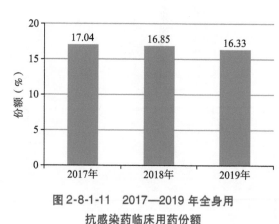

图 2-8-1-11　2017—2019 年全身用
抗感染药临床用药份额

2. 全身用抗感染药各亚类临床用药情况

2017—2019 年按 WHO-ATC 药物分类，全身用抗感染药共 6 个亚类。全身用抗菌药物用药份额 76.34%~77.62%；年均复合增长率为 5.11%。全身用抗病毒药用药份额 9.18%~10.23%；年均复合增长率为 0.41%。全身用抗真菌药用药份额 6.66%~7.67%；年均复合增长率为 13.70%。免疫血清及免疫球蛋白、抗分枝杆菌药的年均复合增长率分别为 15.73%、14.02%。疫苗类药物年均复合增长率最高，为 41.18%（图 2-8-1-12、图 2-8-1-13）。

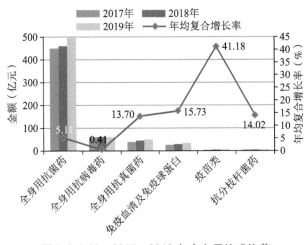

图 2-8-1-12　2017—2019 年全身用抗感染药
各亚类临床用药情况

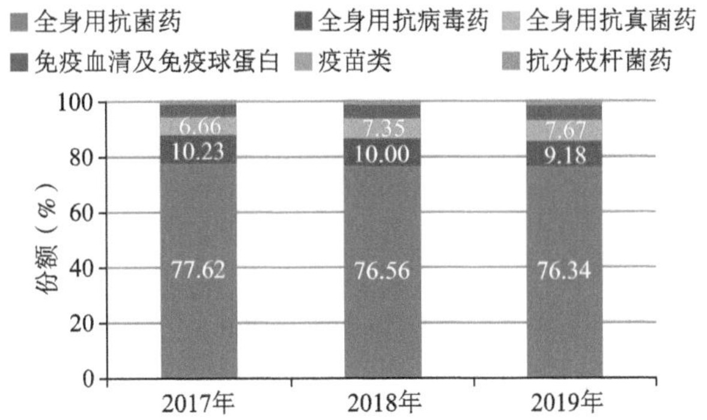

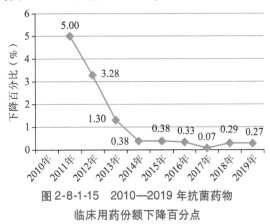

图 2-8-1-13　2017—2019 年全身用抗感染药
各亚类临床用药份额

（二）全国抗菌药物临床用药监测与分析

1. 抗菌药物临床用药整体趋势变化

为了全面反映临床应用抗菌药物情况，建立我国抗菌药物长效科学的管理体系与机制。汇总了 2010—2019 年相同样本医院数据。结果显示，10 年抗菌药物用药金额在 234.88 亿~345.88 亿元，占西药总金额的份额由 2010 年的 24.50%，降至 2019 年的 13.20%，共下降了 11.30 个百分点，年均复合增长率为 2.94%。抗菌药物用药的总品种数控制较稳定（图 2-8-1-14、图 2-8-1-15）。

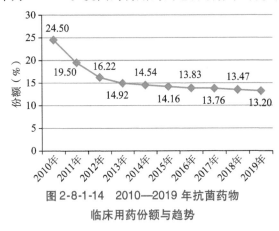

图 2-8-1-14　2010—2019 年抗菌药物
临床用药份额与趋势

图 2-8-1-15　2010—2019 年抗菌药物
临床用药份额下降百分点

2. 不同等级医院抗菌药物用药分析

（1）三级医院

三级医院抗菌药物用药金额逐年递增，分别为 452.21 亿元、467.36 亿元、508.81 亿元，占西药总金额分别为 14.15%、13.93%、13.51%；增长率为 3.35%、8.87%，年均复合增长率为 6.07%（图 2-8-1-16）。三级医院就诊人数多，患病复杂，用药量大，承担着主要医疗卫生服务的任务，抗菌药物用药份额、品种数均控制较好。

（2）二级医院

二级医院抗菌药物用药金额逐年递增，分别为 34.60 亿元、34.63 亿元、36.28 亿元，占西药总金额分别为 17.73%、17.79%、17.490%；增长率为 0.06%、4.77%，年均复合增长率为 2.39%。二级医院主要以常见病、多发病、慢性病等治疗为主，3 年用药份额有升有降，但与三级医院用药份额相比仍有些偏高（图 2-8-1-16）。

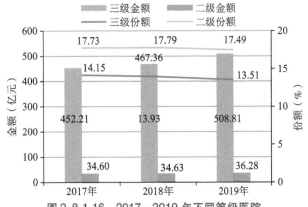

图 2-8-1-16　2017—2019 年不同等级医院
抗菌药物临床用药规模

（三）全国抗菌药物临床用药集中度较高的类别

2017—2019 年抗菌药物用药集中度较高的次亚类：头孢菌素及其他 β-内酰胺类药物（包括头孢菌素、碳青霉烯类和单酰胺类药物），用药金额排序第 1 位，增长率为 − 1.18%、5.14%，年均复合增长率为 1.93%；青霉素类药物排序第 2 位，增长率为 2.45%、6.25%，年均复合增长率为 4.33%；喹诺酮类抗菌药排序第 3 位，增长率为 11.00%、11.24%，年均复合增长率为 11.12%；全身用抗真菌药物排序第 4 位，增长率为 14.20%、13.21%，年均复合增长率为 13.70%。4 个次亚类用药占抗菌药物总金额约 85%，其他 6 个次亚类用药仅占 15% 左右（图 2-8-1-17、图 2-8-1-18）。

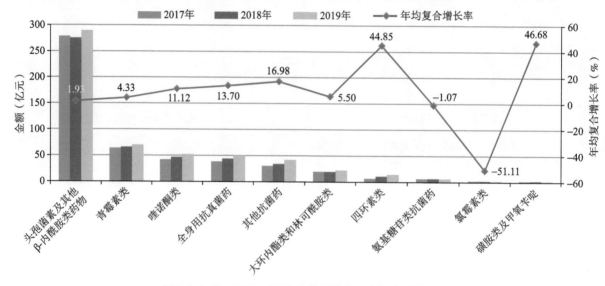

图 2-8-1-17　2017—2019 年抗菌药物各次亚类用药情况

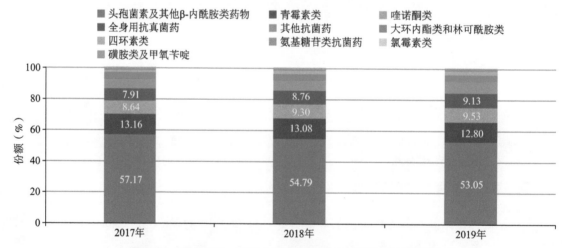

图 2-8-1-18　2017—2019 年抗菌药物各次亚类临床用药份额

（四）全国抗菌药物 20 个重点药品监测与分析

2017—2019 年抗菌药物临床用药金额排序前 20 位的重点药品，消耗量大、金额高，主要分布在 7 个次亚类中。3 年用药金额占抗菌药物总金额，分别为 61.33%、61.73%、62.85%（图 2-8-1-19 至图 2-8-1-21）。

1. 头孢菌素及其他 β-内酰胺类药物

该次亚类涉及 15 个药品，第一代头孢菌素有头孢唑林和头孢硫脒；第二代头孢菌素有头孢呋辛、头孢美唑、头孢西丁和头孢替安；第三代头孢菌素有头孢哌酮/舒巴坦、头孢他啶、头孢唑肟、拉氧头孢、头孢哌酮/他唑巴坦、头孢地尼和头孢曲松；碳青霉烯类有美罗培南和亚胺培南/西司他丁。

2. 青霉素类药物

该次亚类涉及 3 个药品，哌拉西林/他唑巴坦、美洛西林/舒巴坦和哌拉西林/舒巴坦。

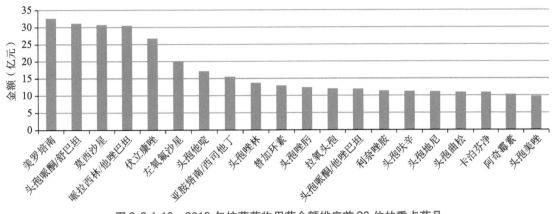

图 2-8-1-19　2019 年抗菌药物用药金额排序前 20 位的重点药品

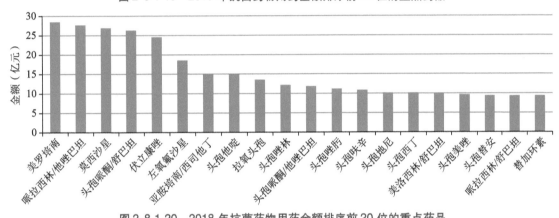

图 2-8-1-20　2018 年抗菌药物用药金额排序前 20 位的重点药品

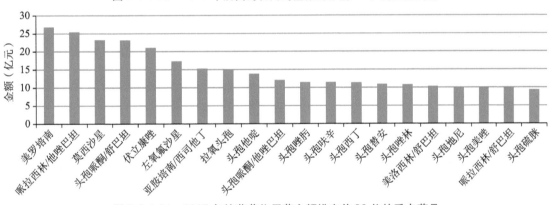

图 2-8-1-21　2017 年抗菌药物用药金额排序前 20 位的重点药品

3. 喹诺酮类药物

该次亚类涉及 2 个药品，莫西沙星用药金额 3 年均排序第 3 位；左氧氟沙星均排序第 6 位。多年来，临床使用该类药物频度一直较高。

而此类药物存在严重的不良反应/事件，药品说明书黑框警告更新为"氟喹诺酮类药物可能致残及并发多种永久性严重不良反应"。此类药物只用于没有其他抗菌药物可选择的急性细菌性鼻窦炎、慢性支气管炎急性发作和单纯性泌尿系感染的患者。

4. 四环素类药物

该次亚类只涉及替加环素 1 个药品，2017 年用药金额未进入前 20 位，而 2018 年、2019 年用药金额，分别排序在第 20、第 10 位；增长率为 64.69%、37.83%；年均复合增长率为 50.66%。DDDs 分别为 45.68 万人次、82.49 万人次、120.36 万人次；增长率为 80.59%、45.91%；年均复合增长率为 62.33%。

5. 全身用抗真菌药

该次亚类涉及伏立康唑、卡泊芬净 2 个药品。其中伏立康唑为作用较强的抗真菌药，而用药量较大，临床应用时应警戒。

（五）全国抗菌药物重点药品使用频度综合分析

1. 重点药品各类别药物使用频度排序

2017—2019 年 DDDs（万人次）氟喹诺酮类、第三代头孢菌素，3 年均排序前 2 位；大环内酯类 2017 年、2018 年排序第 4 位，2019 年排序第 3 位；3 年最低的是其他全身用抗真菌药，排序第 11 位（图 2-8-1-22）。

2. 重点药品各类别药物使用频度年均复合增长率

2017—2019 年四环素类抗菌药的 DDDs（万人次）年均复合增长率为 62.33%，排序第 1 位；其他全身用抗真菌药排序第 2 位；其他抗菌药排序第 3 位；第二代头孢菌素药物最低，排序第 11 位（图 2-8-1-22）。

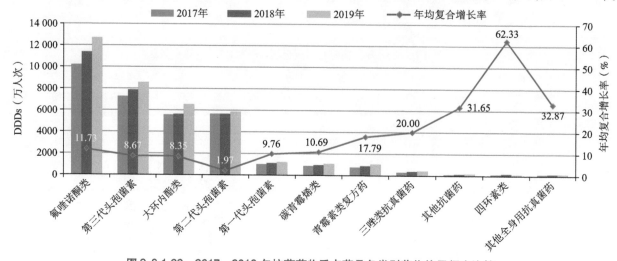

图 2-8-1-22　2017—2019 年抗菌药物重点药品各类别药物使用频度比较

3. 重点药品口服与注射剂药物使用频度分析

2019 年抗菌药物用药金额排序前 20 位的重点药品中，既有口服又有注射剂的药物涉及 6 个药品；左氧氟沙星 DDDs（万人次）排序第 1 位、阿奇霉素第 2 位、头孢呋辛第 3 位、莫西沙星第 4 位、伏立康唑第 5 位、利奈唑胺第 6 位。

注射剂有 19 个品种，左氧氟沙星 DDDs（万人次）排序第 1 位、头孢呋辛第 2 位、头孢哌酮/舒巴坦第 3 位、头孢曲松第 4 位、莫西沙星第 5 位、头孢唑林第 6 位，以上 6 个药品 DDDs 共计 9640.31 万人次；其他 13 个药品为 6644.41 万人次。

口服制剂有 7 个品种，左氧氟沙星 DDDs（万人次）排序第 1 位、阿奇霉素第 2 位、头孢呋辛第 3 位、头孢地尼第 4 位、莫西沙星第 5 位、伏立康唑第 6 位、利奈唑胺第 7 位，以上 7 个药品 DDDs 共计 21 487.04 万人次（图 2-8-1-23）。

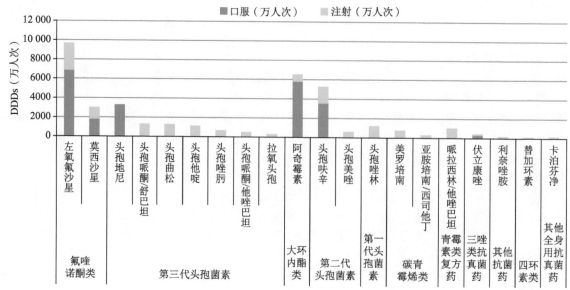

图 2-8-1-23　2019 年抗菌药物重点药品口服与注射剂药物使用频度

五、全国抗肿瘤药物及免疫调节剂临床用药监测与分析

2019年1月国家癌症中心发布的《2015年中国恶性肿瘤流行情况分析》显示，恶性肿瘤发病约392.9万人，死亡约233.8万人。近10多年来，恶性肿瘤发病率每年保持约3.9%的增幅，死亡率每年保持2.5%的增幅。肿瘤的发病率与防控形势十分严峻。

（一）全国抗肿瘤药物及免疫调节剂临床用药规模与趋势

1. 抗肿瘤药物及免疫调节剂临床用药趋势

2017—2019年抗肿瘤药物及免疫调节剂用药金额逐年递增，分别为510.76亿元、577.29亿元、712.19亿元，占西药总金额分别为15.06%、16.26%、17.92%；增长率为13.03%、23.37%，年均复合增长率为18.08%（图2-8-1-24）。

2. 不同等级医院抗肿瘤药物及免疫调节剂用药趋势

（1）三级医院

三级医院抗肿瘤药物及免疫调节剂用药金额逐年递增，分别为500.29亿元、566.82亿元、700.25亿元，占西药总金额3年分别为15.66%、16.90%、18.59%；增长率为13.30%、23.54%，年均复合增长率为18.31%（图2-8-1-25）。

（2）二级医院

二级医院抗肿瘤药物及免疫调节剂用药金额逐年递增，分别为10.46亿元、10.47亿元、11.94亿元，占西药总金额3年分别为5.36%、5.38%、5.75%；增长率为0.08%、14.03%，年均复合增长率为6.83%（图2-8-1-25）。

三级医院抗肿瘤药物及免疫调节剂用药份额是二级医院的2.92~3.23倍。

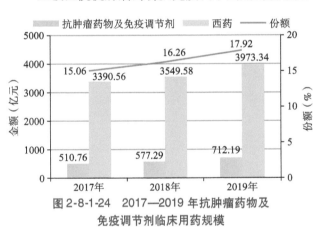

图2-8-1-24 2017—2019年抗肿瘤药物及免疫调节剂临床用药规模

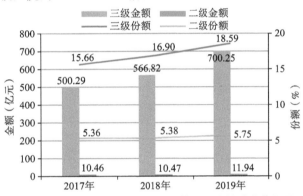

图2-8-1-25 2017—2019年不同等级医院抗肿瘤药物及免疫调节剂临床用药情况

3. 抗肿瘤药物及免疫调节剂各亚类临床用药情况

按WHO-ATC药物分类，抗肿瘤药物及免疫调节剂共4个亚类。2017—2019年抗肿瘤药物用药金额排序第1位；增长率为21.45%、29.85%；年均复合增长率为25.58%。免疫增强剂排序第2位；增长率为−13.71%、7.38%；年均复合增长率为−3.74。2个亚类用药约占本大类总金额80%，其他2个亚类用药占20%左右（图2-8-1-26、图2-8-1-27）。

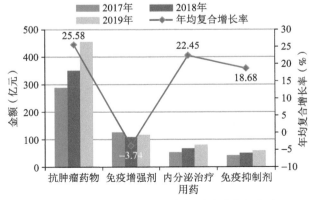

图2-8-1-26 2017—2019年抗肿瘤药物及免疫调节剂各亚类临床用药情况

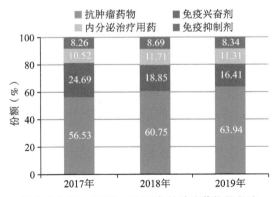

图2-8-1-27 2017—2019年抗肿瘤药物及免疫调节剂各亚类临床用药份额

（二）全国抗肿瘤重点药品临床用药监测

1. 细胞毒类抗肿瘤药物用药金额排序与份额

2017—2019 年细胞毒类抗肿瘤药物治疗恶性肿瘤方案成熟，疗效确切，临床用量较高。其中紫杉醇在本大类 3 年金额均排序第 1 位；培美曲塞排序第 2、第 2、第 4 位；多西他赛排序第 3、第 4、第 6 位；替吉奥排序第 5、第 5、第 7 位；卡培他滨排序第 8、第 8、第 10 位；奥沙利铂排序第 9、第 9、第 11 位；替莫唑胺排序第 18、第 17、第 16 位；多柔比星 2017 年、2018 年均未进入前 20 位，2019 年排序第 17 位；吉西他滨排序第 14、第 16、第 18 位；上述 9 个药品用药金额占本大类总金额，3 年分别为 28.54%、28.47%、25.70%（图 2-8-1-28）。

2. 靶向抗肿瘤药物用药金额排序与份额

2017—2019 年靶向抗肿瘤药物中，单克隆抗体的曲妥珠单抗、贝伐珠单抗、利妥昔单抗，蛋白激酶抑制剂的伊马替尼，4 个药品共占本大类用药总金额，3 年分别为 8.95%、11.18%、11.98%；年均复合增长率分别为 55.85%、71.85%、18.43%、1.25%（图 2-8-1-29）。奥希替尼、安罗替尼 2017 年、2018 年用药金额未进入前 20 位，2019 年用药占本大类总金额分别为 2.15%、1.41%。以上 6 个药品用药金额增长迅速，这与政府对靶向抗肿瘤药物惠民政策相关（图 2-8-1-29）。

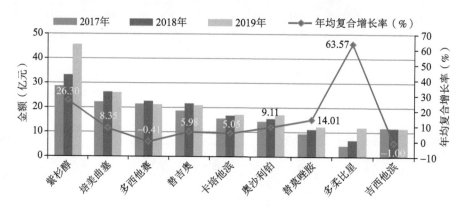

图 2-8-1-28　2017—2019 年细胞毒类重点药品用药情况

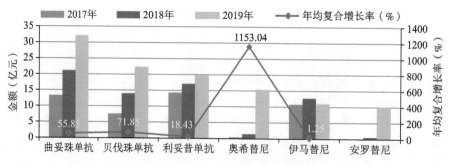

图 2-8-1-29　2017—2019 年靶向抗肿瘤重点药品用药情况

（三）全国免疫增强剂重点药品监测

免疫增强剂能增强机体免疫功能，提高抗肿瘤治疗效果，降低肿瘤治疗药的毒副作用，为辅助治疗药物。

1. 胸腺五肽是《第一批国家重点监控合理用药药品目录》的药品，3 年用药金额逐年下降，2017 年、2018 年在本大类金额分别排序第 7、第 19 位，2019 年降至第 22 位。

2. 脾多肽、胸腺肽 α1、胎盘多肽、香菇多糖、小牛脾提取物、脾氨肽、甘露聚糖肽、薄芝糖肽、胸腺肽，均为全国合理用药监测网与相关省（自治区、直辖市）卫生健康委员会监测的重点药品。2017—2019 年脾多肽用药金额年均复合增长率为 1.04%。其他 8 个药品年均复合增长率均为负值，呈现出下降趋势（图 2-8-1-30）。

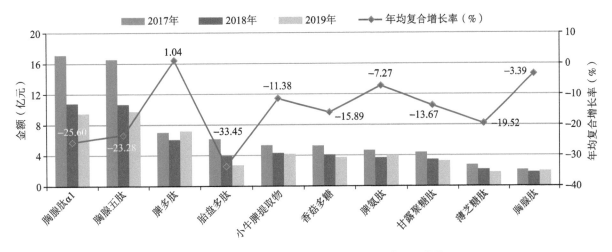

图 2-8-1-30 2017—2019 年免疫增强剂重点药品用药情况

六、全国消化系统及影响代谢药物临床用药监测与分析

消化系统及影响代谢药物日益增多，新剂型、新代谢途径、新作用靶点的药物不断涌现，交叉学科的药物进一步扩大了适应证。因此临床选择安全有效的药物，规范使用十分重要。

（一）全国消化系统及影响代谢药物的临床用药规模与趋势

1. 消化系统及影响代谢药物的临床用药

2017—2019 年消化系统及影响代谢药物用药金额逐年递增，分别为 496.40 亿元、499.75 亿元、571.29 亿元，占西药总金额分别为 14.64%、14.08%、14.38%；增长率为 0.67%、14.31%；年均复合增长率为 7.28%（图 2-8-1-31）。

2. 不同等级医院消化系统及影响代谢药物的临床用药规模与趋势

（1）三级医院

三级医院消化系统及影响代谢药物用药金额逐年递增，分别为 460.57 亿元、464.53 亿元、533.39 亿元，占三级医院西药总金额 3 年分别为 14.41%、13.85%、14.16%；增长率为 0.86%、14.82%；年均复合增长率为 7.62%（图 2-8-1-32）。

（2）二级医院

二级医院消化系统及影响代谢药物用药金额有所波动，分别为 35.84 亿元、35.22 亿元、37.90 亿元，占二级医院西药总金额 3 年分别为 18.36%、18.10%、18.27%；增长率为 −1.71%、7.60%；年均复合增长率为 2.84%（图 2-8-1-32）。

二级医院消化系统及影响代谢药物用药份额是三级医院的 1.27～1.31 倍。

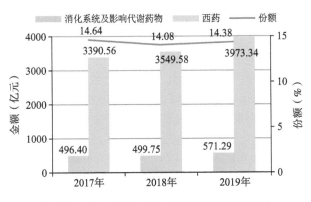

图 2-8-1-31 2017—2019 年消化系统及影响
代谢药物临床用药规模

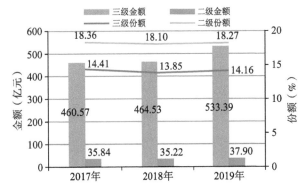

图 2-8-1-32 2017—2019 年不同等级医院消化
系统及影响代谢药物临床用药情况

3. 消化系统及影响代谢药物各亚类临床用药情况

按 WHO–ATC 药物分类，消化系统及影响代谢药物共 14 个亚类。2017—2019 年治疗胃酸相关疾病的药物，用药金额排序第 1 位；增长率为 –1.40%、8.29%，年均复合增长率为 3.33%。糖尿病用药排序第 2 位；增长率为 10.50%、13.67%；年均复合增长率为 12.07%。肝胆疾病治疗药排序第 3 位；增长率为 –4.00%、32.45%；年均复合增长率为 12.76%。3 个亚类用药占本大类总金额约 68%，其他 11 个亚类用药占本大类总金额 32% 左右（图 2-8-1-33、图 2-8-1-34）。

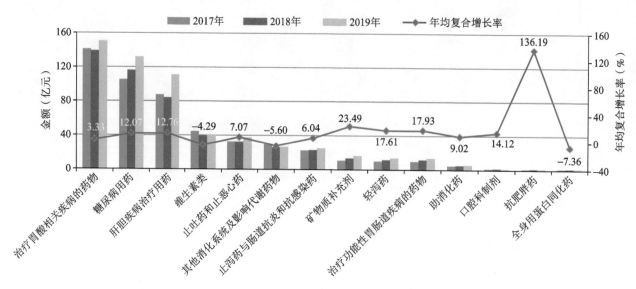

图 2-8-1-33　2017—2019 年消化系统及影响代谢各亚类临床用药情况

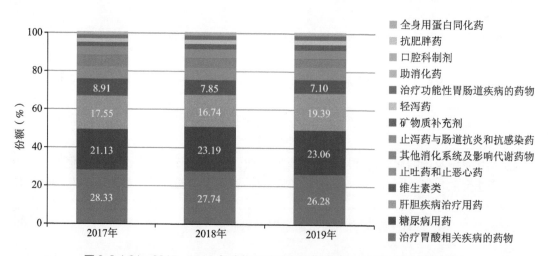

图 2-8-1-34　2017—2019 年消化系统及影响代谢药物各亚类临床用药份额

（二）全国质子泵抑制剂使用频度分析

质子泵抑制剂（PPIs）能强力抑制胃酸分泌，阻断胃酸分泌的最后通道，作用强于其他抑酸药。临床上用于治疗胃酸相关疾病，如消化性溃疡、幽门螺杆菌（Hp）感染、胃食管反流、上消化道出血、应激性溃疡等。近年来，此类药物临床应用日益广泛，用药金额和份额明显增加，应加强监控，严格管理。

临床常用的 PPIs 为 6 个药品：泮托拉唑、兰索拉唑、奥美拉唑、艾司奥美拉唑、雷贝拉唑、艾普拉唑。2017—2019 年注射制剂用药金额，分别是口服制剂的 2.28 倍、1.91 倍、1.75 倍。注射制剂 DDDs 总体呈现下降趋势，3 年分别占总 DDDs 的 26.24%、22.94%、21.08%（图 2-8-1-35、图 2-8-1-36）。

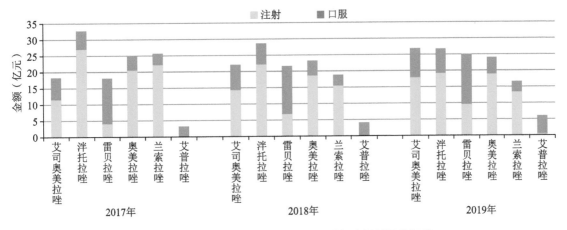

图 2-8-1-35 2017—2019 年 PPIs 口服与注射剂用药规模

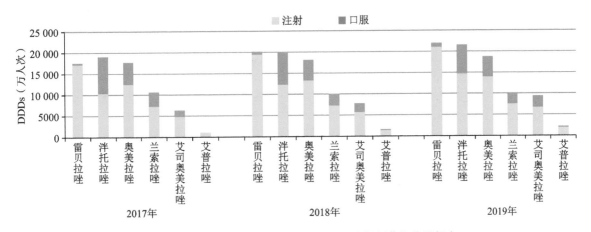

图 2-8-1-36 2017—2019 年 PPIs 口服与注射剂药物使用频度

七、全国血液和造血器官药物临床用药监测与分析

随着工业的发展，环境污染的加重，血液及相关系统疾病发病率呈逐年上升趋势，严重危害身体健康和生命，安全合理使用该大类药品至关重要。

（一）全国血液和造血器官药物用药规模与趋势

1. 血液和造血器官药物临床用药趋势

2017—2019 年血液和造血器官药物用药金额逐年递增，分别为 460.70 亿元、484.53 亿元、543.33 亿元，占西药总金额分别为 13.59%、13.65%、13.67%；增长率为 5.17%、12.13%，年均复合增长率为 8.60%（图 2-8-1-37）。

2. 不同等级医院血液和造血器官药物临床用药规模

（1）三级医院

三级医院血液和造血器官药物用药金额逐年递增，分别为 435.21 亿元、459.38 亿元、516.56 亿元，占三级医院西药总金额 3 年分别为 13.62%、13.69%、13.72%；增长率为 5.56%、12.45%，年均复合增长率为 8.95%（图 2-8-1-38）。

（2）二级医院

二级医院血液和造血器官药物用药金额有所波动，分别为 25.50 亿元、25.15 亿元、26.77 亿元，占二级医院西药总金额 3 年分别为 13.06%、12.92%、12.90%；增长率为 −1.37%、6.43%，年均复合增长率为 2.46%（图 2-8-1-38）。

三级医院血液和造血器官药物用药份额是二级医院的 1.04 ~ 1.06 倍。

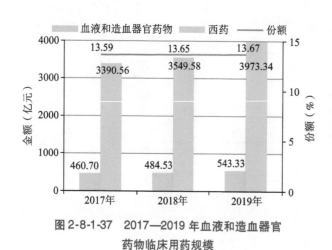

图 2-8-1-37　2017—2019 年血液和造血器官
药物临床用药规模

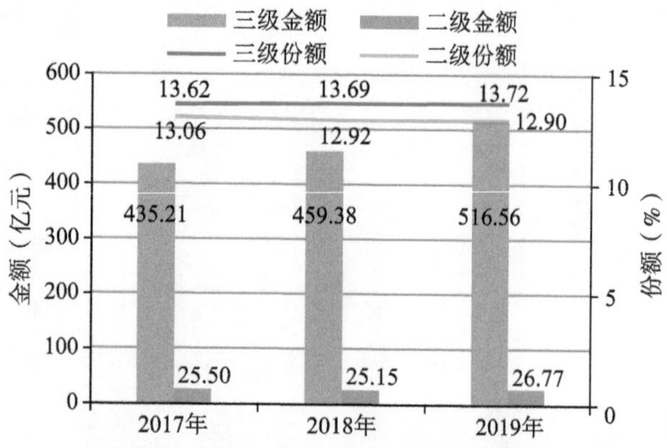

图 2-8-1-38　2017—2019 年不同等级医院
血液和造血器官药物临床用药情况

3. 血液和造血器官药物各亚类临床用药情况

按 WHO‑ATC 药物分类，血液和造血器官药物共 5 个亚类。2017—2019 年血液代用品和灌注液用药金额排序第 1 位；增长率为 −0.37%、9.84%；年均复合增长率为 4.61%。抗血栓形成药排序第 2 位；增长率为 14.98%、11.75%；年均复合增长率为 13.31%。抗出血药排序第 3 位；增长率为 17.68%、24.31%；年均复合增长率为 20.95%。3 个亚类用药约占本大类总金额 93%，其他 2 个亚类用药占 7% 左右（图 2-8-1-39、图 2-8-1-40）。

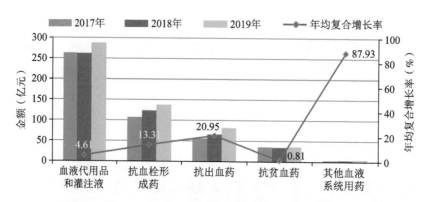

图 2-8-1-39　2017—2019 年血液和造血器官药物各亚类临床用药情况

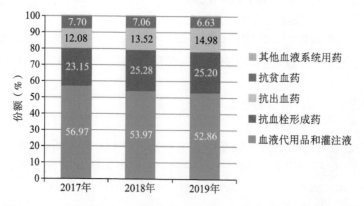

图 2-8-1-40　2017—2019 年血液和造血器官药物各亚类临床用药份额

（二）全国血液和造血器官重点药品监测

2019 年氯化钠用药金额在本大类用药中排序第 1 位，显示了我国静脉输液的使用量大，特别是抗菌药物多以氯化钠作为溶媒。

静脉输液给药易发生不良反应，治疗风险大、成本高。WHO 制定的基本用药原则为"能口服给药不注射给药，能肌内注射用药不静脉注射用药"，是全世界医务人员的用药共识。静脉输液的过度使用，会造成公共健康的隐性损害及卫生资源的巨大浪费，必须加强临床静脉输液的治理。

人血白蛋白用药金额排序第 2 位。该药品由健康人的血浆提取后制成，血源匮乏，价格昂贵，应严格掌握使用指征标准、应用限制条件和相关循证医学证据，促进合理使用。

转化糖电解质注射液是《第一批国家重点监控合理用药药品目录》的药品，临床适应证与葡萄糖注射液、葡萄糖氯化钠注射液类似，但药品价格远远高于后两者。2019 年用药金额排序第 18 位，有必要对用药量大的医院与科室进行处方点评，对其用药的合理性、必要性、成本效益比认真进行分析评估（图 2-8-1-41）。

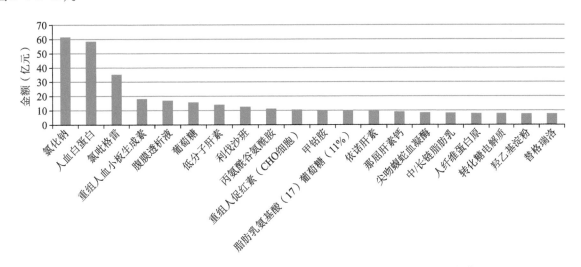

图 2-8-1-41　2019 年血液和造血器官药物用药金额排序前 20 位的重点药品

八、全国神经系统药物临床用药监测与分析

神经系统疾病是常见的高病死率和高致残率的疾病，如脑血管病、阿尔茨海默病和帕金森病等，也是我国老龄化社会存在的公共卫生问题。当前治疗神经系统疾病的药物很多，监测和杜绝不合理用药尤为重要。

（一）全国神经系统药物临床用药规模与趋势

1. 神经系统药物临床用药趋势

2017—2019 年神经系统药物用药金额逐年递增，分别为 432.47 亿元、437.37 亿元、456.47 亿元，占西药总金额分别为 12.76%、12.32%、11.49%；金额增长率为 1.13%、4.37%，年均复合增长率为 2.74%（图 2-8-1-42）。

2. 不同等级医院神经系统药物临床用药

（1）三级医院

三级医院神经系统药物用药金额逐年递增，分别为 408.59 亿元、414.19 亿元、432.64 亿元，占三级医院西药总金额 3 年分别为 12.79%、12.35%、11.49%；金额增长率为 1.37%、4.45%，年均复合增长率为 2.90%（图 2-8-1-43）。

（2）二级医院

二级医院神经系统药物用药金额有所波动，分别为 23.88 亿元、23.18 亿元、23.83 亿元，占二级医院西药总金额 3 年分别为 12.24%、11.91%、11.49%；金额增长率为 −2.95%、2.81%，年均复合增长率为 −0.11%（图 2-8-1-43）。

三级医院神经系统药物用药份额是二级医院的 1.00 ~ 1.05 倍。

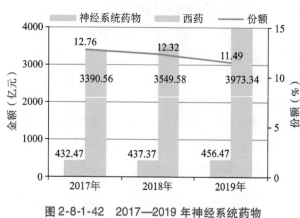

图 2-8-1-42　2017—2019 年神经系统药物
临床用药规模

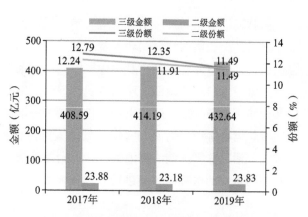

图 2-8-1-43　2017—2019 年不同等级医院
神经系统药物临床用药情况

3. 神经系统药物各亚类临床用药情况

按 WHO-ATC 药物分类，神经系统药物共 7 个亚类。2017—2019 年其他神经系统药物用药金额排序第 1 位；增长率为 −17.23%、−5.63%；年均复合增长率为 −11.62%。精神兴奋药排序第 2 位；增长率为 4.06%、−0.52%；年均复合增长率为 1.74%。麻醉剂排序第 3 位；增长率为 13.71%、13.60%；年均复合增长率为 13.65%。3 个亚类用药占本大类总金额 66.51% ~73.70%，其他 4 个亚类用药占26.30% ~33.49%（图 2-8-1-44、图 2-8-1-45）。

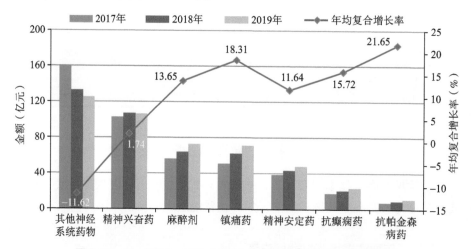

图 2-8-1-44　2017—2019 年神经系统药物各亚类临床用药情况

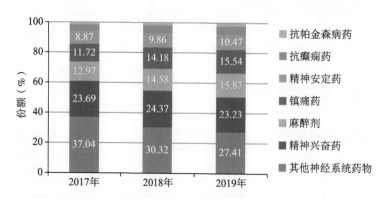

图 2-8-1-45　2017—2019 年神经系统药物各亚类临床用药份额

（二）全国神经系统重点药品临床用药监测

2019 年奥拉西坦用药金额在本大类用药中排序第 3 位；依达拉奉、脑苷肌肽、神经节苷脂、曲克芦丁脑蛋白水解物、鼠神经生长因子、长春西汀与小牛血清去蛋白，分别排序第 5、第 6、第 8、第 13、第15、第18、第20位。以上均为《第一批国家重点监控合理用药药品目录》的药品，而临床用药金额高，使用广泛，消耗了大量卫生资源，临床应用时应严格评价，慎重使用（图2-8-1-46）。

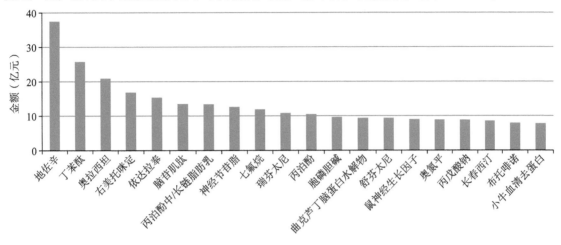

图2-8-1-46　2019年神经系统用药金额排序前20位的重点药品

九、全国心血管系统药物临床用药监测与分析

《中国心血管病报告2018》显示，我国心血管病患病率持续上升，心血管疾病现患人数2.9亿，今后10年心血管疾病患病人数仍将快速增长。治疗心血管疾病的药物众多，严格按照适应证选择疗效可靠的药物，规范治疗至关重要。

（一）全国心血管系统药物临床用药规模与趋势

1．心血管系统药物临床用药趋势

2017—2019年心血管系统药物用药金额有所波动，分别为364.16亿元、361.08亿元、369.41亿元，占西药总金额分别为10.74%、10.17%、9.30%；增长率为−0.85%、2.31%，年均复合增长率为0.72%（图2-8-1-47）。

2．不同等级医院心血管系统药物临床用药规模

（1）三级医院

三级医院心血管系统药物用药金额有所波动，分别为332.56亿元、329.61亿元、337.56亿元，占三级医院西药总金额3年分别为10.41%、9.82%、8.96%；增长率为−0.88%、2.41%，年均复合增长率为0.75%（图2-8-1-48）。

（2）二级医院

二级医院心血管系统药物用药金额有所波动，分别为31.61亿元、31.47亿元、31.84亿元，占二级医院西药总金额3年分别为16.19%、16.17%、15.35%；增长率为−0.44%、1.20%，年均复合增长率为0.38%（图2-8-1-48）。

二级医院心血管系统药物用药份额是三级医院的1.56～1.71倍。

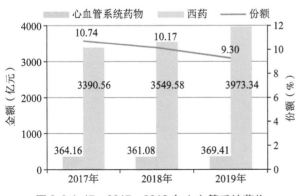

图2-8-1-47　2017—2019年心血管系统药物
临床用药规模

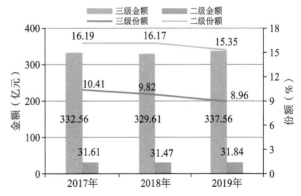

图2-8-1-48　2017—2019年不同等级医院
心血管系统药物临床用药情况

3. 心血管系统药物各亚类临床用药情况

按 WHO – ATC 药物分类，心血管系统药物共 9 个亚类。2017—2019 年心脏治疗药用药金额排序第 1 位；增长率为 –11.00%、–1.58%；年均复合增长率为 –6.41%。调节血脂药排序第 2 位；增长率为 10.45%、–4.82%；年均复合增长率为 2.53%。作用于肾素—血管紧张素系统的药物排序第 3 位；增长率为 4.79%、4.77%；年均复合增长率为 4.78%。3 个亚类用药占本大类总金额 69% 左右，其他 6 个亚类用药占 31% 左右（图 2-8-1-49、图 2-8-1-50）。

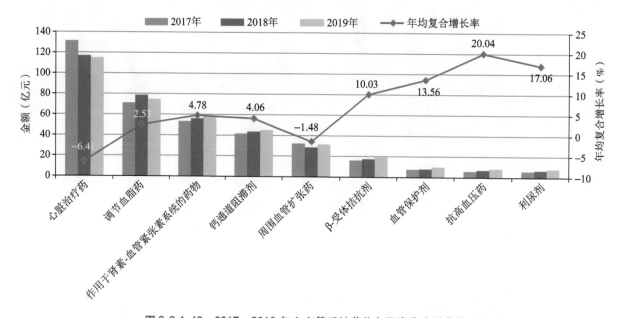

图 2-8-1-49　2017—2019 年心血管系统药物各亚类临床用药情况

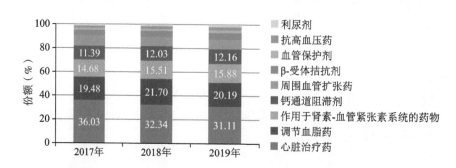

图 2-8-1-50　2017—2019 年心血管系统药物各亚类临床用药份额

（二）全国心血管系统重点药品临床用药监测

1. 抗高血压重点药品监测

2017—2019 年抗高血压药物用药金额排序前 20 位的重点药品中，钙通道阻滞剂涉及 5 个药品，3 年用药金额分别为 37.26 亿元、38.53 亿元、39.36 亿元，年均复合增长率为 2.77%；DDDs 分别为 126 067.18 万人次、135 359.48 万人次、150 466.92 万人次，年均复合增长率为 9.25%。作用于肾素—血管紧张素系统的药物涉及 8 个药品，3 年用药金额分别为 33.86 亿元、34.40 亿元、33.26 亿元，年均复合增长率为 –0.90%；DDDs 分别为 103 716.48 万人次、108 867.15 万人次、113 537.43 万人次，年均复合增长率为 4.63%。β-受体拮抗剂涉及 3 个药品，用药金额分别为 14.34 亿元、15.49 亿元、17.24 亿元，年均复合增长率为 9.65%。DDDs 分别为 24 362.38 万人次、26 564.19 万人次、29 387.65 万人次，年均复合增长率为 9.83%。抗高血压药物复方制剂、其他抗高血压药物、利尿剂位居第 4、第 5、第 6 位，共涉及 5 个药品（图 2-8-1-51、图 2-8-1-52）。

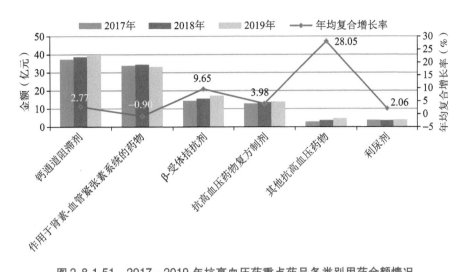

图 2-8-1-51 2017—2019 年抗高血压药重点药品各类别用药金额情况

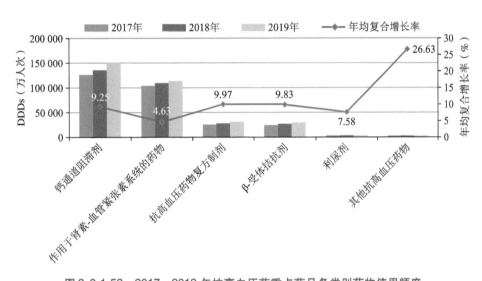

图 2-8-1-52 2017—2019 年抗高血压药重点药品各类别药物使用频度

2. 心血管系统其他重点药品监测

2019 年前列地尔用药金额在本大类用药中排序第 3 位，磷酸肌酸钠排序第 5 位，复合辅酶排序第 11 位，丹参川芎嗪排序第 13 位。以上均为《第一批国家重点监控合理用药药品目录》的药品，而临床用药金额高，使用广泛，消耗了大量卫生资源，临床应用时应严格评价，慎重使用，加强常态监测与管理（图 2-8-1-53）。

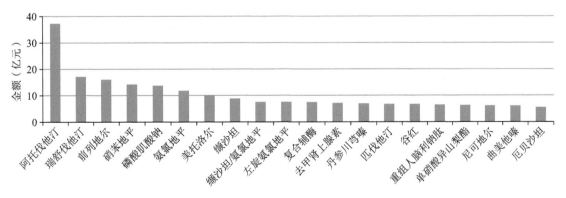

图 2-8-1-53 2019 年心血管系统用药金额排序前 20 位的重点药品

第九章

重点病种/手术过程质量 指标管理与控制

《医疗质量管理办法》第二十八条要求，医疗机构应当加强单病种质量管理与控制工作，建立本机构单病种管理的指标体系，制订单病种医疗质量参考标准，促进医疗质量精细化管理。

本章主要目的是设置"医院临床质量管理目标"，实施重点病种/手术关键环节质量保障措施的管理与控制，为医疗机构提供临床质量管理目标的全国年度基准数据。本章数据分别引用 NCIS 中"国家单病种质量管理与控制平台"及"2020 年度全国医疗质量抽样调查系统"的数据。

第一节 单病种/手术质量安全情况分析

2019 年数据引自国家卫生健康委医政医管局主管的 NCIS 中"国家单病种质量管理与控制平台"。

2019 年 17 个监测病种包括 ST 段抬高型急性心肌梗死（STEMI）、心力衰竭（HF）、冠状动脉旁路移植术（CABG）、脑梗死（首次住院）(STK)、短暂性脑缺血发作（TIA）、社区获得性肺炎（成人—首次住院）(CAP)、社区获得性肺炎（儿童—首次住院）(CAP2)、慢性阻塞性肺疾病（急性发作住院）(AECOPD)、髋关节置换术（Hip）、膝关节置换术（Knee）、剖宫产（CS）、围手术期预防感染（PIP）、围手术期预防深静脉血栓栓塞（DVT）、住院精神疾病（HBIPS）、乳腺癌（BC）、肺癌（LC）、甲状腺癌（TC）。

一、全国参加上报病历信息的医疗机构数量

2009—2019 年全国参加上报病例信息的医疗机构情况如图 2-9-1-1 所示。

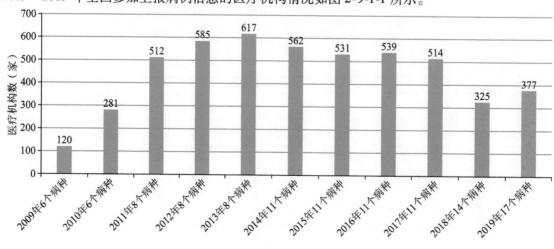

图 2-9-1-1 2009—2019 年全国参加上报病例信息的医疗机构数

二、全国医疗机构上报有效合格病例总例数及分布情况

2019 年全国 377 家医疗机构共上报符合统计学要求的有效病例为 714 300 例，其中上报有效病例数大于 10 000 例的省（自治区、直辖市），依次为浙江（156 853 例）、广东（140 641 例）、山东（83 346 例）、广西（62 275 例）、河北（46 814 例）、江苏（37 216 例）、四川（23 142 例）、陕西（22 136 例）、云南（21 547 例）、山西（21 350 例）、贵州（20 393 例）、湖北（14 587 例）、江西（12 354 例）、重庆（11 548 例）、福建（10 595 例）。2019 年 0 报告的为吉林和内蒙古 2 个省（自治区、直辖市）（图 2-9-1-2、表 2-9-1-1）。

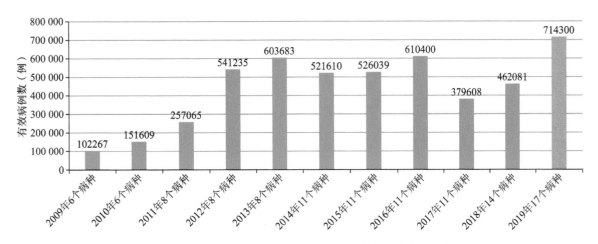

图 2-9-1-2　2009—2019 年全国医疗机构上报有效病例总数

三、全国 17 个病种质控指标完成情况

2019 年全国 377 家医疗机构上报 17 个病种 714 300 份病例 164 项质控指标总完成率为 82.13%，为 2009 年监测以来的最好成绩（图 2-9-1-3、图 2-9-1-4）。

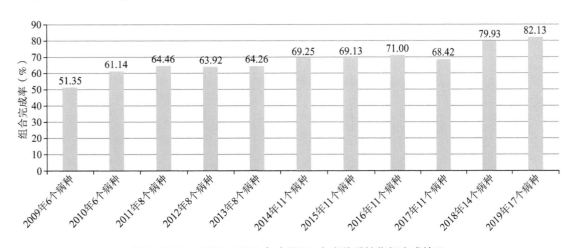

图 2-9-1-3　2009—2019 年全国 17 个病种质控指标完成情况

2019 年度病种质控指标组合完成情况普遍较高，仅心力衰竭、社区获得性肺炎（儿童）2 个病种组合完成率未达到 70%。但因 2017 年及 2019 年受系统更新重建影响较大，故本年度仅进行数据描述，不进行年度比较，后续仍需持续监测 17 个病种的组合完成情况。

表2-9-1-1　2019年全国各省（自治区、直辖市）病种上报病例总数情况

省（自治区、直辖市）	STEMI	HF	STK	Cap	Cap2	Knee	Hip	CABG	TIA	HBIPS	AECOPD	PIP	DVT	CS	LC	TC	BC
上海	155	92	169	644	491	20	74	—	5	—	322	970	—	576	4	—	—
江苏	1415	1971	2637	1329	9617	630	827	280	284	1	1530	8046	745	7442	60	159	153
黑龙江	124	797	64	556	1346	—	2	—	162	—	120	329	551	550	—	—	—
湖北	213	567	653	392	3150	105	217	25	60	2	721	4304	—	3150	140	13	324
湖南	55	70	54	182	—	—	5	—	—	—	—	—	—	—	—	—	—
河南	80	97	596	35	849	23	53	20	344	—	40	650	4	1642	84	8	66
福建	72	126	997	227	2902	114	159	—	27	—	461	2472	159	2546	128	174	31
江西	374	351	1539	1117	2189	20	175	—	213	—	1519	2294	92	2414	14	18	25
浙江	3007	4921	14 281	10 302	21 705	2763	3379	491	1082	342	8346	52 407	990	29 990	1163	1244	440
安徽	5	278	95	109	829	28	40	—	—	—	204	208	9	987	20	15	12
山东	1861	3864	7900	3399	22 720	1917	1673	177	815	343	2813	12 699	130	22 336	152	273	274
重庆	272	486	921	451	922	108	197	15	201	37	1054	1779	19	5028	18	20	20
云南	358	1510	1775	1446	6329	112	237	17	204	266	1232	3163	83	4557	10	248	—
四川	565	1654	1939	1310	2952	1008	1358	80	88	142	1829	5955	77	4066	53	30	36
贵州	378	424	584	987	4802	404	341	71	134	100	781	5651	61	4736	205	571	163
海南	40	92	964	271	1146	30	71	21	3	3	151	57	—	107	38	26	33
广东	2765	6346	8568	14 955	31 708	1529	3183	142	345	24	7961	29 708	842	31 803	419	108	235
广西	1189	2020	7563	7514	17 580	265	1261	20	599	869	3848	7193	194	11 950	70	63	77
陕西	707	1749	3414	1930	2703	310	458	26	547	—	1479	3590	34	3989	717	132	351
辽宁	—	—	—	1	—	1	6	—	—	—	—	6	—	—	—	—	—
新疆	21	6	—	—	—	—	—	—	—	—	—	—	—	1	—	—	—
甘肃	121	115	109	35	118	4	9	—	3	—	24	150	—	56	—	2	—
河北	1160	2725	5116	1224	10 379	365	259	866	319	10	1647	4612	177	238	22	18	89
山西	1048	1148	3075	1406	1168	602	323	13	385	528	1728	3842	—	17 826	1	54	212
北京	499	580	1275	741	359	9	15	359	335	—	289	527	—	5817	—	—	—
天津	398	1073	154	18	465	34	104	—	—	—	—	305	—	691	—	—	—
宁夏	25	9	29	31	22	12	9	18	1	—	30	—	—	1631	—	—	—
青海	—	3	5	4	23	2	3	—	—	—	2	—	—	21	—	—	—
西藏	—	—	—	—	—	—	—	—	—	—	—	1	—	33	—	—	—
合计	16 907	33 074	64 476	50 616	146 474	10 415	14 438	2641	6156	2667	38 131	150 918	4167	164 183	3318	3176	2541

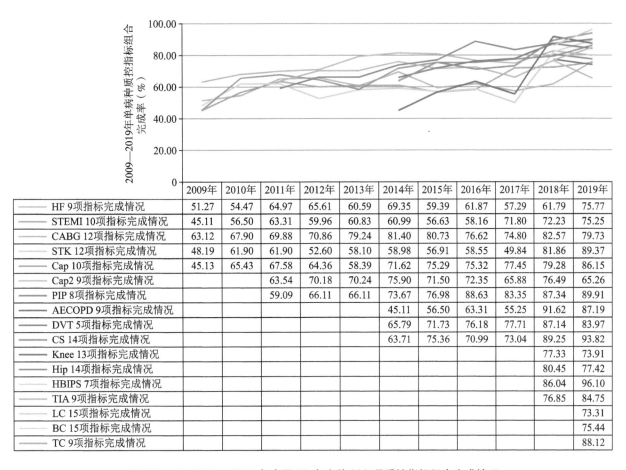

	2009年	2010年	2011年	2012年	2013年	2014年	2015年	2016年	2017年	2018年	2019年
HF 9项指标完成情况	51.27	54.47	64.97	65.61	60.59	69.35	59.39	61.87	57.29	61.79	75.77
STEMI 10项指标完成情况	45.11	56.50	63.31	59.96	60.83	60.99	56.63	58.16	71.80	72.23	75.25
CABG 12项指标完成情况	63.12	67.90	69.88	70.86	79.24	81.40	80.73	76.62	74.80	82.57	79.73
STK 12项指标完成情况	48.19	61.90	61.90	52.60	58.10	58.98	56.91	58.55	49.84	81.86	89.37
Cap 10项指标完成情况	45.13	65.43	67.58	64.36	58.39	71.62	75.29	75.32	77.45	79.28	86.15
Cap2 9项指标完成情况			63.54	70.18	70.24	75.90	71.50	72.35	65.88	76.49	65.26
PIP 8项指标完成情况			59.09	66.11	66.11	73.67	76.98	88.63	83.35	87.34	89.91
AECOPD 9项指标完成情况						45.11	56.50	63.31	55.25	91.62	87.19
DVT 5项指标完成情况						65.79	71.73	76.18	77.71	87.14	83.97
CS 14项指标完成情况						63.71	75.36	70.99	73.04	89.25	93.82
Knee 13项指标完成情况										77.33	73.91
Hip 14项指标完成情况										80.45	77.42
HBIPS 7项指标完成情况										86.04	96.10
TIA 9项指标完成情况										76.85	84.75
LC 15项指标完成情况											73.31
BC 15项指标完成情况											75.44
TC 9项指标完成情况											88.12

图 2-9-1-4　2009—2019 年全国 17 个病种 180 项质控指标组合完成情况

四、各单项病种/手术质量安全情况分析

（一）ST 段抬高型心肌梗死（STEMI）

2019 年 248 家医疗机构上报 STEMI 有效数据 16 907 例。

1. 2019 年 STEMI 10 项质控指标完成情况

2019 年 26 个省（自治区、直辖市）248 家医疗机构 16 907 例 STEMI 10 项质控指标组合完成率为 75.25%，已连续 3 年组合完成率超过 70%（图 2-9-1-5）。

2. 2019 年各省（自治区、直辖市）**STEMI 10 项质控指标组合完成率情况**

2019 年各省（自治区、直辖市）STEMI 质控 10 项指标组合完成率在全国平均水平之上的是北京、云南、贵州、上海、河北、广东、湖北、海南、福建（图 2-9-1-6）。

3. 2019 年 STEMI 医疗资源消耗情况

2019 年 STEMI 平均住院日为 8.96 天，平均住院费用为 43 629.18 元，其中药品费用为 5026.78 元（图 2-9-1-7）。

4. 2019 年 STEMI 住院天数与住院费用四分位值

2019 年 STEMI 住院天数的中位数为 8 天，平均住院费用的中位数为 41 001.94 元（图 2-9-1-8）。

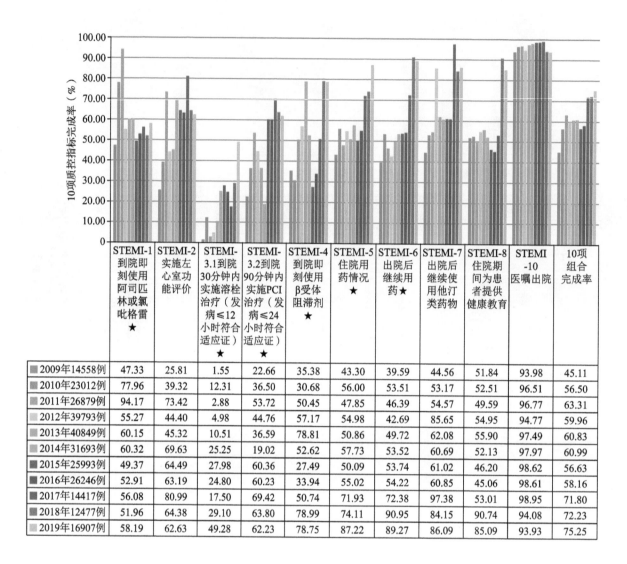

	STEMI-1 到院即刻使用阿司匹林或氯吡格雷 ★	STEMI-2 实施左心室功能评价	STEMI-3.1到院30分钟内实施溶栓治疗（发病≤12小时符合适应证）★	STEMI-3.2到院90分钟内实施PCI治疗（发病≤24小时符合适应证）★	STEMI-4 到院即刻使用β受体阻滞剂 ★	STEMI-5 住院用药情况 ★	STEMI-6 出院后继续用药★	STEMI-7 出院后继续使用他汀类药物	STEMI-8 住院期间为患者提供健康教育	STEMI-10 医嘱出院	10项组合完成率
2009年14558例	47.33	25.81	1.55	22.66	35.38	43.30	39.59	44.56	51.84	93.98	45.11
2010年23012例	77.96	39.32	12.31	36.50	30.68	56.00	53.51	53.17	52.51	96.51	56.50
2011年26879例	94.17	73.42	2.88	53.72	50.45	47.85	46.39	54.57	49.59	96.77	63.31
2012年39793例	55.27	44.40	4.98	44.76	57.17	54.98	42.69	85.65	54.95	94.77	59.96
2013年40849例	60.15	45.32	10.51	36.59	78.81	50.86	49.72	62.08	55.90	97.49	60.83
2014年31693例	60.32	69.63	25.25	19.02	52.62	57.73	53.52	60.69	52.13	97.97	60.99
2015年25993例	49.37	64.49	27.98	60.36	27.49	50.09	53.74	61.02	46.20	98.62	56.63
2016年26246例	52.91	63.19	24.80	60.23	33.94	55.02	54.22	60.85	45.06	98.61	58.16
2017年14417例	56.08	80.99	17.50	69.42	50.74	71.93	72.38	97.38	53.01	98.95	71.80
2018年12477例	51.96	64.38	29.10	63.80	78.99	74.11	90.95	84.15	90.74	94.08	72.23
2019年16907例	58.19	62.63	49.28	62.23	78.75	87.22	89.27	86.09	85.09	93.93	75.25

图 2-9-1-5　2009—2019 年医疗机构 STEMI 10 项质控指标完成情况

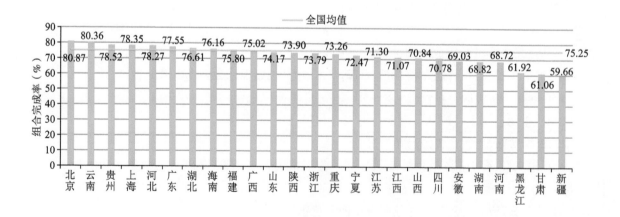

图 2-9-1-6　2019 年各省（自治区、直辖市）STEMI 10 项质控指标组合完成率

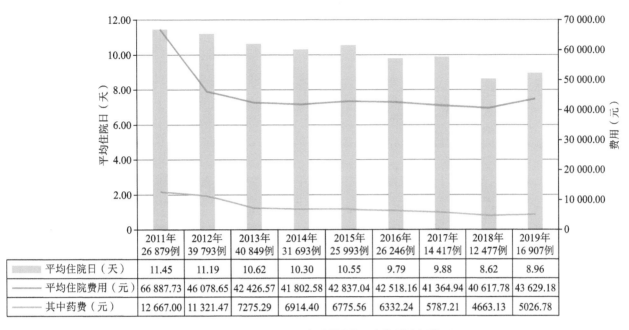

	2011年 26 879例	2012年 39 793例	2013年 40 849例	2014年 31 693例	2015年 25 993例	2016年 26 246例	2017年 14 417例	2018年 12 477例	2019年 16 907例
平均住院日（天）	11.45	11.19	10.62	10.30	10.55	9.79	9.88	8.62	8.96
平均住院费用（元）	66 887.73	46 078.65	42 426.57	41 802.58	42 837.04	42 518.16	41 364.94	40 617.78	43 629.18
其中药费（元）	12 667.00	11 321.47	7275.29	6914.40	6775.56	6332.24	5787.21	4663.13	5026.78

图 2-9-1-7　2011—2019 年 STEMI 医疗资源消耗情况

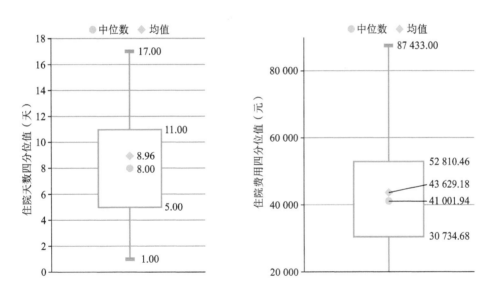

图 2-9-1-8　2019 年 STEMI 住院天数与住院费用四分位值

（二）心力衰竭（HF）

2019 年 27 个省（自治区、直辖市）238 家医疗机构上报 HF 有效数据 33 074 例。

1. 2019 年 HF 9 项质控指标完成情况

2019 年 HF 9 项质控指标组合完成率为 75.77%（图 2-9-1-9）。

2. 2019 年各省（自治区、直辖市）**HF 9 项质控指标组合完成率情况**

2019 年各省（自治区、直辖市）HF 9 项质控指标组合完成率在全国平均水平之上的是安徽、贵州、北京、四川、福建、青海、河北、广东、云南、江苏、湖南、海南、重庆、浙江（图 2-9-1-10）。

3. 2019 年 HF 医疗资源消耗情况

2019 年 HF 平均住院日为 9.11 天，平均住院费用为 14 120.80 元，其中药品费用为 3214.57 元（图 2-9-1-11）。

4. 2019 年 HF 住院天数与住院费用四分位值

2019 年 HF 住院天数的中位数为 8 天，平均住院费用的中位数为 8364 元（图 2-9-1-12）。

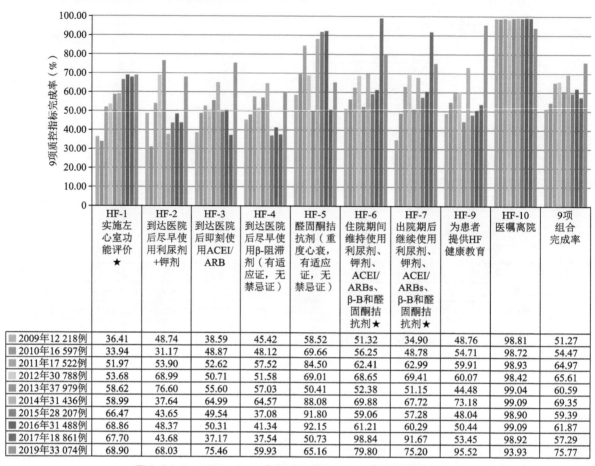

	HF-1 实施左心室功能评价★	HF-2 到达医院后尽早使用利尿剂+钾剂	HF-3 到达医院后即刻使用ACEI/ARB	HF-4 到达医院后尽早使用β-阻滞剂（有适应证，无禁忌证）	HF-5 醛固酮拮抗剂（重度心衰，有适应证，无禁忌证）	HF-6 住院期间维持使用利尿剂、钾剂、ACEI/ARBs、β-B和醛固酮拮抗剂★	HF-7 出院期后继续使用利尿剂、钾剂、ACEI/ARBs、β-B和醛固酮拮抗剂★	HF-9 为患者提供HF健康教育	HF-10 医嘱离院	9项组合完成率
2009年12 218例	36.41	48.74	38.59	45.42	58.52	51.32	34.90	48.76	98.81	51.27
2010年16 597例	33.94	31.17	48.87	48.12	69.66	56.25	48.78	54.71	98.72	54.47
2011年17 522例	51.97	53.90	52.62	57.52	84.50	62.41	62.99	59.91	98.93	64.97
2012年30 788例	53.68	68.99	50.71	51.58	69.01	68.65	69.41	60.07	98.42	65.61
2013年37 979例	58.62	76.60	55.60	57.03	50.41	52.38	51.15	44.48	99.04	60.59
2014年31 436例	58.99	37.64	64.99	64.57	88.08	69.88	67.72	73.18	99.09	69.35
2015年28 207例	66.47	43.65	49.54	37.08	91.80	59.06	57.28	48.04	98.90	59.39
2016年31 488例	68.86	48.37	50.31	41.34	92.15	61.21	60.29	50.44	99.09	61.87
2017年18 861例	67.70	43.68	37.17	37.54	50.73	98.84	91.67	53.45	98.92	57.29
2019年33 074例	68.90	68.03	75.46	59.93	65.16	79.80	75.20	95.52	93.93	75.77

图 2-9-1-9　2009—2019 年医疗机构 HF 9 项质控指标完成情况

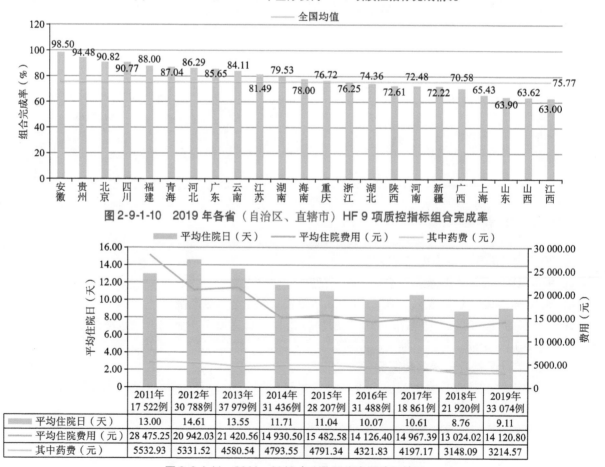

图 2-9-1-10　2019 年各省（自治区、直辖市）HF 9 项质控指标组合完成率

	2011年 17 522例	2012年 30 788例	2013年 37 979例	2014年 31 436例	2015年 28 207例	2016年 31 488例	2017年 18 861例	2018年 21 920例	2019年 33 074例
平均住院日（天）	13.00	14.61	13.55	11.71	11.04	10.07	10.61	8.76	9.11
平均住院费用（元）	28 475.25	20 942.03	21 420.56	14 930.50	15 482.58	14 126.40	14 967.39	13 024.02	14 120.80
其中药费（元）	5532.93	5331.52	4580.54	4793.55	4791.34	4321.83	4197.17	3148.09	3214.57

图 2-9-1-11　2011—2019 年 HF 医疗资源消耗情况

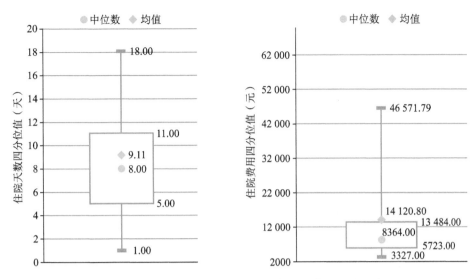

图 2-9-1-12　2019 年 HF 住院天数与住院费用四分位值

（三）社区获得性肺炎（成人—住院）（CAP）

2019 年 27 个省（自治区、直辖市）272 家医疗机构上报 CAP 有效数据 50 616 例。

1. 2019 年 CAP 10 项质控指标完成情况

2019 年 CAP 10 项质控指标组合完成率为 86.15%（图 2-9-1-13）。

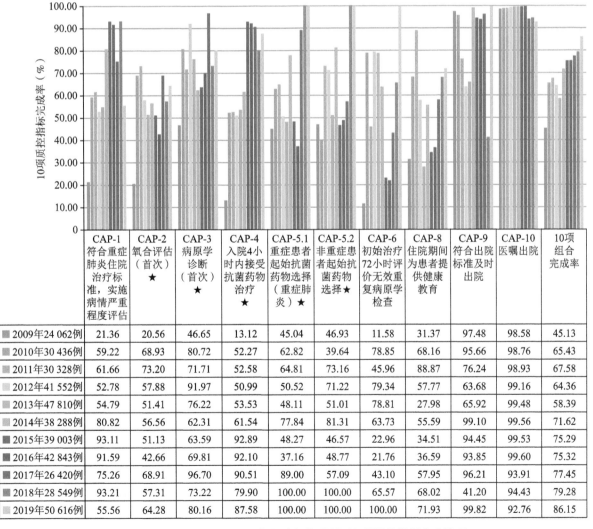

	CAP-1 符合重症肺炎住院治疗标准，实施病情严重程度评估	CAP-2 氧合评估（首次）★	CAP-3 病原学诊断（首次）★	CAP-4 入院4小时内接受抗菌药物治疗★	CAP-5.1 重症患者起始抗菌药物选择（重症肺炎）★	CAP-5.2 非重症患者起始抗菌药物选择★	CAP-6 初始治疗72小时评价无效重复病原学检查	CAP-8 住院期间为患者提供健康教育	CAP-9 符合出院标准及时出院	CAP-10 医嘱出院	10项组合完成率
2009年24 062例	21.36	20.56	46.65	13.12	45.04	46.93	11.58	31.37	97.48	98.58	45.13
2010年30 436例	59.22	68.93	80.72	52.27	62.82	39.64	78.85	68.16	95.66	98.76	65.43
2011年30 328例	61.66	73.20	71.71	52.58	64.81	73.16	45.96	88.87	76.24	98.93	67.58
2012年41 552例	52.78	57.88	91.97	50.99	50.52	71.22	79.34	57.77	63.68	99.16	64.36
2013年47 810例	54.79	51.41	76.22	53.53	48.11	51.01	78.81	27.98	65.92	99.48	58.39
2014年38 288例	80.82	56.56	62.31	61.54	77.84	81.31	63.73	55.59	99.10	99.56	71.62
2015年39 003例	93.11	51.13	63.59	92.89	48.27	46.57	22.96	34.51	94.45	99.53	75.29
2016年42 843例	91.59	42.66	69.81	92.10	37.16	48.77	21.76	36.59	93.85	99.60	75.32
2017年26 420例	75.26	68.91	96.70	90.51	89.00	57.09	43.10	57.95	96.21	93.91	77.45
2018年28 549例	93.21	57.31	73.22	79.90	100.00	100.00	65.57	68.02	41.20	94.43	79.28
2019年50 616例	55.56	64.28	80.16	87.58	100.00	100.00	100.00	71.93	99.82	92.76	86.15

图 2-9-1-13　2009—2019 年医疗机构 CAP 10 项质控指标完成情况

2. 2019 年各省（自治区、直辖市）CAP 10 项质控指标组合完成率情况

2019 年各省（自治区、直辖市）CAP 10 项质控指标组合完成率在全国平均水平之上的有上海、陕西、浙江、云南、宁夏、安徽、广东、湖北、重庆（图 2-9-1-14）。

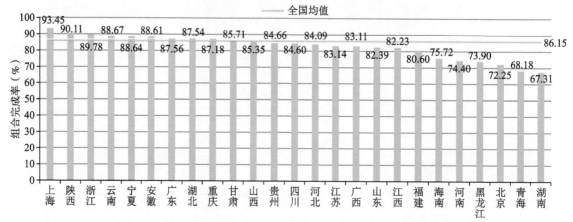

图 2-9-1-14　2019 年各省（自治区、直辖市）CAP 10 项质控指标组合完成率

3. 2019 年 CAP 医疗资源消耗情况

2019 年 CAP 平均住院日为 9.01 天，平均抗菌药物平均使用天数为 7 天，平均住院费用为 10 376.09 元，其中药品费用为 3618.58 元（图 2-9-1-15）。

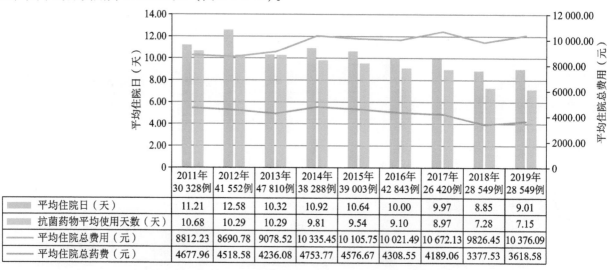

	2011年 30 328例	2012年 41 552例	2013年 47 810例	2014年 38 288例	2015年 39 003例	2016年 42 843例	2017年 26 420例	2018年 28 549例	2019年 28 549例
平均住院日（天）	11.21	12.58	10.32	10.92	10.64	10.00	9.97	8.85	9.01
抗菌药物平均使用天数（天）	10.68	10.29	10.29	9.81	9.54	9.10	8.97	7.28	7.15
平均住院总费用（元）	8812.23	8690.78	9078.52	10 335.45	10 105.75	10 021.49	10 672.13	9826.45	10 376.09
平均住院总药费（元）	4677.96	4518.58	4236.08	4753.77	4576.67	4308.55	4189.06	3377.53	3618.58

图 2-9-1-15　2011—2019 年医疗机构 CAP 医疗资源消耗情况

4. 2019 年 CAP 住院天数与住院费用四分位值

2019 年 CAP 住院天数的中位数为 8 天，平均住院费用的中位数为 7664 元（图 2-9-1-16）。

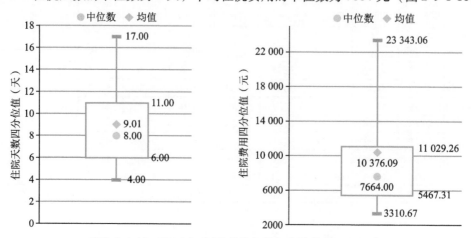

图 2-9-1-16　2019 年 CAP 住院天数与住院费用四分位值

（四）急性脑梗死（STK）

2019 年 26 个省（自治区、直辖市）279 家医疗机构上报 STK 有效数据 64 476 例。

1. 2019 年 STK 12 项质控指标完成情况

2019 年 STK 12 项质控指标组合完成率为 89.37%（图 2-9-1-17）。

2. 2019 年各省（自治区、直辖市）STK 12 项质控指标组合完成率情况

2019 年各省（自治区、直辖市）STK 12 项质控指标组合完成率在全国平均水平之上的有湖南、山西、湖北、北京、贵州、云南、河北、甘肃、浙江、陕西、江西（图 2-9-1-18）。

3. 2019 年 STK 医疗资源消耗情况

2019 年 STK 平均住院日为 10.52 天，平均住院费用为 15 894.96 元，其中药品费用为 5551.65 元（图 2-9-1-19）。

4. 2019 年 STK 住院天数与住院费用四分位值

2019 年 STK 住院天数的中位数为 9 天，住院费用的中位数为 11 208.94 元（图 2-9-1-20）。

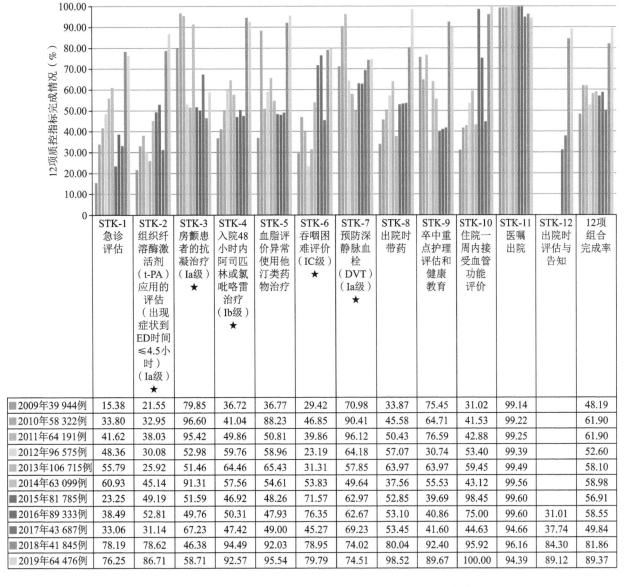

	STK-1 急诊评估	STK-2 组织纤溶酶激活剂（t-PA）应用的评估（出现症状到ED时间≤4.5小时）（Ia级）★	STK-3 房颤患者的抗凝治疗（Ia级）★	STK-4 入院48小时内阿司匹林或氯吡咯雷治疗（Ib级）★	STK-5 血脂评价异常使用他汀类药物治疗	STK-6 吞咽困难评价（IC级）★	STK-7 预防深静脉血栓（DVT）（Ia级）★	STK-8 出院时带药	STK-9 卒中重点护理评估和健康教育	STK-10 住院一周内接受血管功能评价	STK-11 医嘱出院	STK-12 出院时评估与告知	12项组合完成率
2009年39 944例	15.38	21.55	79.85	36.72	36.77	29.42	70.98	33.87	75.45	31.02	99.14		48.19
2010年58 322例	33.80	32.95	96.60	41.04	88.23	46.85	90.41	45.58	64.71	41.53	99.22		61.90
2011年64 191例	41.62	38.03	95.42	49.86	50.81	39.86	96.12	50.43	76.59	42.88	99.25		61.90
2012年96 575例	48.36	30.08	52.98	59.76	58.96	23.19	64.18	57.07	30.74	53.40	99.39		52.60
2013年106 715例	55.79	25.92	51.46	64.46	65.43	31.31	57.85	63.97	63.97	59.45	99.49		58.10
2014年63 099例	60.93	45.14	91.31	57.56	54.61	53.83	49.64	37.56	55.53	43.12	99.56		58.98
2015年81 785例	23.25	49.19	51.59	46.92	48.26	71.57	62.97	52.85	39.69	98.45	99.60		56.91
2016年89 333例	38.49	52.81	49.76	50.31	47.93	76.35	62.67	53.10	40.86	75.00	99.60	31.01	58.55
2017年43 687例	33.06	31.14	67.23	47.42	49.00	45.27	69.23	53.45	41.60	44.63	94.66	37.74	49.84
2018年41 845例	78.19	78.62	46.38	94.49	92.03	78.95	74.02	80.04	92.40	95.92	96.16	84.30	81.86
2019年64 476例	76.25	86.71	58.71	92.57	95.54	79.79	74.51	98.52	89.67	100.00	94.39	89.12	89.37

图 2-9-1-17　2009—2019 年医疗机构 STK 12 项质控指标完成情况

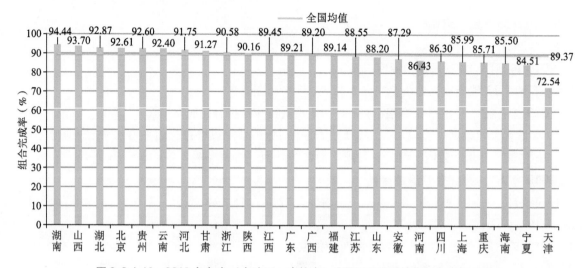

图 2-9-1-18　2019 年各省（自治区、直辖市）STK 12 项质控指标组合完成率

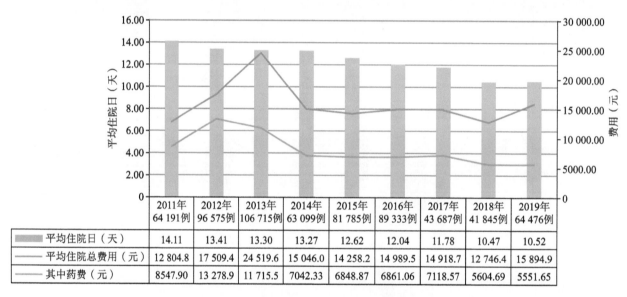

	2011年 64 191例	2012年 96 575例	2013年 106 715例	2014年 63 099例	2015年 81 785例	2016年 89 333例	2017年 43 687例	2018年 41 845例	2019年 64 476例
平均住院日（天）	14.11	13.41	13.30	13.27	12.62	12.04	11.78	10.47	10.52
平均住院总费用（元）	12 804.8	17 509.4	24 519.6	15 046.0	14 258.2	14 989.5	14 918.7	12 746.4	15 894.9
其中药费（元）	8547.90	13 278.9	11 715.5	7042.33	6848.87	6861.06	7118.57	5604.69	5551.65

图 2-9-1-19　2011—2019 年 STK 医疗资源消耗情况

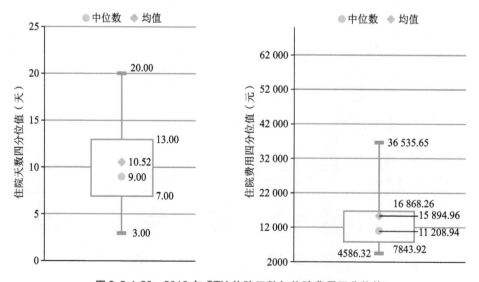

图 2-9-1-20　2019 年 STK 住院天数与住院费用四分位值

（五）髋关节置换术（Hip）

2019 年 27 个省（自治区、直辖市）264 家医疗机构上报 Hip 有效数据 14 438 例。

1. 2019 年 Hip 14 项质控指标完成情况

2019 年 Hip 14 项质控指标组合完成率为 77.42%，与 2018 年相比，降低 3 个百分点，为 2009 年以来的上报质量较好的年份，总体呈现上升趋势（图 2-9-1-21）。

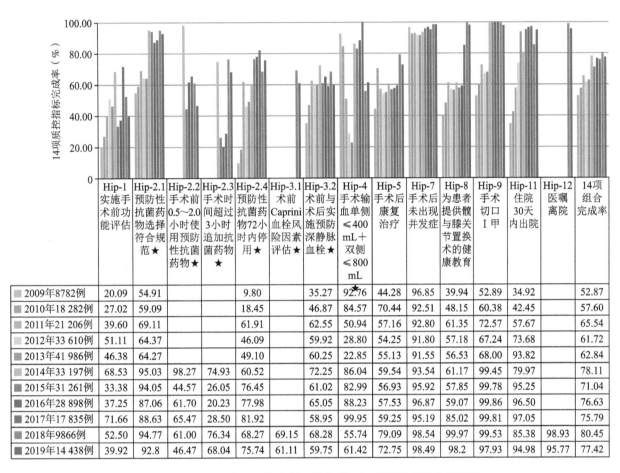

	Hip-1 实施手术前功能评估	Hip-2.1 预防性抗菌药物选择符合规范★	Hip-2.2 手术前0.5~2.0小时使用预防性抗菌药物★	Hip-2.3 手术时间超过3小时追加抗菌药物★	Hip-2.4 预防性抗菌药物72小时内停用★	Hip-3.1 术前Caprini血栓风险因素评估★	Hip-3.2 术前与术后实施预防深静脉血栓★	Hip-4 手术输血单侧≤400mL＋双侧≤800mL	Hip-5 手术后康复治疗	Hip-7 手术后未出现并发症	Hip-8 为患者提供髋关节与膝关节置换术的健康教育	Hip-9 手术切口Ⅰ甲	Hip-11 住院30天内出院	Hip-12 医嘱离院	14项组合完成率
2009年8782例	20.09	54.91			9.80		35.27	92.76★	44.28	96.85	39.94	52.89	34.92		52.87
2010年18 282例	27.02	59.09			18.45		46.87	84.57	70.44	92.51	48.15	60.38	42.45		57.60
2011年21 206例	39.60	69.11			61.91		62.55	50.94	57.16	92.80	61.35	72.57	57.67		65.54
2012年33 610例	51.11	64.37			46.09		59.92	28.80	54.25	91.80	57.18	67.24	73.68		61.72
2013年41 986例	46.38	64.27			49.10		60.25	22.85	55.13	91.55	56.53	68.00	93.82		62.84
2014年33 197例	68.53	95.03	98.27	74.93	60.52		72.25	86.04	59.54	93.54	61.17	99.45	79.97		78.11
2015年31 261例	33.38	94.05	44.57	26.05	76.45		61.02	82.99	56.93	95.92	57.85	99.78	95.25		71.04
2016年28 898例	37.25	87.06	61.70	20.23	77.98		65.05	88.23	57.53	96.87	59.07	99.86	96.50		76.63
2017年17 835例	71.66	88.63	65.47	28.50	81.92		58.95	99.95	59.25	95.19	85.02	99.81	97.05		75.79
2018年9866例	52.50	94.77	61.00	76.34	68.27	69.15	68.28	55.74	79.09	98.54	99.97	99.53	85.38	98.93	80.45
2019年14 438例	39.92	92.8	46.47	68.04	75.74	61.11	59.75	61.42	72.75	98.49	98.2	97.93	94.98	95.77	77.42

图 2-9-1-21　2009—2019 年医疗机构 Hip 14 项质控指标完成情况

2. 2019 年各省（自治区、直辖市）Hip 14 项质控指标组合完成率情况

2019 年各省（自治区、直辖市）Hip 14 项质控指标组合完成率在全国平均水平之上的有青海、上海、云南、重庆、四川、福建、江西、广东、广西、浙江（图 2-9-1-22）。

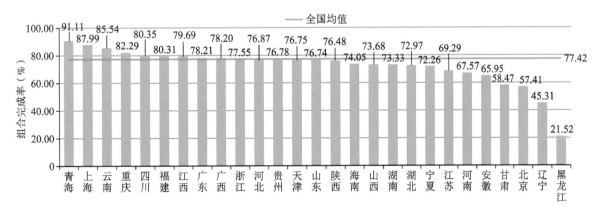

图 2-9-1-22　2019 年各省（自治区、直辖市）Hip 14 项质控指标组合完成率

3. 2019 年 Hip 医疗资源消耗情况

2019 年 Hip 平均住院日为 15.54 天，比 2018 年降低了 0.07 天，平均住院费用为 55 703.36 元，与 2018 年相比增加 4938.87 元，与 2012 年相比降低 2531.92 元，其中药费为 5913.16 元，与 2018 年相比增加 262.57 元（图 2-9-1-23）。

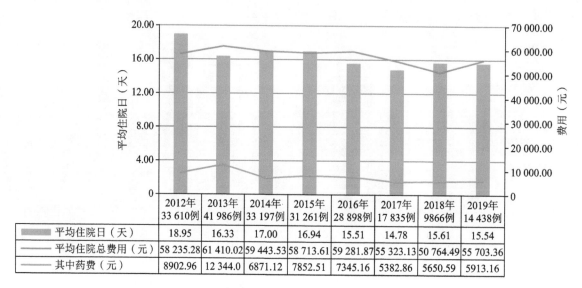

	2012年 33 610例	2013年 41 986例	2014年 33 197例	2015年 31 261例	2016年 28 898例	2017年 17 835例	2018年 9866例	2019年 14 438例
平均住院日（天）	18.95	16.33	17.00	16.94	15.51	14.78	15.61	15.54
平均住院总费用（元）	58 235.28	61 410.02	59 443.53	58 713.61	59 281.87	55 323.13	50 764.49	55 703.36
其中药费（元）	8902.96	12 344.0	6871.12	7852.51	7345.16	5382.86	5650.59	5913.16

图 2-9-1-23　2012—2019 年 Hip 医疗资源消耗情况

4. 2019 年 Hip 住院天数与住院费用四分位值

2019 年 Hip 住院天数的中位数为 14 天，住院费用的中数为 51 580.78 元（图 2-9-1-24）。

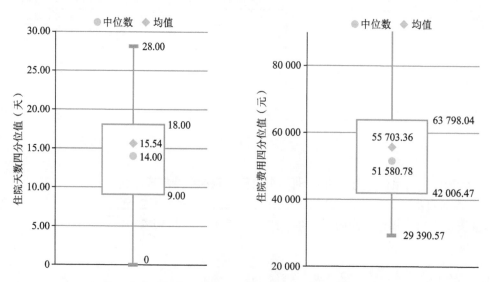

图 2-9-1-24　2019 年 Hip 住院天数与住院费用四分位值

（六）膝关节置换术（Knee）

2019 年 25 个省（自治区、直辖市）213 家医疗机构上报 Knee 有效数据 10 415 例。

1. 2019 年 Knee 13 项质控指标完成情况

2019 年 Knee 13 项质量控制指标组合完成率为 73.91%，与 2018 年相比，下降 2.48 个百分点，为 2009 年以来的上报质量一般的年份，总体呈现上升趋势（图 2-9-1-25）。

2. 2019 年各省（自治区、直辖市）Knee 13 项质控指标组合完成率情况

2019 年各省（自治区、直辖市）Knee 13 项质控指标组合完成率在全国平均水平之上的有福建、青海、云南、广东、上海、广西、重庆、浙江（图 2-9-1-26）。

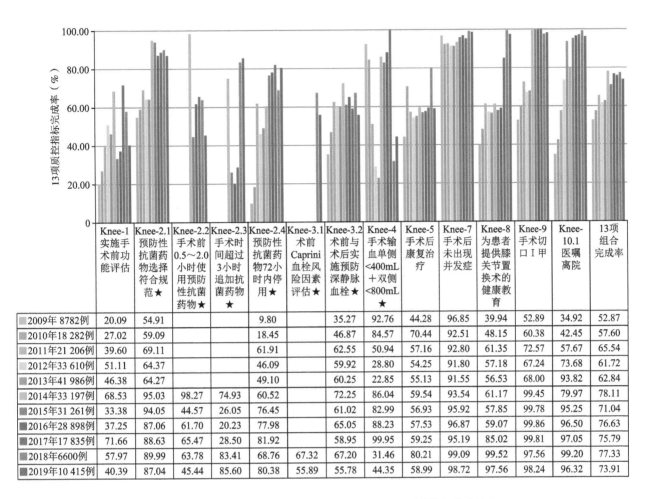

	Knee-1 实施手术前功能评估	Knee-2.1 预防性抗菌药物选择符合规范★	Knee-2.2 手术前0.5~2.0小时使用预防性抗菌药物★	Knee-2.3 手术时间超过3小时追加抗菌药物★	Knee-2.4 预防性抗菌药物72小时内停用★	Knee-3.1 术前Caprini血栓风险因素评估★	Knee-3.2 术前与术后实施预防深静脉血栓★	Knee-4 手术输血单侧<400mL+双侧<800mL★	Knee-5 手术后康复治疗	Knee-7 手术后未出现并发症	Knee-8 为患者提供膝关节置换术的健康教育	Knee-9 手术切口I甲	Knee-10.1 医嘱离院	13项组合完成率
2009年 8782例	20.09	54.91			9.80		35.27	92.76	44.28	96.85	39.94	52.89	34.92	52.87
2010年18 282例	27.02	59.09			18.45		46.87	84.57	70.44	92.51	48.15	60.38	42.45	57.60
2011年21 206例	39.60	69.11			61.91		62.55	50.94	57.16	92.80	61.35	72.57	57.67	65.54
2012年33 610例	51.11	64.37			46.09		59.92	28.80	54.25	91.80	57.18	67.24	73.68	61.72
2013年41 986例	46.38	64.27			49.10		60.25	22.85	55.13	91.55	56.53	68.00	93.82	62.84
2014年33 197例	68.53	95.03	98.27	74.93	60.52		72.25	86.04	59.54	93.54	61.17	99.45	79.97	78.11
2015年31 261例	33.38	94.05	44.57	26.05	76.45		61.02	82.99	56.93	95.92	57.85	99.78	95.25	71.04
2016年28 898例	37.25	87.06	61.70	20.23	77.98		65.05	88.23	57.53	96.87	59.07	99.86	96.50	76.63
2017年17 835例	71.66	88.63	65.47	28.50	81.92		58.95	99.95	59.25	95.19	85.02	99.81	97.05	75.79
2018年6600例	57.97	89.99	63.78	83.41	68.76	67.32	67.20	31.46	80.21	99.09	99.52	97.56	99.20	77.33
2019年10 415例	40.39	87.04	45.44	85.60	80.38	55.89	55.78	44.35	58.99	98.72	97.56	98.24	96.32	73.91

图 2-9-1-25 2009—2019 年医疗机构 Knee 13 项质控指标完成情况

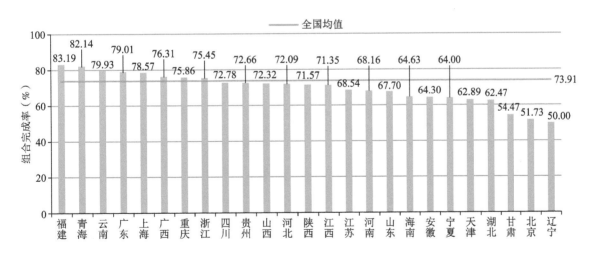

图 2-9-1-26 2019 年各省（自治区、直辖市）Knee 13 项质控指标组合完成率

3. 2019 年 Knee 医疗资源消耗情况

2019 年膝关节置换术平均住院日为 13.71 天，比 2017 年降低 1.07 天，比 2012 年相比降低 5.24 天；平均住院费用为 54 590.15 元，与 2017 年相比降低 732.98 元，与 2012 年相比降低 3645.13 元，其中药费为 5845.23 元，与 2017 年相比增加了 462.37 元（图 2-9-1-27）。

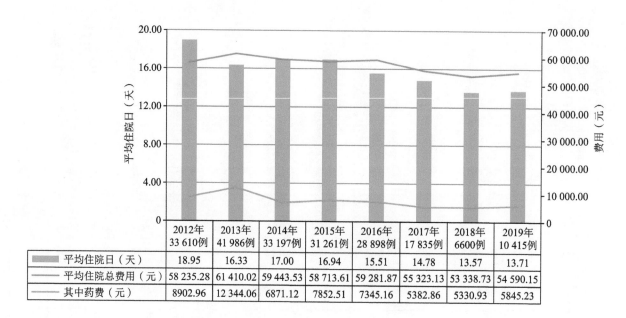

	2012年 33 610例	2013年 41 986例	2014年 33 197例	2015年 31 261例	2016年 28 898例	2017年 17 835例	2018年 6600例	2019年 10 415例
平均住院日（天）	18.95	16.33	17.00	16.94	15.51	14.78	13.57	13.71
平均住院总费用（元）	58 235.28	61 410.02	59 443.53	58 713.61	59 281.87	55 323.13	53 338.73	54 590.15
其中药费（元）	8902.96	12 344.06	6871.12	7852.51	7345.16	5382.86	5330.93	5845.23

图 2-9-1-27　2012—2019 年 Knee 医疗资源消耗情况

4. 2019 年 Knee 住院天数与住院费用四分位值

2019 年 Knee 住院天数的中位数为 11 天，住院费用的中数为 49 212.34 元（图 2-9-1-28）。

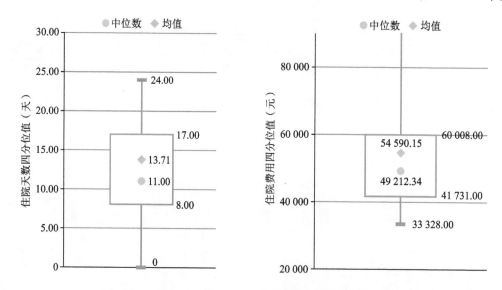

图 2-9-1-28　2019 年 Knee 住院天数与住院费用四分位值

（七）冠状动脉旁路移植术（CABG）

2019 年 17 个省（自治区、直辖市）79 家医疗机构上报 CABG 有效数据 2641 例。

1. 2019 年 CABG 12 项质控指标完成情况

2019 年 CABG 12 项质控指标组合完成率为 79.73%，与 2018 年 82.57% 相比，下降了 2.84 个百分点，与 2009 年 63.12% 相比，提高了 16.61 个百分点（图 2-9-1-29）。

2. 2019 年各省（自治区、直辖市）上报 CABG 12 项质控指标组合完成率情况

2019 年各省（自治区、直辖市）上报 CABG 12 项质控指标组合完成率在全国平均水平之上的有重庆、河北、山东、陕西、山西、海南、湖北、北京、贵州、广东、四川（图 2-9-1-30）。

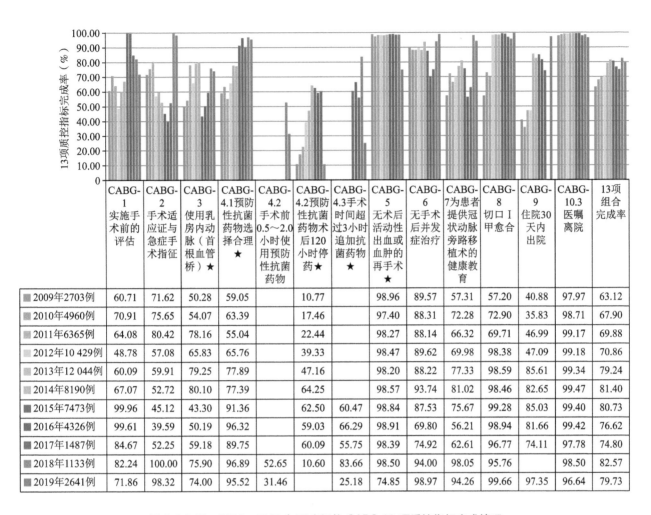

	CABG-1 实施手术术前的评估	CABG-2 手术适应证与急症手术指征	CABG-3 使用乳房内动脉（首根血管桥）★	CABG-4.1预防性抗菌药物选择合理★	CABG-4.2 手术前0.5～2.0小时使用预防性抗菌药物	CABG-4.2预防性抗菌药物术后120小时停药★	CABG-4.3手术时间超过3小时追加抗菌药物★	CABG-5 无术后活动性出血或血肿的再手术★	CABG-6 无手术后并发症治疗	CABG-7为患者提供冠状动脉旁路移植术的健康教育	CABG-8 切口Ⅰ甲愈合	CABG-9 住院30天内出院	CABG-10.3 医嘱离院	13项组合完成率
■ 2009年2703例	60.71	71.62	50.28	59.05		10.77		98.96	89.57	57.31	57.20	40.88	97.97	63.12
■ 2010年4960例	70.91	75.65	54.07	63.39		17.46		97.40	88.31	72.28	72.90	35.83	98.71	67.90
■ 2011年6365例	64.08	80.42	78.16	55.04		22.44		98.27	88.14	66.32	69.71	46.99	99.17	69.88
■ 2012年10 429例	48.78	57.08	65.83	65.76		39.33		98.47	89.62	69.98	98.38	47.09	99.18	70.86
■ 2013年12 044例	60.09	59.91	79.25	77.89		47.16		98.20	88.22	77.33	98.59	85.61	99.34	79.24
■ 2014年8190例	67.07	52.72	80.10	77.39		64.25		98.57	93.74	81.02	98.46	82.65	99.47	81.40
■ 2015年7473例	99.96	45.12	43.30	91.36		62.50	60.47	98.84	87.53	75.67	99.28	85.03	99.40	80.73
■ 2016年4326例	99.61	39.59	50.19	96.32		59.03	66.29	98.91	69.80	56.21	98.94	81.66	99.42	76.62
■ 2017年1487例	84.67	52.25	59.18	89.75		60.09	55.75	98.39	74.92	62.61	96.77	74.11	97.78	74.80
■ 2018年1133例	82.24	100.00	75.90	96.89	52.65	10.60	83.66	98.50	94.00	98.05	95.76		98.50	82.57
■ 2019年2641例	71.86	98.32	74.00	95.52	31.46		25.18	74.85	98.97	94.26	99.66	97.35	96.64	79.73

图 2-9-1-29　2009—2019 年医疗机构 CABG 12 项质控指标完成情况

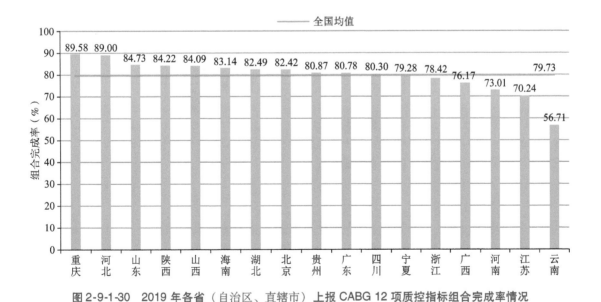

图 2-9-1-30　2019 年各省（自治区、直辖市）上报 CABG 12 项质控指标组合完成率情况

3. 2019 年 CABG 医疗资源消耗情况

2019 年 CABG 平均住院日为 22.56 天，与 2017 年相比降低 3.3 天，比 2011 年相比降低 3.86 天；平均住院费用为 107 893.36 元，与 2017 年相比降低 2989 元，与 2011 年相比增加 23 143 元；其中药费为 18 037 元，与 2017 年相比降低 10 771 元，与 2011 年相比降低 5450 元（图 2-9-1-31）。

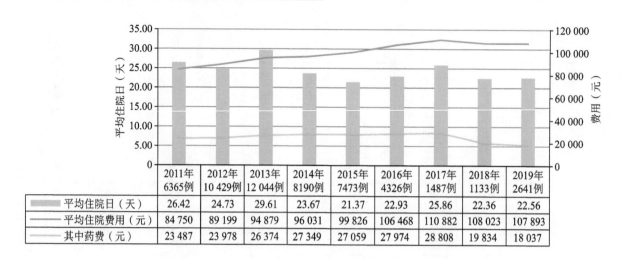

图 2-9-1-31　2011—2019 年 CABG 医疗资源消耗情况

	2011年 6365例	2012年 10 429例	2013年 12 044例	2014年 8190例	2015年 7473例	2016年 4326例	2017年 1487例	2018年 1133例	2019年 2641例
平均住院日（天）	26.42	24.73	29.61	23.67	21.37	22.93	25.86	22.36	22.56
平均住院费用（元）	84 750	89 199	94 879	96 031	99 826	106 468	110 882	108 023	107 893
其中药费（元）	23 487	23 978	26 374	27 349	27 059	27 974	28 808	19 834	18 037

4. 2019 年 CABG 住院天数与住院费用四分位值

2019 年 CABG 住院天数的中位数为 20 天，住院费用的中位数为 97 519.2 元（图 2-9-1-32）。

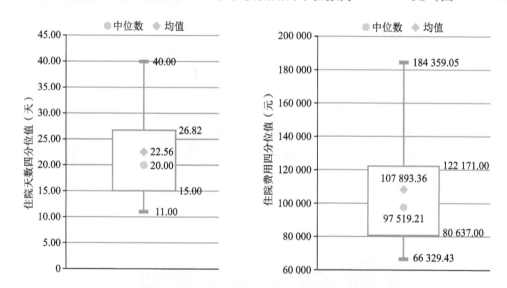

图 2-9-1-32　2019 年 CABG 住院天数与住院费用四分位值

（八）社区获得性肺炎（儿童—住院）（CAP2）

2019 年 25 个省（自治区、直辖市）257 家医疗机构上报 CAP2 有效数据 146 474 例。

1. 2019 年 CAP2 9 项质控指标总体完成情况

2019 年 CAP2 9 项质控指标组合完成率为 65.26%，与 2018 年的 76.49% 相比下降 11.23 个百分点，与 2011 年的 63.54% 相比，提高 1.72 个百分点（图 2-9-1-33）。

2. 2019 年各省（自治区、直辖市）CAP2 9 项质控指标组合完成率情况

2019 年各省（自治区、直辖市）CAP2 9 项质控指标组合完成率在全国平均水平之上的有浙江、北京、四川、甘肃、山东、江苏、福建（图 2-9-1-34）。

3. 2019 年 CAP2 医疗资源消耗情况

2019 年 CAP2 平均住院日为 6.86 天，与 2018 年相比降低 0.2 天，与 2011 年相比降低 0.52 天；平均住院费用为 4328.50 元，与 2018 年相比增加 360.93 元，与 2011 年相比增加 877.5 元，其中药品费用为 1278.40 元，与 2018 年相比增加 50.3 元，与 2011 年相比降低 420.33 元；抗菌药物平均使用天数为 6.20 天，与 2018 年相比降低 0.08 天，与 2011 年相比降低 1.06 天（图 2-9-1-35）。

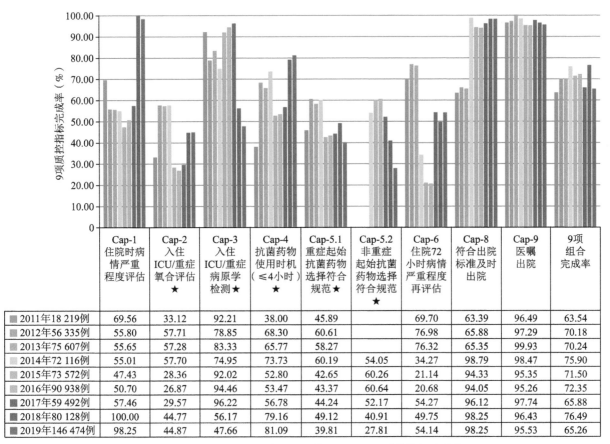

图 2-9-1-33 2011—2019 年医疗机构 CAP2 9 项质控指标完成情况

	Cap-1 住院时病情严重程度评估	Cap-2 入住ICU/重症氧合评估★	Cap-3 入住ICU/重症病原学检测★	Cap-4 抗菌药物使用时机（≤4小时）★	Cap-5.1 重症起始抗菌药物选择符合规范★	Cap-5.2 非重症起始抗菌药物选择符合规范★	Cap-6 住院72小时病情严重程度再评估	Cap-8 符合出院标准及时出院	Cap-9 医嘱出院	9项组合完成率
2011年18 219例	69.56	33.12	92.21	38.00	45.89		69.70	63.39	96.49	63.54
2012年56 335例	55.80	57.71	78.85	68.30	60.61		76.98	65.88	97.29	70.18
2013年75 607例	55.65	57.28	83.33	65.77	58.27		76.32	65.35	99.93	70.24
2014年72 116例	55.01	57.70	74.95	73.73	60.19	54.05	34.27	98.79	98.47	75.90
2015年73 572例	47.43	28.36	92.02	52.80	42.65	60.26	21.14	94.33	95.35	71.50
2016年90 938例	50.70	26.87	94.46	53.47	43.37	60.64	20.68	94.05	95.26	72.35
2017年59 492例	57.46	29.57	96.22	56.78	44.24	52.17	54.27	96.12	97.74	65.88
2018年80 128例	100.00	44.77	56.17	79.16	49.12	40.91	49.75	98.25	96.43	76.49
2019年146 474例	98.25	44.87	47.66	81.09	39.81	27.81	54.14	98.25	95.53	65.26

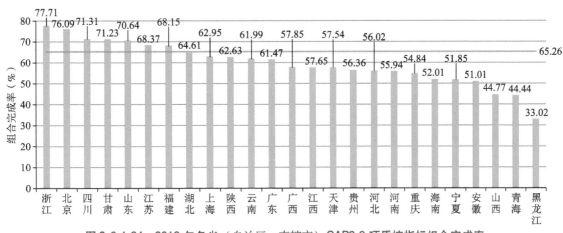

图 2-9-1-34 2019 年各省（自治区、直辖市）CAP2 9 项质控指标组合完成率

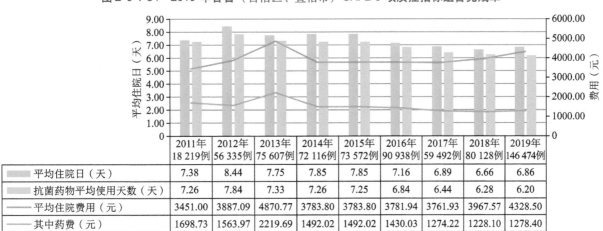

	2011年 18 219例	2012年 56 335例	2013年 75 607例	2014年 72 116例	2015年 73 572例	2016年 90 938例	2017年 59 492例	2018年 80 128例	2019年 146 474例
平均住院日（天）	7.38	8.44	7.75	7.85	7.85	7.16	6.89	6.66	6.86
抗菌药物平均使用天数（天）	7.26	7.84	7.33	7.26	7.25	6.84	6.44	6.28	6.20
平均住院费用（元）	3451.00	3887.09	4870.77	3783.80	3783.80	3781.94	3761.93	3967.57	4328.50
其中药费（元）	1698.73	1563.97	2219.69	1492.02	1492.02	1430.03	1274.22	1228.10	1278.40

图 2-9-1-35 2011—2019 年 CAP2 医疗资源消耗情况

4. 2019 年 CAP2 住院天数与住院费用四分位值

2019 年 CAP2 住院天数的中位数为 6 天，住院费用的中位数为 3787 元（图 2-9-1-36）。

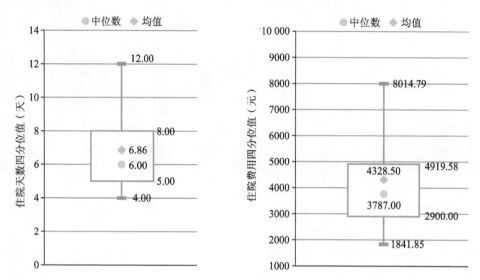

图 2-9-1-36　2019 年 CAP2 住院天数与住院费用四分位值

（九）围手术期预防感染（11 类手术，PIP）

2019 年 25 个省（自治区、直辖市）221 家医疗机构上报围手术期预防感染（11 类手术，PIP）有效数据 150 918 例。

1. 11 类手术

（1）单侧甲状腺叶切除术 ICD-9-CM-3：06.2

（2）膝半月板切除术 ICD-9-CM-3：80.6

（3）经腹子宫次全切除术 ICD-9-CM-3：68.3

（4）腹股沟疝单侧/双侧修补术 ICD-9-CM-3：53.0，53.1

（5）乳房组织切除术 ICD-9-CM-3：85.21 至 85.48

（6）腹腔镜下胆囊切除术 ICD-9-CM-3：51.23

（7）闭合性心脏瓣膜切开术 ICD-9-CM-3：35.00 至 35.04

（8）动脉内膜切除术 ICD-9-CM-3：38.1

（9）足和踝关节固定术 ICD-9-CM-3：81.11 至 81.18

（10）开颅术 ICD-9-CM-3：01.24

（11）椎间盘切除术或破坏术 ICD-9-CM-3：80.50

2. 2019 年围手术期预防感染（11 类手术，PIP）前 4 项质控指标完成情况（图 2-9-1-37）

3. 2019 年 11 类手术 PIP 8 项质控指标完成情况

2019 年 11 类手术 PIP 8 项质控指标组合完成率为 89.91%，与 2018 年相比，上升 2.57 个百分点，与 2011 年 59.09% 相比，提高 30.82 个百分点（图 2-9-1-38）。

4. 2019 年各省（自治区、直辖市）11 类手术 PIP 8 项质控指标组合完成率情况

2019 年各省（自治区、直辖市）11 类手术 PIP 8 项质控指标组合完成率在全国平均水平之上的有贵州、湖北、四川、北京、江苏、福建、云南、山东、河北、广东、广西、山西、江西（图 2-9-1-39）。

5. 2019 年 11 类手术 PIP 住院天数与住院费用四分位值

2019 年 11 类手术 PIP 住院天数的中位数为 6 天，住院费用的中位数为 13 270.39 元（图 2-9-1-40）。

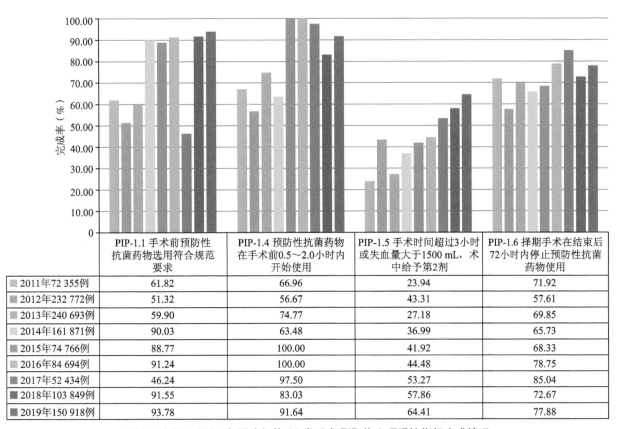

	PIP-1.1 手术前预防性抗菌药物选用符合规范要求	PIP-1.4 预防性抗菌药物在手术前0.5～2.0小时内开始使用	PIP-1.5 手术时间超过3小时或失血量大于1500 mL，术中给予第2剂	PIP-1.6 择期手术在结束后72小时内停止预防性抗菌药物使用
2011年72 355例	61.82	66.96	23.94	71.92
2012年232 772例	51.32	56.67	43.31	57.61
2013年240 693例	59.90	74.77	27.18	69.85
2014年161 871例	90.03	63.48	36.99	65.73
2015年74 766例	88.77	100.00	41.92	68.33
2016年84 694例	91.24	100.00	44.48	78.75
2017年52 434例	46.24	97.50	53.27	85.04
2018年103 849例	91.55	83.03	57.86	72.67
2019年150 918例	93.78	91.64	64.41	77.88

图 2-9-1-37　2019 年医疗机构 11 类手术 PIP 前 4 项质控指标完成情况

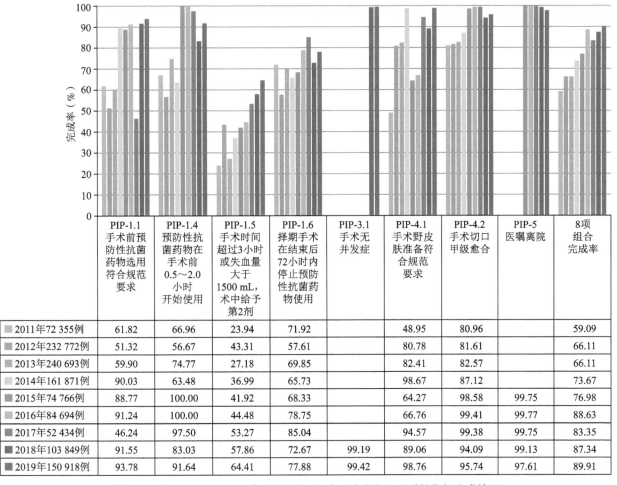

	PIP-1.1 手术前预防性抗菌药物选用符合规范要求	PIP-1.4 预防性抗菌药物在手术前0.5～2.0小时开始使用	PIP-1.5 手术时间超过3小时或失血量大于1500 mL，术中给予第2剂	PIP-1.6 择期手术在结束后72小时内停止预防性抗菌药物使用	PIP-3.1 手术无并发症	PIP-4.1 手术野皮肤准备符合规范要求	PIP-4.2 手术切口甲级愈合	PIP-5 医嘱离院	8项组合完成率
2011年72 355例	61.82	66.96	23.94	71.92		48.95	80.96		59.09
2012年232 772例	51.32	56.67	43.31	57.61		80.78	81.61		66.11
2013年240 693例	59.90	74.77	27.18	69.85		82.41	82.57		66.11
2014年161 871例	90.03	63.48	36.99	65.73		98.67	87.12		73.67
2015年74 766例	88.77	100.00	41.92	68.33		64.27	98.58	99.75	76.98
2016年84 694例	91.24	100.00	44.48	78.75		66.76	99.41	99.77	88.63
2017年52 434例	46.24	97.50	53.27	85.04		94.57	99.38	99.75	83.35
2018年103 849例	91.55	83.03	57.86	72.67	99.17	89.06	94.09	99.13	87.34
2019年150 918例	93.78	91.64	64.41	77.88	99.42	98.76	95.74	97.61	89.91

图 2-9-1-38　2011—2019 年医疗机构 11 类手术 PIP 8 项质控指标完成情况

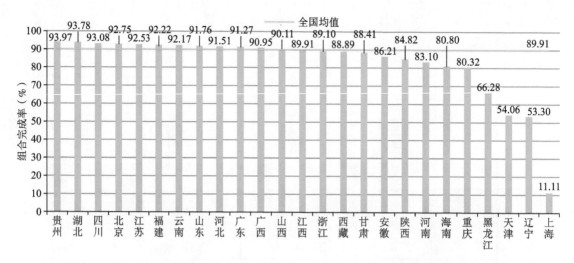

图 2-9-1-39　2019 年各省（自治区、直辖市）11 类手术 PIP 8 项质控指标组合完成率

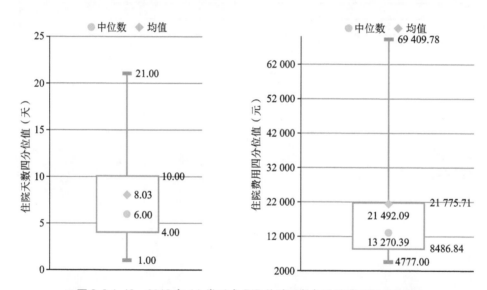

图 2-9-1-40　2019 年 11 类手术 PIP 住院天数与住院费用四分位值

（十）剖宫产（CS）

2019 年 28 个省（自治区、直辖市）261 家医疗机构上报 CS 有效数据 164 184 例。

1. 2019 年 CS 14 项质控指标完成情况

2019 年 CS 14 项质控指标组合完成率为 93.82%，与 2018 年相比，上升 4.57 个百分点，与 2014 年 63.71% 相比，提高了 30.11 个百分点（图 2-9-1-41）。

2. 2019 年各省（自治区、直辖市）CS 14 项质控指标组合完成率情况

2019 年各省（自治区、直辖市）CS 14 项质控指标组合完成率在全国平均水平之的有上海、天津、贵州、陕西、江西、广西、浙江、云南、河南（图 2-9-1-42）。

3. 2019 年 CS 医疗资源消耗情况

2019 年 CS 平均住院日为 6.15 天，平均住院费用为 9927.62 元，其中药品费用为 1544.81 元，手术费用为 2245.81 元（图 2-9-1-43）。

4. 2019 年 CS 住院天数与住院费用四分位值

2019 年 CS 住院天数的中位数为 5 天，住院费用的中位数为 10 021.04 元（图 2-9-1-44）。

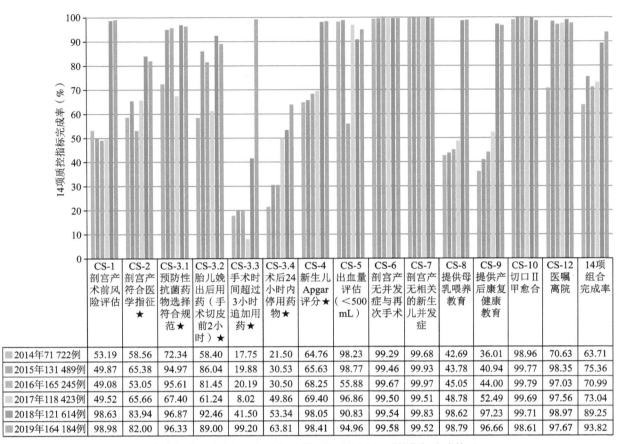

	CS-1 剖宫产 术前风 险评估	CS-2 剖宫产 符合医 学指征 ★	CS-3.1 预防性 抗菌药 物选择 符合规 范★	CS-3.2 胎儿娩 出后用 药（手 术切皮 前2小 时）★	CS-3.3 手术时 间超过 3小时 追加用 药★	CS-3.4 术后24 小时内 停用药 物★	CS-4 新生儿 Apgar 评分★	CS-5 出血量 评估 （<500 mL）	CS-6 剖宫产 无并发 症与再 次手术	CS-7 剖宫产 无相关 的新生 儿并发 症	CS-8 提供母 乳喂养 教育	CS-9 提供产 后康复 健康 教育	CS-10 切口Ⅱ 甲愈合	CS-12 医嘱 离院	14项 组合 完成率
2014年71 722例	53.19	58.56	72.34	58.40	17.75	21.50	64.76	98.23	99.29	99.68	42.69	36.01	98.96	70.63	63.71
2015年131 489例	49.87	65.38	94.97	86.04	19.88	30.53	65.63	98.77	99.46	99.93	43.78	40.94	99.77	98.35	75.36
2016年165 245例	49.08	53.05	95.61	81.45	20.19	30.50	68.25	55.88	99.67	99.97	45.05	44.00	99.79	97.03	70.99
2017年118 423例	49.52	65.66	67.40	61.24	8.02	49.86	69.40	96.86	99.50	99.51	48.78	52.49	99.69	97.56	73.04
2018年121 614例	98.63	83.94	96.87	92.46	41.50	53.34	98.05	90.83	99.54	99.83	98.62	97.23	99.71	98.97	89.25
2019年164 184例	98.98	82.00	96.33	89.00	99.20	63.81	98.41	94.96	99.58	99.52	98.79	96.66	98.61	97.67	93.82

图 2-9-1-41　2014—2019 年医疗机构 CS 14 项质控指标完成情况

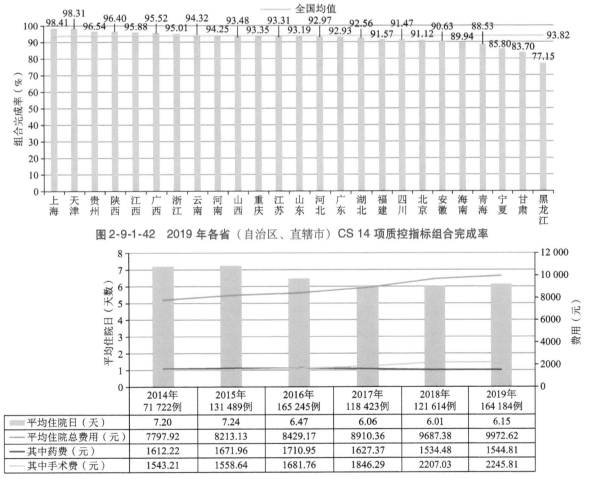

图 2-9-1-42　2019 年各省（自治区、直辖市）CS 14 项质控指标组合完成率

	2014年 71 722例	2015年 131 489例	2016年 165 245例	2017年 118 423例	2018年 121 614例	2019年 164 184例
平均住院日（天）	7.20	7.24	6.47	6.06	6.01	6.15
平均住院总费用（元）	7797.92	8213.13	8429.17	8910.36	9687.38	9972.62
其中药费（元）	1612.22	1671.96	1710.95	1627.37	1534.48	1544.81
其中手术费（元）	1543.21	1558.64	1681.76	1846.29	2207.03	2245.81

图 2-9-1-43　2014—2019 年 CS 医疗资源消耗情况

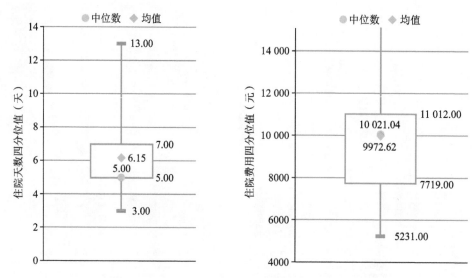

图 2-9-1-44　2019 年 CS 住院天数与住院费用四分位值

（十一）慢性阻塞性肺疾病（急性发作—住院）**（AECOPD）**

2019 年 24 个省（自治区、直辖市）210 家医疗机构上报 AECOPD 有效数据 38 131 例。

1. 2019 年 AECOPD 9 项质控指标完成情况

2019 年 AECOPD 9 项质控指标组合完成率为 87.19%，与 2018 年 91.62% 相比下降 4.43 个百分点，与 2014 年 45.11% 相比升高 42.08 个百分点（图 2-9-1-45）。

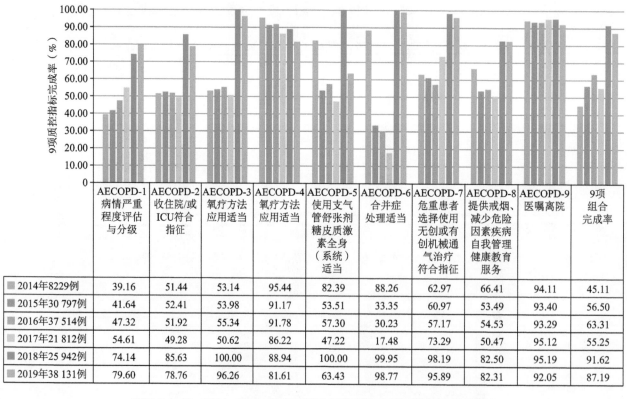

	AECOPD-1 病情严重程度评估与分级	AECOPD-2 收住院/或ICU符合指征	AECOPD-3 氧疗方法应用适当	AECOPD-4 氧疗方法应用适当	AECOPD-5 使用支气管舒张剂糖皮质激素全身（系统）适当	AECOPD-6 合并症处理适当	AECOPD-7 危重患者选择使用无创或有创机械通气治疗符合指征	AECOPD-8 提供戒烟、减少危险因素疾病自我管理健康教育服务	AECOPD-9 医嘱离院	9项组合完成率
2014年8229例	39.16	51.44	53.14	95.44	82.39	88.26	62.97	66.41	94.11	45.11
2015年30 797例	41.64	52.41	53.98	91.17	53.51	33.35	60.97	53.49	93.40	56.50
2016年37 514例	47.32	51.92	55.34	91.78	57.30	30.23	57.17	54.53	93.29	63.31
2017年21 812例	54.61	49.28	50.62	86.22	47.22	17.48	73.29	50.47	95.12	55.25
2018年25 942例	74.14	85.63	100.00	88.94	100.00	99.95	98.19	82.50	95.19	91.62
2019年38 131例	79.60	78.76	96.26	81.61	63.43	98.77	95.89	82.31	92.05	87.19

图 2-9-1-45　2014—2019 年医疗机构 AECOPD 9 项质控指标完成情况

2. 2019 年各省（自治区、直辖市）AECOPD 9 项质控指标组合完成率情况

2019 年各省（自治区、直辖市）AECOPD 9 项质控指标组合完成率高于全国平均水平的有陕西、浙江、山西、河北、福建 4 个省（自治区、直辖市）（图 2-9-1-46）。

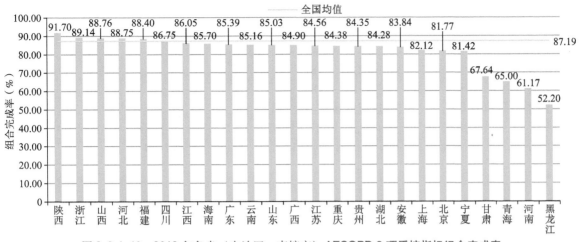

图 2-9-1-46 2019 年各省（自治区、直辖市）AECOPD 9 项质控指标组合完成率

3. 2019 年 AECOPD 医疗资源消耗情况

2019 年 AECOPD 平均住院日为 9.88 天，与 2018 年相比增加 0.42 天，与 2014 年相比降低 2.03 天；平均住院费用为 12 445.18 元，与 2018 年相比增加了 1537.02 元，与 2014 年相比新增 982.28 元，其中药品费用为 4605.07 元，与 2018 年相比增加了了 308.16 元，与 2014 年相比降低 654.03 元（图 2-9-1-47）。

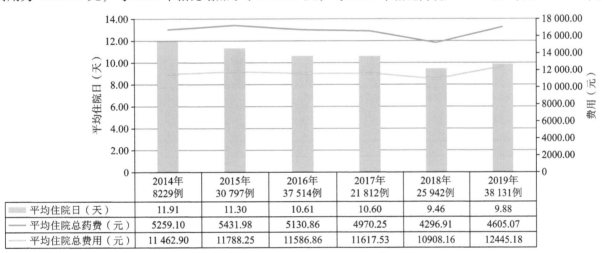

	2014年 8229例	2015年 30 797例	2016年 37 514例	2017年 21 812例	2018年 25 942例	2019年 38 131例
平均住院日（天）	11.91	11.30	10.61	10.60	9.46	9.88
平均住院总药费（元）	5259.10	5431.98	5130.86	4970.25	4296.91	4605.07
平均住院总费用（元）	11 462.90	11788.25	11586.86	11617.53	10908.16	12445.18

图 2-9-1-47 2014—2019 年 AECOPD 医疗资源消耗情况

4. 2019 年 AECOPD 住院天数与住院费用四分位值

2019 年 AECOPD 住院天数的中位数为 8 天，住院费用的中位数为 9504.91 元（图 2-9-1-48）。

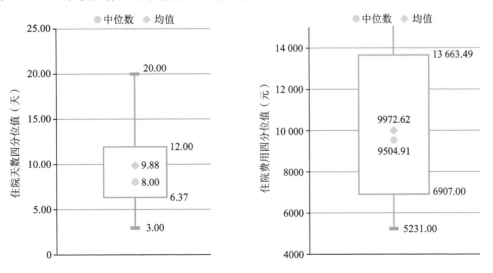

图 2-9-1-48 2019 年 AECOPD 住院天数与住院费用四分位值

（十二）围手术期预防深静脉栓塞（2类手术，DVT）

2019年16个省（自治区、直辖市）67家医疗机构上报DVT有效数据4167例。

1.2类手术

（1）心脏瓣膜置换术 ICD-9-3M-3 35.20～28

（2）脊柱融合术 ICD-9-3M-3 81.0、81.3、81.5

2.围手术期预防DVT 5项质控指标完成情况

2019年围手术期预防DVT 5项质控指标组合完成率为83.97%，与2017年的87.14%相比下降3.17个百分点，与2014年的65.79%相比增加18.18个百分点（图2-9-1-49）。

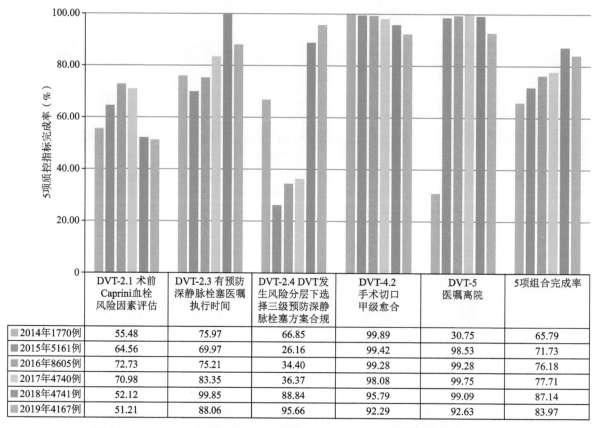

	DVT-2.1 术前Caprini血栓风险因素评估	DVT-2.3 有预防深静脉栓塞医嘱执行时间	DVT-2.4 DVT发生风险分层下选择三级预防深静脉栓塞方案合规	DVT-4.2 手术切口甲级愈合	DVT-5 医嘱离院	5项组合完成率
2014年1770例	55.48	75.97	66.85	99.89	30.75	65.79
2015年5161例	64.56	69.97	26.16	99.42	98.53	71.73
2016年8605例	72.73	75.21	34.40	99.28	99.28	76.18
2017年4740例	70.98	83.35	36.37	98.08	99.75	77.71
2018年4741例	52.12	99.85	88.84	95.79	99.09	87.14
2019年4167例	51.21	88.06	95.66	92.29	92.63	83.97

图2-9-1-49　2014—2019年医疗机构围手术期预防DVT 5项质控指标完成情况

3.2019年各省（自治区、直辖市）围手术期预防DVT 7项质控指标组合完成率情况

2019年各省（自治区、直辖市）上报围手术期预防DVT 7项质控指标组合完成率高于全国平均水平的有云南、四川、浙江、湖北、广西、广东、山东、陕西、江西（图2-9-1-50）。

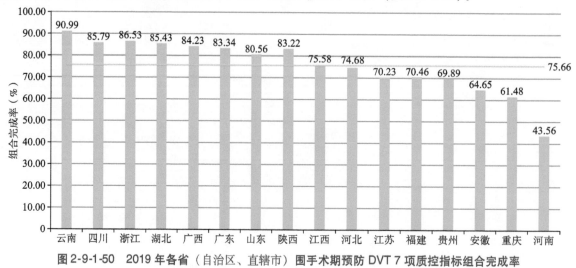

图2-9-1-50　2019年各省（自治区、直辖市）围手术期预防DVT 7项质控指标组合完成率

4. 2019 年围手术期预防 DVT 医疗资源消耗情况

2019 年围手术期预防 DVT 平均住院日为 18.97 天，与 2017 年相比增加 2.57 天；平均住院费用为 90 374.88 元，与 2018 年相比增加 26 906.11 元，其中药费为 12 279.76 元，与 2018 年相比增加 1486.89 元，手术费用为 13 516.21 元，与 2018 年相比增加了 6371.74 元（图 2-9-1-51）。

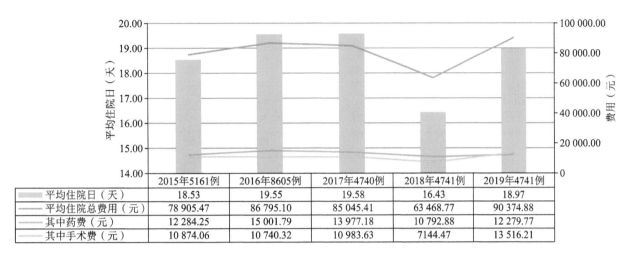

	2015年5161例	2016年8605例	2017年4740例	2018年4741例	2019年4741例
平均住院日（天）	18.53	19.55	19.58	16.43	18.97
平均住院总费用（元）	78 905.47	86 795.10	85 045.41	63 468.77	90 374.88
其中药费（元）	12 284.25	15 001.79	13 977.18	10 792.88	12 279.77
其中手术费（元）	10 874.06	10 740.32	10 983.63	7144.47	13 516.21

图 2-9-1-51　2015—2019 年围手术期预防 DVT 医疗资源消耗情况

5. 2019 年围手术期预防 DVT 住院天数与住院费用四分位值

2019 年围手术期预防 DVT 住院天数的中位数为 17 天，住院费用的中位数为 76 438.01 元（图 2-9-1-52）。

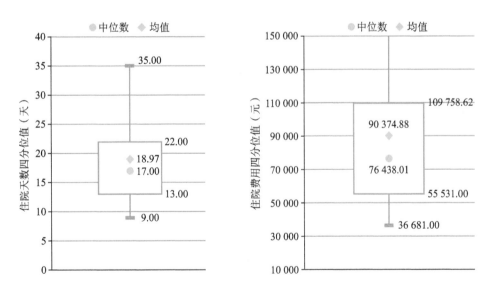

图 2-9-1-52　2019 年围手术期预防 DVT 住院天数与住院费用四分位值

（十三）短暂性脑缺血发作（TIA）

2019 年 23 个省（自治区、直辖市）137 家医疗机构上报 TIA 有效数据 6157 例。

1. 2019 年 TIA 9 项质控指标完成情况

2019 年 TIA 9 项质控指标组合完成率为 84.75%，其中 TIA－1 卒中接诊流程和 TIA－6 重点护理评估和健康教育指标完成率较低，分别为 67.45% 和 53.37%（图 2-9-1-53）。

2. 2019 年各省（自治区、直辖市）TIA 9 项质控指标组合完成率情况

2019 年各省（自治区、直辖市）TIA 9 项质控指标组合完成率高于全国平均水平的有湖北、山西、江苏、北京、福建、海南、浙江、山东、广西、江西、河南、四川（图 2-9-1-54）。

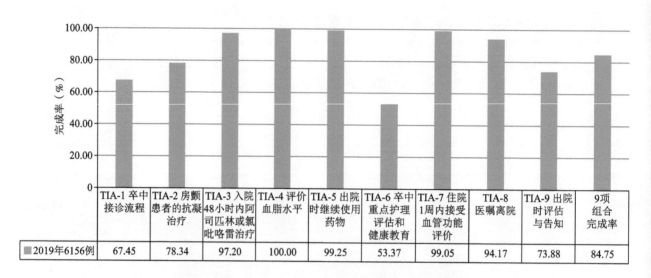

	TIA-1 卒中接诊流程	TIA-2 房颤患者的抗凝治疗	TIA-3 入院48小时内阿司匹林或氯吡咯雷治疗	TIA-4 评价血脂水平	TIA-5 出院时继续使用药物	TIA-6 卒中重点护理评估和健康教育	TIA-7 住院1周内接受血管功能评价	TIA-8 医嘱离院	TIA-9 出院时评估与告知	9项组合完成率
2019年6156例	67.45	78.34	97.20	100.00	99.25	53.37	99.05	94.17	73.88	84.75

图 2-9-1-53　2019 年医疗机构 TIA 9 项质控指标完成情况

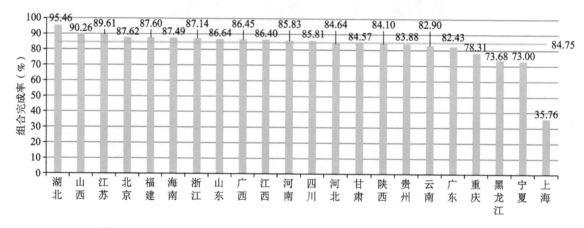

图 2-9-1-54　2019 年各省（自治区、直辖市）TIA 9 项质控指标组合完成率

3. 2019 年 TIA 医疗资源消耗情况

2019 年 TIA 平均住院日为 7.51 天，平均住院费用 8470.90 元，其中药品费用 2594.74 元（图 2-9-1-55）。

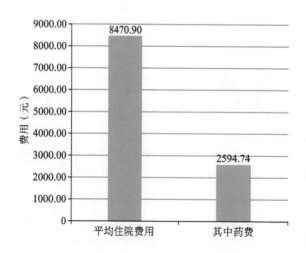

图 2-9-1-55　2014—2019 年 TIA 医疗资源消耗情况

4. 2019 年 TIA 住院天数与住院费用四分位值

2019 年 TIA 住院天数的中位数为 7 天，住院费用的中位数为 8227.82 元（图 2-9-1-56）。

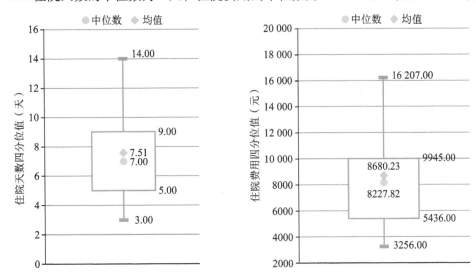

图 2-9-1-56　2019 年 TIA 住院天数与住院费用四分位值

（十四）住院精神病患者安全和权益（HBIPS）

2019 年 13 个省（自治区、直辖市）18 家医疗机构上报 HBIPS 有效数据 2667 例。

1. 2019 年 HBIPS 7 项质控指标完成情况

2019 年 HBIPS 7 项质控指标组合完成率为 96.10%，其中 HBIPS－6 出院时使用 1 种抗精神病指标完成率较低，为 73.36%（图 2-9-1-57）。

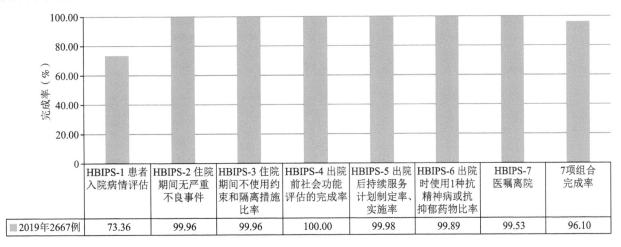

	HBIPS-1 患者入院病情评估	HBIPS-2 住院期间无严重不良事件	HBIPS-3 住院期间不使用约束和隔离措施比率	HBIPS-4 出院前社会功能评估的完成率	HBIPS-5 出院后持续服务计划制定率、实施率	HBIPS-6 出院时使用1种抗精神病或抗抑郁药物比率	HBIPS-7 医嘱离院	7项组合完成率
2019年2667例	73.36	99.96	99.96	100.00	99.98	99.89	99.53	96.10

图 2-9-1-57　2019 年医疗机构 HBIPS 7 项质控指标完成情况

2. 2019 年各省（自治区、直辖市）HBIPS 13 项质控指标组合完成率情况

2019 年各省（自治区、直辖市）HBIPS 13 项质控指标组合完成率高于全国平均水平的有浙江、四川、山东、云南、广西、山西、湖北、贵州（图 2-9-1-58）。

3. 2019 年住院精神病患者医疗资源消耗情况

2019 年住院精神病患者平均住院日为 33.83 天，平均住院费用 10 929.19 元，其中药品费用 1521.45 元（图 2-9-1-59）。

4. 2019 年住院精神病患者住院天数与住院费用四分位值

2019 年住院精神病患者住院天数的中位数为 22 天，住院费用的中位数为 8680.23 元（图 2-9-1-60）。

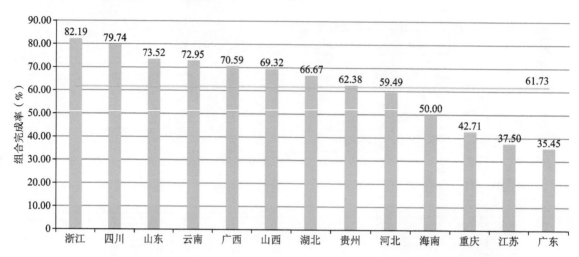

图2-9-1-58 2019年各省（自治区、直辖市）HBIPS 13项质控指标组合完成率

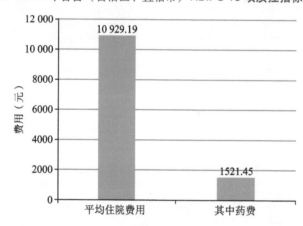

图2-9-1-59 2019年住院精神病患者医疗资源消耗情况

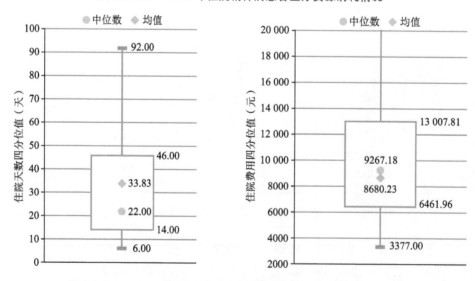

图2-9-1-60 2019年住院精神病患者住院天数与住院费用四分位值

（十五）肺癌（手术治疗）（LC）

2019年本系统首次开通"LC手术治疗"的质控数据上报，2019年19个省（自治区、直辖市）58家医疗机构上报LC手术治疗有效数据3318例。

1. 2019年LC手术治疗15项质控指标完成情况

2019年LC手术治疗15项质控指标组合完成率为73.31%，其中LC-1术前评估和治疗前临床TNM分期指标完成情况较差，为29.29%（图2-9-1-61）。

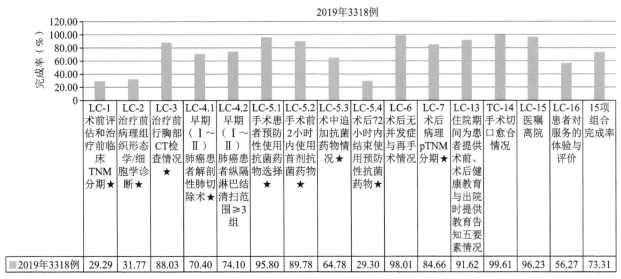

图 2-9-1-61 2019 年 LC 手术治疗 15 项质控指标完成情况

2. 2019 年肺癌患者医疗资源消耗情况

2019 年肺癌患者平均住院日为 19.96 天，平均住院费用 43 260.94 元，其中药品费用 8267.62 元（图 2-9-1-62）。

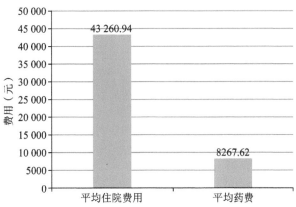

图 2-9-1-62 2019 年 LC 医疗资源消耗情况

3. 2019 年肺癌患者的住院天数与住院费用四分位值

2019 年肺癌患者住院天数的中位数为 14 天，住院费用的中位数为 44 091 元（图 2-9-1-63）。

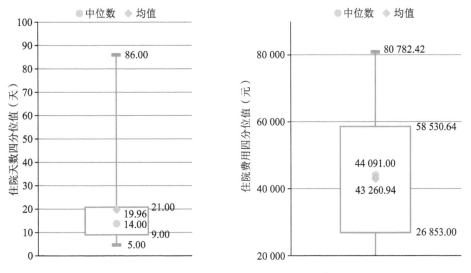

图 2-9-1-63 2019 年肺癌患者住院天数与住院费用四分位值

（十六）乳腺癌（手术治疗）（BC）

2019年本系统首次开通"BC手术治疗"的质控数据上报，2019年17个省（自治区、直辖市）78家医疗机构上报BC手术治疗有效数据2541例。

1. 2019年BC手术治疗15项质控指标完成情况

2019年BC手术治疗15项质控指标组合完成率为75.44%，其中BC－4.2术后病理报告记录检查淋巴结组数指标完成情况较差，为27.58%（图2-9-1-64）。

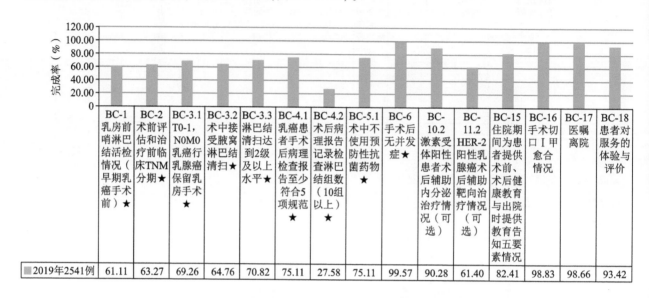

	BC-1乳房前哨淋巴结检查情况（早期乳癌手术前）★	BC-2术前评估和治疗前临床TNM分期★	BC-3.1 T0-1，N0M0乳腺癌行乳腺癌保留乳房手术★	BC-3.2术中接受腋窝淋巴结清扫★	BC-3.3淋巴结清扫达到2级及以上水平★	BC-4.1乳癌患者手术后病理检查报告至少符合5项规范★	BC-4.2术后病理报告记录检查淋巴结组数（10组以上）★	BC-5.1术中不使用预防性抗菌药物★	BC-6手术后无并发症★	BC-10.2激素受体阳性患者术后辅助内分泌治疗情况（可选）	BC-11.2 HER-2阳性乳腺癌术后辅助靶向治疗情况（可选）	BC-15住院期间为患者提供术前、术后健康教育与出院时提供教育告知五要素情况	BC-16手术切口Ⅰ甲愈合情况	BC-17医嘱离院	BC-18患者对服务的体验与评价
2019年2541例	61.11	63.27	69.26	64.76	70.82	75.11	27.58	75.11	99.57	90.28	61.40	82.41	98.83	98.66	93.42

图2-9-1-64　2019年BC手术治疗15项质控指标完成情况

2. 2019年乳腺癌患者医疗资源消耗情况

2019年乳腺癌患者平均住院日为15.81天，平均住院费用20 980.12元，其中药品费用4050.12元（图2-9-1-65）。

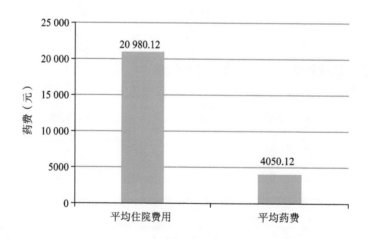

图2-9-1-65　2019年乳腺癌患者医疗资源消耗情况

3. 2019年乳腺癌患者的住院天数与住院费用四分位值

2019年乳腺癌患者住院天数的中位数为12天，住院费用的中位数为19 870元（图2-9-1-66）。

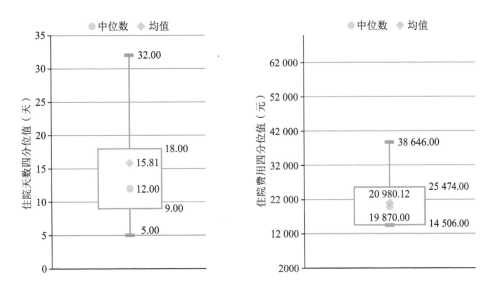

图 2-9-1-66 2019 年乳腺癌患者住院天数与住院费用四分位值

（十七）甲状腺癌（手术治疗）（TC）

2019 年本系统首次开通"TC 手术治疗"的质控数据上报，2019 年 19 个省（自治区、直辖市）61 家医疗机构上报 TC 手术治疗有效数据 3176 例。

1. 2019 年 TC 手术治疗 9 项质控指标完成情况

2019 年 TC 手术治疗 9 项质控指标组合完成率为 88.12%，其中 TC－1 术前评估和治疗前临床 TNM 分期指标完成情况较差，为 55.12%（图 2-9-1-67）。

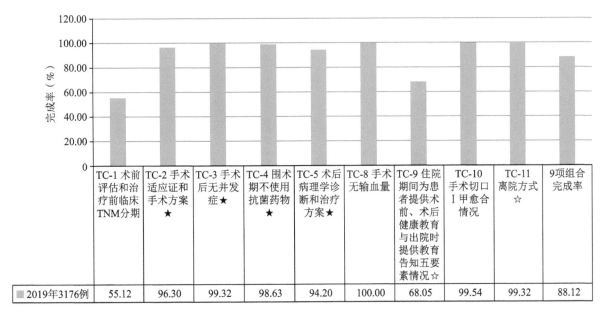

	TC-1 术前评估和治疗前临床 TNM 分期	TC-2 手术适应证和手术方案★	TC-3 手术后无并发症★	TC-4 围术期不使用抗菌药物★	TC-5 术后病理学诊断和治疗方案★	TC-8 手术无输血量	TC-9 住院期间为患者提供术前、术后健康教育与出院时提供教育告知五要素情况☆	TC-10 手术切口 I 甲愈合情况	TC-11 离院方式☆	9项组合完成率
2019年3176例	55.12	96.30	99.32	98.63	94.20	100.00	68.05	99.54	99.32	88.12

图 2-9-1-67 2019 年 TC 手术治疗 9 项质控指标完成情况

2. 2019 年甲状腺患者医疗资源消耗情况

2019 年甲状腺癌患者平均住院日为 9.13 天，平均住院费用 19 968.95 元，其中药品费用 2658.62 元（图 2-9-1-68）。

3. 2019 年甲状腺癌患者的住院天数与住院费用四分位值

2019 年甲状腺癌患者住院天数的中位数为 8 天，住院费用的中位数为 19 247.1 元（图 2-9-1-69）。

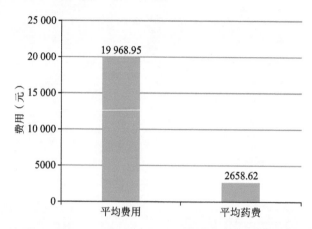

图 2-9-1-68　2019 年甲状腺癌患者医疗资源消耗情况

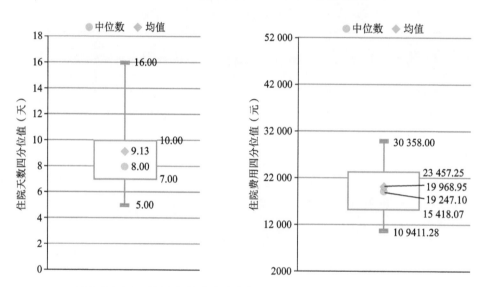

图 2-9-1-69　2019 年甲状腺癌患者住院天数与住院费用四分位值

五、下一步工作重点与建议

"质量安全管理"是医院工作的核心和永恒主题,而医疗质量管理是一个不断完善和持续改进的过程,要以质量监测指标数据来指导与促进未来医疗质量的发展。2016 年 9 月 25 日国家卫生计生委以部门规章形式颁布了《医疗质量管理办法》,自 2016 年 11 月 1 日起施行,进一步明确了医疗质量管理的关键性和工作点。

（一）病种质量管理奔向下一个质量管理的新高度

本部分单病种质量报告是依据国家卫生计生委发布的第 1 ~ 第 3 批 17 个病种的单病种质控指标。2009 年至 2019 年 327 万例数据变化趋势表明,随着时间的推移,医疗机构对质控指标的执行力已有明显提升。但是,与全国医疗机构所处地位与功能任务相比、与国际先进水平相比,提升有限,可持续改进的空间较大,必须要加大医疗质量管理力度。

（二）建立本地区、本机构的医疗质量数据库,作为医疗质量持续改进的依据

《医疗质量管理办法》第二十八条要求,医疗机构应当加强单病种质量管理与控制工作,建立本机构单病种管理的指标体系,制订单病种医疗质量参考标准,促进医疗质量精细化管理。

医疗机构要进一步强化特定（单）病种质量管理工作,建立本机构的单病种质量数据库,作为临床质量持续改进的依据。

根据这一要求,医疗机构应进一步加强质量数据的管理,具体建议如下:

1. 医疗机构院长或主要负责人将单病种质量监控与对应的临床路径组合管理,指定相关部门收集和分析相关信息，信息数据集中归口管理，方便质量管理人员调阅使用。

2. 医疗机构院长或主要负责人确定主要监测数据，包括基础质量、环节质量和终末质量，确定每项监测数据的范围、方法和频率。

3. 由专门人员进行数据分析，包括自身对比、与其他医疗机构、与科学标准、与更好的做法进行比较。

4. 将内部监测数据验证，纳入科室/部门负责人岗位职责中，对数据质量和可靠性承担责任。

5. 医疗机构主要负责人确定由专门人员运用 PDCA 原理及质量管理工具展示管理成效的变化趋势，有季度通报、半年小结、年度总结报告，并对公开的数据质量和结果的可靠性承担责任。

（三）将"指标"转化为工作制度、工作流程和诊疗常规

减少临床差异，就是用正确的途径，在正确的时间，提供正确的治疗，实现同质化服务。要将单病种质控指标转化为工作制度、工作流程和诊疗常规，以单病种的过程（环节）质量监控与对应的临床路径组合管理为中心，实施医疗质量的追踪评价，以问题为导向，促进医疗机构医疗服务质量和医院管理水平的持续改进。

（四）建立临床多学科工作团队

单病种质量监控与对应的临床路径组合管理是以多学科、多科室、多专业团队协同 MDT 的模式完成的诊疗过程，任何一个诊疗环节受阻，都会影响单病种质量管理的顺利完成。各科室、部门要加强协调与沟通，特别是加强医疗、护理、医技及行政后勤的跨部门合作，打破科室、部门壁垒，建立和完善"接口"衔接监管机制，保证所有环节和人员都能按照规定时间和要求完成服务。

第二节 重点病种/手术过程质量指标分析

本节是重点病种/手术过程质量指标（保障措施）质量安全情况分析的全国宏观调查部分，主要是对全国 5960 家二级、三级医疗机构 11 个病种/手术关键环节的 37 项质量保障措施落实情况进行调研分析。

一、概况

2019 年度对全国二级、三级综合与专科医院 11 个病种/手术的关键环节 37 项质量保障措施执行力的情况进行宏观调查和分析，详见如下。

填报范围：所有诊疗下列病种与实施下列手术的二级、三级综合与专科医院。

全国各省（自治区、直辖市）参加医疗服务与质量安全数据抽样调查的医院中，有 5960 家医疗机构纳入病种过程质量指标分析，其中综合医院 4784 家（三级公立综合 1390 家，三级民营综合 109 家，二级公立综合 2412 家，二级民营综合 873 家），儿童专科医院 55 家，妇产、妇儿专科医院 221 家，妇幼保健院 765 家，心血管病专科医院 30 家，肿瘤专科医院 105 家。各省纳入分析的机构数量详见图 2-9-2-1。

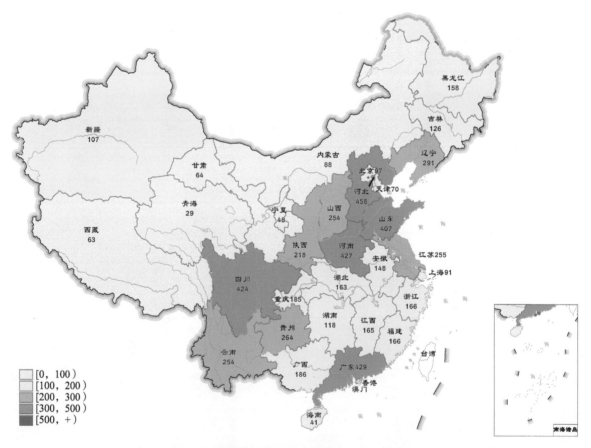

注：地图中数据不包含我国港、澳、台地区。

图 2-9-2-1 各省（自治区、直辖市）纳入重点病种/手术过程质量指标分析的机构数量

二、11 个病种/手术关键环节的 37 项质量保障措施执行力分析

（一）急性 ST 段抬高心肌梗死（STEMI）（首次发病）

适用范围：综合医院、心血管医院。

分析范围：2197 所医院急性 STEMI 的出院患者 307 056 例。

1. STEMI.1 到院即刻使用首剂双联抗血小板药（有适应证无禁忌证）Ia 级（图 2-9-2-2 至图 2-9-2-4）

[分子] 同期，到院即刻使用首剂双联抗血小板药（有适应证无禁忌证）的例数。

[分母] 同期，急性 STEMI 的出院例数。

注释：主要诊断 ICD-10 中 I21.0、I21.1、I21.2、I21.3、I21.9。

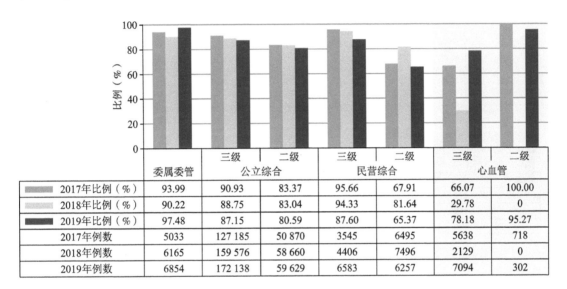

	委属委管	公立综合		民营综合		心血管	
		三级	二级	三级	二级	三级	二级
2017年比例（%）	93.99	90.93	83.37	95.66	67.91	66.07	100.00
2018年比例（%）	90.22	88.75	83.04	94.33	81.64	29.78	0
2019年比例（%）	97.48	87.15	80.59	87.60	65.37	78.18	95.27
2017年例数	5033	127 185	50 870	3545	6495	5638	718
2018年例数	6165	159 576	58 660	4406	7496	2129	0
2019年例数	6854	172 138	59 629	6583	6257	7094	302

图 2-9-2-2　2017—2019 年 STEMI 到院即刻使用首剂双联抗血小板药（有适应证无禁忌证）的比例

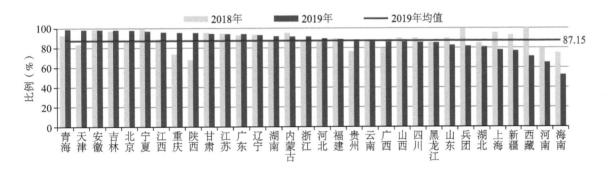

图 2-9-2-3　各省（自治区、直辖市）三级公立综合医院到院即刻使用首剂双联抗血小板药
（有适应证无禁忌证）的比例

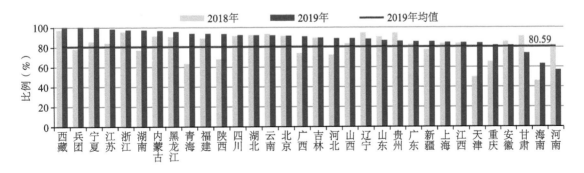

图 2-9-2-4　各省（自治区、直辖市）二级公立综合医院到院即刻使用首剂双联抗血小板药
（有适应证无禁忌证）的比例

2. STEMI.3.1 到院心电图确诊 STEMI 后 30 分钟内实施溶栓治疗（发病≤12 小时）Ia 级（图 2-9-2-5 至图 2-9-2-7）

［分子］同期，到院心电图确诊 STEMI 后 30 分钟内实施溶栓治疗（无禁忌证）的例数.

［分母］同期，急性 ST 段抬高心肌梗死（STEMI）（发病≤12 小时）的出院例数。

注释：主要诊断 ICD-10 中 I21.0、I21.1、I21.2、I21.3、I21.9，限发病≤12 小时。

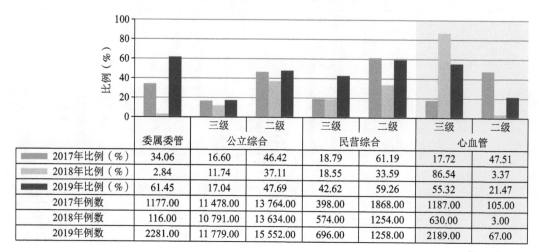

	委属委管	三级 公立综合	二级 公立综合	三级 民营综合	二级 民营综合	三级 心血管	二级 心血管
2017年比例（%）	34.06	16.60	46.42	18.79	61.19	17.72	47.51
2018年比例（%）	2.84	11.74	37.11	18.55	33.59	86.54	3.37
2019年比例（%）	61.45	17.04	47.69	42.62	59.26	55.32	21.47
2017年例数	1177.00	11 478.00	13 764.00	398.00	1868.00	1187.00	105.00
2018年例数	116.00	10 791.00	13 634.00	574.00	1254.00	630.00	3.00
2019年例数	2281.00	11 779.00	15 552.00	696.00	1258.00	2189.00	67.00

图 2-9-2-5　2017—2019 年 STEMI 到院心电图确诊 STEMI 后 30 分钟内实施溶栓治疗（发病≤12 小时）的比例

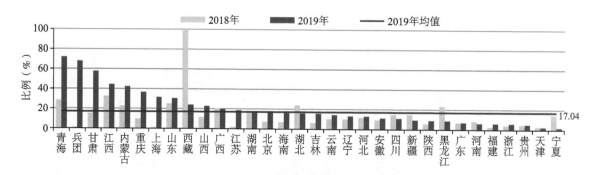

图 2-9-2-6　各省（自治区、直辖市）三级公立综合医院到院心电图确诊 STEMI 后 30 分钟内实施溶栓治疗
（发病≤12 小时）的比例

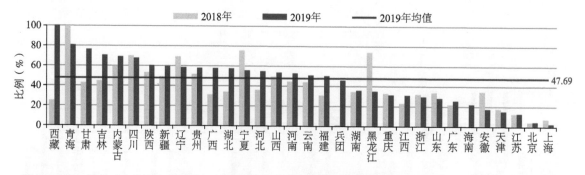

图 2-9-2-7　各省（自治区、直辖市）二级公立综合医院到院心电图确诊 STEMI 后 30 分钟内实施溶栓治疗
（发病≤12 小时）的比例

3. STEMI.3.2 到院心电图确诊 STEMI 后 90 分钟内实施 PCI 治疗（发病≤24 小时）Ia 级（图 2-9-2-8 至图 2-9-2-10）

［分子］同期，到院心电图确诊 STEMI 后 90 分钟内实施 PCI 治疗。

［分母］同期，急性 ST 段抬高心肌梗死（STEMI）（发病≤24 小时）的出院例数。

注释：主要诊断 ICD-10 中 I21.0、I21.1、I21.2、I21.3、I21.9，限发病≤24 小时。

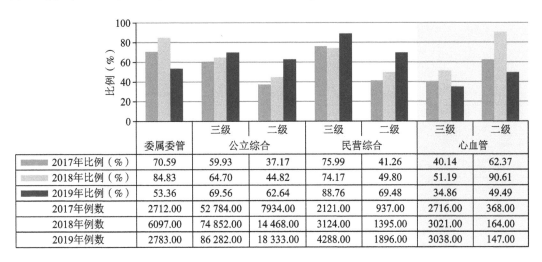

	委属委管	公立综合		民营综合		心血管	
		三级	二级	三级	二级	三级	二级
2017年比例（%）	70.59	59.93	37.17	75.99	41.26	40.14	62.37
2018年比例（%）	84.83	64.70	44.82	74.17	49.80	51.19	90.61
2019年比例（%）	53.36	69.56	62.64	88.76	69.48	34.86	49.49
2017年例数	2712.00	52 784.00	7934.00	2121.00	937.00	2716.00	368.00
2018年例数	6097.00	74 852.00	14 468.00	3124.00	1395.00	3021.00	164.00
2019年例数	2783.00	86 282.00	18 333.00	4288.00	1896.00	3038.00	147.00

图 2-9-2-8　2017—2019 年 STEMI 到院心电图确诊 STEMI 后 90 分钟内实施 PCI 治疗（发病≤24 小时）的比例

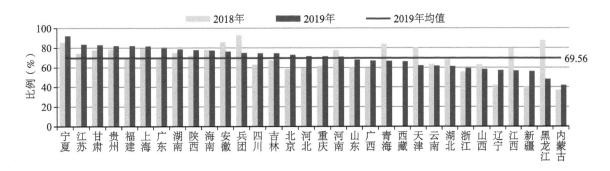

图 2-9-2-9　各省（自治区、直辖市）三级公立综合医院到院心电图确诊 STEMI 后 90 分钟内实施 PCI 治疗
（发病≤24 小时）的比例

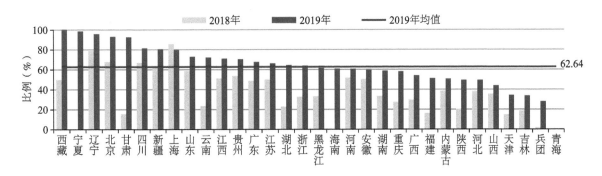

图 2-9-2-10　各省（自治区、直辖市）二级公立综合医院到院心电图确诊 STEMI 后 90 分钟内实施 PCI 治疗
（发病≤24 小时）的比例

4. STEMI.4 到达医院即刻使用 β-受体阻滞剂 Ia 级（图 2-9-2-11 至图 2-9-2-13）

［分子］同期，到院即刻使用 β-受体阻滞剂（无禁忌证）的例数。

［分母］同期，急性 ST 段抬高心肌梗死（STEMI）的出院例数。

注释：主要诊断 ICD-10 中 I21.0、I21.1、I21.2、I21.3、I21.9。

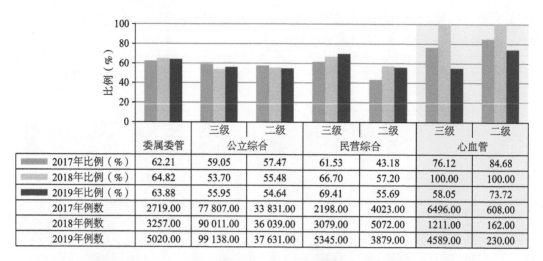

	委属委管	三级	二级	三级	二级	三级	二级
		公立综合		民营综合		心血管	
2017年比例（%）	62.21	59.05	57.47	61.53	43.18	76.12	84.68
2018年比例（%）	64.82	53.70	55.48	66.70	57.20	100.00	100.00
2019年比例（%）	63.88	55.95	54.64	69.41	55.69	58.05	73.72
2017年例数	2719.00	77 807.00	33 831.00	2198.00	4023.00	6496.00	608.00
2018年例数	3257.00	90 011.00	36 039.00	3079.00	5072.00	1211.00	162.00
2019年例数	5020.00	99 138.00	37 631.00	5345.00	3879.00	4589.00	230.00

图 2-9-2-11　2017—2019 年 STEMI 到达医院即刻使用 β-受体阻滞剂的比例

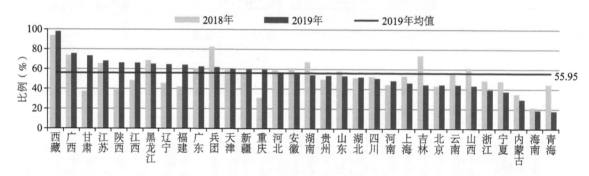

图 2-9-2-12　各省（自治区、直辖市）三级公立综合医院到达医院即刻使用 β-受体阻滞剂的比例

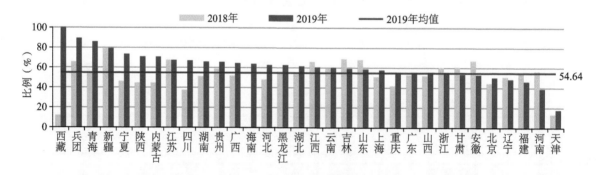

图 2-9-2-13　各省（自治区、直辖市）二级公立综合医院到达医院即刻使用 β-受体阻滞剂的比例

5. STEMI.5 住院期间使用阿司匹林、β-受体阻滞剂、ACEI/ARB、他汀类药物（无禁忌证）Ia 级

［分子 1］ 同期，住院期间使用阿司匹林（无禁忌证）的例数。

［分子 2］ 同期，住院期间使用 β-受体阻滞剂（无禁忌证）的例数。

［分子 3］ 同期，住院期间使用 ACEI/ARB（无禁忌证）的例数。

［分子 4］ 同期，住院期间使用他汀类药物（无禁忌证）的例数。

［分母］ 同期，急性 ST 段抬高心肌梗死（STEMI）的出院例数。

注释：主要诊断 ICD-10 中 I21.0、I21.1、I21.2、I21.3、I21.9。

5.1　同期，住院期间使用阿司匹林（无禁忌证）的例数（图 2-9-2-14 至图 2-9-2-16）

5.2　同期，住院期间使用 β-受体阻滞剂（无禁忌证）的例数（图 2-9-2-17 至图 2-9-2-19）

5.3　同期，住院期间使用 ACEI/ARB（无禁忌证）的例数（图 2-9-2-20 至图 2-9-2-22）

5.4　同期，住院期间使用他汀类药物（无禁忌证）的例数（图 2-9-2-23 至图 2-9-2-25）

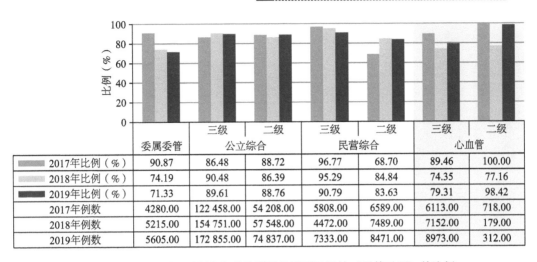

	委属委管	公立综合 三级	公立综合 二级	民营综合 三级	民营综合 二级	心血管 三级	心血管 二级
2017年比例（%）	90.87	86.48	88.72	96.77	68.70	89.46	100.00
2018年比例（%）	74.19	90.48	86.39	95.29	84.84	74.35	77.16
2019年比例（%）	71.33	89.61	88.76	90.79	83.63	79.31	98.42
2017年例数	4280.00	122 458.00	54 208.00	5808.00	6589.00	6113.00	718.00
2018年例数	5215.00	154 751.00	57 548.00	4472.00	7489.00	7152.00	179.00
2019年例数	5605.00	172 855.00	74 837.00	7333.00	8471.00	8973.00	312.00

图 2-9-2-14 2017—2019 年住院期间使用阿司匹林（无禁忌证）的比例

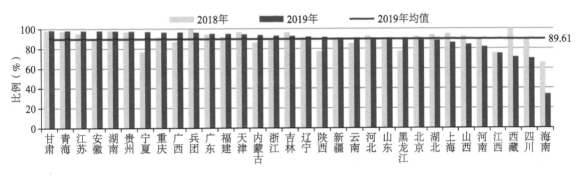

图 2-9-2-15 各省（自治区、直辖市）三级公立综合医院住院期间使用阿司匹林（无禁忌证）的比例

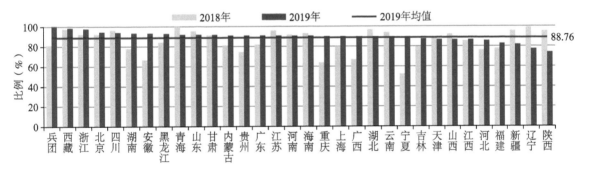

图 2-9-2-16 各省（自治区、直辖市）二级公立综合医院住院期间使用阿司匹林（无禁忌证）的比例

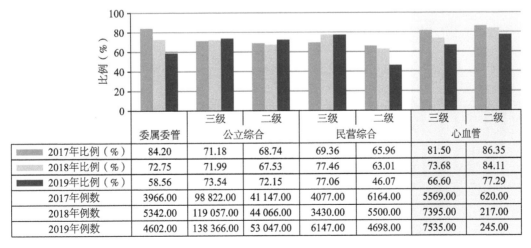

	委属委管	公立综合 三级	公立综合 二级	民营综合 三级	民营综合 二级	心血管 三级	心血管 二级
2017年比例（%）	84.20	71.18	68.74	69.36	65.96	81.50	86.35
2018年比例（%）	72.75	71.99	67.53	77.46	63.01	73.68	84.11
2019年比例（%）	58.56	73.54	72.15	77.06	46.07	66.60	77.29
2017年例数	3966.00	98 822.00	41 147.00	4077.00	6164.00	5569.00	620.00
2018年例数	5342.00	119 057.00	44 066.00	3430.00	5500.00	7395.00	217.00
2019年例数	4602.00	138 366.00	53 047.00	6147.00	4698.00	7535.00	245.00

图 2-9-2-17 2017—2019 年住院期间使用 β-受体阻滞剂（无禁忌证）的比例

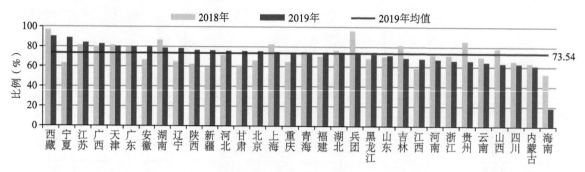

图2-9-2-18 各省（自治区、直辖市）三级公立综合医院住院期间使用β-受体阻滞剂（无禁忌证）的比例

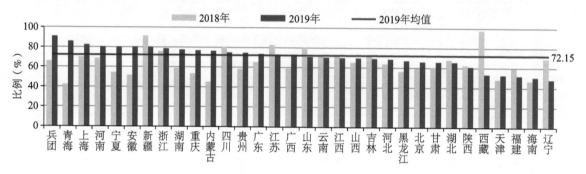

图2-9-2-19 各省（自治区、直辖市）二级公立综合医院住院期间使用β-受体阻滞剂（无禁忌证）的比例

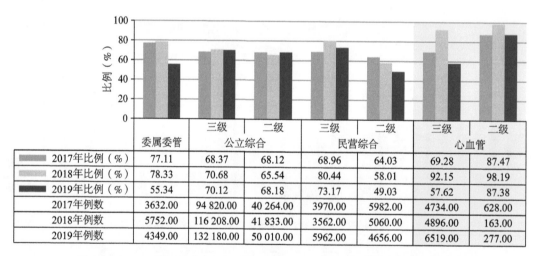

	委属委管	三级 公立综合	二级	三级 民营综合	二级	三级 心血管	二级
2017年比例（%）	77.11	68.37	68.12	68.96	64.03	69.28	87.47
2018年比例（%）	78.33	70.68	65.54	80.44	58.01	92.15	98.19
2019年比例（%）	55.34	70.12	68.18	73.17	49.03	57.62	87.38
2017年例数	3632.00	94 820.00	40 264.00	3970.00	5982.00	4734.00	628.00
2018年例数	5752.00	116 208.00	41 833.00	3562.00	5060.00	4896.00	163.00
2019年例数	4349.00	132 180.00	50 010.00	5962.00	4656.00	6519.00	277.00

图2-9-2-20 2017—2019年住院期间使用ACEI/ARB（无禁忌证）的比例

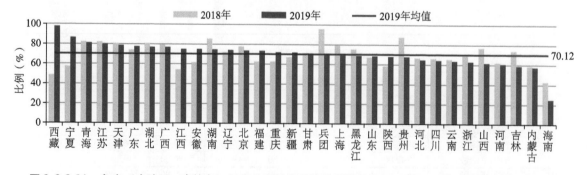

图2-9-2-21 各省（自治区、直辖市）三级公立综合医院住院期间使用ACEI/ARB（无禁忌证）的比例

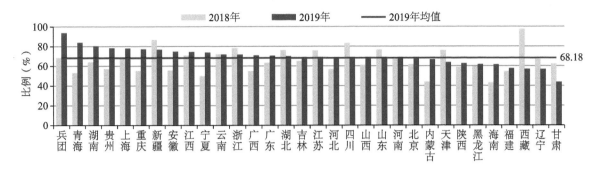

图 2-9-2-22 各省（自治区、直辖市）二级公立综合医院住院期间使用 ACEI/ARB（无禁忌证）的比例

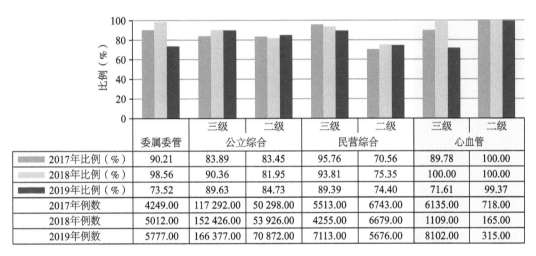

	委属委管	三级	二级	三级	二级	三级	二级
		公立综合		民营综合		心血管	
2017年比例（%）	90.21	83.89	83.45	95.76	70.56	89.78	100.00
2018年比例（%）	98.56	90.36	81.95	93.81	75.35	100.00	100.00
2019年比例（%）	73.52	89.63	84.73	89.39	74.40	71.61	99.37
2017年例数	4249.00	117 292.00	50 298.00	5513.00	6743.00	6135.00	718.00
2018年例数	5012.00	152 426.00	53 926.00	4255.00	6679.00	1109.00	165.00
2019年例数	5777.00	166 377.00	70 872.00	7113.00	5676.00	8102.00	315.00

图 2-9-2-23 2017—2019 年住院期间使用他汀类药物（无禁忌证）的比例

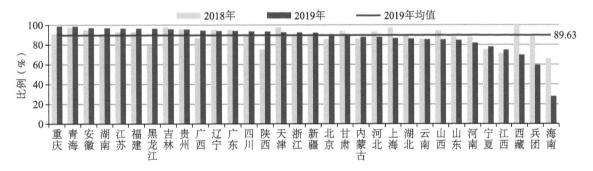

图 2-9-2-24 各省（自治区、直辖市）三级公立综合医院住院期间使用他汀类药物（无禁忌证）的比例

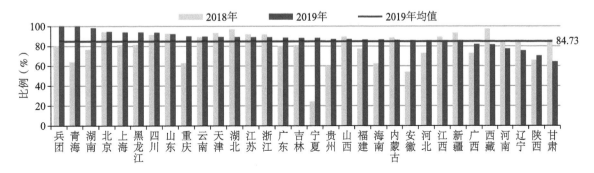

图 2-9-2-25 各省（自治区、直辖市）二级公立综合医院住院期间使用他汀类药物（无禁忌证）的比例

6. STEMI.6 出院带药使用阿司匹林、β-受体阻滞剂、ACEI/ARB、他汀类药物（无禁忌证）Ia 级

［分子1］同期，出院带药使用阿司匹林（无禁忌证）的例数。

［分子2］同期，出院带药使用 β-受体阻滞剂（无禁忌证）的例数。

［分子3］同期，出院带药使用 ACEI/ARB（无禁忌证）的例数。

［分子4］同期，出院带药使用他汀类药物（无禁忌证）的例数。

［分母］同期，急性 ST 段抬高心肌梗死（STEMI）的出院例数。

注释：主要诊断 ICD-10 中 I21.0、I21.1、I21.2、I21.3、I21.9。

6.1　同期，出院带药使用阿司匹林（无禁忌证）的例数（图 2-9-2-26 至图 2-9-2-28）

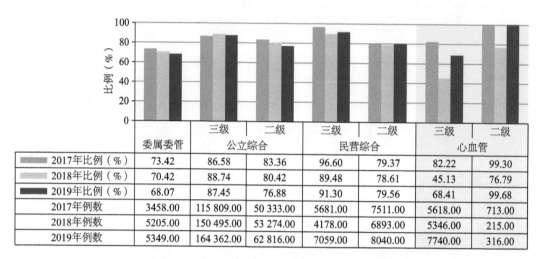

	委属委管	公立综合		民营综合		心血管	
		三级	二级	三级	二级	三级	二级
2017年比例（%）	73.42	86.58	83.36	96.60	79.37	82.22	99.30
2018年比例（%）	70.42	88.74	80.42	89.48	78.61	45.13	76.79
2019年比例（%）	68.07	87.45	76.88	91.30	79.56	68.41	99.68
2017年例数	3458.00	115 809.00	50 333.00	5681.00	7511.00	5618.00	713.00
2018年例数	5205.00	150 495.00	53 274.00	4178.00	6893.00	5346.00	215.00
2019年例数	5349.00	164 362.00	62 816.00	7059.00	8040.00	7740.00	316.00

图 2-9-2-26　2017—2019 年出院带药使用阿司匹林（无禁忌证）的比例

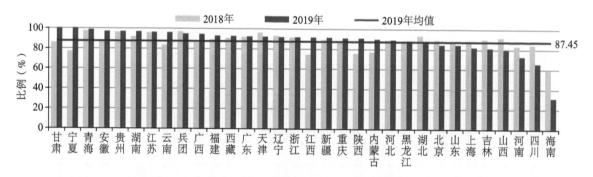

图 2-9-2-27　各省（自治区、直辖市）三级公立综合医院出院带药使用阿司匹林（无禁忌证）的比例

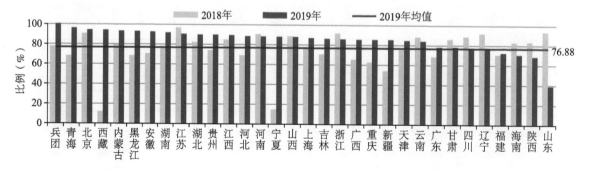

图 2-9-2-28　各省（自治区、直辖市）二级公立综合医院出院带药使用阿司匹林（无禁忌证）的比例

6.2 同期，出院带药使用 β-受体阻滞剂（无禁忌证）的例数（图 2-9-2-29 至图 2-9-2-31）

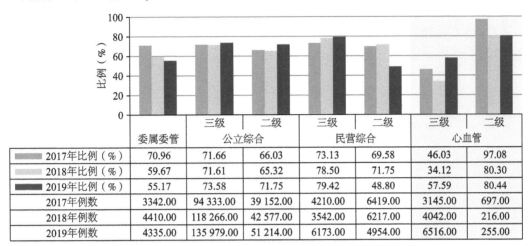

	委属委管	三级	二级	三级	二级	三级	二级
		公立综合		民营综合		心血管	
2017年比例（%）	70.96	71.66	66.03	73.13	69.58	46.03	97.08
2018年比例（%）	59.67	71.61	65.32	78.50	71.75	34.12	80.30
2019年比例（%）	55.17	73.58	71.75	79.42	48.80	57.59	80.44
2017年例数	3342.00	94 333.00	39 152.00	4210.00	6419.00	3145.00	697.00
2018年例数	4410.00	118 266.00	42 577.00	3542.00	6217.00	4042.00	216.00
2019年例数	4335.00	135 979.00	51 214.00	6173.00	4954.00	6516.00	255.00

图 2-9-2-29　2017—2019 年出院带药使用 β-受体阻滞剂（无禁忌证）的比例

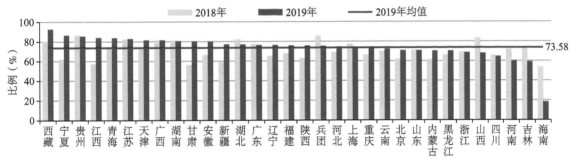

图 2-9-2-30　各省（自治区、直辖市）三级公立综合医院出院带药使用 β-受体阻滞剂（无禁忌证）的比例

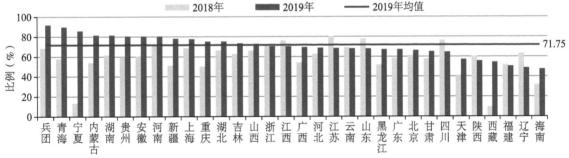

图 2-9-2-31　各省（自治区、直辖市）二级公立综合医院出院带药使用 β-受体阻滞剂（无禁忌证）的比例

6.3 同期，出院带药使用 ACEI/ARB（无禁忌证）的例数（图 2-9-2-32 至图 2-9-2-34）

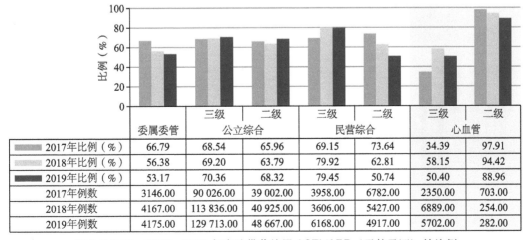

	委属委管	三级	二级	三级	二级	三级	二级
		公立综合		民营综合		心血管	
2017年比例（%）	66.79	68.54	65.96	69.15	73.64	34.39	97.91
2018年比例（%）	56.38	69.20	63.79	79.92	62.81	58.15	94.42
2019年比例（%）	53.17	70.36	68.32	79.45	50.74	50.40	88.96
2017年例数	3146.00	90 026.00	39 002.00	3958.00	6782.00	2350.00	703.00
2018年例数	4167.00	113 836.00	40 925.00	3606.00	5427.00	6889.00	254.00
2019年例数	4175.00	129 713.00	48 667.00	6168.00	4917.00	5702.00	282.00

图 2-9-2-32　2017—2019 年出院带药使用 ACEI/ARB（无禁忌证）的比例

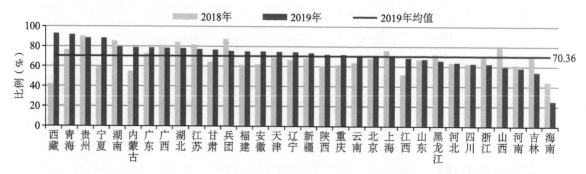

图 2-9-2-33 各省（自治区、直辖市）三级公立综合医院出院带药使用 ACEI/ARB（无禁忌证）的例数

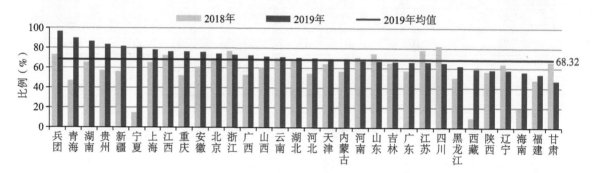

图 2-9-2-34 各省（自治区、直辖市）二级公立综合医院出院带药使用 ACEI/ARB（无禁忌证）的例数

6.4 同期，出院带药使用他汀类药物（无禁忌证）的例数（图 2-9-2-35 至图 2-9-2-37）

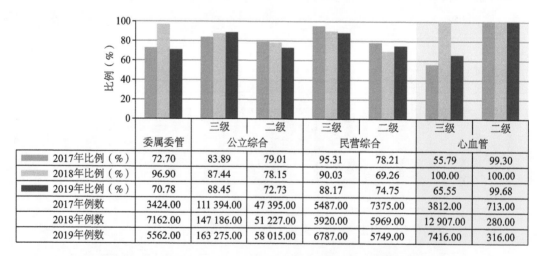

	委属委管	三级	二级	三级	二级	三级	二级
		公立综合		民营综合		心血管	
2017年比例（%）	72.70	83.89	79.01	95.31	78.21	55.79	99.30
2018年比例（%）	96.90	87.44	78.15	90.03	69.26	100.00	100.00
2019年比例（%）	70.78	88.45	72.73	88.17	74.75	65.55	99.68
2017年例数	3424.00	111 394.00	47 395.00	5487.00	7375.00	3812.00	713.00
2018年例数	7162.00	147 186.00	51 227.00	3920.00	5969.00	12 907.00	280.00
2019年例数	5562.00	163 275.00	58 015.00	6787.00	5749.00	7416.00	316.00

图 2-9-2-35 2017—2019 年出院带药使用他汀类药物（无禁忌证）的比例

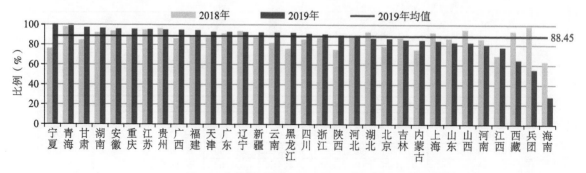

图 2-9-2-36 各省（自治区、直辖市）三级公立综合医院出院带药使用他汀类药物（无禁忌证）的比例

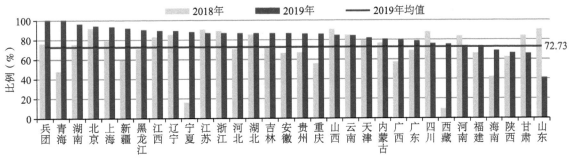

图 2-9-2-37　各省（自治区、直辖市）二级公立综合医院出院带药使用他汀类药物（无禁忌证）的比例

（二）心力衰竭

适用范围：综合医院、心血管医院。

分析范围：2995 所医院住院治疗的成人心力衰竭的出院患者 1 708 446 例。

7．HF.1 实施左心室功能评价Ⅰc级（图 2-9-2-38 至图 2-9-2-40）

[分子] 同期，实施左心室功能评价（LVEF）的例数。

[分母] 同期，住院治疗的心力衰竭成人患者的出院例数。

注释：主要诊断 ICD-10 中 I05 至 I09、或 I11 至 I13、或 I20、或 I21 伴 I50，年龄≥18 岁。

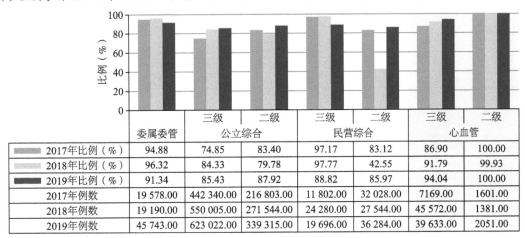

	委属委管	公立综合		民营综合		心血管	
		三级	二级	三级	二级	三级	二级
2017年比例（%）	94.88	74.85	83.40	97.17	83.12	86.90	100.00
2018年比例（%）	96.32	84.33	79.78	97.77	42.55	91.79	99.93
2019年比例（%）	91.34	85.43	87.92	88.82	85.97	94.04	100.00
2017年例数	19 578.00	442 340.00	216 803.00	11 802.00	32 028.00	7169.00	1601.00
2018年例数	19 190.00	550 005.00	271 544.00	24 280.00	27 544.00	45 572.00	1381.00
2019年例数	45 743.00	623 022.00	339 315.00	19 696.00	36 284.00	39 633.00	2051.00

图 2-9-2-38　2017—2019 年实施左心室功能评价（LVEF）的比例

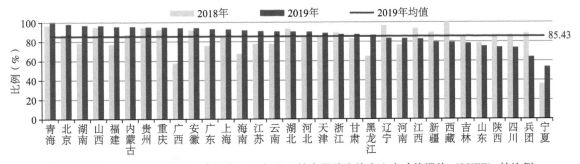

图 2-9-2-39　各省（自治区、直辖市）三级公立综合医院实施左心室功能评价（LVEF）的比例

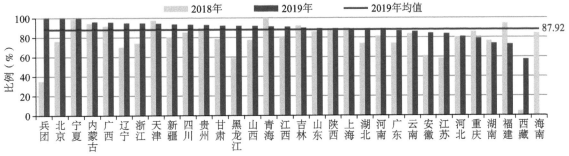

图 2-9-2-40　各省（自治区、直辖市）二级公立综合医院实施左心室功能评价（LVEF）的比例

459

8. HF.6 住院期间使用利尿剂＋钾剂、ACEI/ARBs、β-受体阻滞剂和醛固酮拮抗剂 Ia 级

〔分子1〕同期，住院期间使用利尿剂＋钾剂（无禁忌证）的例数。

〔分子2〕同期，住院期间使用 β-受体阻滞剂（无禁忌证）的例数。

〔分子3〕同期，住院期间使用醛固酮拮抗剂（无禁忌证）的例数。

〔分母〕同期，住院治疗的心力衰竭成人患者的出院例数。

注释：主要诊断 ICD-10 中 I05 至 I09、或 I11 至 I13、或 I20、或 I21 伴 I50，年龄≥18 岁。

8.1 同期，住院期间使用利尿剂＋钾剂（无禁忌证）的例数（图 2-9-2-41 至图 2-9-2-43）

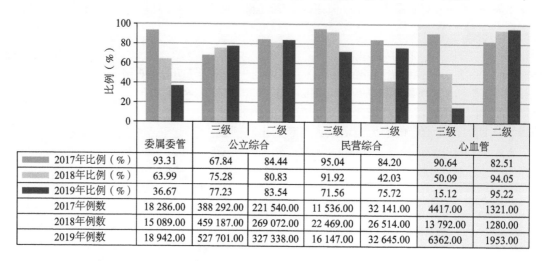

	委属委管	三级 公立综合	二级 公立综合	三级 民营综合	二级 民营综合	三级 心血管	二级 心血管
2017年比例（%）	93.31	67.84	84.44	95.04	84.20	90.64	82.51
2018年比例（%）	63.99	75.28	80.83	91.92	42.03	50.09	94.05
2019年比例（%）	36.67	77.23	83.54	71.56	75.72	15.12	95.22
2017年例数	18 286.00	388 292.00	221 540.00	11 536.00	32 141.00	4417.00	1321.00
2018年例数	15 089.00	459 187.00	269 072.00	22 469.00	26 514.00	13 792.00	1280.00
2019年例数	18 942.00	527 701.00	327 338.00	16 147.00	32 645.00	6362.00	1953.00

图 2-9-2-41　2017—2019 年住院期间使用利尿剂＋钾剂（无禁忌证）的比例

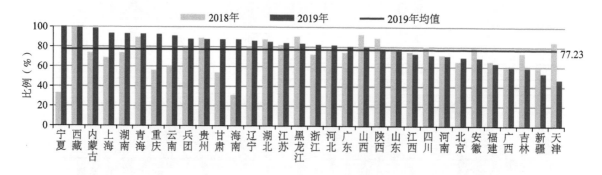

图 2-9-2-42　各省（自治区、直辖市）三级公立综合医院住院期间使用利尿剂＋钾剂（无禁忌证）的比例

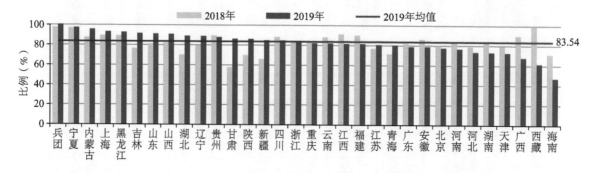

图 2-9-2-43　各省（自治区、直辖市）二级公立综合医院住院期间使用利尿剂＋钾剂（无禁忌证）的比例

8.2 同期，住院期间使用 β-受体阻滞剂（无禁忌证）的例数（图 2-9-2-44 至图 2-9-2-46）

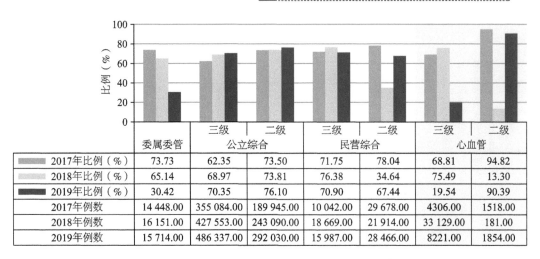

	委属委管	三级 公立综合	二级	三级 民营综合	二级	三级 心血管	二级
2017年比例（%）	73.73	62.35	73.50	71.75	78.04	68.81	94.82
2018年比例（%）	65.14	68.97	73.81	76.38	34.64	75.49	13.30
2019年比例（%）	30.42	70.35	76.10	70.90	67.44	19.54	90.39
2017年例数	14 448.00	355 084.00	189 945.00	10 042.00	29 678.00	4306.00	1518.00
2018年例数	16 151.00	427 553.00	243 090.00	18 669.00	21 914.00	33 129.00	181.00
2019年例数	15 714.00	486 337.00	292 030.00	15 987.00	28 466.00	8221.00	1854.00

图 2-9-2-44 2017—2019 年住院期间使用 β-受体阻滞剂（无禁忌证）的比例

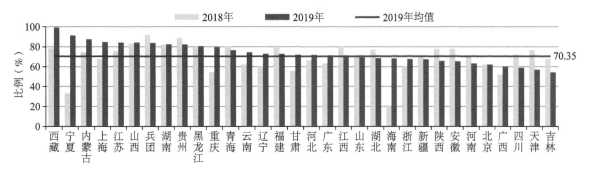

图 2-9-2-45 各省（自治区、直辖市）三级公立综合医院住院期间使用 β-受体阻滞剂（无禁忌证）的比例

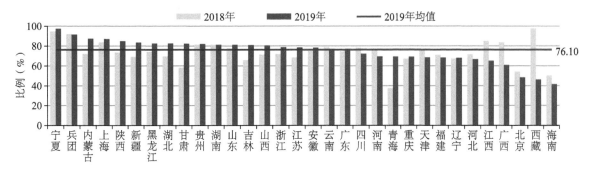

图 2-9-2-46 各省（自治区、直辖市）二级公立综合医院住院期间使用 β-受体阻滞剂（无禁忌证）的比例

8.3 同期，住院期间使用醛固酮拮抗剂（无禁忌证）的例数（图 2-9-2-47 至图 2-9-2-49）

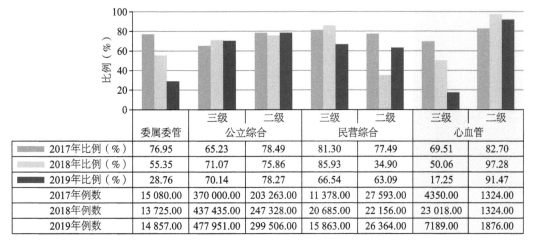

	委属委管	三级 公立综合	二级	三级 民营综合	二级	三级 心血管	二级
2017年比例（%）	76.95	65.23	78.49	81.30	77.49	69.51	82.70
2018年比例（%）	55.35	71.07	75.86	85.93	34.90	50.06	97.28
2019年比例（%）	28.76	70.14	78.27	66.54	63.09	17.25	91.47
2017年例数	15 080.00	370 000.00	203 263.00	11 378.00	27 593.00	4350.00	1324.00
2018年例数	13 725.00	437 435.00	247 328.00	20 685.00	22 156.00	23 018.00	1324.00
2019年例数	14 857.00	477 951.00	299 506.00	15 863.00	26 364.00	7189.00	1876.00

图 2-9-2-47 2017—2019 年住院期间使用醛固酮拮抗剂（无禁忌证）的比例

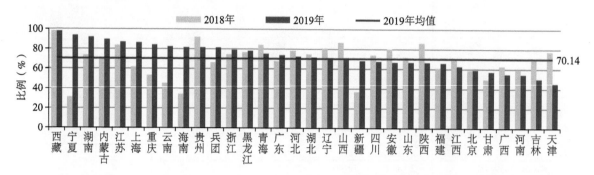

图 2-9-2-48　各省（自治区、直辖市）三级公立综合医院住院期间使用醛固酮拮抗剂（无禁忌证）的比例

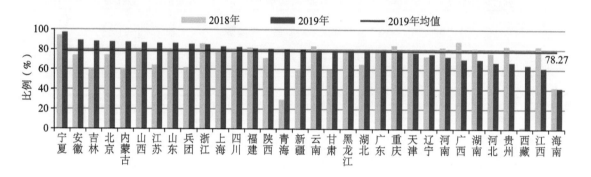

图 2-9-2-49　各省（自治区、直辖市）二级公立综合医院住院期间使用醛固酮拮抗剂（无禁忌证）的比例

9. HF.7 出院带药使用利尿剂＋钾剂、ACEI/ARBs、β-受体阻滞剂和醛固酮拮抗剂 Ⅰa 级

［分子1］同期，出院带药使用利尿剂＋钾剂（无禁忌证）的例数。

［分子2］同期，出院带药使用 β-受体阻滞剂（无禁忌证）的例数。

［分子3］同期，出院带药间使用醛固酮拮抗剂（无禁忌证）的例数。

［分母］同期，住院治疗的心力衰竭成人患者的出院例数。

注释：主要诊断 ICD-10 中 I05 至 I09、或 I11 至 I13、或 I20、或 I21 伴 I50，年龄≥18 岁。

9.1　同期，出院带药使用利尿剂＋钾剂（无禁忌证）的例数（图 2-9-2-50 至图 2-9-2-52）

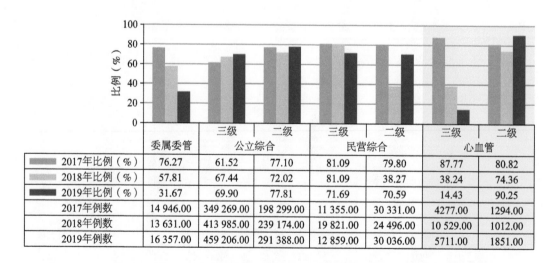

	委属委管	三级	二级	三级	二级	三级	二级
		公立综合		民营综合		心血管	
2017年比例（%）	76.27	61.52	77.10	81.09	79.80	87.77	80.82
2018年比例（%）	57.81	67.44	72.02	81.09	38.27	38.24	74.36
2019年比例（%）	31.67	69.90	77.81	71.69	70.59	14.43	90.25
2017年例数	14 946.00	349 269.00	198 299.00	11 355.00	30 331.00	4277.00	1294.00
2018年例数	13 631.00	413 985.00	239 174.00	19 821.00	24 496.00	10 529.00	1012.00
2019年例数	16 357.00	459 206.00	291 388.00	12 859.00	30 036.00	5711.00	1851.00

图 2-9-2-50　2017—2019 年出院带药使用利尿剂＋钾剂（无禁忌证）的比例

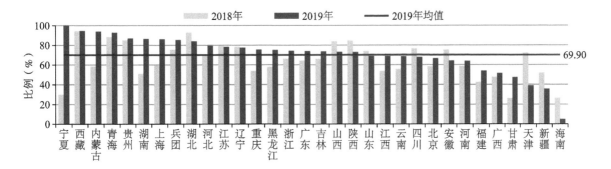

图 2-9-2-51　各省（自治区、直辖市）三级公立综合医院出院带药使用利尿剂＋钾剂（无禁忌证）的比例

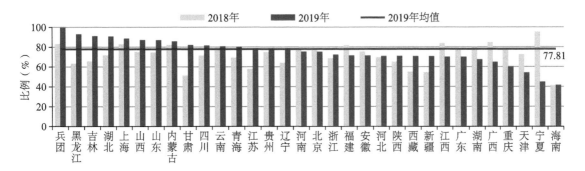

图 2-9-2-52　各省（自治区、直辖市）二级公立综合医院出院带药使用利尿剂＋钾剂（无禁忌证）的比例

9.2　同期，出院带药使用 β-受体阻滞剂（无禁忌证）的例数（图 2-9-2-53 至图 2-9-2-55）

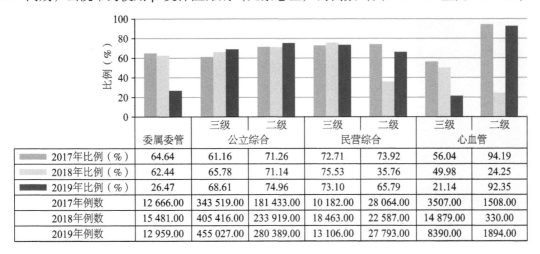

	委属委管	三级 公立综合	二级	三级 民营综合	二级	三级 心血管	二级
2017年比例（%）	64.64	61.16	71.26	72.71	73.92	56.04	94.19
2018年比例（%）	62.44	65.78	71.14	75.53	35.76	49.98	24.25
2019年比例（%）	26.47	68.61	74.96	73.10	65.79	21.14	92.35
2017年例数	12 666.00	343 519.00	181 433.00	10 182.00	28 064.00	3507.00	1508.00
2018年例数	15 481.00	405 416.00	233 919.00	18 463.00	22 587.00	14 879.00	330.00
2019年例数	12 959.00	455 027.00	280 389.00	13 106.00	27 793.00	8390.00	1894.00

图 2-9-2-53　2017—2019 年出院带药使用 β-受体阻滞剂（无禁忌证）的比例

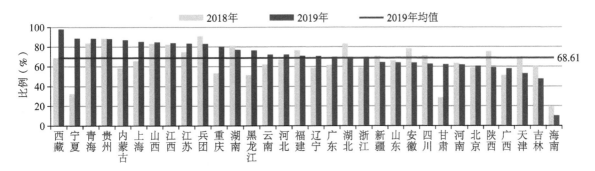

图 2-9-2-54　各省（自治区、直辖市）三级公立综合医院出院带药使用 β-受体阻滞剂（无禁忌证）的比例

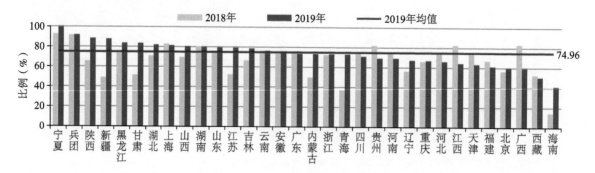

图 2-9-2-55　各省（自治区、直辖市）二级公立综合医院出院带药使用 β-受体阻滞剂（无禁忌证）的比例

9.3　同期，出院带药间使用醛固酮拮抗剂（无禁忌证）的例数（图 2-9-2-56 至图 2-9-2-58）

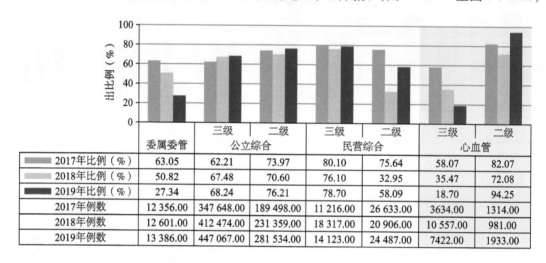

	委属委管	三级 公立综合	二级	三级 民营综合	二级	三级 心血管	二级
2017年比例（%）	63.05	62.21	73.97	80.10	75.64	58.07	82.07
2018年比例（%）	50.82	67.48	70.60	76.10	32.95	35.47	72.08
2019年比例（%）	27.34	68.24	76.21	78.70	58.09	18.70	94.25
2017年例数	12 356.00	347 648.00	189 498.00	11 216.00	26 633.00	3634.00	1314.00
2018年例数	12 601.00	412 474.00	231 359.00	18 317.00	20 906.00	10 557.00	981.00
2019年例数	13 386.00	447 067.00	281 534.00	14 123.00	24 487.00	7422.00	1933.00

图 2-9-2-56　2017—2019 年出院带药间使用醛固酮拮抗剂（无禁忌证）的比例

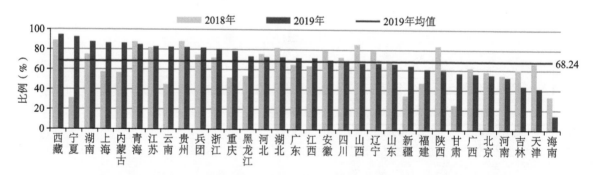

图 2-9-2-57　各省（自治区、直辖市）三级公立综合医院出院带药间使用醛固酮拮抗剂（无禁忌证）的比例

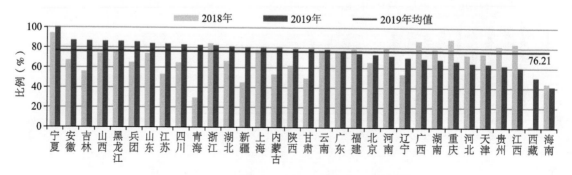

图 2-9-2-58　各省（自治区、直辖市）二级公立综合医院出院带药间使用醛固酮拮抗剂（无禁忌证）的比例

（三）社区获得性肺炎（成人—首次住院）(CAP)

适用范围：综合医院。

分析范围：2114 所医院成人社区获得性肺炎（CAP）的出院患者 1 073 914 例。

10．CAP.2 氧合评估（成人—首次住院）(图 2-9-2-59 至图 2-9-2-61)

[分子] 同期，住院患者急诊或住院 24 小时内首次动脉血气分析/脉搏血氧饱和度测定的例数。

[分母] 同期，全部成人 CAP 住院的出院例数。

注释：主要诊断 ICD-10 中 J13、J14、J15、J16、J18，年龄≥18 岁。

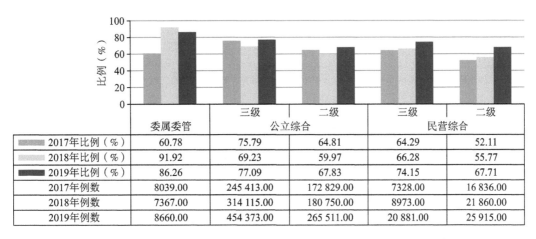

	委属委管	三级 公立综合	二级	三级 民营综合	二级
2017年比例（%）	60.78	75.79	64.81	64.29	52.11
2018年比例（%）	91.92	69.23	59.97	66.28	55.77
2019年比例（%）	86.26	77.09	67.83	74.15	67.71
2017年例数	8039.00	245 413.00	172 829.00	7328.00	16 836.00
2018年例数	7367.00	314 115.00	180 750.00	8973.00	21 860.00
2019年例数	8660.00	454 373.00	265 511.00	20 881.00	25 915.00

图 2-9-2-59　2017—2019 年住院患者急诊或住院 24 小时内首次动脉血气分析/脉搏血氧饱和度测定的比例

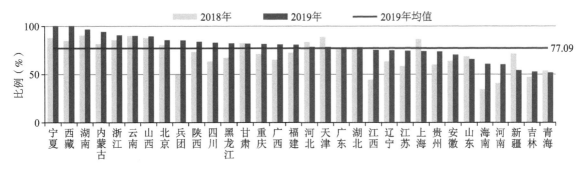

图 2-9-2-60　各省（自治区、直辖市）三级公立综合医院住院患者急诊或住院 24 小时内

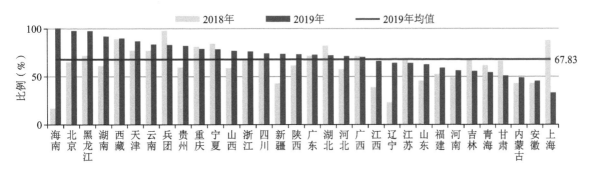

图 2-9-2-61　各省（自治区、直辖市）二级公立综合医院住院患者急诊或住院 24 小时内

11．CAP.3 病原学诊断（重症）Ⅰb（成人—首次住院）(图 2-9-2-62 至图 2-9-2-64)

[分子] 同期，重症肺炎住院后，首次采集血、痰培养标本例数。

[分母] 同期，全部成人重症肺炎 CAP 住院的出院例数。

注释：主要诊断 ICD-10 中 J13、J14、J15、J16、J18，年龄≥18 岁，重症肺炎是还应符合重症肺炎诊断标准、或入住 ICU 标准、或 CURB-65 评分≥3 分；或 PSI 评分≥91 分，任意之一的病例。

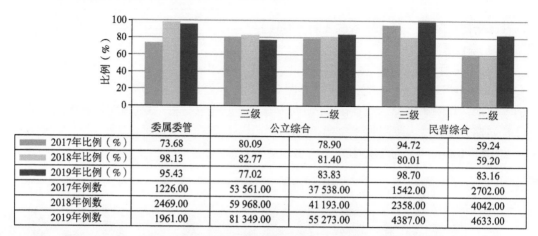

	委属委管	三级	二级	三级	二级
		公立综合		民营综合	
2017年比例（%）	73.68	80.09	78.90	94.72	59.24
2018年比例（%）	98.13	82.77	81.40	80.01	59.20
2019年比例（%）	95.43	77.02	83.83	98.70	83.16
2017年例数	1226.00	53 561.00	37 538.00	1542.00	2702.00
2018年例数	2469.00	59 968.00	41 193.00	2358.00	4042.00
2019年例数	1961.00	81 349.00	55 273.00	4387.00	4633.00

图 2-9-2-62 2017—2019 年重症肺炎住院后，首次采集血、痰培养标本的比例

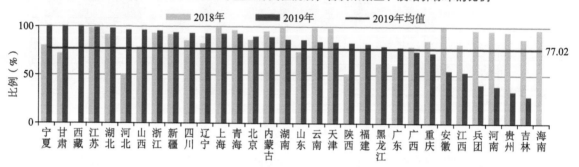

图 2-9-2-63 各省（自治区、直辖市）三级公立综合医院重症肺炎住院后，首次采集血、痰培养标本的比例

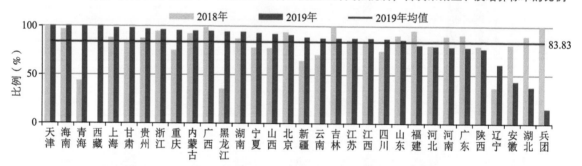

图 2-9-2-64 各省（自治区、直辖市）二级公立综合医院重症肺炎住院后，首次采集血、痰培养标本的比例

12. CAP.4 入院 4 小时内接受抗菌药物治疗（成人—首次住院）（图 2-9-2-65 至图 2-9-2-67）

［分子］同期，入院 4 小时内接受抗菌药物治疗。

［分母］同期，全部成人 CAP 住院的出院例数。

注释：主要诊断 ICD-10 中 J13、J14、J15、J16、J18，年龄≥18 岁。

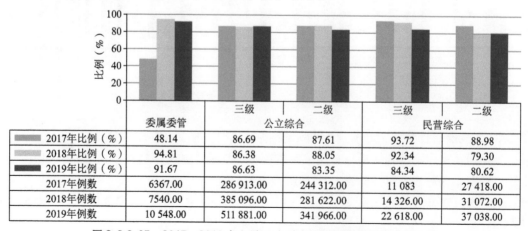

	委属委管	三级	二级	三级	二级
		公立综合		民营综合	
2017年比例（%）	48.14	86.69	87.61	93.72	88.98
2018年比例（%）	94.81	86.38	88.05	92.34	79.30
2019年比例（%）	91.67	86.63	83.35	84.34	80.62
2017年例数	6367.00	286 913.00	244 312.00	11 083	27 418.00
2018年例数	7540.00	385 096.00	281 622.00	14 326.00	31 072.00
2019年例数	10 548.00	511 881.00	341 966.00	22 618.00	37 038.00

图 2-9-2-65 2017—2019 年入院 4 小时内接受抗菌药物治疗的比例

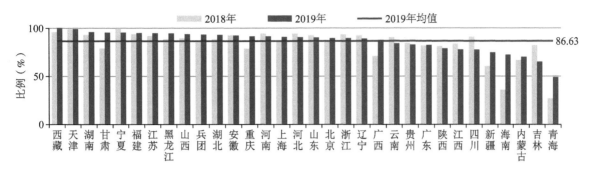

图 2-9-2-66   各省（自治区、直辖市）三级公立综合医院入院 4 小时内接受抗菌药物治疗的比例

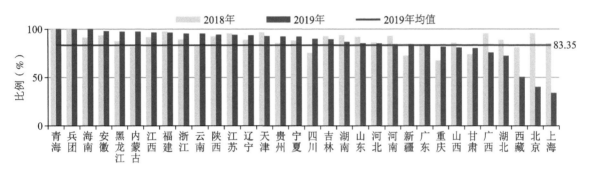

图 2-9-2-67   各省（自治区、直辖市）二级公立综合医院入院 4 小时内接受抗菌药物治疗的比例

（四）社区获得性肺炎（儿童—首次住院）（CAP）

适用范围：综合医院、儿童医院、妇产、妇儿医院、妇幼保健院。

分析范围：2058 所医院儿童社区获得性肺炎（CAP）的出院患者 2 137 884 例。

13. CAP.2 氧合评估（儿童—首次住院）（图 2-9-2-68 至图 2-9-2-70）

［分子］同期，全部儿童急诊或住院 24 小时内首次动脉血气分析/脉搏血氧饱和度测定的例数。

［分母］同期，全部儿童 Cap 住院的出院例数。

注释：主要诊断 ICD-10 中 J13、J14、J15、J16、J18，年龄≥28 天且年龄＜18 岁。

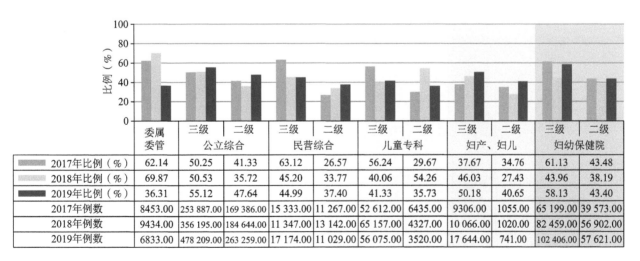

	委属委管	三级 公立综合	二级	三级 民营综合	二级	三级 儿童专科	二级	三级 妇产、妇儿	二级	三级 妇幼保健院	二级
2017年比例（%）	62.14	50.25	41.33	63.12	26.57	56.24	29.67	37.67	34.76	61.13	43.48
2018年比例（%）	69.87	50.53	35.72	45.20	33.77	40.06	54.26	46.03	27.43	43.96	38.19
2019年比例（%）	36.31	55.12	47.64	44.99	37.40	41.33	35.73	50.18	40.65	58.13	43.40
2017年例数	8453.00	253 887.00	169 386.00	15 333.00	11 267.00	52 612.00	6435.00	9306.00	1055.00	65 199.00	39 573.00
2018年例数	9434.00	356 195.00	184 644.00	11 347.00	13 142.00	65 157.00	4327.00	10 066.00	1020.00	82 459.00	56 902.00
2019年例数	6833.00	478 209.00	263 259.00	17 174.00	11 029.00	56 075.00	3520.00	17 644.00	741.00	102 406.00	57 621.00

图 2-9-2-68   2017—2019 年全部儿童急诊或住院 24 小时内首次动脉血气分析/脉搏血氧饱和度测定的比例

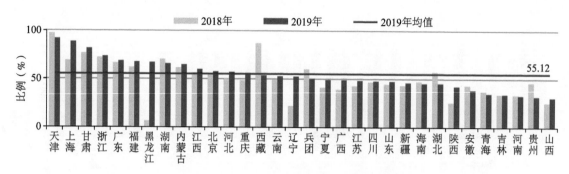

图 2-9-2-69　各省（自治区、直辖市）三级公立综合医院全部儿童急诊或住院 24 小时内
首次动脉血气分析/脉搏血氧饱和度测定的比例

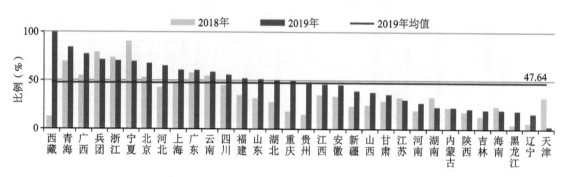

图 2-9-2-70　各省（自治区、直辖市）三级公立综合医院全部儿童急诊或住院 24 小时内
首次动脉血气分析/脉搏血氧饱和度测定的比例

14. CAP.3 病源学诊断（重症）**Ⅰb**（儿童—首次住院）（图 2-9-2-71 至图 2-9-2-73）

〔分子〕同期，全部儿童重症肺炎住院后，首次采集血、痰培养标本例数。

〔分母〕同期，全部儿童重症肺炎 Cap 住院的出院例数。

注释：主要诊断 ICD-10 中 J13、J14、J15、J16、J18，年龄≥28 天且年龄＜18 岁，重症肺炎是还应符合重症肺炎诊断标准、或入住 ICU 标准的病例。

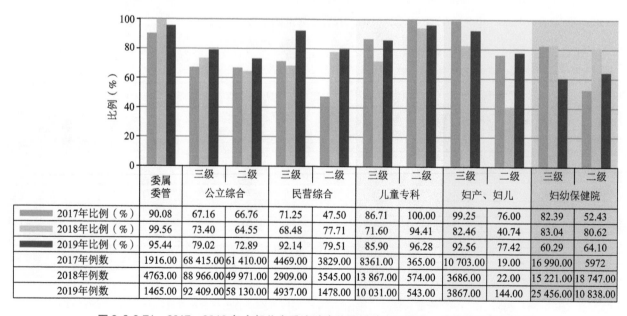

	委属委管	三级 公立综合	二级	三级 民营综合	二级	三级 儿童专科	二级	三级 妇产、妇儿	二级	三级 妇幼保健院	二级
2017年比例（%）	90.08	67.16	66.76	71.25	47.50	86.71	100.00	99.25	76.00	82.39	52.43
2018年比例（%）	99.56	73.40	64.55	68.48	77.71	71.60	94.41	82.46	40.74	83.04	80.62
2019年比例（%）	95.44	79.02	72.89	92.14	79.51	85.90	96.28	92.56	77.42	60.29	64.10
2017年例数	1916.00	68 415.00	61 410.00	4469.00	3829.00	8361.00	365.00	10 703.00	19.00	16 990.00	5972
2018年例数	4763.00	88 966.00	49 971.00	2909.00	3545.00	13 867.00	574.00	3686.00	22.00	15 221.00	18 747.00
2019年例数	1465.00	92 409.00	58 130.00	4937.00	1478.00	10 031.00	543.00	3867.00	144.00	25 456.00	10 838.00

图 2-9-2-71　2017—2019 年全部儿童重症肺炎住院后首次采集血、痰培养标本的比例

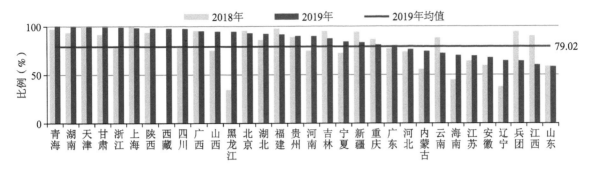

图 2-9-2-72　各省（自治区、直辖市）三级公立综合医院全部儿童重症肺炎住院后，首次采集血、痰培养标本的比例

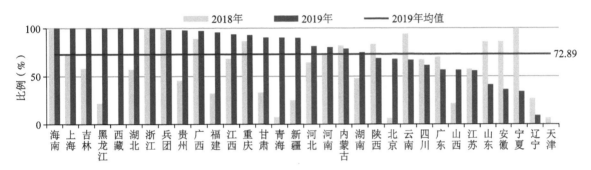

图 2-9-2-73　各省（自治区、直辖市）二级公立综合医院全部儿童重症肺炎住院后，首次采集血、痰培养标本的比例

15. CAP.4 入院 4 小时内接受抗菌药物治疗（儿童—首次住院）（图 2-9-2-74 至图 2-9-2-76）

［分子］同期，全部儿童入院 4 小时内接受抗菌药物治疗。

［分母］同期，全部儿童 Cap 住院的出院例数。

注释：主要诊断 ICD-10 中 J13、J14、J15、J16、J18，18 岁 > 年龄≥28 天。

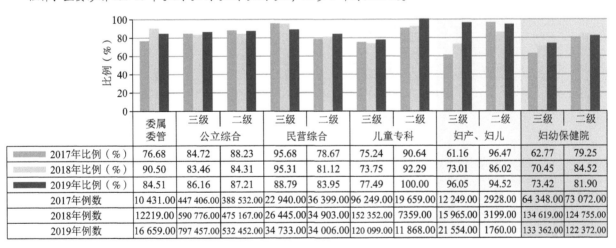

	委属委管	公立综合		民营综合		儿童专科		妇产、妇儿		妇幼保健院	
		三级	二级	三级	二级	三级	二级	三级	二级	三级	二级
2017年比例（%）	76.68	84.72	88.23	95.68	78.67	75.24	90.64	61.16	96.47	62.77	79.25
2018年比例（%）	90.50	83.46	84.31	95.31	81.12	73.75	92.29	73.01	86.02	70.45	84.52
2019年比例（%）	84.51	86.16	87.21	88.79	83.95	77.49	100.00	96.05	94.52	73.42	81.90
2017年例数	10 431.00	447 406.00	388 532.00	22 940.00	36 399.00	96 249.00	19 659.00	12 249.00	2928.00	64 348.00	73 072.00
2018年例数	12219.00	590 776.00	475 167.00	26 445.00	34 903.00	152 352.00	7359.00	15 965.00	3199.00	134 619.00	124 755.00
2019年例数	16 659.00	797 457.00	532 452.00	34 733.00	34 006.00	120 099.00	11 868.00	21 554.00	1760.00	133 362.00	122 372.00

图 2-9-2-74　2017—2019 年全部儿童入院 4 小时内接受抗菌药物治疗的比例

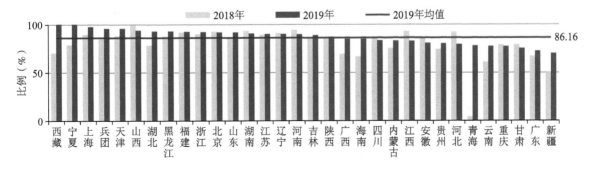

图 2-9-2-75　各省（自治区、直辖市）三级公立综合医院全部儿童入院 4 小时内接受抗菌药物治疗的比例

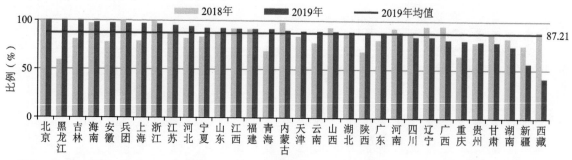

图 2-9-2-76　各省（自治区、直辖市）二级公立综合医院全部儿童入院 4 小时内接受抗菌药物治疗的比例

（五）急性脑梗塞（首次发病住院）

适用范围：综合医院。

分析范围：1994 所医院急性脑梗塞住院（首次）的出院患者 1 660 443 例。

16. STK.3 房颤患者的抗凝（无禁忌证）治疗Ⅰa级（图 2-9-2-77 至图 2-9-2-79）

［分子］同期，房颤患者的抗凝治疗的例数。

［分母］同期，急性脑梗死住院（首次）(入院前有房颤/房扑史，或者入院时经心电图诊断房颤、或新发 LBBB）的出院例数。

注释：主要诊断 ICD-10 中 I63.0 至 I63.9，且入院前有房颤/房扑史，或者入院时经心电图诊断房颤、或新发 LBBB。

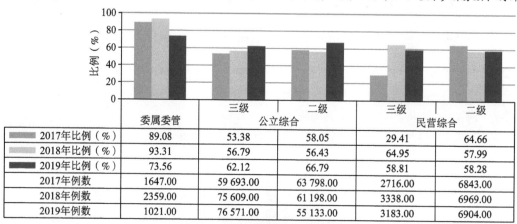

	委属委管	公立综合		民营综合	
		三级	二级	三级	二级
2017年比例（%）	89.08	53.38	58.05	29.41	64.66
2018年比例（%）	93.31	56.79	56.43	64.95	57.99
2019年比例（%）	73.56	62.12	66.79	58.81	58.28
2017年例数	1647.00	59 693.00	63 798.00	2716.00	6843.00
2018年例数	2359.00	75 609.00	61 198.00	3338.00	6969.00
2019年例数	1021.00	76 571.00	55 133.00	3183.00	6904.00

图 2-9-2-77　2017—2019 年房颤患者的抗凝治疗的比例

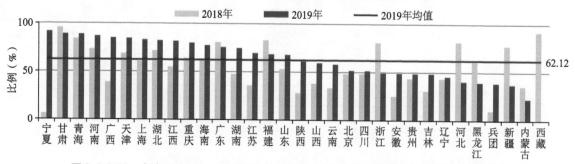

图 2-9-2-78　各省（自治区、直辖市）三级公立综合医院房颤患者的抗凝治疗的比例

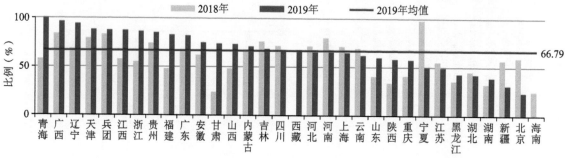

图 2-9-2-79　各省（自治区、直辖市）二级公立综合医院房颤患者的抗凝治疗的比例

17. STK.4 入院 48 小时内及出院时带药阿司匹林（无禁忌证）或氯吡咯雷治疗Ⅰb级

［分子1］ 同期，入院 48 小时内阿司匹林（无禁忌证）或氯吡咯雷的例数。

［分子2］ 同期，出院带药使用阿司匹林（无禁忌证）或氯吡咯雷的例数。

［分母］ 同期，急性脑梗死住院（首次）的出院例数。

注释：主要诊断 ICD-10 中 I63.0 至 I63.9。

17.1 同期，入院 48 小时内阿司匹林（无禁忌证）或氯吡咯雷的例数（图 2-9-2-80 至图 2-9-2-82）

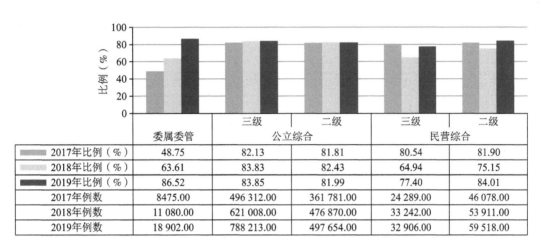

	委属委管	公立综合 三级	公立综合 二级	民营综合 三级	民营综合 二级
2017年比例（%）	48.75	82.13	81.81	80.54	81.90
2018年比例（%）	63.61	83.83	82.43	64.94	75.15
2019年比例（%）	86.52	83.85	81.99	77.40	84.01
2017年例数	8475.00	496 312.00	361 781.00	24 289.00	46 078.00
2018年例数	11 080.00	621 008.00	476 870.00	33 242.00	53 911.00
2019年例数	18 902.00	788 213.00	497 654.00	32 906.00	59 518.00

图 2-9-2-80 2017—2019 年入院 48 小时内阿司匹林（无禁忌证）或氯吡咯雷的比例

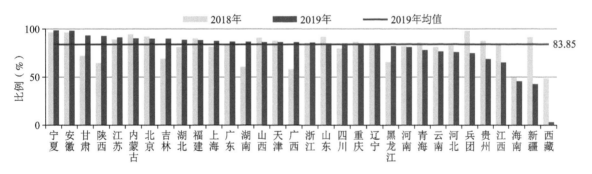

图 2-9-2-81 各省（自治区、直辖市）三级公立综合医院入院 48 小时内阿司匹林
（无禁忌证）或氯吡格雷的比例

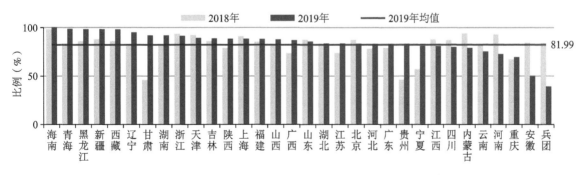

图 2-9-2-82 各省（自治区、直辖市）二级公立综合医院入院 48 小时内阿司匹林
（无禁忌证）或氯吡格雷的比例

17.2 同期，出院带药使用阿司匹林（无禁忌证）或氯吡咯雷的例数（图 2-9-2-83 至图 2-9-2-85）

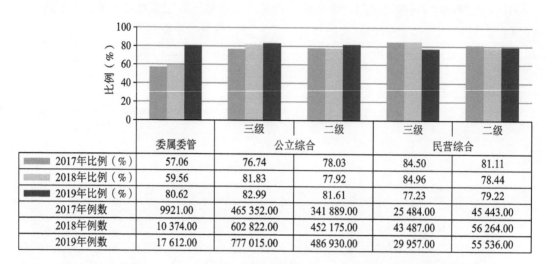

	委属委管	三级	二级	三级	二级
		公立综合		民营综合	
2017年比例（%）	57.06	76.74	78.03	84.50	81.11
2018年比例（%）	59.56	81.83	77.92	84.96	78.44
2019年比例（%）	80.62	82.99	81.61	77.23	79.22
2017年例数	9921.00	465 352.00	341 889.00	25 484.00	45 443.00
2018年例数	10 374.00	602 822.00	452 175.00	43 487.00	56 264.00
2019年例数	17 612.00	777 015.00	486 930.00	29 957.00	55 536.00

图 2-9-2-83　2017—2019 年出院带药使用阿司匹林（无禁忌证）或氯吡咯雷的比例

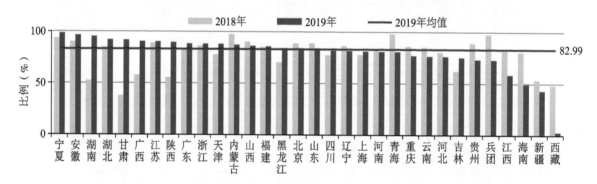

图 2-9-2-84　各省（自治区、直辖市）三级公立综合医院出院带药使用阿司匹林
（无禁忌证）或氯吡格雷的比例

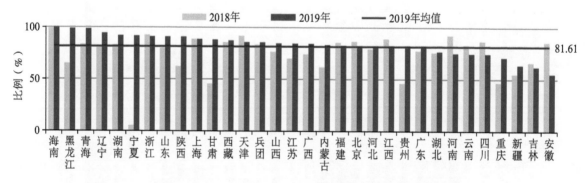

图 2-9-2-85　各省（自治区、直辖市）二级公立综合医院出院带药使用阿司匹林
（无禁忌证）或氯吡格雷的比例

18. STK.6 吞咽困难评价 Ic 级（图 2-9-2-86 至图 2-9-2-88）

［分子］同期，吞咽困难评价的例数。

［分母］同期，急性脑梗死住院（首次）（限于"入院后 24 小时内，伴吞咽困难、不能正常进食饮水"的患者）的出院例数。

注释：主要诊断 ICD-10 中 I63.0 至 I63.9，限于"入院后 24 小时内，伴吞咽困难、不能正常进食饮水"的患者。

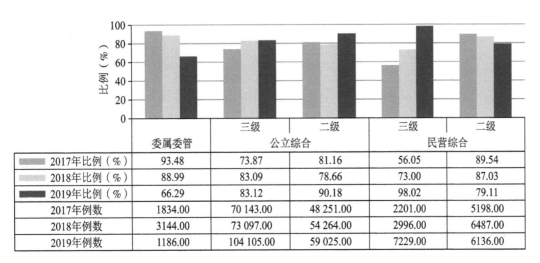

图 2-9-2-86　2017—2019 年吞咽困难评价的比例

	委属委管	公立综合		民营综合	
		三级	二级	三级	二级
2017年比例（%）	93.48	73.87	81.16	56.05	89.54
2018年比例（%）	88.99	83.09	78.66	73.00	87.03
2019年比例（%）	66.29	83.12	90.18	98.02	79.11
2017年例数	1834.00	70 143.00	48 251.00	2201.00	5198.00
2018年例数	3144.00	73 097.00	54 264.00	2996.00	6487.00
2019年例数	1186.00	104 105.00	59 025.00	7229.00	6136.00

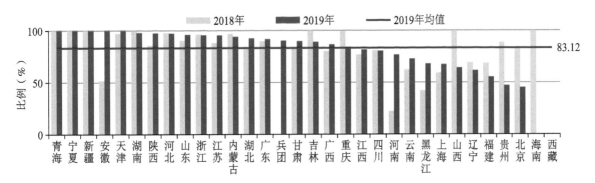

图 2-9-2-87　各省（自治区、直辖市）三级公立综合医院吞咽困难评价的比例

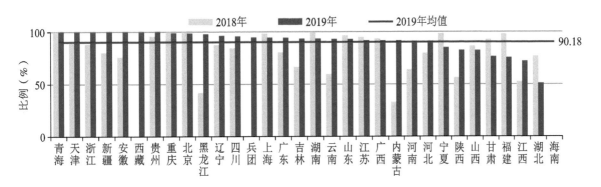

图 2-9-2-88　各省（自治区、直辖市）二级公立综合医院吞咽困难评价的比例

19. STK.7 预防深静脉血栓（DVT）Ⅰa（图 2-9-2-89 至图 2-9-2-91）

［分子］同期，预防深静脉血栓（含药物预防、物理治疗、肢体活动）的例数。

［分母］同期，急性脑梗死住院（首次）（限于"入院第二天未患者不能下地行走"的患者）的出院例数。

注释：主要诊断 ICD-10 中 I63.0 至 I63.9，限于"入院第二天未患者不能下地行走"的患者，有预防深静脉血栓医嘱，包含药物预防、物理治疗、肢体主被动活动的医嘱之一。

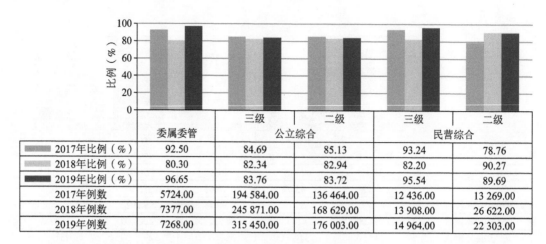

	委属委管	三级	二级	三级	二级
		公立综合		民营综合	
■ 2017年比例（%）	92.50	84.69	85.13	93.24	78.76
■ 2018年比例（%）	80.30	82.34	82.94	82.20	90.27
■ 2019年比例（%）	96.65	83.76	83.72	95.54	89.69
2017年例数	5724.00	194 584.00	136 464.00	12 436.00	13 269.00
2018年例数	7377.00	245 871.00	168 629.00	13 908.00	26 622.00
2019年例数	7268.00	315 450.00	176 003.00	14 964.00	22 303.00

图 2-9-2-89 2017—2019 年预防深静脉血栓（含药物预防、物理治疗、肢体活动）的比例

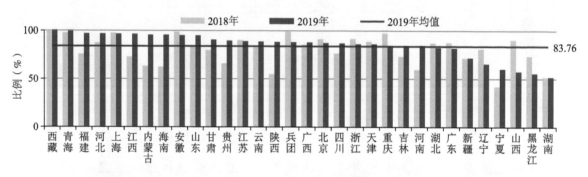

图 2-9-2-90 各省（自治区、直辖市）三级公立综合医院预防深静脉血栓（含药物预防、物理治疗、肢体活动）的比例

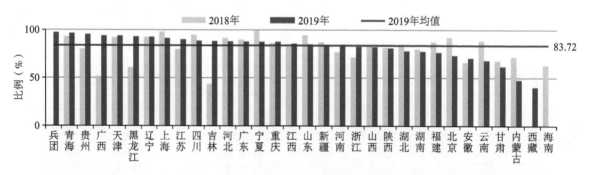

图 2-9-2-91 各省（自治区、直辖市）二级公立综合医院预防深静脉血栓（含药物预防、物理治疗、肢体活动）的比例

（六）全髋关节、全膝关节置换手术

适用范围：综合医院。

分析范围：2135 所医院实施全髋关节、全膝关节置换手术的出院患者 239 252 例。

20. THR/TKR.2 预防性抗菌药物应用时机

［分子1］同期，手术前 0.5～2.0 小时使用预防性抗菌药物的例数。

［分子2］同期，预防性抗菌药物 72 小时内停用的例数。

［分母］同期，实施全髋关节、全膝关节置换手术的出院例数。

注释：主要手术 ICD-9-CM-3 的 81.51、81.52、81.53、81.54、81.55。

20.1 同期，手术前 0.5～2.0 小时使用预防性抗菌药物的例数（图 2-9-2-92 至图 2-9-2-94）

20.2 同期，预防性抗菌药物 72 小时内停用的例数（图 2-9-2-95 至图 2-9-2-97）

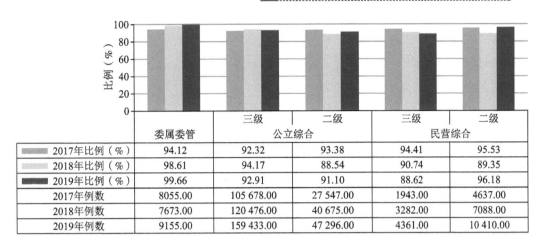

	委属委管	公立综合		民营综合	
		三级	二级	三级	二级
2017年比例（%）	94.12	92.32	93.38	94.41	95.53
2018年比例（%）	98.61	94.17	88.54	90.74	89.35
2019年比例（%）	99.66	92.91	91.10	88.62	96.18
2017年例数	8055.00	105 678.00	27 547.00	1943.00	4637.00
2018年例数	7673.00	120 476.00	40 675.00	3282.00	7088.00
2019年例数	9155.00	159 433.00	47 296.00	4361.00	10 410.00

图 2-9-2-92　2017—2019 年手术前 0.5～2.0 小时使用预防性抗菌药物的比例

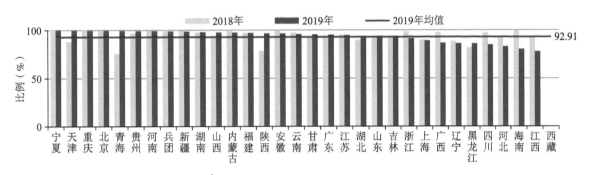

图 2-9-2-93　各省（自治区、直辖市）三级公立综合医院手术前 0.5～2.0 小时
使用预防性抗菌药物的比例

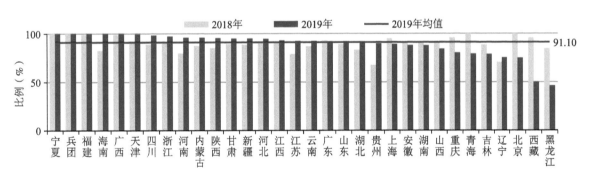

图 2-9-2-94　各省（自治区、直辖市）二级公立综合医院手术前 0.5～2.0 小时使用预防性抗菌药物的比例

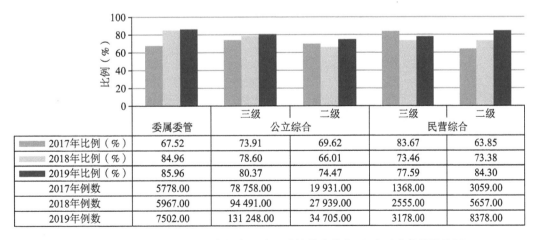

	委属委管	公立综合		民营综合	
		三级	二级	三级	二级
2017年比例（%）	67.52	73.91	69.62	83.67	63.85
2018年比例（%）	84.96	78.60	66.01	73.46	73.38
2019年比例（%）	85.96	80.37	74.47	77.59	84.30
2017年例数	5778.00	78 758.00	19 931.00	1368.00	3059.00
2018年例数	5967.00	94 491.00	27 939.00	2555.00	5657.00
2019年例数	7502.00	131 248.00	34 705.00	3178.00	8378.00

图 2-9-2-95　2017—2019 年综合医院预防性抗菌药物 72 小时内停用的比例

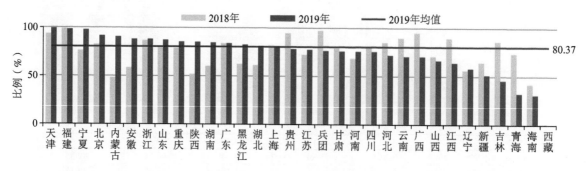

图 2-9-2-96　各省（自治区、直辖市）三级公立综合医院预防性抗菌药物 72 小时内停用的比例

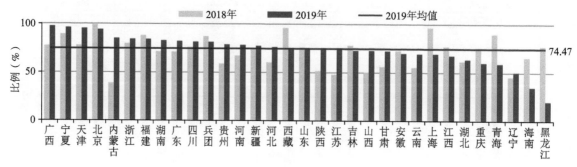

图 2-9-2-97　各省（自治区、直辖市）二级公立综合医院预防性抗菌药物 72 小时内停用的比例

21. THR/TKR.3 有预防深静脉血栓医嘱（图 2-9-2-98 至图 2-9-2-100）

［分子］同期，有预防深静脉血栓（含药物预防、物理治疗）的例数。

［分母］同期，实施全髋关节、全膝关节置换手术的出院例数。

注释：主要手术 ICD-9-CM-3 的 81.51、81.52、81.53、81.54、81.55，有预防深静脉血栓医嘱，指含药物预防、物理治疗、肢体主被动活动的医嘱之一。

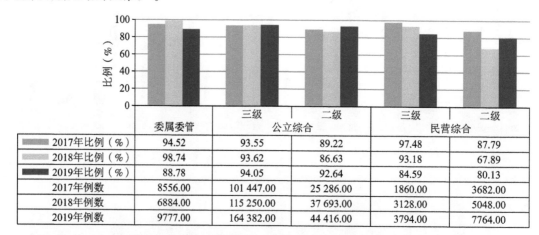

	委属委管	三级 公立综合	二级	三级 民营综合	二级
2017年比例（%）	94.52	93.55	89.22	97.48	87.79
2018年比例（%）	98.74	93.62	86.63	93.18	67.89
2019年比例（%）	88.78	94.05	92.64	84.59	80.13
2017年例数	8556.00	101 447.00	25 286.00	1860.00	3682.00
2018年例数	6884.00	115 250.00	37 693.00	3128.00	5048.00
2019年例数	9777.00	164 382.00	44 416.00	3794.00	7764.00

图 2-9-2-98　2017—2019 年有预防深静脉血栓（含药物预防、物理治疗）医嘱的比例

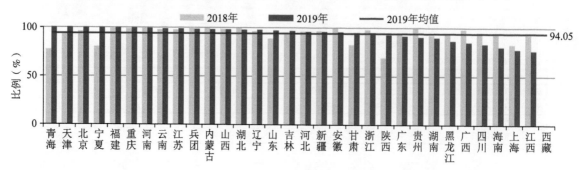

图 2-9-2-99　各省（自治区、直辖市）三级公立综合医院预防深静脉血栓（含药物预防、物理治疗）医嘱的比例

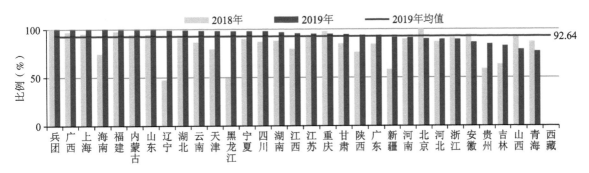

图 2-9-2-100 各省（自治区、直辖市）二级公立综合医院预防深静脉血栓（含药物预防、物理治疗）医嘱的比例

（七）冠状动脉搭桥术

适用范围：综合医院、心血管医院。

分析范围：337 所医院实施冠状动脉搭桥术的出院患者 27 509 例。

22．CABG.3 使用乳房内动脉（首根血管桥）

［分子1］同期，首根血管桥使用乳房内（胸廓内）动脉的例数。

［分子2］同期，LITA（左乳内动脉)-LAD（左前降支）的例数。

［分子3］同期，血管桥远端吻口≥2 个的例数。

［分母］同期，实施冠状动脉搭桥术的出院例数。

注释：主要手术 ICD-9-CM-3 的 36.1。

22.1 同期，首根血管桥使用乳房内（胸廓内）动脉的例数（图 2-9-2-101 至图 2-9-2-103）

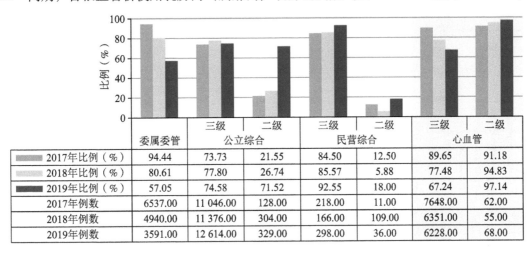

	委属委管	三级 公立综合	二级	三级 民营综合	二级	三级 心血管	二级
2017年比例（%）	94.44	73.73	21.55	84.50	12.50	89.65	91.18
2018年比例（%）	80.61	77.80	26.74	85.57	5.88	77.48	94.83
2019年比例（%）	57.05	74.58	71.52	92.55	18.00	67.24	97.14
2017年例数	6537.00	11 046.00	128.00	218.00	11.00	7648.00	62.00
2018年例数	4940.00	11 376.00	304.00	166.00	109.00	6351.00	55.00
2019年例数	3591.00	12 614.00	329.00	298.00	36.00	6228.00	68.00

图 2-9-2-101 2017—2019 年首根血管桥使用乳房内（胸廓内）动脉的比例

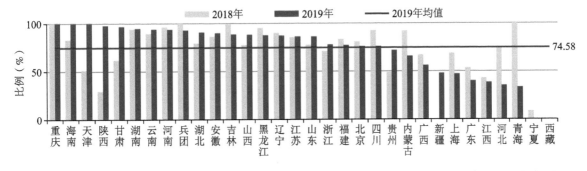

图 2-9-2-102 各省（自治区、直辖市）三级公立综合医院首根血管桥使用乳房内（胸廓内）动脉的比例

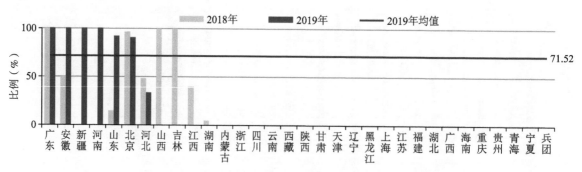

图 2-9-2-103 各省（自治区、直辖市）二级公立综合医院首根血管桥使用乳房内（胸廓内）动脉的比例

22.2 同期，LITA（左乳内动脉)-LAD（左前降支）的例数（图 2-9-2-104 至图 2-9-2-106）

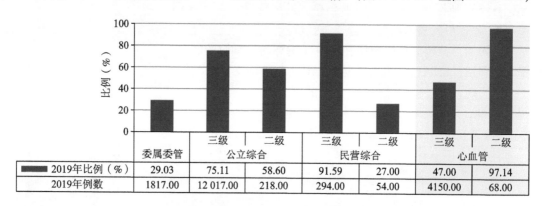

	委属委管	三级 公立综合	二级 公立综合	三级 民营综合	二级 民营综合	三级 心血管	二级 心血管
2019年比例（%）	29.03	75.11	58.60	91.59	27.00	47.00	97.14
2019年例数	1817.00	12 017.00	218.00	294.00	54.00	4150.00	68.00

图 2-9-2-104 2019 年 LITA-LAD 的比例

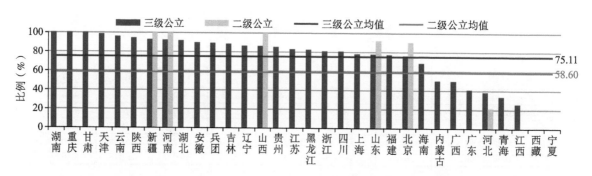

图 2-9-2-105 各省（自治区、直辖市）公立综合医院 LITA-LAD 的比例

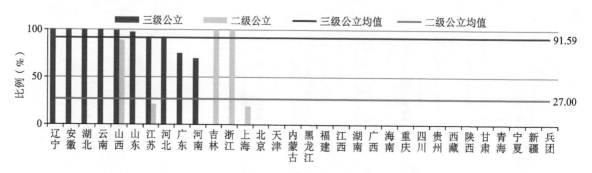

图 2-9-2-106 各省（自治区、直辖市）民营综合医院 LITA-LAD 的比例

22.3 同期，血管桥远端吻口≥2个的例数（图2-9-2-107至图2-9-2-109）

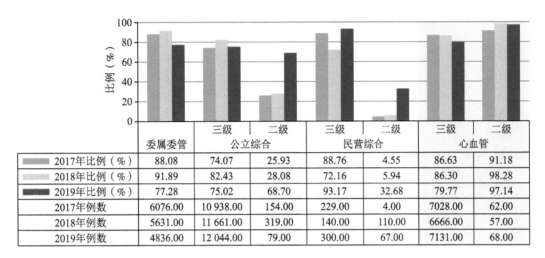

	委属委管	三级 公立综合	二级	三级 民营综合	二级	三级 心血管	二级
2017年比例（%）	88.08	74.07	25.93	88.76	4.55	86.63	91.18
2018年比例（%）	91.89	82.43	28.08	72.16	5.94	86.30	98.28
2019年比例（%）	77.28	75.02	68.70	93.17	32.68	79.77	97.14
2017年例数	6076.00	10 938.00	154.00	229.00	4.00	7028.00	62.00
2018年例数	5631.00	11 661.00	319.00	140.00	110.00	6666.00	57.00
2019年例数	4836.00	12 044.00	79.00	300.00	67.00	7131.00	68.00

图2-9-2-107　2017—2019年血管桥远端吻口≥2个的比例

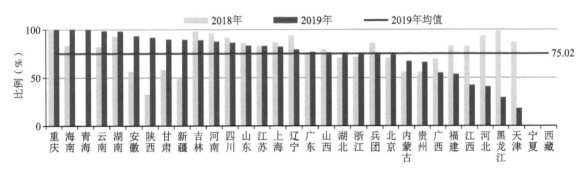

图2-9-2-108　各省（自治区、直辖市）三级公立综合医院血管桥远端吻口≥2个的比例

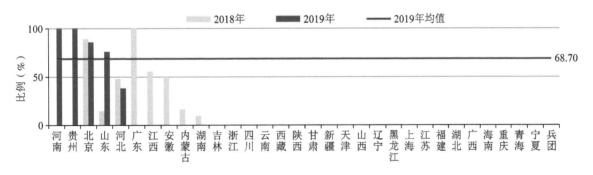

图2-9-2-109　各省（自治区、直辖市）二级公立综合医院血管桥远端吻口≥2个的比例

23. CABG.4 预防性抗菌药物应用时机

［分子1］同期，手术前0.5～2.0小时使用预防性抗菌药物的例数。

［分子2］同期，预防性抗菌药物120小时内停用的例数。

［分母］同期，实施冠状动脉搭桥术的出院例数。

注释：主要手术ICD-9-CM-3的36.1。

23.1　同期，手术前0.5～2.0小时使用预防性抗菌药物的例数（图2-9-2-110至图2-9-2-112）

23.2　同期，预防性抗菌药物120小时内停用的例数（图2-9-2-113至图2-9-2-115）

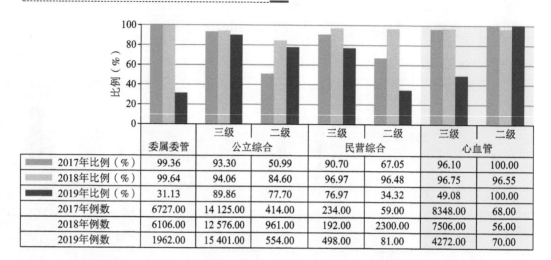

	委属委管	三级 公立综合	二级	三级 民营综合	二级	三级 心血管	二级
2017年比例（%）	99.36	93.30	50.99	90.70	67.05	96.10	100.00
2018年比例（%）	99.64	94.06	84.60	96.97	96.48	96.75	96.55
2019年比例（%）	31.13	89.86	77.70	76.97	34.32	49.08	100.00
2017年例数	6727.00	14 125.00	414.00	234.00	59.00	8348.00	68.00
2018年例数	6106.00	12 576.00	961.00	192.00	2300.00	7506.00	56.00
2019年例数	1962.00	15 401.00	554.00	498.00	81.00	4272.00	70.00

图 2-9-2-110　2017—2019 年手术前 0.5~2.0 小时使用预防性抗菌药物的比例

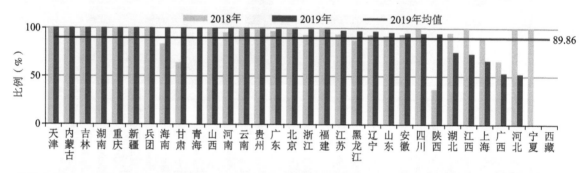

图 2-9-2-111　各省（自治区、直辖市）三级公立综合医院手术前 0.5~2.0 小时使用预防性抗菌药物的比例

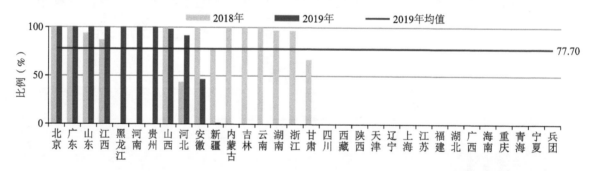

图 2-9-2-112　各省（自治区、直辖市）二级公立综合医院手术前 0.5~2.0 小时使用预防性抗菌药物的比例

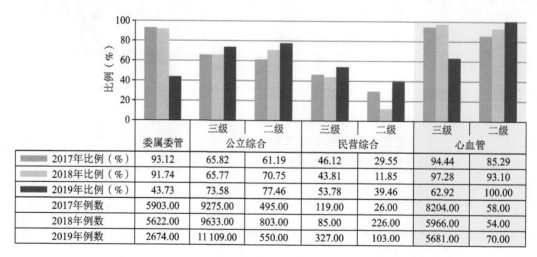

	委属委管	三级 公立综合	二级	三级 民营综合	二级	三级 心血管	二级
2017年比例（%）	93.12	65.82	61.19	46.12	29.55	94.44	85.29
2018年比例（%）	91.74	65.77	70.75	43.81	11.85	97.28	93.10
2019年比例（%）	43.73	73.58	77.46	53.78	39.46	62.92	100.00
2017年例数	5903.00	9275.00	495.00	119.00	26.00	8204.00	58.00
2018年例数	5622.00	9633.00	803.00	85.00	226.00	5966.00	54.00
2019年例数	2674.00	11 109.00	550.00	327.00	103.00	5681.00	70.00

图 2-9-2-113　2017—2019 年预防性抗菌药物 120 小时内停用的比例

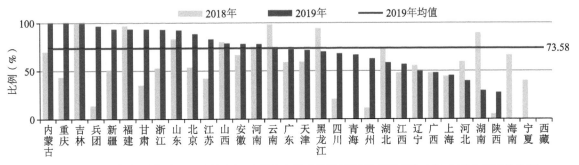

图 2-9-2-114　各省（自治区、直辖市）三级公立综合医院预防性抗菌药物 120 小时内停用的比例

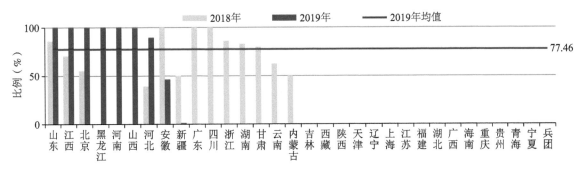

图 2-9-2-115　各省（自治区、直辖市）二级公立综合医院预防性抗菌药物 120 小时内停用的比例

24．CABG.5.术后活动性出血或血肿的再手术（图 2-9-2-116 至图 2-9-2-118）

［分子］同期，无术后活动性出血或血肿的再手术。

［分母］同期，实施冠状动脉搭桥术的出院例数。

注释：主要手术 ICD-9-CM-3 的 36.1。

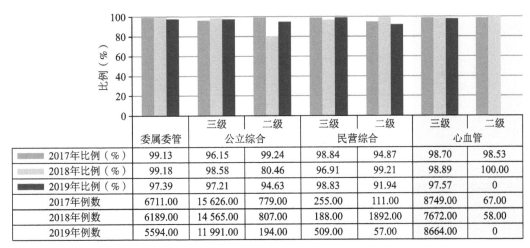

	委属委管	三级 公立综合	二级	三级 民营综合	二级	三级 心血管	二级
■ 2017年比例（%）	99.13	96.15	99.24	98.84	94.87	98.70	98.53
▨ 2018年比例（%）	99.18	98.58	80.46	96.91	99.21	98.89	100.00
■ 2019年比例（%）	97.39	97.21	94.63	98.83	91.94	97.57	0
2017年例数	6711.00	15 626.00	779.00	255.00	111.00	8749.00	67.00
2018年例数	6189.00	14 565.00	807.00	188.00	1892.00	7672.00	58.00
2019年例数	5594.00	11 991.00	194.00	509.00	57.00	8664.00	0

图 2-9-2-116　2017—2019 年无术后活动性出血或血肿的再手术的比例

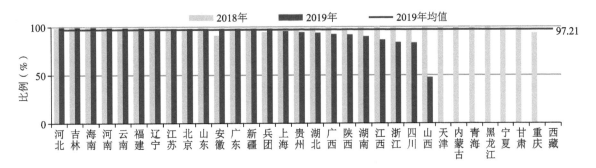

图 2-9-2-117　各省（自治区、直辖市）三级公立综合医院同期无术后活动性出血或血肿的再手术的比例

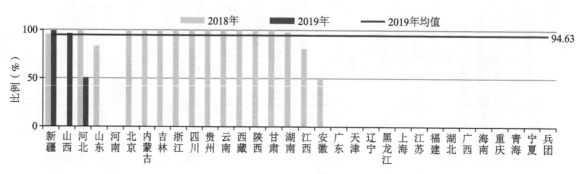

图 2-9-2-118　各省（自治区、直辖市）二级公立综合医院同期无术后活动性出血或血肿的再手术的比例

（八）儿童哮喘

适用范围：综合医院、儿童医院。

分析范围：1324 所医院儿童哮喘住院患儿（2 ~ 18 岁）的出院患儿 65 086 例。

25. 儿童哮喘住院期间接受全身类固醇（口服或静脉注射）治疗（图 2-9-2-119 至图 2-9-2-121）

［分子］同期，住院期间接受全身类固醇（口服或静脉注射）治疗患儿的例数（年龄 2 ~ 18 岁）。

［分母］同期，儿童哮喘住院患儿例数（2 ~ 18 岁）。

注释：主要诊断 ICD-10 中 J45 ~ J46 哮喘（年龄 2 ~ 18 岁）。

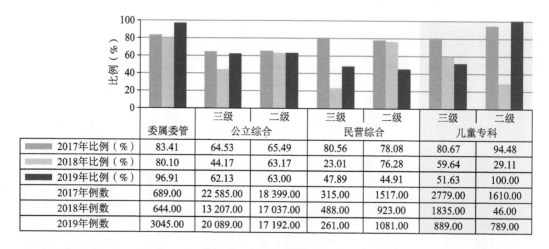

	委属委管	三级	二级	三级	二级	三级	二级
		公立综合		民营综合		儿童专科	
2017年比例（%）	83.41	64.53	65.49	80.56	78.08	80.67	94.48
2018年比例（%）	80.10	44.17	63.17	23.01	76.28	59.64	29.11
2019年比例（%）	96.91	62.13	63.00	47.89	44.91	51.63	100.00
2017年例数	689.00	22 585.00	18 399.00	315.00	1517.00	2779.00	1610.00
2018年例数	644.00	13 207.00	17 037.00	488.00	923.00	1835.00	46.00
2019年例数	3045.00	20 089.00	17 192.00	261.00	1081.00	889.00	789.00

图 2-9-2-119　2017—2019 年住院期间接受全身类固醇（口服或静脉注射）治疗患儿的比例

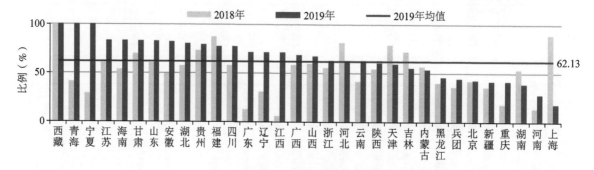

图 2-9-2-120　各省（自治区、直辖市）三级公立综合医院住院期间接受全身类固醇（口服或静脉注射）
治疗患儿的比例

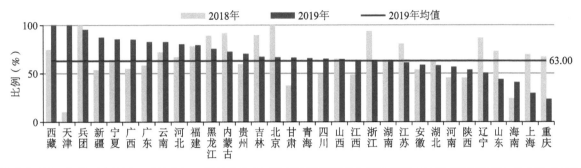

图 2-9-2-121 各省（自治区、直辖市）二级公立综合医院住院期间接受全身类固醇（口服或静脉注射）治疗患儿的比例

（九）胃癌

适用范围：综合医院、肿瘤医院。

分析范围：1566 所医院胃癌手术的出院患者 89 598 例。

26. GC.1. 胃癌患者治疗前临床 cTNM 分期（图 2-9-2-122 至图 2-9-2-124）

[分子] 同期，胃癌患者治疗前完成 TNM 分期诊断的例数。

[分母] 同期，胃癌手术出院患者的例数。

注释：主要诊断或其他诊断编码 ICD-10 中以 C16 开头，手术操作编码 ICD-9-CM-3 以 43.5、43.6、43.7、43.9 开头的出院患者总和。

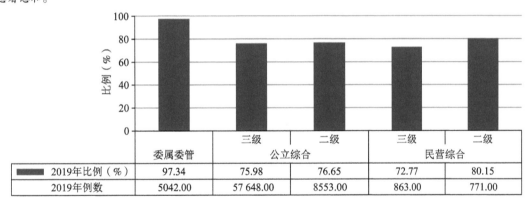

图 2-9-2-122 2019 年胃癌患者治疗前完成 TNM 分期诊断的比例

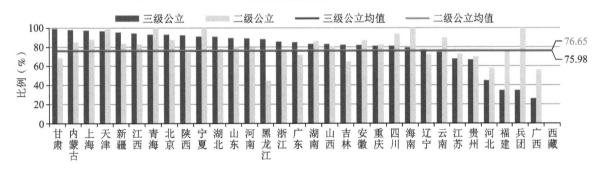

图 2-9-2-123 各省（自治区、直辖市）公立综合医院胃癌患者治疗前完成 TNM 分期诊断的比例

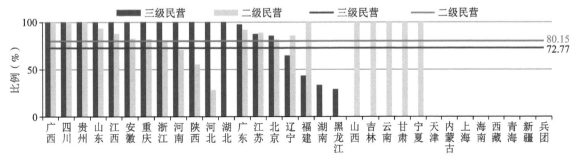

图 2-9-2-124 各省（自治区、直辖市）民营综合医院胃癌患者治疗前完成 TNM 分期诊断的比例

27. GC.2 胃癌患者（手术治疗）治疗前接受（MDT）多学科协作诊疗（图 2-9-2-125 至图 2-9-2-127）

[分子] 同期，胃癌患者（手术治疗）治疗前接受（MDT）多学科协作诊疗的例数。

[分母] 同期，胃癌手术出院患者的例数。

注释：主要诊断或其他诊断编码 ICD-10 以 C16 开头，手术操作编码 ICD-9-CM-3 以 43.5、43.6、43.7、43.9 开头的出院患者总和。

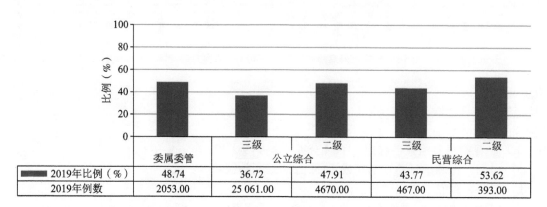

	委属委管	三级	二级	三级	二级
		公立综合		民营综合	
2019年比例（%）	48.74	36.72	47.91	43.77	53.62
2019年例数	2053.00	25 061.00	4670.00	467.00	393.00

图 2-9-2-125 2019 年胃癌患者（手术治疗）治疗前接受（MDT）多学科协作诊疗的比例

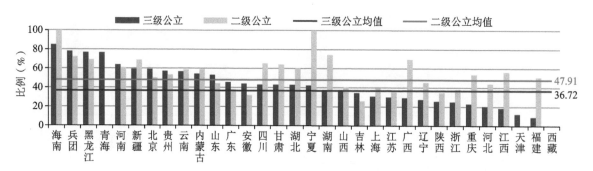

图 2-9-2-126 各省（自治区、直辖市）公立综合医院胃癌患者（手术治疗）治疗前接受（MDT）多学科协作诊疗的比例

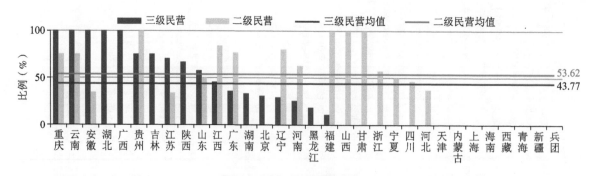

图 2-9-2-127 各省（自治区、直辖市）民营综合医院胃癌患者（手术治疗）治疗前接受（MDT）多学科协作诊疗的比例

28. GC.3 胃癌患者手术治疗前病理组织形态学/细胞学诊断（图 2-9-2-128 至图 2-9-2-130）

[分子] 同期，胃癌患者手术治疗前进行病理组织形态学/细胞学诊断的例数。

[分母] 同期，胃癌手术出院患者的例数。

注释：主要诊断或其他诊断编码 ICD-10 以 C16 开头，手术操作编码 ICD-9-CM-3 以 43.5、43.6、43.7、43.9 开头的出院患者总和。

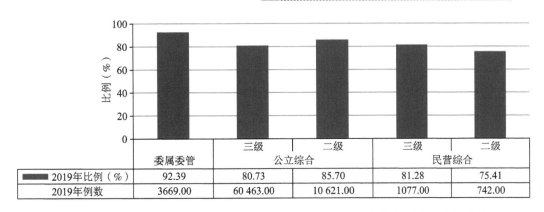

图 2-9-2-128　2019 年胃癌患者手术治疗前进行病理组织形态学/细胞学诊断的比例

	委属委管	三级	二级	三级	二级
		公立综合		民营综合	
2019年比例（%）	92.39	80.73	85.70	81.28	75.41
2019年例数	3669.00	60 463.00	10 621.00	1077.00	742.00

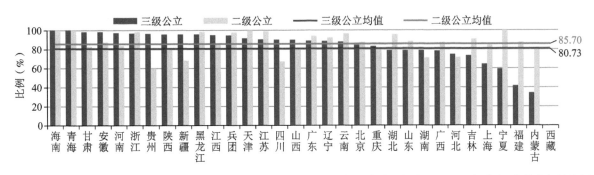

图 2-9-2-129　各省（自治区、直辖市）公立综合医院胃癌患者手术治疗前进行病理组织形态学/细胞学诊断的比例

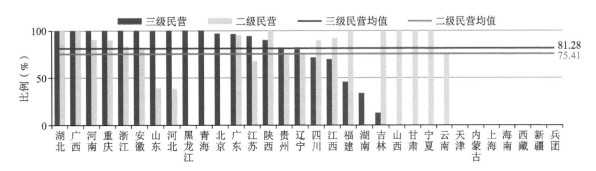

图 2-9-2-130　各省（自治区、直辖市）民营综合医院胃癌患者手术治疗前进行病理组织形态学/细胞学诊断的比例

29．GC.4 胃癌患者手术治疗中达到安全切缘证实措施（图 2-9-2-131 至图 2-9-2-133）

［分子］同期，胃癌患者手术记录中有安全切缘证实措施的例数。

［分母］同期，胃癌手术出院患者的例数。

注释：主要诊断或其他诊断编码 ICD-10 以 C16 开头，手术操作编码 ICD-9-CM-3 以 3.5、43.6、43.7、43.9 开头的出院患者总和。

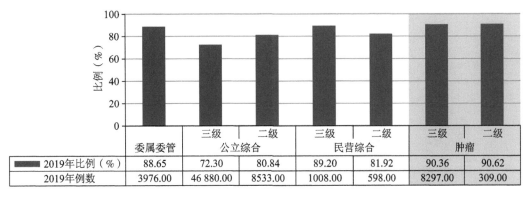

	委属委管	三级	二级	三级	二级	三级	二级
		公立综合		民营综合		肿瘤	
2019年比例（%）	88.65	72.30	80.84	89.20	81.92	90.36	90.62
2019年例数	3976.00	46 880.00	8533.00	1008.00	598.00	8297.00	309.00

图 2-9-2-131　2019 年胃癌患者手术治疗中达到安全切缘证实措施的比例

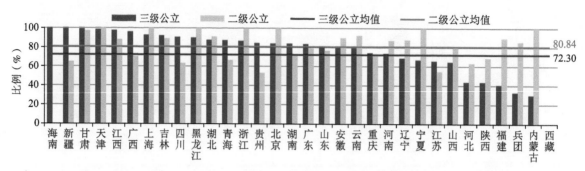

图 2-9-2-132 各省（自治区、直辖市）公立综合医院胃癌患者手术治疗中达到安全切缘证实措施的比例

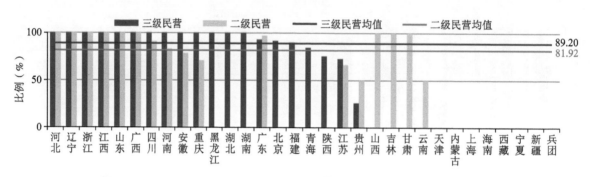

图 2-9-2-133 各省（自治区、直辖市）民营综合医院胃癌患者手术治疗中达到安全切缘证实措施的比例

（十）乳腺癌

适用范围：综合医院、肿瘤医院、妇产、妇儿医院、妇幼保健院。

分析范围：1783 所医院 T1-2，N0M0 住院乳腺癌手术的出院患者 102 008 例。

30. BC.1. T1-2，N0M0 乳腺癌术前接受乳房前哨淋巴结活检（图 2-9-2-134 至图 2-9-2-136）

［分子］同期，乳腺癌术前接受乳房前哨淋巴结活检的例数。

［分母］同期，T1-2，N0M0 住院乳腺癌手术出院患者的例数。

注释：主要诊断 ICD-10 中 C50 乳腺癌，伴 ICD-9-CM-3 的 85.4 的病例总数。

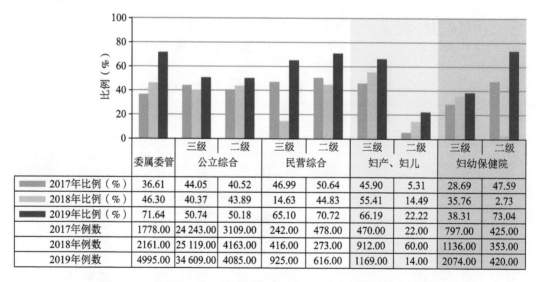

	委属委管	三级公立综合	二级公立综合	三级民营综合	二级民营综合	三级妇产、妇儿	二级妇产、妇儿	三级妇幼保健院	二级妇幼保健院
2017年比例（%）	36.61	44.05	40.52	46.99	50.64	45.90	5.31	28.69	47.59
2018年比例（%）	46.30	40.37	43.89	14.63	44.83	55.41	14.49	35.76	2.73
2019年比例（%）	71.64	50.74	50.18	65.10	70.72	66.19	22.22	38.31	73.04
2017年例数	1778.00	24 243.00	3109.00	242.00	478.00	470.00	22.00	797.00	425.00
2018年例数	2161.00	25 119.00	4163.00	416.00	273.00	912.00	60.00	1136.00	353.00
2019年例数	4995.00	34 609.00	4085.00	925.00	616.00	1169.00	14.00	2074.00	420.00

图 2-9-2-134 2017—2019 年乳腺癌术前接受乳房前哨淋巴结活检的比例

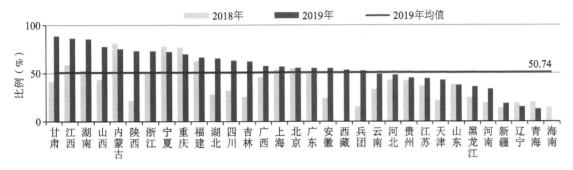

图 2-9-2-135　各省（自治区、直辖市）三级公立综合医院乳腺癌术前接受乳房前哨淋巴结活检的比例

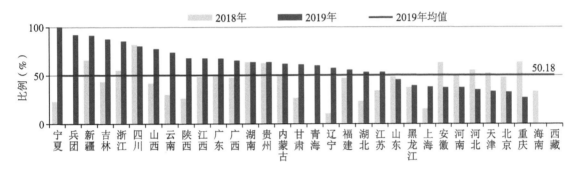

图 2-9-2-136　各省（自治区、直辖市）二级公立综合医院乳腺癌术前接受乳房前哨淋巴结活检的比例

31. BC.2. T1－2，N0M0 乳腺癌术中接受腋窝淋巴结清扫

［分子1］同期，乳腺癌术中接受腋窝淋巴结清扫的例数。

［分子2］同期，乳腺癌术中淋巴结清扫达到 2 Level 及以上水平的例数。

［分子3］同期，乳腺癌术后病理报告记录检查淋巴结组数≥10 组以上的例数。

［分母］同期，T1－2，N0M0 住院乳腺癌手术出院患者的例数。

注释：主要诊断 ICD-10 中 C50 乳腺癌，伴 ICD-9-CM-3 的 85.4 的病例总数。

31.1　同期，乳腺癌术中接受腋窝淋巴结清扫的例数（图 2-9-2-137 至图 2-9-2-139）

31.2　同期，乳腺癌术中淋巴结清扫达到 2 级及以上水平的例数（图 2-9-2-140 至图 2-9-2-142）

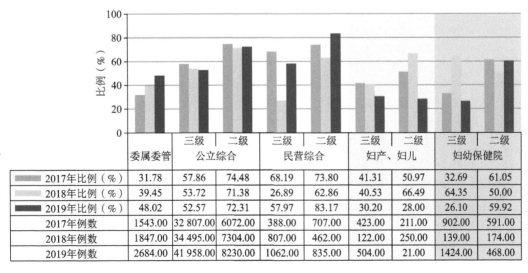

	委属委管	三级 公立综合	二级	三级 民营综合	二级	三级 妇产、妇儿	二级	三级 妇幼保健院	二级
2017年比例（%）	31.78	57.86	74.48	68.19	73.80	41.31	50.97	32.69	61.05
2018年比例（%）	39.45	53.72	71.38	26.89	62.86	40.53	66.49	64.35	50.00
2019年比例（%）	48.02	52.57	72.31	57.97	83.17	30.20	28.00	26.10	59.92
2017年例数	1543.00	32 807.00	6072.00	388.00	707.00	423.00	211.00	902.00	591.00
2018年例数	1847.00	34 495.00	7304.00	807.00	462.00	122.00	250.00	139.00	174.00
2019年例数	2684.00	41 958.00	8230.00	1062.00	835.00	504.00	21.00	1424.00	468.00

图 2-9-2-137　2017—2019 年乳腺癌术中接受腋窝淋巴结清扫的比例

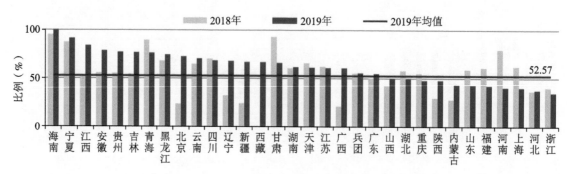

图 2-9-2-138　各省（自治区、直辖市）三级公立综合医院乳腺癌术中接受腋窝淋巴结清扫的比例

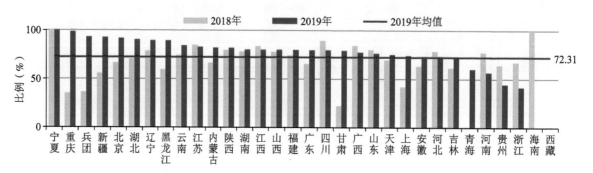

图 2-9-2-139　各省（自治区、直辖市）二级公立综合医院乳腺癌术中接受腋窝淋巴结清扫的比例

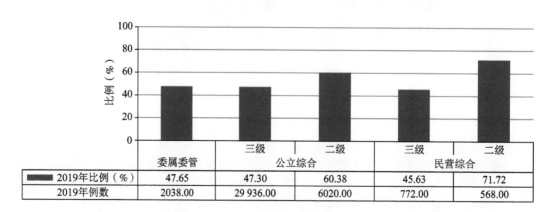

	委属委管	三级	二级	三级	二级
		公立综合		民营综合	
2019年比例（%）	47.65	47.30	60.38	45.63	71.72
2019年例数	2038.00	29 936.00	6020.00	772.00	568.00

图 2-9-2-140　2019 年乳腺癌术中淋巴结清扫达到 2 Level 及以上水平的比例

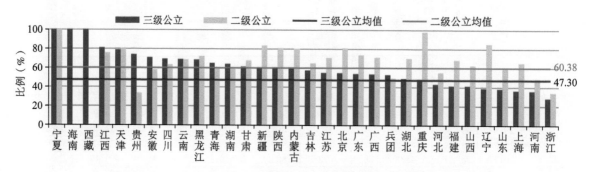

图 2-9-2-141　各省（自治区、直辖市）公立综合医院乳腺癌术中淋巴结清扫
达到 2 Level 及以上水平的比例

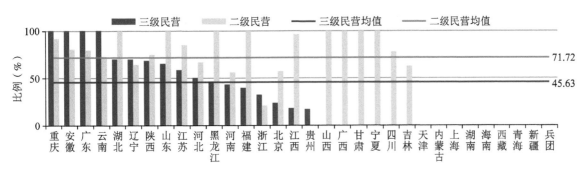

图 2-9-2-142　各省（自治区、直辖市）民营综合医院乳腺癌术中淋巴结清扫
达到 2 Level 及以上水平的比例

31.3　同期，乳腺癌术后病理报告记录检查淋巴结组数 ≥10 组以上的例数（图 2-9-2-143 至图 2-9-2-145）

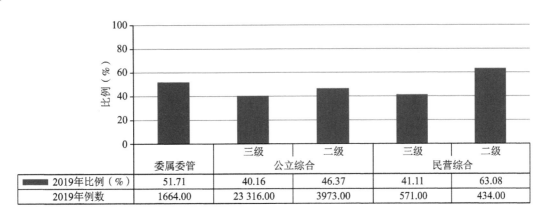

	委属委管	三级	二级	三级	二级
		公立综合		民营综合	
2019年比例（%）	51.71	40.16	46.37	41.11	63.08
2019年例数	1664.00	23 316.00	3973.00	571.00	434.00

图 2-9-2-143　2019 年乳腺癌术后病理报告记录检查淋巴结组数 ≥10 组以上的比例

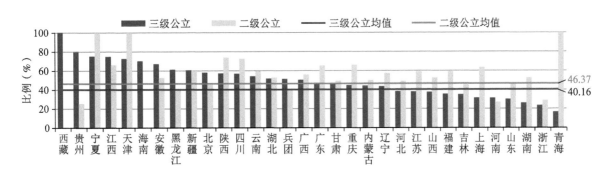

图 2-9-2-144　各省（自治区、直辖市）公立综合医院乳腺癌术后病理报告记录检查淋巴结组数 ≥10 组以上的比例

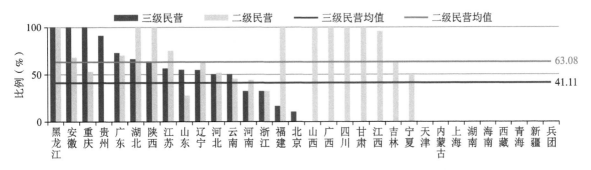

图 2-9-2-145　各省（自治区、直辖市）民营综合医院乳腺癌术后病理报告记录检查淋巴结组数 ≥10 组以上的比例

32. BC.3. N0M0 乳腺癌肿瘤直径≤2cm，实施保乳根治术根治（图2-9-2-146 至图2-9-2-148）

［分子］同期，N0M0 乳腺癌实施保乳根治术根治的例数。

［分母］同期，$T_{1\sim2}$N0M0 住院乳腺癌手术出院患者的例数。

注释：主要诊断 ICD-10 中 C50 乳腺癌，伴 ICD-9-CM-3 的 85.4 的病例总数。

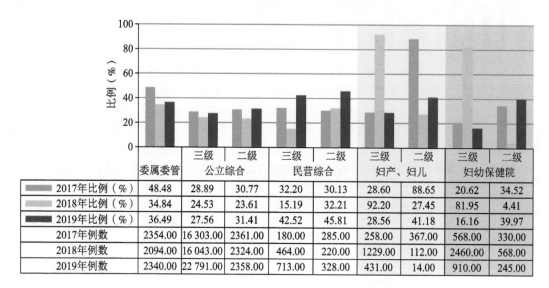

	委属委管	三级 公立综合	二级 公立综合	三级 民营综合	二级 民营综合	三级 妇产、妇儿	二级 妇产、妇儿	三级 妇幼保健院	二级 妇幼保健院
2017年比例（%）	48.48	28.89	30.77	32.20	30.13	28.60	88.65	20.62	34.52
2018年比例（%）	34.84	24.53	23.61	15.19	32.21	92.20	27.45	81.95	4.41
2019年比例（%）	36.49	27.56	31.41	42.52	45.81	28.56	41.18	16.16	39.97
2017年例数	2354.00	16 303.00	2361.00	180.00	285.00	258.00	367.00	568.00	330.00
2018年例数	2094.00	16 043.00	2324.00	464.00	220.00	1229.00	112.00	2460.00	568.00
2019年例数	2340.00	22 791.00	2358.00	713.00	328.00	431.00	14.00	910.00	245.00

图 2-9-2-146　2017—2019 年 N0M0 乳腺癌实施保乳根治术根治的比例

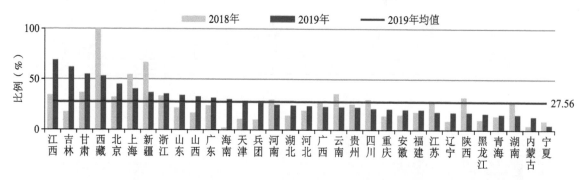

图 2-9-2-147　各省（自治区、直辖市）三级公立综合医院 N0M0 乳腺癌实施保乳根治术根治的比例

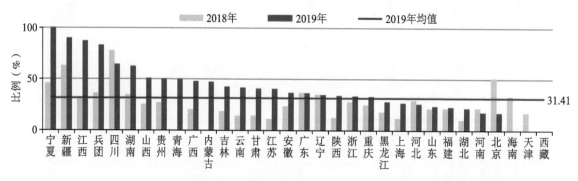

图 2-9-2-148　各省（自治区、直辖市）二级公立综合医院 N0M0 乳腺癌实施保乳根治术根治的比例

33. BC.4 乳腺癌术后实施激素受体或 HER-2 检查（图2-9-2-149 至图2-9-2-151）

［分子］同期，N0M0 乳腺癌术后实施激素受体或 HER-2 检查的例数。

［分母］同期，$T_{1\sim2}$N0M0 住院乳腺癌手术出院患者的例数。

注释：主要诊断 ICD-10 中 "C50" 乳腺癌，伴 ICD-9-CM-3 的 85.4 的病例总数。

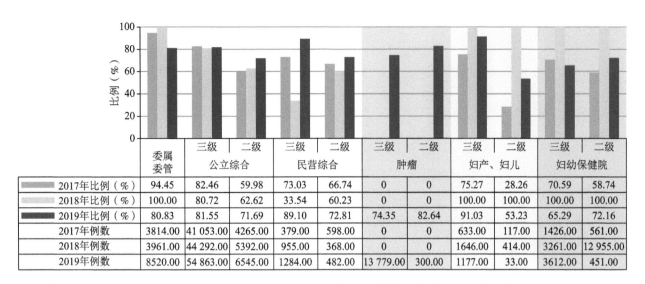

	委属委管	三级	二级	三级	二级	三级	二级	三级	二级	三级	二级
		公立综合		民营综合		肿瘤		妇产、妇儿		妇幼保健院	
2017年比例（%）	94.45	82.46	59.98	73.03	66.74	0	0	75.27	28.26	70.59	58.74
2018年比例（%）	100.00	80.72	62.62	33.54	60.23	0	0	100.00	100.00	100.00	100.00
2019年比例（%）	80.83	81.55	71.69	89.10	72.81	74.35	82.64	91.03	53.23	65.29	72.16
2017年例数	3814.00	41 053.00	4265.00	379.00	598.00	0	0	633.00	117.00	1426.00	561.00
2018年例数	3961.00	44 292.00	5392.00	955.00	368.00	0	0	1646.00	414.00	3261.00	12 955.00
2019年例数	8520.00	54 863.00	6545.00	1284.00	482.00	13 779.00	300.00	1177.00	33.00	3612.00	451.00

图 2-9-2-149　2017—2019 年 N0M0 乳腺癌术后实施激素受体或 HER-2 检查的比例

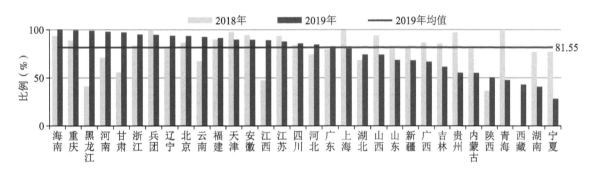

图 2-9-2-150　各省（自治区、直辖市）三级公立综合医院 N0M0 乳腺癌术后实施激素受体或 HER-2 检查的比例

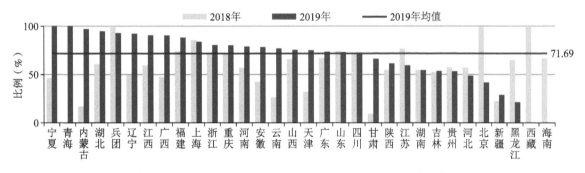

图 2-9-2-151　各省（自治区、直辖市）二级公立综合医院 N0M0 乳腺癌术后实施激素受体或 HER-2 检查的比例

（十一）肺癌

适用范围：综合医院、肿瘤医院。

分析范围：1271 所医院肺癌手术的出院患者 173 978 例。

34.LC.1 肺癌患者治疗前临床 TNM 分期（图 2-9-2-152 至图 2-9-2-154）

［分子］同期，肺癌患者治疗前完成 TNM 分期诊断的例数。

［分母］同期，肺癌手术出院患者的例数。

注释：主要诊断或其他诊断编码 ICD-10 以 C34 开头，手术操作编码 ICD-9-CM-3 以 32.4、32.5、32.6 开头的出院患者总和。

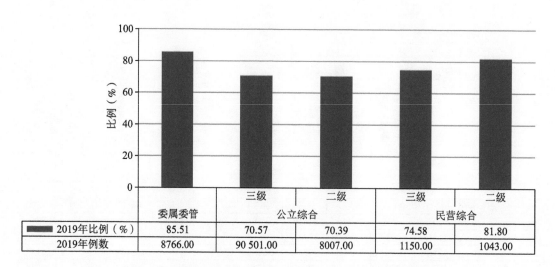

图2-9-2-152　2019年肺癌患者治疗前临床TNM分期的比例

	委属委管	公立综合		民营综合	
		三级	二级	三级	二级
2019年比例（%）	85.51	70.57	70.39	74.58	81.80
2019年例数	8766.00	90 501.00	8007.00	1150.00	1043.00

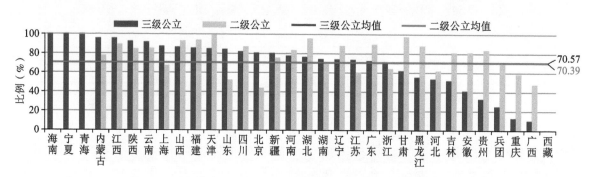

图2-9-2-153　各省（自治区、直辖市）公立综合医院肺癌患者治疗前临床TNM分期的比例

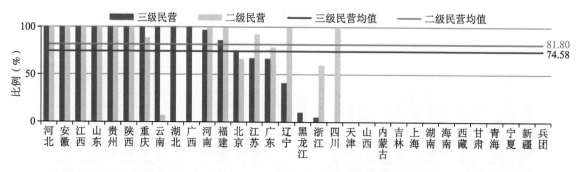

图2-9-2-154　各省（自治区、直辖市）民营综合医院肺癌患者治疗前临床TNM分期的比例

35．LC.2 肺癌患者（手术治疗）治疗前接受（MDT）多学科协作诊疗（图2-9-2-155 至图2-9-2-157）

［分子］同期，肺癌患者（手术治疗）治疗前接受（MDT）多学科协作诊疗的例数。

［分母］同期，肺癌手术出院患者的例数。

注释：主要诊断或其他诊断编码ICD-10以C34开头，手术操作编码ICD-9-CM-3以32.4、32.5、32.6开头的出院患者总和。

36．LC.3 肺癌患者手术治疗前病理组织形态学/细胞学诊断（图2-9-2-158 至图2-9-2-160）

［分子］同期，肺癌患者手术治疗前进行病理组织形态学/细胞学诊断的例数。

［分母］同期，肺癌手术出院患者的例数。

注释：主要诊断或其他诊断编码ICD-10以C34开头，手术操作编码ICD-9-CM-3以32.4、32.5、32.6开头的出院患者总和。

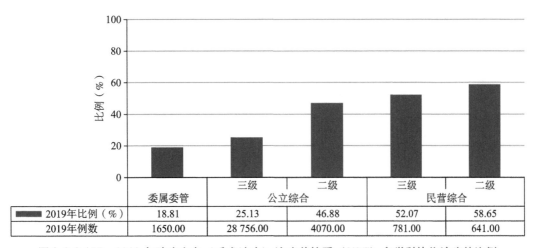

	委属委管	三级	二级	三级	二级
		公立综合		民营综合	
■ 2019年比例（%）	18.81	25.13	46.88	52.07	58.65
2019年例数	1650.00	28 756.00	4070.00	781.00	641.00

图 2-9-2-155　2019 年肺癌患者（手术治疗）治疗前接受（MDT）多学科协作诊疗的比例

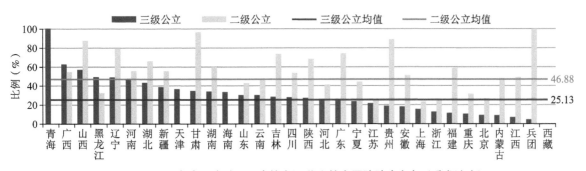

图 2-9-2-156　各省（自治区、直辖市）公立综合医院肺癌患者（手术治疗）治疗前接受（MDT）多学科协作诊疗的比例

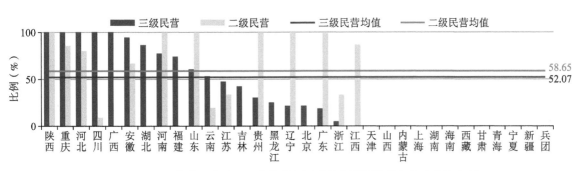

图 2-9-2-157　各省（自治区、直辖市）民营综合医院肺癌患者（手术治疗）治疗前接受（MDT）多学科协作诊疗的比例

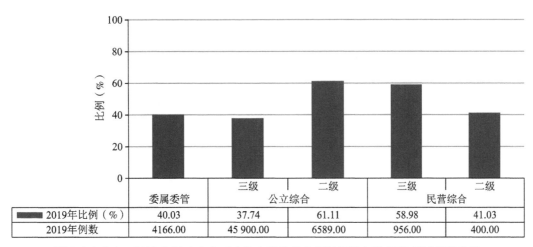

	委属委管	三级	二级	三级	二级
		公立综合		民营综合	
■ 2019年比例（%）	40.03	37.74	61.11	58.98	41.03
2019年例数	4166.00	45 900.00	6589.00	956.00	400.00

图 2-9-2-158　2019 年肺癌患者手术治疗前进行病理组织形态学/细胞学诊断的比例

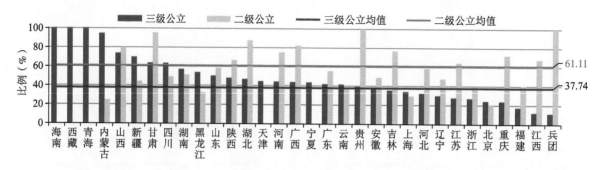

图 2-9-2-159　各省（自治区、直辖市）公立综合医院肺癌患者手术治疗前进行病理组织形态学/细胞学诊断的比例

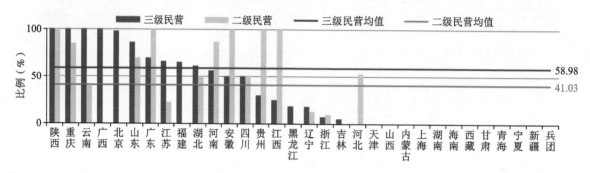

图 2-9-2-160　各省（自治区、直辖市）民营综合医院肺癌患者手术治疗前进行病理组织形态学/细胞学诊断的比例

37. LC.4 肺癌患者手术治疗中淋巴结清扫情况

［分子 1］同期，肺癌患者手术治疗中有淋巴结清扫的例数。

其中临床第Ⅰ～第Ⅱ期肺癌患者手术治疗中有淋巴结清扫的例数；

其中临床第ⅢA 期肺癌患者手术治疗中有淋巴结清扫的例数。

［分子 2］同期，肺癌术中清除纵隔淋巴结范围≥3 组的例数。

其中临床第Ⅰ～第Ⅱ期肺癌术中清除纵隔淋巴结范围≥3 组的例数；

其中临床第ⅢA 期肺癌术中清除纵隔淋巴结范围≥3 组的例数。

［分母］同期，肺癌手术出院患者的例数。

其中临床第Ⅰ～第Ⅱ期肺癌手术出院患者的例数；

其中临床第ⅢA 期肺癌手术出院患者的例数。

注释：主要诊断或其他诊断编码 ICD-10 以 C34 开头，手术操作编码 ICD-9-CM-3 以 32.4、32.5、32.6 开头的出院患者总和。

37.1　同期，肺癌患者手术治疗中有淋巴结清扫的例数（图 2-9-2-161 至图 2-9-2-163）

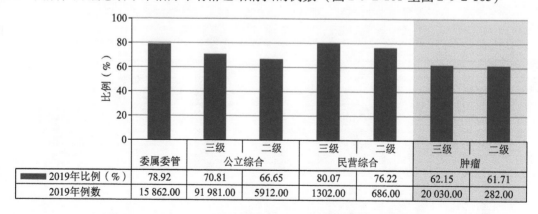

	委属委管	三级 公立综合	二级 公立综合	三级 民营综合	二级 民营综合	三级 肿瘤	二级 肿瘤
2019年比例（%）	78.92	70.81	66.65	80.07	76.22	62.15	61.71
2019年例数	15 862.00	91 981.00	5912.00	1302.00	686.00	20 030.00	282.00

图 2-9-2-161　2019 年肺癌患者手术治疗中有淋巴结清扫的比例

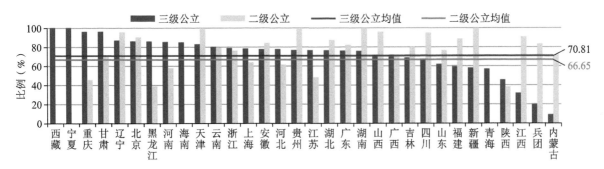

图 2-9-2-162　各省（自治区、直辖市）公立综合医院肺癌患者手术治疗中有淋巴结清扫的比例

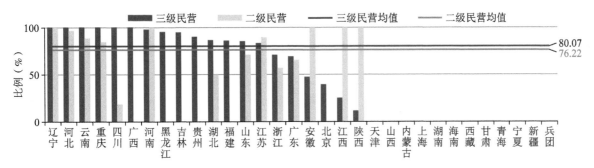

图 2-9-2-163　各省（自治区、直辖市）民营综合医院肺癌患者手术治疗中有淋巴结清扫的比例

37.1.1　其中临床第Ⅰ～第Ⅱ期肺癌患者手术治疗中有淋巴结清扫的例数（图 2-9-2-164 至图 2-9-2-166）

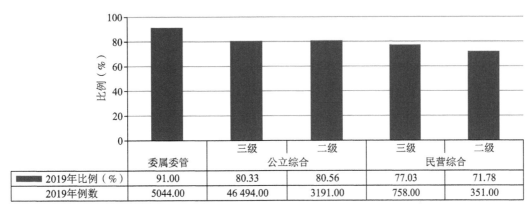

	委属委管	三级	二级	三级	二级
		公立综合		民营综合	
2019年比例（%）	91.00	80.33	80.56	77.03	71.78
2019年例数	5044.00	46 494.00	3191.00	758.00	351.00

图 2-9-2-164　2019 年临床第Ⅰ～第Ⅱ期肺癌患者手术治疗中有淋巴结清扫的比例

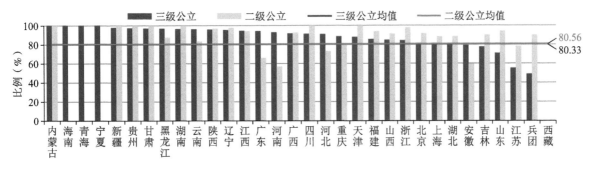

图 2-9-2-165　各省（自治区、直辖市）公立综合医院临床第Ⅰ～第Ⅱ期
肺癌患者手术治疗中有淋巴结清扫的比例

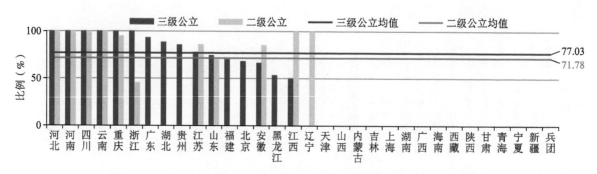

图 2-9-2-166　各省（自治区、直辖市）民营综合医院临床第Ⅰ～第Ⅱ期肺
癌患者手术治疗中有淋巴结清扫的比例

37.1.2　其中临床第ⅢA期肺癌患者手术治疗中有淋巴结清扫的例数（图 2-9-2-167 至图 2-9-2-169）

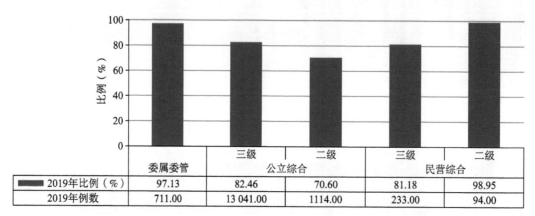

	委属委管	公立综合		民营综合	
		三级	二级	三级	二级
2019年比例（%）	97.13	82.46	70.60	81.18	98.95
2019年例数	711.00	13 041.00	1114.00	233.00	94.00

图 2-9-2-167　2019 年临床第ⅢA 期肺癌患者手术治疗中有淋巴结清扫的比例

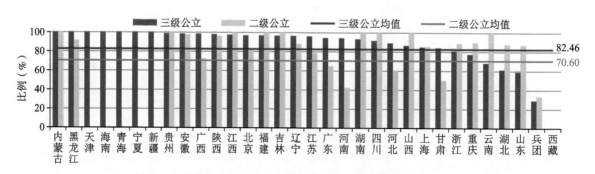

图 2-9-2-168　各省（自治区、直辖市）公立综合医院临床第ⅢA 期肺癌患者手术治疗中有淋巴结清扫的比例

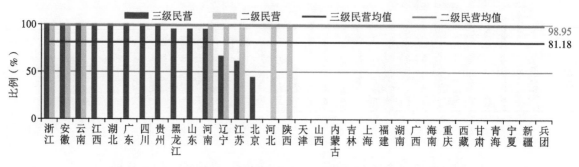

图 2-9-2-169　各省（自治区、直辖市）民营综合医院临床第ⅢA 期
肺癌患者手术治疗中有淋巴结清扫的比例

37.2　同期，肺癌术中清除纵隔淋巴结范围≥3 组的例数（图 2-9-2-170 至图 2-9-2-172）

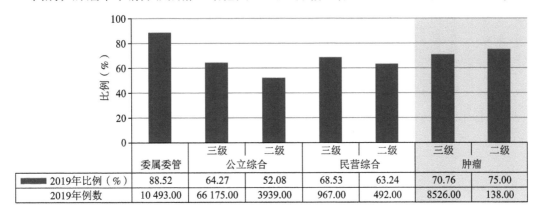

	委属委管	三级	二级	三级	二级	三级	二级
		公立综合		民营综合		肿瘤	
2019年比例（%）	88.52	64.27	52.08	68.53	63.24	70.76	75.00
2019年例数	10 493.00	66 175.00	3939.00	967.00	492.00	8526.00	138.00

图 2-9-2-170　2019 年肺癌术中清除纵隔淋巴结范围≥3 组的比例

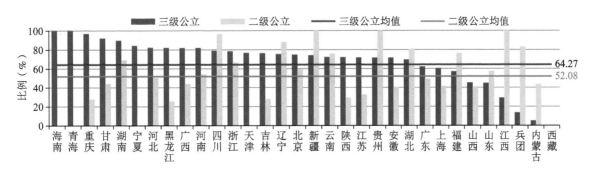

图 2-9-2-171　各省（自治区、直辖市）公立综合医院肺癌术中清除纵隔淋巴结范围≥3 组的比例

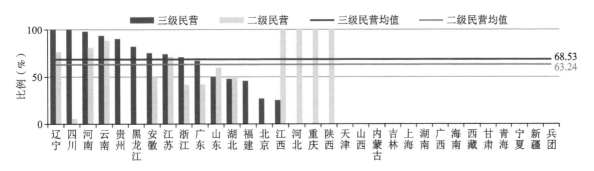

图 2-9-2-172　各省（自治区、直辖市）民营综合医院肺癌术中清除纵隔淋巴结范围≥3 组的比例

37.2.1　其中临床第Ⅰ～第Ⅱ期肺癌术中清除纵隔淋巴结范围≥3 组的例数（图 2-9-2-173 至图 2-9-2-175）

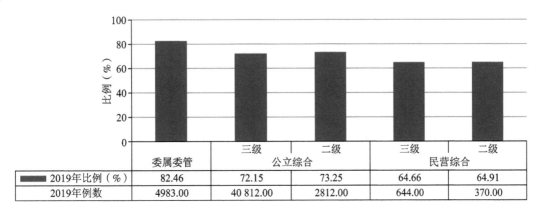

	委属委管	三级	二级	三级	二级
		公立综合		民营综合	
2019年比例（%）	82.46	72.15	73.25	64.66	64.91
2019年例数	4983.00	40 812.00	2812.00	644.00	370.00

图 2-9-2-173　2019 年临床第Ⅰ～第Ⅱ期肺癌术中清除纵隔淋巴结范围≥3 组的比例

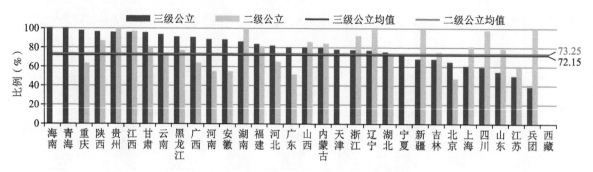

图 2-9-2-174　各省（自治区、直辖市）公立综合医院临床第Ⅰ～第Ⅱ期
肺癌术中清除纵隔淋巴结范围≥3 组的比例

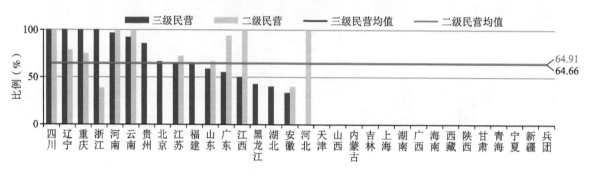

图 2-9-2-175　各省（自治区、直辖市）民营综合医院临床第Ⅰ～第Ⅱ期
肺癌术中清除纵隔淋巴结范围≥3 组的比例

37.2.2　其中临床第ⅢA 期肺癌术中清除纵隔淋巴结范围≥3 组的例数（图 2-9-2-176 至图 2-9-2-178）

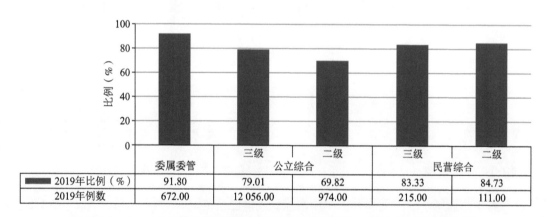

	委属委管	公立综合		民营综合	
		三级	二级	三级	二级
2019年比例（%）	91.80	79.01	69.82	83.33	84.73
2019年例数	672.00	12 056.00	974.00	215.00	111.00

图 2-9-2-176　2019 年临床第ⅢA 期肺癌术中清除纵隔淋巴结范围≥3 组的比例

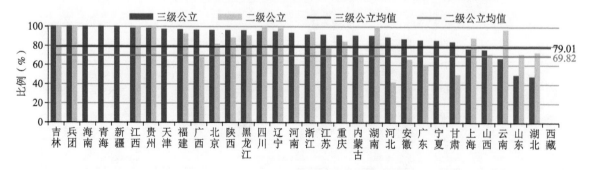

图 2-9-2-177　各省（自治区、直辖市）公立综医院合临床第ⅢA 期肺癌术中清除
纵隔淋巴结范围≥3 组的比例

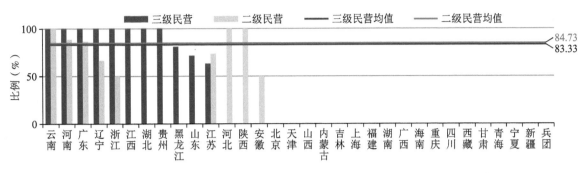

图 2-9-2-178　各省（自治区、直辖市）民营综合医院临床第ⅢA期肺癌术中清除
纵隔淋巴结范围≥3 组的比例

第三部分

医疗安全基本情况分析

本部分主要围绕减少临床诊疗行为导致的相关疾病、保障患者的基本医疗安全及减少对患者的伤害3个方面，对医疗机构的医疗安全情况进行分析。

第一章
减少临床诊疗行为导致的相关疾病

一、医院获得性指标数据分析

住院患者医院获得性情况（Inpatient Hospital-Acquired Condition Index，IHACI）指患者住院期间新发生的不良情况或疾病，包括医源性指标和非医源性指标。本部分分析的住院患者医院获得性指标，仅针对住院患者医院获得性指标中的医源性指标，其与医疗质量和患者安全直接相关。

本部分分析数据来源于 HQMS 中二级、三级公立医院绩效考核的病案首页，ICU 获得性指标部分数据来源于 NCIS 中 2019 年度全国医疗质量数据抽样调查数据库。为分析年度变化趋势，主要选取 2016—2019 年连续上报的三级公立和 2017—2019 年连续上报的二级公立医疗机构纳入分析（表 3-1-1-1）。

表 3-1-1-1　2016—2019 年纳入分析的医疗机构分布情况

类别	级别	医疗机构数	出院人次				发生获得性指标例数			
			2016 年	2017 年	2018 年	2019 年	2016 年	2017 年	2018 年	2019 年
综合	三级公立	1260	58 605 864	62 984 900	67 205 563	73 345 098	319 634	366 938	403 778	500 996
	三级民营	24	0	698 310	747 700	820 040	0	723	1621	3122
	民营占比（%）	1.90	0	1.11	1.11	1.12	0	0.20	0.40	0.62
	二级公立	2060	0	38 364 076	40 270 532	42 958 103	0	135 308	149 484	169 281
	二级民营	70	0	773 417	799 149	870 335	0	455	846	1591
	民营占比（%）	3.40	/	2.02	1.98	2.03	0	0.34	0.57	0.94
专科	三级公立	550	10 132 698	10 881 376	11 864 667	13 125 571	111 116	120 541	141 506	179 186
	三级民营	8	0	92 403	101 403	104 152	0	73	439	496
	民营占比（%）	1.45	0	0.85	0.85	0.79	0	0.06	0.31	0.28
	二级公立	225	0	1 309 423	1 420 912	1 494 314	0	5505	10 313	23 667
	二级民营	17	0	50 757	52 051	55 025	0	41	233	607
	民营占比（%）	7.56	/	3.88	3.66	3.68	0	0.74	2.26	2.56

各省份纳入本部分分析的医疗机构数量分布情况如图 3-1-1-1 及图 3-1-1-2 所示。

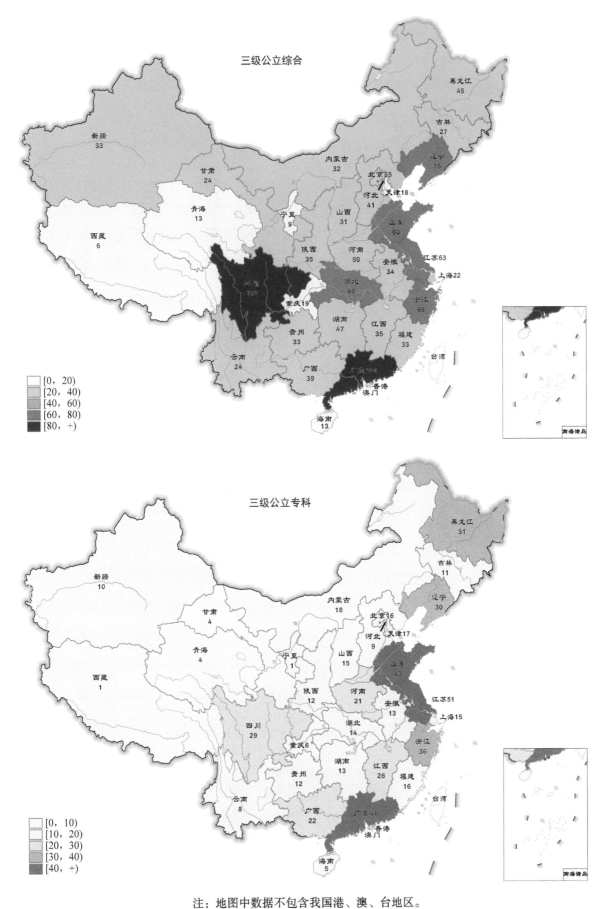

注：地图中数据不包含我国港、澳、台地区。

图 3-1-1-1 分析样本中各省份三级公立综合/专科医疗机构数

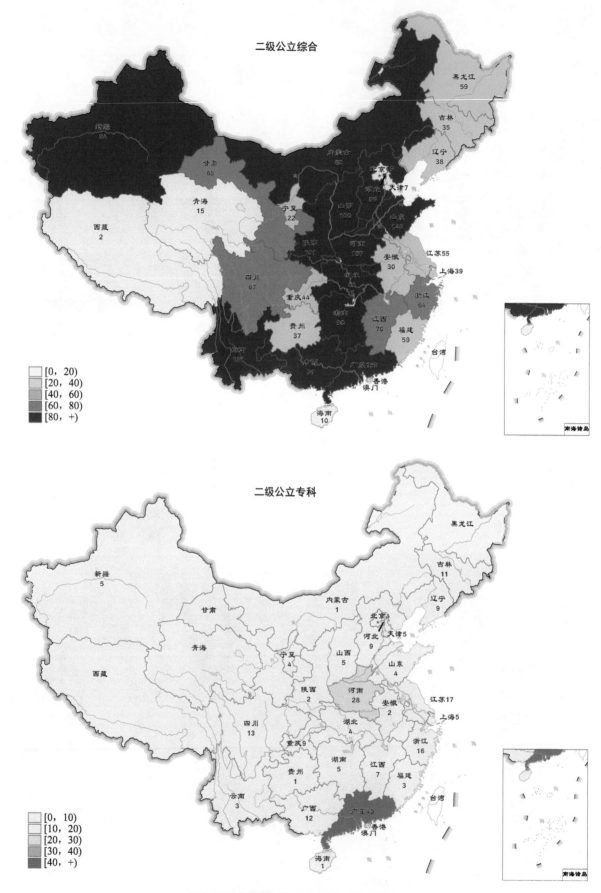

注：地图中数据不包含我国港、澳、台地区。

图 3-1-1-2　分析样本中各省份二级公立综合/专科医疗机构数

二、医院获得性指标调查范围及其采用的指标

从 2016—2019 年全国 1810 家三级公立医疗机构和 2285 家二级公立医疗机构出院患者的病案首页信息中提取相应样本中符合住院患者医源性指标的病例作为分子，再分别以出院患者总人次、手术患者总人次、阴道分娩总人次、剖宫产总人次、新生儿患者总人次、住院 ICU 患者总人次为分母，从而获得我国现阶段医院获得性指标的基线数据。4 类医院获得性指标具体如下：

注：二级公立医疗机构数据从 2017 年计算。临床用药所致的有害效应（不良事件）暂未纳入分析。

（一）住院患者手术后获得性指标的发生率

包括手术后肺栓塞、手术后深静脉血栓、手术后败血症、手术后出血或血肿、手术伤口裂开、手术后猝死、手术后呼吸衰竭、手术后生理/代谢紊乱、与手术/操作相关感染、手术过程中异物遗留、手术患者麻醉并发症、手术患者肺部感染、手术意外穿刺伤或撕裂伤、术后急性肾损伤、各系统术后并发症、植入物的并发症（不包括脓毒症）、移植的并发症、再植和截肢的并发症、介入操作与手术后患者其他并发症发生率。

（二）住院产妇分娩获得性指标的发生率

包括新生儿产伤、阴道分娩产妇产程和分娩期间并发症、剖宫产分娩产妇产程和分娩期间并发症发生率。

（三）住院患者其他获得性指标的发生率

包括住院患者压力性损伤（Ⅱ级以上）、输血反应、输注反应、医源性气胸、住院手术患者医院内跌倒/坠床所致髋部骨折、血液透析（不含日间治疗）所致并发症发生率。

（四）住院 ICU 患者获得性指标的发生率

包括住院 ICU 患者呼吸机相关性肺炎、血管导管相关性感染、导尿管相关性尿路感染的发生率。

三、获得性指标发生情况

（一）住院患者获得性指标发生率

2019 年二级、三级公立医疗机构出院患者中按出院患者总人次计算，符合医院获得性指标 ICD-10 编码条目数的发生率呈逐年上升趋势。其中三级综合医院、三级专科医院较 2016 年分别上升了 1.38 个千分点和 2.68 个千分点，二级综合医院、二级专科医院较 2017 年分别上升了 0.41 个千分点和 11.64 个千分点（图 3-1-1-3、表 3-1-1-2）。

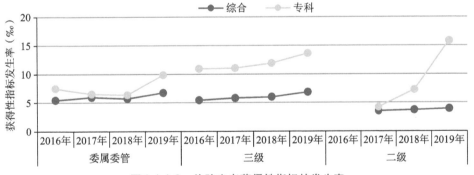

图 3-1-1-3　住院患者获得性指标的发生率

表 3-1-1-2　2016—2019 年全国住院患者获得性指标的发生率

等级	类型	指标	2016 年	2017 年	2018 年	2019 年	变化*
委属委管	综合	出院人次	2 828 559	3 046 098	3 307 265	3 659 208	
		出院患者中符合医院获得性指标 ICD-10 编码的条目数	15 421	18 178	18 920	24 655	
		住院患者获得性指标的发生率（‰）	5.45	5.97	5.72	6.74	▲1.29
	专科	出院人次	582 012	632 036	814 076	786 027	
		出院患者中符合医院获得性指标 ICD-10 编码的条目数	4356	4121	5186	7762	
		住院患者获得性指标的发生率（‰）	7.48	6.52	6.37	9.87	▲2.39

续表

等级	类型	指标	2016 年	2017 年	2018 年	2019 年	变化*
三级	综合	出院人次	58 605 864	62 984 900	67 205 563	73 345 098	
		出院患者中符合医院获得性指标 ICD-10 编码的条目数	319 634	366 938	403 778	500 996	
		住院患者获得性指标的发生率（‰）	5.45	5.83	6.01	6.83	▲1.38
	专科	出院人次	10 132 698	10 881 376	11 864 667	13 125 571	
		出院患者中符合医院获得性指标 ICD-10 编码的条目数	111 116	120 541	141 506	179 186	
		住院患者获得性指标的发生率（‰）	10.97	11.08	11.93	13.65	▲2.68
二级	综合	出院人次	—	38 364 076	40 270 532	42 958 103	
		出院患者中符合医院获得性指标 ICD-10 编码的条目数	—	135 308	149 484	169 281	
		住院患者获得性指标的发生率（‰）	—	3.53	3.71	3.94	▲0.41
	专科	出院人次	—	1 309 423	1 420 912	1 494 314	
		出院患者中符合医院获得性指标 ICD-10 编码的条目数	—	5505	10 313	23 667	
		住院患者获得性指标的发生率（‰）	—	4.20	7.26	15.84	▲11.64

* 变化：委属委管、三级医院的变化为 2019 年较 2016 年的差值；二级医院的变化为 2019 年较 2017 年的差值。

各省份 2016—2019 年获得性指标发生情况详见图 3-1-1-4 至图 3-1-1-7，按 2019 年获得性指标发生率降序排列。

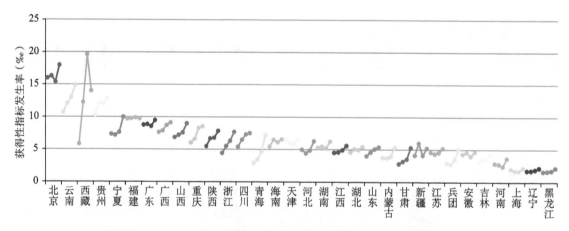

图 3-1-1-4　2016—2019 年各省份三级综合医院获得性指标发生率

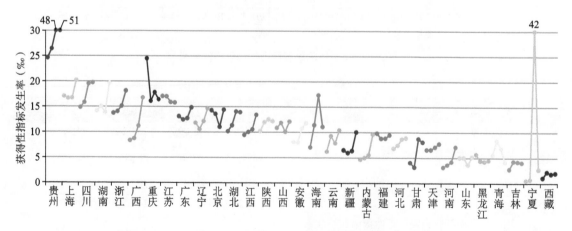

图 3-1-1-5　2016—2019 年各省份三级专科医院获得性指标发生率

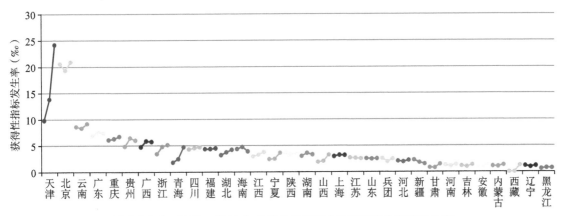

图 3-1-1-6 2017—2019 年各省份二级综合医院获得性指标发生率

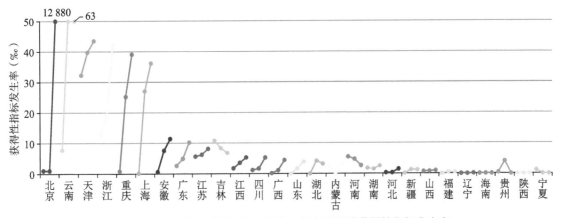

图 3-1-1-7 2017—2019 年各省份二级专科医院获得性指标发生率

（二）住院患者手术后获得性指标发生率（按手术患者总人次计算的发生率，住院分娩患者除外）

2019 年二级、三级公立医疗机构出院患者中按手术患者总人次计算（住院分娩患者除外），住院患者手术后获得性指标的发生率呈逐年上升趋势，其中三级综合医院、三级专科医院较 2016 年分别上升了 1.24 个千分点和 0.93 个千分点，二级综合医院较 2017 年上升了 0.69 个千分点，二级专科医院较 2017 年下降了 0.23 个千分点（图 3-1-1-8、表 3-1-1-3）。

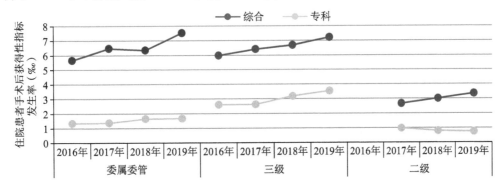

图 3-1-1-8 住院患者手术后获得性指标的发生率（住院分娩患者除外）

表 3-1-1-3 2016—2019 年全国住院患者手术后获得性指标的发生率（住院分娩患者除外）

等级	类型	指标	2016 年	2017 年	2018 年	2019 年	变化*
委属委管	综合	手术人次	1 022 403	1 091 224	1 182 860	1 343 002	
		手术患者中符合医院获得性指标 ICD-10 编码的条目数	5774	7061	7506	10 101	
		住院患者手术后获得性指标的发生率（住院分娩患者除外）（‰）	5.65	6.47	6.35	7.52	▲1.87

续表

等级	类型	指标	2016 年	2017 年	2018 年	2019 年	变化*
委属委管	专科	手术人次	297 832	314 367	372 220	381 576	
		手术患者中符合医院获得性指标 ICD-10 编码的条目数	400	431	614	640	
		住院患者手术后获得性指标的发生率（住院分娩患者除外）（‰）	1.34	1.37	1.65	1.68	▲0.34
三级	综合	手术人次	15 066 083	16 422 971	18 192 264	20 686 891	
		手术患者中符合医院获得性指标 ICD-10 编码的条目数	90 092	105 363	121 722	149 392	
		住院患者手术后获得性指标的发生率（住院分娩患者除外）（‰）	5.98	6.42	6.69	7.22	▲1.24
	专科	手术人次	2 829 039	3 090 113	3 370 773	3 893 400	
		手术患者中符合医院获得性指标 ICD-10 编码的条目数	7371	8104	10 777	13 801	
		住院患者手术后获得性指标的发生率（住院分娩患者除外）（‰）	2.61	2.62	3.20	3.54	▲0.93
二级	综合	手术人次	—	6 591 358	7 000 570	7 616 950	
		手术患者中符合医院获得性指标 ICD-10 编码的条目数	—	17 594	21 133	25 558	
		住院患者手术后获得性指标的发生率（住院分娩患者除外）（‰）	—	2.67	3.02	3.36	▲0.69
	专科	手术人次	—	211 539	247 888	338 695	
		手术患者中符合医院获得性指标 ICD-10 编码的条目数	—	207	199	255	
		住院患者手术后获得性指标的发生率（住院分娩患者除外）（‰）	—	0.98	0.80	0.75	▼0.23

* 变化：委属委管、三级医院的变化为 2019 年较 2016 年的差值；二级医院的变化为 2019 年较 2017 年的差值。

（三）住院产妇分娩获得性指标发生率

1. 阴道分娩产程和分娩期间并发症的发生率（按阴道分娩总人次计算的发生率）

2019 年二级、三级公立医疗机构出院患者中按阴道分娩总人次计算，阴道分娩产程和分娩期间并发症的发生率呈逐年上升趋势，其中，三级综合医院、三级专科医院分别上升了 68.93 个千分点和 50.17 个千分点，二级综合医院、二级专科医院分别上升了 34.50 个千分点和 72.25 个千分点（图 3-1-1-9、表 3-1-1-4）。

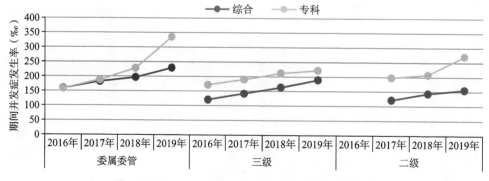

图 3-1-1-9 阴道分娩产程和分娩期间并发症发生率

表 3-1-1-4　2016—2019 年全国住院产妇阴道分娩产程和分娩期间并发症的发生率

等级	类型	指标	2016 年	2017 年	2018 年	2019 年	变化*
委属委管	综合	阴道分娩人次	20 554	19 479	18 891	23 782	
		阴道分娩患者中符合医院获得性指标 ICD-10 编码的条目数	3261	3549	3712	5451	
		住院产妇阴道分娩产程和分娩期间并发症的发生率（‰）	158.66	182.20	196.50	229.21	▲70.55
	专科	阴道分娩人次	9666	8244	8275	10 178	
		阴道分娩患者中符合医院获得性指标 ICD-10 编码的条目数	1527	1544	1883	3406	
		住院产妇阴道分娩产程和分娩期间并发症的发生率（‰）	157.98	187.29	227.55	334.64	▲176.67
三级	综合	阴道分娩人次	648 430	636 599	644 464	805 721	
		阴道分娩患者中符合医院获得性指标 ICD-10 编码的条目数	78 039	90 031	105 122	152 505	
		住院产妇阴道分娩产程和分娩期间并发症的发生率（‰）	120.35	141.42	163.12	189.28	▲68.93
	专科	阴道分娩人次	242 424	244 573	269 940	369 264	
		阴道分娩患者中符合医院获得性指标 ICD-10 编码的条目数	41 501	46 392	57 232	81 739	
		住院产妇阴道分娩产程和分娩期间并发症的发生率（‰）	171.19	189.69	212.02	221.36	▲50.17
二级	综合	阴道分娩人次	—	424 285	430 463	466 831	
		阴道分娩患者中符合医院获得性指标 ICD-10 编码的条目数	—	51 273	61 774	72 520	
		住院产妇阴道分娩产程和分娩期间并发症的发生率（‰）	—	120.85	143.51	155.35	▲34.50
	专科	阴道分娩人次	—	12 453	24 815	57 724	
		阴道分娩患者中符合医院获得性指标 ICD-10 编码的条目数	—	2463	5153	15 587	
		住院产妇阴道分娩产程和分娩期间并发症的发生率（‰）	—	197.78	207.66	270.03	▲72.25

*变化：委属委管、三级医院的变化为 2019 年较 2016 年的差值；二级医院的变化为 2019 年较 2017 年的差值。

2. 剖宫产产程和分娩期间并发症的发生率（按剖宫产分娩总人次计算的发生率）

2019 年二级、三级公立医疗机构出院患者中按剖宫产分娩总人次计算，剖宫产产程和分娩期间并发症的发生率逐年上升，其中三级综合医院、三级专科医院分别上升了 29.93 个千分点和 24.31 个千分点，二级综合医院、二级专科医院分别上升了 11.53 个千分点和 27.83 个千分点（图 3-1-1-10、表 3-1-1-5）。

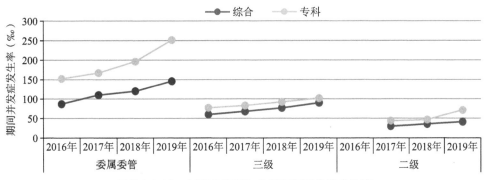

图 3-1-1-10　剖宫产产程和分娩期间并发症发生率

表 3-1-1-5　2016—2019 年全国住院产妇剖宫产产程和分娩期间并发症发生率

等级	类型	指标	2016 年	2017 年	2018 年	2019 年	变化 *
委属委管	综合	剖宫产人次	44 847	44 957	42 812	49 382	
		剖宫产患者中符合医院获得性指标 ICD-10 编码的条目数	3892	4934	5131	7184	
		住院产妇剖宫产产程和分娩期间并发症的发生率（‰）	86.78	109.75	119.85	145.48	▲58.70
	专科	剖宫产人次	13 408	11 926	11 975	14 134	
		剖宫产患者中符合医院获得性指标 ICD-10 编码的条目数	2036	1989	2347	3549	
		住院产妇剖宫产产程和分娩期间并发症的发生率（‰）	151.85	166.78	195.99	251.10	▲99.25
三级	综合	剖宫产人次	1 466 564	1 562 471	1 506 326	1 581 425	
		剖宫产患者中符合医院获得性指标 ICD-10 编码的条目数	87 968	105 650	115 434	142 181	
		住院产妇剖宫产产程和分娩期间并发症的发生率（‰）	59.98	67.62	76.63	89.91	▲29.93
	专科	剖宫产人次	508 548	536 631	556 803	616 458	
		剖宫产患者中符合医院获得性指标 ICD-10 编码的条目数	39 141	44 379	51 040	62 435	
		住院产妇剖宫产产程和分娩期间并发症的发生率（‰）	76.97	82.70	91.67	101.28	▲24.31
二级	综合	剖宫产人次	—	1 255 546	1 118 500	1 074 338	
		剖宫产患者中符合医院获得性指标 ICD-10 编码的条目数	—	36 989	39 550	44 042	
		住院产妇剖宫产产程和分娩期间并发症的发生率（‰）	—	29.46	35.36	40.99	▲11.53
	专科	剖宫产人次	—	44 731	65 934	89 783	
		剖宫产患者中符合医院获得性指标 ICD-10 编码的条目数	—	1928	3057	6368	
		住院产妇剖宫产产程和分娩期间并发症的发生率（‰）	—	43.10	46.36	70.93	▲27.83

* 变化：委属委管、三级医院的变化为 2019 年较 2016 年的差值；二级医院的变化为 2019 年较 2017 年的差值。

3. 新生儿产伤的发生率（按分娩结局的新生儿总人次计算的发生率）

2019 年二级、三级公立医疗机构出院患者中按分娩结局的新生儿总人次计算，新生儿产伤的发生率较前三年下降，其中，三级综合医院新生儿产伤的发生率较 2016 年上升了 0.21 个千分点，三级专科医院较 2016 年下降了 1.23 个千分点，二级综合医院、二级专科医院较 2017 年分别上升了 1.02 个千分点和 5.98 个千分点（图 3-1-1-11、表 3-1-1-6）。

4. 阴道分娩/剖宫产产程和分娩期间并发症细项分析

本部分采用二级、三级综合医院为分析样本计算。

2019 年三级综合医院 805 721 例阴道分娩住院患者中，有 152 505 例发生了产程和分娩期间并发症，占阴道分娩总例数的 18.93%，各并发症细项排名前 5 位的分别是：其他的即刻产后出血（5.60%）、部分胎盘和胎膜滞留不伴有出血（3.13%）、分娩时Ⅱ度会阴裂伤（2.74%）、宫颈的产科

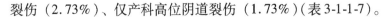

裂伤（2.73%）、仅产科高位阴道裂伤（1.73%）（表3-1-1-7）。

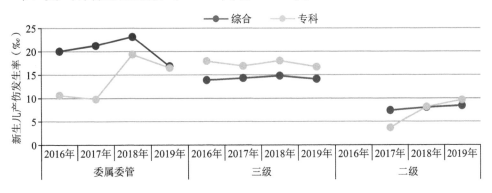

图 3-1-1-11　新生儿产伤发生率

表 3-1-1-6　2016—2019 年全国新生儿产伤发生率

等级	类型	指标	2016 年	2017 年	2018 年	2019 年	变化*
委属委管	综合	新生儿人次	93 994	90 631	87 465	93 656	
		新生儿患者中符合医院获得性指标 ICD-10 编码的条目数	1883	1925	2025	1576	
		新生儿患者产伤的发生率（‰）	20.03	21.24	23.15	16.83	▼ 3.20
	专科	新生儿人次	30 192	25 861	25 264	29 506	
		新生儿患者中符合医院获得性指标 ICD-10 编码的条目数	320	253	488	486	
		新生儿患者产伤的发生率（‰）	10.60	9.78	19.32	16.47	▲5.87
三级	综合	新生儿人次	3 307 637	3 381 815	3 171 270	3 314 039	
		新生儿患者中符合医院获得性指标 ICD-10 编码的条目数	45 898	48 390	46 916	46 701	
		新生儿患者产伤的发生率（‰）	13.88	14.31	14.79	14.09	▲0.21
	专科	新生儿人次	1 230 001	1 255 723	1 265 342	1 419 802	
		新生儿患者中符合医院获得性指标 ICD-10 编码的条目数	22 011	21 195	22 793	23 663	
		新生儿患者产伤的发生率（‰）	17.90	16.88	18.01	16.67	▼ 1.23
二级	综合	新生儿人次	—	3 130 648	2 722 651	2 601 472	
		新生儿患者中符合医院获得性指标 ICD-10 编码的条目数	—	23 118	21 902	21 855	
		新生儿患者产伤的发生率（‰）	—	7.38	8.04	8.40	▲1.02
	专科	新生儿人次	—	218 758	226 933	234 519	
		新生儿患者中符合医院获得性指标 ICD-10 编码的条目数	—	794	1848	2253	
		新生儿患者产伤的发生率（‰）	—	3.63	8.14	9.61	▲5.98

　* 变化：委属委管、三级医院的变化为 2019 年较 2016 年的差值；二级医院的变化为 2019 年较 2017 年的差值。

　** 鉴于目前全国公立医院绩效考核病案首页采集系统无法准确统计新生儿数量，故本部分分母"新生儿人数"按分娩结局计算的新生儿人次代替。

表 3-1-1-7　2016—2019 年三级综合医院阴道分娩产程和分娩期间并发症细项分析

（按 2019 年三级综合医院阴道分娩产程和分娩期间并发症细项发生总例数占比降序排列）

2016 年阴道分娩(648 430 例)			三级公立综合医院	2019 年阴道分娩(805 721 例)		
78 039 例阴道分娩产程和分娩期间并发症,占阴道分娩总例数的比例:120.35‰			产程和分娩期间并发症 细项及对应 ICD 编码(前 20 位)	152 505 例阴道分娩产程和分娩期间并发症,占阴道分娩总例数的比例:189.28‰		
排名	例数	占比(%)		占比(%)	例数	排名
第1名	23 433 例	3.61	其他的即刻产后出血(O72.1)	5.60	45 137 例	第1名
第2名	14 341 例	2.21	部分胎盘和胎膜滞留不伴有出血(O73.1)	3.13	25 223 例	第2名
第8名	4738 例	0.73	分娩时Ⅱ度会阴裂伤(O70.1)	2.74	22 042 例	第3名
第3名	12 778 例	1.97	宫颈的产科裂伤(O71.3)	2.73	22 023 例	第4名
第5名	7220 例	1.11	仅产科高位阴道裂伤(O71.4)	1.73	13 966 例	第5名
第7名	4976 例	0.77	产程和分娩的其他特指并发症(O75.8)	1.33	10 713 例	第6名
第4名	7531 例	1.16	胎盘滞留不伴有出血(O73.0)	1.25	10 040 例	第7名
第6名	5764 例	0.89	第三产程出血(O72.0)	1.18	9525 例	第8名
第11名	1575 例	0.24	分娩时未特指的会阴裂伤(O70.9)	0.66	5313 例	第9名
第9名	2751 例	0.42	延迟性和继发性产后出血(O72.2)	0.45	3610 例	第10名
第10名	1669 例	0.26	盆腔的产科血肿(O71.7)	0.33	2644 例	第11名
第12名	1298 例	0.20	产褥期的其他并发症,不可归类在他处者(O90.8)	0.25	1995 例	第12名
第13名	426 例	0.07	分娩后不明原因的发热(O86.4)	0.15	1196 例	第13名
第14名	281 例	0.04	产程期间发热,不可归类在他处者(O75.2)	0.13	1012 例	第14名
第28名	52 例	0.01	产后凝血缺陷(O72.3)	0.10	774 例	第15名
第15名	266 例	0.04	产程和分娩未特指的并发症(O75.9)	0.09	748 例	第16名
第23名	95 例	0.01	产程期间其他的感染(O75.3)	0.06	521 例	第17名
第18名	199 例	0.03	分娩时Ⅲ度会阴裂伤(O70.2)	0.06	480 例	第18名
第17名	216 例	0.03	会阴产科的伤口破裂(O90.1)	0.05	386 例	第19名
第16名	261 例	0.04	伤及骨盆关节和韧带的产科损害(O71.6)	0.04	344 例	第20名

2019 年二级综合医院 466 831 例阴道分娩住院患者中,有 72 520 例发生了产程和分娩期间并发症,占阴道分娩总例数的 15.53%,各并发症细项排名前 5 位的分别是:其他的即刻产后出血（3.46%）、分娩时Ⅱ度会阴裂伤（3.13%）、宫颈的产科裂伤（2.78%）、部分胎盘和胎膜滞留不伴有出血（2.06%）、仅产科高位阴道裂伤（2.02%）（表 3-1-1-8）。

表 3-1-1-8　2017—2019 年二级综合医院阴道分娩产程和分娩期间并发症细项分析

（按 2019 年二级综合医院阴道分娩产程和分娩期间并发症细项发生总例数占比降序排列）

2017 年阴道分娩(424 285 例)			二级公立综合医院	2019 年阴道分娩(466 831 例)		
51 273 例阴道分娩产程和分娩期间并发症,占阴道分娩总例数的比例:120.85‰			产程和分娩期间并发症 细项及对应 ICD 编码(前 20 位)	72 520 例阴道分娩产程和分娩期间并发症,占阴道分娩总例数的比例:155.35‰		
排名	例数	占比(%)		占比(%)	例数	排名
第1名	12 694 例	2.99	其他的即刻产后出血(O72.1)	3.46	16 169 例	第1名
第3名	9013 例	2.12	分娩时Ⅱ度会阴裂伤(O70.1)	3.13	14 604 例	第2名
第2名	9447 例	2.23	宫颈的产科裂伤(O71.3)	2.78	12 992 例	第3名
第5名	4852 例	1.14	部分胎盘和胎膜滞留不伴有出血(O73.1)	2.06	9636 例	第4名
第4名	5899 例	1.39	仅产科高位阴道裂伤(O71.4)	2.02	9428 例	第5名
第7名	3103 例	0.73	第三产程出血(O72.0)	0.86	4030 例	第6名
第6名	3701 例	0.87	胎盘滞留不伴有出血(O73.0)	0.76	3548 例	第7名
第10名	2225 例	0.52	分娩时未特指的会阴裂伤(O70.9)	0.74	3463 例	第8名
第8名	2358 例	0.56	产程和分娩的其他特指并发症(O75.8)	0.72	3371 例	第9名
第9名	2273 例	0.54	盆腔的产科血肿(O71.7)	0.45	2118 例	第10名
第11名	1775 例	0.42	延迟性和继发性产后出血(O72.2)	0.34	1567 例	第11名
第21名	83 例	0.02	产程和分娩未特指的并发症(O75.9)	0.17	813 例	第12名
第12名	472 例	0.11	人工破膜后分娩延迟(O75.5)	0.13	586 例	第13名
第13名	370 例	0.09	产褥期的其他并发症,不可归类在他处者(O90.8)	0.10	458 例	第14名
第14名	339 例	0.08	会阴产科的伤口破裂(O90.1)	0.09	438 例	第15名
第15名	212 例	0.05	分娩后不明原因的发热(O86.4)	0.07	311 例	第16名
第23名	66 例	0.02	产程期间发热,不可归类在他处者(O75.2)	0.05	223 例	第17名
第16名	162 例	0.04	分娩时Ⅲ度会阴裂伤(O70.2)	0.04	205 例	第18名
第17名	158 例	0.04	产科手术伤口的感染(O86.0)	0.04	200 例	第19名
第18名	142 例	0.03	伤及骨盆关节和韧带的产科损害(O71.6)	0.04	186 例	第20名

2019 年三级综合医院 1 581 425 例剖宫产出院患者中，有 142 181 例发生了产程和分娩期间并发症，占剖宫产总例数的 8.99%，各并发症细项排名前 5 位的分别是：其他的即刻产后出血（2.75%）、第三产程出血（2.22%）、胎盘滞留不伴有出血（1.88%）、产程中子宫破裂（0.88%）、部分胎盘和胎膜滞留不伴有出血（0.48%）（表 3-1-1-9）。

表 3-1-1-9　2016—2019 年三级综合医院剖宫产产程和分娩期间并发症细项分析
（按 2019 年三级综合医院剖宫产产程和分娩期间并发症细项发生总例数占比降序排列）

2016 年剖宫产（1 466 564 例）			三级公立综合医院	2019 年剖宫产（1 581 425 例）		
87 968 例剖宫产产程和分娩期间并发症,占剖宫产总例数的比例:59.98‰			产程和分娩期间并发症细项及对应 ICD 编码（前 20 位）	142 181 例剖宫产产程和分娩期间并发症,占剖宫产总例数的比例:89.91‰		
排名	例数	占比（%）		占比（%）	例数	排名
第1名	30 275 例	2.06	其他的即刻产后出血（O72.1）	2.75	43 509 例	第1名
第2名	20 795 例	1.42	第三产程出血（O72.0）	2.22	35 066 例	第2名
第3名	16 858 例	1.15	胎盘滞留不伴有出血（O73.0）	1.88	29 662 例	第3名
第4名	7043 例	0.48	产程中子宫破裂（O71.1）	0.88	13 921 例	第4名
第6名	3709 例	0.25	部分胎盘和胎膜滞留不伴有出血（O73.1）	0.48	7521 例	第5名
第5名	5226 例	0.36	产程和分娩的其他特指并发症（O75.8）	0.36	5766 例	第6名
第10名	1010 例	0.07	产程开始前子宫破裂（O71.0）	0.23	3567 例	第7名
第8名	1555 例	0.11	分娩后不明原因的发热（O86.4）	0.21	3304 例	第8名
第12名	602 例	0.04	剖宫产术的伤口破裂（O90.0）	0.14	2234 例	第9名
第7名	2142 例	0.15	延迟性和继发性产后出血（O72.2）	0.12	1857 例	第10名
第11名	626 例	0.04	产褥期的其他并发症,不可归类在他处者（O90.8）	0.09	1498 例	第11名
第17名	394 例	0.03	产程期间发热,不可归类在他处者（O75.2）	0.09	1376 例	第12名
第13名	489 例	0.03	产程期间其他的感染（O75.3）	0.08	1322 例	第13名
第16名	403 例	0.03	产后凝血缺陷（O72.3）	0.07	1125 例	第14名
第14名	487 例	0.03	其他特指的产褥感染（O86.8）	0.06	1012 例	第15名
第15名	468 例	0.03	产程和分娩期间或以后休克（O75.1）	0.05	773 例	第16名
第19名	356 例	0.02	产科手术伤口的感染（O86.0）	0.03	493 例	第17名
第23名	156 例	0.01	分娩后泌尿道感染（O86.2）	0.03	469 例	第18名
第9名	1491 例	0.10	产程和分娩未特指的并发症（O75.9）	0.03	421 例	第19名
第22名	174 例	0.01	分娩后生殖道的其他感染（O86.1）	0.03	416 例	第20名

2019 年二级综合医院 1 074 338 例剖宫产出院患者中，有 44 042 例发生了产程和分娩期间并发症，占剖宫产总例数的 4.10%，各并发症细项排名前 5 位的分别是：其他的即刻产后出血（1.43%）、第三产程出血（0.86%）、胎盘滞留不伴有出血（0.56%）、产程中子宫破裂（0.41%）、部分胎盘和胎膜滞留不伴有出血（0.25%）（表 3-1-1-10）。

（四）住院患者其他获得性指标的发生率（按出院患者总人次计算的发生率）

2019 年二级、三级医院住院患者住院期间发生其他获得性指标的发生率总体呈下降趋势，其中，三级综合和三级专科医院较 2016 年分别下降了 0.08 个千分点和 0.09 个千分点，二级综合医院较 2017 年下降了 0.04 个千分点二级专科医院较 2017 年上升了 0.02 个千分点（图 3-1-1-12、表 3-1-1-11）。

表 3-1-1-10　2017—2019 年二级综合医院剖宫产产程和分娩期间并发症细项分析

（按 2019 年二级综合医院剖宫产产程和分娩期间并发症细项发生总例数占比降序排列）

2017 年剖宫产（1 255 546 例）			二级公立综合医院	2019 年剖宫产（1 074 338 例）		
36 989 例剖宫产产程和分娩期间并发症，占剖宫产总例数的比例：29.46‰			产程和分娩期间并发症细项及对应 ICD 编码（前 20 位）	44 042 例剖宫产产程和分娩期间并发症，占剖宫产总例数的比例：40.99‰		
排名	例数	占比（%）		占比（%）	例数	排名
第 1 名	14 000 例	1.12	其他的即刻产后出血（O72.1）	1.43	15 408 例	第 1 名
第 2 名	7135 例	0.57	第三产程出血（O72.0）	0.86	9212 例	第 2 名
第 3 名	5082 例	0.40	胎盘滞留不伴有出血（O73.0）	0.56	6023 例	第 3 名
第 4 名	3567 例	0.28	产程中子宫破裂（O71.1）	0.41	4406 例	第 4 名
第 6 名	1171 例	0.09	部分胎盘和胎膜滞留不伴有出血（O73.1）	0.25	2645 例	第 5 名
第 8 名	869 例	0.07	产程开始前子宫破裂（O71.0）	0.14	1462 例	第 6 名
第 5 名	1523 例	0.12	延迟性和继发性产后出血（O72.2）	0.14	1456 例	第 7 名
第 12 名	469 例	0.04	剖宫产术的伤口破裂（O90.0）	0.11	1152 例	第 8 名
第 7 名	1131 例	0.09	产程和分娩的其他特指并发症（O75.8）	0.10	1098 例	第 9 名
第 9 名	840 例	0.07	分娩后不明原因的发热（O86.4）	0.07	805 例	第 10 名
第 13 名	464 例	0.04	产程期间其他的感染（O75.3）	0.05	586 例	第 11 名
第 17 名	179 例	0.01	其他特指的产褥感染（O86.8）	0.04	415 例	第 12 名
第 10 名	608 例	0.05	产褥期的其他并发症，不可归类在他处者（O90.8）	0.04	377 例	第 13 名
第 14 名	310 例	0.02	产科手术伤口的感染（O86.0）	0.03	347 例	第 14 名
第 21 名	143 例	0.01	产程期间发热，不可归类在他处者（O75.2）	0.03	320 例	第 15 名
第 15 名	244 例	0.02	羊水栓塞（O88.1）	0.02	226 例	第 16 名
第 18 名	152 例	0.01	分娩后泌尿道感染（O86.2）	0.02	210 例	第 17 名
第 19 名	146 例	0.01	产程和分娩期间或以后休克（O75.1）	0.02	191 例	第 18 名
第 11 名	568 例	0.05	产程和分娩未特指的并发症（O75.9）	0.02	176 例	第 19 名
第 16 名	194 例	0.02	宫颈的产科裂伤（O71.3）	0.01	107 例	第 20 名

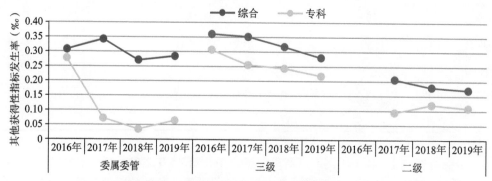

图 3-1-1-12　住院患者其他获得性指标的发生率

（五）住院 ICU 患者获得性指标发生率

本年度采取 2 种方式监测住院 ICU 患者获得性指标的发生情况。

第一种方式计算 ICU 呼吸机相关性肺炎（VAP）、血管内导管相关血流感染（CRBSI）、导尿管相关泌尿系感染（CAUTI）发生例数分别占同期 ICU 患者有创机械通气总天数、血管内导管留置总天数、导尿管留置总天数的比例。

表 3-1-1-11　2016—2019 年全国住院患者其他获得性指标的发生率

等级	类型	指标	2016 年	2017 年	2018 年	2019 年	变化*
委属委管	综合	出院人次	2 828 559	3 046 098	3 307 265	3 659 208	
		出院患者中其他医院获得性指标 ICD-10 编码的条目数	870	1043	897	1042	
		住院患者其他获得性指标的发生率（‰）	0.31	0.34	0.27	0.28	▼ 0.02
	专科	出院人次	582 012	632 036	814 076	786 027	
		出院患者中其他医院获得性指标 ICD-10 编码的条目数	162	46	29	51	
		住院患者其他获得性指标的发生率（‰）	0.28	0.07	0.04	0.06	▼ 0.21
三级	综合	出院人次	58 605 864	62 984 900	67 205 563	73 345 098	
		出院患者中其他医院获得性指标 ICD-10 编码的条目数	21 142	22 168	21 361	20 620	
		住院患者其他获得性指标的发生率（‰）	0.36	0.35	0.32	0.28	▼ 0.08
	专科	出院人次	10 132 698	10 881 376	11 864 667	13 125 571	
		出院患者中其他医院获得性指标 ICD-10 编码的条目数	3114	2785	2899	2858	
		住院患者其他获得性指标的发生率（‰）	0.31	0.26	0.24	0.22	▼ 0.09
二级	综合	出院人次	—	38 364 076	40 270 532	42 958 103	
		出院患者中其他医院获得性指标 ICD-10 编码的条目数	—	7921	7242	7338	
		住院患者其他获得性指标的发生率（‰）	—	0.21	0.18	0.17	▼ 0.04
	专科	出院人次	—	1 309 423	1 420 912	1 494 314	
		出院患者中其他医院获得性指标 ICD-10 编码的条目数	—	123	171	163	
		住院患者其他获得性指标的发生率（‰）	—	0.09	0.12	0.11	▲0.02

1. 住院 ICU 呼吸机相关性肺炎（VAP）发生率（例/千机械通气日）

综合医院住院 ICU 呼吸机相关性肺炎（VAP）发生率总体呈下降趋势。2019 年三级综合和三级专科医院较 2017 年分别下降了 1.96 和 0.64 例每千机械通气日，二级综合医院较 2017 年下降了 5.70 例每千机械通气日，二级专科医院较 2017 年上升了 8.54 例每千机械通气日（图 3-1-1-13、表 3-1-1-12）。

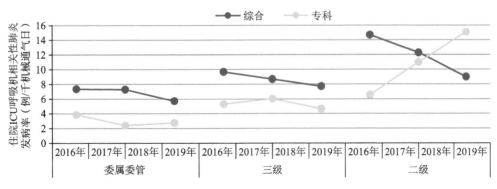

图 3-1-1-13　住院 ICU 呼吸机相关性肺炎发生率

表 3-1-1-12　2017—2019 年全国住院 ICU 呼吸机相关性肺炎发生率

等级	类型	指标	2017 年	2018 年	2019 年	变化°
委属委管	综合	住院 ICU 患者有创机械通气总天数	120 553	120 489	144 275	
		住院 ICU 呼吸机相关性肺炎发生例数	886	878	822	
		住院 ICU 呼吸机相关性肺炎发生率（例/千机械通气日）	7.35	7.29	5.70	▼1.65
	专科	住院 ICU 患者有创机械通气总天数	24 640	3792	14 333	
		住院 ICU 呼吸机相关性肺炎发生例数	94	9	39	
		住院 ICU 呼吸机相关性肺炎发生率（例/千机械通气日）	3.81	2.37	2.72	▼1.09
三级	综合	住院 ICU 患者有创机械通气总天数	2 412 110	3 240 888	3 338 419	
		住院 ICU 呼吸机相关性肺炎发生例数	23 330	28 154	25 757	
		住院 ICU 呼吸机相关性肺炎发生率（例/千机械通气日）	9.67	8.69	7.72	▼1.96
	专科	住院 ICU 患者有创机械通气总天数	211 244	234 135	254 301	
		住院 ICU 呼吸机相关性肺炎发生例数	1113	1404	1177	
		住院 ICU 呼吸机相关性肺炎发生率（例/千机械通气日）	5.27	6.00	4.63	▼0.64
二级	综合	住院 ICU 患者有创机械通气总天数	468 910	917 691	951 888	
		住院 ICU 呼吸机相关性肺炎发生例数	6893	11 270	8563	
		住院 ICU 呼吸机相关性肺炎发生率（例/千机械通气日）	14.70	12.28	9.00	▼5.70
	专科	住院 ICU 患者有创机械通气总天数	3369	11 299	8893	
		住院 ICU 呼吸机相关性肺炎发生例数	22	124	134	
		住院 ICU 呼吸机相关性肺炎发生率（例/千机械通气日）	6.53	10.97	15.07	▲8.54

2. 住院 ICU 血管内导管相关血流感染（CRBSI）发生率（例/千导管日）

综合医院住院 ICU 血管内导管相关血流感染（CRBSI）发生率总体呈下降趋势。2019 年，三级综合和三级专科医院较 2017 年分别下降了 0.64 和 0.24 例每千导管日，二级综合医院较 2017 年下降了 0.27 例每千导管日，二级专科医院较 2017 年上升了 0.75 例每千导管日（图 3-1-1-14、表 3-1-1-13）。

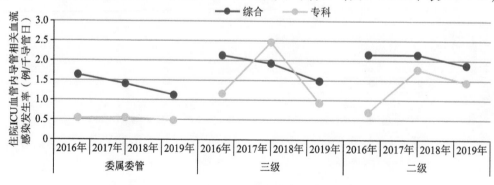

图 3-1-1-14　住院 ICU 血管内导管相关血流感染发生率

表 3-1-1-13　2017—2019 年全国住院 ICU 血管内导管相关血流感染发生率

等级	类型	指标	2017 年	2018 年	2019 年	变化*
委属委管	综合	住院 ICU 患者血管内导管留置总天数	154 908	185 555	192 095	
		住院 ICU 血管内导管相关血流感染发生例数	254	262	216	
		院 ICU 血管内导管相关血流感染发生率（例/千导管日）	1.64	1.41	1.12	▼0.52
	专科	住院 ICU 患者血管内导管留置总天数	54 961	12 636	28 586	
		住院 ICU 血管内导管相关血流感染发生例数	30	7	14	
		住院 ICU 血管内导管相关血流感染发生率（例/千导管日）	0.55	0.55	0.49	▼0.06
三级	综合	住院 ICU 患者血管内导管留置总天数	2 715 909	3 474 888	3 872 514	
		住院 ICU 血管内导管相关血流感染发生例数	5787	6704	5757	
		住院 ICU 血管内导管相关血流感染发生率（例/千导管日）	2.13	1.93	1.49	▼0.64
	专科	住院 ICU 患者血管内导管留置总天数	336 112	427 830	514 023	
		住院 ICU 血管内导管相关血流感染发生例数	392	1056	478	
		住院 ICU 血管内导管相关血流感染发生率（例/千导管日）	1.17	2.47	0.93	▼0.24
二级	综合	住院 ICU 患者血管内导管留置总天数	551 048	1 059 934	1 151 898	
		住院 ICU 血管内导管相关血流感染发生例数	1188	2284	2173	
		住院 ICU 血管内导管相关血流感染发生率（例/千导管日）	2.16	2.15	1.89	▼0.27
	专科	住院 ICU 患者血管内导管留置总天数	5729	17 413	20 023	
		住院 ICU 血管内导管相关血流感染发生例数	4	31	29	
		住院 ICU 血管内导管相关血流感染发生率（例/千导管日）	0.70	1.78	1.45	▲0.75

3. 住院 ICU 导尿管相关泌尿系感染（CAUTI）发生率（例/千导尿管日）

综合医院住院 ICU 导尿管相关泌尿系感染（CAUTI）发生率总体呈下降趋势。2019 年三级综合和三级专科医院较 2017 年分别下降了 0.50 和 0.48 例每千导尿管日，二级综合医院较 2017 年下降了 0.93 例每千导尿管日，二级专科医院较 2017 年上升了 1.46 例每千导尿管日（图 3-1-1-15、表 3-1-1-14）。

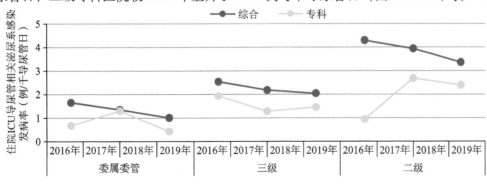

图 3-1-1-15　住院 ICU 导尿管相关泌尿系感染发生率

表 3-1-1-14　2017—2019 年全国住院 ICU 导尿管相关泌尿系感染发生率

等级	类型	指标	2017 年	2018 年	2019 年	变化*
委属委管	综合	住院 ICU 患者导尿管留置总天数	203 473	229 208	246 609	
		住院 ICU 导尿管相关泌尿系感染发生例数	335	308	246	
		住院 ICU 导尿管相关泌尿系感染发生率（例/千导尿管日）	1.65	1.34	1.00	▼0.65
	专科	住院 ICU 患者导尿管留置总天数	25 460	5414	19 027	
		住院 ICU 导尿管相关泌尿系感染发生例数	17	7	8	
		住院 ICU 导尿管相关泌尿系感染发生率（例/千导尿管日）	0.67	1.29	0.42	▼0.25
三级	综合	住院 ICU 患者导尿管留置总天数	4 112 781	5 197 785	5 783 913	
		住院 ICU 导尿管相关泌尿系感染发生例数	10 438	11 346	11 809	
		住院 ICU 导尿管相关泌尿系感染发生率（例/千导尿管日）	2.54	2.18	2.04	▼0.50
	专科	住院 ICU 患者导尿管留置总天数	220 302	290 833	356 609	
		住院 ICU 导尿管相关泌尿系感染发生例数	425	370	516	
		住院 ICU 导尿管相关泌尿系感染发生率（例/千导尿管日）	1.93	1.27	1.45	▼0.48
二级	综合	住院 ICU 患者导尿管留置总天数	990 910	1 897 849	2 061 497	
		住院 ICU 导尿管相关泌尿系感染发生例数	4247	7472	6918	
		住院 ICU 导尿管相关泌尿系感染发生率（例/千导尿管日）	4.29	3.94	3.36	▼0.93
	专科	住院 ICU 患者导尿管留置总天数	1072	16 789	20 091	
		住院 ICU 导尿管相关泌尿系感染发生例数	1	45	48	
		住院 ICU 导尿管相关泌尿系感染发生率（例/千导尿管日）	0.93	2.68	2.39	▲1.46

第 2 种方式将延续历年病案首页的监测方式，采取住院 ICU 患者呼吸机相关性肺炎发生例数、血管导管相关性血流感染发生例数、导尿管相关性尿路感染发生例数占同期 ICU 患者的比例。

1. 住院 ICU 患者呼吸机相关性肺炎发生率

近几年，二级、三级医院住院 ICU 患者呼吸机相关性肺炎发生率总体呈上升趋势，2019 年三级综合和三级专科医院较 2016 年分别上升了 0.12 个千分点和 0.24 个千分点，二级综合医院较 2017 年上升了 0.02 个千分点（图 3-1-1-16、表 3-1-1-15）。

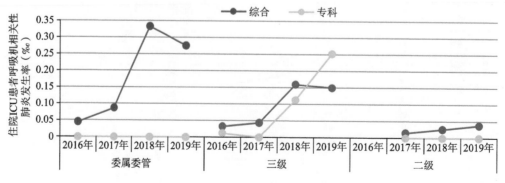

图 3-1-1-16　住院 ICU 患者呼吸机相关性肺炎的发生率

表 3-1-1-15　2016—2019 年全国住院 ICU 患者呼吸机相关性肺炎的发生率

等级	类型	指标	2016 年	2017 年	2018 年	2019 年	变化*
委属委管	综合	住院 ICU 人次	22 580	23 092	24 050	25 426	
		住院 ICU 患者呼吸机相关性肺炎人次	1	2	8	7	
		住院 ICU 患者呼吸机相关性肺炎发生率（‰）	0.04	0.09	0.33	0.28	▲0.23
	专科	住院 ICU 人次	1010	1167	2353	4006	
		住院 ICU 患者呼吸机相关性肺炎人次	0	0	0	0	
		住院 ICU 患者呼吸机相关性肺炎发生率（‰）	0	0	0	0	—
三级	综合	住院 ICU 人次	591 000	640 605	701 406	808 300	
		住院 ICU 患者呼吸机相关性肺炎人次	19	28	112	121	
		住院 ICU 患者呼吸机相关性肺炎发生率（‰）	0.03	0.04	0.16	0.15	▲0.12
	专科	住院 ICU 人次	81 167	78 814	79 605	99 009	
		住院 ICU 患者呼吸机相关性肺炎人次	1	0	9	25	
		住院 ICU 患者呼吸机相关性肺炎发生率（‰）	0.01	0	0.11	0.25	▲0.24
二级	综合	住院 ICU 人次	—	999 289	1 029 603	1 189 446	
		住院 ICU 患者呼吸机相关性肺炎人次	—	15	27	45	
		住院 ICU 患者呼吸机相关性肺炎发生率（‰）	—	0.02	0.03	0.04	▲0.02
	专科	住院 ICU 人次	—	40 021	45 421	49 722	
		住院 ICU 患者呼吸机相关性肺炎人次	—	0	0	0	
		住院 ICU 患者呼吸机相关性肺炎发生率（‰）	—	0	0	0	—

2. 住院 ICU 患者血管导管相关性血流感染发生率

2019 年三级综合医院 ICU 患者血管导管相关性血流感染发生率总体呈上升趋势，较 2016 年上升了 0.01 个千分点，三级专科医院较 2016 年下降了 0.03 个千分点（图 3-1-1-17、表 3-1-1-16）。

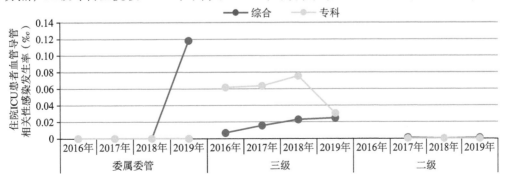

图 3-1-1-17　住院 ICU 患者血管导管相关性感染的发生率

表 3-1-1-16　2016—2019 年全国住院 ICU 患者血管导管相关性感染的发生率

等级	类型	指标	2016 年	2017 年	2018 年	2019 年	变化*
委属委管	综合	住院 ICU 人次	22 580	23 092	24 050	25 426	
		住院 ICU 患者血管导管相关性感染人次	0	0	0	3	
		住院 ICU 患者血管导管相关性感染发生率（‰）	0	0	0	0.12	▲0.12
	专科	住院 ICU 人次	1010	1167	2353	4006	
		住院 ICU 患者血管导管相关性感染人次	0	0	0	0	
		住院 ICU 患者血管导管相关性感染发生率（‰）	0	0	0	0	—
三级	综合	住院 ICU 人次	591 000	640 605	701 406	808 300	
		住院 ICU 患者血管导管相关性感染人次	4	10	16	20	
		住院 ICU 患者血管导管相关性感染发生率（‰）	0.01	0.02	0.02	0.02	▲0.01
	专科	住院 ICU 人次	81 167	78 814	79 605	99 009	
		住院 ICU 患者血管导管相关性感染人次	5	5	6	3	
		住院 ICU 患者血管导管相关性感染发生率（‰）	0.06	0.06	0.08	0.03	▼0.03
二级	综合	住院 ICU 人次	—	999 289	1 029 603	1 189 446	
		住院 ICU 患者血管导管相关性感染人次	—	1	0	1	
		住院 ICU 患者血管导管相关性感染发生率（‰）	—	0.0010	0	0.0008	▼0.0002
	专科	住院 ICU 人次	—	40 021	45 421	49 722	
		住院 ICU 患者血管导管相关性感染人次	—	0	0	0	
		住院 ICU 患者血管导管相关性感染发生率（‰）	—	0	0	0	—

3. 住院 ICU 患者导尿管相关性尿路感染发生率

二级、三级综合医院住院 ICU 患者导尿管相关性尿路感染发生率总体呈上升趋势，2019 年三级专科医院较 2016 年上升了 0.04 个千分点，二级综合医院较 2017 年上升了 0.03 个千分点（图 3-1-1-18、表 3-1-1-17）。

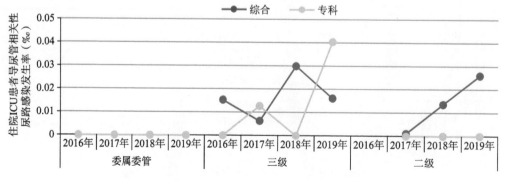

图 3-1-1-18　住院 ICU 患者导尿管相关性尿路感染的发生率

表 3-1-1-17　2016—2019 年全国住院 ICU 患者导尿管相关性尿路感染的发生率

等级	类型	指标	2016 年	2017 年	2018 年	2019 年	变化*
委属委管	综合	住院 ICU 人次	22 580	23 092	24 050	25 426	
		住院 ICU 患者导尿管相关性尿路感染人次	0	0	0	0	
		住院 ICU 患者导尿管相关性尿路感染发生率（‰）	0	0	0	0	—
	专科	住院 ICU 人次	1010	1167	2353	4006	
		住院 ICU 患者导尿管相关性尿路感染人次	0	0	0	0	
		住院 ICU 患者导尿管相关性尿路感染发生率（‰）	0	0	0	0	—
三级	综合	住院 ICU 人次	591 000	640 605	701 406	808 300	
		住院 ICU 患者导尿管相关性尿路感染人次	9	4	21	13	
		住院 ICU 患者导尿管相关性尿路感染发生率（‰）	0.015	0.01	0.03	0.016	▲0.001
	专科	住院 ICU 人次	81 167	78 814	79 605	99 009	
		住院 ICU 患者导尿管相关性尿路感染人次	0	1	0	4	
		住院 ICU 患者导尿管相关性尿路感染发生率（‰）	0	0.01	0	0.04	▲0.04
二级	综合	住院 ICU 人次	—	999 289	1 029 603	1 189 446	
		住院 ICU 患者导尿管相关性尿路感染人次	—	1	14	31	
		住院 ICU 患者导尿管相关性尿路感染发生率（‰）	—	0	0.01	0.03	▲0.03
	专科	住院 ICU 人次	—	40 021	45 421	49 722	
		住院 ICU 患者导尿管相关性尿路感染人次	—	0	0	0	
		住院 ICU 患者导尿管相关性尿路感染发生率（‰）	—	0	0	0	—

四、是否发生医院获得性指标与死亡率、平均住院日、平均住院人次费用的关联性

（一）三级医院

1. 医院获得性指标与死亡率

三级综合医院 2019 年未发生医院获得性指标的患者总住院死亡率为 0.57%，发生医院获得性指标的患者总住院死亡率为 2.29%，发生医院获得性指标的总住院死亡率是未发生患者的 4.05 倍。两组死亡率比值的年度比较结果发现，三级综合医院有无发生医院获得性指标的患者总住院死亡率差异逐年增大（图 3-1-1-19）。

2. 医院获得性指标与平均住院日

三级综合医院 2019 年未发生医院获得性指标的患者平均住院日为 8.59 天，发生医院获得性指标的患者平均住院日为 12.59 天，发生医院获得性指标的患者平均住院日是未发生患者的 1.47 倍。三级综合医院发生医院获得性指标的患者平均住院日明显高于未发生医院获得性指标的患者（图 3-1-1-20）。

3. 医院获得性指标与每住院人次费用

三级综合医院 2019 年未发生医院获得性指标的患者每住院人次费用为 1.37 万元，发生医院获得性

指标的患者每住院人次费用为 3.45 万元，发生医院获得性指标的患者每住院人次费用是未发生患者的 2.52 倍，差异的年度变化相对平稳（图 3-1-1-21）。

（二）二级医院

1. 医院获得性指标与死亡率

二级综合医院 2019 年未发生医院获得性指标的总住院死亡率为 0.42%，发生医院获得性指标的患者总住院死亡率为 1.08%，发生医院获得性指标患者的总住院死亡率是未发生患者的 2.57 倍，两组死亡率比值的年度比较结果发现，二级综合医院有无发生医院获得性指标的总住院死亡率差异逐年增大（图 3-1-1-19）。

2. 医院获得性指标与平均住院日

二级综合医院 2019 年未发生医院获得性指标的患者平均住院日为 7.92 天，发生医院获得性指标的患者平均住院日为 8.98 天，发生医院获得性指标的患者平均住院日是未发生患者的 1.13 倍。二级综合医院发生医院获得性指标的患者平均住院日明显高于未发生医院获得性指标的患者（图 3-1-1-20）。

3. 医院获得性指标与每住院人次费用

二级综合医院 2019 年未发生医院获得性指标的患者每住院人次费用为 0.63 万元，发生医院获得性指标的患者每住院人次费用为 1.30 万元，发生医院获得性指标的患者每住院人次费用是未发生患者的 2.05 倍。差异的年度变化相对平稳（图 3-1-1-21）。

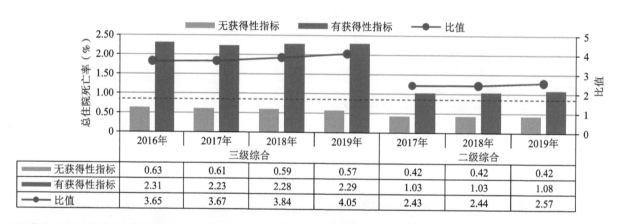

	2016年	2017年	2018年	2019年	2017年	2018年	2019年
	三级综合				二级综合		
无获得性指标	0.63	0.61	0.59	0.57	0.42	0.42	0.42
有获得性指标	2.31	2.23	2.28	2.29	1.03	1.03	1.08
比值	3.65	3.67	3.84	4.05	2.43	2.44	2.57

* 比值为发生医院获得性疾病患者的总住院死亡率与未发生医院获得性疾病患者的总住院死亡率的比值。比值大于 1 说明发生医院获得性疾病患者的总住院死亡率高于未发生医院获得性疾病患者，比值小于 1 则低于未发生医院获得性疾病患者。两组死亡率比值与基线 1 的距离越远，说明两组死亡率的差异越大。（下同）

图 3-1-1-19　未发生医院获得性疾病患者与发生医院获得性疾病患者的总住院死亡率比较

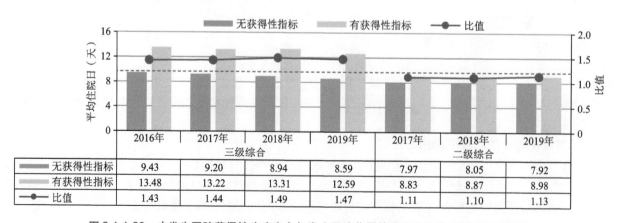

	2016年	2017年	2018年	2019年	2017年	2018年	2019年
	三级综合				二级综合		
无获得性指标	9.43	9.20	8.94	8.59	7.97	8.05	7.92
有获得性指标	13.48	13.22	13.31	12.59	8.83	8.87	8.98
比值	1.43	1.44	1.49	1.47	1.11	1.10	1.13

图 3-1-1-20　未发生医院获得性疾病患者与发生医院获得性疾病患者的平均住院日比较

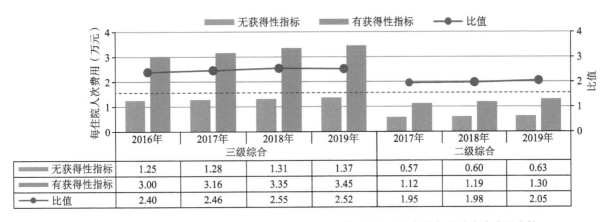

图 3-1-1-21　未发生医院获得性疾病患者与发生医院获得性疾病患者的每住院人次费用比较

五、各类医院获得性指标发生率情况

从各类医院获得性指标占出院人次的比例看，2019 年三级公立综合医院获得性指标发生率前 5 位中，首位是阴道分娩产妇产程和分娩期间并发症，其后依次为剖宫产分娩产妇产程和分娩期间并发症、新生儿产伤、手术患者肺部感染与肺机能不全、各系统术后并发症；2019 年二级公立综合医院获得性指标发生率前 5 位中，首位是阴道分娩产妇产程和分娩期间并发症，其后依次为剖宫产分娩产妇产程和分娩期间并发症、新生儿产伤、各系统术后并发症、手术患者肺部感染与肺机能不全（表 3-1-1-18、表 3-1-1-19）。

表 3-1-1-18　2016—2019 年三级公立医院各类医院获得性指标发生率

序号	医院获得性指标发生率（‰）	三级公立									
		综合					专科				
		2016年	2017年	2018年	2019年	趋势	2016年	2017年	2018年	2019年	趋势
1	阴道分娩产妇产程和分娩并发症	1.33	1.43	1.56	2.08		4.10	4.26	4.82	6.23	
2	剖宫产分娩产妇产程和分娩并发症	1.50	1.68	1.72	1.94		3.86	4.08	4.30	4.76	
3	新生儿产伤	0.78	0.77	0.70	0.64		2.17	1.95	1.92	1.80	
4	手术患者肺部感染与肺机能不全	0.51	0.53	0.57	0.62		0.22	0.21	0.26	0.27	
5	各系统术后并发症	0.48	0.52	0.53	0.59		0.18	0.19	0.24	0.22	
6	手术患者手术后呼吸衰竭	0.14	0.16	0.18	0.23		0.07	0.07	0.08	0.09	
7	与手术/操作相关感染	0.17	0.18	0.20	0.21		0.09	0.09	0.10	0.13	
8	手术患者手术后深静脉血栓	0.068	0.083	0.105	0.132		0.043	0.047	0.050	0.053	
9	住院患者医院内跌倒/坠床所致髋部骨折	0.162	0.160	0.149	0.113		0.104	0.046	0.055	0.014	
10	手术患者手术后败血症	0.071	0.081	0.094	0.112		0.057	0.053	0.068	0.071	
11	介入诊疗患者操作后患者其他并发症	0.063	0.073	0.099	0.112		0.033	0.040	0.053	0.073	
12	住院患者压力性损伤（Ⅱ及Ⅱ以上）	0.121	0.111	0.090	0.089		0.047	0.049	0.042	0.040	
13	手术后急性肾损伤功能不全	0.049	0.055	0.060	0.078		0.014	0.019	0.021	0.027	
14	手术患者手术后出血或血肿	0.036	0.045	0.056	0.071		0.022	0.027	0.033	0.045	
15	植入物的并发症	0.058	0.062	0.065	0.068		0.027	0.030	0.043	0.046	
16	手术患者手术后肺栓塞	0.031	0.036	0.039	0.044		0.010	0.014	0.016	0.020	
17	医源性气胸	0.026	0.027	0.029	0.035		0.015	0.019	0.024	0.037	
18	输血反应	0.023	0.028	0.030	0.029		0.134	0.136	0.116	0.118	
19	手术患者手术后生理/代谢紊乱	0.010	0.011	0.015	0.021		0.001	0.002	0.012	0.077	
20	输注反应	0.038	0.032	0.025	0.018		0.008	0.008	0.009	0.011	
21	手术患者手术伤口裂开	0.015	0.014	0.013	0.013		0.012	0.012	0.012	0.012	
22	移植的并发症	0.0064	0.0080	0.0089	0.0112		0.0034	0.0040	0.0066	0.0139	
23	手术意外穿刺伤或撕裂伤	0.0069	0.0093	0.0114	0.0087		0.0038	0.0044	0.0037	0.0053	
24	手术患者手术后猝死	0.0068	0.0066	0.0070	0.0086		0.0016	0.0016	0.0015	0.0013	
25	血液透析所致并发症	0.0006	0.0017	0.0035	0.0037		0.0001	0	0.0003	0.0007	
26	再植和截肢的并发症	0.0020	0.0020	0.0026	0.0026		0.0001	0.0006	0.0016	0.0058	
27	住院ICU患者呼吸机相关性肺炎	0.0003	0.0004	0.0017	0.0016		0.0001	0	0.0008	0.0019	
28	手术过程中异物遗留	0.0009	0.0007	0.0009	0.0010		0.0003	0.0010	0.0008	0.0004	
29	手术患者麻醉并发症	0.0002	0.0004	0.0002	0.0004		0.0003	0.0001	0.0003	0.0004	
30	住院ICU患者血管导管相关性感染	0.0001	0.0002	0.0002	0.0003		0.0005	0.0005	0.0005	0.0002	
31	住院ICU患者导尿管相关性尿路感染	0.0002	0.0001	0.0003	0.0002		0	0.0001	0	0.0003	

*注：按 2019 年三级综合医院住院患者医院获得性指标发生率降序排列。

表 3-1-1-19 2017—2019 年二级公立医院各类医院获得性指标发生率

序号	医院获得性指标发生率（‰）	二级公立							
		综合				专科			
		2017年	2018年	2019年	趋势	2017年	2018年	2019年	趋势
1	阴道分娩产妇产程和分娩并发症	1.34	1.53	1.69		1.88	3.63	10.43	
2	剖宫产分娩产妇产程和分娩并发症	0.96	0.98	1.03		1.47	2.15	4.26	
3	新生儿产伤	0.60	0.54	0.51		0.61	1.30	1.51	
4	各系统术后并发症	0.14	0.14	0.16		0.06	0.04	0.03	
5	手术患者肺部感染与肺机能不全	0.12	0.14	0.16		0.01	0.01	0.03	
6	与手术/操作相关感染	0.09	0.11	0.11		0.02	0.02	0.03	
7	住院患者医院内跌倒/坠床所致髋部骨折	0.10	0.08	0.08		0.00	0.00	0.00	
8	手术患者手术后呼吸衰竭	0.04	0.04	0.05		0.01	0.01	0.01	
9	住院患者压力性损伤（Ⅱ及Ⅱ以上）	0.06	0.05	0.05		0.08	0.09	0.08	
10	介入诊疗患者操作后患者其他并发症	0.03	0.04	0.04		0.03	0.01	0.02	
11	输注反应	0.033	0.026	0.026		0.004	0.009	0.005	
12	手术患者手术后深静脉血栓	0.014	0.019	0.025		0.002	0.006	0.005	
13	植入物的并发症	0.014	0.018	0.023		0.011	0.025	0.020	
14	手术患者手术后出血或血肿	0.013	0.016	0.021		0.002	0.003	0.003	
15	手术患者手术后败血症	0.011	0.015	0.019		0.002	0.001	0.010	
16	输血反应	0.012	0.012	0.013		0.002	0.012	0.015	
17	手术患者手术后肺栓塞	0.007	0.009	0.011		0.002	0.002	0.002	
18	手术后急性肾损伤功能不全	0.007	0.008	0.010		0.000	0.001	0.002	
19	医源性气胸	0.006	0.006	0.007		0.002	0.004	0.001	
20	手术患者手术伤口裂开	0.007	0.005	0.005		0.001	0.002	0.001	
21	手术患者手术后猝死	0.003	0.003	0.004		0.002	0.001	0.001	
22	手术意外穿刺伤或撕裂伤	0.002	0.003	0.003		0.000	0.002	0.003	
23	手术患者手术后生理/代谢紊乱	0.001	0.001	0.002		0.007	0.011	0.007	
24	住院ICU患者呼吸机相关性肺炎	0.0004	0.0007	0.0010		0	0	0	
25	移植的并发症	0.0006	0.0009	0.0008		0	0	0	
26	住院ICU患者导尿管相关性尿路感染	0.0000	0.0003	0.0007		0	0	0	
27	血液透析所致并发症	0.0004	0.0005	0.0007		0	0	0.0013	
28	再植和截肢的并发症	0.0005	0.0005	0.0005		0	0	0	
29	手术患者麻醉并发症	0.0002	0.0001	0.0004		0	0	0	
30	手术过程中异物遗留	0.0002	0.0003	0.0003		0	0	0	
31	住院ICU患者血管导管相关性感染	0.00003	0	0.00002		0	0	0	

*注：按 2019 年二级综合医院住院患者医院获得性指标发生率降序排列。

数据表明，患者在住院期间新发生医院获得性疾病的诊断治疗，会造成额外的医疗资源和医疗保险金的浪费，加重患者的经济负担。同时，患者在住院期间新发生医院获得性疾病一定程度上会影响患者安全，给患者造成身体和心理上的伤害，从而导致患者病情复杂化，甚至威胁生命。

1999 年美国医疗卫生保健质量委员会与美国医学研究所发表的《错误人人皆有，构建一个更安全的保健系统》书中提到，在医院有 10% 的患者会发生医源性疾病，而其中 40% 的医源性疾病是可以预防的。

各级卫生健康行政部门和各级各类医疗机构要将"医院获得性指标管理的持续改进"放到重要位置，尤其是手术与分娩的安全管理和并发症的预防，从管理政策上、管理制度体系中提出有效管理机制和措施，促进医疗机构在手术与分娩的安全管理和并发症方面的持续改进，从而提高医疗质量，保障患者安全，减少医疗资源的浪费。

第二章

关注患者的基本安全
——低风险组疾病数据分析

低风险组疾病是指由疾病本身导致死亡的可能性较低（≤0.5%）的疾病，其死亡原因可能是因为临床过程发生了失误和偏差，或受伴发疾病等因素影响。如果低风险组疾病的病例死亡率上升，表明临床过程中存在差错的可能性较大，因此，低风险组疾病死亡率是反映医疗质量比较敏感的宏观指标。因国家目前暂未发布低风险组疾病目录，本章引用的是我国第 1 周期医院评审实施文件中所列的"115 个低风险组疾病"，即常见多发的、导致死亡的可能性较低（≤0.5%）的疾病，从住院病历首页出院诊断栏的主要诊断项中，按 115 个疾病 ICD-10 类目编码（详见采集数据方法中的类目及编码）提取相关病种数据进行分析，作为当前我国低风险组疾病医疗质量监测的基线数据，供各医疗机构参考。

一、数据来源

本次数据来源于 3 个部分：第一部分为全国三级公立医院绩效考核病案首页采集系统收集的 2016—2019 年全国 1895 家三级公立医院的病案首页数据，含综合医院 1313 家和专科医院 582 家；第二部分为全国二级公立医院绩效考核病案首页采集系统收集的 2017—2019 年全国 2227 家二级公立医院的病案首页数据，含综合医院 2077 家和专科医院 150 家；第三部分为国家医疗质量控制数据收集系统（NCIS）采集的 2017—2019 年全国 1968 家三级和二级医院的首页数据，含三级民营综合医院 84 家和专科医院 47 家，二级公立综合医院 605 家和专科医院 526 家，二级民营综合医院 501 家和专科医院 205 家。本次统计共收集全国 6090 家医院的 115 个低风险组疾病数据，在统计时间段内有连续上传数据的医院共 4214 家（69.20%），其中连续上传率最高的为三级公立医院（95.51%），最低为二级民营医院（12.32%）（表3-2-0-1）。在本次统计的医院中，包含来自 11 个省（直辖市）的国家卫生健康委员会所属或管理（简称"委属委管"）的三级公立医院共 44 家，其中综合医院 25 家和专科医院 19 家。

表 3-2-0-1　2016—2019 年 115 个低风险组疾病数据来源

医院类型	数据情况	三级医院（家）		二级医院（家）		合计（家）
		公立医院	民营医院	公立医院	民营医院	
综合医院	全样本数据	1313	84	2682	501	4580
	连续上传数据	1260	24	2060	70	3414
	连续上传率（%）	95.96	28.57	76.81	13.97	74.54
专科医院	全样本数据	582	47	676	205	1510
	连续上传数据	550	8	225	17	800
	连续上传率（%）	94.50	17.02	33.28	8.29	52.98

续表

医院类型	数据情况	三级医院（家）		二级医院（家）		合计（家）
		公立医院	民营医院	公立医院	民营医院	
合计	全样本数据	1895	131	3358	706	6090
	连续上传数据	1810	32	2285	87	4214
	连续上传率（%）	95.51	24.43	68.05	12.32	69.20

二、采集数据方法

从上述二级和三级医院病历首页的出院主要诊断栏中，利用低风险组疾病对应的ICD-10编码三位类目进行提取。

其他器官的结核（A18），疱疹病毒感染（B00），带状疱疹（B02），其他以皮肤和黏膜损害为特征的病毒感染（B08），慢性病毒性肝炎（B18），甲状腺恶性肿瘤（C73），消化系统其他和不明确部位的良性肿瘤（D13），骨和关节软骨性肿瘤（D16），良性脂肪瘤样肿瘤（D17），血管瘤和淋巴瘤、任何部位（D18），乳房良性肿瘤（D24），子宫平滑肌瘤（D25），卵巢良性肿瘤（D27），其他和未特指部位的良性肿瘤（D36），缺铁性贫血（D50），紫癜和其他出血性情况（D69），甲状腺毒症（甲状腺功能亢进症）（E05），甲状腺的其他疾病（E07），胰岛素依赖型糖尿病（E10），非胰岛素依赖型糖尿病（E11），癫痫（G40），短暂性大脑缺血发作和相关的综合征（G45），眼睑的其他疾患（H02），结膜的其他疾患（H11），老年性白内障（H25），其他白内障（H26），视网膜脱离和断裂（H33），青光眼（H40），前庭功能疾患（H81），其他听觉丧失（H91），特发性（原发性）高血压（I10），心绞痛（I20），阵发性心动过速（I47），动脉粥样硬化（I70），静脉炎和血栓性静脉炎（I80），下肢静脉曲张（I83），痔（I84），其他部位的静脉曲张（I86），静脉的其他疾病（187），急性喉炎和气管炎（J04），多发性和未特指部位的急性上呼吸道感染（J06），急性支气管炎（J20），急性细支气管炎（J21），慢性鼻窦炎（J32），鼻息肉（J33），鼻和鼻窦的其他疾患（J34），扁桃体和腺样体慢性疾病（J35），声带和喉疾病、不可归类在他处（J38），支气管炎、未特指未急性或慢性（J40），哮喘（J45），涎腺疾病（K11），口炎和有关损害（K12），胃-食管反流性疾病（K21），食管的其他疾病（K22），胃溃疡（K25），胃炎和十二指肠炎（K29），胃和十二指肠的其他疾病（K31），急性阑尾炎（K35），腹股沟疝（K40），其他非感染性胃肠炎和结肠炎（K52），肛门及直肠区的裂和瘘（K60），肛门和直肠区脓肿（K61），肠的其他疾病（K63），胆石症（K80），皮肤和皮下组织其他局部感染（L08），其他类风湿性关节炎（M06），其他关节炎（M13），膝关节病（M17），脊椎关节强硬（M47），其他脊椎病（M48），其他椎间盘疾患（M51），其他软组织疾患、不可归类在他处（M79），骨坏死（M87），复发性和持续性血尿（N02），肾病综合征（N04），急性肾小管-间质肾炎（N10），梗阻性和反流性尿路病（NI13），肾和输尿管结石（N20），前列腺增生（N40），鞘膜积液和精子囊肿（N43），睾丸炎和附睾炎（N45），子宫内膜异位症（N80），卵巢、输卵管和阔韧带的非炎性疾病（N83），异位妊娠（O00），受孕的其他异常产物（O02），妊娠早期出血（O20），为主要与妊娠有关的其他情况给予的孕妇的医疗（O26），为已知或可疑胎儿异常和损害给予的产妇医疗（O35），为其他已知或可疑的胎儿问题给予的孕产妇医疗（O36），胎膜早破（O42），假临产（O47），早产（O60），产程和分娩并发脐带并发症（O69），单胎顺产（O80），经剖宫产术的单胎分娩（O82），可归类在他处的孕产妇的其他疾病并发于妊娠、分娩和产褥期（O99），先天性肺炎（P23），其他和未特指原因所致的新生儿黄疸（P59），新生儿的其他大脑障碍（P91），腭裂（Q35），头晕和眩晕（R42），惊厥、不可归类在他处者（R56），头部浅表损伤（S00），肋骨、胸骨和胸部脊柱骨折（S22），肩和上臂骨折（S42），前臂骨折（S52），在腕和手水平的骨折（S62），小腿（包括踝）骨折（S82），膝关节和韧带脱位、扭伤和劳损（S83），身体未特指部位的损伤（T14），消化道内异物（T18），正常妊娠监督（Z34），其他矫形外科的随诊治疗（Z47），其他手术的随诊医疗（Z48），其他医疗照顾（Z51）。

第一节　115 个低风险组疾病基本情况

为保证纳入数据的有效性和准确性，在对 2016—2019 年的 115 个低风险组疾病相关数据比较中，主要纳入连续上传的 4214 家二级和三级医院（含综合医院和专科医院）数据，其中 2016 年仅有三级公立医院（含综合医院和专科医院）数据。

一、115 个低风险组疾病的整体分布情况

（一）115 个低风险组疾病占总出院人次情况

全国 115 个低风险组疾病总出院人次数总体呈逐年上升趋势，比较 2016—2019 年全国 115 个低风险组疾病总出院人次数，以及不同类型医院占总数的比例，其中最高为三级公立综合医院（55.66% ~ 56.87%），其次是二级公立综合医院（31.06% ~ 32.76%）和三级公立专科医院（9.30% ~ 9.76%），而二级公立专科医院和各类型民营医院均在 1% 及以下，显示当前 115 个低风险组疾病主要分布在三级公立综合医院和二级公立综合医院，专科医院和民营医院所占比例较低（表 3-2-1-1）。

表 3-2-1-1　2016—2019 年全国二级和三级综合医院 115 个低风险组疾病出院人次数

医院类型		2016 年 出院人次数/（%）	2017 年 出院人次数/（%）	2018 年 出院人次数/（%）	2019 年 出院人次数/（%）	变化趋势
综合医院	三级公立综合医院	25 380 642 （85.40）	27 246 190 （55.66）	29 122 608 （56.13）	32 112 013 （56.87）	
	三级民营综合医院	—	290 582 （0.59）	326 175 （0.63）	356 552 （0.63）	
	二级公立综合医院	—	16 036 462 （32.76）	16 633 903 （32.06）	17 540 408 （31.06）	
	二级民营综合医院	—	283 693 （0.58）	316 214 （0.61）	359 944 （0.64）	
专科医院	三级公立专科医院	4 339 621 （14.60）	4 552 188 （9.30）	4 921 141 （9.48）	5 511 910 （9.76）	
	三级民营专科医院	—	30 285 （0.06）	34 907 （0.07）	36 172 （0.06）	
	二级公立专科医院	—	489 065 （1.00）	518 390 （1.00）	527 404 （0.93）	
	二级民营专科医院	—	20 583 （0.04）	13 587 （0.03）	20 255 （0.04）	
合计		29 720 263 （100）	48 949 048 （100）	51 886 925 （100）	56 464 658 （100）	

（二）综合医院 115 个低风险组疾病占总出院人次比例情况

对 2016—2019 年连续上传的 1284 家三级综合医院（含公立 1260 家和民营 24 家）和 2130 家二级综合医院（含公立 2060 家和民营 70 家）的 115 个低风险组疾病住院患者的出院人次数占年度总出院人次数比例进行统计，各类型医院所占比例在 36.68% ~ 45.31%，其中委属委管综合医院比例最高（43.66% ~ 45.31%），呈逐年上升趋势；三级公立综合医院（含委属委管）比例在 43.26% ~ 43.78% 波动；三级

民营综合医院比例在 41.61%～43.62% 波动；二级公立综合医院比例在 40.83%～41.80%，呈逐年下降趋势；二级民营综合医院比例在 36.68%～41.36%，呈逐年上升趋势（图 3-2-1-1）。

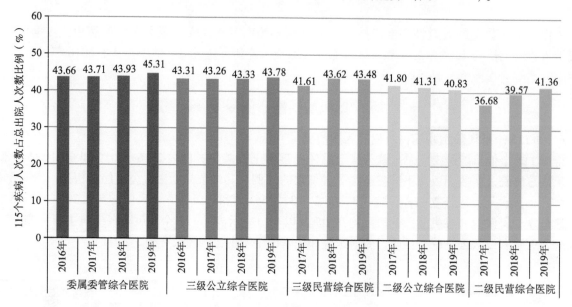

图 3-2-1-1　2016—2019 年全国二级和三级综合医院 115 个低风险组疾病出院总人次数占总出院人次数比例

二、115 个低风险组疾病基本情况

（一）委属委管医院 115 个低风险组疾病基本情况

对 44 家委属委管三级公立医院（含综合医院 25 家和专科医院 19 家）的 2016—2019 年 115 个低风险组疾病住院患者的死亡率、平均住院日、每住院人次费用及 31 日内非计划重返率进行统计。

委属委管综合医院的死亡率从 2016 年的 0.10% 持续下降至 2019 年的 0.07%；平均住院日从 2016 年的 7.24 天持续下降至 2019 年的 6.10 天；每住院人次费用从 2016 年的 16 622.65 元上升至 2019 年的 17 383.43 元；31 日内非计划重返率从 2016 年的 1.64% 持续上升至 2018 年的 1.86% 后，但在 2019 年下降至 1.58%（表 3-2-1-2）。

委属委管专科医院的死亡率在 0.01%～0.03% 波动；平均住院日从 2016 年的 4.64 天下降至 2019 年的 4.00 天；每住院人次费用从 2016 年的 16 369.42 元上升至 2019 年的 17 549.42 元；31 日内非计划重返率从 2016 年的 1.72% 下降至 2019 年的 0.80%（表 3-2-1-2）。

表 3-2-1-2　2016—2019 年委属委管三级公立医院 115 个低风险组疾病整体情况

医院类型	指标	2016 年	2017 年	2018 年	2019 年	变化趋势
委属委管 三级公立 综合医院	死亡率（%）	0.10	0.10	0.08	0.07	
	平均住院日（天）	7.24	6.99	6.64	6.10	
	每住院人次费用（元）	16 622.65	16 908.35	16 704.83	17 383.43	
	重返率（%）	1.64	1.74	1.86	1.58	
委属委管 三级公立 专科医院	死亡率（%）	0.01	0.01	0.03	0.02	
	平均住院日（天）	4.64	4.38	4.49	4.00	
	每住院人次费用（元）	16 369.42	16 182.64	17 072.85	17 549.42	
	重返率（%）	1.72	1.84	1.42	0.80	

（二）综合医院115个低风险组疾病基本情况

对2016—2019年连续上传的1284家三级综合医院（含公立1260家和民营24家）和2130家二级综合医院（含公立2060家和民营70家）的115个低风险组疾病住院患者的死亡率、平均住院日、每住院人次费用及31日非计划重返率进行统计。

三级公立综合医院（含委属委管）的死亡率在0.07%~0.08%波动；平均住院日从2016年8.17天持续下降至2019年7.40天；每住院人次费用从2016年10 360.57元持续上升至2019年11 435.31元；31日非计划重返率从2016年1.48%持续上升至2018年1.77%后，但在2019年下降至1.13%（表3-2-1-3）。

表3-2-1-3　2016—2019年全国二级和三级综合医院115个低风险组疾病整体情况

医院类型	指标	2016 年	2017 年	2018 年	2019 年	变化趋势
三级公立综合医院	死亡率（%）	0.08	0.07	0.08	0.07	
	平均住院日（天）	8.17	7.99	7.76	7.40	
	每住院人次费用（元）	10 360.57	10 692.36	10 937.52	11 435.31	
	重返率（%）	1.48	1.60	1.77	1.13	
三级民营综合医院	死亡率（%）	—	0.14	0.27	0.19	
	平均住院日（天）	—	7.87	7.75	7.59	
	每住院人次费用（元）	—	8603.48	9971.02	10 189.66	
	重返率（%）	—	0.63	1.28	1.59	
二级公立综合医院	死亡率（%）	—	0.06	0.06	0.06	
	平均住院日（天）	—	6.91	7.04	6.95	
	每住院人次费用（元）	—	5055.29	5360.84	5685.88	
	重返率（%）	—	1.10	1.27	1.32	
二级民营综合医院	死亡率（%）	—	0.08	0.06	0.04	
	平均住院日（天）	—	7.22	7.12	7.25	
	每住院人次费用（元）	—	5985.74	6493.48	6731.25	
	重返率（%）	—	0.55	0.87	1.21	

三级民营综合医院的死亡率在0.14%~0.27%波动；平均住院日从2017年的7.87天持续下降至2019年的7.59天；每住院人次费用从2017年的8603.48元持续上升至2019年的10 189.66元；31日内非计划重返率从2017年的0.63%持续上升至2019年的1.59%（表3-2-1-3）。

二级公立综合医院的死亡率维持在0.06%水平；平均住院日在6.91~7.04天波动；每住院人次费用从2017年的5055.29元持续上升至2019年的5685.88元；31日内非计划重返率从2017年的1.10%持续上升至2019年1.32%（表3-2-1-3）。

二级民营综合医院的死亡率从 2017 年的 0.08% 持续下降至 2019 年的 0.04%；平均住院日在 7.12 ~ 7.25 天波动；每住院人次费用从 2017 年的 5985.74 元持续上升至 2019 年的 6731.25 元；31 日内非计划重返率从 2017 年的 0.55% 持续上升至 2019 年的 1.21%（表 3-2-1-3）。

（三）专科医院 115 个低风险组疾病基本情况

对 2016—2019 年连续上传的 558 家三级专科医院（含公立 550 家和民营 8 家）和 242 家二级专科医院（含公立 225 家和民营 17 家）的 115 个低风险组疾病住院患者的死亡率、平均住院日、每住院人次费用及 31 日非计划重返率进行统计。

三级公立专科医院（含委属委管）的死亡率从 2016 年的 0.04% 下降至 2019 年的 0.03%；平均住院日从 2016 年的 7.22 天持续下降至 2019 年的 6.46 天；每住院人次费用从 2016 年的 9692.93 元持续上升至 2019 年的 11 309.79 元；31 日内非计划重返率从 2016 年的 1.41% 持续上升至 2018 年的 1.56%，但在 2019 年下降至 1.28%（表 3-2-1-4）。

表 3-2-1-4　2016—2019 年全国二级和三级专科医院 115 个低风险组疾病整体情况

医院类型	指标	2016 年	2017 年	2018 年	2019 年	变化趋势
三级公立专科医院	死亡率（%）	0.04	0.04	0.04	0.03	
	平均住院日（天）	7.22	7.09	6.89	6.46	
	每住院人次费用（元）	9692.93	9979.22	10 520.96	11 309.79	
	重返率（%）	1.41	1.43	1.56	1.28	
三级民营专科医院	死亡率（%）	—	0.08	0.03	0.02	
	平均住院日（天）	—	8.09	8.40	8.11	
	每住院人次费用（元）	—	16 797.93	16 503.62	18 000.82	
	重返率（%）	—	0.23	0.80	1.98	
二级公立专科医院	死亡率（%）	—	0.03	0.03	0.09	
	平均住院日（天）	—	5.95	6.11	6.09	
	每住院人次费用（元）	—	4641.20	5078.26	5349.28	
	重返率（%）	—	0.81	1.01	1.38	
二级民营专科医院	死亡率（%）	—	0.01	0	0.01	
	平均住院日（天）	—	5.83	5.16	6.25	
	每住院人次费用（元）	—	9126.85	10 569.27	6177.01	
	重返率（%）	—	3.43	2.75	1.46	

三级民营专科医院的死亡率从 2017 年的 0.08% 持续下降至 2019 年的 0.02%；平均住院日在 8.09 ~

8.40 天波动；每住院人次费用从 2017 年的 16 797.93 元上升至 2019 年的 18 000.82 元；31 日内非计划重返率从 2017 年的 0.23% 持续上升至 2019 年的 1.98%（表 3-2-1-4）。

　　二级公立专科医院的死亡率从 2017 年的 0.03% 上升至 2019 年的 0.09%；平均住院日在 5.95 ～ 6.11 天波动；每住院人次费用从 2017 年的 4641.2 元持续上升至 2019 年的 5349.28 元；31 日内非计划重返率从 2017 年的 0.81% 持续上升至 2019 年的 1.38%（表 3-2-1-4）。二级民营专科医院的死亡率在 0.01% 水平波动；平均住院日在 5.16 ～ 6.25 天波动；每住院人次费用从 2017 年的 9126.85 元下降至 2019 年的 6177.01 元；31 日内非计划重返率从 2017 年的 3.43% 持续下降至 2019 年的 1.46%（表 3-2-1-4）。

第二节　综合医院 115 个低风险组疾病死亡率前 20 位疾病基本情况

对 2016—2019 年综合医院的 115 个低风险组疾病死亡率前 20 位疾病分析，由于民营医院的连续填报率较低（13.97%～28.57%）且总人次数占比极低（0.58%～0.64%），为保证数据的有效性和准确性，主要纳入连续上传的 1260 家三级公立综合医院（含委属委管）和 2060 家二级公立综合医院数据，其中 2016 年仅有三级公立综合医院数据。

一、115 个低风险组疾病死亡率前 20 位疾病变化情况

（一）三级公立综合医院 115 个低风险组疾病死亡率前 20 位疾病变化情况

根据全国 2016 年至 2019 年连续上传的 1260 家三级公立综合医院的 115 个低风险组疾病数据，对 2019 年死亡率前 20 位疾病的排名和死亡率变化进行分析，除动脉粥样硬化、胃溃疡和癫痫 3 个疾病继续保持在前 4 位之内，其余疾病均有不同程度的排名变化，其中其他部位的静脉曲张从 2016 年第 20 位上升至 2019 年第 1 位，新生儿的其他大脑障碍从 2016 年第 18 位上升至 2019 年第 6 位，其他医疗照顾从 2016 年第 15 位上升至 2019 年第 7 位，胰岛素依赖型糖尿病从 2016 年第 4 位下降至 2019 年第 18 位。虽然死亡率前 20 位的疾病排名有较大变化，但除其他部位的静脉曲张的死亡率从 2016 年 0.14% 明显上升至 2019 年 0.40%，其余疾病的死亡率从 2016 年至 2019 年普遍呈下降趋势或维持相对稳定水平（表 3-2-2-1、表 3-2-2-2）。

表 3-2-2-1　全国三级公立综合医院 115 个低风险组疾病 2016 年和 2019 年死亡率前 20 位疾病排名变化情况

（按 2019 年死亡率排名顺序）

	2016 年		2019 年	
1 | 0.41%	动脉粥样硬化（I70）	其他部位的静脉曲张（I86）	0.40% | 1	
2 | 0.29%	癫痫（G40）	动脉粥样硬化（I70）	0.33% | 2	
3 | 0.24%	胃溃疡（K25）	胃溃疡（K25）	0.27% | 3	
4 | 0.20%	胰岛素依赖型糖尿病（E10）	癫痫（G40）	0.23% | 4	
5 | 0.19%	食管的其他疾病（K22）	阵发性心动过速（I47）	0.17% | 5	
6 | 0.19%	紫癜和其他出血性情况（D69）	新生儿的其他大脑障碍（P91）	0.15% | 6	
7 | 0.18%	阵发性心动过速（I47）	其他医疗照顾（Z51）	0.15% | 7	
8 | 0.18%	非胰岛素依赖型糖尿病（E11）	食管的其他疾病（K22）	0.13% | 8	
11 | 0.17%	慢性病毒性肝炎（B18）	紫癜和其他出血性情况（D69）	0.13% | 9	
12 | 0.16%	皮肤和皮下组织其他局部感染（L08）	非胰岛素依赖型糖尿病（E11）	0.13% | 10	
15 | 0.15%	其他医疗照顾（Z51）	胃和十二指肠的其他疾病（K31）	0.12% | 11	
16 | 0.15%	心绞痛（I20）	心绞痛（I20）	0.11% | 12	
17 | 0.14%	静脉炎和血栓性静脉炎（I80）	皮肤和皮下组织其他局部感染（L08）	0.11% | 13	
18 | 0.14%	新生儿的其他大脑障碍（P91）	静脉炎和血栓性静脉炎（I80）	0.11% | 14	
20 | 0.14%	其他部位的静脉曲张（I86）	肠的其他疾病（K63）	0.11% | 15	
21 | 0.14%	急性支气管炎（J20）	甲状腺毒症（甲状腺功能亢进症）（E05）	0.11% | 16	
22 | 0.13%	肠的其他疾病（K63）	慢性病毒性肝炎（B18）	0.10% | 17	
24 | 0.12%	胃和十二指肠的其他疾病（K31）	胰岛素依赖型糖尿病（E10）	0.10% | 18	
26 | 0.11%	甲状腺毒症（甲状腺功能亢进症）（E05）	其他器官的结核（A18）	0.10% | 19	
31 | 0.09%	其他器官的结核（A18）	急性支气管炎（J20）	0.09% | 20	

表 3-2-2-2　全国三级公立综合医院 115 个低风险组疾病 2019 年死亡率前 20 位疾病的死亡率变化情况

2019 年排名	疾病名	2016 年死亡率（%）	2017 年死亡率（%）	2018 年死亡率（%）	2019 年死亡率（%）	变化趋势
1	其他部位的静脉曲张（I86）	0.14	0.10	0.29	0.40	
2	动脉粥样硬化（I70）	0.41	0.38	0.36	0.33	
3	胃溃疡（K25）	0.24	0.24	0.28	0.27	
4	癫痫（G40）	0.29	0.27	0.24	0.23	
5	阵发性心动过速（I47）	0.18	0.15	0.14	0.17	
6	新生儿的其他大脑障碍（P91）	0.14	0.11	0.16	0.15	
7	其他医疗照顾（Z51）	0.15	0.15	0.15	0.15	
8	食管的其他疾病（K22）	0.19	0.16	0.15	0.13	
9	紫癜和其他出血性情况（D69）	0.19	0.14	0.12	0.13	
10	非胰岛素依赖型糖尿病（E11）	0.18	0.15	0.14	0.13	
11	胃和十二指肠的其他疾病（K31）	0.12	0.14	0.13	0.12	
12	心绞痛（I20）	0.15	0.14	0.13	0.11	
13	皮肤和皮下组织其他局部感染（L08）	0.16	0.15	0.18	0.11	
14	静脉炎和血栓性静脉炎（I80）	0.14	0.13	0.12	0.11	
15	肠的其他疾病（K63）	0.13	0.14	0.11	0.11	
16	甲状腺毒症（甲状腺功能亢进症）（E05）	0.11	0.09	0.10	0.11	
17	慢性病毒性肝炎（B18）	0.17	0.14	0.10	0.10	
18	胰岛素依赖型糖尿病（E10）	0.20	0.17	0.14	0.10	
19	其他器官的结核（A18）	0.09	0.09	0.10	0.10	
20	急性支气管炎（J20）	0.14	0.12	0.11	0.09	

（二）二级公立综合医院 115 个低风险组疾病死亡率前 20 位疾病变化情况

根据全国 2017—2019 年连续上传的 2060 家二级公立综合医院的 115 个低风险组疾病数据，对 2019 年死亡率前 20 位疾病的排名和死亡率变化进行分析，除慢性病毒性肝炎和心绞痛分别维持在第 14 位和第 18 位，其余疾病均有不同程度的排名变化，其中其他医疗照顾和甲状腺恶性肿瘤分别从 2017 年第 2 位和第 3 位上升至 2019 年第 1 位和第 2 位，其他部位的静脉曲张从 2017 年第 16 位上升至 2019 年第 3

位，其他器官的结核从 2017 年第 20 位上升至 2019 年第 8 位。在死亡率比较中，其他部位的静脉曲张的死亡率从 2017 年的 0.15% 明显上升至 2019 年的 0.40%，其他器官的结核的死亡率从 2017 年的 0.14% 明显上升至 2019 年的 0.25%，睾丸炎和附睾炎的死亡率从 2017 年的 0.02% 明显上升至 2019 年的 0.14%，其余疾病的死亡率从 2017 年至 2019 年普遍呈下降趋势或维持相对稳定水平（表 3-2-2-3、表 3-2-2-4）。

表 3-2-2-3　全国二级公立综合医院 115 个低风险组疾病 2019 年死亡率前 20 位疾病排名变化情况

（按 2019 年死亡率排名顺序）

2017年		2019年	
2 | 0.58%	其他医疗照顾（Z51）	其他医疗照顾（Z51）	0.54% | 1
3 | 0.46%	甲状腺恶性肿瘤（C73）	甲状腺恶性肿瘤（C73）	0.43% | 2
4 | 0.33%	胰岛素依赖型糖尿病（E10）	其他部位的静脉曲张（I86）	0.40% | 3
5 | 0.31%	食管的其他疾病（K22）	动脉粥样硬化（I70）	0.30% | 4
6 | 0.28%	动脉粥样硬化（I70）	阵发性心动过速（I47）	0.28% | 5
7 | 0.26%	癫痫（G40）	癫痫（G40）	0.26% | 6
8 | 0.22%	阵发性心动过速（I47）	食管的其他疾病（K22）	0.25% | 7
11 | 0.18%	非胰岛素依赖型糖尿病（E11）	其他器官的结核（A18）	0.25% | 8
12 | 0.18%	肾病综合征（N04）	胰岛素依赖型糖尿病（E10）	0.20% | 9
14 | 0.17%	慢性病毒性肝炎（B18）	甲状腺毒症（甲状腺功能亢进症）（E05）	0.16% | 10
16 | 0.15%	其他部位的静脉曲张（I86）	胃和十二指肠的其他疾病（K31）	0.14% | 11
17 | 0.15%	甲状腺毒症（甲状腺功能亢进症）（E05）	睾丸炎和附睾炎（N45）	0.14% | 12
18 | 0.14%	心绞痛（I20）	非胰岛素依赖型糖尿病（E11）	0.14% | 13
19 | 0.14%	胃和十二指肠的其他疾病（K31）	慢性病毒性肝炎（B18）	0.13% | 14
20 | 0.14%	其他器官的结核（A18）	胃溃疡（K25）	0.12% | 15
21 | 0.14%	静脉炎和血栓性静脉炎（I80）	静脉炎和血栓性静脉炎（I80）	0.12% | 16
23 | 0.11%	胃溃疡（K25）	肾病综合征（N04）	0.11% | 17
25 | 0.11%	消化系统其他和不明确部位的良性肿瘤（D13）	心绞痛（I20）	0.11% | 18
29 | 0.10%	紫癜和其他出血性情况（D69）	消化系统其他和不明确部位的良性肿瘤（D13）	0.11% | 19
85 | 0.02%	睾丸炎和附睾炎（N45）	紫癜和其他出血性情况（D69）	0.10% | 20

表 3-2-2-4　全国二级公立综合医院 115 个低风险组疾病 2019 年死亡率前 20 位疾病的死亡率变化情况

2019 年排名	疾病名	2017 年死亡率（%）	2018 年死亡率（%）	2019 年死亡率（%）	变化趋势
1	其他医疗照顾（Z51）	0.58	0.57	0.54	
2	甲状腺恶性肿瘤（C73）	0.46	0.37	0.43	
3	其他部位的静脉曲张（I86）	0.15	0.37	0.40	
4	动脉粥样硬化（I70）	0.28	0.28	0.30	
5	阵发性心动过速（I47）	0.22	0.18	0.28	
6	癫痫（G40）	0.26	0.28	0.26	
7	食管的其他疾病（K22）	0.31	0.30	0.25	

2019 年排名	疾病名	2017 年死亡率（%）	2018 年死亡率（%）	2019 年死亡率（%）	变化趋势
8	其他器官的结核（A18）	0.14	0.18	0.25	
9	胰岛素依赖型糖尿病（E10）	0.33	0.20	0.20	
10	甲状腺毒症（甲状腺功能亢进症）（E05）	0.15	0.14	0.16	
11	胃和十二指肠的其他疾病（K31）	0.14	0.17	0.14	
12	睾丸炎和附睾炎（N45）	0.02	0.18	0.14	
13	非胰岛素依赖型糖尿病（E11）	0.18	0.17	0.14	
14	慢性病毒性肝炎（B18）	0.17	0.14	0.13	
15	胃溃疡（K25）	0.11	0.09	0.12	
16	静脉炎和血栓性静脉炎（I80）	0.14	0.14	0.12	
17	肾病综合征（N04）	0.18	0.10	0.11	
18	心绞痛（I20）	0.14	0.14	0.11	
19	消化系统其他和不明确部位的良性肿瘤（D13）	0.11	0.05	0.11	
20	紫癜和其他出血性情况（D69）	0.10	0.08	0.10	

二、115 个低风险组疾病的第二诊断情况

根据 2016—2019 年连续上传的 1260 家三级公立综合医院和 2060 家二级公立综合医院的 2019 年 115 个低风险组疾病数据，对第二诊断疾病名称（按照 ICD-10 诊断亚目编码提取）、第二诊断发生例数占该疾病总例数比例，以及 2019 年死亡率排名前 20 位疾病的第二诊断进行扩展分析。

（一）三级公立综合医院 115 个低风险组疾病和第二诊断情况

从 1260 家三级公立综合医院的 2019 年 115 个低风险组疾病的第二诊断数据中，共提取有效编码出院人次数 24 026 462 人次，第二诊断总体排名前 5 位依次为特发性（原发性）高血压（7.10%）、动脉硬化性心脏病（5.41%）、未特指的乳房恶性肿瘤（3.01%）、未特指的支气管或肺恶性肿瘤（2.40%）和非胰岛素依赖型糖尿病不伴有并发症（1.86%）。

在 2019 年 115 个低风险组疾病死亡率排名前 20 位的疾病中，其他部位的静脉曲张的死亡率最高（0.40%），其第二诊断名称前 5 位疾病分别为包皮过长、包茎和嵌顿包茎（11.73%）、男性生殖器官其他特指的疾患（9.77%）、男性生殖器官标本的未特指的异常所见（9.50%）、其他和未特指的肝硬变（9.39%）和未特指的鞘膜积液（3.31%）；死亡率排名第 12 位的心绞痛（0.11%），其第二诊断排名的第 1 位为动脉硬化性心脏病（70.07%），提示动脉硬化性心脏病与心绞痛之间可能存在较大的相关性。死亡率排名前 20 位的疾病中有 13 个疾病第二诊断前 5 位都有特发性（原发性）高血压（表 3-2-2-5）。

表 3-2-2-5　全国三级公立综合医院 115 个低风险组疾病 2019 年死亡率前 20 位疾病第二诊断前 5 位占比

排名	死亡率 （%）	疾病名	第二诊断频数前 5 位名称及其 ICD	该第二诊断占比 （%）
1	0.40	其他部位的 静脉曲张 （I86）	包皮过长、包茎和嵌顿包茎（N47.X）	11.73
			男性生殖器官其他特指的疾患（N50.8）	9.77
			男性生殖器官标本的，未特指的异常所见（R86.9）	9.50
			其他和未特指的肝硬变（K74.6）	9.39
			未特指的鞘膜积液（N43.3）	3.31
2	0.33	动脉粥样 硬化（I70）	特发性（原发性）高血压（I10.X）	22.18
			非胰岛素依赖型糖尿病不伴有并发症（E11.9）	6.39
			动脉硬化性心脏病（I25.1）	5.02
			四肢动脉的动脉粥样硬化（I70.2）	4.42
			下肢动脉栓塞和血栓形成（I74.3）	3.83
3	0.27	胃溃疡 （K25）	未特指的贫血（D64.9）	7.32
			未特指的慢性胃炎（K29.5）	7.17
			急性腹膜炎（K65.0）	6.31
			急性出血后贫血（D62.X）	5.60
			其他胃炎（K29.6）	5.32
4	0.23	癫痫（G40）	特发性（原发性）高血压（I10.X）	7.81
			未特指的脑梗死（I63.9）	6.10
			脑梗死后遗症（I69.3）	4.55
			未特指的急性上呼吸道感染（J06.9）	4.19
			其他脑梗死（I63.8）	3.23
5	0.17	阵发性心动 过速（I47）	未特指的心律失常（I49.9）	18.15
			特发性（原发性）高血压（I10.X）	10.86
			动脉硬化性心脏病（I25.1）	7.29
			室上性心动过速（I47.1）	5.67
			其他特指的传导疾患（I45.8）	5.30
6	0.15	新生儿的其他 大脑障碍 （P91）	未特指的先天性肺炎（P23.9）	15.28
			未特指的新生儿黄疸（P59.9）	9.70
			其他早产婴儿（P07.3）	6.94
			轻度和中度出生窒息（P21.1）	4.63
			新生儿短暂性心肌缺血（P29.4）	3.04
7	0.15	其他医疗照顾 （Z51）	未特指的乳房恶性肿瘤（C50.9）	12.85
			未特指的支气管或肺恶性肿瘤（C34.9）	10.17
			直肠恶性肿瘤（C20.X）	5.38
			未特指的胃恶性肿瘤（C16.9）	4.23
			未特指的结肠恶性肿瘤（C18.9）	2.72

续表

排名	死亡率 (%)	疾病名	第二诊断频数前5位名称及其ICD	该第二诊断占比 (%)
8	0.13	食管的其他 疾病(K22)	未特指的慢性胃炎(K29.5)	12.30
			慢性浅表性胃炎(K29.3)	8.54
			其他胃炎(K29.6)	7.22
			胃和十二指肠息肉(K31.7)	5.73
			未特指的食管恶性肿瘤(C15.9)	4.32
9	0.13	紫癜和其他 出血性情况 (D69)	未特指的急性上呼吸道感染(J06.9)	11.80
			变应性[过敏性]紫癜(D69.0)	5.27
			特发性(原发性)高血压(I10.X)	5.04
			未特指的急性扁桃体炎(J03.9)	4.68
			未特指的急性支气管炎(J20.9)	3.93
10	0.13	非胰岛素 依赖型糖尿病 (E11)	非胰岛素依赖型糖尿病伴有神经的并发症(E11.4)	19.23
			特发性(原发性)高血压(I10.X)	9.94
			非胰岛素依赖型糖尿病伴有周围循环并发症(E11.5)	9.68
			非胰岛素依赖型糖尿病伴有眼的并发症(E11.3)	6.03
			非胰岛素依赖型糖尿病伴有肾的并发症(E11.2)	5.75
11	0.12	胃和十二指肠的 其他疾病 (K31)	未特指的慢性胃炎(K29.5)	19.61
			慢性浅表性胃炎(K29.3)	12.78
			其他胃炎(K29.6)	8.10
			结肠息肉(K63.5)	6.64
			胃和十二指肠息肉(K31.7)	3.53
12	0.11	心绞痛 (I20)	动脉硬化性心脏病(I25.1)	70.07
			特发性(原发性)高血压(I10.X)	6.09
			未特指的心力衰竭(I50.9)	5.66
			未特指的慢性缺血性心脏病(I25.9)	3.42
			陈旧性心肌梗死(I25.2)	2.02
13	0.11	皮肤和皮下组织 其他局部感染 (L08)	特发性(原发性)高血压(I10.X)	10.67
			非胰岛素依赖型糖尿病不伴有并发症(E11.9)	7.05
			皮肤和皮下组织未特指的局部感染(L08.9)	3.69
			未特指的糖尿病不伴有并发症(E14.9)	2.26
			四肢动脉的动脉粥样硬化(I70.2)	1.57
14	0.11	静脉炎和 血栓性静脉炎 (I80)	特发性(原发性)高血压(I10.X)	13.90
			肺栓塞未提及急性肺源性心脏病(I26.9)	7.20
			下肢静脉曲张不伴有溃疡或炎症(I83.9)	5.25
			四肢动脉的动脉粥样硬化(I70.2)	4.23
			静脉受压(I87.1)	4.08

续表

排名	死亡率 （%）	疾病名	第二诊断频数前 5 位名称及其 ICD	该第二诊断占比 （%）
15	0.11	肠的其他疾病 （K63）	未特指的慢性胃炎（K29.5）	9.13
			直肠息肉（K62.1）	8.60
			特发性（原发性）高血压（I10.X）	7.71
			胃和十二指肠息肉（K31.7）	5.29
			未特指的非感染性胃肠炎和结肠炎（K52.9）	5.12
16	0.11	甲状腺毒症 （甲状腺功能亢进症） （E05）	甲状腺毒症伴有弥漫性甲状腺肿（E05.0）	12.65
			未特指的甲状腺毒症（E05.9）	11.80
			粒细胞缺乏（D70.X）	5.59
			肝功能检查的异常结果（R94.5）	4.33
			特发性（原发性）高血压（I10.X）	4.02
17	0.10	慢性病毒性 肝炎（B18）	其他和未特指的肝硬变（K74.6）	10.45
			脂肪肝，不可归类在他处者（K76.0）	6.90
			特发性（原发性）高血压（I10.X）	4.60
			其他特指的肝病（K76.8）	3.64
			未特指的慢性胃炎（K29.5）	3.42
18	0.10	胰岛素依赖型 糖尿病（E10）	胰岛素依赖型糖尿病伴有神经的并发症（E10.4）	12.67
			胰岛素依赖型糖尿病伴有酮症酸中毒（E10.1）	10.60
			胰岛素依赖型糖尿病不伴有并发症（E10.9）	9.05
			胰岛素依赖型糖尿病伴有眼的并发症（E10.3）	4.44
			胰岛素依赖型糖尿病伴有肾的并发症（E10.2）	4.04
19	0.10	其他器官的 结核（A18）	肺结核，未提及细菌学或组织学的证实（A16.2）	9.53
			骨和关节的结核（A18.0）	4.83
			特发性（原发性）高血压（I10.X）	3.94
			泌尿生殖系统的结核（A18.1）	3.26
			结核性胸膜炎，未提及细菌学或组织学的证实（A16.5）	2.59
20	0.09	急性支气管炎 （J20）	未特指的急性扁桃体炎（J03.9）	6.97
			特发性（原发性）高血压（I10.X）	4.44
			发热性惊厥（R56.0）	4.17
			未特指的肺气肿（J43.9）	4.09
			粒细胞缺乏（D70.X）	3.46

（二）二级公立综合医院 115 个低风险组疾病和第二诊断情况

从 2060 家二级公立综合医院的 2019 年 115 个低风险组疾病的第二诊断数据中，共提取有效编码出院人次数 11 201 948 人次，第二诊断总体排名前 5 位依次为特发性（原发性）高血压（8.50%）、动脉硬化性心脏病（4.52%）、非胰岛素依赖型糖尿病不伴有并发症（2.09%）、未特指的脑梗死（1.63%）和未特指的与妊娠有关的情况（1.50%）。

在 2019 年死亡率排名前 20 位的疾病中，其他医疗照顾的死亡率最高（0.54%），其第二诊断名称前 5 位的疾病分别为未特指的支气管或肺恶性肿瘤（12.20%）、未特指的乳房恶性肿瘤（7.40%）、未特指的胃恶性肿瘤（5.87%）、直肠恶性肿瘤（5.39%）和特发性（原发性）高血压（3.86%）；死亡率排名第 18 位的心绞痛（0.11%），其第二诊断第 1 位为动脉硬化性心脏病（69.27%），提示动脉硬化性心脏病与心绞痛之间可能存在较大相关性。死亡率排名前 20 位的疾病中有 15 个疾病第二诊断前 5 位都有特发性（原发性）高血压（表 3-2-2-6）。

表 3-2-2-6　全国二级公立综合医院 115 个低风险组疾病 2019 年死亡率前 20 位疾病第二诊断前 5 位占比

排名	死亡率（%）	疾病名	第二诊断频数前 5 位名称及其 ICD	该第二诊断占比（%）
1	0.54	其他医疗照顾（Z51）	未特指的支气管或肺恶性肿瘤（C34.9）	12.20
			未特指的乳房恶性肿瘤（C50.9）	7.40
			未特指的胃恶性肿瘤（C16.9）	5.87
			直肠恶性肿瘤（C20.X）	5.39
			特发性（原发性）高血压（I10.X）	3.86
2	0.43	甲状腺恶性肿瘤（C73）	未特指的非毒性甲状腺肿（E04.9）	22.04
			特发性（原发性）高血压（I10.X）	11.77
			自身免疫性甲状腺炎（E06.3）	6.53
			非毒性单个甲状腺结节（E04.1）	5.82
			头、面和颈部淋巴结继发性和未特指的恶性肿瘤（C77.0）	5.60
3	0.40	其他部位的静脉曲张（I86）	包皮过长、包茎和嵌顿包茎（N47.X）	10.63
			其他和未特指的肝硬变（K74.6）	10.46
			男性生殖器官其他特指的疾患（N50.8）	9.12
			未特指的鞘膜积液（N43.3）	4.63
			未特指的贫血（D64.9）	4.26
4	0.30	动脉粥样硬化（I70）	特发性（原发性）高血压（I10.X）	15.20
			动脉硬化性心脏病（I25.1）	6.74
			非胰岛素依赖型糖尿病不伴有并发症（E11.9）	4.85
			未特指的脑梗死（I63.9）	4.54
			未特指的心力衰竭（I50.9）	3.97
5	0.28	阵发性心动过速（I47）	动脉硬化性心脏病（I25.1）	14.11
			特发性（原发性）高血压（I10.X）	12.55
			未特指的心律失常（I49.9）	9.95
			未特指的心力衰竭（I50.9）	3.28
			心房过早除极（I49.1）	3.23
6	0.26	癫痫（G40）	特发性（原发性）高血压（I10.X）	11.18
			未特指的脑梗死（I63.9）	9.67
			脑梗死后遗症（I69.3）	6.67
			脑内出血后遗症（I69.1）	5.21
			其他脑梗死（I63.8）	3.75

续表

排名	死亡率（%）	疾病名	第二诊断频数前5位名称及其ICD	该第二诊断占比（%）
7	0.25	食管的其他疾病（K22）	未特指的慢性胃炎（K29.5）	13.43
			其他胃炎（K29.6）	8.16
			慢性浅表性胃炎（K29.3）	6.86
			胃和十二指肠息肉（K31.7）	4.06
			胃-食管反流性疾病伴有食管炎（K21.0）	4.05
8	0.25	其他器官的结核（A18）	肺结核，未提及细菌学或组织学的证实（A16.2）	8.74
			骨和关节的结核（A18.0）	3.59
			特发性（原发性）高血压（I10.X）	3.51
			肺的其他疾患（J98.4）	2.99
			泌尿生殖系统的结核（A18.1）	2.92
9	0.20	胰岛素依赖型糖尿病（E10）	胰岛素依赖型糖尿病伴有酮症酸中毒（E10.1）	11.45
			胰岛素依赖型糖尿病伴有神经的并发症（E10.4）	9.04
			胰岛素依赖型糖尿病不伴有并发症（E10.9）	7.96
			未特指的糖尿病伴有酮症酸中毒（E14.1）	4.26
			胰岛素依赖型糖尿病伴有肾的并发症（E10.2）	3.72
10	0.16	甲状腺毒症（甲状腺功能亢进症）（E05）	未特指的甲状腺毒症（E05.9）	12.01
			特发性（原发性）高血压（I10.X）	5.46
			心房纤颤和扑动（I48.X）	4.86
			甲状腺毒症伴有弥漫性甲状腺肿（E05.0）	3.73
			未特指的心力衰竭（I50.9）	3.60
11	0.14	胃和十二指肠的其他疾病（K31）	未特指的慢性胃炎（K29.5）	20.46
			慢性浅表性胃炎（K29.3）	9.46
			其他胃炎（K29.6）	8.75
			急性腹膜炎（K65.0）	5.49
			特发性（原发性）高血压（I10.X）	3.55
12	0.14	睾丸炎和附睾炎（N45）	未特指的鞘膜积液（N43.3）	19.60
			部位未特指的泌尿道感染（N39.0）	12.66
			男性生殖器官其他特指的疾患（N50.8）	7.57
			前列腺增生（N40.X）	6.04
			阴囊静脉曲张（I86.1）	5.64
13	0.14	非胰岛素依赖型糖尿病（E11）	非胰岛素依赖型糖尿病伴有神经的并发症（E11.4）	15.34
			特发性（原发性）高血压（I10.X）	12.39
			非胰岛素依赖型糖尿病伴有眼的并发症（E11.3）	6.24
			非胰岛素依赖型糖尿病不伴有并发症（E11.9）	5.20
			非胰岛素依赖型糖尿病伴有周围循环并发症（E11.5）	5.19

续表

排名	死亡率 （%）	疾病名	第二诊断频数前5位名称及其ICD	该第二诊断占比 （%）
14	0.13	慢性病毒性 肝炎（B18）	其他和未特指的肝硬变（K74.6）	12.49
			未特指的慢性胃炎（K29.5）	5.83
			特发性（原发性）高血压（I10.X）	5.72
			肝硬化（K74.1）	5.28
			脂肪肝，不可归类在他处者（K76.0）	4.29
15	0.12	胃溃疡 （K25）	未特指的慢性胃炎（K29.5）	7.55
			未特指的贫血（D64.9）	7.41
			其他胃炎（K29.6）	6.08
			急性腹膜炎（K65.0）	5.68
			十二指肠溃疡未特指为急性或慢性，不伴有出血或穿孔（K26.9）	4.75
16	0.12	静脉炎和血栓性 静脉炎（I80）	特发性（原发性）高血压（I10.X）	14.05
			下肢静脉曲张不伴有溃疡或炎症（I83.9）	9.27
			四肢动脉的动脉粥样硬化（I70.2）	4.84
			动脉硬化性心脏病（I25.1）	4.31
			未特指的下肢静脉炎和血栓性静脉炎（I80.3）	3.26
17	0.11	肾病综合征 （N04）	特发性（原发性）高血压（I10.X）	17.74
			未特指的肾炎综合征，弥漫性膜性肾小球肾炎（N50.2）	9.47
			其他糖蛋白代谢紊乱（E77.8）	3.97
			非胰岛素依赖型糖尿病不伴有并发症（E11.9）	3.03
			肺的其他疾患（J98.4）	2.86
18	0.11	心绞痛 （I20）	动脉硬化性心脏病（I25.1）	69.27
			未特指的心力衰竭（I50.9）	7.01
			特发性（原发性）高血压（I10.X）	5.72
			未特指的慢性缺血性心脏病（I25.9）	2.05
			陈旧性心肌梗死（I25.2）	1.28
19	0.11	消化系统其他和 不明确部位的 良性肿瘤 （D13）	未特指的慢性胃炎（K29.5）	15.95
			胃和十二指肠息肉（K31.7）	7.47
			其他胃炎（K29.6）	7.16
			慢性浅表性胃炎（K29.3）	6.57
			特发性（原发性）高血压（I10.X）	5.34
20	0.10	紫癜和其他 出血性情况 （D69）	未特指的急性上呼吸道感染（J06.9）	13.15
			未特指的急性扁桃体炎（J03.9）	8.22
			未特指的急性支气管炎（J20.9）	5.15
			特发性（原发性）高血压（I10.X）	4.84
			变应性［过敏性］紫癜（D69.0）	4.21

第三节 各省（自治区、直辖市）115个低风险组疾病基本情况

一、各省（自治区、直辖市）三级综合医院115个低风险组疾病基本情况

对2016—2019年连续上传的1260家三级公立综合医院的115个低风险组疾病的出院人次数占年度总出院人次数比例，按31个省（自治区、直辖市）和新疆生产建设兵团（以下简称"兵团"）进行比较，2016年全国均值为43.31%，其中黑龙江最低（38.08%），江苏最高（46.44%）；2017年全国均值为43.26%，其中黑龙江最低（37.98%），青海最高（47.73%）；2018年全国均值为43.33%，其中黑龙江最低（38.11%），兵团最高（47.58%）；2019年全国均值为43.78%，其中黑龙江最低（38.96%），兵团最高（47.60%）（表3-2-3-1）。

对1260家三级公立综合医院的115个低风险组疾病住院患者死亡率，按31个省（自治区、直辖市）和兵团进行比较，2016年全国均值为0.08%，北京最高（0.51%），福建最低（0.01%）；2017年全国均值为0.07%，其中北京最高（0.56%），江苏和福建最低（0.01%）；2018年全国均值为0.08%，其中北京最高（0.57%），福建和浙江最低（0.01%）；2019年全国均值为0.07%，其中北京最高（0.51%），福建、江苏和浙江最低（0.01%）（表3-2-3-1）。

二、各省（自治区、直辖市）二级综合医院115个低风险组疾病基本情况

对2017—2019年连续上传的2060家二级公立综合医院的115个低风险组疾病的出院人次数占年度总出院人次数比例，按31个省（自治区、直辖市）和兵团进行比较，2017年全国均值为41.80%，其中黑龙江最低（28.95%），宁夏最高（48.03%）；2018年全国均值为41.31%，其中黑龙江最低（27.56%），宁夏最高（46.78%）；2019年全国均值为40.83%，其中黑龙江最低（27.21%），宁夏最高（46.49%）（表3-2-3-2）。

对2060家二级公立综合医院的115个低风险组疾病出院患者死亡率，按31个省（自治区、直辖市）和兵团进行比较，2017年全国均值为0.06%，其中北京最高（1.56%），青海、福建和宁夏最低（0.01%）；2018年全国均值为0.06%，其中北京最高（1.77%），福建和宁夏最低（0.01%）；2019年全国均值为0.06%，其中北京最高（1.83%），西藏最低（0）（表3-2-3-2）。

表 3-2-1　2016—2019 年全国三级公立综合医院 115 个低风险组疾病各省（自治区、直辖市）数据比较（按 2019 年死亡率降序排列）

省（自治区、直辖市）	2016 年				2017 年				2018 年				2019 年			
	总出院人次	115 个疾病例数	115 个疾病占比（%）	115 个疾病死亡率（%）	总出院人次	115 个疾病例数	115 个疾病占比（%）	115 个疾病死亡率（%）	总出院人次	115 个疾病例数	115 个疾病占比（%）	115 个疾病死亡率（%）	总出院人次	115 个疾病例数	115 个疾病占比（%）	115 个疾病死亡率（%）
北京	1 472 031	656 826	44.62	0.51	1 545 310	679 207	43.95	0.56	1 673 446	729 039	43.57	0.57	1 890 620	859 410	45.46	0.51
辽宁	2 908 126	1 179 988	40.58	0.25	3 063 965	1 287 908	42.03	0.25	3 287 445	1 391 579	42.33	0.26	3 316 899	1 460 455	44.03	0.28
吉林	1 252 455	485 401	38.76	0.29	1 303 256	518 115	39.76	0.27	1 376 095	566 055	41.13	0.48	1 452 931	621 121	42.75	0.16
黑龙江	1 930 641	735 278	38.08	0.13	2 027 376	769 942	37.98	0.17	2 075 516	790 968	38.11	0.18	2 249 079	876 344	38.96	0.15
内蒙古	1 054 247	465 049	44.11	0.12	1 134 253	509 316	44.90	0.12	1 240 728	560 166	45.15	0.09	1 292 393	589 732	45.63	0.14
新疆	914 265	400 295	43.78	0.04	969 647	424 138	43.74	0.04	1 013 167	450 750	44.49	0.04	1 146 538	512 682	44.72	0.07
兵团	303 068	140 634	46.40	0.47	328 811	155 385	47.26	0.07	307 354	146 241	47.58	0.09	330 020	157 081	47.60	0.07
河北	2 029 423	916 956	45.18	0.06	2 151 176	984 120	45.75	0.06	2 264 304	1 041 948	46.02	0.05	2 459 697	1 164 992	47.36	0.07
青海	316 665	138 968	43.88	0.06	319 997	152 724	47.73	0.07	336 615	137 966	40.99	0.06	389 184	169 041	43.43	0.06
天津	543 220	220 906	40.67	0.05	564 950	232 235	41.11	0.05	589 582	249 646	42.34	0.07	707 690	305 631	43.19	0.06
上海	1 366 129	575 490	42.13	0.08	1 478 301	630 416	42.64	0.08	1 603 341	683 135	42.61	0.06	1 788 344	778 787	43.55	0.06
湖北	3 500 056	1 591 340	45.47	0.06	3 788 503	1 697 735	44.81	0.06	4 075 104	1 817 629	44.60	0.06	4 500 269	2 004 085	44.53	0.05
广西	1 744 084	733 333	42.05	0.07	1 906 934	801 965	42.06	0.06	2 058 178	854 832	41.53	0.05	2 303 518	959 583	41.66	0.05
贵州	1 286 263	534 850	41.58	0.10	1 437 306	593 130	41.27	0.05	1 614 643	661 026	40.94	0.04	1 722 722	706 741	41.02	0.05
河南	2 825 119	1 154 656	40.87	0.06	3 143 533	1 279 732	40.71	0.05	3 518 511	1 460 478	41.51	0.04	3 917 318	1 729 871	44.16	0.05
西藏	48 145	21 133	43.89	0.09	57 640	23 569	40.89	0.11	59 239	23 149	39.08	0.07	76 630	31 139	40.64	0.05

续表

省（自治区、直辖市）	2016年				2017年				2018年				2019年			
	总出院人次	115个疾病例数	115个疾病占比（%）	115个疾病死亡率（%）	总出院人次	115个疾病例数	115个疾病占比（%）	115个疾病死亡率（%）	总出院人次	115个疾病例数	115个疾病占比（%）	115个疾病死亡率（%）	总出院人次	115个疾病例数	115个疾病占比（%）	115个疾病死亡率（%）
安徽	1 861 849	827 108	44.42	0.05	2 101 947	929 460	44.22	0.05	2 186 134	973 515	44.53	0.05	2 390 249	1 080 515	45.21	0.04
重庆	922 708	411 048	44.55	0.06	972 668	427 607	43.96	0.04	1 031 960	453 468	43.94	0.04	1 142 048	504 348	44.16	0.04
四川	4 777 942	2 037 813	42.65	0.06	5 160 043	2 181 912	42.28	0.05	5 367 397	2 265 557	42.21	0.05	5 872 717	2 438 748	41.53	0.04
陕西	1 399 564	639 466	45.69	0.05	1 517 713	690 977	45.53	0.04	1 653 618	756 419	45.74	0.04	1 823 101	836 668	45.89	0.04
宁夏	364 673	167 400	45.90	0.05	371 588	169 313	45.56	0.04	406 256	186 414	45.89	0.07	447 388	203 599	45.51	0.03
山西	983 005	449 365	45.71	0.05	1 054 798	479 455	45.45	0.03	1 158 653	533 190	46.02	0.03	1 242 056	573 572	46.18	0.03
广东	5 282 180	2 291 670	43.38	0.05	5 646 794	2 439 731	43.21	0.05	5 997 792	2 579 793	43.01	0.04	6 495 404	2 787 503	42.92	0.03
云南	1 297 049	537 319	41.43	0.04	1 403 375	570 967	40.69	0.03	1 515 743	612 433	40.40	0.03	1 608 368	649 849	40.40	0.03
江西	1 376 922	589 378	42.80	0.03	1 469 984	629 587	42.83	0.02	1 621 688	684 293	42.20	0.02	1 827 922	763 893	41.79	0.03
海南	460 636	191 883	41.66	0.02	492 627	202 811	41.17	0.03	512 757	206 371	40.25	0.03	555 616	228 881	41.19	0.03
山东	3 926 165	1 812 392	46.16	0.03	4 260 969	1 953 456	45.85	0.03	4 508 546	2 080 808	46.15	0.03	4 925 050	2 303 064	46.76	0.02
甘肃	693 057	284 787	41.09	0.02	760 973	310 449	40.80	0.03	847 391	336 254	39.68	0.02	1 001 363	412 532	41.20	0.02
湖南	2 437 705	1 012 658	41.54	0.06	2 583 224	1 086 854	42.07	0.06	2 677 134	1 133 447	42.34	0.06	3 006 285	1 277 532	42.50	0.02
福建	1 688 140	776 463	46.00	0.01	1 779 630	817 362	45.93	0.01	1 879 817	846 414	45.03	0.01	2 026 672	907 001	44.75	0.01
江苏	4 048 321	1 879 892	46.44	0.02	4 328 594	2 003 547	46.29	0.01	4 581 630	2 148 568	46.90	0.02	4 780 875	2 249 172	47.05	0.01
浙江	3 592 011	1 520 897	42.34	0.02	3 859 375	1 613 065	41.80	0.02	4 165 779	1 761 057	42.27	0.01	4 656 132	1 968 451	42.28	0.01
全国	58 605 864	25 380 642	43.31	0.08	62 984 900	27 246 190	43.26	0.07	67 205 563	29 122 608	43.33	0.08	73 345 098	32 112 013	43.78	0.07

表3-2-3-2　2017—2019年全国二级公立综合医院115个低风险组疾病各省（自治区、直辖市）死亡率（按2019年死亡率降序排列）

省（自治区、直辖市）	2017年				2018年				2019年			
	总出院人次	115个疾病例数	115个疾病占比（%）	115个疾病死亡率（%）	总出院人次	115个疾病例数	115个疾病占比（%）	115个疾病死亡率（%）	总出院人次	115个疾病例数	115个疾病占比（%）	115个疾病死亡率（%）
北京	214 304	87 735	40.94	1.56	222 254	91 498	41.17	1.77	225 124	94 953	42.18	1.83
天津	70 399	26 687	37.91	0.24	67 130	25 977	38.70	0.23	70 486	26 735	37.93	0.58
吉林	435 393	149 742	34.39	0.21	488 082	174 072	35.66	0.29	532 792	193 506	36.32	0.35
辽宁	478 640	165 987	34.68	0.30	483 991	172 220	35.58	0.43	508 483	175 920	34.60	0.35
黑龙江	648 515	187 747	28.95	0.25	657 084	181 098	27.56	0.27	712 349	193 832	27.21	0.26
上海	766 693	311 819	40.67	0.23	814 499	329 063	40.40	0.19	872 408	350 297	40.15	0.16
江苏	986 770	396 802	40.21	0.12	1 031 367	415 840	40.32	0.14	1 082 855	431 868	39.88	0.14
内蒙古	649 561	255 116	39.28	0.10	706 271	273 236	38.69	0.10	693 290	265 617	38.31	0.12
兵团	75 653	33 085	43.73	0.07	78 656	35 657	45.33	0.06	85 498	39 166	45.81	0.07
湖北	1 868 680	813 092	43.51	0.06	1 937 894	844 929	43.60	0.07	2 033 097	875 344	43.05	0.06
河北	1 744 943	710 287	40.71	0.05	1 829 769	725 319	39.64	0.06	1 834 156	741 143	40.41	0.05
山东	4 043 110	1 705 249	42.18	0.11	4 058 954	1 692 122	41.69	0.05	4 239 480	1 760 792	41.53	0.05
四川	889 894	379 437	42.64	0.05	922 414	383 664	41.59	0.05	1 021 469	414 690	40.60	0.05
重庆	1 107 337	478 948	43.25	0.04	1 172 164	508 879	43.41	0.04	1 294 089	557 481	43.08	0.04
广东	2 572 907	1 114 407	43.31	0.04	2 615 883	1 085 596	41.50	0.03	2 784 601	1 107 783	39.78	0.04
河南	4 048 580	1 570 160	38.78	0.03	4 410 966	1 722 639	39.05	0.03	4 808 814	1 900 743	39.53	0.04
新疆	1 377 036	601 460	43.68	0.06	1 442 777	625 180	43.33	0.05	1 580 885	731 651	46.28	0.03

续表

省(自治区、直辖市)	2017 年				2018 年				2019 年			
	总出院人次	115 个疾病例数	115 个疾病占比(%)	115 个疾病死亡率(%)	总出院人次	115 个疾病例数	115 个疾病占比(%)	115 个疾病死亡率(%)	总出院人次	115 个疾病例数	115 个疾病占比(%)	115 个疾病死亡率(%)
广西	1 808 126	776 829	42.96	0.04	1 857 637	762 489	41.05	0.04	2 045 167	820 838	40.14	0.03
江西	1 392 782	612 568	43.98	0.03	1 492 738	631 251	42.29	0.02	1 607 806	638 422	39.71	0.03
安徽	1 029 495	444 395	43.17	0.02	1 037 315	446 279	43.02	0.02	1 115 558	471 868	42.30	0.03
山西	917 375	385 311	42.00	0.03	971 800	410 777	42.27	0.02	1 010 732	428 501	42.40	0.03
陕西	1 758 355	789 742	44.91	0.03	1 901 936	842 628	44.30	0.03	1 992 293	871 959	43.77	0.03
青海	107 718	47 932	44.50	0.01	110 864	49 375	44.54	0.03	112 373	48 986	43.59	0.02
贵州	801 074	348 676	43.53	0.02	870 702	374 737	43.04	0.02	944 391	383 585	40.62	0.02
云南	2 677 127	1 205 147	45.02	0.02	2 928 223	1 319 795	45.07	0.03	3 072 777	1 358 814	44.22	0.02
浙江	1 201 552	462 106	38.46	0.02	1 261 425	475 761	37.72	0.02	1 373 755	505 598	36.80	0.02
福建	1 044 802	466 197	44.62	0.01	1 059 382	469 023	44.27	0.01	1 120 693	487 724	43.52	0.02
甘肃	996 882	440 023	44.14	0.02	1 102 331	466 203	42.29	0.02	1 198 387	499 618	41.69	0.01
湖南	2 218 104	874 328	39.42	0.04	2 300 241	907 903	39.47	0.03	2 529 270	963 934	38.11	0.01
海南	132 078	51 469	38.97	0.03	133 737	49 904	37.32	0.02	135 950	51 437	37.84	0.01
宁夏	294 146	141 271	48.03	0.01	296 369	138 635	46.78	0.01	313 431	145 703	46.49	0.01
西藏	6045	2708	44.80	0.04	5677	2154	37.94	0.05	5644	1900	33.66	0
全国	38 364 076	16 036 462	41.80	0.06	40 270 532	16 633 903	41.31	0.06	42 958 103	17 540 408	40.83	0.06

第四节 小 结

一、结果影响因素

（一）纳入样本分析

由于全国 115 个低风险组疾病主要分布在三级和二级公立综合医院，考虑到专科医院和民营医院数据量少，差异性大，为保证数据和结果的有效性和准确性，本次统计主要纳入 2016—2019 年连续上传的三级公立综合医院和二级公立综合医院数据进行分析。三级公立综合医院纳入分析比例为 95.96%，能够较好代表全国三级综合医院的总体水平；二级公立综合医院纳入分析比例为 76.81%，相对偏低，其分析结果与全国二级综合医院的实际总体水平可能会存在一定偏差。

（二）数据质量分析

因本次统计数据分别来源于全国三级公立医院绩效考核病案首页采集系统、全国二级公立医院绩效考核病案首页采集系统和 NCIS 三个系统，可能会受不同医院的病案首页上传的数量和数据质量等影响。本次分析仅提取符合 115 个低风险组疾病诊断的病例数据，可能存在未按 ICD-10 诊断标准填写的遗漏情况，以及本次数据中未包含病情严重程度等细化指标。

（三）地区差异分析

在不同省（自治区、直辖市）的数据比较中，由于不同地区的医院数量和结构、病例数量和特点、医疗技术水平和信息化程度等各方面均存在较大的差异性，所以本次分析的 115 个低风险组疾病相关数据可能难以全面评价和有效代表不同省（自治区、直辖市）的医疗质量水平，分析结果仅供参考。

二、分析结果

通过对 115 个低风险组疾病数据进行分析发现：

1. 目前我国二级医院数量多于三级医院，但住院患者数量主要集中在三级公立综合医院，且不同地区的医院数量、不同级别和不同类型的医院组成结构等均存在较大差异，其中民营医院的医院数量和住院患者人次数所占比例均极低。

2. 住院患者总人次数、115 个低风险组疾病住院患者的出院人次数和每住院人次费用均呈逐年上升趋势，115 个低风险组疾病的住院患者死亡率和平均住院日呈逐年下降趋势。

3. 全国二级和三级公立综合医院的 115 个低风险组疾病住院患者死亡率排名前 20 位的疾病从 2016 年至 2019 年发生较大变化，除少数几种疾病的死亡率出现明显上升，其余大部分疾病的死亡率均呈下降趋势或维持相对稳定水平。

4. 不同省（自治区、直辖市）的 115 个低风险组疾病住院患者的出院人次数、占总住院患者人次数比例及死亡率均存在较大的地区差异，其中北京市的二级和三级公立综合医院的死亡率均为全国最高。

三、下一步建议

1. 按照国家卫生健康行政部门的相关要求，进一步规范住院病案首页出院主要诊断的填写。

2. 按照国务院关于推进分级诊疗制度建设的指导意见，应当逐步提高二级医院收治 115 个低风险组疾病的比例，提高三级综合医院的医疗资源使用效率和质量。

3. 本部分低风险组疾病是指由疾病本身导致死亡的可能性较低（≤0.5%）的疾病，医疗机构应结合本机构情况，进行 ICD 低风险病种患者住院死亡率的监测，并结合患者病情严重程度的评估，进行有效的管理及改进。

第三章

减少对患者的伤害
——医疗质量安全不良事件数据分析

本部分数据引自国家卫生健康委医政医管局主管的"国家医疗质量管理与控制信息网"（www. ncis.cn）"年度全国医疗质量抽样调查系统"中，综合、专科医院调查表的第六部分"医疗安全（不良）事件/错误报告"及"医疗安全报告和学习系统"。

第一节　医院内部医疗质量安全不良事件报告工作调研概况

保障患者安全，提高医疗服务质量是医院的基本工作。收集医院内部医疗质量安全不良事件上报信息，分析相关数据，发现制度流程实践过程中存在的问题并提出改进建议，是保障医疗安全的重要途径，这一做法已被很多国家所采用。

自 2017 年开始，国家卫生健康委医政医管局在全国医疗质量抽样调查中增加医院内部"医疗质量安全不良事件/错误报告"的信息，至今已是第 4 年的收集，旨在为国家医疗质量与安全管理提供基线数据。

注：医疗质量安全不良事件的定义、类别与性质，与国家医疗质量管理与控制信息网（www.ncis.cn）升级后的新版"医疗安全报告与学习系统 v3.0"保持一致。

1. **医疗质量安全不良事件的定义**（试行）

医疗质量安全不良事件指在医疗机构内被工作人员主动发现的，或患者在接受诊疗服务过程中出现的，除了患者自身疾病自然过程之外的各种因素所致的不安全隐患、状态或造成后果的负性事件。

2. **医疗质量安全不良事件类别**（试行）

Ⅰ级事件：发生错误，造成患者死亡（包括损害程度 Ⅰ 级）

Ⅱ级事件：发生错误，且造成患者伤害（包括损害程度 E、F、G、H 级）

Ⅲ级事件：发生错误，但未造成患者伤害（包括损害程度 B、C、D 级）

Ⅳ级事件：错误未发生（错误隐患）（包括损害程度 A 级）

3. **给患者造成损害的轻重程度**（试行）

A 级　客观环境或条件可能引发不良事件（不良事件隐患）

B 级　不良事件发生但未累及患者

C 级　不良事件累及到患者但没有造成伤害

D 级　不良事件累及到患者需要进行监测以确保患者不被伤害，或需通过干预阻止伤害发生

E 级　不良事件造成患者暂时性伤害并需要进行治疗或干预

F 级　不良事件造成患者暂时性伤害并需要住院或延长住院时间

G 级　不良事件造成患者永久性伤害

H 级　不良事件发生并导致患者需要治疗挽救生命

I 级　不良事件发生导致患者死亡

第二节　医疗质量安全不良事件/错误质量安全调研情况分析

一、2020 年全国抽样医院填报的医疗质量安全不良事件/错误发生情况

选择 2020 年全国医疗质量抽样调查中"医疗质量安全不良事件/错误报告"填报完整度较好的医院 3378 家（包括三级公立医院 1338 家、二级公立医院 1611 家、三级民营医院 83 家、二级民营医院 346 家）进行 2019 年度医疗质量安全不良事件（以下简称"不良事件"）发生情况数据分析，不同机构类别分布见表 3-3-2-1。

表 3-3-2-1　不同机构类别医疗机构纳入医疗质量安全不良事件调研分析的机构分布情况（家）

机构类别	专科类别	三级公立	二级公立	三级民营	二级民营	合计
综合医院	/	1034	1269	66	258	2627
专科医院	传染病专科	44	16	—	—	60
	儿童专科	20	3	—	3	26
	妇产、妇儿专科	17	6	6	37	66
	妇幼保健院	123	244		1	368
	精神专科	60	66	1	39	166
	心血管/心脑血管专科	9	—	4	2	15
	肿瘤专科	31	7	6	6	50
合计		1338	1611	83	346	3378

（一）医疗机构每百名出院人次不良事件/错误发生总体情况

2019 年度，抽样的 3378 家医疗机构，每百名出院人次不良事件/错误［包括主动（署名）上报及院内系统（匿名）上报］发生例数均值为 0.84（图 3-3-2-1），其四分位分布情况详见图 3-3-2-2 至图 3-3-2-4。

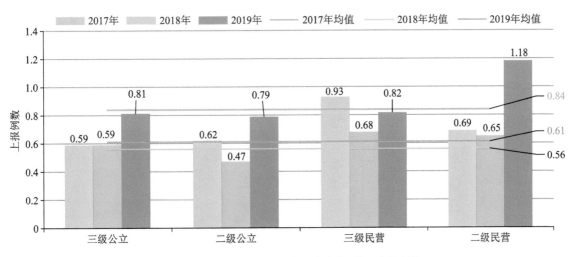

图 3-3-2-1　每百名出院人次不良事件/错误上报例数

每百名出院人次不良事件/错误［包括主动（署名）上报及院内系统（匿名）上报］发生例数，三级公立医院2017年度中位数为0.29，均值为0.55，2018年度中位数为0.32，均值为0.59，2019年度中位数为0.34，均值为0.81；二级公立医院2017年度中位数为0.27，均值为0.52，2018年度中位数为0.28，均值为0.47，2019年度中位数为0.27，均值为0.79；三级民营医院2017年度中位数为0.54，均值为0.88，2018年度中位数为0.51，均值为0.68，2019年度中位数为0.37，均值为0.82；二级民营医院2017年度中位数为0.41，均值为0.66，2018年度中位数为0.34，均值为0.65，2019年度中位数为0.33，均值为1.18（图3-3-2-2）。

每百名出院人次医院应当主动（署名）报告的事件发生例数，三级公立医院2017年度中位数为0.05，均值为0.07，2018年度中位数为0.05，均值为0.06，2019年度中位数为0.05，均值为0.09；二级公立医院2017年度中位数为0.05，均值为0.17，2018年度中位数为0.05，均值为0.07，2019年度中位数为0.04，均值为0.18；三级民营医院2017年度中位数为0.09，均值为0.10，2018年度中位数为0.07，均值为0.08，2019年度中位数为0.07，均值为0.09；二级民营医院2017年度中位数为0.07，均值为0.08，2018年度中位数为0.07，均值为0.08，2019年度中位数为0.04，均值为0.14（图3-3-2-3）。

每百名出院人次医院内部不良事件报告系统中收集的不良事件/或错误发生例数，三级公立医院2017年度中位数为0.26，均值为0.53，2018年度中位数为0.29，均值为0.57，2019年度中位数为0.29，均值为0.72；二级公立医院2017年度中位数为0.26，均值为0.42，2018年度中位数为0.26，均值为0.45，2019年度中位数为0.25，均值为0.61；三级民营医院2017年度中位数为0.48，均值为0.81，2018年度中位数为0.42，均值为0.64，2019年度中位数为0.36，均值为0.73；二级民营医院2017年度中位数为0.39，均值为0.66，2018年度中位数为0.36，均值为0.66，2019年度中位数为0.26，均值为1.04（图3-3-2-4）。

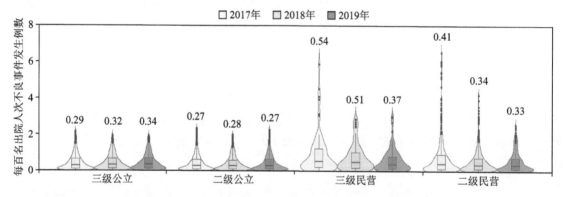

图3-3-2-2 2017—2019年度每百名出院人次全部不良事件/错误上报例数四分位分布情况

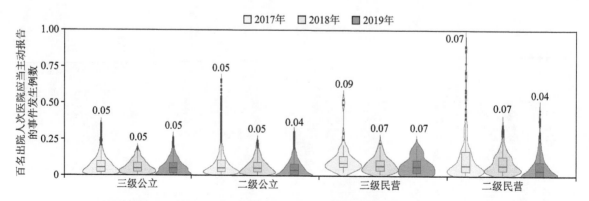

图3-3-2-3 2017—2019年每百名出院人次医院应当主动（署名）报告的
"五类"事件上报例数四分位分布情况

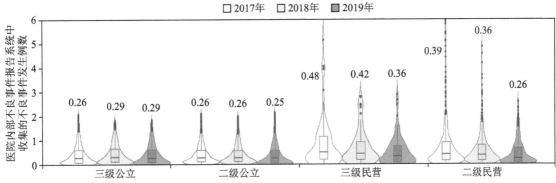

图 3-3-2-4　2017—2019 年每百名出院人次医院内部不良事件报告系统中
收集的不良事件/或错误发生例数四分位分布情况

（二）院均不良事件发生例数

通过分析发现，各医疗机构上报医院不良事件/错误的例数虽逐年增多，但院均不良事件/错误上报例数远低于实际发生例数，三级医院不良事件上报例数明显多于二级医院（图3-3-2-5）。

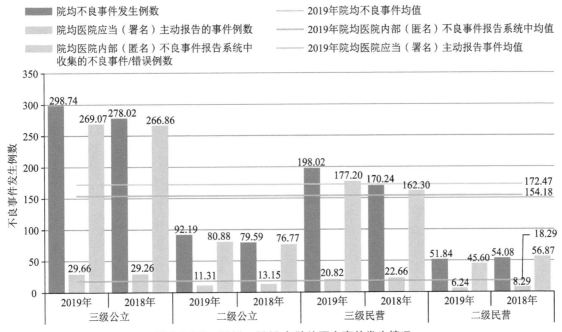

图 3-3-2-5　2018—2019 年院均不良事件发生情况

（三）床均不良事件发生情况（图3-3-2-6、图3-3-2-7）

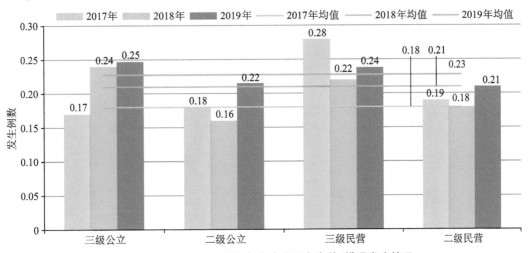

图 3-3-2-6　2017—2019 年度床均不良事件/错误发生情况

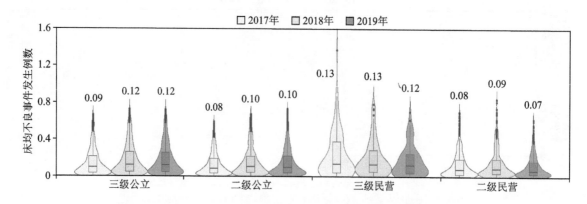

图 3-3-2-7　2017—2019 年度床均不良事件发生例数四分位分布情况

二、医院应当主动（署名）报告的"五类"事件发生情况

（一）医院应当主动（署名）报告的"五类"事件的例数及构成情况

1.抽样医院共填写应当主动（署名）报告的"五类"事件 61 788 例，其中

➤ 发生"住院患者失踪"隐患或行为的 1884 例（3.05%）

➤ 发生"住院患者自杀"隐患或行为的 2163 例（3.50%）

➤ 发生"产房新生儿被抱错"隐患或行为的 54 例（0.09%）

➤ 发生"手术、介入诊疗患者、术式及部位选择错误"隐患或行为 1132 例（1.83%）

➤ 发生"住院患者坠床与跌倒"隐患或行为的 56 555 例（91.53%）

2."五类"事件的类别与造成损害的轻重程度，其中

➤ Ⅰ级事件：发生错误，造成患者死亡（损害程度 Ⅰ 级）995 例（1.61%）

➤ Ⅱ级事件：发生错误，且造成患者伤害（损害程度 E、F、G、H 级）14 884 例（24.09%）

➤ Ⅲ级事件：发生错误，但未造成患者伤害（包括损害程度 B、C、D 级）38 906 例（62.97%）

➤ Ⅳ级事件：错误未发生（错误隐患）（包括损害程度 A 级）7003 例（11.33%）

详见表 3-3-2-2、图 3-3-2-8 及图 3-3-2-9。

表 3-3-2-2　医疗机构应当主动报告事件中对患者造成伤害事件分布表

事件分级	Ⅰ级	Ⅱ级			
损害程度	Ⅰ级	H级	G级	F级	E级
住院患者自杀	416	47	15	120	387
住院患者坠床与跌倒	404	112	181	3629	10 194
手术、介入诊疗患者、术式及部位选择错误	143	2	3	37	53
住院患者失踪	31	3	12	37	45
产房新生儿被抱错	1	1	1	2	3

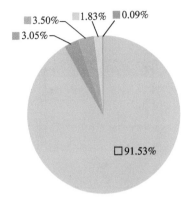

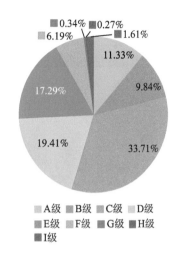

图 3-3-2-8 抽样医院应当主动（署名）
报告的"五类"事件类别构成比例

图 3-3-2-9 抽样医院应当主动（署名）报告的
"五类"事件给患者造成损害级别构成比例

（二）不同级别类别医疗机构"五类"事件发生的分布情况

抽样医院应当主动（署名）报告的"五类"事件中，三级公立医院 39 688 例，二级公立医院 18 213 例，三级民营医院 1728 例，二级民营医院 2159 例，公立医院是主动报告事件的主力。不同级别类别医院中，应当主动报告的事件占比最高的均为"住院患者坠床与跌倒"，占比最低的均为"产房新生儿被抱错"（图 3-3-2-10）。

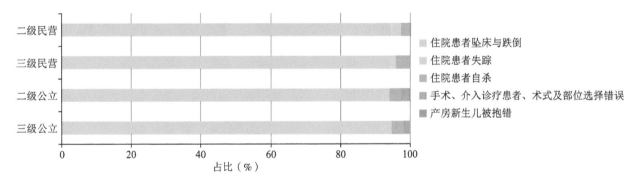

图 3-3-2-10 不同级别类别医院应当主动报告的"五类"事件各自构成比较

三、医院内部（匿名）不良事件报告系统中收集的不良事件/错误

（一）医院内部不良事件报告系统中收集的不良事件/错误例数及构成情况

抽样医院共填报各自医院内部（匿名）不良事件报告系统中收集的不良事件/错误 520 811 例，排前 3 位的分别是"药品使用与管理错误" 165 403 例（31.76%），"护理（基础）操作与管理错误" 78 083 例（14.99%），"医疗设施、设备使用与管理错误" 47 063 例（9.04%）。其中：

Ⅰ级事件：发生错误，造成患者死亡（损害程度 Ⅰ 级）2519 例（0.48%）；

Ⅱ级事件：发生错误，且造成患者伤害（损害程度 E、F、G、H 级）48 247 例（9.26%）；

Ⅲ级事件：发生错误，但未造成患者伤害（包括损害程度 B、C、D 级）342 176 例（65.70%）；

Ⅳ级事件：错误未发生（错误隐患）（包括损害程度 A 级）127 869 例（24.55%）。

详见表 3-3-2-3、图 3-3-2-11 及图 3-3-2-12。

表 3-3-2-3　医疗机构匿名报告事件中对患者造成伤害事件分布表

事件分级	Ⅰ级	Ⅱ级			
损害程度	I级	H级	G级	F级	E级
药品使用与管理错误	334	171	199	1102	9323
医院管理其他错误	282	32	43	327	1743
诊疗应用与管理错误	271	95	153	703	2915
诊疗常规、指南、操作规程应用与管理错误	266	89	121	585	1162
其他诊疗处置与管理错误	201	121	125	600	1781
手术操作与管理错误	186	165	322	3492	4273
医学影像应用与管理错误	159	47	64	108	230
护理（基础）操作与管理错误	136	98	156	1374	7568
医疗设施、设备使用与管理错误	126	79	115	285	1217
急救处置与管理错误	124	50	32	80	142
产科分娩操作与管理错误	86	37	62	366	574
导管插入输注与管理错误	48	9	9	273	1563
标本采集应用与管理	48	16	17	52	226
病历与其他诊疗记录文件书写与使用错误	46	32	212	74	111
导管介入诊疗操作与管理错误	43	28	25	145	385
体格检查应用与管理错误	39	12	22	37	44
信息传递/应用与管理错误	35	43	20	62	145
麻醉应用与管理错误	28	35	46	124	326
输血应用与管理错误	22	13	29	63	1014
功能检查应用与管理错误	18	19	21	38	118
内窥镜应用与管理错误	12	10	14	143	196
口腔修复操作与管理错误	9	5	10	26	109

（二）不同级别类别医疗机构收集的不良事件/错误的分布情况

抽样医院应当主动报告的事件中，三级公立医院 360 020 例（69.13%），二级公立医院 130 305 例（25.02%），三级民营医院 14 708 例（2.82%），二级民营医院 15 778 例（3.03%），三级公立医院内部报告系统中收集医疗质量安全不良事件/错误占比最高。

不同级别类别医院中，"药品使用与管理错误"占比最高，排名第 2 位的为"护理（基础）操作与管理错误"，而二级民营医院为"病历与其他整理记录文件书写与使用错误"，这与 2018 年度结论一致（图 3-3-2-13、图 3-3-2-14）。

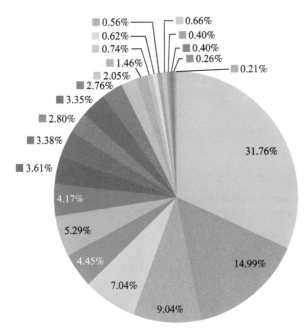

图 3-3-2-11 抽样医院内部系统收集的不良事件/错误类别构成

药品使用与管理错误 标本采集应用与管理 功能检查应用与管理错误
护理（基础）操作与管理错误 诊疗常规、指南、操作规程应用与管理错误 产科分娩操作与管理错误
医疗设施、设备使用与管理错误 信息传递/应用与管理错误 麻醉应用与管理错误
医院管理其他错误 手术操作与管理错误 导管介入诊疗操作与管理错误
病历与其他诊疗记录文件书写与使用错误 诊疗应用与管理错误 体格检查应用与管理错误
其他诊疗处置与管理错误 输血应用与管理错误 急救处置与管理错误
导管插入输注与管理错误 医学影像应用与管理错误 内窥镜应用与管理错误
口腔修复操作与管理错误

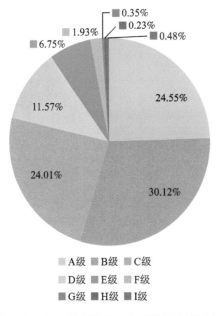

A级 B级 C级
D级 E级 F级
G级 H级 I级

图 3-3-2-12 抽样医院内部系统收集的不良
事件/错误给患者造成损害级别构成

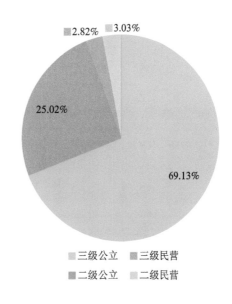

三级公立 三级民营
二级公立 二级民营

图 3-3-2-13 不同级别类别医院内部系统
收集不良事件例数比较

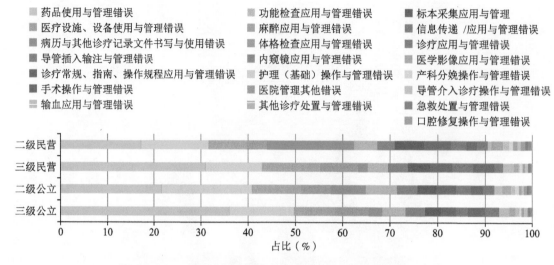

图 3-3-2-14　不同级别类别医院内部系统收集不良事件构成比较

四、各省（自治区、直辖市）不良事件/错误上报总体情况（表3-3-2-4）

表 3-3-2-4　各省（自治区、直辖市）抽样纳入医疗机构不良事件发生总体情况

（按照抽样医疗机构不良事件指标上报例数降序排列）

省 （自治区、 直辖市）	抽样 医疗 机构数	抽样医疗机 构不良事件 指标上报 例数	每百名出院 人次不良事 件发生例数	床均不良事 件发生例数	其中每百名 出院人次医 院应当主动 （署名）报 告的事件发 生例数	床均医院应 当（署名） 主动报告的 事件发生 例数	其中每百名 出院人次医 院内部不良 事件报告系 统中收集的 不良事件/ 或错误发生 例数	床均医院内 部不良事件 报告系统中 收集的不良 事件/或错误 发生例数
浙江	127	82 228	1.36	0.58	0.14	0.04	1.22	0.53
广东	311	54 541	0.71	0.27	0.10	0.03	0.61	0.24
山东	251	52 245	0.63	0.22	0.08	0.02	0.55	0.20
河南	235	40 353	0.58	0.19	0.06	0.02	0.52	0.17
河北	213	35 731	0.79	0.25	0.07	0.02	0.72	0.23
福建	99	28 796	0.84	0.37	0.06	0.03	0.79	0.34
江苏	169	28 531	0.91	0.20	0.37	0.03	0.54	0.17
湖北	99	25 429	0.73	0.26	0.09	0.02	0.64	0.24
四川	267	24 666	0.62	0.18	0.14	0.03	0.48	0.15
云南	138	22 399	0.63	0.25	0.09	0.03	0.53	0.22
新疆	65	20 564	0.78	0.31	0.07	0.02	0.71	0.28
江西	122	19 183	0.80	0.25	0.10	0.03	0.69	0.23
陕西	139	18 209	0.59	0.22	0.08	0.03	0.51	0.19
广西	120	18 197	0.47	0.21	0.06	0.02	0.41	0.19
贵州	131	14 135	1.19	0.19	0.17	0.02	1.02	0.17
内蒙古	57	13 161	2.56	0.30	0.13	0.02	2.43	0.28

续表

省（自治区、直辖市）	抽样医疗机构数	抽样医疗机构不良事件指标上报例数	每百名出院人次不良事件发生例数	床均不良事件发生例数	其中每百名出院人次医院应当主动（署名）报告的事件发生例数	床均医院应当（署名）主动报告的事件发生例数	其中每百名出院人次医院内部不良事件报告系统中收集的不良事件/或错误发生例数	床均医院内部不良事件报告系统中收集的不良事件/或错误发生例数
重庆	100	11 918	0.83	0.23	0.12	0.03	0.71	0.20
安徽	75	11 859	0.44	0.18	0.08	0.03	0.37	0.15
辽宁	98	8226	0.63	0.12	0.07	0.01	0.56	0.11
湖南	67	7074	0.40	0.11	0.09	0.02	0.31	0.09
北京	60	6769	1.27	0.13	0.46	0.02	0.80	0.11
上海	59	6610	1.28	0.12	0.52	0.02	0.76	0.10
山西	104	6551	0.58	0.15	0.06	0.01	0.53	0.14
青海	22	4880	0.91	0.27	0.07	0.02	0.84	0.25
海南	24	4636	0.80	0.30	0.08	0.03	0.72	0.27
天津	48	3949	5.95	0.27	1.26	0.07	4.69	0.20
甘肃	29	3582	0.48	0.18	0.03	0.01	0.44	0.17
吉林	56	2885	0.27	0.08	0.05	0.01	0.22	0.07
兵团	13	2106	0.79	0.29	0.13	0.04	0.66	0.24
宁夏	22	1886	0.29	0.11	0.04	0.02	0.25	0.10
黑龙江	37	964	0.17	0.04	0.03	0.01	0.13	0.03
西藏	21	336	1.67	0.22	0.06	0.01	1.61	0.21
全国	3378	582 599	0.84	0.23	0.14	0.02	0.70	0.20

收集不良事件信息，发布警示信息，从而发现医院安全系统存在的不足，提高目前医院的系统安全水平，跨出建立医疗安全体系持续改进的第一步，这一做法已被国际上广泛采用。

从本年度各省份被抽样医疗机构内部不良事件指标上报总体情况来看，上报例数越多及相关比值越高的省份，并非是医疗安全情况不佳，而表明该省（自治区、直辖市），如前3位的浙江省、广东省、山东省的医疗机构对"不良事件"上报工作的重视程度较高，提高医疗安全的措施相对到位，进而为下一步促进医院文化建设，应用质量管理工具，深入开展安全质量持续改进工作，营造良好的医疗安全文化氛围。

第三节 医疗质量安全不良事件过程质量情况分析

本部分数据来源于国家医疗质量管理与控制信息网（www.ncis.cn）的"医疗质量安全报告与学习平台"中2019年度的全国各级各类医疗机构自愿上报的"医疗质量安全不良事件"（简称"不良事件"）数据，数据清理后共纳入7135条进行分析。

一、医疗质量安全不良事件类别及设置情况

医疗质量安全报告与学习平台将不良事件分为15类，分别为药品使用与管理类、治疗与处置使用与管理类、医技检查使用与管理类、临床护理与管理类、导管使用与管理类、设备器械使用与管理类、输血使用与管理类、麻醉使用与管理类、手术使用与管理类、跌倒坠床事件类、输液反应事件类、住院压力性损伤事件类、体内假体装置植入物和移植物事件、药物不良反应事件及其他安全管理及意外伤害事件类。

2019年度纳入分析的7135条不良事件数据中，占比最多的前5位的不良事件分别为临床护理与管理类（17.83%）、药品使用与管理类（15.33%）、安全管理及意外伤害事件类（12.14%）、药物不良反应事件（10.20%）及治疗与处置使用与管理类（9.94%），5项合计占比达到65.44%。在此5项不良事件类别基础上，按照提供何种服务时发生不良事件再进行分类（图3-3-3-1）。

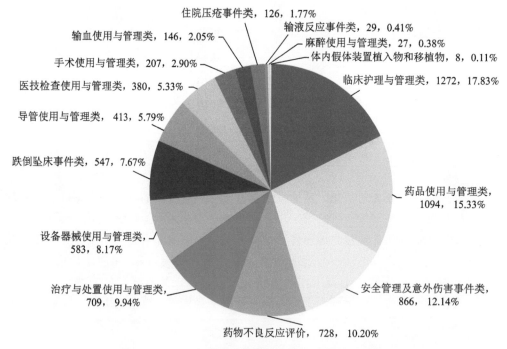

图3-3-3-1　2019年医疗质量安全不良事件发生类别

（一）临床护理类不良事件发生时患者所处服务时段

如表3-3-3-1所示，在1272例上报的临床护理类医疗质量安全不良事件发现时患者所处的服务时段来看，排在首位的是"住院"服务时段，占报告总例数的55.74%（709例）；其次是"服务项目不明"，占25.47%（324例）；"手术"服务时段排第3位，占3.85%（49例）。

表 3-3-3-1 临床护理类不良事件发生时患者所处服务时段

服务类别	例数	比例（%）	服务类别	例数	比例（%）
住院	709	55.74	康复针灸按摩	5	0.39
服务项目不明	324	25.47	分娩	4	0.31
手术	49	3.85	留观	4	0.31
药品治疗	40	3.14	麻醉	4	0.31
输液注射	35	2.75	输血	4	0.31
门诊	18	1.42	卫生间	4	0.31
采集标本	14	1.10	口腔护理	3	0.24
医技检查	14	1.10	公共服务设施	1	0.08
其他	13	1.02	介入诊疗（导管）	1	0.08
急诊	11	0.86	转运	1	0.08
口腔治疗	8	0.63	总计	1272	100.00
有创操作	6	0.47			

（二）药品使用与管理类不良事件发生时患者所处服务时段

药品使用与管理类不良事件发生时患者所处服务时段如表 3-3-3-2 所示，2019 年度，在 1094 例上报数据中排名前 3 位的分别为："住院"服务时段（58.68%，642 例）、"药品治疗"服务时段（23.03%，252 例）及"门诊"服务时段（6.12%，67 例）。

表 3-3-3-2 药品使用与管理类不良事件发生时患者所处服务时段

服务类别	例数	比例（%）	服务类别	例数	比例（%）
住院	642	58.68	留观	5	0.46
药品治疗	252	23.03	麻醉	4	0.37
门诊	67	6.12	介入诊疗（导管）	2	0.18
服务项目不明	54	4.93	康复针灸按摩	2	0.18
输液注射	34	3.11	其他	2	0.18
急诊	9	0.82	镇痛	2	0.18
手术	9	0.82	分娩	1	0.09
医技检查	9	0.82	总计	1094	100.00

（三）安全管理及意外伤害事件类不良事件发生时患者所处服务时段

安全管理及意外伤害事件类不良事件发生时患者所处服务时段详见表 3-3-3-3，2019 年度，在 866 例上报数据中占比最多的是"住院"服务时段，为 62.01%（537 例），其次为"服务项目不明"（11.66%，101 例），"其他"服务时段占（5.77%，50 例）。

（四）药物不良反应事件类不良事件发生时患者所处服务时段

药物不良反应事件类不良事件发生时患者所处服务时段详见表 3-3-3-4，2019 年度，在 728 例上报数据中排名前三位的依次是"住院"服务时段（57.97%，422 例）、"门诊"服务时段（24.45%，178 例）及"服务项目不明"服务时段（6.87%，50 例）。

表 3-3-3-3　安全管理及意外伤害事件类不良事件发生时患者所处服务时段

服务类别	例数	比例（%）	服务类别	例数	比例（%）
住院	537	62.01	清扫	6	0.69
服务项目不明	101	11.66	分娩	5	0.58
其他	50	5.77	有创操作	4	0.46
门诊	42	4.85	口腔治疗	3	0.35
手术	23	2.66	卫生间	3	0.35
输液注射	23	2.66	介入诊疗（导管）	2	0.23
公共服务设施	16	1.85	转运	2	0.23
医技检查	12	1.39	留观	1	0.12
药品治疗	10	1.15	麻醉	1	0.12
急诊	9	1.04	输血	1	0.12
康复针灸按摩	8	0.92	总计	866	100.00
采集标本	7	0.81			

表 3-3-3-4　药物不良反应事件类不良事件发生时患者所处服务时段

服务类别	例数	比例（%）	服务类别	例数	比例（%）
住院	422	57.97	留观	4	0.55
门诊	178	24.45	麻醉	3	0.41
服务项目不明	50	6.87	手术	3	0.41
药品治疗	30	4.12	介入诊疗（导管）	2	0.27
医技检查	21	2.88	其他	1	0.14
急诊	9	1.24	总计	728	100.00
输液注射	5	0.69			

（五）处置使用与管理类不良事件发生时患者所处服务时段

处置使用与管理类不良事件发生时患者所处服务时段详见表 3-3-3-5，2019 年度，在 709 例上报数据中占比最多的是"住院"服务时段（57.97%，411 例），其次为"服务项目不明"（10.30%，73 例）及"手术"服务时段（8.60%，61 例）。

表 3-3-3-5　处置使用与管理类不良事件发生时患者所处服务时段

服务类别	例数	比例（%）	服务类别	例数	比例（%）
住院	411	57.97	康复针灸按摩	9	1.27
服务项目不明	73	10.30	介入诊疗（导管）	8	1.13
手术	61	8.60	输液注射	6	0.85
门诊	32	4.51	医技检查	6	0.85
药品治疗	28	3.95	输血	3	0.42
有创操作	26	3.67	采集标本	2	0.28
其他	17	2.40	急诊	2	0.28
分娩	14	1.97	口腔护理	1	0.14
口腔治疗	10	1.41	总计	709	100.00

二、不良事件发生情况及发生时间

不良事件根据事件损害程度从重到轻共分为四类（表3-3-3-6）。在2019年的7135条不良事件数据中，Ⅲ级事件（发生错误，但未造成患者伤害）发生的占比最高，为68.73%；发生错误，Ⅰ级事件（发生错误，造成患者死亡）和Ⅱ级事件（发生错误，且造成患者伤害）发生的占比为15.20%；Ⅳ级事件发生率为15.45%，无法确定的占比为0.62%。与2018年不良事件数据相比较，各事件等级发生率的结构分布未见明显改变。

表3-3-3-6 2018年和2019年医疗质量安全不良事件类别情况

事件等级	2018年		2019年	
	例数	百分比（%）	例数	百分比（%）
Ⅰ级事件：发生错误，造成患者死亡（包括损害程度Ⅰ级）	34	0.49	33	0.46
Ⅱ级事件：发生错误，且造成患者伤害（包括损害程度E、F、G、H级）	1130	16.15	1052	14.74
Ⅲ级事件：发生错误，但未造成患者伤害（包括损害程度B、C、D级）	4517	64.57	4904	68.73
Ⅳ级事件：错误未发生（错误隐患）（包括损害程度A级）	1252	17.90	1102	15.45
无法确定	62	0.89	44	0.62
合计	6995	100	7135	100

在一天之中，以每2个小时进行统计，最终得到不良事件发生情况见表3-3-3-7。此次统计中剔除727例缺失数据，共得出6408例有效数据。不良事件发生有2个高峰期时间段，分别为8时至12时和14时至18时。在2019年，不良事件发生率最高是在工作日（78.11%，5005例），星期六占10.64%（682例），星期日占9.96%（638例）。

表3-3-3-7 2019年不良事件发生时间情况

时间/日期	例数	元旦	春节	五一	国庆	其他节日	工作日	星期六	星期日
0时—2时	356	2	—	1	1	3	267	34	48
2时—4时	92	—	—	—	—	1	76	7	8
4时—6时	75	1	—	—	—	—	54	10	10
6时—8时	217	2	—	1	—	2	163	21	28
8时—10时	1213	7	—	1	1	6	958	117	123
10时—12时	1369	5	1	4	2	6	1072	137	142
12时—14时	284	—	—	—	—	2	222	39	21
14时—16时	1094	4	2	1	2	5	872	117	91
16时—18时	1062	1	1	—	—	4	841	118	97
18时—20时	257	1	—	—	—	—	194	34	28
20时—22时	234	—	2	1	—	3	179	24	25
22时—24时	155	1	2	1	—	3	107	24	17
合计	6408	24	8	10	6	35	5005	682	638
百分比（%）	100.00	0.37	0.12	0.16	0.09	0.55	78.11	10.64	9.96

不良事件给患者造成损害的轻重程度分级情况如图 3-3-3-2 所示，2019 年度排名前 3 位的分别为不良事件累及到患者但没有造成伤害（C 级）（36.44%，2600 例）、不良事件发生但未累及患者（B 级）（16.22%，1157 例）及不良事件累及到患者需要进行监测以确保患者不被伤害，或需通过干预阻止伤害发生（D 级）（16.08%，1147 例）。其中 2019 年度不良事件造成患者伤害并需要治疗或者干预甚至造成死亡（E ~ I 级）的例数为 1085 例（15.21%），不良事件未发生或未给患者造成伤害（A ~ D 级）的例数为 6006 例（84.18%）。

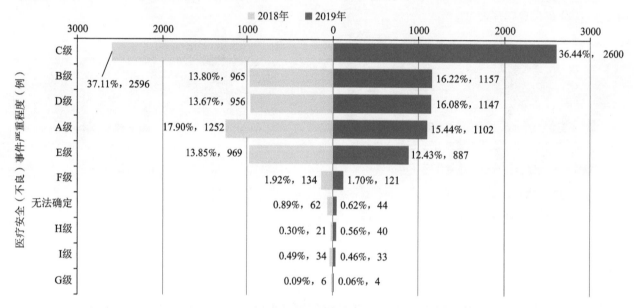

图 3-3-3-2　2018 年和 2019 年医疗质量安全不良事件给患者造成损害的轻重程度分级情况

不良事件发生时当事人诊疗途径详见图 3-3-3-3，2018 年和 2019 年事件发生时当事人诊疗途径占比结构相似，均为"住院"时段发生的比例最高，分别占 74.25% 和 73.37%。

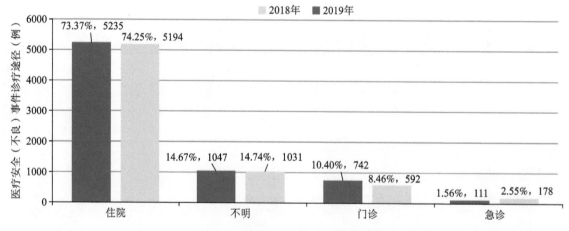

图 3-3-3-3　2018 年和 2019 年不良事件发生当事人诊疗途径

关于不良事件发生地点情况，主要地点包括门诊、急诊、普通病房（含病房、走廊、浴室、护理站等病房所涵盖之区域）、高危服务区域（手术室、介入、分娩室与血液透析室等）、重症诊疗单元（ICU、CCU、RCU、血液透析中心）、日间诊疗单元（手术、肿瘤化疗等）、医技科室、公共活动区、其他服务区域及不明。此次与 2018 年数据相比，排在首位的仍是普通病房，占报告总例数的 62.62%，其后依次为"不明"（13.99%）、门诊（7.65%）、重症诊疗单元（4.30%）、医技科室（3.80%）、高危服务区域（3.48%）、急诊（1.33%）、其他服务区域（1.29%）、公共活动区（1.08%）、日间诊疗单元（0.46%），详见图 3-3-3-4。

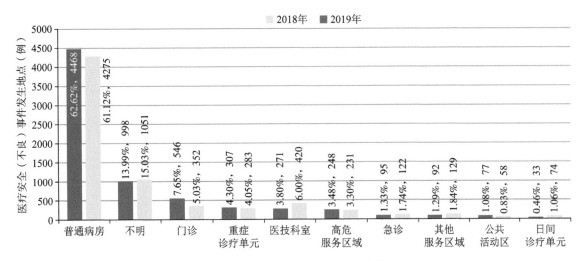

图 3-3-3-4 2018 年和 2019 年不良事件发生地点

医疗机构不良事件发生后的处置方式情况详见图 3-3-3-5，2019 年度占比最多的是对症处置，为 50.13%，其次为无需处置占 29.75%，需要进行紧急救治的占 3.76%，仍有 16.36% 无法确定不良事件发生后的处置方式。

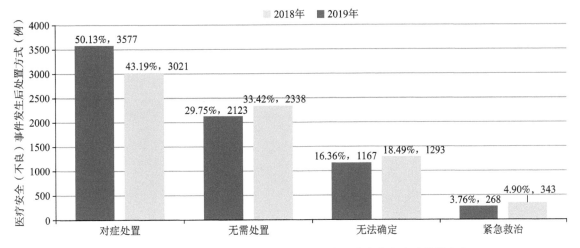

图 3-3-3-5 2018 年和 2019 年医疗质量安全不良事件发生后处置方式

三、不良事件造成的影响

对不良事件发生涉及人数情况进行分析发现，2019 年度，71.72% 的事件涉及人数为 1 人，涉及 2 人的占 6.63%，涉及 3 人的占 3.62%；除"不明"原因外不良事件涉及人数超过 3 人以上的占 3.28%（表 3-3-3-8）。

表 3-3-3-8 2019 年医疗质量安全不良事件发生涉及人数情况

涉及人数	2018 年		2019 年	
	例数	百分比（%）	例数	百分比（%）
1 人	4985	71.27	5117	71.72
2 人	499	7.13	473	6.63
3 人	289	4.13	258	3.62

续表

涉及人数	2018 年		2019 年	
	例数	百分比（%）	例数	百分比（%）
4 人	90	1.29	69	0.97
5 人	62	0.89	62	0.87
6 人	59	0.84	45	0.63
7 人	7	0.10	12	0.17
8 人	5	0.07	21	0.29
9 人	3	0.04	2	0.03
10 人	2	0.03	2	0.03
>10 人	33	0.47	21	0.29
不明	961	13.74	1053	14.76

对不良事件发生时患者所处的诊疗疾病状态进行统计分析，其中除"不明"疾病状态（22.28%）外，排序前 5 位的分别为呼吸系统疾病（13.59%）、精神和行为障碍（8.09%）、肌肉骨骼系统和结缔组织疾病（7.36%）、神经系统疾病（7.29%）及消化系统疾病（6.90%）（图 3-3-3-6）。

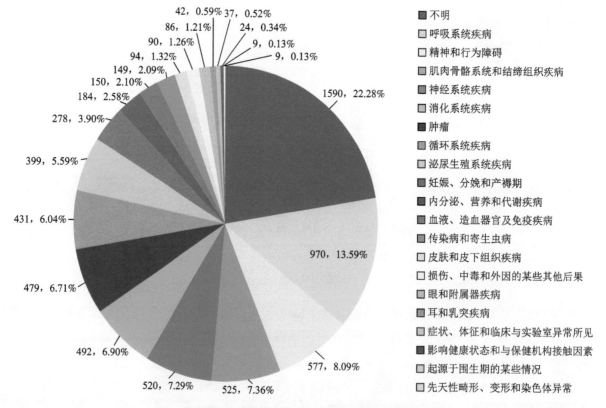

图 3-3-3-6　不良事件发生时患者诊疗疾病情况

不良事件的发生给患者造成的损害如图 3-3-3-7 所示，其中不良事件对患者未造成任何损害的占比为 46.10%，其次为无法确定是否对患者造成损害的（30.65%），对患者造成皮肤黏膜功能损害的占比排第 3 位（12.74%），其他功能损害占比较小，共占 10.51%。

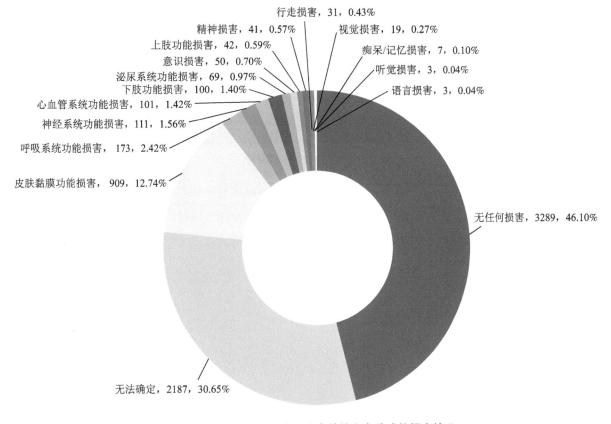

行走损害，31，0.43%
精神损害，41，0.57%
视觉损害，19，0.27%
上肢功能损害，42，0.59%
痴呆/记忆损害，7，0.10%
意识损害，50，0.70%
听觉损害，3，0.04%
泌尿系统功能损害，69，0.97%
语言损害，3，0.04%
下肢功能损害，100，1.40%
心血管系统功能损害，101，1.42%
神经系统功能损害，111，1.56%
呼吸系统功能损害，173，2.42%
皮肤黏膜功能损害，909，12.74%
无任何损害，3289，46.10%
无法确定，2187，30.65%

图 3-3-3-7　医疗质量安全不良事件给患者造成的损害情况

对不良事件给患者造成的损害情况发生率排在前 3 位的事件，按照不良事件发生时患者所处状态进行分类，具体如下。

（一）不良事件发生未给患者造成损害时患者所处状态

2019 年不良事件发生未给患者造成损害时患者所处状态详见表 3-3-3-9，在 3289 例上报数据中占比最多的是"正常"状态，为 58.13%（1912 例），其次为"精神障碍"状态 13.47%（443 例），"安静休息"状态占 13.23%（435 例）。

表 3-3-3-9　2019 年不良事件发生未给患者造成损害时患者所处状态

患者所处状态	例数	比例（%）	患者所处状态	例数	比例（%）
正常	1912	58.13	寒颤/高热	15	0.46
精神障碍	443	13.47	语言障碍	13	0.40
安静休息	435	13.23	嗜睡状态	8	0.24
情况不明	133	4.04	上肢功能障碍	7	0.21
意识障碍	87	2.65	皮肤黏膜障碍	5	0.15
乘轮椅	76	2.31	发绀/呼吸困难	4	0.12
麻醉状态	41	1.25	视觉障碍	3	0.09
行走障碍	34	1.03	听觉障碍	3	0.09
下肢功能障碍	31	0.94	抽搐状态	2	0.06
使用镇静剂后	20	0.61	总计	3289	100.00
痴呆/记忆障碍	17	0.52			

（二）不良事件发生无法确定给患者造成损害时患者所处状态

2019年不良事件发生无法确定给患者造成损害时患者所处状态详见表3-3-3-10，在994例上报数据中比例最高的前3项分别为"正常"状态36.22%（360例），"安静休息"状态32.39%（322例）及"情况不明"状态占15.79%（157例）。

表3-3-3-10　2019年不良事件发生无法确定给患者造成损害时患者所处状态

患者所处状态	例数	比例（%）	患者所处状态	例数	比例（%）
正常	360	36.22	使用镇静剂后	8	0.80
安静休息	322	32.39	痴呆/记忆障碍	5	0.50
情况不明	157	15.79	皮肤黏膜障碍	5	0.50
意识障碍	30	3.02	语言障碍	5	0.50
麻醉状态	29	2.92	发绀/呼吸困难	5	0.50
精神障碍	19	1.91	乘轮椅	4	0.40
寒颤/高热	13	1.31	上肢功能障碍	2	0.20
行走障碍	10	1.01	听觉障碍	1	0.10
下肢功能障碍	10	1.01	总计	994	100.00
嗜睡状态	9	0.91			

（三）不良事件发生给患者造成皮肤黏膜功能损害时患者所处状态

2019年不良事件发生给患者造成皮肤黏膜功能损害时患者所处状态情况如表3-3-3-11所示，在909例上报的数据中，排在首位的是"正常"状态，占报告总例数的37.84%（344例）；其次是"安静休息"状态，占20.02%（182例）；"皮肤黏膜障碍"状态排第3位，占15.29%（139例）。

表3-3-3-11　2019年不良事件发生给患者造成皮肤黏膜功能损害时患者所处状态

患者所处状态	例数	比例（%）	患者所处状态	例数	比例（%）
正常	344	37.84	寒颤/高热	11	1.21
安静休息	182	20.02	使用镇静剂后	11	1.21
皮肤黏膜障碍	139	15.29	发绀/呼吸困难	9	0.99
情况不明	54	5.94	乘轮椅	7	0.77
意识障碍	44	4.84	上肢功能障碍	4	0.44
精神障碍	30	3.30	听觉障碍	2	0.22
麻醉状态	22	2.42	语言障碍	2	0.22
下肢功能障碍	22	2.42	痴呆/记忆障碍	1	0.11
行走障碍	13	1.43	总计	909	100.00
嗜睡状态	12	1.32			

四、医疗质量安全不良事件发生当事人的情况

7135 条上报的不良事件中，不良事件发生当事人占比最多的为护士/护工，为 51.69%；其次为医师（37.69%）；其余占比相对较小，共为 10.62%（图 3-3-3-8）。

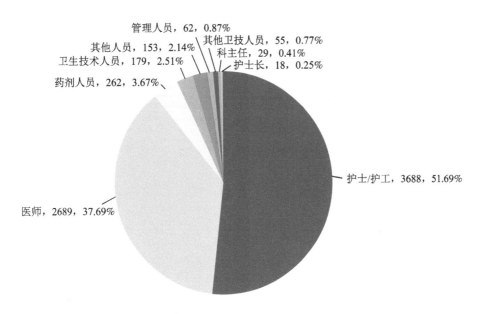

图 3-3-3-8　不良事件发生当事人岗位情况

2019 年所有上报的不良事件中当事人的职称情况详见图 3-3-3-9，其中初级职称的工作人员发生不良事件的比例超过一半，占 52.29%；其次是中级职称（30.62%）；副高职称排第 3 位，占 7.90%，无职称占比为 6.46%。

不良事件发生人工作年限情况详见图 3-3-3-10，其中工作 10 年及以下的人员发生不良事件的例数最多，占 69.43%；工作年限 11～15 年的，为 13.10%；工作 20 年以上的人员发生不良事件的例数约占 9.83%，整体上，工作年限越长的工作人员发生不良事件的比例越小。

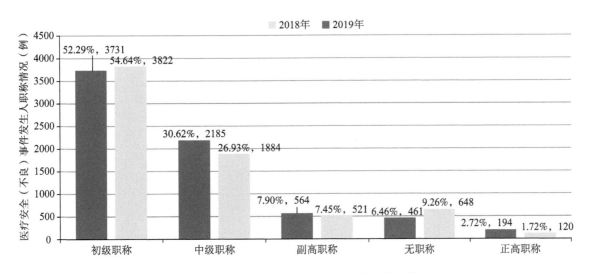

图 3-3-3-9　医疗质量安全不良事件发生人职称情况

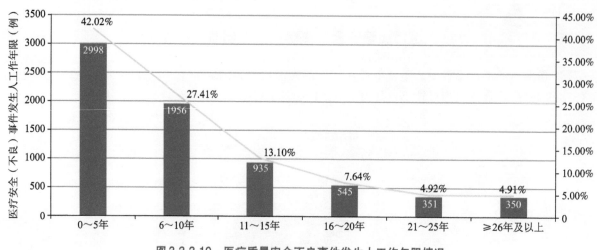

图 3-3-3-10　医疗质量安全不良事件发生人工作年限情况

五、医疗质量安全不良事件预防方法及措施

　　平台设置了不良事件上报人员关于预防该类事件再次发生的方法与措施选项，包含 5 类内容、23 条选项供填报人选择。分析显示，2019 年选择"加强教育培训"的最多，占比为 38.98%；选择"其他可能因素"的为 30.06%；选择"加强相互间的沟通"占 28.97%；而更新规章制度流程和改善医院行政管理系统运行模式占比较少，均为 1.00%（图 3-3-3-11）。

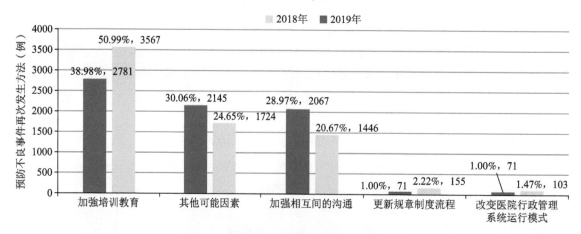

图 3-3-3-11　预防不良事件再次发生的方法

　　对预防不良事件再次发生的具体措施进行分析，选择"加强培训教育"中，选择最多的为"加强卫生技术人员技能培训教育"；在"更新规章制度流程中"选择最多的为"制定与更新患者安全目标"；在"改变医院行政管理系统运行模式"中，"改进公共服务设施的配置"选择最多；在"加强相互间的沟通"中，"改变与患者和亲属的沟通模式"选择居多；此外，"其他可能因素"选择较多，几乎达到 1/3（表 3-3-3-12）。

表 3-3-3-12　2019 年预防不良事件再次发生的措施

	方法与措施	例数	百分比（%）
	加强患者与亲属健康培训教育	523	7.33
	加强卫生技术人员技能培训教育	1665	23.34
加强培训教育	加强卫生技术人员维护病人合法权益的培训教育	32	0.45
	加强现行制度流程、指南规范的再培训教育	559	7.83
	其他	2	0.03

续表

方法与措施		例数	百分比（%）
更新规章制度流程	加强更新后的制度流程、指南规范的培训教育	10	0.14
	制定与更新规章制度	16	0.22
	制定与更新患者安全目标	19	0.27
	制定与更新患者服务流程	13	0.18
	制定与更新临床医嘱的警示系统	5	0.07
	制定与更新临床诊疗指南	4	0.06
	其他	4	0.06
改变医院行政管理系统运行模式	改进公共服务设施的配置	36	0.50
	改善人力资源配置与应急调配	5	0.07
	建立管理制度与规范执行力监管与通报	22	0.31
	医院行政管理流程	7	0.10
	医院行政管理制度	0	0
	其他	1	0.01
加强相互间的沟通	改变行政管理系统的沟通模式	29	0.41
	改变与患者和亲属的沟通模式	1376	19.29
	加强卫生技术人员相互间的沟通	458	6.42
	其他	204	2.86
其他可能因素		2145	30.06
合计		7135	100.00

六、小　结

医疗质量安全不良事件报告工作是有效提升医疗质量与安全管理成效的重要手段。1999 年美国医疗卫生保健质量委员会与美国医学研究所发表的《错误人人皆有，构建一个更安全的保健系统》书中，作者对 2 个州 1997 年 3360 万住院患者进行调查，发现其中不良事件发生率分别为 2.6% 和 3.7%，有 4.4 万人死于医疗差错。2001 年英国 Charles Vincent 对 1014 个诊疗记录进行回顾性研究，发现 10.8% 的患者发生了不良事件，1/3 的不良事件导致中度或重度残疾或死亡；而其中一半的不良事件是可以通过护理等手段进行预防。2009 年 Zegers 等对荷兰 21 家医院的 7926 条住院记录进行回顾性调查，发现不良事件平均发生率为 5.7%。美国卫生与公共服务部 2010 年 *ADVERSE EVENTS IN HOSPITALS：NATIONAL INCIDENCE AMONG MEDICARE BENEFICIARIES* 报告中提到 13.5% 的 Medicare 参保住院患者在住院期间发生了不良事件。0.6% 的患者发生了符合国家质量论坛（NQF）严重可报告事件，1.0% 的患者发生了 HAC 事件，发生不良事件的患者中 13.1% 患者发生了 F～I 级的伤害。1.5% 的患者发生了导致死亡的不良事件（I 级）。2019 年 Keisuke Tanaka 等对妇产医院不良事件发生率进行了系统综述，最终纳入 3 个研究进行分析，发现妇产医院不良事件发生率为 10.8%，其中 52.5% 是可以预防的，不良事件造成的死亡率为 1.2%。

我国早在 2007 年中国医院协会制定安全目标时，就将"鼓励主动报告医疗安全不良事件"作为患者安全目标提出，2009 年由卫生部医政司主办，中国医院协会承办的医疗质量安全不良事件上报系统上线，开始实施不良事件匿名、自愿性质的上报监测。2013 年该系统正式归入医政医管局建设的"国家医疗质量管理与控制信息网"（www.ncis.cn），由国家卫生健康委医院管理研究所负责管理，继续进行不良事件过程质量监测工作。

在此系统基础上，自 2017 年开始，国家卫生健康委医政医管局在全国医疗质量抽样调查中增加"医疗质量安全不良事件/错误报告"数据收集，至今已是第 4 年，旨在为国家医疗质量与安全管理提供基线数据。从数据分析结果看，2020 年全国医疗质量抽样调查中抽取的 2019 年度 3373 家医疗机构每百名出院人次不良事件/错误的报告例数均值仅为 0.84，虽较 2018 年度的每百名出院人次不良事件/错误的报告例数均值（0.61）明显增多，但远远低于当前国际上的平均水平，距离实际发生例数也有较大差距。一方面，可能存在部分医疗机构漏报、瞒报、不报的实际情况；另一方面，多数医疗机构对医疗安全管理的理念和对"事件"的认知仍不足，需要进一步开展医院安全文化建设，强化医疗安全不良事件管理工作。

2021 年国家卫生健康委首次印发《2021 年国家医疗质量安全改进目标》（国卫办医函〔2021〕76 号），将"提高医疗质量安全不良事件报告率"纳入 2021 年十大改进目标之一。下一步，各级各类医疗机构应根据"2021 年国家医疗质量安全改进目标说明"要求，进一步加强医疗质量安全不良事件的管理：

一是进一步认真贯彻与落实国家卫生健康委医政医管局发布《关于进一步加强患者安全管理工作的通知》（国卫办医发〔2018〕5 号）的要求，完善医疗质量安全不良事件管理相关制度与工作机制，引导和鼓励医务人员主动发现，积极上报，提高医务人员的积极性，构建非惩罚性文化氛围。

二是国家医疗质量管理与控制信息网（www.ncis.cn）升级后的新版"医疗质量安全报告与学习平台 v3.0"，2021 年起面向全国各级各类医疗机构开放数据接口，接受各级医疗机构自愿上报的医疗质量安全不良事件，及时发布相关学习信息。各级各类医疗机构要及时对接医疗质量安全报告与学习平台 v3.0，主动上报医疗质量安全不良事件。

三是不断加强培训工作，重点明确安全事件的分级、分类管理，持续提高医务人员识别与防范医疗质量安全不良事件的意识和能力。

四是建立完善本机构的医疗质量安全不良事件报告信息系统，利用信息系统对事件信息进行全面分析，从中查找事件风险点和关键环节，运用好质量管理工具，促进医疗质量安全不良事件有效管理，持续改进医疗质量。

第四部分

基于 DRG 的医疗服务绩效评价分析

　　《报告》采用"基于诊断相关分组（Diagnosis Related Groups，DRG）的医疗服务绩效评价"工具，对 2017—2019 年全国及各省（自治区、直辖市）住院医疗服务整体情况和 14 个临床专科进行绩效评价（附录 1）。数据来源于国家医疗质量监测系统（HQMS）和国家医疗质量管理与控制信息网（NCIS）采集的 2017—2019 年 5243 家医院 3.9 亿住院病案首页。基于 DRG 的住院绩效评价体系，采用 CN-DRG 2018 分组方案对数据进行分组并计算相关指标[①]，围绕住院服务"能力""效率""医疗安全"3 个维度进行评价，具体评价指标见表 4-0-0-1。

表 4-0-0-1　基于 DRG 进行医疗服务绩效评价指标一览表

维度	指标	评价内容	指标性质
能力	DRG 组数	治疗病例所覆盖疾病类型的范围	高优指标，指标值越高，治疗疾病类型越广，能力越强
	病例组合指数（CMI）	治疗病例的平均技术难度水平	高优指标，指标值越高，治疗病例的平均技术水平越高
效率	费用消耗指数	治疗同类疾病所花费的费用	低优指标，指数值越低，说明治疗同类疾病的费用效率越高
	时间消耗指数	治疗同类疾病所花费的时间	低优指标，指数值越低，说明治疗同类疾病的时间效率越高
安全	低风险组死亡率	疾病本身导致死亡概率极低的病例死亡率	低优指标，指标值越低，医疗安全水平越好
	中低风险组死亡率	疾病本身导致死亡概率较低的病例死亡率	低优指标，指标值越低，医疗安全水平越好
	高风险组死亡率	疾病本身导致死亡概率较高的病例死亡率	低优指标，指标值越低，急危重症治疗能力越好

---

① 国家卫生健康委员会医政医管局，北京市卫生计生委信息中心，编著. CN-DRGs 分组方案（2018 版）. 北京：北京大学医学出版社，2019.

第一章

全国二级、三级医院医疗服务 DRG 绩效评价

1. 医疗服务能力

2017—2019 年全国二级、三级医院医疗服务广度呈上升趋势，DRG 组数中位数由 416 组提升至 442 组；其中，三级医院 DRG 组数的中位数由 542 组增加至 583 组，二级医院 DRG 组数的中位数由 364 组增加至 378 组（图 4-1-1-1）。

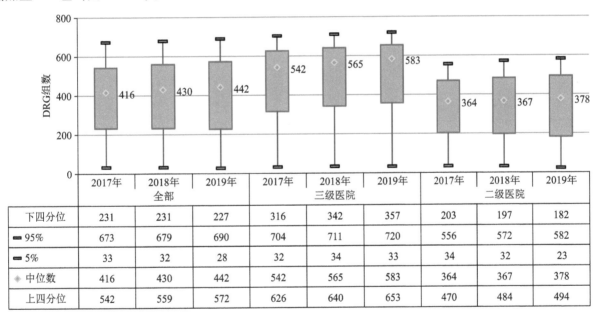

	2017年	2018年	2019年	2017年	2018年	2019年	2017年	2018年	2019年
		全部			三级医院			二级医院	
下四分位	231	231	227	316	342	357	203	197	182
━ 95%	673	679	690	704	711	720	556	572	582
━ 5%	33	32	28	32	34	33	34	32	23
◇ 中位数	416	430	442	542	565	583	364	367	378
上四分位	542	559	572	626	640	653	470	484	494

图 4-1-1-1 2017—2019 年二级、三级医院 DRG 组数变化

2017—2019 年全国二级、三级医院病例组合指数（Case Mix Index，CMI）保持稳定，CMI 的中位数波动在 0.85 ~ 0.86；其中，三级医院 CMI 的中位数波动在 1.01 ~ 1.02，二级医院 CMI 的中位数由 0.80 下降至 0.78（图 4-1-1-2）。

2. 医疗服务效率

2017—2019 年全国二级、三级医院住院费用效率保持稳定，费用消耗指数波动在 0.83 ~ 0.84；其中，三级医院费用效率保持稳定，3 年费用消耗指数的中位数均为 1.03，二级医院费用消耗指数的中位数由 0.71 上升至 0.74（图 4-1-1-3），费用效率下降。

2017—2019 年全国二级、三级医院住院时间效率保持稳定，时间消耗指数的中位数在 1.00 附近波动；其中，三级医院时间消耗指数的中位数由 1.05 下降至 1.04，二级医院时间消耗指数的中位数由 0.98 上升至 1.00（图 4-1-1-4）。

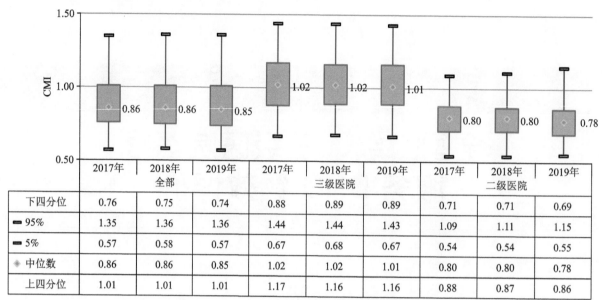

	2017年	2018年 全部	2019年	2017年	2018年 三级医院	2019年	2017年	2018年 二级医院	2019年
下四分位	0.76	0.75	0.74	0.88	0.89	0.89	0.71	0.71	0.69
━ 95%	1.35	1.36	1.36	1.44	1.44	1.43	1.09	1.11	1.15
━ 5%	0.57	0.58	0.57	0.67	0.68	0.67	0.54	0.54	0.55
◇ 中位数	0.86	0.86	0.85	1.02	1.02	1.01	0.80	0.80	0.78
上四分位	1.01	1.01	1.01	1.17	1.16	1.16	0.88	0.87	0.86

图 4-1-1-2 2017—2019 年二级、三级医院 CMI 变化

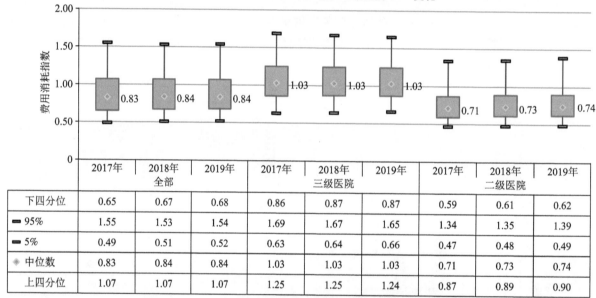

	2017年	2018年 全部	2019年	2017年	2018年 三级医院	2019年	2017年	2018年 二级医院	2019年
下四分位	0.65	0.67	0.68	0.86	0.87	0.87	0.59	0.61	0.62
━ 95%	1.55	1.53	1.54	1.69	1.67	1.65	1.34	1.35	1.39
━ 5%	0.49	0.51	0.52	0.63	0.64	0.66	0.47	0.48	0.49
◇ 中位数	0.83	0.84	0.84	1.03	1.03	1.03	0.71	0.73	0.74
上四分位	1.07	1.07	1.07	1.25	1.25	1.24	0.87	0.89	0.90

图 4-1-1-3 2017—2019 年二级、三级医院费用消耗效率变化

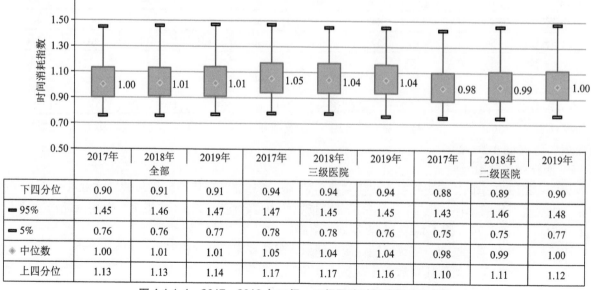

	2017年	2018年 全部	2019年	2017年	2018年 三级医院	2019年	2017年	2018年 二级医院	2019年
下四分位	0.90	0.91	0.91	0.94	0.94	0.94	0.88	0.89	0.90
━ 95%	1.45	1.46	1.47	1.47	1.45	1.45	1.43	1.46	1.48
━ 5%	0.76	0.76	0.77	0.78	0.78	0.76	0.75	0.75	0.77
◇ 中位数	1.00	1.01	1.01	1.05	1.04	1.04	0.98	0.99	1.00
上四分位	1.13	1.13	1.14	1.17	1.17	1.16	1.10	1.11	1.12

图 4-1-1-4 2017—2019 年二级、三级医院时间消耗效率变化

3. 医疗安全

2017—2019年全国二级、三级医院医疗安全水平有所提升，2019年低风险组死亡率（0.005%）相比2017年（0.009%）下降了0.004个百分点；其中，三级医院低风险组死亡率由2017年的0.006%降低至2019年的0.003%，二级医院低风险组死亡率波动在0.009%～0.014%（图4-1-1-5）。

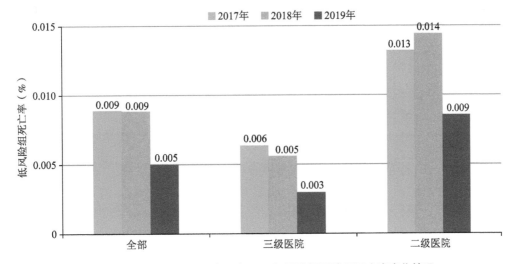

图4-1-1-5　2017—2019年二级、三级医院低风险组死亡率变化情况

第二章

全国各临床专科 DRG 绩效评价结果

第一节　心血管内科 DRG 绩效评价

本报告共纳入 2017—2019 年数据质量合格的 3269 万专科病例，对心血管内科专科进行分析。

1. 医疗服务能力

2017—2019 年心血管内科医疗服务广度上升，DRG 组数的中位数由 38 上升至 41；其中，三级医院 DRG 组数的中位数由 52 增加至 57，二级医院 DRG 组数的中位数由 34 增加至 36；2019 年医疗服务广度较大的医院 DRG 组数（上四分位）为 56（图 4-2-1-1）。

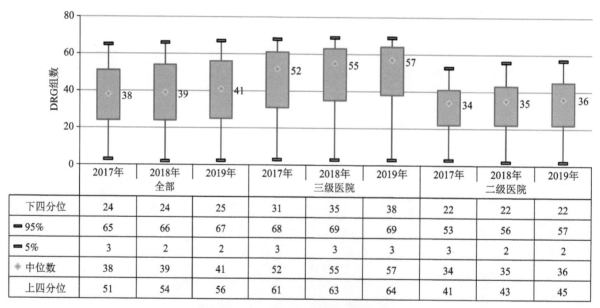

	2017年	2018年 全部	2019年	2017年	2018年 三级医院	2019年	2017年	2018年 二级医院	2019年
下四分位	24	24	25	31	35	38	22	22	22
▬95%	65	66	67	68	69	69	53	56	57
▬5%	3	2	2	3	3	3	3	2	2
◆中位数	38	39	41	52	55	57	34	35	36
上四分位	51	54	56	61	63	64	41	43	45

图 4-2-1-1　心血管内科医疗服务广度

2017—2019 年心血管内科医疗服务难度略有下降，CMI 的中位数由 0.87 下降至 0.85；其中，三级医院 CMI 的中位数逐年上升，由 1.04 上升至 1.09，二级医院 CMI 的中位数逐年下降，由 0.83 下降至 0.78；2019 年医疗服务难度较大的医院 CMI（上四分位）为 1.08（图 4-2-1-2）。

2. 医疗服务效率

2017—2019 年心血管内科费用效率降低，费用消耗指数的中位数由 0.80 上升至 0.83；其中，三级医院费用消耗指数的中位数由 1.00 降低至 0.99 又上升到 1.00，二级医院费用消耗指数的中位数由 0.69 上升至 0.74；2019 年费用效率较高的医院费用消耗指数（下四分位）为 0.67（图 4-2-1-3）。

2017—2019 年心血管内科时间效率降低，时间消耗指数的中位数由 0.98 上升至 0.99；其中，三级医院时间消耗指数的中位数 3 年均为 1.02，二级医院时间消耗指数的中位数由 0.95 上升至 0.97；2019 年时间效率较高的医院时间消耗指数（下四分位）为 0.86（图 4-2-1-4）。

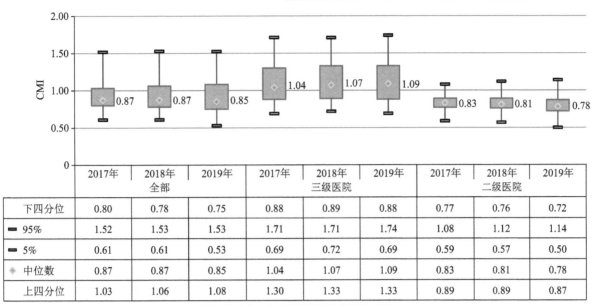

	2017年	2018年	2019年	2017年	2018年	2019年	2017年	2018年	2019年
		全部			三级医院			二级医院	
下四分位	0.80	0.78	0.75	0.88	0.89	0.88	0.77	0.76	0.72
▬ 95%	1.52	1.53	1.53	1.71	1.71	1.74	1.08	1.12	1.14
▬ 5%	0.61	0.61	0.53	0.69	0.72	0.69	0.59	0.57	0.50
◆ 中位数	0.87	0.87	0.85	1.04	1.07	1.09	0.83	0.81	0.78
上四分位	1.03	1.06	1.08	1.30	1.33	1.33	0.89	0.89	0.87

图 4-2-1-2　心血管内科医疗服务难度

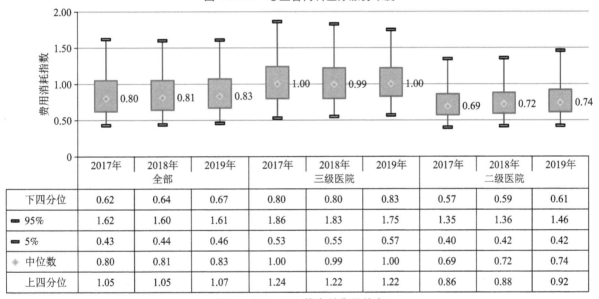

	2017年	2018年	2019年	2017年	2018年	2019年	2017年	2018年	2019年
		全部			三级医院			二级医院	
下四分位	0.62	0.64	0.67	0.80	0.80	0.83	0.57	0.59	0.61
▬ 95%	1.62	1.60	1.61	1.86	1.83	1.75	1.35	1.36	1.46
▬ 5%	0.43	0.44	0.46	0.53	0.55	0.57	0.40	0.42	0.42
◆ 中位数	0.80	0.81	0.83	1.00	0.99	1.00	0.69	0.72	0.74
上四分位	1.05	1.05	1.07	1.24	1.22	1.22	0.86	0.88	0.92

图 4-2-1-3　心血管内科费用效率

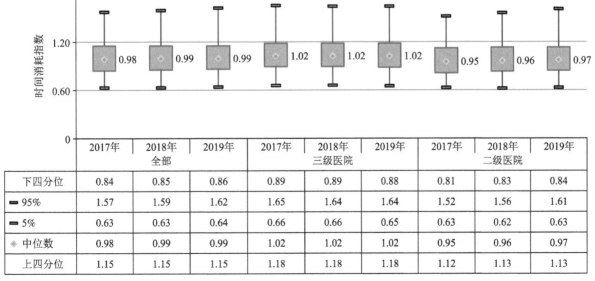

	2017年	2018年	2019年	2017年	2018年	2019年	2017年	2018年	2019年
		全部			三级医院			二级医院	
下四分位	0.84	0.85	0.86	0.89	0.89	0.88	0.81	0.83	0.84
▬ 95%	1.57	1.59	1.62	1.65	1.64	1.64	1.52	1.56	1.61
▬ 5%	0.63	0.63	0.64	0.66	0.66	0.65	0.63	0.62	0.63
◆ 中位数	0.98	0.99	0.99	1.02	1.02	1.02	0.95	0.96	0.97
上四分位	1.15	1.15	1.15	1.18	1.18	1.18	1.12	1.13	1.13

图 4-2-1-4　心血管内科时间效率

3. 医疗安全

2017—2019 年心血管内科医疗安全水平有显著提升，中低风险组死亡率由 0.114% 降低至 0.048%；其中，三级医院中低风险组死亡率由 0.105% 上升到 0.106% 又降低至 0.042%，二级医院中低风险组死亡率由 0.131% 降低至 0.062%（图 4-2-1-5）。

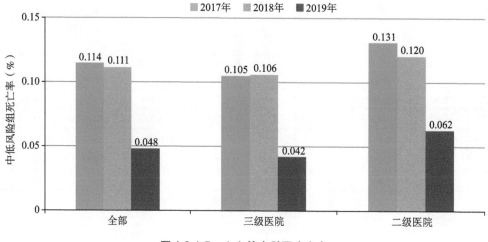

图 4-2-1-5　心血管内科医疗安全

2017—2019 年心血管内科急危重病例救治能力提升，高风险组死亡率由 18.38% 降低至 15.43%；其中，三级医院高风险组死亡率由 19.21% 降低至 16.26%，二级医院高风险组死亡率由 16.86% 降低至 14.03%（图 4-2-1-6）。

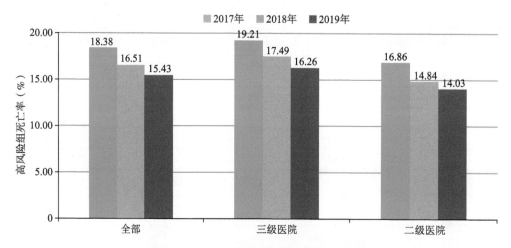

图 4-2-1-6　心血管内科急危重病例救治能力

第二节 呼吸内科 DRG 绩效评价

本报告共纳入 2017—2019 年数据质量合格的 3452 万专科病例为样本，对呼吸内科专科进行分析。

1. 医疗服务能力

2017—2019 年呼吸内科医疗服务广度上升，DRG 组数的中位数由 30 上升至 32；其中，三级医院 DRG 组数的中位数由 34 增加至 37，二级医院 DRG 组数的中位数由 28 增加至 29；2019 年医疗服务广度较大的医院 DRG 组数（上四分位）为 37（图 4-2-2-1）。

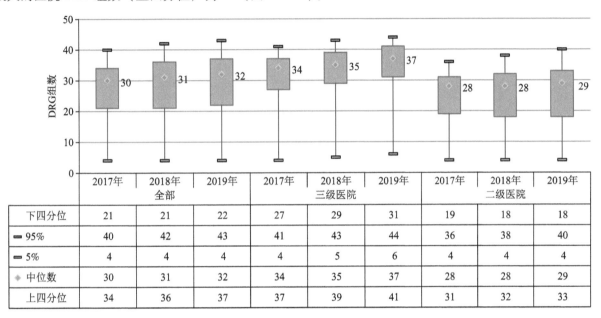

	2017年	2018年 全部	2019年	2017年	2018年 三级医院	2019年	2017年	2018年 二级医院	2019年
下四分位	21	21	22	27	29	31	19	18	18
━ 95%	40	42	43	41	43	44	36	38	40
━ 5%	4	4	4	4	5	6	4	4	4
◇ 中位数	30	31	32	34	35	37	28	28	29
上四分位	34	36	37	37	39	41	31	32	33

图 4-2-2-1 呼吸内科医疗服务广度

2017—2019 年呼吸内科医疗服务难度略有下降，CMI 的中位数由 0.93 下降至 0.89；其中，三级医院 CMI 的中位数由 1.02 下降至 1.01，二级医院 CMI 的中位数由 0.87 下降至 0.84；2019 年医疗服务难度较大的医院 CMI（上四分位）为 1.02（图 4-2-2-2）。

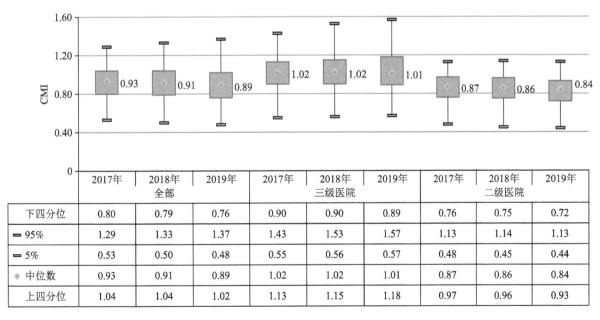

	2017年	2018年 全部	2019年	2017年	2018年 三级医院	2019年	2017年	2018年 二级医院	2019年
下四分位	0.80	0.79	0.76	0.90	0.90	0.89	0.76	0.75	0.72
━ 95%	1.29	1.33	1.37	1.43	1.53	1.57	1.13	1.14	1.13
━ 5%	0.53	0.50	0.48	0.55	0.56	0.57	0.48	0.45	0.44
◇ 中位数	0.93	0.91	0.89	1.02	1.02	1.01	0.87	0.86	0.84
上四分位	1.04	1.04	1.02	1.13	1.15	1.18	0.97	0.96	0.93

图 4-2-2-2 呼吸内科医疗服务难度

2. 医疗服务效率

2017—2019 年呼吸内科费用效率降低，费用消耗指数的中位数由 0.82 上升至 0.85；其中，三级医院费用消耗指数的中位数由 1.06 上升至 1.07，二级医院费用消耗指数的中位数由 0.71 上升至 0.75；2019 年费用效率较高的医院费用消耗指数（下四分位）为 0.67（图 4-2-2-3）。

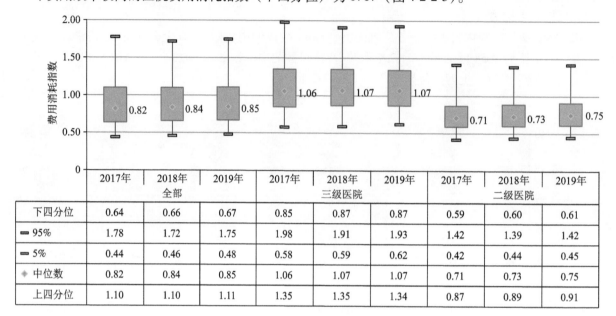

	2017年	2018年	2019年	2017年	2018年	2019年	2017年	2018年	2019年
		全部			三级医院			二级医院	
下四分位	0.64	0.66	0.67	0.85	0.87	0.87	0.59	0.60	0.61
— 95%	1.78	1.72	1.75	1.98	1.91	1.93	1.42	1.39	1.42
— 5%	0.44	0.46	0.48	0.58	0.59	0.62	0.42	0.44	0.45
◆ 中位数	0.82	0.84	0.85	1.06	1.07	1.07	0.71	0.73	0.75
上四分位	1.10	1.10	1.11	1.35	1.35	1.34	0.87	0.89	0.91

图 4-2-2-3　呼吸内科费用效率

2017—2019 年呼吸内科时间效率降低，时间消耗指数的中位数由 0.97 上升至 0.98；其中，三级医院时间消耗指数的中位数 3 年均为 1.01，二级医院时间消耗指数的中位数由 0.94 上升至 0.96；2019 年时间效率较高的医院时间消耗指数（下四分位）为 0.87（图 4-2-2-4）。

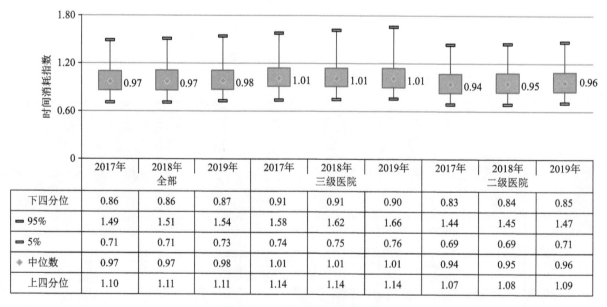

	2017年	2018年	2019年	2017年	2018年	2019年	2017年	2018年	2019年
		全部			三级医院			二级医院	
下四分位	0.86	0.86	0.87	0.91	0.91	0.90	0.83	0.84	0.85
— 95%	1.49	1.51	1.54	1.58	1.62	1.66	1.44	1.45	1.47
— 5%	0.71	0.71	0.73	0.74	0.75	0.76	0.69	0.69	0.71
◆ 中位数	0.97	0.97	0.98	1.01	1.01	1.01	0.94	0.95	0.96
上四分位	1.10	1.11	1.11	1.14	1.14	1.14	1.07	1.08	1.09

图 4-2-2-4　呼吸内科时间效率

3. 医疗安全

2017—2019 年呼吸内科医疗安全水平有显著提升，中低风险组死亡率由 0.129% 降低至 0.059%；其中，三级医院中低风险组死亡率由 0.118% 降低至 0.049%，二级医院中低风险组死亡率由 0.141% 降低至 0.071%（图 4-2-2-5）。

2017—2019 年呼吸内科急危重病例救治能力提升，高风险组死亡率由 7.10% 降低至 6.74%；其中，三级医院高风险组死亡率由7.49%降低至7.13%，二级医院高风险组死亡率由6.09%降低至5.77% （图4-2-2-6）。

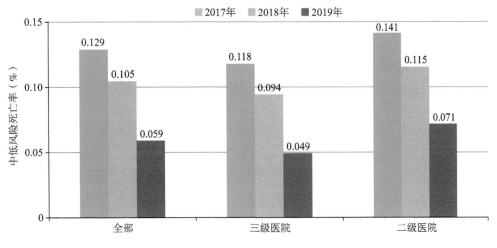

图 4-2-2-5　呼吸内科医疗安全

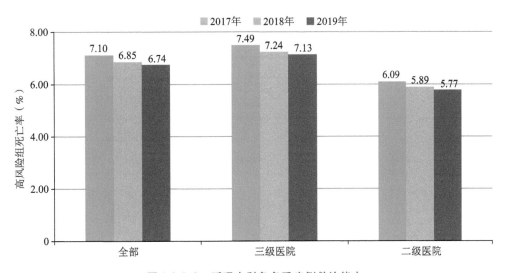

图 4-2-2-6　呼吸内科急危重病例救治能力

第三节　普通外科DRG绩效评价

本报告共纳入2017—2019年数据质量合格的2619万专科病例为样本,对普通外科专科进行分析。

1. 医疗服务能力

2017—2019年普通外科医疗服务广度上升,DRG组数的中位数由41上升至44;其中,三级医院DRG组数的中位数由55增加至58,二级医院DRG组数的中位数由34增加至36;2019年医疗服务广度较大的医院DRG组数(上四分位)为57(图4-2-3-1)。

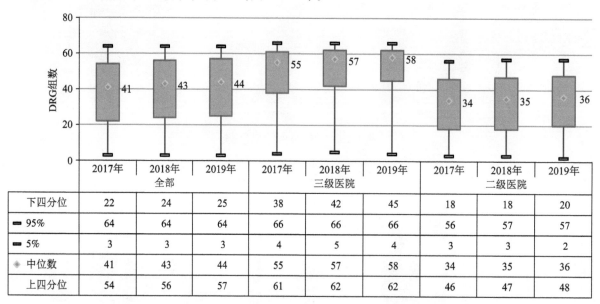

	2017年	2018年 全部	2019年	2017年	2018年 三级医院	2019年	2017年	2018年 二级医院	2019年
下四分位	22	24	25	38	42	45	18	18	20
▬ 95%	64	64	64	66	66	66	56	57	57
▬ 5%	3	3	3	4	5	4	3	3	2
◆ 中位数	41	43	44	55	57	58	34	35	36
上四分位	54	56	57	61	62	62	46	47	48

图4-2-3-1　普通外科医疗服务广度

2017—2019年普通外科医疗服务难度略有下降,CMI的中位数由1.18下降至1.13;其中,三级医院CMI的中位数由1.37下降至1.32,二级医院CMI的中位数由1.10下降至1.06;2019年医疗服务难度较大的医院CMI(上四分位)为1.32(图4-2-3-2)。

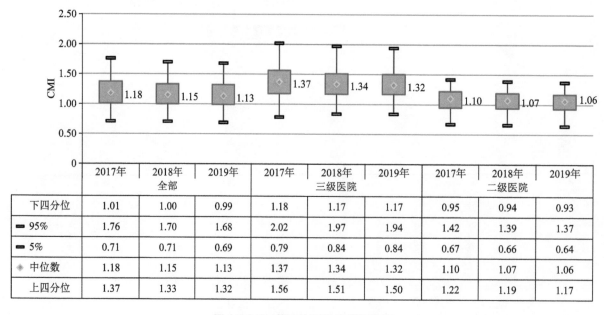

	2017年	2018年 全部	2019年	2017年	2018年 三级医院	2019年	2017年	2018年 二级医院	2019年
下四分位	1.01	1.00	0.99	1.18	1.17	1.17	0.95	0.94	0.93
▬ 95%	1.76	1.70	1.68	2.02	1.97	1.94	1.42	1.39	1.37
▬ 5%	0.71	0.71	0.69	0.79	0.84	0.84	0.67	0.66	0.64
◆ 中位数	1.18	1.15	1.13	1.37	1.34	1.32	1.10	1.07	1.06
上四分位	1.37	1.33	1.32	1.56	1.51	1.50	1.22	1.19	1.17

图4-2-3-2　普通外科医疗服务难度

2. 医疗服务效率

2017—2019 年普通外科费用效率降低，费用消耗指数的中位数由 0.76 上升至 0.78；其中，三级医院费用消耗指数的中位数 3 年均为 0.96，二级医院费用消耗指数的中位数由 0.65 上升至 0.69；2019 年费用效率较高的医院费用消耗指数（下四分位）为 0.61（图 4-2-3-3）。

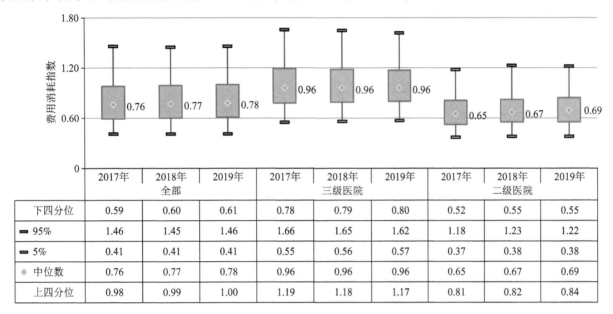

	2017年	2018年 全部	2019年	2017年	2018年 三级医院	2019年	2017年	2018年 二级医院	2019年
下四分位	0.59	0.60	0.61	0.78	0.79	0.80	0.52	0.55	0.55
▬ 95%	1.46	1.45	1.46	1.66	1.65	1.62	1.18	1.23	1.22
▬ 5%	0.41	0.41	0.41	0.55	0.56	0.57	0.37	0.38	0.38
◆ 中位数	0.76	0.77	0.78	0.96	0.96	0.96	0.65	0.67	0.69
上四分位	0.98	0.99	1.00	1.19	1.18	1.17	0.81	0.82	0.84

图 4-2-3-3　普通外科费用效率

2017—2019 年普通外科时间效率降低，时间消耗指数的中位数由 1.02 上升至 1.04；其中，三级医院时间消耗指数的中位数由 1.04 上升至 1.05，二级医院时间消耗指数的中位数由 0.99 上升至 1.03；2019 年时间效率较高的医院时间消耗指数（下四分位）为 0.91（图 4-2-3-4）。

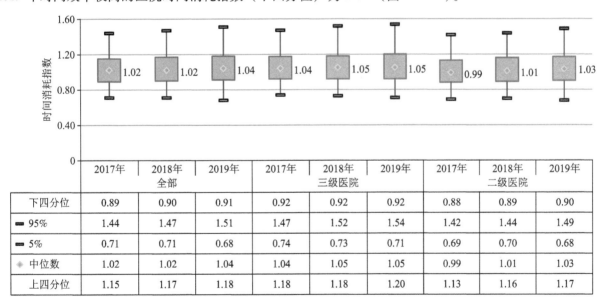

	2017年	2018年 全部	2019年	2017年	2018年 三级医院	2019年	2017年	2018年 二级医院	2019年
下四分位	0.89	0.90	0.91	0.92	0.92	0.92	0.88	0.89	0.90
▬ 95%	1.44	1.47	1.51	1.47	1.52	1.54	1.42	1.44	1.49
▬ 5%	0.71	0.71	0.68	0.74	0.73	0.71	0.69	0.70	0.68
◆ 中位数	1.02	1.02	1.04	1.04	1.05	1.05	0.99	1.01	1.03
上四分位	1.15	1.17	1.18	1.18	1.18	1.20	1.13	1.16	1.17

图 4-2-3-4　普通外科时间效率

3. 医疗安全

2017—2019 年普通外科医疗安全水平有显著提升，中低风险组死亡率由 0.115% 降低至 0.094%；其中，三级医院中低风险组死亡率由 0.119% 降低至 0.095%，二级医院中低风险组死亡率由 0.103% 降低至 0.087% 又上升到 0.092%（图 4-2-3-5）。

2017—2019 年普通外科急危重病例救治能力略有下降，高风险组死亡率由 6.32% 上升至 6.89%；

其中，三级医院高风险组死亡率由 6.34% 上升至 6.80%，二级医院高风险组死亡率由 6.29% 上升至 7.15%（图 4-2-3-6）。

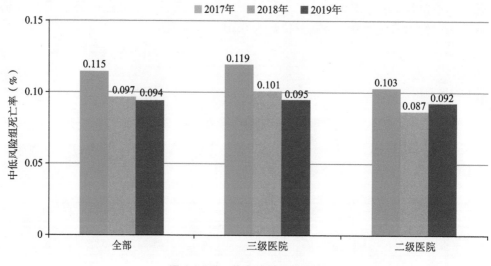

图 4-2-3-5　普通外科医疗安全

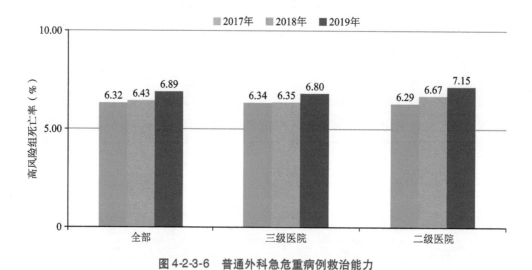

图 4-2-3-6　普通外科急危重病例救治能力

第四节 胸外科 DRG 绩效评价

本报告共纳入 2017—2019 年数据质量合格的 418 万专科病例为样本，对胸外科专科进行分析。

1. 医疗服务能力

2017—2019 年胸外科医疗服务广度上升，DRG 组数的中位数由 9 上升至 11；其中，三级医院 DRG 组数的中位数由 15 增加至 17，二级医院 DRG 组数的中位数 7 增加至 8；2019 年医疗服务广度较大的医院 DRG 组数（上四分位）为 16（图 4-2-4-1）。

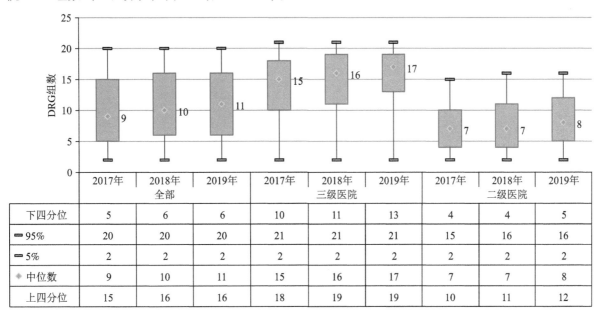

	2017年 全部	2018年 全部	2019年 全部	2017年 三级医院	2018年 三级医院	2019年 三级医院	2017年 二级医院	2018年 二级医院	2019年 二级医院
下四分位	5	6	6	10	11	13	4	4	5
▬ 95%	20	20	20	21	21	21	15	16	16
▬ 5%	2	2	2	2	2	2	2	2	2
◆ 中位数	9	10	11	15	16	17	7	7	8
上四分位	15	16	16	18	19	19	10	11	12

图 4-2-4-1 胸外科医疗服务广度

2017—2019 年胸外科医疗服务难度上升，CMI 的中位数由 1.33 上升至 1.36；其中，三级医院 CMI 的中位数逐年下降，由 1.97 下降至 1.95，二级医院 CMI 的中位数略有波动，由 1.05 下降至 1.03 又上升到 1.05；2019 年医疗服务难度较大的医院 CMI（上四分位）为 1.88（图 4-2-4-2）。

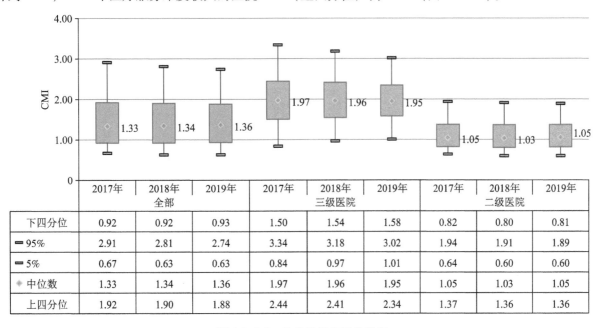

	2017年 全部	2018年 全部	2019年 全部	2017年 三级医院	2018年 三级医院	2019年 三级医院	2017年 二级医院	2018年 二级医院	2019年 二级医院
下四分位	0.92	0.92	0.93	1.50	1.54	1.58	0.82	0.80	0.81
▬ 95%	2.91	2.81	2.74	3.34	3.18	3.02	1.94	1.91	1.89
▬ 5%	0.67	0.63	0.63	0.84	0.97	1.01	0.64	0.60	0.60
◆ 中位数	1.33	1.34	1.36	1.97	1.96	1.95	1.05	1.03	1.05
上四分位	1.92	1.90	1.88	2.44	2.41	2.34	1.37	1.36	1.36

图 4-2-4-2 胸外科医疗服务难度

2. 医疗服务效率

2017—2019 年胸外科费用效率略有波动，费用消耗指数的中位数由 0.82 上升到 0.83 又下降至 0.82；其中，三级医院费用消耗指数的中位数由 0.96 上升至 0.97，二级医院费用消耗指数的中位数由 0.71 上升至 0.73；2019 年费用效率较高的医院费用消耗指数（下四分位）为 0.64（图 4-2-4-3）。

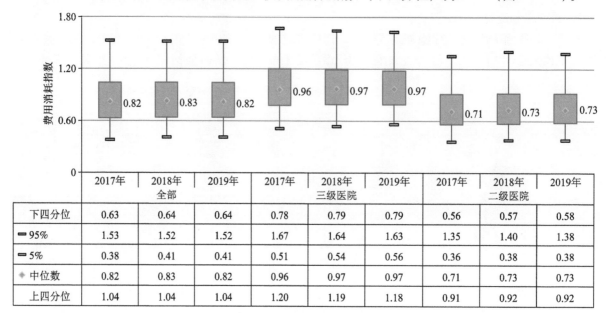

	2017年	2018年	2019年	2017年	2018年	2019年	2017年	2018年	2019年
		全部			三级医院			二级医院	
下四分位	0.63	0.64	0.64	0.78	0.79	0.79	0.56	0.57	0.58
━ 95%	1.53	1.52	1.52	1.67	1.64	1.63	1.35	1.40	1.38
━ 5%	0.38	0.41	0.41	0.51	0.54	0.56	0.36	0.38	0.38
◆ 中位数	0.82	0.83	0.82	0.96	0.97	0.97	0.71	0.73	0.73
上四分位	1.04	1.04	1.04	1.20	1.19	1.18	0.91	0.92	0.92

图 4-2-4-3　胸外科费用效率

2017—2019 年胸外科时间效率降低，时间消耗指数的中位数由 1.00 上升至 1.01；其中，三级医院时间消耗指数的中位数 3 年均为 1.05，二级医院时间消耗指数的中位数由 0.96 上升至 0.98；2019 年时间效率较高的医院时间消耗指数（下四分位）为 0.87（图 4-2-4-4）。

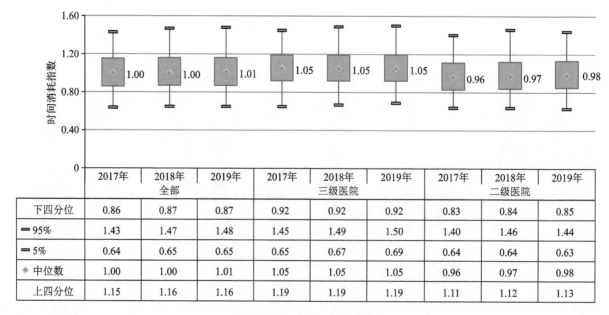

	2017年	2018年	2019年	2017年	2018年	2019年	2017年	2018年	2019年
		全部			三级医院			二级医院	
下四分位	0.86	0.87	0.87	0.92	0.92	0.92	0.83	0.84	0.85
━ 95%	1.43	1.47	1.48	1.45	1.49	1.50	1.40	1.46	1.44
━ 5%	0.64	0.65	0.65	0.65	0.67	0.69	0.64	0.64	0.63
◆ 中位数	1.00	1.00	1.01	1.05	1.05	1.05	0.96	0.97	0.98
上四分位	1.15	1.16	1.16	1.19	1.19	1.19	1.11	1.12	1.13

图 4-2-4-4　胸外科时间效率

3. 医疗安全

2017—2019 年胸外科医疗安全水平有显著提升，中低风险组死亡率由 0.108% 降低至 0.056%；其中，三级医院中低风险组死亡率由 0.106% 降低至 0.051%，二级医院中低风险组死亡率由 0.116% 降低至 0.066% 又上升到 0.075%（图 4-2-4-5）。

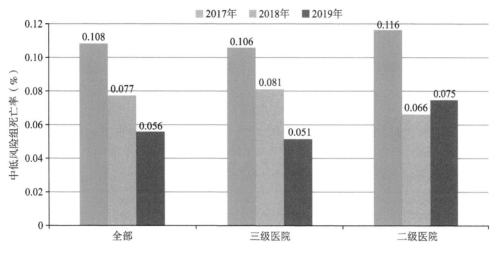

图 4-2-4-5　胸外科医疗安全

2017—2019 年胸外科急危重病例救治能力提升，高风险组死亡率由 4.28% 降低至 3.19%；其中，三级医院高风险组死亡率由 4.21% 降低至 3.09%，二级医院高风险组死亡率由 4.58% 降低至 3.72%（图 4-2-4-6）。

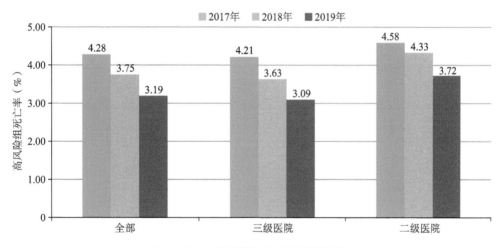

图 4-2-4-6　胸外科急危重病例救治能力

第五节 心脏大血管外科 DRG 绩效评价

本报告共纳入 2017—2019 年数据质量合格的 211 万专科病例为样本，对心脏大血管外科专科进行分析。

1. 医疗服务能力

2017—2019 年心脏大血管外科医疗服务广度上升，DRG 组数的中位数由 4 上升至 6；其中，三级医院 DRG 组数的中位数由 11 增加至 14，二级医院 DRG 组数的中位数由 2 增加至 3；2019 年医疗服务广度较大的医院 DRG 组数（上四分位）为 13（图4-2-5-1）。

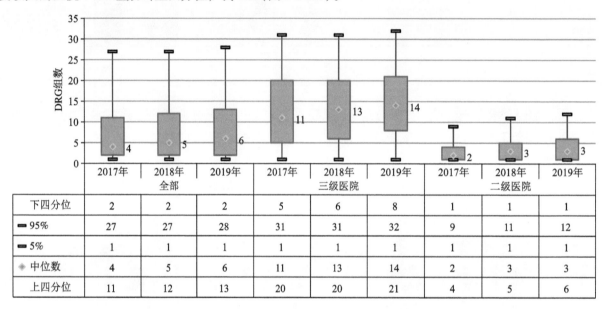

	2017年	2018年	2019年	2017年	2018年	2019年	2017年	2018年	2019年
		全部			三级医院			二级医院	
下四分位	2	2	2	5	6	8	1	1	1
95%	27	27	28	31	31	32	9	11	12
5%	1	1	1	1	1	1	1	1	1
中位数	4	5	6	11	13	14	2	3	3
上四分位	11	12	13	20	20	21	4	5	6

图 4-2-5-1 心脏大血管外科医疗服务广度

2017—2019 年心脏大血管外科医疗服务难度上升，CMI 的中位数由 1.77 上升至 1.95；其中，三级医院 CMI 的中位数由 2.90 上升至 3.11，二级医院 CMI 的中位数由 1.28 上升至 1.41；2019 年医疗服务难度较大的医院 CMI（上四分位）为 3.18（图4-2-5-2）。

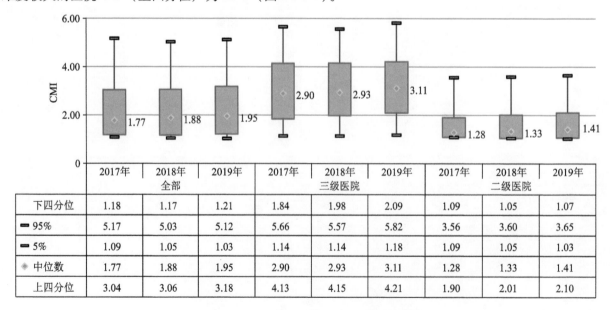

	2017年	2018年	2019年	2017年	2018年	2019年	2017年	2018年	2019年
		全部			三级医院			二级医院	
下四分位	1.18	1.17	1.21	1.84	1.98	2.09	1.09	1.05	1.07
95%	5.17	5.03	5.12	5.66	5.57	5.82	3.56	3.60	3.65
5%	1.09	1.05	1.03	1.14	1.14	1.18	1.09	1.05	1.03
中位数	1.77	1.88	1.95	2.90	2.93	3.11	1.28	1.33	1.41
上四分位	3.04	3.06	3.18	4.13	4.15	4.21	1.90	2.01	2.10

图 4-2-5-2 心脏大血管外科医疗服务难度

2. 医疗服务效率

2017—2019 年心脏大血管外科费用效率升高，费用消耗指数的中位数由 0.71 下降至 0.70；其中，三级医院费用消耗指数的中位数由 0.87 下降至 0.86，二级医院费用消耗指数的中位数由 0.61 下降至 0.60；2019 年费用效率较高的医院费用消耗指数（下四分位）为 0.53（图4-2-5-3）。

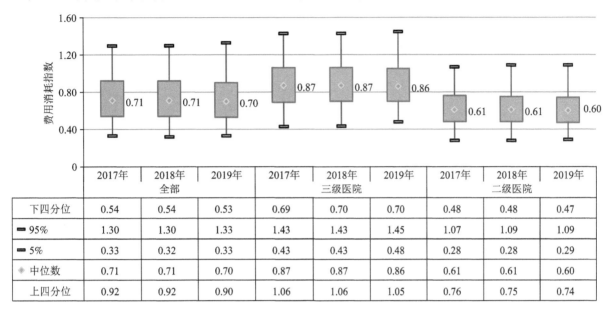

	2017年	2018年 全部	2019年	2017年	2018年 三级医院	2019年	2017年	2018年 二级医院	2019年
下四分位	0.54	0.54	0.53	0.69	0.70	0.70	0.48	0.48	0.47
▬ 95%	1.30	1.30	1.33	1.43	1.43	1.45	1.07	1.09	1.09
▬ 5%	0.33	0.32	0.33	0.43	0.43	0.48	0.28	0.28	0.29
◇ 中位数	0.71	0.71	0.70	0.87	0.87	0.86	0.61	0.61	0.60
上四分位	0.92	0.92	0.90	1.06	1.06	1.05	0.76	0.75	0.74

图 4-2-5-3　心脏大血管外科费用效率

2017—2019 年心脏大血管外科时间效率降低，时间消耗指数的中位数由 1.08 上升至 1.09；其中，三级医院时间效率上升，其时间消耗指数的中位数由 1.08 下降至 1.07，二级医院时间效率降低，其时间消耗指数的中位数由 1.07 上升至 1.11；2019 年时间效率较高的医院时间消耗指数（下四分位）为 0.91（图4-2-5-4）。

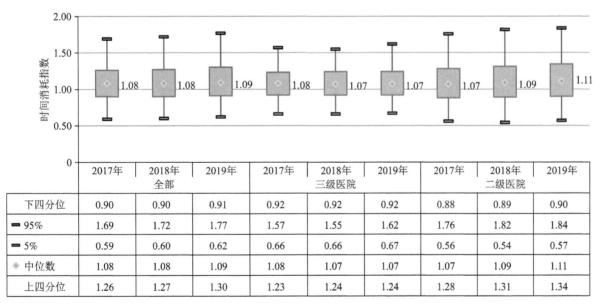

	2017年	2018年 全部	2019年	2017年	2018年 三级医院	2019年	2017年	2018年 二级医院	2019年
下四分位	0.90	0.90	0.91	0.92	0.92	0.92	0.88	0.89	0.90
▬ 95%	1.69	1.72	1.77	1.57	1.55	1.62	1.76	1.82	1.84
▬ 5%	0.59	0.60	0.62	0.66	0.66	0.67	0.56	0.54	0.57
◇ 中位数	1.08	1.08	1.09	1.08	1.07	1.07	1.07	1.09	1.11
上四分位	1.26	1.27	1.30	1.23	1.24	1.24	1.28	1.31	1.34

图 4-2-5-4　心脏大血管外科时间效率

3. 医疗安全

2017—2019 年心脏大血管外科医疗安全水平有所下降，中低风险组死亡率由 0.047% 上升至 0.064%；其中，三级医院中低风险组死亡率由 0.048% 上升到 0.070% 又降低至 0.062%，二级医院中低风险组死亡率由 0.044% 降低至 0.038% 又上升到 0.069%（图4-2-5-5）。

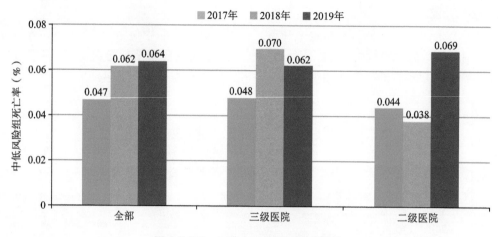

图 4-2-5-5　心脏大血管外科医疗安全

2017—2019 年心脏大血管外科急危重病例救治能力提升，高风险组死亡率由 8.45% 降低至 7.30%；其中，三级医院高风险组死亡率由 8.31% 降低至 7.24%，二级医院高风险组死亡率由 10.68% 降低至 8.07%（图 4-2-5-6）。

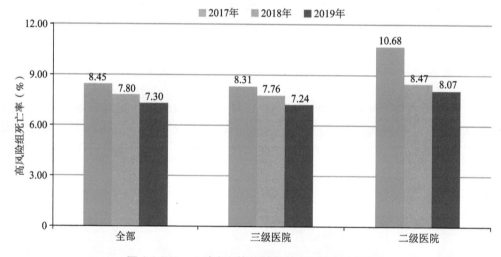

图 4-2-5-6　心脏大血管外科急危重病例救治能力

第六节　神经外科 DRG 绩效评价

本报告共纳入 2017—2019 年数据质量合格的 694 万专科病例为样本，对神经外科专科进行分析。

1. 医疗服务能力

2017—2019 年神经外科医疗服务广度上升，DRG 组数的中位数由 14 上升至 16；其中，三级医院 DRG 组数的中位数由 21 增加至 24，二级医院 DRG 组数的中位数由 10 增加至 12；2019 年医疗服务广度较大的医院 DRG 组数（上四分位）为 23（图 4-2-6-1）。

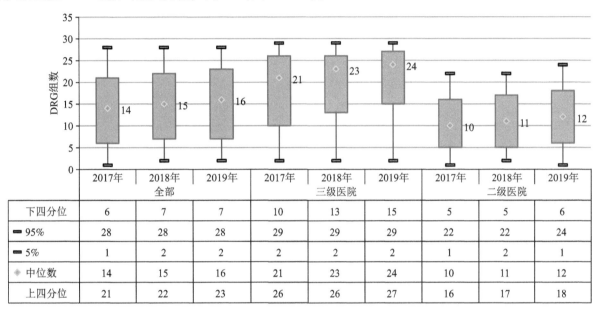

	2017年	2018年	2019年	2017年	2018年	2019年	2017年	2018年	2019年
		全部			三级医院			二级医院	
下四分位	6	7	7	10	13	15	5	5	6
▬ 95%	28	28	28	29	29	29	22	22	24
▬ 5%	1	2	2	2	2	2	1	2	1
◆ 中位数	14	15	16	21	23	24	10	11	12
上四分位	21	22	23	26	26	27	16	17	18

图 4-2-6-1　神经外科医疗服务广度

2017—2019 年神经外科医疗服务难度提升，CMI 的中位数由 1.58 上升至 1.77；其中，三级医院 CMI 的中位数由 2.32 上升至 2.55，二级医院 CMI 的中位数由 1.26 上升至 1.37；2019 年医疗服务难度较大的医院 CMI（上四分位）为 2.54（图 4-2-6-2）。

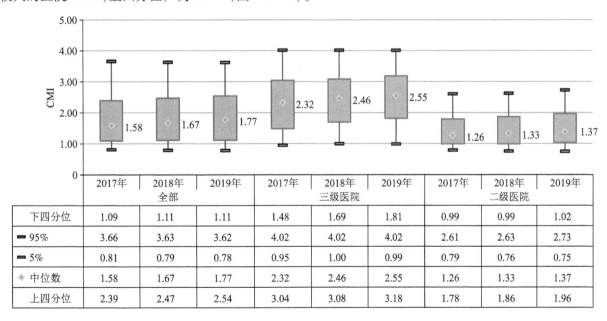

	2017年	2018年	2019年	2017年	2018年	2019年	2017年	2018年	2019年
		全部			三级医院			二级医院	
下四分位	1.09	1.11	1.11	1.48	1.69	1.81	0.99	0.99	1.02
▬ 95%	3.66	3.63	3.62	4.02	4.02	4.02	2.61	2.63	2.73
▬ 5%	0.81	0.79	0.78	0.95	1.00	0.99	0.79	0.76	0.75
◆ 中位数	1.58	1.67	1.77	2.32	2.46	2.55	1.26	1.33	1.37
上四分位	2.39	2.47	2.54	3.04	3.08	3.18	1.78	1.86	1.96

图 4-2-6-2　神经外科医疗服务难度

2. 医疗服务效率

2017—2019年神经外科费用效率降低，费用消耗指数的中位数由0.75上升至0.77；其中，三级医院费用消耗指数的中位数3年均为0.97，二级医院费用消耗指数的中位数由0.62上升至0.65；2019年费用效率较高的医院费用消耗指数（下四分位）为0.57（图4-2-6-3）。

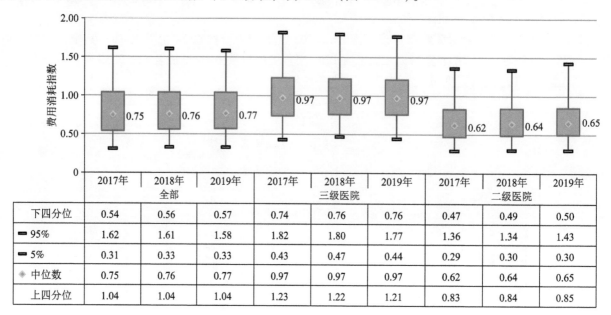

	2017年	2018年 全部	2019年	2017年	2018年 三级医院	2019年	2017年	2018年 二级医院	2019年
下四分位	0.54	0.56	0.57	0.74	0.76	0.76	0.47	0.49	0.50
▬ 95%	1.62	1.61	1.58	1.82	1.80	1.77	1.36	1.34	1.43
▬ 5%	0.31	0.33	0.33	0.43	0.47	0.44	0.29	0.30	0.30
◆ 中位数	0.75	0.76	0.77	0.97	0.97	0.97	0.62	0.64	0.65
上四分位	1.04	1.04	1.04	1.23	1.22	1.21	0.83	0.84	0.85

图4-2-6-3　神经外科费用效率

2017—2019年神经外科时间效率降低，时间消耗指数的中位数由0.96上升至0.98；其中，三级医院时间消耗指数的中位数由1.04上升至1.05，二级医院时间消耗指数的中位数由0.90上升至0.92；2019年时间效率较高的医院时间消耗指数（下四分位）为0.82（图4-2-6-4）。

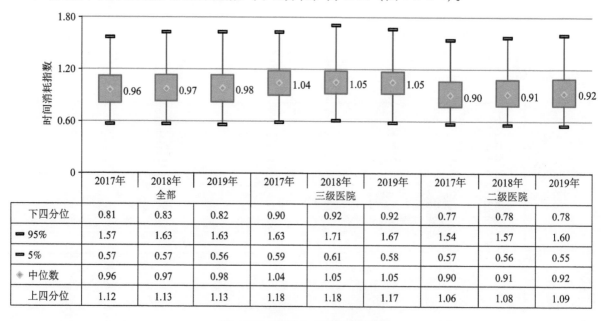

	2017年	2018年 全部	2019年	2017年	2018年 三级医院	2019年	2017年	2018年 二级医院	2019年
下四分位	0.81	0.83	0.82	0.90	0.92	0.92	0.77	0.78	0.78
▬ 95%	1.57	1.63	1.63	1.63	1.71	1.67	1.54	1.57	1.60
▬ 5%	0.57	0.57	0.56	0.59	0.61	0.58	0.57	0.56	0.55
◆ 中位数	0.96	0.97	0.98	1.04	1.05	1.05	0.90	0.91	0.92
上四分位	1.12	1.13	1.13	1.18	1.18	1.17	1.06	1.08	1.09

图4-2-6-4　神经外科时间效率

3. 医疗安全

2017—2019年神经外科医疗安全水平有显著提升，中低风险组死亡率由0.139%降低至0.080%；其中，三级医院中低风险组死亡率由0.136%降低至0.065%，二级医院中低风险组死亡率由0.147%降低至0.108%（图4-2-6-5）。

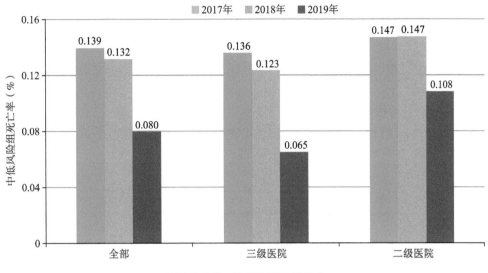

图 4-2-6-5　神经外科医疗安全

2017—2019 年神经外科急危重病例救治能力略有下降，高风险组死亡率由 8.50% 上升至 9.07%；其中，三级医院高风险组死亡率由 8.90% 上升至 9.61%，二级医院高风险组死亡率由 7.49% 上升到 7.85% 又降低至 7.71%（图 4-2-6-6）。

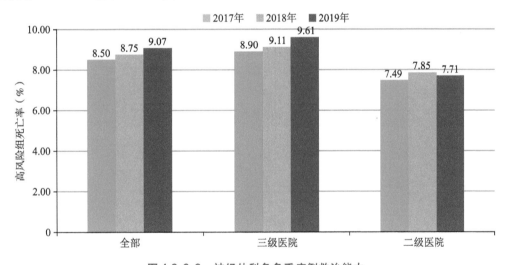

图 4-2-6-6　神经外科急危重病例救治能力

第七节　泌尿外科 DRG 绩效评价

本报告共纳入 2017—2019 年数据质量合格的 1100 万专科病例为样本，对泌尿外科专科进行分析。

1. 医疗服务能力

2017—2019 年泌尿外科医疗服务广度上升，DRG 组数的中位数由 24 上升至 26；其中，三级医院 DRG 组数的中位数由 30 增加至 32，二级医院 DRG 组数的中位数由 19 增加至 22；2019 年医疗服务广度较大的医院 DRG 组数（上四分位）为 32（图 4-2-7-1）。

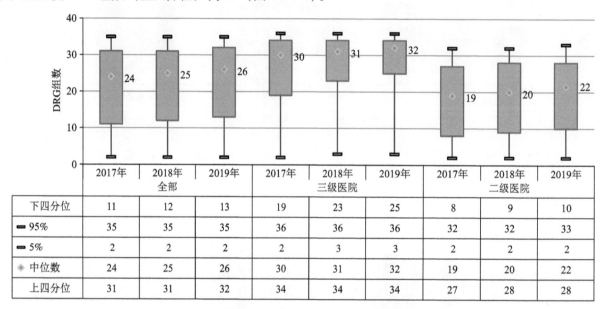

	2017年	2018年 全部	2019年	2017年	2018年 三级医院	2019年	2017年	2018年 二级医院	2019年
下四分位	11	12	13	19	23	25	8	9	10
▬ 95%	35	35	35	36	36	36	32	32	33
▬ 5%	2	2	2	2	3	3	2	2	2
◆ 中位数	24	25	26	30	31	32	19	20	22
上四分位	31	31	32	34	34	34	27	28	28

图 4-2-7-1　泌尿外科医疗服务广度

2017—2019 年泌尿外科医疗服务难度略有下降，CMI 的中位数由 0.93 下降至 0.91；其中，三级医院 CMI 的中位数由 1.12 下降至 1.09，二级医院 CMI 的中位数由 0.83 下降至 0.81；2019 年医疗服务难度较大的医院 CMI（上四分位）为 1.11（图 4-2-7-2）。

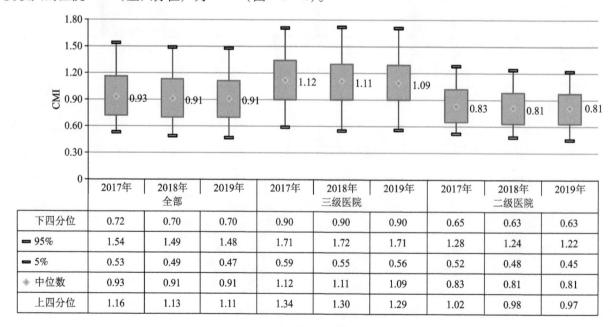

	2017年	2018年 全部	2019年	2017年	2018年 三级医院	2019年	2017年	2018年 二级医院	2019年
下四分位	0.72	0.70	0.70	0.90	0.90	0.90	0.65	0.63	0.63
▬ 95%	1.54	1.49	1.48	1.71	1.72	1.71	1.28	1.24	1.22
▬ 5%	0.53	0.49	0.47	0.59	0.55	0.56	0.52	0.48	0.45
◆ 中位数	0.93	0.91	0.91	1.12	1.11	1.09	0.83	0.81	0.81
上四分位	1.16	1.13	1.11	1.34	1.30	1.29	1.02	0.98	0.97

图 4-2-7-2　泌尿外科医疗服务难度

2. 医疗服务效率

2017—2019 年泌尿外科费用效率降低，费用消耗指数的中位数由 0.79 上升至 0.83；其中，三级医院费用消耗指数的中位数由 0.99 上升至 1.00，二级医院费用消耗指数的中位数由 0.67 上升至 0.73；2019 年费用效率较高的医院费用消耗指数（下四分位）为 0.65（图 4-2-7-3）。

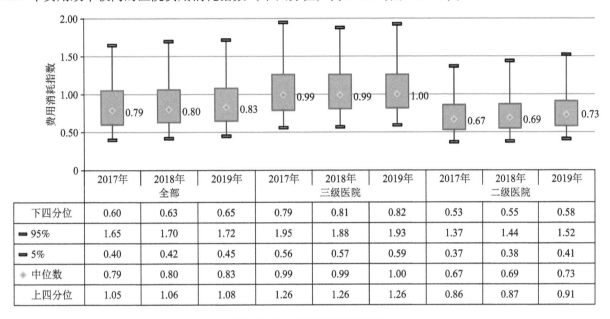

	2017年	2018年 全部	2019年	2017年	2018年 三级医院	2019年	2017年	2018年 二级医院	2019年
下四分位	0.60	0.63	0.65	0.79	0.81	0.82	0.53	0.55	0.58
▬ 95%	1.65	1.70	1.72	1.95	1.88	1.93	1.37	1.44	1.52
▬ 5%	0.40	0.42	0.45	0.56	0.57	0.59	0.37	0.38	0.41
◆ 中位数	0.79	0.80	0.83	0.99	0.99	1.00	0.67	0.69	0.73
上四分位	1.05	1.06	1.08	1.26	1.26	1.26	0.86	0.87	0.91

图 4-2-7-3　泌尿外科费用效率

2017—2019 年泌尿外科时间效率降低，时间消耗指数的中位数由 1.02 上升至 1.04；其中，三级医院时间消耗指数的中位数由 1.07 上升至 1.08，二级医院时间消耗指数的中位数由 0.97 上升至 1.02；2019 年时间效率较高的医院时间消耗指数（下四分位）为 0.88（图 4-2-7-4）。

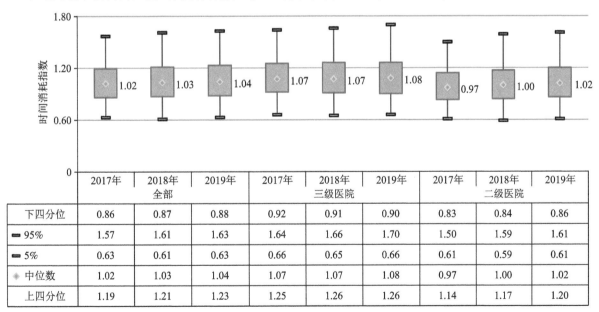

	2017年	2018年 全部	2019年	2017年	2018年 三级医院	2019年	2017年	2018年 二级医院	2019年
下四分位	0.86	0.87	0.88	0.92	0.91	0.90	0.83	0.84	0.86
▬ 95%	1.57	1.61	1.63	1.64	1.66	1.70	1.50	1.59	1.61
▬ 5%	0.63	0.61	0.63	0.66	0.65	0.66	0.61	0.59	0.61
◆ 中位数	1.02	1.03	1.04	1.07	1.07	1.08	0.97	1.00	1.02
上四分位	1.19	1.21	1.23	1.25	1.26	1.26	1.14	1.17	1.20

图 4-2-7-4　泌尿外科时间效率

3. 医疗安全

2017—2019 年泌尿外科医疗安全水平有显著提升，中低风险组死亡率由 0.065% 降低至 0.040%；其中，三级医院中低风险组死亡率由 0.064% 降低至 0.039%，二级医院中低风险组死亡率由 0.070% 降低至 0.041% 又上升到 0.043%（图 4-2-7-5）。

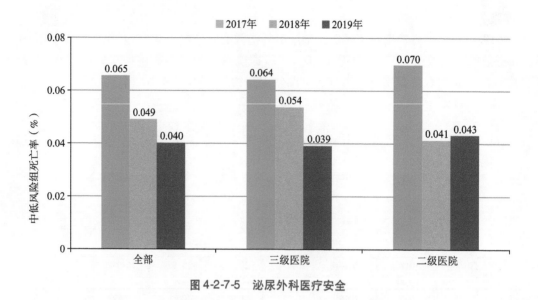

图 4-2-7-5　泌尿外科医疗安全

2017—2019 年泌尿外科急危重病例救治能力提升，高风险组死亡率由 8.16% 降低至 4.02%；其中，三级医院高风险组死亡率由 9.11% 降低至 4.34%，二级医院高风险组死亡率由 5.71% 上升到 6.19% 又降低至 3.32%（图 4-2-7-6）。

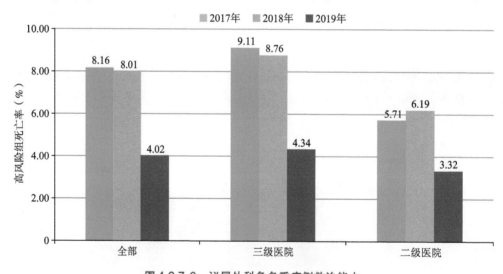

图 4-2-7-6　泌尿外科急危重病例救治能力

第八节 骨科DRG绩效评价

本报告共纳入2017—2019年数据质量合格的2642万专科病例为样本，对骨科专科进行分析。

1. 医疗服务能力

2017—2019年骨科医疗服务广度上升，DRG组数的中位数由48上升至52；其中，三级医院DRG组数的中位数由56增加至59，二级医院DRG组数的中位数由44增加至47；2019年医疗服务广度较大的医院DRG组数（上四分位）为60（图4-2-8-1）。

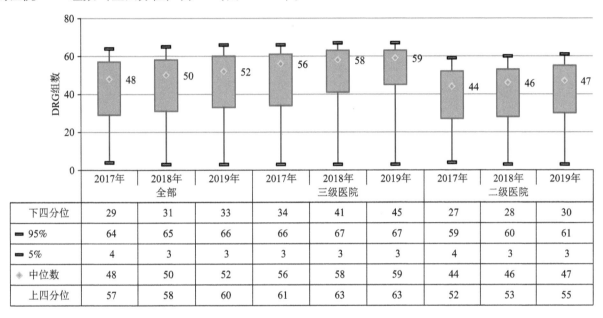

	全部			三级医院			二级医院		
	2017年	2018年	2019年	2017年	2018年	2019年	2017年	2018年	2019年
下四分位	29	31	33	34	41	45	27	28	30
▬ 95%	64	65	66	66	67	67	59	60	61
▬ 5%	4	3	3	3	3	3	4	3	3
◆ 中位数	48	50	52	56	58	59	44	46	47
上四分位	57	58	60	61	63	63	52	53	55

图4-2-8-1 骨科医疗服务广度

2017—2019年骨科医疗服务难度略有下降，CMI的中位数由1.17下降至1.13；其中，三级医院CMI的中位数由1.37下降至1.35，二级医院CMI的中位数由1.06下降至1.02；2019年医疗服务难度较大的医院CMI（上四分位）为1.42（图4-2-8-2）。

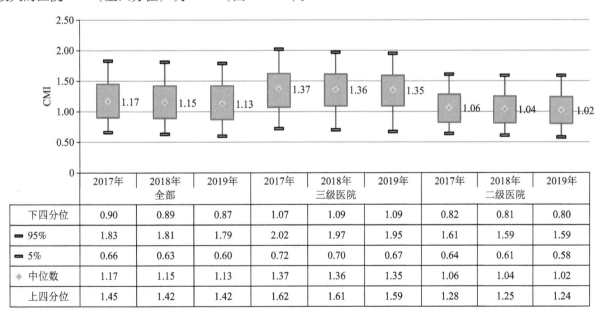

	全部			三级医院			二级医院		
	2017年	2018年	2019年	2017年	2018年	2019年	2017年	2018年	2019年
下四分位	0.90	0.89	0.87	1.07	1.09	1.09	0.82	0.81	0.80
▬ 95%	1.83	1.81	1.79	2.02	1.97	1.95	1.61	1.59	1.59
▬ 5%	0.66	0.63	0.60	0.72	0.70	0.67	0.64	0.61	0.58
◆ 中位数	1.17	1.15	1.13	1.37	1.36	1.35	1.06	1.04	1.02
上四分位	1.45	1.42	1.42	1.62	1.61	1.59	1.28	1.25	1.24

图4-2-8-2 骨科医疗服务难度

2. 医疗服务效率

2017—2019 年骨科费用效率降低，费用消耗指数的中位数由 0.79 上升至 0.83；其中，三级医院费用消耗指数的中位数由 0.97 上升至 0.99，二级医院费用消耗指数的中位数由 0.70 上升至 0.75；2019 年费用效率较高的医院费用消耗指数（下四分位）为 0.67（图 4-2-8-3）。

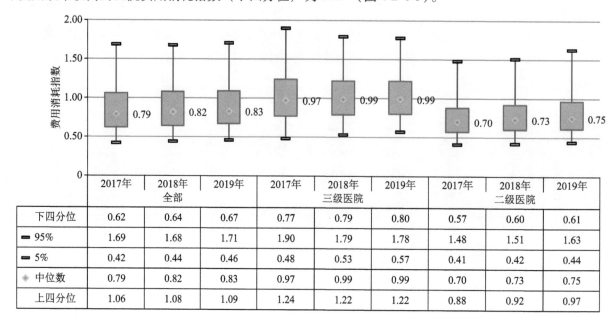

| | 2017年 | 2018年 | 2019年 | 2017年 | 2018年 | 2019年 | 2017年 | 2018年 | 2019年 |
		全部			三级医院			二级医院	
下四分位	0.62	0.64	0.67	0.77	0.79	0.80	0.57	0.60	0.61
▬ 95%	1.69	1.68	1.71	1.90	1.79	1.78	1.48	1.51	1.63
▬ 5%	0.42	0.44	0.46	0.48	0.53	0.57	0.41	0.42	0.44
◆ 中位数	0.79	0.82	0.83	0.97	0.99	0.99	0.70	0.73	0.75
上四分位	1.06	1.08	1.09	1.24	1.22	1.22	0.88	0.92	0.97

图 4-2-8-3　骨科费用效率

2017—2019 年骨科时间效率降低，时间消耗指数的中位数由 1.01 上升至 1.03；其中，三级医院时间消耗指数的中位数由 1.04 下降至 1.03 又上升到 1.04，二级医院时间消耗指数的中位数由 0.99 上升至 1.03；2019 年时间效率较高的医院时间消耗指数（下四分位）为 0.89（图 4-2-8-4）。

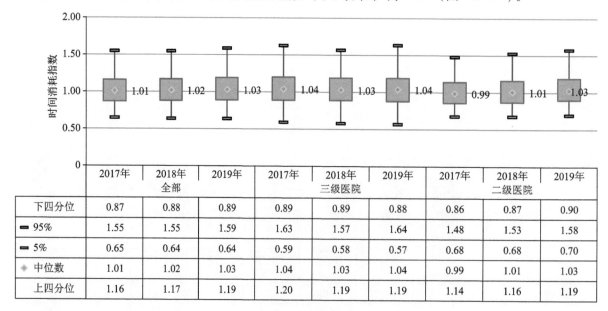

| | 2017年 | 2018年 | 2019年 | 2017年 | 2018年 | 2019年 | 2017年 | 2018年 | 2019年 |
		全部			三级医院			二级医院	
下四分位	0.87	0.88	0.89	0.89	0.89	0.88	0.86	0.87	0.90
▬ 95%	1.55	1.55	1.59	1.63	1.57	1.64	1.48	1.53	1.58
▬ 5%	0.65	0.64	0.64	0.59	0.58	0.57	0.68	0.68	0.70
◆ 中位数	1.01	1.02	1.03	1.04	1.03	1.04	0.99	1.01	1.03
上四分位	1.16	1.17	1.19	1.20	1.19	1.19	1.14	1.16	1.19

图 4-2-8-4　骨科时间效率

3. 医疗安全

2017—2019 年骨科医疗安全水平有显著提升，中低风险组死亡率由 0.057% 降低至 0.038%；其中，三级医院中低风险组死亡率由 0.056% 上升到 0.058% 又降低至 0.035%，二级医院中低风险组死亡率由 0.059% 降低至 0.041%（图 4-2-8-5）。

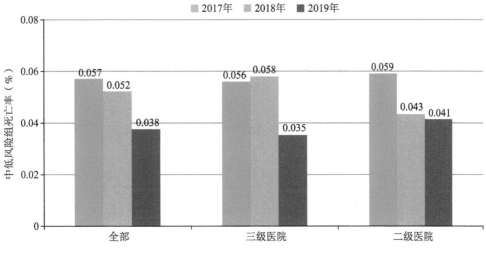

图 4-2-8-5 骨科医疗安全

2017—2019 年骨科急危重病例救治能力提升，高风险组死亡率由 6.60% 降低至 6.04%；其中，三级医院高风险组死亡率由 7.00% 降低至 6.75% 又上升到 6.80%，二级医院高风险组死亡率由 5.52% 降低至 4.20%（图 4-2-8-6）。

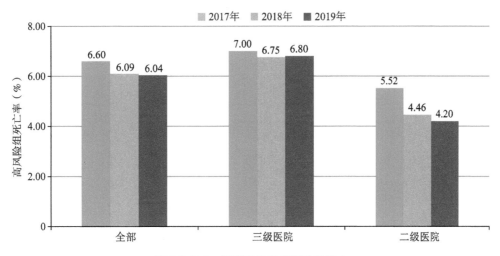

图 4-2-8-6 骨科急危重病例救治能力

第九节　眼科 DRG 绩效评价

本报告共纳入 2017—2019 年数据质量合格的 1142 万专科病例为样本，对眼科专科进行分析。

1. 医疗服务能力

2017—2019 年眼科医疗服务广度保持稳定，DRG 组数的中位数 3 年均为 13；其中，三级医院 DRG 组数的中位数由 16 增加至 17，二级医院 DRG 组数的中位数由 10 增加至 11；2019 年医疗服务广度较大的医院 DRG 组数（上四分位）为 17（图 4-2-9-1）。

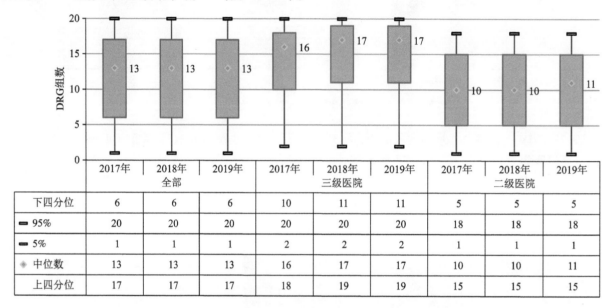

	2017年	2018年	2019年	2017年	2018年	2019年	2017年	2018年	2019年
		全部			三级医院			二级医院	
下四分位	6	6	6	10	11	11	5	5	5
▬ 95%	20	20	20	20	20	20	18	18	18
▬ 5%	1	1	1	2	2	2	1	1	1
◆ 中位数	13	13	13	16	17	17	10	10	11
上四分位	17	17	17	18	19	19	15	15	15

图 4-2-9-1　眼科医疗服务广度

2017—2019 年眼科医疗服务难度略有下降，CMI 的中位数由 0.63 下降至 0.59；其中，三级医院 CMI 的中位数由 0.66 下降至 0.62，二级医院 CMI 的中位数由 0.61 下降至 0.56；2019 年医疗服务难度较大的医院 CMI（上四分位）为 0.63（图 4-2-9-2）。

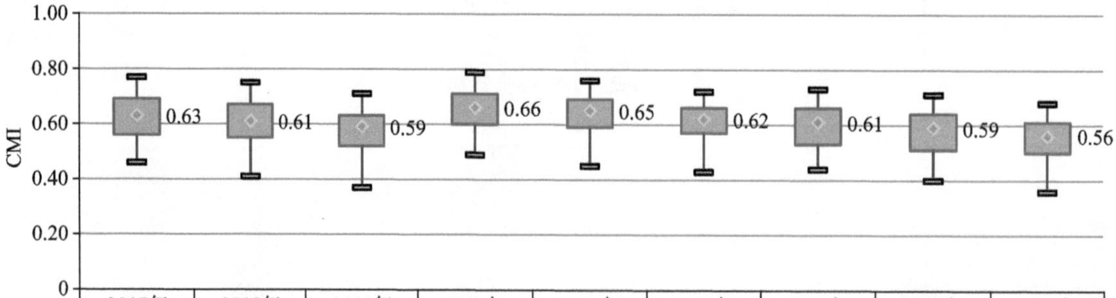

	2017年	2018年	2019年	2017年	2018年	2019年	2017年	2018年	2019年
		全部			三级医院			二级医院	
下四分位	0.56	0.55	0.52	0.60	0.59	0.57	0.53	0.51	0.50
▬ 95%	0.77	0.75	0.71	0.79	0.76	0.72	0.73	0.71	0.68
▬ 5%	0.46	0.41	0.37	0.49	0.45	0.43	0.44	0.40	0.36
◆ 中位数	0.63	0.61	0.59	0.66	0.65	0.62	0.61	0.59	0.56
上四分位	0.69	0.67	0.63	0.71	0.69	0.66	0.66	0.64	0.61

图 4-2-9-2　眼科医疗服务难度

2. 医疗服务效率

2017—2019 年眼科费用效率降低，费用消耗指数的中位数由 0.81 上升至 0.84；其中，三级医院费用消耗指数的中位数由 1.00 上升至 1.01，二级医院费用消耗指数的中位数由 0.70 上升至 0.73；2019年费用效率较高的医院费用消耗指数（下四分位）为 0.65（图 4-2-9-3）。

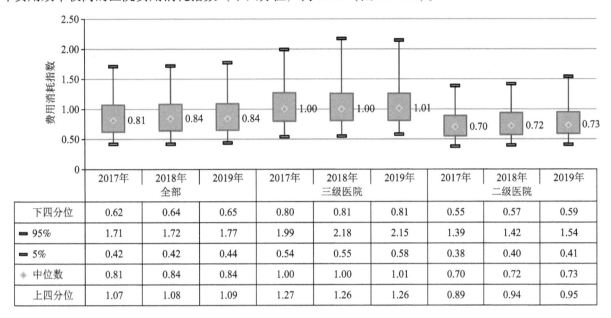

	2017年	2018年 全部	2019年	2017年	2018年 三级医院	2019年	2017年	2018年 二级医院	2019年
下四分位	0.62	0.64	0.65	0.80	0.81	0.81	0.55	0.57	0.59
95%	1.71	1.72	1.77	1.99	2.18	2.15	1.39	1.42	1.54
5%	0.42	0.42	0.44	0.54	0.55	0.58	0.38	0.40	0.41
中位数	0.81	0.84	0.84	1.00	1.00	1.01	0.70	0.72	0.73
上四分位	1.07	1.08	1.09	1.27	1.26	1.26	0.89	0.94	0.95

图 4-2-9-3 眼科费用效率

2017—2019 年眼科时间效率降低，时间消耗指数的中位数由 1.03 上升至 1.08；其中，三级医院时间消耗指数的中位数由 1.10 上升至 1.11，二级医院时间消耗指数的中位数由 0.98 上升至 1.05；2019年时间效率较高的医院时间消耗指数（下四分位）为 0.84（图 4-2-9-4）。

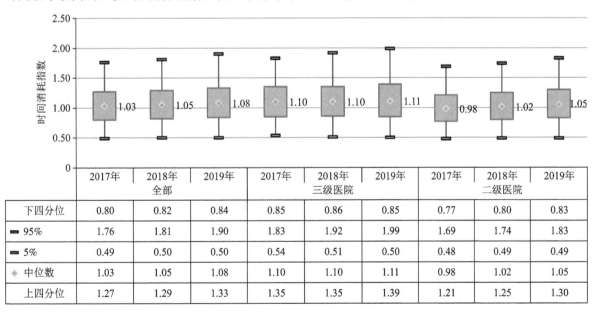

	2017年	2018年 全部	2019年	2017年	2018年 三级医院	2019年	2017年	2018年 二级医院	2019年
下四分位	0.80	0.82	0.84	0.85	0.86	0.85	0.77	0.80	0.83
95%	1.76	1.81	1.90	1.83	1.92	1.99	1.69	1.74	1.83
5%	0.49	0.50	0.50	0.54	0.51	0.50	0.48	0.49	0.49
中位数	1.03	1.05	1.08	1.10	1.10	1.11	0.98	1.02	1.05
上四分位	1.27	1.29	1.33	1.35	1.35	1.39	1.21	1.25	1.30

图 4-2-9-4 眼科时间效率

3. 医疗安全

2017—2019 年眼科医疗安全水平略有波动，中低风险组死亡率由 0.026% 上升到 0.032% 又降低至 0.031%；其中，三级医院中低风险组死亡率由 0.023% 上升到 0.028% 又降低至 0.025%，二级医院中低风险组死亡率由 0.030% 上升至 0.036%（图 4-2-9-5）。

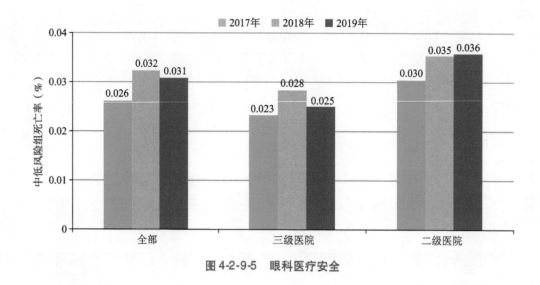

图 4-2-9-5　眼科医疗安全

第十节　耳鼻喉科 DRG 绩效评价

本报告共纳入 2017—2019 年数据质量合格的 1381 万专科病例为样本，对耳鼻喉科专科进行分析。

1. 医疗服务能力

2017—2019 年耳鼻喉科医疗服务广度上升，DRG 组数的中位数由 19 上升至 20；其中，三级医院 DRG 组数的中位数保持稳定，3 年均为 24，二级医院 DRG 组数的中位数由 16 增加至 17；2019 年医疗服务广度较大的医院 DRG 组数（上四分位）为 24（图 4-2-10-1）。

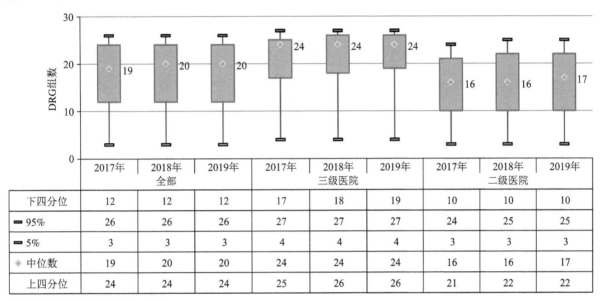

	2017年	2018年 全部	2019年	2017年	2018年 三级医院	2019年	2017年	2018年 二级医院	2019年
下四分位	12	12	12	17	18	19	10	10	10
▬ 95%	26	26	26	27	27	27	24	25	25
▬ 5%	3	3	3	4	4	4	3	3	3
◆ 中位数	19	20	20	24	24	24	16	16	17
上四分位	24	24	24	25	26	26	21	22	22

图 4-2-10-1　耳鼻喉科医疗服务广度

2017—2019 年耳鼻喉科医疗服务难度略有下降，CMI 的中位数由 0.62 下降至 0.59；其中，三级医院 CMI 的中位数由 0.70 下降至 0.68，二级医院 CMI 的中位数由 0.58 下降至 0.54；2019 年医疗服务难度较大的医院 CMI（上四分位）为 0.68（图 4-2-10-2）。

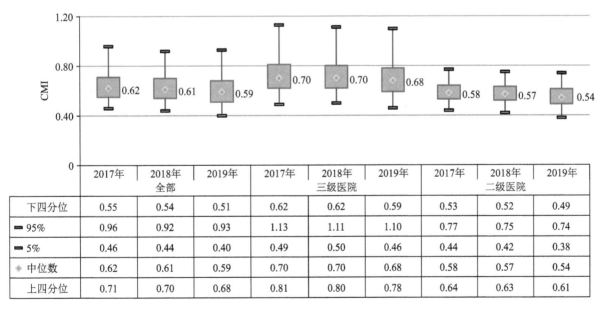

	2017年	2018年 全部	2019年	2017年	2018年 三级医院	2019年	2017年	2018年 二级医院	2019年
下四分位	0.55	0.54	0.51	0.62	0.62	0.59	0.53	0.52	0.49
▬ 95%	0.96	0.92	0.93	1.13	1.11	1.10	0.77	0.75	0.74
▬ 5%	0.46	0.44	0.40	0.49	0.50	0.46	0.44	0.42	0.38
◆ 中位数	0.62	0.61	0.59	0.70	0.70	0.68	0.58	0.57	0.54
上四分位	0.71	0.70	0.68	0.81	0.80	0.78	0.64	0.63	0.61

图 4-2-10-2　耳鼻喉科医疗服务难度

2. 医疗服务效率

2017—2019 年耳鼻喉科费用效率降低，费用消耗指数的中位数由 0.79 上升至 0.82；其中，三级医院费用消耗指数的中位数由 1.00 上升至 1.02，二级医院费用消耗指数的中位数由 0.69 上升至 0.72；2019 年费用效率较高的医院费用消耗指数（下四分位）为 0.65（图 4-2-10-3）。

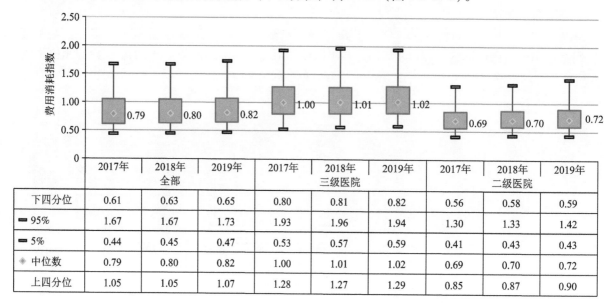

| | 2017年 | 2018年 | 2019年 | 2017年 | 2018年 | 2019年 | 2017年 | 2018年 | 2019年 |
		全部			三级医院			二级医院	
下四分位	0.61	0.63	0.65	0.80	0.81	0.82	0.56	0.58	0.59
▬ 95%	1.67	1.67	1.73	1.93	1.96	1.94	1.30	1.33	1.42
▬ 5%	0.44	0.45	0.47	0.53	0.57	0.59	0.41	0.43	0.43
◆ 中位数	0.79	0.80	0.82	1.00	1.01	1.02	0.69	0.70	0.72
上四分位	1.05	1.05	1.07	1.28	1.27	1.29	0.85	0.87	0.90

图 4-2-10-3　耳鼻喉科费用效率

2017—2019 年耳鼻喉科时间效率降低，时间消耗指数的中位数由 0.98 上升至 0.99；其中，三级医院时间消耗指数的中位数 3 年均为 1.03，二级医院时间消耗指数的中位数由 0.95 上升至 0.98；2019 年时间效率较高的医院时间消耗指数（下四分位）为 0.86（图 4-2-10-4）。

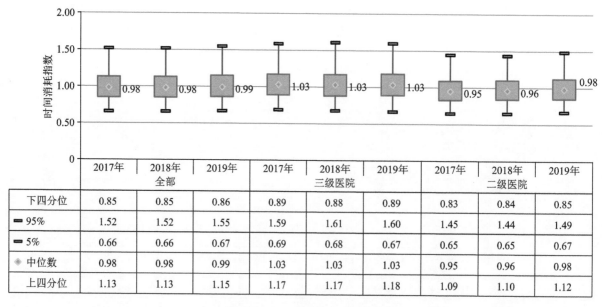

| | 2017年 | 2018年 | 2019年 | 2017年 | 2018年 | 2019年 | 2017年 | 2018年 | 2019年 |
		全部			三级医院			二级医院	
下四分位	0.85	0.85	0.86	0.89	0.88	0.89	0.83	0.84	0.85
▬ 95%	1.52	1.52	1.55	1.59	1.61	1.60	1.45	1.44	1.49
▬ 5%	0.66	0.66	0.67	0.69	0.68	0.67	0.65	0.65	0.67
◆ 中位数	0.98	0.98	0.99	1.03	1.03	1.03	0.95	0.96	0.98
上四分位	1.13	1.13	1.15	1.17	1.17	1.18	1.09	1.10	1.12

图 4-2-10-4　耳鼻喉科时间效率

3. 医疗安全

2017—2019 年耳鼻喉科医疗安全水平有显著提升，中低风险组死亡率由 0.096% 降低至 0.063%；其中，三级医院中低风险组死亡率由 0.098% 降低至 0.050%，二级医院中低风险组死亡率由 0.093% 降低至 0.073% 又升高到 0.077%（图 4-2-10-5）。

2017—2019 年耳鼻喉科急危重病例救治能力略有下降，高风险组死亡率由 4.74% 上升至 5.26%；

其中，三级医院高风险组死亡率由 4.44% 上升至 4.88%，二级医院高风险组死亡率由 5.98% 上升至 6.62%（图 4-2-10-6）。

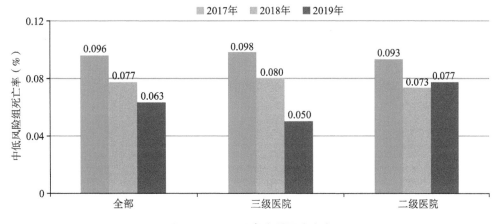

图 4-2-10-5　耳鼻喉科医疗安全

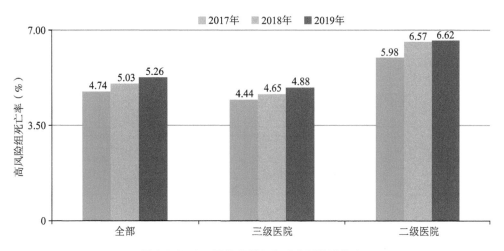

图 4-2-10-6　耳鼻喉科急危重病例救治能力

第十一节　妇科 DRG 绩效评价

本报告共纳入 2017—2019 年数据质量合格的 1948 万专科病例为样本，对妇科专科进行分析。

1. 医疗服务能力

2017—2019 年妇科医疗服务广度上升，DRG 组数的中位数由 21 上升至 22；其中，三级医院 DRG 组数的中位数由 24 增加至 25，二级医院 DRG 组数的中位数由 19 增加至 20；2019 年医疗服务广度较大的医院 DRG 组数（上四分位）为 25（图 4-2-11-1）。

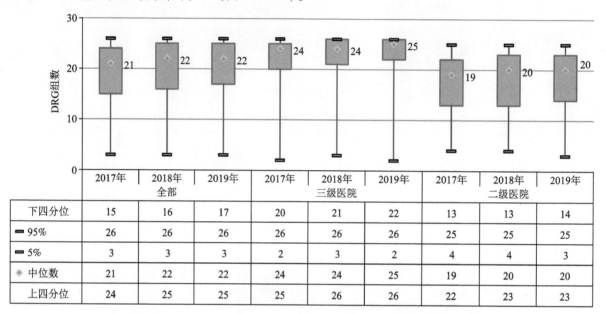

	2017年	2018年 全部	2019年	2017年	2018年 三级医院	2019年	2017年	2018年 二级医院	2019年
下四分位	15	16	17	20	21	22	13	13	14
▬ 95%	26	26	26	26	26	26	25	25	25
▬ 5%	3	3	3	2	3	2	4	4	3
◆ 中位数	21	22	22	24	24	25	19	20	20
上四分位	24	25	25	25	26	26	22	23	23

图 4-2-11-1　妇科医疗服务广度

2017—2019 年妇科医疗服务难度略有下降，CMI 的中位数由 0.69 下降至 0.65；其中，三级医院 CMI 的中位数由 0.81 下降至 0.77，二级医院 CMI 的中位数由 0.62 下降至 0.58；2019 年医疗服务难度较大的医院 CMI（上四分位）为 0.81（图 4-2-11-2）。

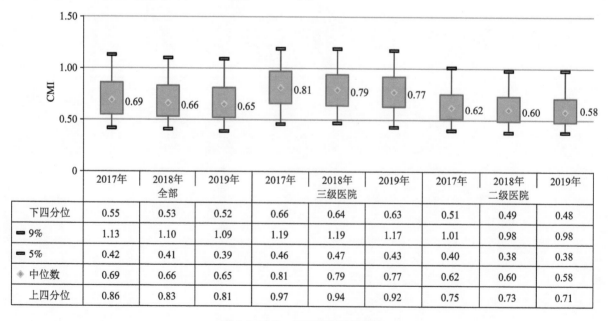

	2017年	2018年 全部	2019年	2017年	2018年 三级医院	2019年	2017年	2018年 二级医院	2019年
下四分位	0.55	0.53	0.52	0.66	0.64	0.63	0.51	0.49	0.48
▬ 9%	1.13	1.10	1.09	1.19	1.19	1.17	1.01	0.98	0.98
▬ 5%	0.42	0.41	0.39	0.46	0.47	0.43	0.40	0.38	0.38
◆ 中位数	0.69	0.66	0.65	0.81	0.79	0.77	0.62	0.60	0.58
上四分位	0.86	0.83	0.81	0.97	0.94	0.92	0.75	0.73	0.71

图 4-2-11-2　妇科医疗服务难度

2. 医疗服务效率

2017—2019 年妇科费用效率降低，费用消耗指数的中位数由 0.83 上升至 0.86；其中，三级医院费用消耗指数的中位数由 1.00 上升至 1.02，二级医院费用消耗指数的中位数由 0.73 上升至 0.76；2019年费用效率较高的医院费用消耗指数（下四分位）为 0.68（图4-2-11-3）。

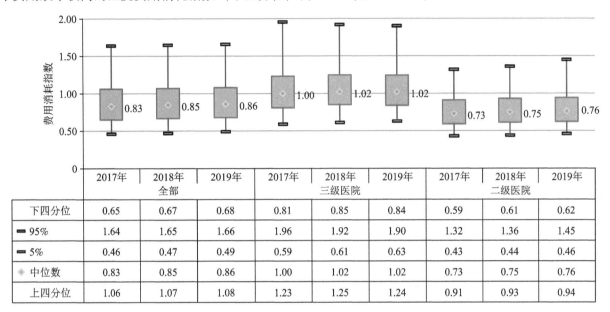

	2017年	2018年 全部	2019年	2017年	2018年 三级医院	2019年	2017年	2018年 二级医院	2019年
下四分位	0.65	0.67	0.68	0.81	0.85	0.84	0.59	0.61	0.62
▬ 95%	1.64	1.65	1.66	1.96	1.92	1.90	1.32	1.36	1.45
▬ 5%	0.46	0.47	0.49	0.59	0.61	0.63	0.43	0.44	0.46
◇ 中位数	0.83	0.85	0.86	1.00	1.02	1.02	0.73	0.75	0.76
上四分位	1.06	1.07	1.08	1.23	1.25	1.24	0.91	0.93	0.94

图 4-2-11-3　妇科费用效率

2017—2019 年妇科时间效率降低，时间消耗指数的中位数由 1.02 上升至 1.05；其中，三级医院时间效率上升，其消耗指数的中位数由 1.08 下降至 1.07。二级医院时间效率降低，其时间消耗指数的中位数由 0.99 上升至 1.03；2019 年时间效率较高的医院时间消耗指数（下四分位）为 0.89（图4-2-11-4）。

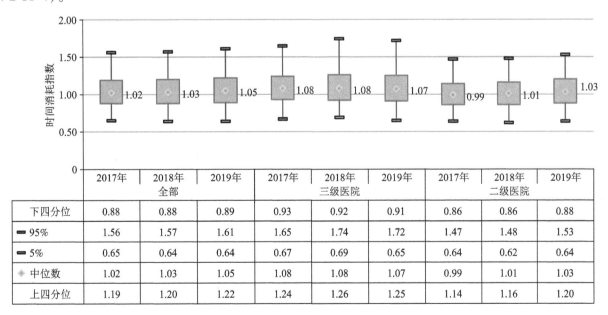

	2017年	2018年 全部	2019年	2017年	2018年 三级医院	2019年	2017年	2018年 二级医院	2019年
下四分位	0.88	0.88	0.89	0.93	0.92	0.91	0.86	0.86	0.88
▬ 95%	1.56	1.57	1.61	1.65	1.74	1.72	1.47	1.48	1.53
▬ 5%	0.65	0.64	0.64	0.67	0.69	0.65	0.64	0.62	0.64
◇ 中位数	1.02	1.03	1.05	1.08	1.08	1.07	0.99	1.01	1.03
上四分位	1.19	1.20	1.22	1.24	1.26	1.25	1.14	1.16	1.20

图 4-2-11-4　妇科时间效率

3. 医疗安全

2017—2019 年妇科医疗安全水平略有波动，中低风险组死亡率由 0.055% 上升到 0.061% 又降低至 0.036%；其中，三级医院中低风险组死亡率由 0.041% 上升到 0.061% 又降低至 0.035%，二级医院中低风险组死亡率逐年降低，由0.084%降低至0.039%（图4-2-11-5）。

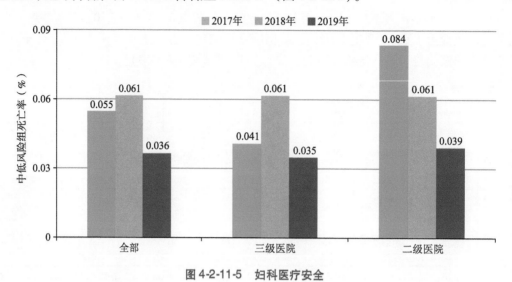

图 4-2-11-5　妇科医疗安全

2017—2019年妇科急危重病例救治能力略有波动，高风险组死亡率由22.93%降低至20.73%又上升到22.52%；其中，三级医院高风险组死亡率由24.51%降低至21.85%又上升到24.46%，二级医院高风险组死亡率逐年降低，由17.63%降低至17.06%（图4-2-11-6）。

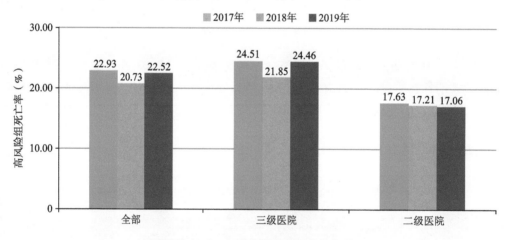

图 4-2-11-6　妇科急危重病例救治能力

第十二节　神经内科 DRG 绩效评价

本报告共纳入 2017—2019 年数据质量合格的 3718 万专科病例为样本，对神经内科专科进行分析。

1. 医疗服务能力

2017—2019 年神经内科医疗服务广度上升，DRG 组数的中位数由 24 上升至 25；其中，三级医院 DRG 组数的中位数由 29 增加至 31，二级医院 DRG 组数的中位数由 21 增加至 22；2019 年医疗服务广度较大的医院 DRG 组数（上四分位）为 31（图 4-2-12-1）。

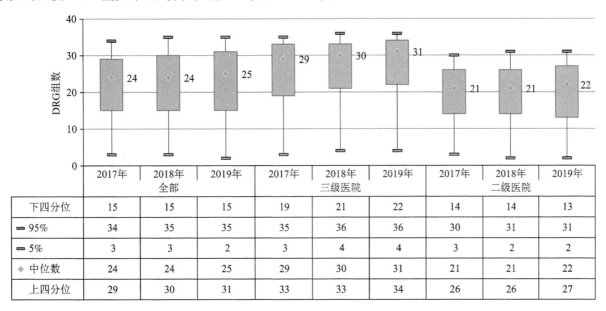

	2017年	2018年	2019年	2017年	2018年	2019年	2017年	2018年	2019年
		全部			三级医院			二级医院	
下四分位	15	15	15	19	21	22	14	14	13
▬ 95%	34	35	35	35	36	36	30	31	31
▬ 5%	3	3	2	3	4	4	3	2	2
◆ 中位数	24	24	25	29	30	31	21	21	22
上四分位	29	30	31	33	33	34	26	26	27

图 4-2-12-1　神经内科医疗服务广度

2017—2019 年神经内科医疗服务难度略有下降，CMI 的中位数由 1.00 下降至 0.95；其中，三级医院 CMI 的中位数由 1.06 下降至 1.02，二级医院 CMI 的中位数由 0.98 下降至 0.92；2019 年医疗服务难度较大的医院 CMI（上四分位）为 1.04（图 4-2-12-2）。

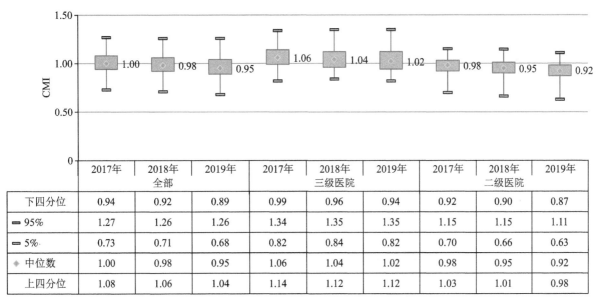

	2017年	2018年	2019年	2017年	2018年	2019年	2017年	2018年	2019年
		全部			三级医院			二级医院	
下四分位	0.94	0.92	0.89	0.99	0.96	0.94	0.92	0.90	0.87
▬ 95%	1.27	1.26	1.26	1.34	1.35	1.35	1.15	1.15	1.11
▬ 5%	0.73	0.71	0.68	0.82	0.84	0.82	0.70	0.66	0.63
◆ 中位数	1.00	0.98	0.95	1.06	1.04	1.02	0.98	0.95	0.92
上四分位	1.08	1.06	1.04	1.14	1.12	1.12	1.03	1.01	0.98

图 4-2-12-2　神经内科医疗服务难度

2．医疗服务效率

2017—2019 年神经内科费用效率降低，费用消耗指数的中位数由 0.77 上升至 0.79；其中，三级医院费用消耗指数的中位数由 1.04 上升至 1.05，二级医院费用消耗指数的中位数由 0.64 上升至 0.67；2019 年费用效率较高的医院费用消耗指数（下四分位）为 0.59（图 4-2-12-3）。

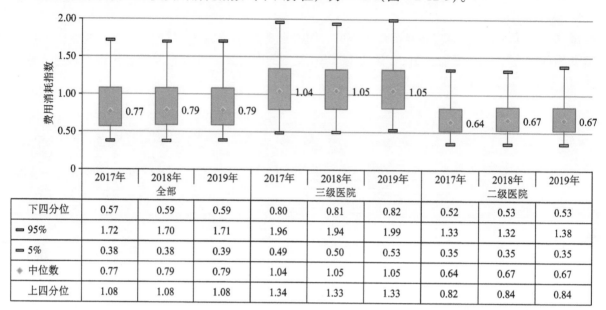

	2017年	2018年 全部	2019年	2017年	2018年 三级医院	2019年	2017年	2018年 二级医院	2019年
下四分位	0.57	0.59	0.59	0.80	0.81	0.82	0.52	0.53	0.53
━ 95%	1.72	1.70	1.71	1.96	1.94	1.99	1.33	1.32	1.38
━ 5%	0.38	0.38	0.39	0.49	0.50	0.53	0.35	0.35	0.35
◆ 中位数	0.77	0.79	0.79	1.04	1.05	1.05	0.64	0.67	0.67
上四分位	1.08	1.08	1.08	1.34	1.33	1.33	0.82	0.84	0.84

图 4-2-12-3　神经内科费用效率

2017—2019 年神经内科时间效率降低，时间消耗指数的中位数由 0.97 上升至 0.98；其中，三级医院时间效率上升，其时间消耗指数的中位数由 1.05 下降至 1.04，二级医院时间效率降低，其时间消耗指数的中位数由 0.92 上升至 0.93；2019 年时间效率较高的医院时间消耗指数（下四分位）为 0.84（图 4-2-12-4）。

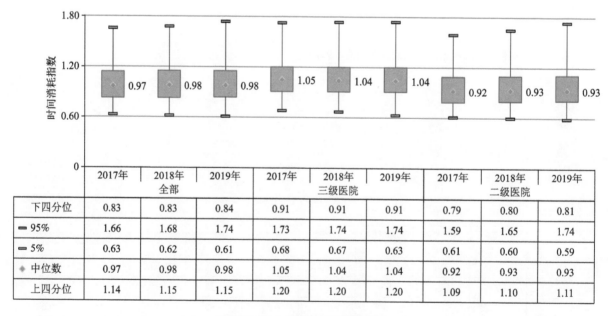

	2017年	2018年 全部	2019年	2017年	2018年 三级医院	2019年	2017年	2018年 二级医院	2019年
下四分位	0.83	0.83	0.84	0.91	0.91	0.91	0.79	0.80	0.81
━ 95%	1.66	1.68	1.74	1.73	1.74	1.74	1.59	1.65	1.74
━ 5%	0.63	0.62	0.61	0.68	0.67	0.63	0.61	0.60	0.59
◆ 中位数	0.97	0.98	0.98	1.05	1.04	1.04	0.92	0.93	0.93
上四分位	1.14	1.15	1.15	1.20	1.20	1.20	1.09	1.10	1.11

图 4-2-12-4　神经内科时间效率

3．医疗安全

2017—2019 年神经内科医疗安全有显著提升，中低风险组死亡率由 0.206% 降低至 0.111%；其中，三级医院中低风险组死亡率由 0.214% 降低至 0.093%，二级医院中低风险组死亡率由 0.194% 降低至 0.136%（图 4-2-12-5）。

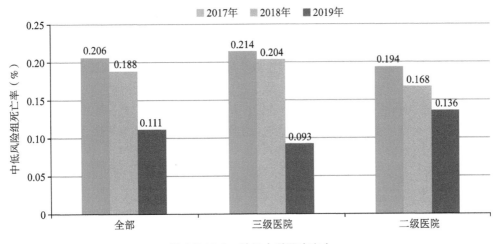

图 4-2-12-5　神经内科医疗安全

2017—2019 年神经内科急危重病例救治能力提升，高风险组死亡率由 6.08% 降低至 5.74%；其中，三级医院高风险组死亡率由 6.87% 降低至 6.64%，二级医院高风险组死亡率由 4.51% 降低至 4.06%（图 4-2-12-6）。

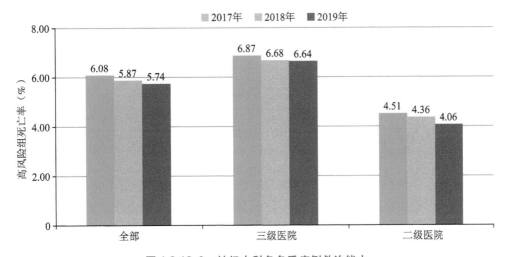

图 4-2-12-6　神经内科急危重病例救治能力

第十三节 新生儿科 DRG 绩效评价

本报告共纳入 2017—2019 年数据质量合格的 485 万专科病例为样本，对新生儿科专科进行分析。

1. 医疗服务能力

2017—2019 年新生儿科医疗服务广度保持稳定，DRG 组数的中位数 3 年均为 8；其中，三级医院 DRG 组数的中位数由 10 增加至 11，二级医院 DRG 组数的中位数 3 年均为 7；2019 年医疗服务广度较大的医院 DRG 组数（上四分位）为 11（图 4-2-13-1）。

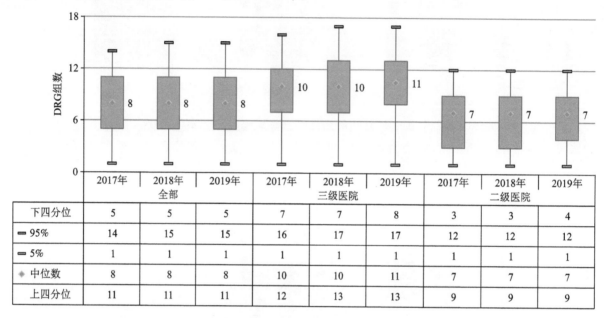

	2017年	2018年 全部	2019年	2017年	2018年 三级医院	2019年	2017年	2018年 二级医院	2019年
下四分位	5	5	5	7	7	8	3	3	4
━ 95%	14	15	15	16	17	17	12	12	12
━ 5%	1	1	1	1	1	1	1	1	1
◆ 中位数	8	8	8	10	10	11	7	7	7
上四分位	11	11	11	12	13	13	9	9	9

图 4-2-13-1 新生儿科医疗服务广度

2017—2019 年新生儿科医疗服务难度略有波动，CMI 的中位数由 1.02 上升到 1.05 又下降至 1.03；其中，三级医院 CMI 的中位数由 1.14 上升到 1.16 又下降至 1.14，二级医院 CMI 的中位数由 0.94 上升到 1.01 又下降至 0.98；2019 年医疗服务难度较大的医院 CMI（上四分位）为 1.20（图 4-2-13-2）。

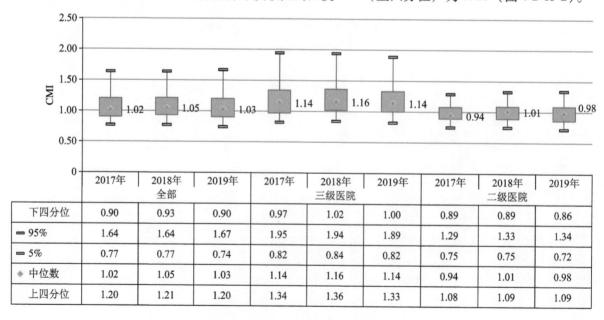

	2017年	2018年 全部	2019年	2017年	2018年 三级医院	2019年	2017年	2018年 二级医院	2019年
下四分位	0.90	0.93	0.90	0.97	1.02	1.00	0.89	0.89	0.86
━ 95%	1.64	1.64	1.67	1.95	1.94	1.89	1.29	1.33	1.34
━ 5%	0.77	0.77	0.74	0.82	0.84	0.82	0.75	0.75	0.72
◆ 中位数	1.02	1.05	1.03	1.14	1.16	1.14	0.94	1.01	0.98
上四分位	1.20	1.21	1.20	1.34	1.36	1.33	1.08	1.09	1.09

图 4-2-13-2 新生儿科医疗服务难度

2. 医疗服务效率

2017—2019年新生儿科费用效率降低，费用消耗指数的中位数由0.74上升至0.78；其中，三级医院费用消耗指数的中位数由0.95上升至0.99，二级医院费用消耗指数的中位数由0.57上升至0.64；2019年费用效率较高的医院费用消耗指数（下四分位）为0.53（图4-2-13-3）。

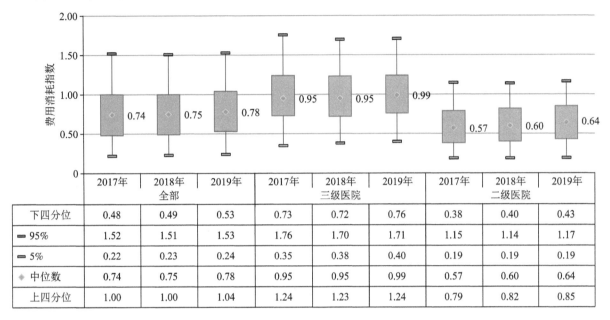

	2017年	2018年 全部	2019年	2017年	2018年 三级医院	2019年	2017年	2018年 二级医院	2019年
下四分位	0.48	0.49	0.53	0.73	0.72	0.76	0.38	0.40	0.43
▬ 95%	1.52	1.51	1.53	1.76	1.70	1.71	1.15	1.14	1.17
▬ 5%	0.22	0.23	0.24	0.35	0.38	0.40	0.19	0.19	0.19
◆ 中位数	0.74	0.75	0.78	0.95	0.95	0.99	0.57	0.60	0.64
上四分位	1.00	1.00	1.04	1.24	1.23	1.24	0.79	0.82	0.85

图4-2-13-3　新生儿科费用效率

2017—2019年新生儿科时间效率降低，时间消耗指数的中位数由0.90上升至0.92；其中，三级医院时间消耗指数的中位数由0.97下降至0.96又上升到0.97，二级医院时间消耗指数的中位数由0.84上升至0.87；2019年时间效率较高的医院时间消耗指数（下四分位）为0.77（图4-2-13-4）。

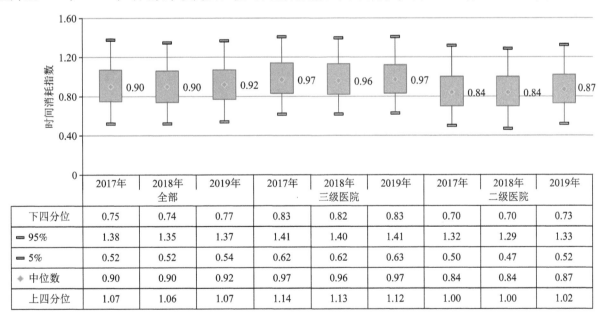

	2017年	2018年 全部	2019年	2017年	2018年 三级医院	2019年	2017年	2018年 二级医院	2019年
下四分位	0.75	0.74	0.77	0.83	0.82	0.83	0.70	0.70	0.73
▬ 95%	1.38	1.35	1.37	1.41	1.40	1.41	1.32	1.29	1.33
▬ 5%	0.52	0.52	0.54	0.62	0.62	0.63	0.50	0.47	0.52
◆ 中位数	0.90	0.90	0.92	0.97	0.96	0.97	0.84	0.84	0.87
上四分位	1.07	1.06	1.07	1.14	1.13	1.12	1.00	1.00	1.02

图4-2-13-4　新生儿科时间效率

3. 医疗安全

2017—2019年新生儿科医疗安全水平略有波动，中低风险组死亡率由0.046%上升到0.072%又降低至0.069%；其中，三级医院中低风险组死亡率由0.050%上升到0.083%又降至0.071%，二级医院中低风险组死亡率由0.038%上升至0.065%（图4-2-13-5）。

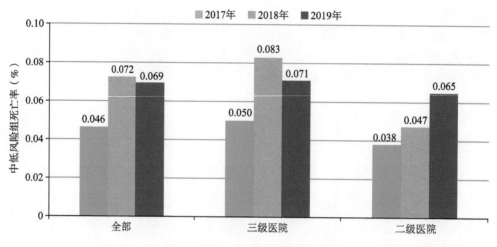

图 4-2-13-5　新生儿科医疗安全

　　2017—2019 年新生儿科急危重病例救治能力提升，高风险组死亡率由 11.00% 降低至 8.21%；其中，三级医院高风险组死亡率由 14.70% 降低至 11.79%，二级医院高风险组死亡率由 6.43% 降低至 4.09% 又上升到 4.41%（图 4-2-13-6）。

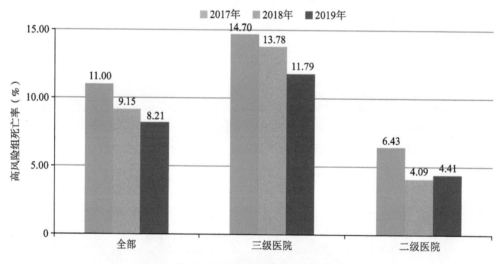

图 4-2-13-6　新生儿科急危重病例救治能力

第十四节　消化内科DRG绩效评价

本报告共纳入2017—2019年数据质量合格的3052万专科病例为样本，对消化内科专科进行分析。

1. 医疗服务能力

2017—2019年消化内科医疗服务广度上升，DRG组数的中位数由33上升至34；其中，三级医院DRG组数的中位数由37增加至39，二级医院DRG组数的中位数由31增加至32；2019年医疗服务广度较大的医院DRG组数（上四分位）为39（图4-2-14-1）。

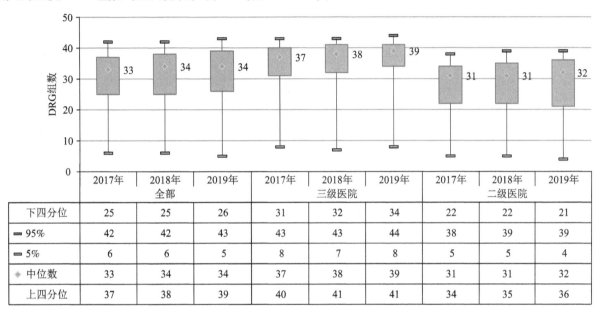

	2017年	2018年 全部	2019年	2017年	2018年 三级医院	2019年	2017年	2018年 二级医院	2019年
下四分位	25	25	26	31	32	34	22	22	21
▬ 95%	42	42	43	43	43	44	38	39	39
▬ 5%	6	6	5	8	7	8	5	5	4
◆ 中位数	33	34	34	37	38	39	31	31	32
上四分位	37	38	39	40	41	41	34	35	36

图4-2-14-1　消化内科医疗服务广度

2017—2019年消化内科医疗服务难度略有下降，CMI的中位数由0.71下降至0.68；其中，三级医院CMI的中位数由0.76下降至0.73，二级医院CMI的中位数由0.68下降至0.66；2019年医疗服务难度较大的医院CMI（上四分位）为0.74（图4-2-14-2）。

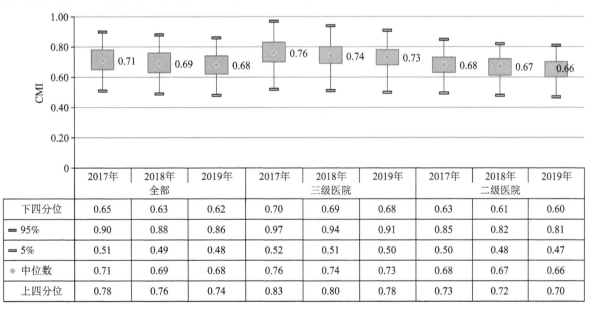

	2017年	2018年 全部	2019年	2017年	2018年 三级医院	2019年	2017年	2018年 二级医院	2019年
下四分位	0.65	0.63	0.62	0.70	0.69	0.68	0.63	0.61	0.60
▬ 95%	0.90	0.88	0.86	0.97	0.94	0.91	0.85	0.82	0.81
▬ 5%	0.51	0.49	0.48	0.52	0.51	0.50	0.50	0.48	0.47
◆ 中位数	0.71	0.69	0.68	0.76	0.74	0.73	0.68	0.67	0.66
上四分位	0.78	0.76	0.74	0.83	0.80	0.78	0.73	0.72	0.70

图4-2-14-2　消化内科医疗服务难度

2．医疗服务效率

2017—2019年消化内科费用效率降低，费用消耗指数的中位数由0.78上升至0.80；其中，三级医院费用消耗指数的中位数3年均为1.03，二级医院费用消耗指数的中位数由0.66上升至0.69；2019年费用效率较高的医院费用消耗指数（下四分位）为0.62（图4-2-14-3）。

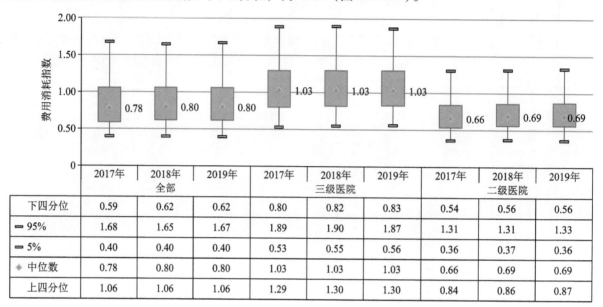

	2017年	2018年 全部	2019年	2017年	2018年 三级医院	2019年	2017年	2018年 二级医院	2019年
下四分位	0.59	0.62	0.62	0.80	0.82	0.83	0.54	0.56	0.56
━ 95%	1.68	1.65	1.67	1.89	1.90	1.87	1.31	1.31	1.33
━ 5%	0.40	0.40	0.40	0.53	0.55	0.56	0.36	0.37	0.36
◆ 中位数	0.78	0.80	0.80	1.03	1.03	1.03	0.66	0.69	0.69
上四分位	1.06	1.06	1.06	1.29	1.30	1.30	0.84	0.86	0.87

图4-2-14-3　消化内科费用效率

2017—2019年消化内科时间效率降低，时间消耗指数的中位数由0.98上升至0.99；其中，三级医院时间消耗指数的中位数由1.02下降至1.01，二级医院时间消耗指数的中位数由0.95上升至0.96；2019年时间效率较高的医院时间消耗指数（下四分位）为0.86（图4-2-14-4）。

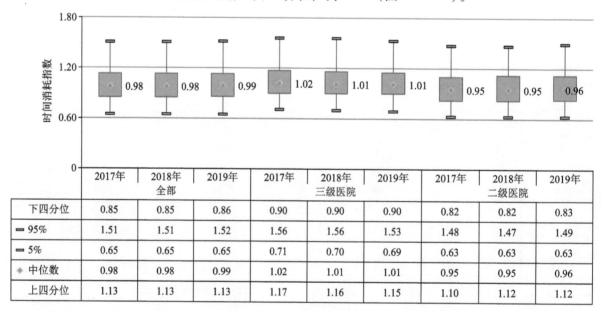

	2017年	2018年 全部	2019年	2017年	2018年 三级医院	2019年	2017年	2018年 二级医院	2019年
下四分位	0.85	0.85	0.86	0.90	0.90	0.90	0.82	0.82	0.83
━ 95%	1.51	1.51	1.52	1.56	1.56	1.53	1.48	1.47	1.49
━ 5%	0.65	0.65	0.65	0.71	0.70	0.69	0.63	0.63	0.63
◆ 中位数	0.98	0.98	0.99	1.02	1.01	1.01	0.95	0.95	0.96
上四分位	1.13	1.13	1.13	1.17	1.16	1.15	1.10	1.12	1.12

图4-2-14-4　消化内科时间效率

3．医疗安全

2017—2019年消化内科医疗安全水平有显著提升，中低风险组死亡率由0.073%降低至0.058%；其中，三级医院中低风险组死亡率由0.074%上升到0.077%又降低至0.058%，二级医院中低风险组死亡率由0.072%降低至0.058%（图4-2-14-5）。

2017—2019年消化内科急危重病例救治能力略有波动，高风险组死亡率由5.98%降低至4.30%又上升到4.73%；其中，三级医院高风险组死亡率由6.25%降低至4.51%又上升到5.03%，二级医院高风险组死亡率由5.28%降低至3.83%又上升到4.11%（图4-2-14-6）。

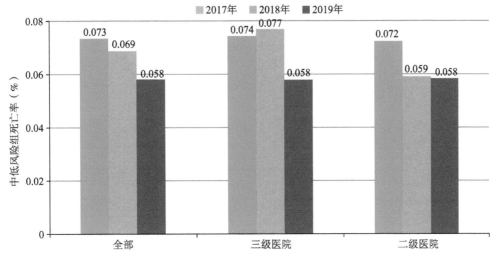

图4-2-14-5 消化内科医疗安全

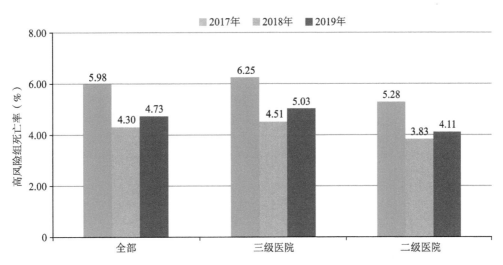

图4-2-14-6 消化内科急危重病例救治能力

第五部分

医疗质量专题

第一章

腹腔镜与开腹术式治疗
胆囊炎的比较分析

腹腔镜下胆囊切除术与开腹胆囊切除术为外科治疗胆囊炎的两种常见手术方式，也是医疗机构手术工作量排名前 20 位的术种。随着现代外科微创手术技术发展，腹腔镜下胆囊切除术被广泛应用于临床，但是腹腔镜手术方法尚未成为外科治疗胆囊炎的"金标准"，腹腔镜下胆囊切除术和开腹胆囊切除术两种手术方法在大多数医疗机构也被同时使用。

本部分拟通过对 2017—2019 年全国二级、三级公立综合医院病案首页数据进行分析，比较两种手术方式在医疗质量、患者安全、卫生经济学层面的基本情况。

一、数据来源

本部分数据分析的来源分为 2 个部分：第 1 部分为国家医疗质量管理与信息网（简称 NCIS）采集的全国病案首页信息与全国公立医院绩效考核病案首页采集系统收集的二级医院病案首页信息合并后，同时满足 2017—2019 年连续 3 年上报病案首页信息和含有胆囊炎相关诊断及术式编码条件的 31 个省（自治区、直辖市）共 1842 家二级公立综合医院病案首页数据；第 2 部分为全国三级公立医院绩效考核病案首页采集系统收集的，同时满足 2017—2019 年连续 3 年上报病案首页信息和含有胆囊炎相关诊断及术式编码条件的全国 31 个省（自治区、直辖市）共 1280 家三级公立综合医院病案首页数据。

二、采集数据方法

从上述二级、三级公立综合医院病案首页中，分别按照出院主要诊断编码、主要手术和操作编码提取相应的病案首页数据，并剔除住院费用、实际住院天数异常（超过 60 天）的病例信息。同时排除急性胆囊炎和慢性胆囊炎可能对手术方式选择的影响，以及其对治疗中用药和耗材使用、住院死亡率等指标的影响，因此将全部病例分为两组分别进行比较。

第 1 组：合并急性胆囊炎的胆囊切除术。选取出院主要诊断为《国家临床版 2.0 疾病诊断编码（ICD-10）》中 K80.0，且主要手术为《国家临床版 3.0 手术操作编码（ICD-9-CM3）》中 51.2300 腹腔镜下胆囊切除术或 51.2200 胆囊切除术的病例进行对照分析。

第 2 组：合并慢性或其他胆囊炎的胆囊切除术。选取出院主要诊断为《国家临床版 2.0 疾病诊断编码（ICD-10）》中 K80.1，且主要手术为《国家临床版 3.0 手术操作编码（ICD-9-CM3）》中 51.2300 腹腔镜下胆囊切除术或 51.2200 胆囊切除术的病例进行对照分析。

三、分析结果

（一）合并急性胆囊炎的患者手术结局比较

1. 病例分布

2017—2019 年三级、二级公立综合医院的腔镜手术患者人数均占绝对优势，且逐年增多，而开腹手术患者人数逐年减少。3 年间，总手术人数呈上涨趋势（图 5-1-1-1）。

2. 住院时长

2017—2019 年全部公立综合医院的腔镜手术患者平均住院日为 8.61 天，短于开腹手术患者的平均住院日 13.53 天；腔镜手术患者术后平均住院日为 5.31 天，短于开腹手术患者的 9.53 天。3 年间，腔镜手术住院时长均呈下降趋势，而开腹手术患者住院时长则逐步延长（图 5-1-1-2）。

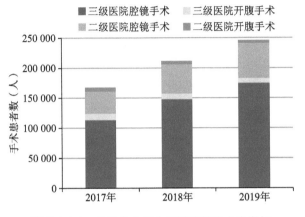

图 5-1-1-1　各级公立综合医院腔镜手术患者与
开腹手术患者人数

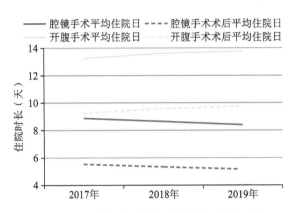

图 5-1-1-2　全部公立综合医院腔镜手术患者与
开腹手术患者平均住院时长比较

2017—2019 年三级、二级公立综合医院腔镜手术患者 3 年的平均住院日分别为 8.50 天和 8.95 天，分别明显短于三级、二级公立综合医院开腹手术患者的平均住院日 14.03 天和 12.65 天。同时，三级、二级公立综合医院腔镜手术患者术后平均住院日分别为 5.16 天和 5.76 天，短于三级、二级公立综合医院开腹手术患者的 9.77 天和 9.10 天。

3 年间，三级和二级公立综合医院的腔镜手术患者平均住院日和术后平均住院日均呈下降趋势，但开腹手术患者平均住院日和术后平均住院日则逐步延长（图 5-1-1-3、图 5-1-1-4）。

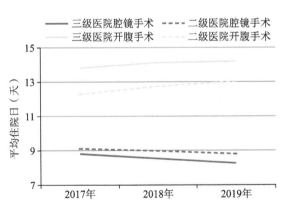

图 5-1-1-3　各级公立综合医院腔镜手术患者与
开腹手术患者平均住院日比较

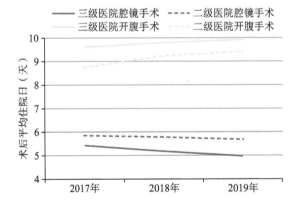

图 5-1-1-4　各级公立综合医院腔镜手术患者与
开腹手术患者术后平均住院日比较

3. 住院死亡率

2017—2019 年全部公立综合医院的腔镜手术患者 3 年平均住院死亡率为 0.117‰，明显低于开腹手术患者的 1.220‰。2018 年腔镜手术患者住院死亡率出现小幅上升，2019 年回落，但整体保持在低位水平，而开腹手术住院死亡率则在高位持续攀升（图 5-1-1-5）。

2017 年及 2019 年三级、二级公立综合医院腔镜手术患者 3 年平均住院死亡率分别为 0.112‰ 和 0.131‰，明显低于三级、二级公立综合医院开腹手术患者的 1.627‰ 和 0.494‰。3 年间，三级、二级公立综合医院的腔镜手术患者住院死亡率仅在低位小幅波动，而开腹手术患者住院死亡率则逐步升高（图 5-1-1-6）。

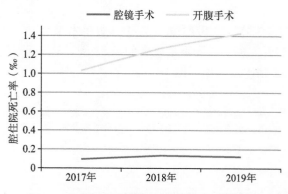

图 5-1-1-5　全部公立综合医院腔镜手术患者与
开腹手术患者住院死亡率比较

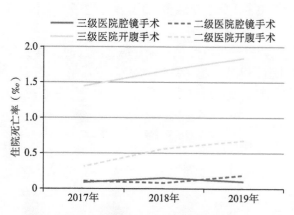

图 5-1-1-6　各级公立综合医院腔镜手术患者与
开腹手术患者住院死亡率比较

4. 出院 0~31 天非预期再住院率

2017—2019 年全部公立综合医院的腔镜手术患者 0~31 天非预期再住院率为 0.227‰，低于开腹手术患者的 0.428‰。但从变化趋势观察，2019 年腔镜手术患者 0~31 天非预期再住院率出现大幅反弹，而开腹手术患者 0~31 天非预期再住院率则出现明显下降（图 5-1-1-7）。

2017—2019 年三级、二级公立综合医院腔镜手术患者 0~31 天非预期再住院率分别为 0.236‰ 和 0.204‰，低于三级、二级公立综合医院开腹手术患者的 0.603‰ 和 0.148‰。但从趋势而言，三级公立综合医院的腔镜手术患者 0~31 天非预期再住院率出现明显波动，2018 年大幅下降，2019 年反弹超过 2017 年水平，而其开腹手术患者 0~31 天非预期再住院率则持续升高；二级医院的开腹手术和腔镜手术患者 0~31 天非预期再住院率均在 2018 年出现高峰，2019 年大幅下降（图 5-1-1-8）。

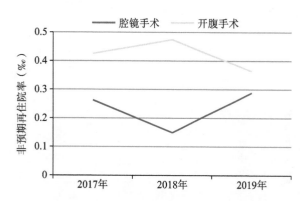

图 5-1-1-7　全部公立综合医院腔镜手术患者与
开腹手术患者 0~31 天非预期再住院率比较

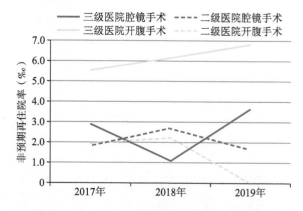

图 5-1-1-8　各级公立综合医院腔镜手术患者与
开腹手术患者 0~31 天非预期再住院率比较

5. 手术并发症

5.1　手术/操作相关感染发生率

2017—2019 年全部公立综合医院的腔镜手术患者手术/操作相关感染发生率为 0.250‰，明显低于开腹手术患者的 4.747‰。3 年间，腔镜手术患者手术/操作相关感染发生率在低位基本保持平稳，而开腹手术患者手术/操作相关感染发生率则逐年升高（图 5-1-1-9）。

2017—2019 年三级、二级公立综合医院腔镜手术患者手术/操作相关感染发生率分别为 0.211‰ 和 0.366‰，明显低于三级、二级公立综合医院开腹手术患者的 5.090‰ 和 4.137‰。从趋势而言，三级、二级公立综合医院的腔镜手术患者手术/操作相关感染发生率在低位基本保持平稳，而开腹手术患者则均呈现明显上升趋势（图 5-1-1-10）。

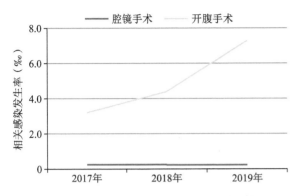

图 5-1-1-9　全部公立综合医院腔镜手术患者与
开腹手术患者手术/操作相关感染发生率比较

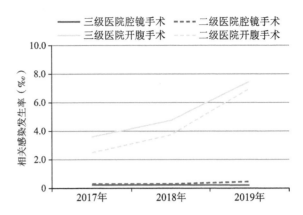

图 5-1-1-10　各级公立综合医院腔镜手术患者与
开腹手术患者手术/操作相关感染发生率比较

5.2　各系统术后并发症发生率

2017—2019 年全部公立综合医院的腔镜手术患者各系统术后并发症发生率为 2.245‰，略低于开腹手术患者的 5.147‰。3 年间，腔镜手术患者各系统术后并发症发生率呈下降趋势，而开腹手术患者各系统术后并发症发生率则在 2019 年大幅升高（图 5-1-1-11）。

2017—2019 年三级、二级公立综合医院腔镜手术患者各系统术后并发症发生率分别为 2.473‰和 1.559‰，分别低于三级、二级公立综合医院开腹手术患者的 6.233‰和 3.210‰。3 年间，三级公立综合医院的腔镜手术患者各系统术后并发症发生率呈现下降趋势，二级医院的腔镜手术患者各系统术后并发症发生率在低位小幅波动，而三级和二级医院开腹手术患者各系统术后并发症发生率均在 2019 年大幅上升（图 5-1-1-12）。

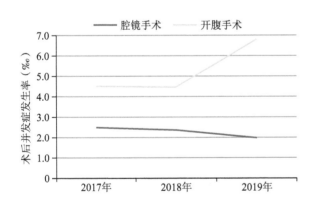

图 5-1-1-11　全部公立综合医院腔镜手术患者与
开腹手术患者各系统术后并发症发生率比较

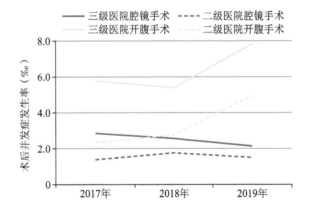

图 5-1-1-12　各级公立综合医院腔镜手术患者与
开腹手术患者各系统术后并发症发生率比较

6. 住院费用

6.1　次均住院总费用和其中自付金额

2017—2019 年全部公立综合医院的腔镜手术患者次均住院总费用为 15 478.93 元，明显低于开腹手术患者的 21 468.95 元；腔镜手术患者次均总费用中自付金额为 4731.12 元，同样低于开腹手术患者的 6651.55 元。3 年间，不同手术患者的次均住院总费用和其中自付金额均呈轻微上涨趋势（图 5-1-1-13）。

2017—2019 年三级、二级公立综合医院腔镜手术患者次均住院总费用分别为 16 717.99 元和 11 723.48 元，分别低于三级、二级公立综合医院开腹手术患者的 25 527.82 元和 14 122.09 元。3 年间，三级、二级公立综合医院的腔镜手术患者次均住院总费用仅轻微上涨，而其开腹手术患者次均住院总费用则均呈现较明显上涨趋势（图5-1-1-14）。

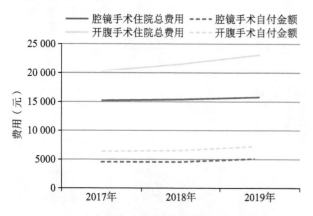

图5-1-1-13　全部公立综合医院腔镜手术患者与开腹
手术患者次均住院总费用和其中自付金额比较

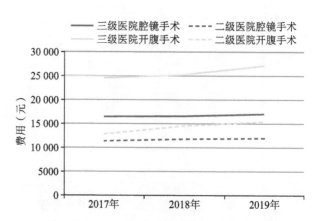

图5-1-1-14　各级公立综合医院腔镜手术患者与
开腹手术患者次均住院总费用比较

2017—2019年三级、二级公立综合医院腔镜手术患者次均自付金额分别为5146.11元和3473.35元，分别低于三级、二级公立综合医院开腹手术患者的8002.03元和4207.07元。从趋势而言，三级公立综合医院的两类手术患者次均自付金额在2019年均出现明显上涨，而二级公立综合医院开腹手术患者次均自付金额则呈平缓上涨趋势，其腔镜手术患者次均自付金额基本保持平稳（图5-1-1-15）。

6.2　次均手术费和麻醉费

2017—2019年全部公立综合医院的腔镜手术患者次均手术费为1886.45元，略低于开腹手术患者的1901.22元；腔镜手术患者次均麻醉费为885.00元，同样略低于开腹手术患者的925.60元。3年间，不同手术患者的次均手术费和次均麻醉费均呈上涨趋势，并以次均手术费上涨更为明显（图5-1-1-16）。

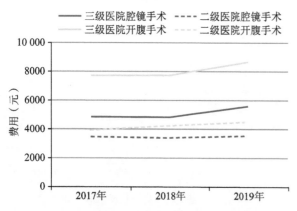

图5-1-1-15　各级公立综合医院腔镜手术患者与开腹
手术患者次均自付金额比较

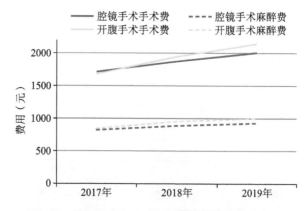

图5-1-1-16　全部公立综合医院腔镜手术患者与开腹
手术患者次均手术费和麻醉费比较

2017—2019年三级、二级公立综合医院腔镜手术患者次均手术费分别为1978.59元和1607.18元，分别略低于三级、二级公立综合医院开腹手术患者的2058.06元和1617.33元。3年间，各级医院的两类次均手术费均呈上涨趋势，尤其以三级医院的开腹手术患者上涨最为明显（图5-1-1-17）。

2017—2019年三级、二级公立综合医院腔镜手术患者次均麻醉费分别为928.40元和753.44元，分别略低于三级、二级公立综合医院开腹手术患者的1009.20元和774.27元。3年间，除二级公立综合医院的开腹手术患者次均麻醉费存在小幅波动外，其余患者次均麻醉费均呈上涨趋势（图5-1-1-18）。

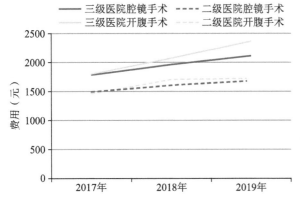

图 5-1-1-17 各级公立综合医院腔镜手术患者与开腹手术患者次均手术费比较

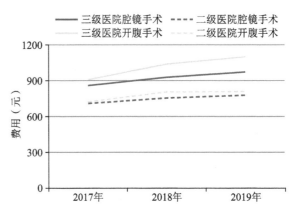

图 5-1-1-18 各级公立综合医院腔镜手术患者与开腹手术患者次均麻醉费比较

6.3 次均西药费和其中抗菌药物费用

2017—2019 年全部公立综合医院的腔镜手术患者次均西药费为 3896.83 元，明显低于开腹手术患者的 6966.84 元；腔镜手术患者次均抗菌药物费为 660.62 元，同样明显低于开腹手术患者的 1170.72 元。3 年间，两类手术患者的次均西药费均在 2018 年下降，2019 年出现不同程度反弹，而次均抗菌药物费用则基本保持平稳（图 5-1-1-19）。

2017—2019 年三级、二级公立综合医院腔镜手术患者次均西药费分别为 4247.99 元和 2832.49 元，分别明显低于三级、二级公立综合医院开腹手术患者的 8484.83 元和 4219.17 元。从趋势而言，三级公立综合医院的开腹手术患者次均西药费在 2018 年下降后出现反弹，二级医院的开腹手术患者次均西药费呈小幅上涨趋势，而二级和三级医院的腔镜手术患者次均西药费则出现轻微下降（图 5-1-1-20）。

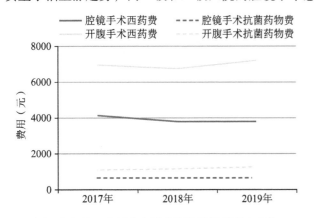

图 5-1-1-19 全部公立综合医院腔镜手术患者与开腹手术患者次均西药费和其中抗菌药物费比较

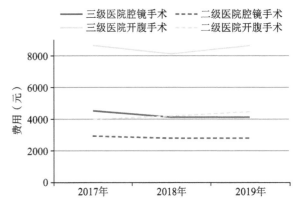

图 5-1-1-20 各级公立综合医院腔镜手术患者与开腹手术患者次均西药费比较

2017—2019 年三级、二级公立综合医院腔镜手术患者次均抗菌药物费分别为 702.23 元和 534.51 元，分别明显低于三级、二级公立综合医院开腹手术患者的 1424.70 元和 711.00 元。3 年间，除三级公立综合医院腔镜手术患者次均抗菌药物费基本保持平稳外，其余患者次均抗菌药物费呈不同幅度上涨趋势（图 5-1-1-21）。

6.4 次均手术和治疗一次性医用材料费用（耗材费用）

2017—2019 年全部公立综合医院的腔镜手术患者次均手术用耗材费为 1513.64 元，高于开腹手术患者的 1365.59 元；腔镜手术患者次均治疗用耗材费为 1112.71 元，低于开腹手术患者的 1335.68 元。3 年间，开腹手术患者的两类次均耗材费均呈明显上升趋势，而腔镜手术患者则仅出现轻微上涨（图 5-1-1-22）。

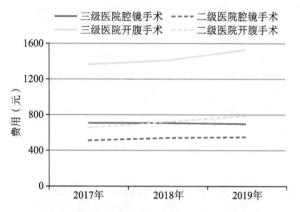

图 5-1-1-21　各级公立综合医院腔镜手术患者与
开腹手术患者次均抗菌药物费比较

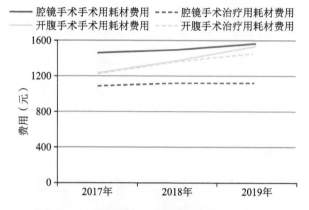

图 5-1-1-22　全部公立综合医院腔镜手术患者与
开腹手术患者次均手术和治疗用耗材费比较

2017—2019 年三级公立综合医院腔镜手术患者次均手术用耗材费为 1734.46 元，低于其开腹手术患者的 1832.84 元，而二级公立综合医院腔镜手术患者次均手术用耗材费为 844.36 元，高于其开腹手术患者的 519.83 元。3 年间，各级医院两类手术的次均手术用耗材费呈不同幅度上涨趋势，尤其以三级医院开腹手术患者上涨最为明显（图 5-1-1-23）。

2017—2019 年三级、二级公立综合医院腔镜手术患者次均治疗用耗材费分别为 1218.60 元和 791.79 元，分别低于三级、二级公立综合医院开腹手术患者的 1617.38 元和 825.78 元。3 年间，除三级公立综合医院的腔镜手术患者次均治疗用耗材费基本保持平稳外，其余患者次均治疗用耗材费呈不同幅度上涨趋势（图 5-1-1-24）。

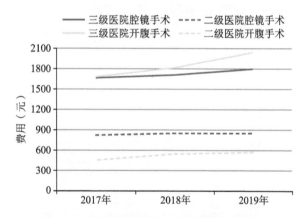

图 5-1-1-23　各级公立综合医院腔镜手术患者与
开腹手术患者次均手术用耗材费比较

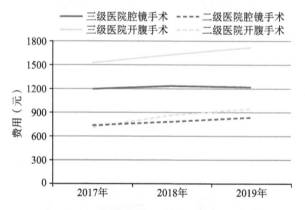

图 5-1-1-24　各级公立综合医院腔镜手术患者与
开腹手术患者次均治疗用耗材费比较

6.5　平均药占比

2017—2019 年全部公立综合医院的腔镜手术患者平均药占比为 25.69%，低于开腹手术患者的 33.42%。3 年间，两类手术患者的平均药占比均呈下降趋势（图 5-1-1-25）。

2017—2019 年三级、二级公立综合医院腔镜手术患者平均药占比分别为 25.92% 和 24.69%，分别低于三级、二级公立综合医院开腹手术患者的 34.26% 和 30.69%。3 年间，三级、二级公立综合医院的两类手术患者平均药占比均呈下降趋势（图 5-1-1-26）。

6.6　平均耗占比

2017—2019 年全部公立综合医院的腔镜手术患者平均耗占比为 18.50%，高于开腹手术患者的 13.79%。3 年间，腔镜手术患者的平均耗占比基本保持稳定，而开腹手术患者平均耗占比轻微上升（图 5-1-1-27）。

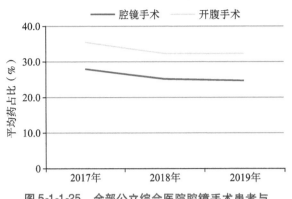

图 5-1-1-25 全部公立综合医院腔镜手术患者与
开腹手术患者平均药占比比较

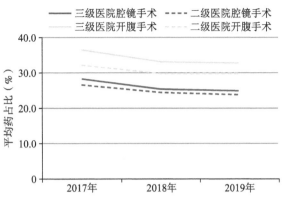

图 5-1-1-26 各级公立综合医院腔镜手术患者与
开腹手术患者平均药占比比较

2017—2019 年三级、二级公立综合医院腔镜手术患者平均耗占比分别为 19.19% 和 15.50%，分别高于三级、二级公立综合医院开腹手术患者的 14.69% 和 10.85%。从趋势而言，三级公立综合医院的两类手术患者平均耗占比存在小幅波动，2018 年轻微上升，2019 年回落，而二级公立综合医院的两类手术患者平均耗占比则整体呈轻微上升趋势（图 5-1-1-28）。

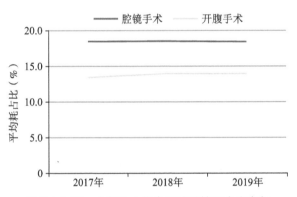

图 5-1-1-27 全部公立综合医院腔镜手术患者与
开腹手术患者平均耗占比比较

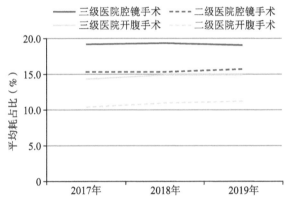

图 5-1-1-28 各级公立综合医院腔镜手术患者与
开腹手术患者平均耗占比比较

7. 主要诊断分布

在手术患者出院主要诊断方面，三级、二级公立综合医院中诊断为胆囊结石伴有急性胆囊炎腔镜手术患者占比均明显高于开腹手术，而诊断为伴化脓性胆囊炎或坏疽性胆囊炎的开腹手术患者占比则相对更高（表 5-1-1-1，表 5-1-1-2）。

表 5-1-1-1 三级公立综合医院胆囊炎患者腔镜手术、开腹手术占比比较

病例数	腔镜手术	三级公立综合医院诊断占比	开腹手术	病例数
369 481	84.82%	胆囊结石伴有急性胆囊炎	65.74%	18 986
44 849	10.30%	胆囊结石伴急性化脓性胆囊炎	19.64%	5671
21 255	4.88%	胆囊结石伴坏疽性胆囊炎	14.62%	4223

表 5-1-1-2 二级公立综合医院胆囊炎患者腔镜手术、开腹手术占比比较

病例数	腔镜手术	二级公立综合医院诊断占比	开腹手术	病例数
12 0191	82.94%	胆囊结石伴有急性胆囊炎	62.30%	10 090
18 381	12.68%	胆囊结石伴急性化脓性胆囊炎	27.38%	4434
6347	4.38%	胆囊结石伴坏疽性胆囊炎	10.33%	1673

整体而言，在合并急性胆囊炎的情况下，采用腔镜手术方式进行治疗的患者占绝大多数，并且这些患者的平均住院日和术后平均住院日更短，住院死亡率、出院 0～31 天非预期再住院率和手术并发症发生率更低，次均住院总费用、其中自付金额、西药费、抗菌药物费和平均药占比更低，但其住院费用中的平均耗占比更高。由于不能排除医疗机构在面临伴有急性化脓性胆囊炎和坏疽性胆囊炎，以及患者病情较复杂的情况下更倾向于采用开腹手术方式而造成的影响，尚需进一步的多因素分析以验证本结果的可靠性。

（二）合并慢性或其他胆囊炎的患者手术结局比较

1. 病例分布

2017—2019 年三级、二级公立综合医院的腔镜手术患者人数占有绝对优势且逐步增多，而开腹手术患者人数逐步减少。3 年间，总手术人数呈上涨趋势（图 5-1-1-29）。

2. 住院时长

2017—2019 年全部公立综合医院的腔镜手术患者平均住院日为 7.60 天，短于开腹手术患者的平均住院日 11.39 天；腔镜手术患者术后平均住院日为 4.37 天，短于开腹手术患者的 7.48 天。同时，3 年间腔镜手术患者平均住院日和术后平均住院日均呈下降趋势，而开腹手术患者平均住院日和术后平均住院日则呈上涨趋势（图 5-1-1-30）。

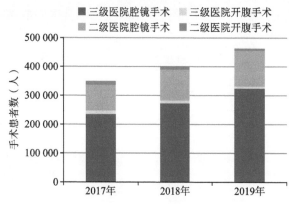

图 5-1-1-29　各级公立综合医院腔镜手术患者与开腹手术患者人数

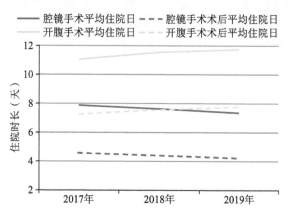

图 5-1-1-30　全部公立综合医院腔镜手术患者与开腹手术患者平均住院时长比较

2017—2019 年三级、二级公立综合医院腔镜手术患者平均住院日分别为 7.40 天和 8.10 天，短于三级、二级公立综合医院开腹手术患者的平均住院日 12.12 天和 10.63 天。同时，三级、二级公立综合医院腔镜手术患者术后平均住院日分别为 4.09 天和 5.11 天，短于三级、二级公立综合医院开腹手术患者的 7.71 天和 7.23 天。

3 年间，三级和二级公立综合医院的腔镜手术患者其平均住院日和术后平均住院日均呈下降趋势，但对于开腹手术患者，二级和三级医院的平均住院日和术后平均住院日均呈上涨趋势（图 5-1-1-31，图 5-1-1-32）。

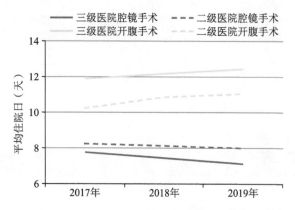

图 5-1-1-31　各级公立综合医院腔镜手术患者与开腹手术患者平均住院日比较

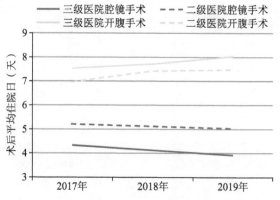

图 5-1-1-32　各级公立综合医院腔镜手术患者与开腹手术患者术后平均住院日比较

3. 住院死亡率

2017—2019 年全部公立综合医院的腔镜手术患者住院死亡率为 0.039‰，明显低于开腹手术患者的 0.348‰。3 年间，腔镜手术患者住院死亡率呈小幅上升趋势，而开腹手术患者住院死亡率在 2018 年大幅下降后，2019 年轻微反弹（图 5-1-1-33）。

2017—2019 年三级、二级公立综合医院腔镜手术患者住院死亡率分别为 0.030‰和 0.063‰，明显低于三级、二级公立综合医院开腹手术患者的 0.551‰和 0.136‰。3 年间，三级、二级公立综合医院的腔镜手术患者住院死亡率均呈轻微上升趋势，而三级公立综合医院开腹手术患者住院死亡率在 2018 年大幅下降，2019 年反弹，二级医院开腹手术患者住院死亡率在 2018 年出现小高峰，2019 年回落（图 5-1-1-34）。

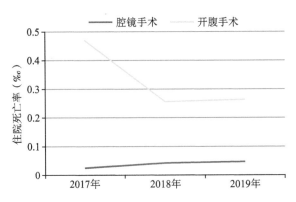

图 5-1-1-33　全部公立综合医院腔镜手术患者与开腹手术患者住院死亡率比较

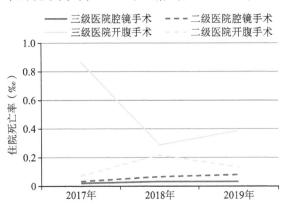

图 5-1-1-34　各级公立综合医院腔镜手术患者与开腹手术患者住院死亡率比较

4. 出院 0～31 天非预期再住院率

2017—2019 年全部公立综合医院的腔镜手术患者 0～31 天非预期再住院率为 0.231‰，低于开腹手术患者的 0.298‰。观察趋势，开腹手术患者 0～31 天非预期再住院率在 2018 年出现上涨，而后大幅下降，腔镜手术患者 0～31 天非预期再住院率则波动下降（图 5-1-1-35）。

2017—2019 年三级、二级公立综合医院腔镜手术患者 0～31 天非预期再住院率分别为 0.198‰和 0.300‰，分别低于三级、二级公立综合医院开腹手术患者的 0.255‰和 0.342‰。从趋势而言，二级公立综合医院的两类手术患者 0～31 天非预期再住院率均呈现明显下降趋势，而三级公立综合医院的两类手术患者 0～31 天非预期再住院率则出现大幅波动（图 5-1-1-36）。

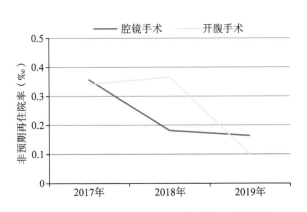

图 5-1-1-35　全部公立综合医院腔镜手术患者与开腹手术患者 0～31 天非预期再住院率比较

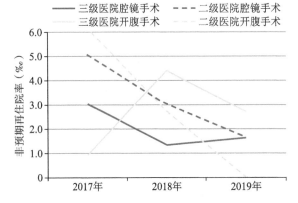

图 5-1-1-36　各级公立综合医院腔镜手术患者与开腹手术患者 0～31 天非预期再住院率比较

5. 手术并发症

5.1　手术/操作相关感染发生率

2017—2019 年全部公立综合医院的腔镜手术患者手术/操作相关感染发生率为 0.148‰，明显低于开腹手术患者的 1.709‰。3 年间，腔镜手术患者手术/操作相关感染发生率基本保持平稳，而开腹手术患者手术/操作相关感染发生率则呈明显上涨趋势（图 5-1-1-37）。

2017—2019 年三级、二级公立综合医院腔镜手术患者手术/操作相关感染发生率分别为 0.131‰和0.191‰，分别明显低于三级、二级公立综合医院开腹手术患者的 2.106‰和 1.293‰。3 年间，三级、二级公立综合医院的腔镜手术患者手术/操作相关感染发生率基本保持平稳，而开腹手术患者手术/操作相关感染发生率呈现明显上涨趋势（图 5-1-1-38）。

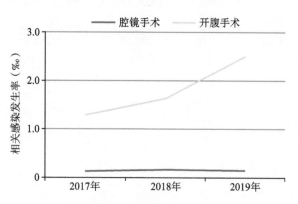

图 5-1-1-37　全部公立综合医院腔镜手术患者与开腹手术患者手术/操作相关感染发生率比较

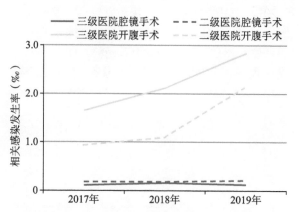

图 5-1-1-38　各级公立综合医院腔镜手术患者与开腹手术患者手术/操作相关感染发生率比较

5.2　各系统术后并发症发生率

2017—2019 年全部公立综合医院的腔镜手术患者各系统术后并发症发生率为 1.224‰，明显低于开腹手术患者的 2.439‰。3 年间，腔镜手术患者各系统术后并发症发生率在 2018 年下降，2019 年小幅反弹，而开腹手术患者各系统术后并发症发生率则呈明显升高趋势（图 5-1-1-39）。

2017—2019 年三级、二级公立综合医院腔镜手术患者各系统术后并发症发生率分别为 1.304‰和1.015‰，分别低于三级、二级公立综合医院开腹手术患者的 3.531‰和 1.293‰。从趋势而言，三级公立综合医院的腔镜手术患者各系统术后并发症发生率 2018 年下降，2019 年轻微反弹，其开腹手术患者则在 2018 年出现高峰，2019 年回落，二级公立综合医院的腔镜手术患者各系统术后并发症发生率呈上升趋势，而其开腹手术患者 2018 年下降，2019 年反弹超过 2017 年水平（图 5-1-1-40）。

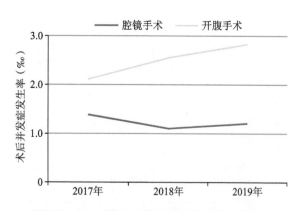

图 5-1-1-39　全部公立综合医院腔镜手术患者与开腹手术患者各系统术后并发症发生率比较

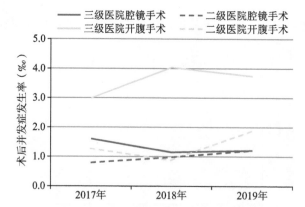

图 5-1-1-40　各级公立综合医院腔镜手术患者与开腹手术患者各系统术后并发症发生率比较

6. 住院费用

6.1　次均住院总费用和其中自付金额

2017—2019 年全部公立综合医院的腔镜手术患者次均住院总费用为 13 504.87 元，低于开腹手术患者的 16 037.96 元；腔镜手术患者次均总费用中自付金额为 4269.11 元，同样低于开腹手术患者的4777.65 元。3 年趋势显示，腔镜手术患者的两类次均费用基本保持平稳，开腹手术患者次均总费用呈上涨趋势，但其中自付金额仅有小幅波动（图 5-1-1-41）。

2017—2019 年三级、二级公立综合医院腔镜手术患者次均住院总费用分别为 14 932.90 元和 9710.10 元，分别低于三级、二级公立综合医院开腹手术患者的 21 021.08 元和 10 601.30 元。3 年间，三级、二级公立综合医院的开腹手术患者次均住院总费用均呈上涨趋势，而腔镜手术患者费用则基本保持平稳（图 5-1-1-42）。

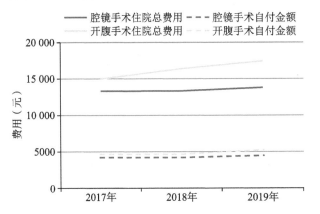

图 5-1-1-41　全部公立综合医院腔镜手术患者与开腹手术患者次均住院总费用和其中自付金额比较

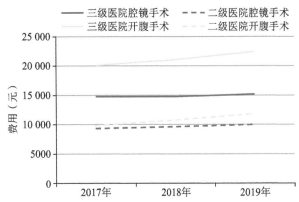

图 5-1-1-42　各级公立综合医院腔镜手术患者与开腹手术患者次均住院总费用比较

2017—2019 年三级、二级公立综合医院腔镜手术患者次均自付金额分别为 4786.71 元和 2893.68 元，分别高于三级、二级公立综合医院开腹手术患者的 6062.14 元和 3376.24 元。从趋势而言，除二级公立综合医院的腔镜手术患者次均自付金额基本保持平稳外，其余患者次均自付金额呈不同程度波动性上涨（图 5-1-1-43）。

6.2　次均手术费和麻醉费

2017—2019 年全部公立综合医院的腔镜手术患者次均手术费为 1880.63 元，与开腹手术患者的 1881.2 元基本持平；腔镜手术患者次均麻醉费为 879.45 元，略高于开腹手术患者的 819.82 元。3 年间，两类手术患者的次均手术费和麻醉费均呈上涨趋势（图 5-1-1-44）。

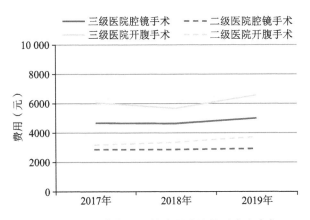

图 5-1-1-43　各级公立综合医院腔镜手术患者与开腹手术患者次均自付金额比较

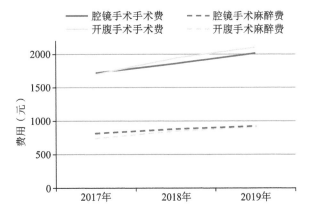

图 5-1-1-44　全部公立综合医院腔镜手术患者与开腹手术患者次均手术费和麻醉费比较

2017—2019 年三级、二级公立综合医院腔镜手术患者次均手术费分别为 2012.79 元和 1529.44 元，分别略低于三级、二级公立综合医院开腹手术患者的 2167.14 元和 1569.24 元。3 年间，各类患者手术费呈不同程度上涨趋势，其中三级医院的开腹手术患者的次均手术费上涨最为明显（图 5-1-1-45）。

2017—2019 年三级公立综合医院腔镜手术患者次均麻醉费为 952.22 元，略低于其开腹手术患者的 975.45 元，二级公立综合医院腔镜手术患者次均麻醉费为 686.07 元，略高于开腹手术患者的 650.04 元。3 年间，各类患者次均麻醉费呈不同程度上涨趋势（图 5-1-1-46）。

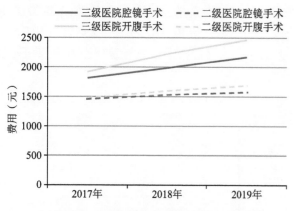

图 5-1-1-45　各级公立综合医院腔镜手术患者与
开腹手术患者次均手术费比较

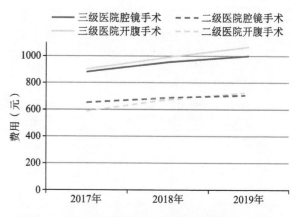

图 5-1-1-46　各级公立综合医院腔镜手术患者与
开腹手术患者次均麻醉费比较

6.3　次均西药费和其中抗菌药物费用

2017—2019 年全部公立综合医院的腔镜手术患者次均西药费为 2808.15 元，明显低于开腹手术患者的 4481.15 元；腔镜手术患者次均抗菌药物费为 345.19 元，明显低于开腹手术患者的 630.25 元。3 年间，腔镜手术患者的次均西药费呈下降趋势，而开腹手术患者次均西药费则呈上涨趋势，但两类手术的抗菌药物费则基本保持平稳（图 5-1-1-47）。

2017—2019 年三级、二级公立综合医院腔镜手术患者次均西药费分别为 3142.08 元和 1920.78 元，分别低于三级、二级公立综合医院开腹手术患者的 6150.01 元和 2660.30 元。3 年间，三级、二级公立综合医院的腔镜手术患者次均西药费均呈下降趋势，二级医院开腹手术次均西药费明显升高，三级医院开腹手术次均西药费在高位波动（图 5-1-1-48）。

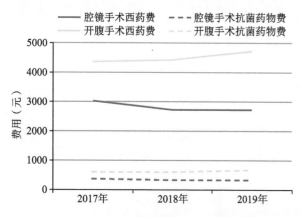

图 5-1-1-47　全部公立综合医院腔镜手术患者与开腹
手术患者次均西药费和其中抗菌药物费比较

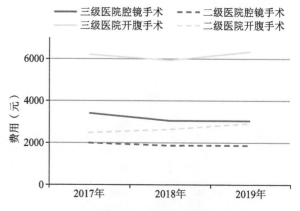

图 5-1-1-48　各级公立综合医院腔镜手术患者与
开腹手术患者次均西药费比较

2017—2019 年三级、二级公立综合医院腔镜手术患者次均抗菌药物费分别为 378.84 元和 255.76 元，分别低于三级、二级公立综合医院开腹手术患者的 856.38 元和 383.54 元。从趋势而言，三级公立综合医院的开腹手术患者次均抗菌药物费在高位波动，其腔镜手术次均抗菌药物费小幅下降，二级医院开腹手术次均抗菌药物费逐步上涨，其腔镜手术次均抗菌药物费则在低位基本保持平稳（图 5-1-1-49）。

6.4　次均手术和治疗一次性医用材料费用（耗材费用）

2017—2019 年全部公立综合医院的腔镜手术患者次均手术用耗材费为 1556.91 元，高于开腹手术患者的 1140.46 元；腔镜手术患者次均治疗用耗材费为 970.86 元，低于开腹手术患者的 1011.16 元。3 年间，开腹手术患者的两种次均费用呈不同程度上涨趋势，尤其以次均手术用耗材费上涨最为明显，腔镜手术患者次均手术用耗材费在高位波动上涨，次均治疗用耗材费仅轻微上涨（图 5-1-1-50）。

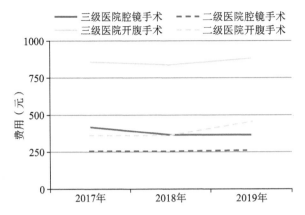

图 5-1-1-49　各级公立综合医院腔镜手术患者与
开腹手术患者次均抗菌药物费比较

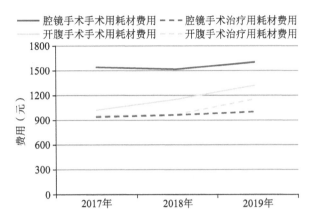

图 5-1-1-50　全部公立综合医院腔镜手术患者与开腹
手术患者次均手术和治疗用耗材费比较

2017—2019 年三级、二级公立综合医院腔镜手术患者次均手术用耗材费分别为 1910.73 元和 616.68 元，分别高于三级、二级公立综合医院开腹手术患者的 1878.32 元和 335.44 元。3 年间，二级公立综合医院两种手术患者次均手术用耗材费均呈轻微上涨趋势，而三级综合医院两类患者次均手术用耗材费则波动上涨，2019 年上涨幅度最大（图 5-1-1-51）。

2017—2019 年三级公立综合医院腔镜手术患者次均治疗用耗材费为 1081.41 元，低于其开腹手术患者的 1335.10 元，二级公立综合医院腔镜手术患者次均治疗用耗材费为 677.11 元，略高于其开腹手术患者的 657.75 元。3 年间，除三级公立综合医院开腹手术患者次均治疗用耗材费 2018 年下降，2019 年明显反弹外，其余类别患者次均治疗用耗材费均缓慢上涨（图 5-1-1-52）。

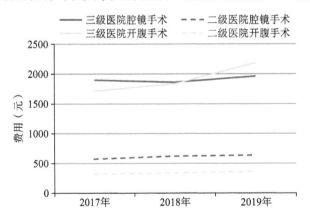

图 5-1-1-51　各级公立综合医院腔镜手术患者与
开腹手术患者次均手术用耗材费比较

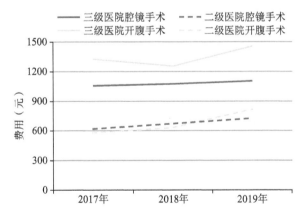

图 5-1-1-52　各级公立综合医院腔镜手术患者与
开腹手术患者次均治疗用耗材费比较

6.5　平均药占比

2017—2019 年全部公立综合医院的腔镜手术患者平均药占比为 21.27%，低于开腹手术患者的 28.79%。3 年间，腔镜手术和开腹手术患者的平均药占比均呈下降趋势（图 5-1-1-53）。

2017—2019 年三级、二级公立综合医院腔镜手术患者平均药占比分别为 21.52% 和 20.25%，分别低于三级、二级公立综合医院开腹手术患者的 30.16% 和 25.81%。3 年间，各类患者平均药占比均呈下降趋势，其中三级医院下降更为显著（图 5-1-1-54）。

6.6　平均耗占比

2017—2019 年全部公立综合医院的腔镜手术患者平均耗占比为 20.49%，明显高于开腹手术患者的 14.84%。3 年间，腔镜手术患者的平均耗占比基本保持平稳，而开腹手术患者的平均耗占比则在 2019 年出现小幅上涨（图 5-1-1-55）。

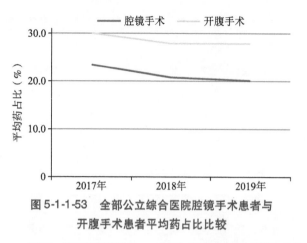

图 5-1-1-53　全部公立综合医院腔镜手术患者与
开腹手术患者平均药占比比较

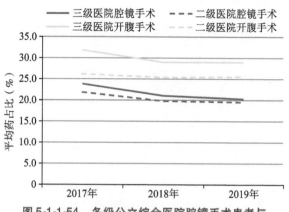

图 5-1-1-54　各级公立综合医院腔镜手术患者与
开腹手术患者平均药占比比较

2017—2019 年三级、二级公立综合医院腔镜手术患者平均耗占比分别为 21.72% 和 15.47%，分别高于三级、二级公立综合医院开腹手术患者的 16.72% 和 10.76%。3 年间，三级、二级公立综合医院的腔镜手术患者平均耗占比基本保持平稳，而其开腹手术患者平均耗占比则在 2019 年出现小幅上涨（图 5-1-1-56）。

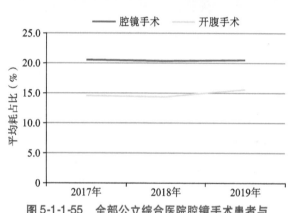
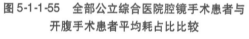

图 5-1-1-55　全部公立综合医院腔镜手术患者与
开腹手术患者平均耗占比比较

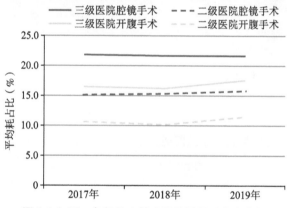

图 5-1-1-56　各级公立综合医院腔镜手术患者与
开腹手术患者平均耗占比比较

7. 主要诊断分布

在手术患者出院主要诊断方面，三级、二级公立综合医院中诊断为胆囊结石伴慢性胆囊炎的腔镜手术患者占比均高于开腹手术，而胆囊结石伴有其他胆囊炎诊断的开腹手术患者占比则相对较多（表 5-1-1-3，表 5-1-1-4）。

表 5-1-1-3　三级公立综合医院胆囊炎患者腔镜手术、开腹手术占比比较

病例数	腔镜手术	三级公立综合医院诊断占比	开腹手术	病例数
640 026	77.01%	胆囊结石伴慢性胆囊炎	62.42%	19 268
191 065	22.99%	胆囊结石伴有其他胆囊炎	37.58%	11 600

表 5-1-1-4　二级公立综合医院胆囊炎患者腔镜手术、开腹手术占比比较

病例数	腔镜手术	二级公立综合医院诊断占比	开腹手术	病例数
239 384	75.02%	胆囊结石伴慢性胆囊炎	67.47%	19 832
79 707	24.98%	胆囊结石伴有其他胆囊炎	32.53%	9563

整体而言，在合并慢性胆囊炎的情况下，采用腔镜手术方式进行治疗的患者占绝大多数，并且这些患者的平均住院日和术后平均住院日更短，住院死亡率、出院 0～31 天非预期再住院率和手术并发症发生率更低，次均住院总费用、其中自付金额、西药费、抗菌药物费和平均药占比更低，但其住院费用中的平均耗占比更高。由于不能排除医疗机构在面临患者病情不明或较复杂的情况下更倾向于采用开腹手术方式而造成的影响，尚需进一步的多因素分析以验证本结果的可靠性。

· 第二章

腹腔镜与开腹术式治疗
阑尾炎的比较分析

腹腔镜下阑尾切除术与开腹阑尾切除术为外科治疗阑尾炎的两种常见手术方式，也是医疗机构手术工作量排名前 20 位的术种。随着现代外科微创手术技术发展，腹腔镜下阑尾切除术被广泛应用于临床，但是腹腔镜手术方法一直没有成为外科治疗阑尾炎的"金标准"，腹腔镜下阑尾切除术和开腹阑尾切除术两种手术方法在大多数医疗机构一直同时使用。

本部分拟通过对 2017—2019 年全国二级、三级公立综合医院病案首页数据进行分析，比较两种手术方式在医疗质量、患者安全、卫生经济学层面的基本情况。

一、数据来源

本部分数据分析的来源分为 2 个部分：第 1 部分为国家医疗质量管理与信息网（简称 NCIS）采集的全国病案首页信息与全国公立医院绩效考核病案首页采集系统收集的二级医院病案首页信息合并后，同时满足 2017—2019 年连续 3 年上报病案首页信息和含有阑尾炎相关诊断及术式编码条件的 31 个省（自治区、直辖市）共 1947 家二级公立综合医院病案首页数据；第 2 部分为全国三级公立医院绩效考核病案首页采集系统收集的，同时满足 2017—2019 年连续 3 年上报病案首页信息和含有阑尾炎相关诊断及术式编码条件的全国 31 个省（自治区、直辖市）共 1290 家三级公立综合医院病案首页数据。

二、采集数据方法

从上述二级、三级公立综合医院病案首页中，分别按照出院主要诊断编码、主要手术和操作编码提取相应的病案首页数据，并剔除住院费用、实际住院天数异常（超过 60 天）的病例信息。同时排除阑尾炎相关复合诊断可能对手术方式选择的影响，以及其对治疗中用药和耗材使用、住院死亡率等指标的影响，因此将全部病例分为两组分别进行比较。

第 1 组：无复合诊断的阑尾切除术。选取出院主要诊断为《国家临床版 2.0 疾病诊断编码（ICD-10）》中 K35.900 和 K35.907，且主要手术为《国家临床版 3.0 手术操作编码（ICD-9-CM3）》中 47.01 腹腔镜下阑尾切除术或 47.09 阑尾切除术的病例进行对照分析。

第 2 组：有复合诊断的阑尾切除术。选取出院主要诊断为《国家临床版 2.0 疾病诊断编码（ICD-10）》中 K35.0（除外 K35.900 和 K35.907），且主要手术为《国家临床版 3.0 手术操作编码（ICD-9-CM3）》中 47.01 腹腔镜下阑尾切除术或 47.09 阑尾切除术的病例进行对照分析。

三、分析结果

（一）无复合诊断的阑尾炎患者手术结局比较

1. 病例分布

2017—2019 年三级、二级公立综合医院的腔镜手术患者人数逐步增多，而开腹手术患者人数逐步减少。3 年间，总手术人数呈增多趋势（图 5-2-1-1）。

2. 住院时长

2017—2019 年全部公立综合医院的腔镜手术患者平均住院日为 5.79 天，短于开腹手术患者的平均住院日 6.69 天；腔镜手术患者术后平均住院日为 5.19 天，短于开腹手术患者的 6.19 天。反映腔镜手术患者的术后恢复快于开腹手术患者，进而缩短了整体平均住院日。同时，无论是腔镜手术还是开腹手术，其整体住院时长均呈轻微下降趋势（图 5-2-1-2）。

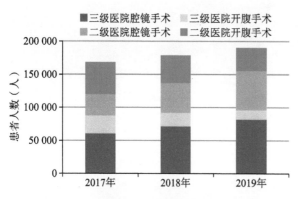

图 5-2-1-1　各级公立综合医院腔镜手术患者与开腹手术患者人数

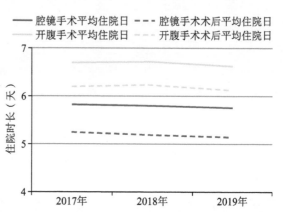

图 5-2-1-2　全部公立综合医院腔镜手术患者与开腹手术患者平均住院时长比较

2017—2019 年三级、二级公立综合医院腔镜手术患者平均住院日分别为 5.71 天和 5.92 天，短于三级、二级公立综合医院开腹手术患者的平均住院日 6.85 天和 6.60 天。同时，三级、二级公立综合医院腔镜手术患者术后平均住院日分别为 5.09 天和 5.34 天，短于三级、二级公立综合医院开腹手术患者的 6.29 天和 6.14 天。

3 年间，三级、二级公立综合医院的腔镜手术患者其平均住院日和术后平均住院日均呈下降趋势，但对于开腹手术患者，其平均住院日和术后平均住院日则存在波动（图 5-2-1-3，图 5-2-1-4）。

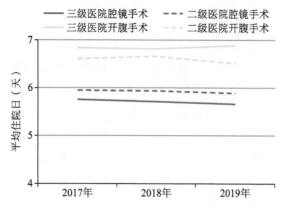

图 5-2-1-3　各级公立综合医院腔镜手术患者与开腹手术患者平均住院日比较

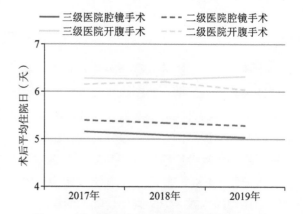

图 5-2-1-4　各级公立综合医院腔镜手术患者与开腹手术患者术后平均住院日比较

3. 住院死亡率

2017—2019 年全部公立综合医院的腔镜手术患者住院死亡率为 0.125‰，明显低于开腹手术患者的

0.235‰。2018 年腔镜手术和开腹手术患者住院死亡率均出现高峰，2019 年回落（图 5-2-1-5）。

2017—2019 年三级、二级公立综合医院腔镜手术患者住院死亡率分别为 0.131‰和 0.116‰，明显低于三级、二级公立综合医院开腹手术患者的 0.319‰和 0.193‰。2018 年三级公立综合医院的腔镜手术和开腹手术患者住院死亡率均出现高峰，随后下降至接近 2017 年水平，相比较而言，二级公立综合医院的腔镜手术和开腹手术患者住院死亡率波动较为平缓（图 5-2-1-6）。

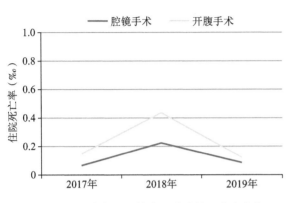

图 5-2-1-5 全部公立综合医院腔镜手术患者与开腹手术患者住院死亡率比较

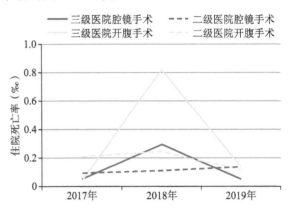

图 5-2-1-6 各级公立综合医院腔镜手术患者与开腹手术患者住院死亡率比较

4. 出院 0~31 天非预期再住院率

2017—2019 年全部公立综合医院的腔镜手术患者 0~31 天非预期再住院率为 0.385‰，低于开腹手术患者的 0.472‰。但从变化趋势观察，2019 年腔镜手术患者 0~31 天非预期再住院率出现反弹，而 3 年间开腹手术患者 0~31 天非预期再住院率则逐步降低（图 5-2-1-7）。

2017—2019 年三级、二级公立综合医院腔镜手术患者 0~31 天非预期再住院率分别为 0.425‰和 0.337‰，低于三级、二级公立综合医院开腹手术患者的 0.549‰和 0.438‰。但从趋势而言，三级公立综合医院的腔镜手术和开腹手术患者 0~31 天非预期再住院率均呈现出增多趋势，而二级公立综合医院的两类手术患者 0~31 天非预期再住院率则呈波动式下降（图 5-2-1-8）。

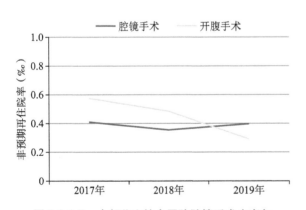

图 5-2-1-7 全部公立综合医院腔镜手术患者与开腹手术患者 0~31 天非预期再住院率比较

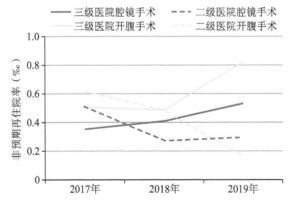

图 5-2-1-8 各级公立综合医院腔镜手术患者与开腹手术患者 0~31 天非预期再住院率比较

5. 手术并发症

5.1 手术/操作相关感染发生率

2017—2019 年全部公立综合医院的腔镜手术患者手术/操作相关感染发生率为 0.333‰，明显低于开腹手术患者的 1.396‰。从变化趋势观察，3 年间，腔镜手术患者手术/操作相关感染发生率呈轻微下降趋势，而开腹手术患者手术/操作相关感染发生率则逐步升高（图 5-2-1-9）。

2017—2019 年三级、二级公立综合医院腔镜手术患者手术/操作相关感染发生率分别为 0.342‰和

0.320‰，明显低于三级、二级公立综合医院开腹手术患者的1.562‰和1.312‰。从趋势而言，三级公立综合医院的腔镜手术患者手术/操作相关感染发生率呈现出下降趋势，而其余患者手术/操作相关感染发生率均呈现不同程度上升趋势（图5-2-1-10）。

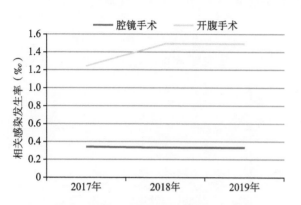

图5-2-1-9　全部公立综合医院腔镜手术患者与开腹手术患者手术/操作相关感染发生率比较

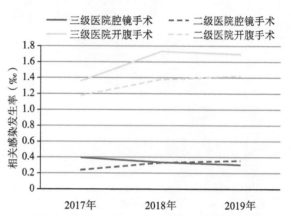

图5-2-1-10　各级公立综合医院腔镜手术患者与开腹手术患者手术/操作相关感染发生率比较

5.2　各系统术后并发症发生率

2017—2019年全部公立综合医院的腔镜手术患者各系统术后并发症发生率为0.541‰，略低于开腹手术患者的0.551‰。从变化趋势观察，3年间，腔镜手术患者各系统术后并发症发生率呈下降趋势，而开腹手术患者各系统术后并发症发生率则升高（图5-2-1-11）。

2017—2019年三级、二级公立综合医院腔镜手术患者各系统术后并发症发生率分别为0.665‰和0.349‰，分别低于三级、二级公立综合医院开腹手术患者的0.909‰和0.370‰。3年间，三级公立综合医院的腔镜手术患者各系统术后并发症发生率呈现下降趋势，而其开腹手术患者各系统术后并发症发生率则呈现出明显上升趋势，二级公立综合医院的两类患者各系统术后并发症发生率出现小幅波动，但整体处于低位（图5-2-1-12）。

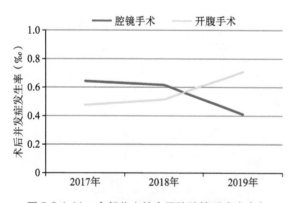

图5-2-1-11　全部公立综合医院腔镜手术患者与开腹手术患者各系统术后并发症发生率比较

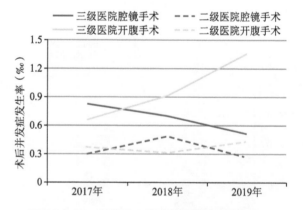

图5-2-1-12　各级公立综合医院腔镜手术患者与开腹手术患者各系统术后并发症发生率比较

6. 住院费用

6.1　次均住院总费用和其中自付金额

2017—2019年全部公立综合医院的腔镜手术患者次均住院总费用为11 197.78元，明显高于开腹手术患者的7046.37元；腔镜手术患者次均总费用中自付金额为3659.57元，同样明显高于开腹手术患者的2392.24元。3年趋势显示，两类次均费用均基本保持平稳，仅在非常小的范围内波动（图5-2-1-13）。

2017—2019年三级、二级公立综合医院腔镜手术患者次均住院总费用分别为12 447.08元和9213.20元，分别明显高于三级、二级公立综合医院开腹手术患者的9270.33元和5957.82元。3年间，三级、二级公立综合医院的腔镜手术患者，和三级公立综合医院的开腹手术患者次均住院总费用均呈现轻微上涨趋势，而二级公立综合医院开腹手术患者次均住院总费用则呈现出细微波动，2018年略有下降，2019年反弹超过2017年水平（图5-2-1-14）。

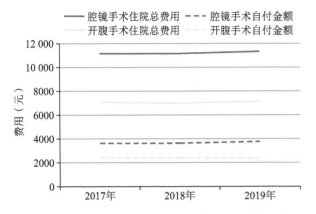

图5-2-1-13 全部公立综合医院腔镜手术患者与开腹手术患者次均住院总费用和其中自付金额比较

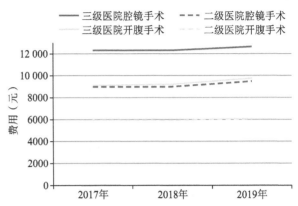

图5-2-1-14 各级公立综合医院腔镜手术患者与开腹手术患者次均住院总费用比较

2017—2019年三级、二级公立综合医院腔镜手术患者次均自付金额分别为4215.64元和2776.23元，分别高于三级、二级公立综合医院开腹手术患者的3149.84元和2021.41元。3年间，三级公立综合医院的腔镜手术和开腹手术患者次均自付金额均呈现上涨趋势，而二级公立综合医院的腔镜手术和开腹手术患者次均自付金额则呈下降趋势（图5-2-1-15）。

6.2 次均手术费和麻醉费

2017—2019年全部公立综合医院的腔镜手术患者次均手术费为1557.43元，明显高于开腹手术患者的774.82元；腔镜手术患者次均麻醉费为874.11元，同样明显高于开腹手术患者的484.00元。3年趋势显示，两类次均费用均轻微上涨（图5-2-1-16）。

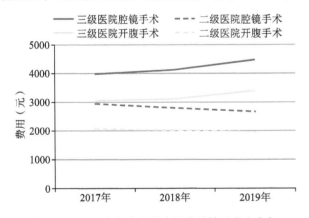

图5-2-1-15 各级公立综合医院腔镜手术患者与开腹手术患者次均自付金额比较

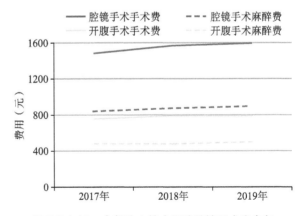

图5-2-1-16 全部公立综合医院腔镜手术患者与开腹手术患者次均手术费和麻醉费比较

2017—2019年三级、二级公立综合医院腔镜手术患者次均手术费分别为1710.87元和1313.68元，分别明显高于三级、二级公立综合医院开腹手术患者的861.44元和732.42元。从趋势而言，三级、二级公立综合医院的腔镜手术和二级公立综合医院的开腹手术患者次均手术费均呈不同程度上涨趋势，而三级公立综合医院的开腹手术患者次均手术费则呈波动，2019年略有下降（图5-2-1-17）。

2017—2019年三级、二级公立综合医院腔镜手术患者次均麻醉费分别为940.48元和768.69元，分别高于三级、二级公立综合医院开腹手术患者的602.09元和426.20元。3年间，三级公立综合医院的腔镜手术和开腹手术患者次均麻醉费均呈上涨趋势，而二级公立综合医院的腔镜手术和开腹手术患者次均麻醉费则基本保持平稳（图5-2-1-18）。

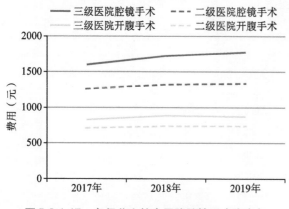

图 5-2-1-17　各级公立综合医院腔镜手术患者与
开腹手术患者次均手术费比较

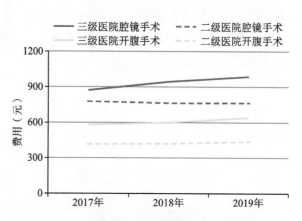

图 5-2-1-18　各级公立综合医院腔镜手术患者与
开腹手术患者次均麻醉费比较

6.3　次均西药费和其中抗菌药物费用

2017—2019 年全部公立综合医院的腔镜手术患者次均西药费为 2513.26 元，明显高于开腹手术患者的 1908.48 元；腔镜手术患者次均抗菌药物费为 533.79 元，同样高于开腹手术患者的 396.95 元。3 年趋势显示，两类手术患者的次均西药费自 2018 年均出现明显下降，2019 年与 2018 年基本持平，而次均抗菌药物费用则基本保持平稳（图 5-2-1-19）。

2017—2019 年三级、二级公立综合医院腔镜手术患者次均西药费分别为 2905.25 元和 1890.56 元，分别高于三级、二级公立综合医院开腹手术患者的 2762.77 元和 1490.33 元。整体而言，三级医院内的不同术式次均西药费差别较小，而二级医院内的不同术式次均西药费差别则较大。3 年间，三级公立综合医院的腔镜手术和开腹手术患者次均西药费均在 2018 年下降，随后在 2019 年小幅反弹，而二级公立综合医院的腔镜手术和开腹手术患者次均西药费则基本呈小幅下降趋势（图 5-2-1-20）。

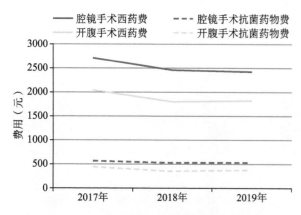

图 5-2-1-19　全部公立综合医院腔镜手术患者与开腹
手术患者次均西药费和其中抗菌药物费比较

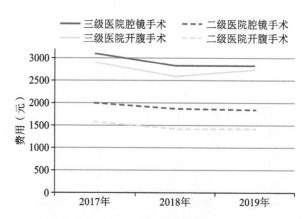

图 5-2-1-20　各级公立综合医院腔镜手术患者与
开腹手术患者次均西药费比较

2017—2019 年三级公立综合医院腔镜手术患者次均抗菌药物费为 614.50 元，略低于二级公立综合医院腔镜手术患者的 621.18 元，而三级医院开腹手术患者的次均抗菌药物费为 405.58 元，则高于二级医院开腹手术患者的 287.2 元。整体而言，三级医院内的不同术式次均抗菌药物费差别较小，而二级医院内的不同术式次均抗菌药物费差别则较大。3 年间，三级、二级公立综合医院的腔镜手术患者次均抗菌药物费均呈下降趋势，而其开腹手术患者次均抗菌药物费则存在波动，2018 年下降，2019 年小幅反弹（图 5-2-1-21）。

6.4　次均手术和治疗一次性医用材料费用（耗材费用）

2017—2019 年全部公立综合医院的腔镜手术患者次均手术用耗材费为 1055.72 元，明显高于开腹手术患者的 265.01 元；腔镜手术患者次均治疗用耗材费为 898.92 元，同样明显高于开腹手术患者的 387.08 元。3 年趋势显示，腔镜手术患者的两类次均费均在高位进行小幅波动，而开腹手术患者次均治疗用耗材费呈轻微上涨，次均手术用耗材费则在低位小幅波动（图 5-2-1-22）。

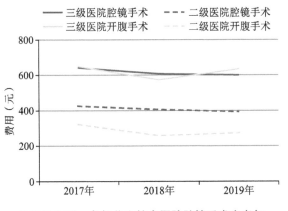

图 5-2-1-21 各级公立综合医院腔镜手术患者与开腹手术患者次均抗菌药物费比较

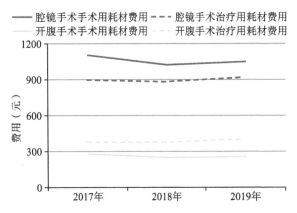

图 5-2-1-22 全部公立综合医院腔镜手术患者与开腹手术患者次均手术和治疗耗材费比较

2017—2019 年三级、二级公立综合医院腔镜手术患者次均手术耗材费分别为 1338.42 元和 606.63 元，分别明显高于三级、二级公立综合医院开腹手术患者的 513.08 元和 143.59 元。3 年间，三级公立综合医院的腔镜手术和开腹手术患者次均手术用耗材费存在波动，2018 年下降，2019 年上涨超过 2017 年水平，而二级公立综合医院的两类手术患者次均手术用耗材费则呈小幅下降趋势（图 5-2-1-23）。

2017—2019 年三级、二级公立综合医院腔镜手术患者次均治疗耗材费分别为 1016.54 元和 712.09 元，分别明显高于三级、二级公立综合医院开腹手术患者的 529.37 元和 317.43 元。从趋势而言，三级公立综合医院的腔镜手术和开腹手术患者次均治疗用耗材费存在波动，2018 年下降，2019 年反弹超过 2017 年水平，而二级公立综合医院的两类手术患者次均治疗用耗材费则轻微上涨（图 5-2-1-24）。

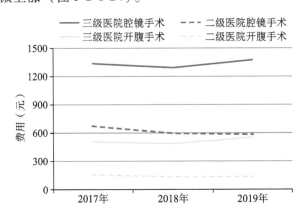

图 5-2-1-23 各级公立综合医院腔镜手术患者与开腹手术患者次均手术用耗材费比较

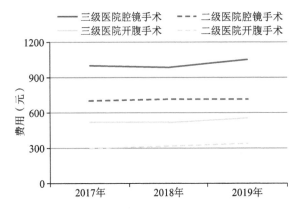

图 5-2-1-24 各级公立综合医院腔镜手术患者与开腹手术患者次均治疗用耗材费比较

6.5 平均药占比

2017—2019 年全部公立综合医院的腔镜手术患者平均药占比为 22.72%，低于开腹手术患者的 27.48%。3 年趋势显示，腔镜手术和开腹手术患者的平均药占比均呈下降趋势（图 5-2-1-25）。

2017—2019 年三级、二级公立综合医院腔镜手术患者平均药占比分别为 23.63% 和 20.78%，分别低于三级、二级公立综合医院开腹手术患者的 30.20% 和 25.41%。3 年间，三级、二级公立综合医院的腔镜手术和开腹手术患者平均药占比均呈下降趋势（图 5-2-1-26）。

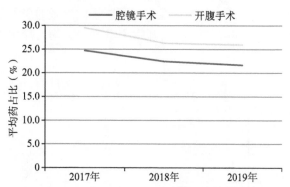

图 5-2-1-25　全部公立综合医院腔镜手术患者与
开腹手术患者平均药占比比较

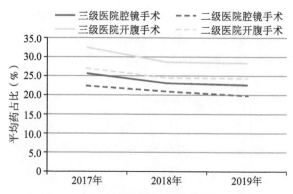

图 5-2-1-26　各级公立综合医院腔镜手术患者与
开腹手术患者平均药占比比较

6.6　平均耗占比

2017—2019 年全部公立综合医院的腔镜手术患者平均耗占比为 19.36%，明显高于开腹手术患者的 10.59%。3 年趋势显示，腔镜手术患者的平均耗占比呈轻微下降趋势，而开腹手术患者平均耗占比呈小幅波动，2018 年下降，2019 年轻微反弹（图 5-2-1-27）。

2017—2019 年三级、二级公立综合医院腔镜手术患者平均耗占比分别为 20.73% 和 16.41%，分别明显高于三级、二级公立综合医院开腹手术患者的 12.62% 和 9.04%。从趋势而言，三级公立综合医院的腔镜手术和开腹手术患者，以及二级公立综合医院的开腹手术患者平均耗占比存在波动，2018 年下降，2019 年反弹，而二级公立综合医院的腔镜手术患者平均耗占比则呈下降趋势（图 5-2-1-28）。

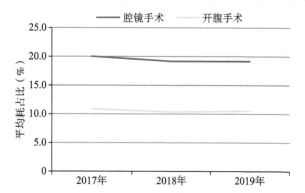

图 5-2-1-27　全部公立综合医院腔镜手术患者与
开腹手术患者平均耗占比比较

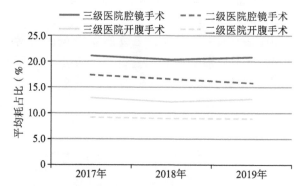

图 5-2-1-28　各级公立综合医院腔镜手术患者与
开腹手术患者平均耗占比比较

7. 主要诊断分布

在手术患者出院主要诊断方面，三级、二级公立综合医院中诊断为急性阑尾炎的开腹患者占比均高于腔镜手术患者，而诊断为慢性阑尾炎急性发作的开腹手术患者占比则相对较低（表 5-2-1-1、表 5-2-1-2）。

表 5-2-1-1　三级公立综合医院阑尾炎腔镜手术、开腹手术占比比较

病例数	腔镜手术	三级公立综合医院诊断占比	开腹手术	病例数
175 163	82.00%	急性阑尾炎	87.30%	54 760
38 452	18.00%	慢性阑尾炎急性发作	12.70%	7968

表 5-2-1-2　二级公立综合医院阑尾炎腔镜手术、开腹手术占比比较

病例数	腔镜手术	二级公立综合医院诊断占比	开腹手术	病例数
114 440	83.26%	急性阑尾炎	88.33%	109 724
23 016	16.74%	慢性阑尾炎急性发作	11.67%	14 498

整体而言，采用腔镜手术方式进行治疗的无复合诊断的阑尾炎患者占比较多，并且这些患者的平均住院日和术后平均住院日更短，住院死亡率和手术/操作相关感染发生率更低，但其次均住院总费用、其中自付金额、手术费、麻醉费、西药费、抗菌药物费、手术用耗材费用、治疗用耗材费用和平均耗占比更高。由于不能排除医疗机构在面临患者病情较复杂的情况下更倾向于采用开腹手术方式而造成的影响，尚需进一步的多因素分析以验证本结果的可靠性。

（二）有复合诊断的阑尾炎患者手术结局比较

1. 病例分布

2017—2019 年三级、二级公立综合医院的腔镜手术患者人数逐步增多，而开腹手术患者人数逐步减少。3 年间，总手术人数呈上涨趋势，但总量均少于无复合诊断的阑尾炎手术人数（图 5-2-1-29）。

2. 住院时长

2017—2019 年全部公立综合医院的腔镜手术患者平均住院日为 7.35 天，短于开腹手术患者的平均住院日 9.46 天；腔镜手术患者术后平均住院日为 7.03 天，短于开腹手术患者的 9.09 天。反映腔镜手术患者的术后恢复快于开腹手术患者，进而缩短了整体平均住院日。同时，3 年间，腔镜手术患者平均住院日和术后平均住院日均呈轻微下降趋势，而开腹手术患者平均住院日和术后平均住院日则呈上涨趋势（图 5-2-1-30）。

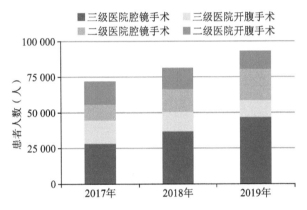

图 5-2-1-29　各级公立综合医院腔镜手术患者与
开腹手术患者人数

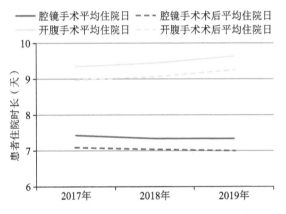

图 5-2-1-30　全部公立综合医院腔镜手术患者与
开腹手术患者平均住院时长比较

2017—2019 年三级、二级公立综合医院腔镜手术患者平均住院日分别为 7.29 天和 7.50 天，分别短于三级、二级公立综合医院开腹手术患者的平均住院日 9.83 天和 9.10 天。同时，三级、二级公立综合医院腔镜手术患者术后平均住院日分别为 6.97 天和 7.18 天，分别短于三级、二级公立综合医院开腹手术患者的 9.42 天和 8.76 天。

3 年间，三级、二级公立综合医院的腔镜手术患者其平均住院日和术后平均住院日均呈下降趋势，但对于开腹手术患者，三级医院平均住院日和术后平均住院日发生明显上涨，二级医院轻微上涨（图 5-2-1-31、图 5-2-1-32）。

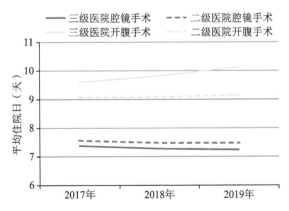

图 5-2-1-31　各级公立综合医院腔镜手术患者与
开腹手术患者平均住院日比较

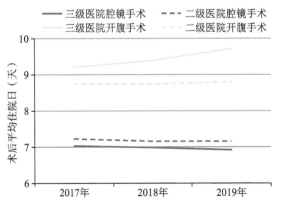

图 5-2-1-32　各级公立综合医院腔镜手术患者与
开腹手术患者术后平均住院日比较

3. 住院死亡率

2017—2019 年全部公立综合医院的腔镜手术患者住院死亡率为 0.212‰，明显低于开腹手术患者的 0.839‰。2018 年腔镜手术患者住院死亡率出现小高峰，随后回落，而开腹手术患者住院死亡率则在 2018 年呈现低谷，随后反弹（图 5-2-1-33）。

2017—2019 年三级、二级公立综合医院腔镜手术患者住院死亡率分别为 0.251‰和 0.122‰，明显低于三级、二级公立综合医院开腹手术患者的 1.442‰和 0.253‰。2018 年，三级、二级公立综合医院的腔镜手术患者住院死亡率均出现高峰，2019 年回落至 2017 年水平，而三级公立综合医院的开腹手术患者住院死亡率在高位波动，2018 年出现低谷，2019 年反弹，二级医院开腹手术患者住院死亡率则小幅在低位波动（图 5-2-1-34）。

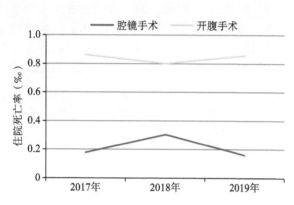

图 5-2-1-33　全部公立综合医院腔镜手术患者与开腹手术患者住院死亡率比较

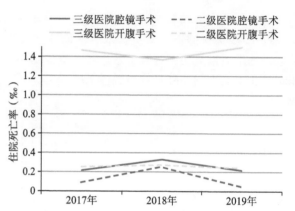

图 5-2-1-34　各级公立综合医院腔镜手术患者与开腹手术患者住院死亡率比较

4. 出院 0~31 天非预期再住院率

2017—2019 年全部公立综合医院的腔镜手术患者 0~31 天非预期再住院率为 0.395‰，略高于开腹手术患者的 0.374‰。但从变化趋势观察，2019 年开腹手术患者 0~31 天非预期再住院率出现大幅反弹，而 3 年间腔镜手术患者 0~31 天非预期再住院率则逐步降低（图 5-2-1-35）。

2017—2019 年三级公立综合医院腔镜手术患者 0~31 天非预期再住院率为 0.382‰，高于其开腹手术患者的 0.307‰，而二级公立综合医院腔镜手术患者 0~31 天非预期再住院率为 0.418‰，低于其开腹手术患者的 0.426‰。3 年间，除二级公立综合医院的开腹手术患者 0~31 天非预期再住院率呈现持续下降趋势外，其余不同级别医院的腔镜或开腹患者 0~31 天非预期再住院率均出现明显波动（图 5-2-1-36）。

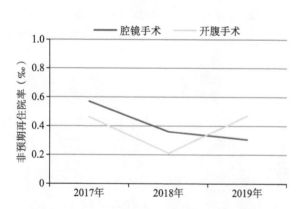

图 5-2-1-35　全部公立综合医院腔镜手术患者与开腹手术患者 0~31 天非预期再住院率比较

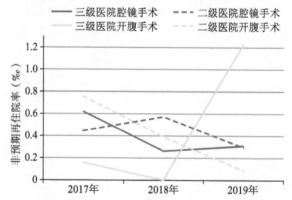

图 5-2-1-36　各级公立综合医院腔镜手术患者与开腹手术患者 0~31 天非预期再住院率比较

5. 手术并发症

5.1　手术/操作相关感染发生率

2017—2019 年全部公立综合医院的腔镜手术患者手术/操作相关感染发生率为 2.06‰，明显低于开腹手术患者的 18.78‰。3 年间，腔镜手术患者手术/操作相关感染发生率呈轻微下降趋势，而开腹手术患者手术/操作相关感染发生率则在 2018 年小幅下降后大幅反弹（图 5-2-1-37）。

2017—2019 年三级、二级公立综合医院腔镜手术患者手术/操作相关感染发生率分别为 2.11‰和 1.94‰，明显低于三级、二级公立综合医院开腹手术患者的 18.44‰和 19.11‰。3 年间，三级、二级公立综合医院的腔镜手术患者手术/操作相关感染发生率均呈现出现轻微下降趋势，而开腹手术患者手术/操作相关感染发生率则在 2019 年均出现明显升高（图 5-2-1-38）。

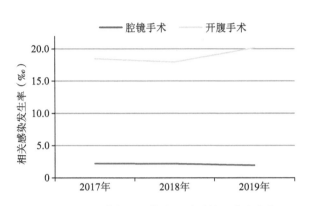

图 5-2-1-37　全部公立综合医院腔镜手术患者与开腹手术患者手术/操作相关感染发生率比较

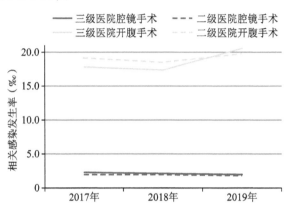

图 5-2-1-38　各级公立综合医院腔镜手术患者与开腹手术患者手术/操作相关感染发生率比较

5.2　各系统术后并发症发生率

2017—2019 年全部公立综合医院的腔镜手术患者各系统术后并发症发生率为 1.73‰，低于开腹手术患者的 2.47‰。3 年间，腔镜手术患者各系统术后并发症发生率呈下降趋势，而开腹手术患者各系统术后并发症发生率则升高（图 5-2-1-39）。

2017—2019 年三级公立综合医院腔镜手术患者各系统术后并发症发生率为 1.89‰，明显低于其开腹手术患者的 3.69‰，而二级公立综合医院腔镜手术患者各系统术后并发症发生率为 1.37‰，高于其开腹手术患者的和 1.29‰。3 年间，三级公立综合医院的腔镜手术患者各系统术后并发症发生率呈现轻微下降趋势，而其开腹手术患者各系统术后并发症发生率则呈现出明显上升，二级公立综合医院的两类患者各系统术后并发症发生率出现小幅波动，但整体处于低位（图 5-2-1-40）。

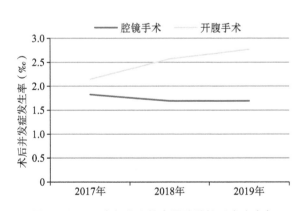

图 5-2-1-39　全部公立综合医院腔镜手术患者与开腹手术患者各系统术后并发症发生率比较

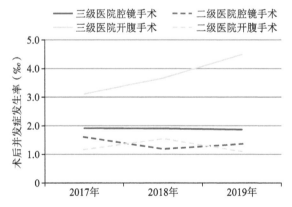

图 5-2-1-40　各级公立综合医院腔镜手术患者与开腹手术患者各系统术后并发症发生率比较

6. 住院费用

6.1　次均住院总费用和其中自付金额

2017—2019 年全部公立综合医院的腔镜手术患者次均住院总费用为 13 764.54 元，高于开腹手术患者的 11 443.26 元；腔镜手术患者次均住院总费用中自付金额为 4972.01 元，同样高于开腹手术患者的 3922.92 元。3 年间，腔镜手术患者的两类次均费用基本保持平稳，而开腹手术患者两类次均费用则出现小幅上涨（图 5-2-1-41）。

2017—2019 年三级公立综合医院腔镜手术患者次均住院总费用为 14 918.06 元，略低于其开腹手术患者的 14 945.40 元，而二级公立综合医院腔镜手术患者次均住院总费用为 11 051.01 元，明显高于其开腹手术患者的 7978.27 元。3 年间，三级、二级公立综合医院的两类手术患者次均住院总费用均呈现上涨趋势，其中三级医院的开腹手术患者费用上涨尤为明显（图 5-2-1-42）。

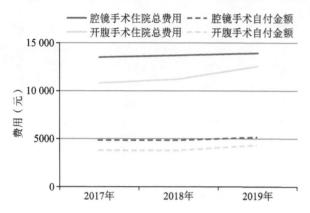

图5-2-1-41　全部公立综合医院腔镜手术患者与开腹手术患者次均住院总费用和其中自付金额比较

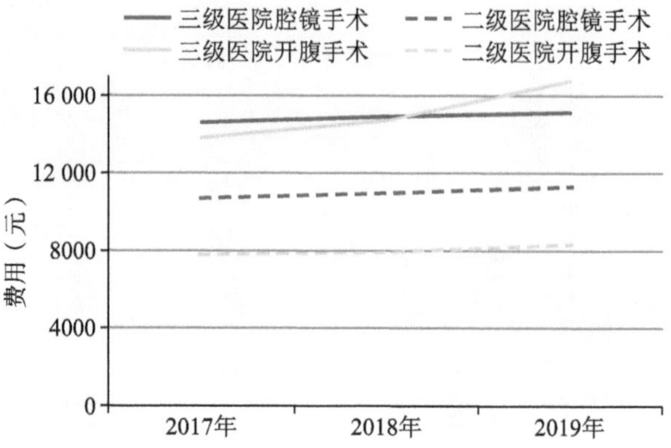

图 5-2-1-42　各级公立综合医院腔镜手术患者与开腹手术患者次均住院总费用比较

2017—2019 年三级、二级公立综合医院腔镜手术患者次均自付金额分别为 5507.99 元和 3711.16 元，分别高于三级、二级公立综合医院开腹手术患者的 5203.1 元和 2656.31 元。3 年间，三级公立综合医院的腔镜手术和开腹手术患者次均自付金额均呈现上涨趋势，其中开腹手术费用上涨尤其明显，而二级公立综合医院的腔镜手术和开腹手术患者次均自付金额则在较低水平存在小幅波动（图 5-2-1-43）。

6.2　次均手术费和麻醉费

2017—2019 年全部公立综合医院的腔镜手术患者次均手术费为 1792.03 元，明显高于开腹手术患者的 986.33 元；腔镜手术患者次均麻醉费为 965.26 元，同样明显高于开腹手术患者的 631.74 元。3 年趋势显示，两类次均费用均逐年上涨（图 5-2-1-44）。

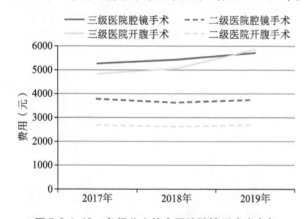

图 5-2-1-43　各级公立综合医院腔镜手术患者与开腹手术患者次均自付金额比较

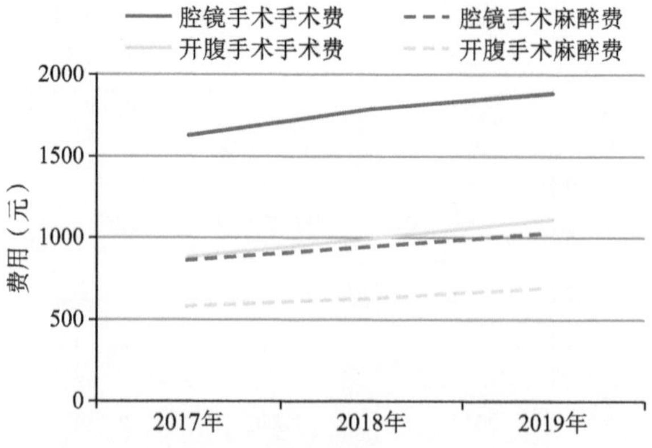

图 5-2-1-44　全部公立综合医院腔镜手术患者与开腹手术患者次均手术费和麻醉费比较

2017—2019 年三级、二级公立综合医院腔镜手术患者次均手术费分别为 1876.04 元和 1594.39 元，分别明显高于三级、二级公立综合医院开腹手术患者的 1113.43 元和 860.57 元。3 年间，三级公立综合医院的腔镜手术和开腹手术患者次均手术费均呈明显上涨趋势，而二级公立综合医院的两类手术患者次均手术费则呈平缓上涨（图 5-2-1-45）。

2017—2019 年三级、二级公立综合医院腔镜手术患者次均麻醉费分别为 986.18 元和 916.02 元，分别明显高于三级、二级公立综合医院开腹手术患者的 781.42 元和 483.65 元。3 年间，各级公立综合医院的两类手术患者次均麻醉费均呈上涨趋势（图 5-2-1-46）。

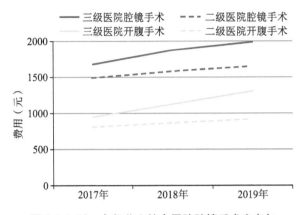

图 5-2-1-45　各级公立综合医院腔镜手术患者与
开腹手术患者次均手术费比较

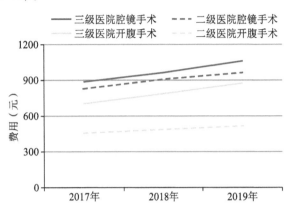

图 5-2-1-46　各级公立综合医院腔镜手术患者与
开腹手术患者次均麻醉费比较

6.3　次均西药费和其中抗菌药物费用

2017—2019 年全部公立综合医院的腔镜手术患者次均西药费为 3472.31 元，略低于开腹手术患者的 3486.2 元；腔镜手术患者次均抗菌药物费为 938.93 元，高于开腹手术患者的 877.68 元。3 年间，腔镜手术患者的次均西药费和次均抗菌药物费呈不同程度下降趋势，但其余开腹手术患者的两类次均费用则存在波动（图 5-2-1-47）。

2017—2019 年三级公立综合医院腔镜手术患者次均西药费为 3857.91 元，低于其开腹手术的 4780.48 元，而二级公立综合医院腔镜手术患者次均西药费为 2565.23 元，则高于其开腹手术患者的 2205.65 元。3 年间，三级公立综合医院的腔镜手术患者次均西药费均呈小幅下降趋势，但其开腹手术次均西药费则在 2019 年出现明显升高，二级公立综合医院的两类手术患者次均西药费均在低位存在小幅波动（图 5-2-1-48）。

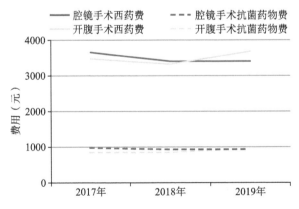

图 5-2-1-47　全部公立综合医院腔镜手术患者与开腹手术
患者次均西药费和其中抗菌药物费比较

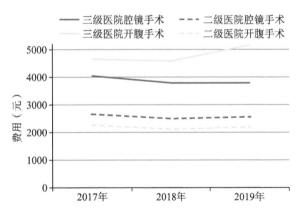

图 5-2-1-48　各级公立综合医院腔镜手术患者与
开腹手术患者次均西药费比较

2017—2019 年三级公立综合医院腔镜手术患者次均抗菌药物费为 1039.75 元，低于其开腹手术患者的 1232.51 元，而二级公立医院腔镜手术患者的次均抗菌药物费为 701.76 元，则高于其开腹手术患者的 526.62 元。3 年间，三级公立综合医院的腔镜手术次均抗菌药物费呈下降趋势，而其开腹手术患者次均抗菌药物费则逐步上涨，二级公立综合医院两种术式的患者次均抗菌药物费均缓慢上涨（图 5-2-1-49）。

6.4　次均手术和治疗一次性医用材料费用（耗材费用）

2017—2019 年全部公立综合医院的腔镜手术患者次均手术用耗材费为 1481.20 元，明显高于开腹手术患者的 566.63 元；腔镜手术患者次均治疗用耗材费为 1033.11 元，同样明显高于开腹手术患者的 654.60 元。3 年间，腔镜手术患者次均手术用耗材费呈逐年下降趋势，次均治疗用耗材费则小幅波动，开腹手术患者手术用耗材费和治疗用耗材费在 2019 年均出现小幅增长（图 5-2-1-50）。

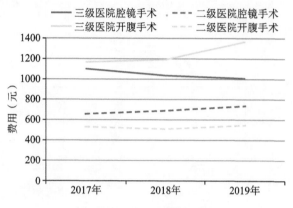

图 5-2-1-49　各级公立综合医院腔镜手术患者与
开腹手术患者次均抗菌药物费比较

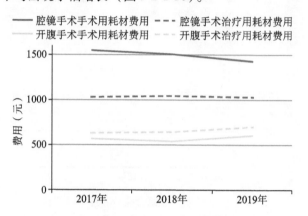

图 5-2-1-50　全部公立综合医院腔镜手术患者与
开腹手术患者次均手术和治疗耗材费比较

2017—2019 年三级、二级公立综合医院腔镜手术患者次均手术耗材费分别为 1749.91 元和 849.07 元，分别明显高于三级、二级公立综合医院开腹手术患者的 878.90 元和 257.67 元。3 年间，三级公立综合医院腔镜手术患者和二级公立综合医院开腹手术患者次均手术用耗材费均呈下降趋势，而其余两类患者次均手术用耗材费则存在小幅波动（图 5-2-1-51）。

2017—2019 年三级、二级公立综合医院腔镜手术患者次均治疗用耗材费分别为 1132.86 元和 798.46 元，分别明显高于三级、二级公立综合医院开腹手术患者的 931.12 元和 381.02 元。3 年间，三级公立综合医院的开腹手术患者次均治疗用耗材费呈上涨趋势，而其余类别患者次均治疗用耗材费则基本保持平稳（图 5-2-1-52）。

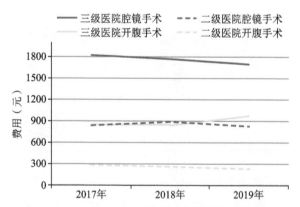

图 5-2-1-51　各级公立综合医院腔镜手术患者与
开腹手术患者次均手术用耗材费比较

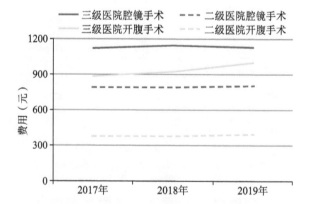

图 5-2-1-52　各级公立综合医院腔镜手术患者与
开腹手术患者次均治疗用耗材费比较

6.5　平均药占比

2017—2019 年全部公立综合医院的腔镜手术患者平均药占比为 25.65%，低于开腹手术患者的 31.19%。3 年间，腔镜手术和开腹手术患者的平均药占比均呈下降趋势（图 5-2-1-53）。

2017—2019 年三级、二级公立综合医院腔镜手术患者平均药占比分别为 26.31% 和 23.58%，分别低于三级、二级公立综合医院开腹手术患者的 32.76% 和 28.28%。3 年间，三级、二级公立综合医院的腔镜手术和开腹手术患者平均药占比均呈下降趋势（图 5-2-1-54）。

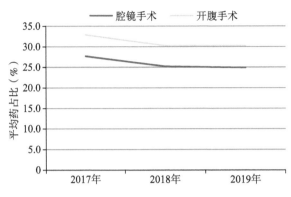

图 5-2-1-53 全部公立综合医院腔镜手术患者与
开腹手术患者平均药占比比较

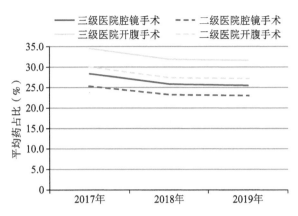

图 5-2-1-54 各级公立综合医院腔镜手术患者与
开腹手术患者平均药占比比较

6.6 平均耗占比

2017—2019 年全部公立综合医院的腔镜手术患者平均耗占比为 19.72%，明显高于开腹手术患者的 11.86%。3 年趋势显示，两种手术患者的平均耗占比均呈下降趋势（图 5-2-1-55）。

2017—2019 年三级、二级公立综合医院腔镜手术患者平均耗占比分别为 20.63% 和 16.83%，分别明显高于三级、二级公立综合医院开腹手术患者的 13.24% 和 9.30%。3 年间，二级公立综合医院的腔镜手术患者平均耗占比存在波动，2018 年升高，2019 年回落，其余类别患者的平均耗占比均呈下降趋势（图 5-2-1-56）。

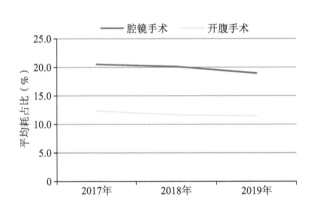

图 5-2-1-55 全部公立综合医院腔镜手术患者与
开腹手术患者平均耗占比比较

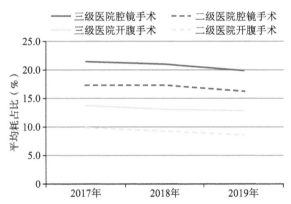

图 5-2-1-56 各级公立综合医院腔镜手术患者与
开腹手术患者平均耗占比比较

7. 主要诊断分布

在手术患者出院主要诊断方面，三级、二级公立综合医院中诊断为急性阑尾炎伴有弥漫性腹膜炎的腔镜手术患者占比均高于开腹手术，而合并穿孔相关诊断的开腹手术患者占比则相对较多（表 5-2-1-3、表 5-2-1-4）。

表 5-2-1-3 三级公立综合医院阑尾炎腔镜手术、开腹手术占比比较

病例数	腔镜手术		三级公立综合医院诊断占比		开腹手术	病例数
47 846	42.95%		急性阑尾炎伴有弥漫性腹膜炎		33.20%	14 041
29 897	26.84%		急性坏疽性阑尾炎伴穿孔		30.16%	12 756
21 191	19.02%		急性化脓性阑尾炎伴穿孔		22.08%	9336
7510	6.74%		急性阑尾炎穿孔伴局限性腹膜炎		7.63%	3228
4944	4.44%		急性阑尾炎伴穿孔		6.93%	2931

表 5-2-1-4 二级公立综合医院阑尾炎腔镜手术、开腹手术占比比较

病例数	腔镜手术		二级公立综合医院诊断占比		开腹手术	病例数
19 744	40.30%		急性阑尾炎伴有弥漫性腹膜炎		33.78%	14 706
12 377	25.26%		急性坏疽性阑尾炎伴穿孔		23.18%	11 884
11 025	22.51%		急性化脓性阑尾炎伴穿孔		27.29%	10 094
3381	6.90%		急性阑尾炎穿孔伴局限性腹膜炎		7.97%	3472
2462	5.03%		急性阑尾炎伴穿孔		7.77%	3385

整体而言，采用腔镜手术方式进行治疗的有复合诊断的阑尾炎患者占比较多，并且这些患者的平均住院日和术后平均住院日更短，住院死亡率和手术/操作相关感染发生率更低，但其次均住院总费用、其中自付金额、手术费、麻醉费、手术用耗材费用、治疗用耗材费用和平均耗占比更高。由于不能排除医疗机构在面临患者病情较复杂的情况下更倾向于采用开腹手术方式而造成的影响，尚需进一步的多因素分析以验证本结果的可靠性。

第三章

住院患者静脉血栓栓塞症发生情况部分指标分析

静脉血栓栓塞症（venous thrombosis embolism，VTE）指血液在静脉内不正常地凝结，使血管完全或不完全阻塞，属静脉回流障碍性疾病，包括肺血栓栓塞（pulmonary thrombosis embolism，PTE）和深静脉血栓形成（deep venous thrombosis，DVT），这是同一疾病不同阶段和不同部位的两种临床表现。为分析年度变化趋势，主要选取2017—2019年连续上报的公立医疗机构的数据进行分析，包括VTE相关病死率、平均住院日和患者出院后31天内非预期再住院率（详细数据见附录2）。

注：病死率，是因VTE而死亡的患者例数之和与同期确诊为VTE的出院患者例数之和的比值。

一、全国二级和三级医院VTE指标分析

（一）VTE相关病死率

2017—2019年全国住院患者VTE相关病死率为2.89%，其中PTE为6.78%，DVT为1.88%（图5-3-1-1）。二级医院住院患者VTE相关病死率为3.19%，其中PTE为8.43%，DVT为1.76%（图5-3-1-2）；三级医院住院患者VTE相关病死率为2.84%，其中PTE为6.45%，DVT为1.94%（图5-3-1-3）。全国VTE和PTE平均病死率呈逐年下降趋势。

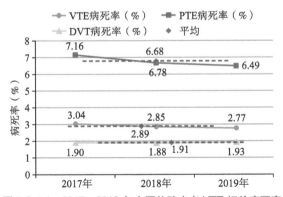

图5-3-1-1　2017—2019年全国住院患者VTE相关病死率

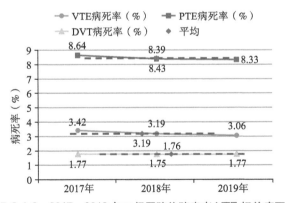

图5-3-1-2　2017—2019年二级医院住院患者VTE相关病死率

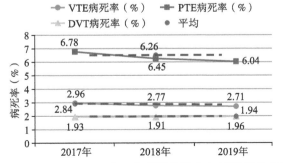

图5-3-1-3　2017—2019年三级医院住院患者VTE相关病死率

（二）平均住院日

2017—2019 年全国 VTE 患者平均住院日为 14.94 天，其中，二级医院为 13.65 天，三级医院为 15.19 天（图 5-3-1-4）；PTE 患者平均住院日为 12.81 天（图 5-3-1-5），DVT 患者平均住院日为 15.48 天（图 5-3-1-6）。二级和三级医院平均住院日时长依次为：DVT、VTE、PTE；且三级医院 VTE 患者平均住院日近 3 年逐渐下降，二级医院则略有上升。

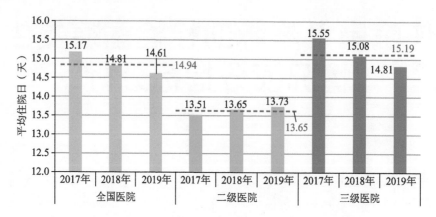

图 5-3-1-4　2017—2019 年全国 VTE 患者平均住院日

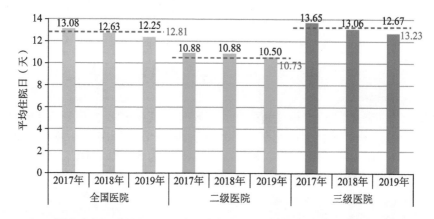

图 5-3-1-5　2017—2019 年二级、三级医院 PTE 患者平均住院日

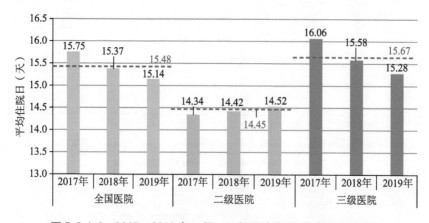

图 5-3-1-6　2017—2019 年二级、三级医院 DVT 患者平均住院日

（三）住院患者出院后 31 天内非预期再住院率

2017—2019 年全国 VTE 平均住院患者出院后 31 天内非预期再住院率为 4.56%，其中，PTE 为 3.79%，2019 年较 2018 年略有上升；DVT 为 4.75%，呈现逐年下降的趋势（图 5-3-1-7）。

在二级医院中，VTE 平均住院患者出院后 31 天内非预期再住院率为 5.04%，其中，PTE 为 4.24%，DVT 为 5.25%（图 5-3-1-8）。在三级医院中，VTE 患者平均住院患者出院后 31 天内非预期再住院率为 4.45%，其中，PTE 为 3.68%，DVT 为 4.64%（图 5-3-1-9）。二级医院均值均高于三级医院。

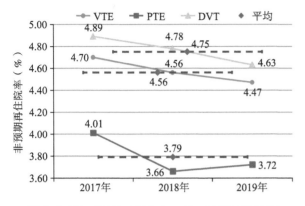

图 5-3-1-7　2017—2019 年二级、三级医院 VTE 患者 0~31 天非预期再住院率

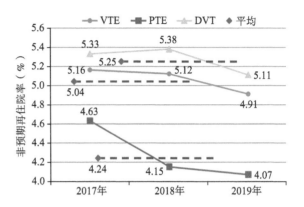

图 5-3-1-8　2017—2019 年二级医院 VTE 患者 0~31 天非预期再住院率

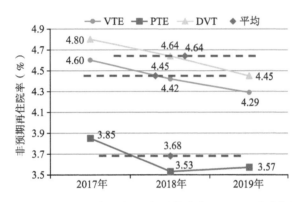

图 5-3-1-9　2017—2019 年三级医院 VTE 患者 0~31 天非预期再住院率

二、全国专科医院、综合医院 VTE 指标分析

（一）VTE 相关病死率

2016—2019 年全国专科和综合医院住院患者 VTE 相关病死率为 2.89%，其中，PTE 为 6.78%，DVT 为 1.91%；综合医院为 2.92%，专科医院为 2.46%；各医院住院患者 VTE 相关病死率均有下降的趋势（图 5-3-1-10 至图 5-3-1-12）。

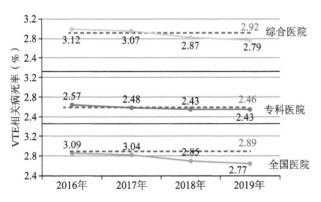

图 5-3-1-10　2016—2019 年专科、综合医院住院患者 VTE 相关病死率

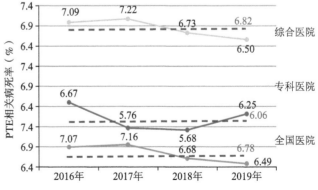

图 5-3-1-11　2016—2019 年专科、综合医院住院患者 PTE 相关病死率

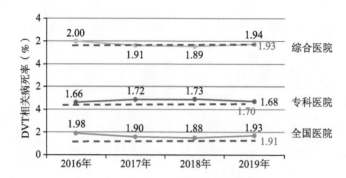

图 5-3-1-12　2016—2019 年专科、综合医院住院患者 DVT 相关病死率

（二）平均住院日

2016—2019 年全国专科和综合医院 VTE 患者平均住院日为 14.94 天，其中专科医院为 16.67 天，综合医院为 14.85 天，两者数值均呈下降趋势（图 5-3-1-13 至图 5-3-1-15）。

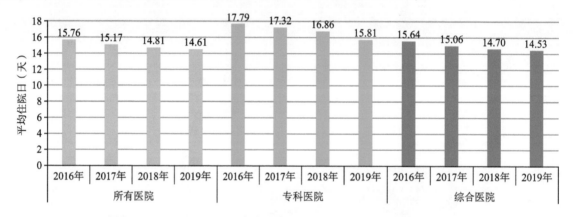

图 5-3-1-13　2016—2019 年全国专科、综合医院 VTE 患者平均住院日

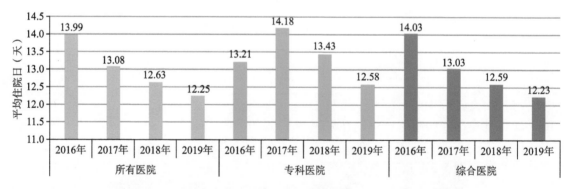

图 5-3-1-14　2016—2019 年全国专科、综合医院 PTE 患者平均住院日

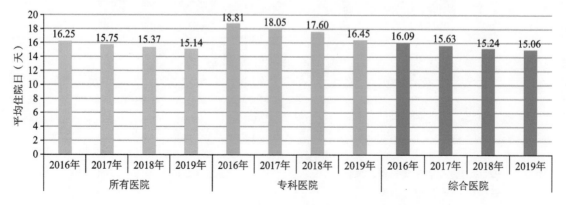

图 5-3-1-15　2016—2019 年全国专科、综合医院 DVT 患者平均住院日

（三）住院患者出院后 31 天内非预期再住院率

2016—2019 年全国专科及综合医院 VTE 平均住院患者出院后 31 天内非预期再住院率为 4.56%，其中专科医院为 4.43%，综合医院为 4.57%，数值呈波动下降趋势（图 5-3-1-16 至图 5-3-1-18）。

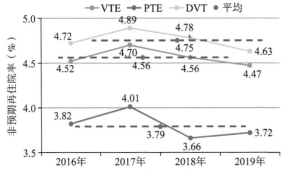

图 5-3-1-16　2016—2019 年全国专科、综合医院
VTE 患者 0～31 天非预期再住院率

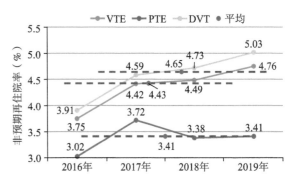

图 5-3-1-17　2016—2019 年全国专科医院 VTE
患者 0～31 天非预期再住院率

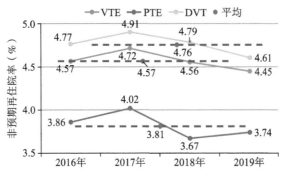

图 5-3-1-18　2016—2019 年全国综合医院 VTE 患者 0～31 天非预期再住院率

三、全国不同年龄段 VTE 指标分析

（一）VTE 相关病死率

2016—2019 年全国住院患者 VTE 相关病死率为 2.89%，年龄段在 0～17 岁、18～40 岁、41～60 岁、61～75 岁和 75 岁以上的病死率分别为 2.36%、1.67%、1.97%、2.52% 和 4.76%。其中，0～17 岁年龄段数值呈逐年上升趋势，其余年龄段数值呈下降趋势（图 5-3-1-19 至图 5-3-1-21）。

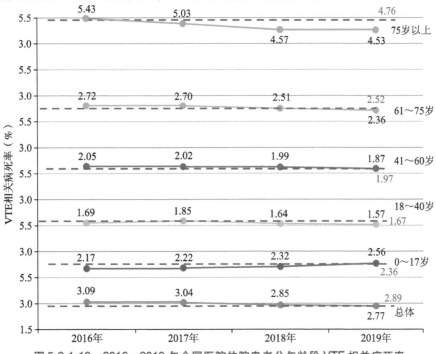

图 5-3-1-19　2016—2019 年全国医院住院患者分年龄段 VTE 相关病死率

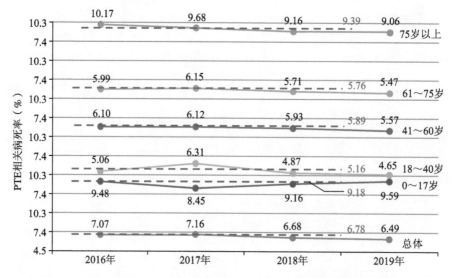

图 5-3-1-20　2016—2019 年全国医院住院患者分年龄段 PTE 相关病死率

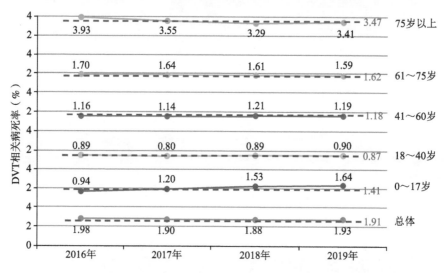

图 5-3-1-21　2016—2019 年全国医院住院患者分年龄段 DVT 相关病死率

（二）平均住院日

2016—2019 年，年龄段在 0～17 岁、18～40 岁、41～60 岁、61～75 岁和 75 岁以上的 VTE 患者平均住院日分别为 17.74、15.38、15.38、14.36 和 15.24 天。其中，18 岁以上年龄段数值呈逐年下降趋势（图 5-3-1-22 至图 5-3-1-24）。

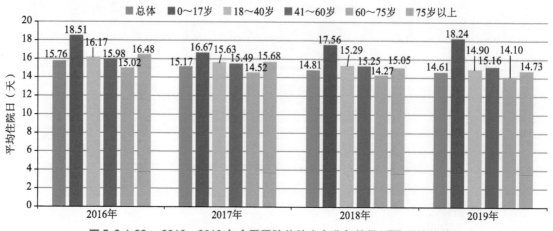

图 5-3-1-22　2016—2019 年全国医院住院患者分年龄段 VTE 平均住院日

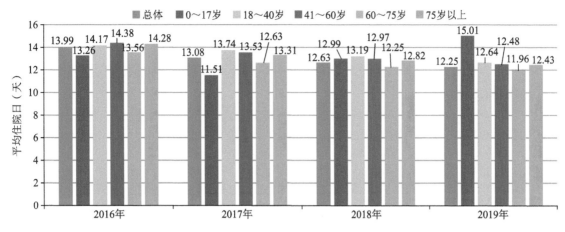

图 5-3-1-23 2016—2019 年全国住院患者分年龄段 PTE 平均住院日

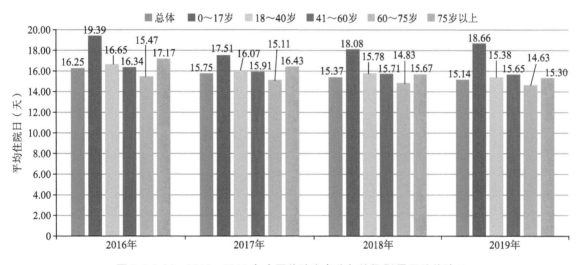

图 5-3-1-24 2016—2019 年全国住院患者分年龄段 DVT 平均住院日

（三）住院患者出院后 31 天内非预期再住院率

2016—2019 年全国 VTE 在 0～17 岁、18～40 岁、41～60 岁、61～75 岁和 75 岁以上的住院患者出院后 31 天内非预期再住院率分别为 4.36%、4.10%、3.83%、3.86% 和 6.55%。其中，0～17 岁和 75 岁以上两个年龄段的数值呈波动下降趋势，其余年龄段数值呈波动上升趋势（图 5-3-1-25 至图 5-3-1-27）。

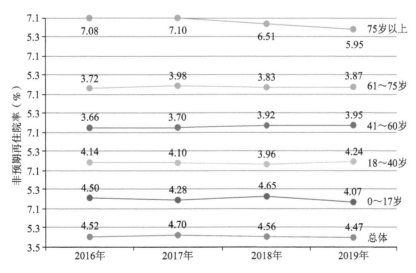

图 5-3-1-25 2016—2019 年全国分年龄段 VTE 住院患者出院后 31 天内非预期再住院率

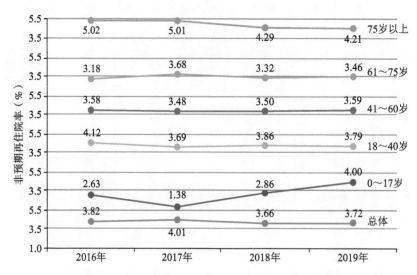

图 5-3-1-26 2016—2019 年全国分年龄段 PTE 住院患者出院后 31 天内非预期再住院率

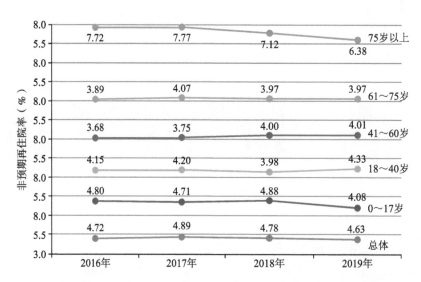

图 5-3-1-27 2016—2019 年全国分年龄段 DVT 住院患者出院后 31 天内非预期再住院率

四、全国各省（自治区、直辖市）VTE 指标分析

（一）VTE 相关病死率

2016—2019 年全国住院患者 VTE 相关病死率为 2.89%，呈逐年下降趋势。其中，重庆的数值最高，为 5.40%；福建的数值最低，为 0.93%（图 5-3-1-28 至图 5-3-1-30）。

（二）平均住院日

2016—2019 年全国 VTE 平均住院日为 14.94 天，呈逐年下降趋势。其中，四川的数值最高，为 18.06 天；甘肃的数值最低，为 11.98 天（图 5-3-1-31 至图 5-3-1-33）。

（三）住院患者出院后 31 天内非预期再住院率

2016—2019 年全国 VTE 平均住院患者出院后 31 天内非预期再住院率为 4.56%，呈下降趋势。其中，北京的数值最高，为 8.94%；西藏的数值最低，为 1.28%（图 5-3-1-34 至图 5-3-1-36）。

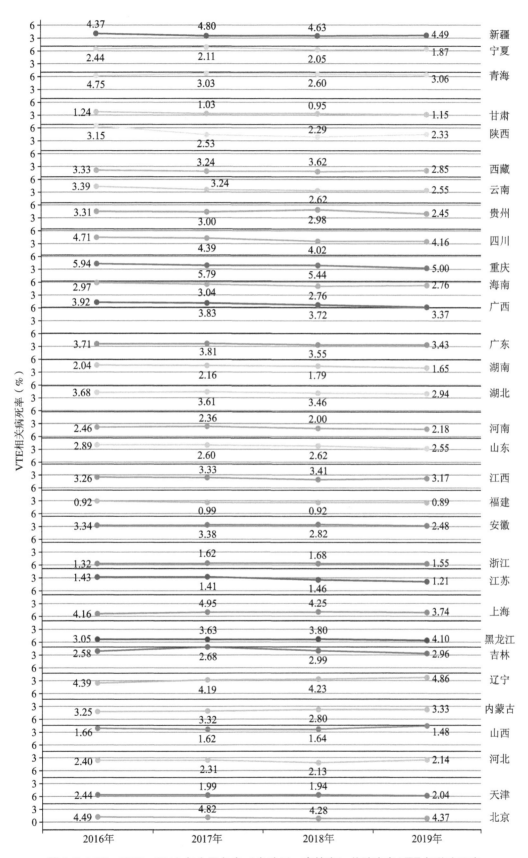

图 5-3-1-28　2016—2019 年全国各省（自治区、直辖市）住院患者 VTE 相关病死率

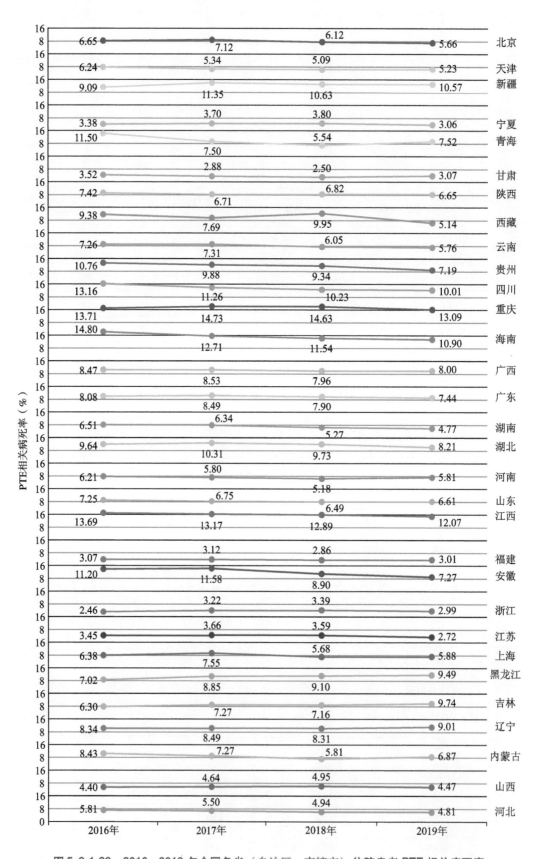

图 5-3-1-29　2016—2019 年全国各省（自治区、直辖市）住院患者 PTE 相关病死率

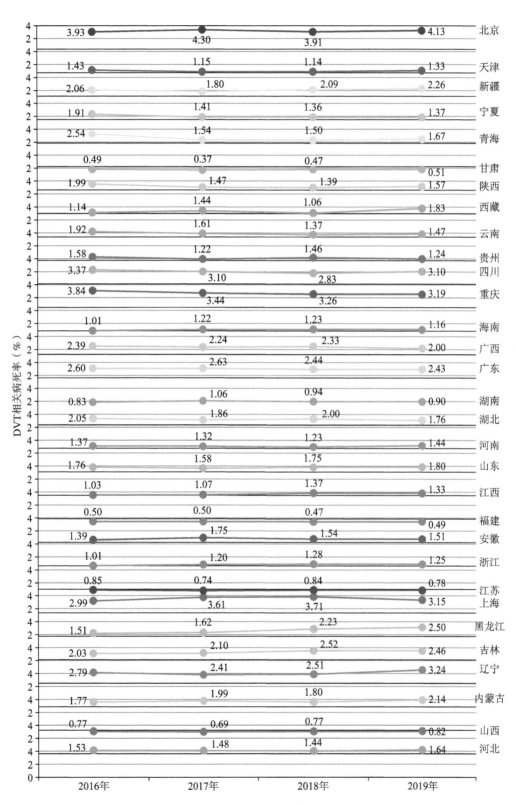

图 5-3-1-30 2016—2019 年全国各省（自治区、直辖市）住院患者 DVT 相关病死率

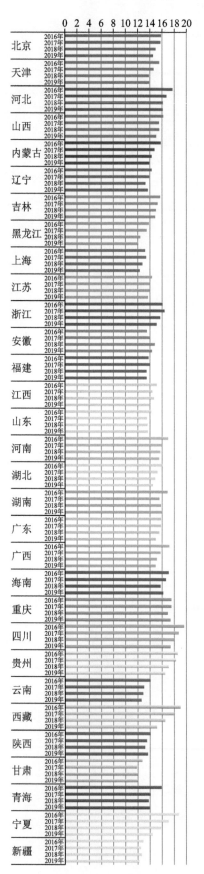

图 5-3-1-31　2016—2019 年全国
各省（自治区、直辖市）
VTE 患者平均住院日

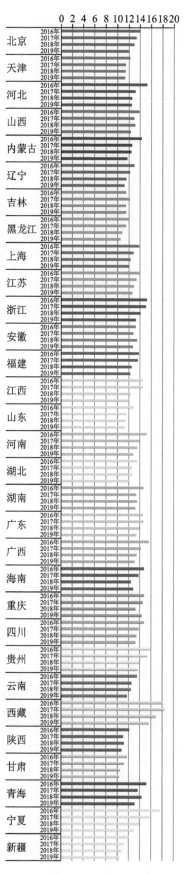

图 5-3-1-32　2016—2019 年全国
各省（自治区、直辖市）
PTE 患者平均住院日

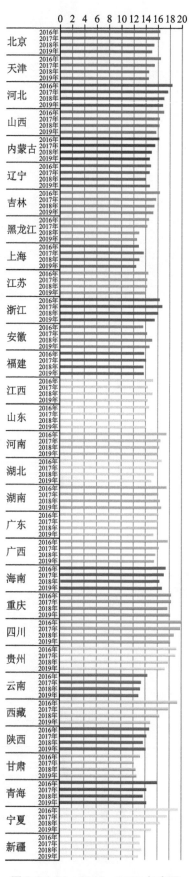

图 5-3-1-33　2016—2019 年全国
各省（自治区、直辖市）
DVT 患者平均住院日

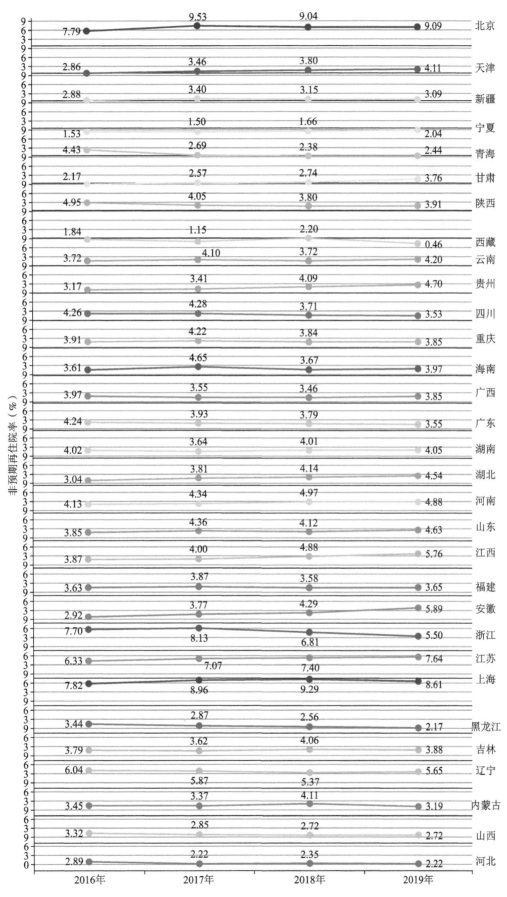

非预期再住院率（%）

	2016年	2017年	2018年	2019年	
北京	7.79	9.53	9.04	9.09	
天津	2.86	3.46	3.80	4.11	
新疆	2.88	3.40	3.15	3.09	
宁夏	1.53	1.50	1.66	2.04	
青海	4.43	2.69	2.38	2.44	
甘肃	2.17	2.57	2.74	3.76	
陕西	4.95	4.05	3.80	3.91	
西藏	1.84	1.15	2.20	0.46	
云南	3.72	4.10	3.72	4.20	
贵州	3.17	3.41	4.09	4.70	
四川	4.26	4.28	3.71	3.53	
重庆	3.91	4.22	3.84	3.85	
海南	3.61	4.65	3.67	3.97	
广西	3.97	3.55	3.46	3.85	
广东	4.24	3.93	3.79	3.55	
湖南	4.02	3.64	4.01	4.05	
湖北	3.04	3.81	4.14	4.54	
河南	4.13	4.34	4.97	4.88	
山东	3.85	4.36	4.12	4.63	
江西	3.87	4.00	4.88	5.76	
福建	3.63	3.87	3.58	3.65	
安徽	2.92	3.77	4.29	5.89	
浙江	7.70	8.13	6.81	5.50	
江苏	6.33	7.07	7.40	7.64	
上海	7.82	8.96	9.29	8.61	
黑龙江	3.44	2.87	2.56	2.17	
吉林	3.79	3.62	4.06	3.88	
辽宁	6.04	5.87	5.37	5.65	
内蒙古	3.45	3.37	4.11	3.19	
山西	3.32	2.85	2.72	2.72	
河北	2.89	2.22	2.35	2.22	

图5-4-1-34　2016—2019年全国各省（自治区、直辖市）VTE住院患者出院后31天内非预期再住院率

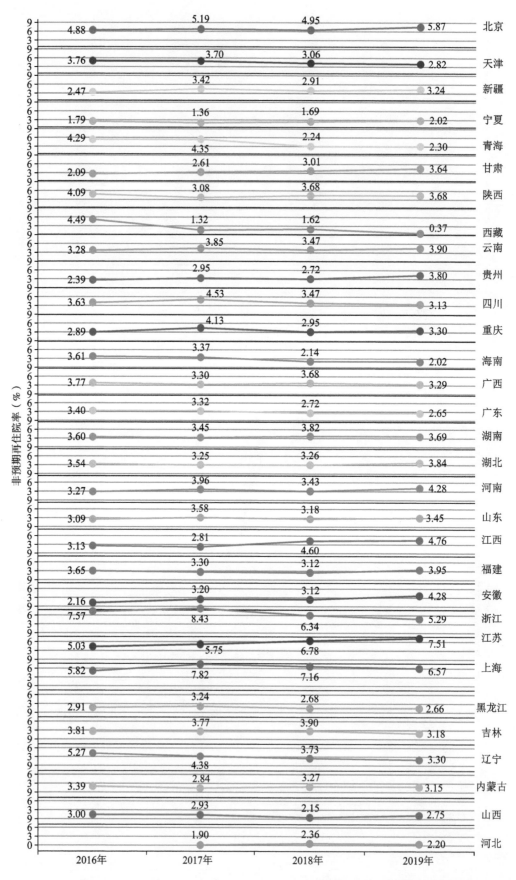

图 5-4-1-35　2016—2019 年全国各省（自治区、直辖市）PTE 住院患者出院后 31 天内非预期再住院率

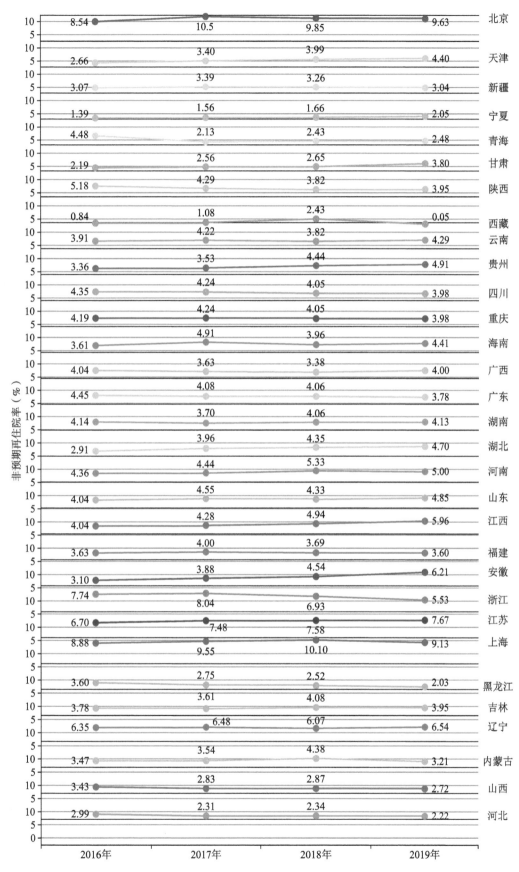

图 5-4-1-36　2016—2019 年全国各省（自治区、直辖市）DVT 住院患者出院后 31 天内非预期再住院率

五、小结

静脉血栓栓塞症是一种严重威胁生命但可防可治的疾病，在我国多发而少见、高危而少治。近年来，随着国家政府及医学界的重视及推动，全国各地 VTE 防治联盟纷纷成立、多学科专家紧密协作、系列指南出台、诊治规范推广及国家系列科技支撑研究课题的深入开展等，VTE 规范或诊治水平显著提高，有效降低了致死性 VTE 的发生。2017—2019 年，全国住院患者 VTE 相关病死率为 2.89%，VTE 平均病死率从 2017 年的 3.04% 下降到 2019 年的 2.77%，PTE 平均病死率从 7.16% 下降至 6.49%。积极有效的预防可以显著降低 VTE 发生率，规范诊断与治疗可以显著降低 VTE 的病死率，保障患者生命安全；未来，提高 VTE 防范意识、规范临床诊治、深化研究、做好预防依旧是未来工作重点。

另外，由于我国 VTE 防治工作起步较晚，区域间发展存在个性化的差异，为了进一步提高全国 VTE 防治能力的建设，提高区域内 VTE 防治能力，区域间、机构间、部门间、学科间的交流合作应进一步加强，可复制的指南、规范、标准、经验应进一步推广，区域间形成团结、协作、联动的局面。

第四章

日间医疗质量安全分析报告

日间医疗这一新型服务模式具有高效整合医疗资源、提高资源使用效率、缓解医疗资源供需矛盾等诸多优点，在欧美等发达国家已经较为普遍的发展与实施。自 2015 年以来，国家卫生健康委发布了系列关于推动日间手术开展的政策文件，从国家政策层面提出要积极推进日间医疗服务模式，探索规范日间医疗管理体系和临床诊疗流程。2020 年国家卫生健康委印发《三级医院评审标准（2020 年版）》也提出要不断完善日间手术/化疗质量安全管理制度和评估等工作要求。

本部分综合运用临床医学、卫生经济学、管理学等相关理论与方法分析国家医疗质量管理与信息控制网（NCIS）调查采集 2019 年度日间手术/化疗质量与安全评价指标，数据采集时间为 2019 年 1 月 1 日至 2019 年 12 月 31 日，共纳入 771 家开展日间手术（三级医疗机构 618 家，二级医疗机构 153 家）和 230 家开展日间化疗的医疗机构。

一、日间手术开展情况

2019 年在全国抽取 771 家医疗机构纳入统计分析，其中，292 家医疗机构设有独立日间手术中心（三级医疗机构 225 家，二级医疗机构 67 家）。全国纳入统计的 292 家独立日间手术中心医护比中位数为 1∶0.52，床护比中位数为 1∶2.17。

（一）日间手术服务能力

统计时间段内，全国纳入统计分析的三级医疗机构日间手术量均值为 0.29 万台次；二级医疗机构均值为 0.11 万台次。其中，73% 的日间手术患者由非日间手术中心收治。全国医疗机构日间手术占择期手术比例中位数为 18.98%，三级医疗机构为 13.52%，二级医疗机构为 28.40%（表 5-4-1-1）。

表 5-4-1-1　全国不同级别医疗机构日间手术中三、四级手术和微创手术比例中位数占比

分类	三级手术比例中位数（%）	四级手术比例中位数（%）	微创手术比例中位数（%）
全国医疗机构	26.19	17.11	26.35
三级医疗机构	29.43	4.25	27.37
二级医疗机构	17.11	0.62	21.04

（二）日间手术质量安全情况

日间手术的非计划再手术率、30 天内非计划再入院率、手术相关并发症发生率、延迟出院率等指标均控制良好。但日间手术的入院前麻醉评估完成率和随访完成率普遍较低（表 5-4-1-2）。

表 5-4-1-2　全国不同级别医疗机构日间手术关键质量与安全指标中位数占比

分类	非计划再手术率（‰）	出院后30天内非计划再入院率（‰）	患者并发症发生率（%）	患者延迟出院率（%）	入院前麻醉评估完成率（%）	患者随访完率（%）
全国医疗机构	0.72	0.32	0.21	4.11	48.31	68.41
三级医疗机构	0.34	0.37	0.19	3.46	50.90	72.14
二级医疗机构	2.41	—	0.25	3.05	47.60	75.21

（三）日间手术效率和效益

日间手术取消率是指因各种原因术前取消手术的人数占同期预约日间手术患者总人数的比例，降低日间手术取消率是提升日间手术医疗资源利用率的重要措施。统计结果显示全国日间手术取消率中位数为2.19%，三级医疗机构为2.07%，二级医疗机构为2.05%；全国日间手术患者主要诊断疾病前10位病种，二级医疗机构病种的次均费用明显低于三级医疗机构（表5-4-1-3）。

表 5-4-1-3　全国医疗机构日间手术患者主要诊断疾病谱（前10位）

序号	例数	诊断（ICD编码）	次均费用（元）	序号
1	221 398	老年性白内障（H25）	6057.81	3
2	94 512	乳房良性肿瘤（D24）	5116.94	4
3	60 450	包皮过长、包茎和嵌顿包茎（N47）	2212.11	9
4	56 026	医疗性流产（O04）	1478.31	10
5	47 144	女性生殖道息肉（N84）	3654.17	5
6	43 372	腹股沟疝（K40）	6312.65	2
7	32 372	其他白内障（H26）	6413.21	1
8	28 050	肠的其他疾病（K63）	3588.80	6
9	22 133	结膜的其他疾患（H11）	2648.59	8
10	21 279	结肠、直肠、肛门和肛管良性肿瘤（D12）	3335.83	7

二、日间化疗开展情况

全国共有230家医疗机构纳入日间化疗开展情况统计分析，其中130家医疗机构设置独立的日间化疗中心。日间化疗患者收治人次，包括日间化疗中心收治和非日间化疗中心收治的以主要诊断编码为Z51.1的日间化疗住院患者。

（一）日间化疗服务能力

230家医疗机构中开展日间化疗总量为62.32万人次，均值为0.27万人次。其中，由设置独立日间化疗中心的医疗机构收治的主要诊断编码Z51.1日间化疗住院人次数为16.84万人次；由非日间化疗中心收治的日间化疗患者总量为45.47万人次（表5-4-1-4）。

表 5-4-1-4　全国医疗机构收治日间化疗患者人次分类统计［万人次（占比%）］

分类	综合医院		肿瘤专科医院		其他专科医院		总计
	二级	三级	二级	三级	二级	三级	
全国日间化疗中心	0.16（35.34）	10.01（22.71）	0.11（92.30）	4.67（33.89）	—	1.89（49.03）	16.84（27.03）
全国非日间化疗中心	0.30（64.66）	34.07（77.29）	0.0093（7.70）	9.11（66.11）	—	2.01（50.97）	45.47（72.97）

（二）日间化疗医疗质量安全情况

日间化疗患者每千化疗人次不良事件发生例数为 0.53 例，中位数为 0.32。常见日间化疗不良事件，如化疗导管不良事件、给药环节用药错误、药物不良反应、导管相关性感染事件的发生例数分别为 0.27 例/千人、0.07 例/千人、6.94 例/千人和 0.12 例/千人。日间化疗患者出院后 7 日内随访完成率为 34.88%，中位数为 44.69%。其中，二级、三级综合医院日间化疗患者出院后 7 日内随访率分别为 82.46%、39.24%；二级、三级肿瘤专科医院日间化疗患者出院后 7 日内随访率分别为 100.00%、14.84%；其他三级专科医院日间化疗患者出院后 7 日内随访率为 45.80%（二级专科医院随访率缺失）。大致来看，二级医疗机构的随访率普遍高于三级医疗机构。

（三）日间化疗效率与效益

全国抽取各类别医疗机构中日间化疗取消率均值为 2.60%，中位数为 0.22%，且综合医院日间化疗取消率高于肿瘤专科医院。日间化疗均次费用低于普通病房住院费用（表 5-4-1-5）。

表 5-4-1-5　全国日间化疗患者主要诊断疾病谱及均次费用（前 10 位）

序号	例数	诊断（ICD 编码）	次均费用（元）	序号
1	146 797	乳房恶性肿瘤（C50）	6443.15	5
2	61 227	支气管和肺恶性肿瘤（C34）	7493.80	3
3	36 513	胃恶性肿瘤（C16）	6051.02	6
4	32 686	结肠恶性肿瘤（C18）	7914.67	1
5	27 124	直肠恶性肿瘤（C20）	7801.37	2
6	13 770	淋巴样白血病（C91）	3754.34	9
7	12 826	多发性骨髓瘤和恶性浆细胞肿瘤（C90）	5010.04	7
8	9977	胰恶性肿瘤（C25）	4611.46	8
9	7307	卵巢恶性肿瘤（C56）	6701.86	4
10	2859	其他和不明确部位的继发性恶性肿瘤（C79）	2348.07	10

三、问题与下一步工作建议

日间医疗服务模式在发展中存在诸多困境，包括国家相关政策、医保支付、管理机制、人力资源配置、信息系统建设等方面，不管是日间手术中心和日间化疗中心的医护比和床护比都远远低于本机构内非日间单元的比例，并且医疗机构对于病种、术式的标准和准入要求不尽相同。建议基于日间医疗的服务模式和服务特点，围绕日间医疗质量、安全、服务体验等，研究建立医师资质/日间手术患者/手术准入标准、工作随访、医疗文书书写、麻醉规范、质量指标监测、应急预案等一系列标准化规范制度。通过区域合作共建、医联体建设、单病种式分级诊疗模式等有效措施，辅以医保政策引导，满足日间医疗患者对连续性医疗服务的需求，更好地保障医疗质量和安全。探索日间医疗质量安全评价体系建设，进行数据采集与连续性数据分析，便于同行评价，促进日间医疗安全、有序、高质量发展。

2017—2019 年 DRG 的医疗服务绩效评价指标

表1　2017—2019 年各省（自治区、直辖市）DRG 指标概况

省 （自治区、 直辖市）	诊断相关组数			CMI			费用消耗指数			时间消耗指数			低风险组死亡率（%）		
	2017 年	2018 年	2019 年	2017 年	2018 年	2019 年	2017 年	2018 年	2019 年	2017 年	2018 年	2019 年	2017 年	2018 年	2019 年
安徽	789	788	791	0.98	0.98	0.99	0.99	1.00	0.97	1.01	1.03	1.03	0	0	0
北京	790	790	789	1.45	1.45	1.45	0.65	0.65	0.66	0.89	0.87	0.86	0	0	0
重庆	787	787	788	0.95	0.97	0.96	1.05	1.01	1.02	0.94	0.94	0.95	0	0	0
福建	787	786	788	0.99	0.98	0.97	0.98	0.96	0.98	0.96	0.96	0.95	0	0	0
甘肃	777	781	788	0.87	0.89	0.90	1.24	1.19	1.16	1.07	1.05	1.05	0.01	0	0
广东	794	796	795	0.97	0.98	1.01	0.97	0.97	0.95	0.90	0.89	0.89	0.01	0.02	0
广西	790	789	793	0.92	0.93	0.93	1.09	1.07	1.08	0.94	0.93	0.95	0.01	0	0
贵州	791	790	788	0.93	0.94	0.92	1.07	1.03	1.05	1.00	1.01	1.01	0.01	0.01	0
海南	781	781	783	0.99	1.00	0.99	0.97	0.96	0.97	0.95	0.96	0.97	0.01	0	0
河北	792	791	791	1.02	1.02	1.02	0.97	0.98	0.95	1.04	1.05	1.06	0	0.01	0.01
河南	793	794	796	0.96	0.94	0.93	1.02	1.04	1.05	1.09	1.10	1.09	0.01	0.01	0.01
黑龙江	783	787	786	1.00	1.00	0.97	1.03	1.03	1.03	1.08	1.06	1.10	0.02	0.02	0.01
湖北	793	793	794	1.01	1.01	1.02	0.95	0.96	0.96	1.06	1.06	1.07	0.01	0	0
湖南	791	789	797	0.94	0.93	0.93	1.03	1.05	1.05	0.99	1.01	1.01	0.03	0.02	0
吉林	782	783	782	1.04	1.02	1.01	0.93	0.96	0.96	1.02	1.02	1.03	0.04	0.07	0.05
江苏	793	792	796	1.02	1.01	1.02	0.99	1.00	0.98	1.03	1.03	1.02	0.01	0.01	0.01
江西	790	790	789	0.92	0.94	0.96	1.06	1.03	1.02	0.95	0.95	0.95	0.01	0	0
辽宁	788	790	792	1.02	1.01	0.99	0.97	0.97	0.99	1.07	1.07	1.07	0.02	0.01	0.01
内蒙古	782	783	782	0.95	0.95	0.94	1.04	1.05	1.06	1.07	1.07	1.05	0.01	0.01	0.01
宁夏	769	777	778	1.01	1.02	1.02	0.92	0.94	0.94	1.07	1.06	1.04	0	0	0
青海	756	763	769	0.90	0.90	0.93	1.23	1.22	1.16	1.16	1.16	1.18	0.01	0.01	0.01
山东	792	794	791	1.01	1.01	1.02	0.99	0.98	0.96	0.96	0.96	0.96	0.02	0.01	0
山西	782	788	789	1.02	1.02	1.01	0.94	0.96	0.97	1.12	1.15	1.15	0.01	0.01	0
陕西	787	789	790	0.93	0.93	0.92	1.12	1.12	1.10	1.06	1.05	1.05	0	0.01	0
上海	788	789	791	1.22	1.22	1.23	0.79	0.78	0.77	0.83	0.81	0.80	0.01	0.01	0.01
四川	793	793	794	1.01	1.02	1.01	0.97	0.96	0.97	1.05	1.04	1.04	0	0.01	0
天津	781	790	787	1.24	1.23	1.24	0.80	0.80	0.79	0.97	0.96	0.95	0	0	0
西藏	623	701	711	0.91	1.02	0.94	1.24	1.08	1.17	1.26	1.27	1.26	0	0.01	0.01
新疆	786	787	788	0.92	0.91	0.90	1.11	1.11	1.10	1.01	1.03	1.06	0.01	0.01	0
云南	789	791	793	0.95	0.95	0.95	1.10	1.11	1.10	1.00	1.02	1.01	0	0.01	0
浙江	794	792	792	1.06	1.08	1.08	0.91	0.90	0.92	0.94	0.92	0.89	0	0	0

表2　2017—2019年心血管内科各省（自治区、直辖市）DRG指标概况

省（自治区、直辖市）	诊断相关组数			CMI			费用消耗指数			时间消耗指数			中低风险组死亡率（%）			高风险组死亡率（%）		
	2017年	2018年	2019年	2017年	2018年	2019年	2017年	2018年	2019年	2017年	2018年	2019年	2017年	2018年	2019年	2017年	2018年	2019年
安徽	73	73	73	1.08	1.09	1.10	1.00	0.97	0.96	0.99	0.99	1.00	0.13	0.11	0.06	26.36	22.81	21.68
北京	73	73	73	1.90	1.91	1.96	0.66	0.65	0.64	0.91	0.90	0.88	0.06	0.03	0.02	21.20	18.68	17.46
重庆	73	73	73	1.01	1.04	1.05	1.08	1.01	1.01	0.94	0.95	0.97	0.10	0.11	0.04	15.32	13.70	13.83
福建	73	73	73	1.20	1.22	1.23	1.01	0.97	1.02	0.98	0.97	0.97	0.01	0.01	0.01	9.23	8.54	7.60
甘肃	73	73	73	0.97	0.98	1.02	1.22	1.17	1.03	1.01	0.99	0.99	0.02	0.02	0.02	5.53	4.74	5.31
广东	73	73	73	1.18	1.22	1.31	1.06	1.03	0.93	0.89	0.88	0.88	0.12	0.10	0.04	17.41	15.25	14.05
广西	73	73	73	1.12	1.15	1.15	1.08	1.03	1.06	0.92	0.91	0.93	0.07	0.07	0.04	19.47	18.51	16.60
贵州	73	73	73	1.08	1.09	1.07	1.22	1.18	1.19	1.01	1.02	1.03	0.09	0.09	0.05	13.78	12.74	10.84
海南	73	73	73	1.08	1.11	1.08	1.15	1.13	1.10	0.99	1.02	1.01	0.03	0.03	0.02	11.94	11.08	11.27
河北	73	73	73	1.25	1.24	1.22	0.93	0.94	0.92	0.98	0.99	1.00	0.09	0.09	0.05	19.73	16.98	16.43
河南	73	73	73	1.09	1.07	1.05	1.06	1.25	1.24	1.09	1.10	1.09	0.09	0.08	0.04	23.07	20.01	17.80
黑龙江	73	73	73	0.97	1.00	0.98	0.87	0.95	0.94	1.05	1.02	1.05	0.22	0.25	0.12	28.40	28.48	26.48
湖北	73	73	73	1.15	1.15	1.14	1.08	0.88	0.90	1.01	1.00	1.00	0.09	0.08	0.03	21.56	18.87	16.15
湖南	73	73	73	1.01	1.01	1.01	0.85	0.88	0.90	0.99	1.00	1.01	0.08	0.08	0.04	11.41	10.37	9.44
吉林	73	72	72	1.07	1.03	1.01	0.97	0.96	0.95	0.98	0.98	0.99	0.26	0.36	0.18	34.70	30.05	27.68
江苏	73	73	73	1.20	1.21	1.21	1.03	0.99	0.99	1.02	1.03	1.03	0.06	0.05	0.04	10.28	9.12	9.10
江西	73	73	73	1.06	1.08	1.12	0.91	0.89	0.93	0.93	0.93	0.90	0.06	0.05	0.03	14.36	12.21	10.56
辽宁	73	73	73	1.08	1.10	1.08	0.98	0.97	1.02	1.04	1.03	1.03	0.22	0.21	0.10	29.36	26.92	26.03
内蒙古	72	73	73	1.01	1.02	1.02	0.91	0.93	0.98	1.04	1.03	1.01	0.10	0.09	0.04	19.90	18.48	17.61
宁夏	73	72	72	1.16	1.16	1.17	1.28	1.39	1.41	1.09	1.09	1.07	0.02	0.03	0.01	12.79	12.55	11.05
青海	72	72	72	0.91	0.88	0.86	0.93	0.92	0.93	1.18	1.22	1.23	0.13	0.07	0.08	22.23	18.63	15.81
山东	73	73	73	1.19	1.20	1.21	0.91	0.94	0.96	0.93	0.93	0.93	0.12	0.10	0.04	27.03	23.98	22.95
山西	73	73	73	1.29	1.27	1.26	0.99	1.02	1.05	1.08	1.11	1.11	0.04	0.03	0.02	10.93	10.17	9.66
陕西	73	73	73	1.00	1.01	0.98	0.88	0.87	0.84	1.02	1.02	1.02	0.07	0.07	0.03	12.82	12.19	12.22
上海	73	73	72	1.48	1.48	1.51	1.02	1.01	1.03	1.02	1.01	1.01	0.51	0.37	0.07	29.59	26.50	24.22
四川	73	73	73	1.08	1.11	1.12	0.69	0.70	0.63	1.11	1.09	1.09	0.15	0.16	0.08	14.39	13.31	13.07
天津	73	73	73	1.56	1.55	1.63	1.62	1.29	1.43	0.86	0.87	0.83	0.08	0.13	0.02	19.42	18.74	16.53
西藏	58	68	70	0.89	1.02	1.02	1.09	1.04	1.03	1.39	1.37	1.37	0.06	0.00	0.00	22.16	24.17	20.11
新疆	73	73	73	0.95	0.95	0.93	1.17	1.18	1.15	0.97	0.99	1.00	0.08	0.05	0.02	17.45	17.79	14.80
云南	73	73	73	1.10	1.06	1.07	0.97	0.94	0.97	1.02	1.03	1.01	0.04	0.05	0.03	12.11	9.88	9.18
浙江	73	73	73	1.37	1.40	1.41	0.97	0.94	0.97	1.01	0.99	0.96	0.05	0.04	0.02	8.45	8.18	6.97

表3　2017—2019年呼吸内科各省（自治区、直辖市）DRG指标概况

省（自治区、直辖市）	诊断相关组数 2017年	诊断相关组数 2018年	诊断相关组数 2019年	CMI 2017年	CMI 2018年	CMI 2019年	费用消耗指数 2017年	费用消耗指数 2018年	费用消耗指数 2019年	时间消耗指数 2017年	时间消耗指数 2018年	时间消耗指数 2019年	中低风险组死亡率（%） 2017年	中低风险组死亡率（%） 2018年	中低风险组死亡率（%） 2019年	高风险组死亡率（%） 2017年	高风险组死亡率（%） 2018年	高风险组死亡率（%） 2019年
安徽	40	42	42	0.91	0.91	0.88	1.01	1.03	1.02	1.00	1.01	1.00	0.12	0.08	0.11	8.88	8.03	7.70
北京	42	42	42	1.50	1.50	1.50	0.85	0.84	0.87	1.15	1.12	1.14	0.20	0.11	0.09	12.43	11.31	11.62
重庆	42	42	42	0.99	0.98	0.96	1.02	1.01	1.01	0.93	0.93	0.94	0.05	0.04	0.02	6.57	6.83	6.38
福建	42	42	42	0.97	0.94	0.93	1.03	1.01	1.02	0.94	0.94	0.94	0.01	0.02	0.01	2.60	2.65	2.20
甘肃	41	42	42	0.97	0.95	0.92	1.05	1.02	1.03	0.99	0.97	0.96	0.06	0.01	0.00	1.25	1.05	1.62
广东	42	42	42	0.97	1.03	1.06	1.01	0.95	0.92	0.88	0.86	0.86	0.13	0.11	0.03	9.66	8.86	7.91
广西	42	42	42	0.94	0.95	0.95	1.06	1.06	1.07	0.91	0.90	0.91	0.06	0.03	0.03	9.54	9.07	8.65
贵州	42	42	42	0.96	0.96	0.92	1.00	0.99	1.02	0.95	0.96	0.96	0.06	0.05	0.01	4.04	4.06	4.02
海南	42	42	42	1.05	1.05	1.04	1.05	1.04	1.09	0.94	0.96	0.97	0.00	0.01	0.00	2.88	2.78	3.11
河北	42	42	42	0.93	0.93	0.91	0.98	0.99	0.97	1.04	1.05	1.07	0.30	0.31	0.05	6.98	6.75	6.75
河南	42	42	42	0.93	0.91	0.90	1.10	1.09	1.08	1.10	1.10	1.08	0.12	0.11	0.05	6.00	5.52	5.74
黑龙江	40	42	42	0.97	0.96	0.89	0.99	0.99	1.01	1.09	1.08	1.11	0.37	0.27	0.21	8.34	8.02	11.22
湖北	42	42	42	0.92	0.93	0.96	0.91	0.91	0.92	1.01	1.00	1.00	0.08	0.07	0.03	10.12	9.64	8.60
湖南	42	41	42	0.97	0.94	0.91	0.98	1.00	1.01	0.94	0.96	0.95	0.06	0.07	0.01	1.94	1.93	1.87
吉林	40	41	42	0.99	0.94	0.91	0.91	0.96	0.95	1.04	1.03	1.04	0.55	0.44	0.34	12.23	13.03	12.40
江苏	42	41	42	0.93	0.90	0.88	1.05	1.07	1.10	1.07	1.07	1.08	0.08	0.06	0.06	2.62	2.71	2.89
江西	42	42	42	0.93	0.95	0.96	1.02	1.01	0.98	0.95	0.95	0.94	0.06	0.02	0.06	4.42	4.13	4.23
辽宁	42	42	42	0.98	0.97	0.93	0.94	0.94	0.96	1.09	1.09	1.09	0.39	0.37	0.21	11.82	11.90	12.81
内蒙古	42	42	42	0.96	0.96	0.94	1.04	1.07	1.06	1.06	1.06	1.04	0.17	0.13	0.07	9.34	9.66	9.77
宁夏	39	42	42	1.06	1.04	1.01	0.87	0.89	0.93	1.03	1.03	1.01	0.02	0.01	0.01	3.31	3.67	3.31
青海	35	41	40	0.96	0.94	0.94	1.19	1.17	1.20	1.08	1.09	1.11	0.37	0.24	0.02	7.57	5.68	4.45
山东	42	42	42	0.94	0.94	0.93	1.04	1.05	1.04	1.00	1.00	1.00	0.13	0.08	0.05	8.16	8.03	8.45
山西	42	42	42	1.00	0.99	0.97	0.97	1.01	1.02	1.10	1.14	1.15	0.04	0.03	0.02	4.06	4.14	3.93
陕西	42	42	42	0.86	0.84	0.82	1.08	1.10	1.10	1.06	1.05	1.04	0.06	0.06	0.04	5.66	5.65	5.81
上海	42	42	42	1.01	0.99	1.02	0.90	0.85	0.88	0.92	0.87	0.91	0.75	0.59	0.61	15.43	14.50	14.07
四川	42	42	42	0.96	0.97	0.97	0.95	0.96	0.95	1.03	1.02	1.01	0.11	0.13	0.03	7.87	7.65	7.21
天津	41	42	42	1.12	1.13	1.12	0.89	0.89	0.91	1.05	1.02	1.02	0.16	0.27	0.02	8.13	7.63	8.84
西藏	34	38	38	0.98	0.99	0.96	1.25	1.14	1.26	1.34	1.34	1.34	0.13	0.00	0.13	5.75	4.60	3.96
新疆	41	42	42	0.95	0.94	0.91	1.05	1.03	1.08	0.92	0.97	1.04	0.09	0.04	0.03	8.37	8.77	9.21
云南	42	42	42	1.01	0.99	0.99	1.07	1.07	1.07	0.96	0.96	0.94	0.02	0.01	0.01	5.24	4.62	4.22
浙江	42	42	42	1.04	1.13	1.15	1.00	0.98	0.98	1.00	0.99	0.96	0.07	0.04	0.02	3.98	4.60	4.42

表4　2017—2019年普通外科各省（自治区、直辖市）DRG 指标概况

省（自治区、直辖市）	诊断相关组数			CMI			费用消耗指数			时间消耗指数			中低风险组死亡率（%）			高风险组死亡率（%）		
	2017年	2018年	2019年	2017年	2018年	2019年	2017年	2018年	2019年	2017年	2018年	2019年	2017年	2018年	2019年	2017年	2018年	2019年
安徽	64	63	63	1.53	1.49	1.49	0.88	0.88	0.86	0.98	1.00	1.00	0.09	0.07	0.13	10.28	7.80	6.84
北京	63	64	63	1.98	1.97	1.89	0.59	0.60	0.60	0.80	0.80	0.80	0.12	0.07	0.08	5.05	4.60	4.21
重庆	63	63	63	1.44	1.44	1.39	1.03	1.02	1.03	0.98	0.99	1.00	0.07	0.06	0.07	4.75	5.48	4.54
福建	63	63	63	1.65	1.58	1.56	1.03	1.01	0.99	1.01	1.00	0.97	0.01	0.02	0.02	1.96	1.52	1.85
甘肃	62	63	63	1.33	1.37	1.44	1.11	1.15	1.13	1.10	1.11	1.11	0.03	0.04	0.03	2.44	1.83	1.91
广东	64	65	64	1.52	1.47	1.46	1.00	0.98	0.96	0.90	0.88	0.87	0.09	0.07	0.08	7.43	7.69	7.10
广西	63	63	64	1.52	1.50	1.48	1.09	1.08	1.07	1.01	0.99	1.00	0.07	0.06	0.12	8.51	8.24	7.49
贵州	63	63	63	1.37	1.36	1.34	1.01	1.00	1.03	1.04	1.07	1.06	0.07	0.04	0.06	3.41	3.94	3.88
海南	62	62	64	1.42	1.43	1.46	0.89	0.90	0.93	0.93	0.98	1.00	0.02	0.03	0.03	4.54	2.25	2.11
河北	64	63	63	1.51	1.48	1.47	0.97	0.98	0.98	1.09	1.12	1.16	0.05	0.07	0.07	4.70	5.55	4.65
河南	63	64	64	1.46	1.42	1.40	1.02	1.03	1.06	1.10	1.12	1.13	0.10	0.08	0.08	5.15	3.75	4.10
黑龙江	63	63	63	1.42	1.41	1.44	1.06	1.07	1.08	1.01	0.99	1.11	0.20	0.14	0.18	8.14	6.99	6.83
湖北	63	63	64	1.49	1.47	1.47	1.02	1.02	1.02	1.14	1.14	1.14	0.07	0.05	0.07	5.88	6.14	4.78
湖南	64	64	65	1.42	1.39	1.43	1.07	1.04	1.07	1.06	1.06	1.06	0.05	0.04	0.03	2.03	2.32	1.98
吉林	63	63	63	1.59	1.52	1.52	1.06	1.08	1.07	1.05	1.06	1.04	0.23	0.44	0.21	6.85	7.48	6.26
江苏	63	63	64	1.60	1.56	1.53	0.89	0.90	0.89	0.96	0.97	0.97	0.07	0.07	0.07	4.57	4.20	4.14
江西	63	63	63	1.41	1.42	1.44	1.12	1.08	1.09	1.00	1.01	0.99	0.05	0.04	0.05	3.18	3.53	3.81
辽宁	63	63	62	1.44	1.40	1.42	1.00	1.04	1.07	1.09	1.10	1.10	0.17	0.19	0.19	8.09	9.12	9.32
内蒙古	62	63	63	1.32	1.31	1.34	1.02	1.04	0.99	1.08	1.10	1.04	0.12	0.10	0.13	6.17	7.46	7.56
宁夏	62	62	62	1.58	1.56	1.51	0.98	0.95	0.97	1.05	1.06	1.06	0.06	0.10	0.06	3.92	5.41	3.97
青海	63	63	63	1.51	1.43	1.52	1.01	1.02	1.02	1.23	1.22	1.22	0.21	0.20	0.10	3.77	4.12	4.03
山东	63	64	64	1.58	1.54	1.51	1.03	1.02	1.03	0.94	0.95	0.96	0.11	0.07	0.08	6.17	6.37	6.76
山西	63	64	63	1.57	1.53	1.48	0.96	0.95	0.97	1.17	1.22	1.21	0.05	0.07	0.04	4.13	3.71	3.28
陕西	63	63	63	1.50	1.45	1.43	1.07	1.11	1.12	1.06	1.06	1.08	0.06	0.05	0.05	4.86	3.95	4.07
上海	63	64	64	1.84	1.78	1.76	0.73	0.73	0.72	0.75	0.74	0.74	0.23	0.20	0.18	7.15	6.57	6.80
四川	63	64	65	1.53	1.51	1.48	0.92	0.91	0.93	1.00	0.99	0.99	0.07	0.05	0.07	4.37	3.97	3.66
天津	65	64	65	1.89	1.54	1.67	0.75	0.75	0.77	0.96	0.91	0.95	0.05	0.05	0.09	4.93	4.64	3.73
西藏	55	58	61	1.36	1.57	1.34	1.05	1.06	1.21	1.41	1.46	1.50	0.17	0.13	0.12	0.00	11.32	0.00
新疆	63	63	63	1.38	1.35	1.33	1.09	1.10	1.06	1.08	1.09	1.10	0.07	0.06	0.11	7.68	8.58	8.61
云南	64	63	63	1.33	1.34	1.34	1.03	1.03	1.01	1.08	1.10	1.09	0.04	0.04	0.06	4.43	3.90	4.16
浙江	64	63	63	1.52	1.50	1.48	0.93	0.88	0.86	0.90	0.86	0.81	0.06	0.04	0.03	4.17	3.86	2.96

表5 2017—2019年胸外科各省（自治区、直辖市）DRG指标概况

省（自治区、直辖市）	诊断相关组数			CMI			费用消耗指数			时间消耗指数			中低风险组死亡率（%）			高风险组死亡率（%）		
	2017年	2018年	2019年	2017年	2018年	2019年	2017年	2018年	2019年	2017年	2018年	2019年	2017年	2018年	2019年	2017年	2018年	2019年
安徽	22	23	23	2.10	2.11	2.14	1.05	0.98	0.96	1.10	1.08	1.06	0.10	0.07	0.11	4.40	3.60	3.72
北京	23	22	22	3.08	3.19	3.00	0.57	0.57	0.60	0.89	0.81	0.84	0.07	0.07	0.02	3.79	2.53	2.33
重庆	22	22	22	2.05	2.12	2.12	1.18	1.06	1.05	1.03	1.01	1.04	0.14	0.09	0.06	4.34	4.11	3.35
福建	22	22	22	2.21	2.19	2.14	0.97	0.96	0.98	1.03	1.01	0.99	0.05	0.02	0.02	2.05	2.12	1.83
甘肃	22	22	22	1.56	1.66	1.68	1.29	1.30	1.33	1.04	1.02	1.05	0.06	0.05	0.00	1.20	1.36	1.09
广东	23	23	23	2.29	2.24	2.18	0.95	0.95	0.95	0.98	0.96	0.96	0.10	0.08	0.05	4.44	4.31	3.39
广西	22	22	22	2.05	2.04	1.97	0.99	1.04	1.04	0.95	0.97	1.00	0.12	0.08	0.05	7.89	5.84	5.38
贵州	23	23	22	1.81	1.82	1.83	1.12	1.09	1.19	0.97	0.99	0.97	0.12	0.09	0.12	2.19	2.43	2.60
海南	22	22	22	2.06	2.13	2.16	0.93	0.91	0.99	0.99	1.01	1.08	0.18	0.06	0.03	4.91	2.62	1.98
河北	23	23	23	2.06	2.04	2.05	1.01	1.01	1.00	1.18	1.20	1.22	0.14	0.06	0.03	4.29	4.04	3.61
河南	23	23	23	1.96	1.93	1.91	1.05	1.09	1.16	1.15	1.18	1.21	0.10	0.08	0.08	4.62	4.62	4.77
黑龙江	22	23	22	2.25	2.26	2.25	1.06	1.11	1.10	1.06	1.07	1.11	0.25	0.13	0.10	6.90	3.87	6.50
湖北	23	23	23	2.10	2.03	2.01	1.00	0.95	0.94	1.12	1.07	1.07	0.14	0.07	0.08	4.79	4.29	3.34
湖南	22	22	23	1.80	1.81	1.87	1.09	1.04	1.07	1.04	1.02	1.08	0.10	0.05	0.03	2.45	2.04	1.52
吉林	23	23	23	2.31	2.20	2.24	1.01	1.09	1.07	0.97	1.06	1.07	0.26	0.78	0.05	5.41	6.71	3.93
江苏	23	23	23	2.22	2.29	2.34	0.94	0.95	0.96	1.00	0.99	0.99	0.05	0.05	0.03	4.23	3.95	3.64
江西	22	22	23	1.93	1.95	1.95	1.08	1.08	1.09	1.09	1.10	1.09	0.08	0.05	0.07	3.60	3.23	2.29
辽宁	22	22	23	2.50	2.52	2.46	1.02	1.03	1.01	1.11	1.10	1.07	0.18	0.10	0.07	5.79	6.29	5.17
内蒙古	22	22	22	1.61	1.68	1.64	1.11	1.12	1.11	1.09	1.13	1.10	0.16	0.13	0.20	6.04	4.77	4.10
宁夏	22	22	22	1.95	2.00	1.99	0.93	0.88	0.91	0.95	0.96	0.96	0.10	0.10	0.10	1.90	1.99	1.58
青海	22	22	22	1.76	1.73	1.72	0.99	1.03	0.92	0.95	0.97	0.94	0.28	0.21	0.27	6.27	1.19	3.52
山东	23	22	22	2.16	2.16	2.16	0.95	0.96	0.97	0.98	1.01	1.01	0.13	0.09	0.08	3.66	3.31	3.21
山西	22	22	22	1.92	1.92	1.88	0.99	1.03	1.02	1.18	1.21	1.21	0.13	0.04	0.09	3.02	2.44	2.37
陕西	23	23	23	1.68	1.72	1.72	1.16	1.22	1.18	1.03	1.20	1.22	0.09	0.05	0.04	3.16	2.91	2.47
上海	23	23	23	2.96	2.90	2.87	0.64	0.67	0.64	0.65	0.64	0.62	0.07	0.05	0.04	5.54	5.43	2.68
四川	23	23	22	2.26	2.25	2.20	0.97	0.97	0.96	1.05	1.04	1.03	0.15	0.08	0.07	5.03	4.64	3.84
天津	21	23	22	2.58	2.39	2.34	0.72	0.74	0.74	1.03	1.02	1.00	0.13	0.07	0.08	4.94	4.28	3.65
西藏	14	20	18	1.22	1.84	1.80	1.06	0.86	0.90	0.98	0.99	0.99	0.29	0.00	0.13	0.00	2.13	4.12
新疆	22	22	23	1.81	1.85	1.89	1.11	1.14	1.10	0.95	0.97	0.98	0.17	0.14	0.08	4.37	3.89	3.96
云南	23	23	23	2.08	2.02	2.00	1.05	1.02	1.02	0.97	0.98	0.96	0.11	0.04	0.03	2.52	2.06	1.68
浙江	23	23	23	2.47	2.47	2.39	0.82	0.77	0.76	0.93	0.89	0.83	0.03	0.02	0.02	3.46	3.09	2.22

表6　2017—2019年心脏大血管外科各省（自治区、直辖市）DRG指标概况

省（自治区、直辖市）	诊断相关组组数			CMI			费用消耗指数			时间消耗指数			中低风险组死亡率（%）			高风险组死亡率（%）		
	2017年	2018年	2019年	2017年	2018年	2019年	2017年	2018年	2019年	2017年	2018年	2019年	2017年	2018年	2019年	2017年	2018年	2019年
安徽	41	40	42	3.40	3.44	3.65	0.93	0.91	0.88	1.01	1.03	1.03	0.06	0.05	0.04	5.22	5.13	6.35
北京	42	42	42	5.85	5.64	5.74	0.52	0.52	0.54	0.80	0.80	0.80	0.05	0.06	0.07	7.84	7.14	5.56
重庆	40	40	39	3.65	3.75	3.56	1.00	0.98	0.96	1.03	1.01	1.05	0.05	0.15	0.08	4.83	5.43	4.79
福建	41	40	42	3.64	3.43	3.55	1.02	1.01	0.95	1.00	1.02	1.00	0.03	0.02	0.02	3.35	3.13	2.88
甘肃	37	37	41	3.78	3.78	4.25	1.18	1.18	1.28	1.01	0.97	0.98	0.03	0.00	0.00	2.70	1.62	3.70
广东	42	42	42	4.21	4.03	4.11	0.96	0.95	0.97	1.02	1.01	1.00	0.09	0.13	0.08	7.99	7.26	7.21
广西	40	41	42	4.40	4.25	4.26	1.01	1.04	1.04	1.03	1.05	1.07	0.15	0.13	0.04	8.40	6.74	6.79
贵州	42	41	40	4.04	4.01	3.98	1.10	1.06	1.11	1.04	1.07	1.06	0.08	0.15	0.16	3.62	4.29	4.45
海南	40	39	38	4.75	4.62	4.89	1.00	0.96	0.92	1.05	1.07	1.15	0.15	0.22	0.00	7.91	5.14	5.05
河北	41	40	41	3.80	3.72	3.90	0.92	0.93	0.88	1.06	1.10	1.08	0.08	0.07	0.17	6.02	5.09	5.06
河南	42	42	42	4.47	4.14	4.16	1.07	1.06	1.08	1.18	1.19	1.17	0.06	0.05	0.07	4.06	3.76	4.99
黑龙江	40	41	40	3.60	3.67	3.73	1.07	1.14	1.14	1.00	0.95	1.00	0.05	0.24	0.17	12.35	11.29	11.31
湖北	42	42	42	4.23	4.18	4.23	1.04	1.02	1.01	1.10	1.09	1.11	0.18	0.16	0.23	7.20	6.90	6.29
湖南	40	41	42	4.10	4.03	4.13	1.20	1.18	1.07	1.08	1.08	1.08	0.11	0.11	0.13	3.93	3.84	3.76
吉林	40	38	38	3.58	3.52	3.37	1.03	1.03	1.05	1.03	1.03	1.01	0.15	0.25	0.10	7.51	9.62	8.21
江苏	42	42	42	3.88	3.84	4.02	0.85	0.86	0.86	0.99	1.00	1.02	0.04	0.03	0.04	5.30	5.93	4.97
江西	41	40	41	3.71	3.73	3.75	1.07	1.06	1.05	1.03	1.05	1.02	0.08	0.05	0.06	6.16	5.78	5.62
辽宁	41	41	41	3.58	3.40	3.42	1.02	1.07	1.08	1.08	1.05	1.05	0.17	0.10	0.08	8.93	9.11	9.95
内蒙古	41	38	39	3.47	3.44	3.45	0.96	0.93	0.94	1.12	1.12	1.10	0.05	0.02	0.08	5.71	6.36	7.09
宁夏	36	39	37	4.08	4.18	4.26	1.23	1.24	1.18	1.19	1.15	1.11	0.00	0.00	0.00	5.74	5.91	5.86
青海	33	36	38	3.26	3.39	3.46	0.97	0.95	0.89	1.19	1.20	1.22	0.30	0.21	0.12	10.48	3.66	9.50
山东	42	42	42	3.64	3.54	3.69	1.05	1.01	1.00	1.02	1.02	1.02	0.11	0.08	0.07	7.78	7.40	8.37
山西	38	40	39	3.56	3.60	3.80	0.92	0.92	0.90	1.15	1.16	1.18	0.04	0.08	0.11	3.39	3.40	4.76
陕西	38	40	40	4.02	3.68	3.74	1.07	1.08	1.11	0.97	0.94	0.94	0.16	0.02	0.11	3.38	4.43	4.72
上海	42	42	42	4.77	4.85	4.80	0.63	0.67	0.67	0.71	0.71	0.72	0.10	0.11	0.11	10.04	8.84	9.33
四川	42	42	42	3.52	3.44	3.44	0.95	0.96	0.98	1.03	1.00	1.00	0.12	0.10	0.06	7.11	6.52	6.74
天津	39	41	40	5.79	5.34	5.43	0.57	0.61	0.62	0.88	0.88	0.89	0.00	0.07	0.10	3.68	5.88	6.48
西藏	10	21	22	2.32	3.01	2.56	1.02	0.95	1.07	1.20	1.24	1.38	0.00	0.41	0.00	0.00	3.95	11.11
新疆	39	39	38	4.24	4.00	4.15	1.24	1.24	1.19	1.05	1.07	1.05	0.03	0.14	0.09	7.47	10.15	8.17
云南	41	42	42	3.96	4.10	3.99	1.03	0.98	1.03	0.96	0.99	1.00	0.10	0.09	0.09	5.23	5.15	4.78
浙江	42	42	42	2.95	2.98	3.14	0.88	0.88	0.88	0.96	0.95	0.91	0.04	0.02	0.02	5.05	5.14	4.31

表7 2017—2019年神经外科各省（自治区、直辖市）DRG指标概况

省（自治区、直辖市）	诊断相关组数			CMI			费用消耗指数			时间消耗指数			中低风险组死亡率（%）			高风险组死亡率（%）		
	2017年	2018年	2019年	2017年	2018年	2019年	2017年	2018年	2019年	2017年	2018年	2019年	2017年	2018年	2019年	2017年	2018年	2019年
安徽	30	30	30	2.48	2.59	2.80	1.07	1.04	1.05	1.04	1.07	1.07	0.13	0.11	0.09	8.16	7.18	8.27
北京	30	30	30	4.10	4.07	4.14	0.59	0.58	0.55	0.91	0.88	0.87	0.05	0.03	0.04	13.36	13.36	14.45
重庆	30	30	30	2.41	2.64	2.63	1.09	1.03	1.09	0.97	0.99	1.01	0.06	0.02	0.05	8.26	9.15	9.36
福建	30	30	30	2.46	2.52	2.60	0.90	0.93	0.94	0.94	0.98	0.97	0.02	0.03	0.08	4.07	4.30	4.52
甘肃	30	30	30	1.55	1.88	2.14	1.52	1.36	1.31	1.07	1.07	1.08	0.14	0.06	0.03	3.54	3.20	4.48
广东	30	30	30	2.38	2.48	2.67	0.99	0.97	0.96	0.97	0.97	0.96	0.15	0.20	0.05	10.92	12.04	11.80
广西	30	30	30	2.45	2.59	2.72	1.02	1.05	1.06	0.94	0.95	0.99	0.12	0.17	0.07	9.56	10.04	10.46
贵州	30	30	30	2.40	2.61	2.66	1.17	1.15	1.22	1.02	1.04	1.04	0.11	0.15	0.02	4.75	5.39	5.16
海南	30	30	30	2.34	2.58	2.73	0.96	0.91	0.95	0.95	0.97	0.98	0.11	0.00	0.00	5.81	6.51	6.54
河北	30	30	30	2.73	2.87	2.91	0.90	0.91	0.88	0.97	1.00	1.01	0.14	0.13	0.08	8.53	7.92	7.94
河南	30	30	30	2.30	2.38	2.45	1.02	1.02	1.01	1.07	1.07	1.04	0.12	0.10	0.06	7.60	7.44	8.03
黑龙江	30	30	30	2.24	2.89	2.94	0.98	1.01	1.00	1.00	0.96	1.00	0.30	0.34	0.39	14.82	13.93	14.76
湖北	30	30	30	2.42	2.59	2.66	0.94	0.96	0.95	1.02	1.02	1.03	0.06	0.10	0.05	11.07	12.33	12.24
湖南	30	30	30	2.43	2.55	2.71	1.16	1.16	1.17	1.03	1.03	1.04	0.10	0.06	0.08	3.39	3.37	3.38
吉林	30	30	30	3.18	3.05	3.03	0.98	1.05	1.04	0.98	0.98	0.99	0.27	0.41	0.19	11.52	11.45	12.42
江苏	30	30	30	2.74	2.82	2.90	1.07	1.07	1.05	1.06	1.06	1.06	0.12	0.21	0.14	5.20	5.39	5.08
江西	30	30	30	2.23	2.42	2.62	1.10	1.06	1.05	0.98	0.98	0.98	0.29	0.11	0.07	6.75	7.59	7.63
辽宁	30	30	30	2.64	2.64	2.73	0.98	0.96	0.97	1.07	1.00	0.99	0.27	0.32	0.33	14.37	15.04	16.69
内蒙古	30	30	30	2.31	2.47	2.52	1.04	1.03	1.01	1.08	1.09	1.07	0.24	0.16	0.16	10.72	10.72	11.57
宁夏	30	29	30	2.15	2.24	2.32	0.96	0.91	0.94	1.07	1.03	1.01	0.13	0.16	0.06	5.25	5.61	5.05
青海	30	30	30	2.09	2.29	2.31	1.09	1.16	1.01	1.07	1.10	1.08	0.19	0.18	0.00	6.69	7.16	6.87
山东	30	30	30	2.54	2.62	2.66	0.90	0.90	0.88	0.94	0.95	0.94	0.15	0.10	0.06	10.04	9.97	10.81
山西	30	30	30	2.56	2.61	2.70	0.89	0.93	0.95	1.10	1.14	1.16	0.14	0.06	0.07	6.58	7.04	6.64
陕西	30	30	30	2.05	2.14	2.25	1.04	1.05	1.12	1.02	1.01	1.03	0.18	0.10	0.04	6.27	6.83	7.58
上海	30	30	30	3.34	3.28	3.27	0.77	0.75	0.76	0.89	0.87	0.89	0.21	0.20	0.13	13.96	13.52	13.96
四川	30	30	30	2.53	2.67	2.79	0.94	0.94	0.95	1.00	0.99	1.00	0.14	0.08	0.04	9.78	9.91	10.17
天津	30	30	30	3.20	3.25	3.28	0.70	0.72	0.70	0.97	0.97	0.95	0.00	0.19	0.00	9.27	8.89	12.79
西藏	23	29	29	1.60	2.93	2.81	1.33	1.11	1.09	1.10	1.12	1.04	1.16	0.90	0.08	10.00	6.03	6.54
新疆	30	30	30	2.33	2.52	2.66	1.16	1.18	1.11	0.95	0.99	1.00	0.09	0.14	0.06	9.58	11.77	11.09
云南	30	30	30	2.43	2.46	2.51	1.07	1.07	1.07	0.95	0.96	0.95	0.12	0.13	0.03	8.42	8.41	7.80
浙江	30	30	30	2.89	2.96	3.05	0.97	0.93	0.94	1.08	1.03	1.02	0.06	0.04	0.03	5.99	5.78	5.95

表8 2017—2019年泌尿外科各省（自治区、直辖市）DRG指标概况

省（自治区、直辖市）	诊断相关组数			CMI			费用消耗指数			时间消耗指数			中低风险组死亡率（%）			高风险组死亡率（%）		
	2017年	2018年	2019年	2017年	2018年	2019年	2017年	2018年	2019年	2017年	2018年	2019年	2017年	2018年	2019年	2017年	2018年	2019年
安徽	38	38	38	1.18	1.17	1.18	0.97	0.97	0.93	1.02	1.04	1.05	0.05	0.03	0.05	11.02	11.28	4.78
北京	38	39	38	1.51	1.48	1.46	0.67	0.66	0.65	0.86	0.85	0.81	0.11	0.06	0.04	9.33	5.24	1.87
重庆	38	38	38	1.01	1.03	1.01	1.06	0.96	0.99	0.91	0.89	0.92	0.04	0.03	0.02	9.96	9.69	4.32
福建	37	37	37	1.09	1.02	1.01	0.97	0.95	0.95	0.95	0.96	0.94	0.04	0.02	0.02	3.33	2.92	1.48
甘肃	38	38	38	0.83	0.89	0.93	1.36	1.21	1.45	1.16	1.14	1.16	0.06	0.01	0.01	3.02	2.08	0.98
广东	39	39	39	1.16	1.10	1.10	0.94	0.98	0.95	0.90	0.89	0.87	0.06	0.03	0.02	8.95	8.82	5.74
广西	38	38	39	1.08	1.08	1.04	1.08	1.02	1.05	0.99	0.97	1.00	0.07	0.05	0.03	9.82	7.69	4.78
贵州	38	38	38	1.07	1.07	1.02	1.07	0.98	1.03	1.04	1.07	1.06	0.02	0.04	0.04	3.46	3.11	2.75
海南	38	38	39	1.27	1.33	1.27	1.03	0.99	0.97	1.05	1.07	1.04	0.02	0.01	0.02	6.51	3.03	2.74
河北	38	38	38	1.17	1.13	1.14	0.98	1.16	0.99	1.08	1.11	1.13	0.10	0.05	0.05	6.68	6.93	3.73
河南	38	38	38	1.13	1.10	1.08	1.06	1.04	1.07	1.11	1.11	1.11	0.07	0.03	0.05	7.14	7.73	1.93
黑龙江	38	38	38	1.28	1.27	1.24	1.07	1.07	1.10	1.13	1.11	1.19	0.15	0.15	0.11	11.25	9.95	5.50
湖北	38	38	38	1.15	1.12	1.12	0.98	0.98	1.01	1.10	1.10	1.13	0.08	0.04	0.05	11.19	10.42	5.40
湖南	38	38	39	1.14	1.10	1.10	1.11	1.12	1.07	1.05	1.08	1.06	0.03	0.03	0.01	3.15	3.44	0.93
吉林	38	38	38	1.37	1.30	1.33	0.98	1.02	1.02	1.04	1.05	1.05	0.26	0.57	0.11	9.73	14.74	5.22
江苏	38	38	38	1.16	1.12	1.11	1.03	1.01	0.99	1.01	1.01	0.98	0.03	0.04	0.03	5.08	6.24	2.06
江西	38	38	38	1.10	1.12	1.15	1.11	1.05	1.07	0.99	0.99	0.98	0.03	0.03	0.04	6.77	6.31	2.72
辽宁	38	38	38	1.23	1.18	1.18	1.06	1.11	1.17	1.18	1.21	1.23	0.15	0.20	0.22	11.84	12.15	6.22
内蒙古	37	37	37	1.09	1.07	1.08	1.02	1.04	1.05	1.14	1.18	1.16	0.06	0.06	0.11	11.42	13.22	5.19
宁夏	38	37	38	1.08	1.06	1.04	1.04	0.99	1.06	1.26	1.23	1.21	0.04	0.03	0.07	3.56	4.18	2.71
青海	38	37	38	1.05	1.01	1.05	1.18	1.15	1.18	1.31	1.30	1.36	0.20	0.02	0.11	9.09	1.97	1.91
山东	38	39	39	1.25	1.21	1.20	1.02	0.99	1.01	0.94	0.94	0.94	0.08	0.04	0.04	8.49	9.03	5.16
山西	38	39	39	1.28	1.22	1.20	1.01	1.02	1.04	1.24	1.26	1.28	0.03	0.04	0.04	6.29	4.69	2.45
陕西	38	38	38	1.10	1.08	1.08	1.14	1.17	1.17	1.09	1.09	1.12	0.04	0.04	0.02	7.42	6.83	3.93
上海	38	38	38	1.22	1.19	1.20	0.66	0.66	0.67	0.68	0.65	0.66	0.09	0.08	0.05	20.37	21.73	6.10
四川	38	39	39	1.16	1.13	1.10	0.90	0.90	0.93	1.04	1.03	1.04	0.08	0.05	0.04	10.42	9.53	6.18
天津	39	39	39	1.77	1.58	1.55	0.84	0.78	0.77	1.02	0.93	0.91	0.07	0.07	0.07	7.26	13.94	3.07
西藏	29	35	36	0.73	0.98	1.09	2.28	1.09	1.13	1.88	1.43	1.48	0.00	0.00	0.10	0.00	2.90	5.63
新疆	38	38	38	1.04	0.98	0.94	1.04	1.07	1.07	1.08	1.12	1.12	0.04	0.04	0.04	8.31	10.47	5.12
云南	39	38	38	1.10	1.07	1.05	1.03	1.01	1.00	1.03	1.05	1.04	0.05	0.02	0.01	6.13	5.04	2.91
浙江	39	38	38	1.18	1.16	1.11	0.89	0.86	0.86	0.85	0.82	0.79	0.03	0.02	0.02	7.15	8.11	4.26

表9 2017—2019年骨科各省（自治区、直辖市）DRG指标概况

省（自治区、直辖市）	诊断相关组数			CMI			费用消耗指数			时间消耗指数			中低风险组死亡率（%）			高风险组死亡率（%）		
	2017年	2018年	2019年	2017年	2018年	2019年	2017年	2018年	2019年	2017年	2018年	2019年	2017年	2018年	2019年	2017年	2018年	2019年
安徽	72	72	72	1.50	1.49	1.53	0.99	0.97	0.94	1.01	1.01	0.99	0.07	0.04	0.04	12.72	9.20	8.80
北京	72	72	72	2.22	2.16	2.15	0.70	0.73	0.74	0.78	0.76	0.73	0.07	0.07	0.04	8.02	5.83	7.96
重庆	72	71	72	1.19	1.20	1.21	1.02	0.98	1.00	1.07	1.04	1.06	0.05	0.02	0.02	5.17	5.58	3.94
福建	72	72	72	1.49	1.46	1.45	1.04	0.99	1.07	0.96	0.96	0.97	0.02	0.02	0.01	2.81	2.59	4.30
甘肃	72	72	72	1.02	1.08	1.09	1.37	1.15	1.14	1.07	1.04	1.05	0.03	0.03	0.02	2.34	1.98	3.16
广东	72	72	72	1.35	1.31	1.34	0.91	0.94	0.92	0.95	0.96	0.95	0.08	0.05	0.04	9.34	8.16	8.19
广西	72	72	72	1.30	1.31	1.29	1.03	0.99	1.03	0.91	0.91	0.92	0.06	0.05	0.04	8.35	9.13	10.00
贵州	72	72	71	1.21	1.23	1.21	1.21	1.19	1.08	1.06	1.07	1.05	0.05	0.04	0.04	2.62	3.06	3.34
海南	71	72	72	1.43	1.47	1.44	0.93	0.96	0.94	0.98	0.98	1.00	0.02	0.02	0.03	7.89	5.73	4.98
河北	72	72	72	1.61	1.59	1.62	1.00	1.04	1.01	1.04	1.04	1.05	0.06	0.05	0.06	5.26	4.71	6.07
河南	72	72	72	1.30	1.28	1.26	0.99	0.99	0.99	1.11	1.13	1.14	0.05	0.04	0.06	7.16	5.26	5.32
黑龙江	72	71	72	1.40	1.41	1.39	1.09	1.14	1.16	1.12	1.11	1.17	0.15	0.14	0.11	9.62	10.33	12.52
湖北	72	72	72	1.29	1.25	1.27	0.90	0.93	0.91	1.07	1.08	1.08	0.04	0.06	0.02	6.56	6.66	5.41
湖南	72	72	72	1.24	1.20	1.22	1.02	1.03	1.02	1.02	1.03	1.04	0.05	0.06	0.02	2.81	2.76	2.45
吉林	72	72	71	1.49	1.44	1.43	1.07	1.11	1.13	1.02	1.04	1.06	0.14	0.41	0.10	8.58	8.24	7.41
江苏	72	72	72	1.51	1.49	1.52	0.98	0.98	0.95	0.95	0.95	0.95	0.04	0.06	0.05	6.65	7.15	6.82
江西	72	72	72	1.31	1.31	1.34	1.07	1.02	1.01	1.01	1.00	0.99	0.04	0.03	0.02	5.59	5.31	6.23
辽宁	72	72	72	1.36	1.35	1.35	1.12	1.14	1.18	1.15	1.14	1.12	0.13	0.12	0.12	9.45	9.79	11.55
内蒙古	70	72	71	1.37	1.35	1.36	1.17	1.20	1.24	1.11	1.13	1.10	0.08	0.05	0.04	7.42	6.11	6.99
宁夏	72	72	72	1.40	1.42	1.45	1.05	1.04	0.99	1.03	1.01	0.99	0.01	0.02	0.03	6.29	5.06	2.27
青海	71	72	71	1.30	1.13	1.34	1.20	1.24	1.01	1.09	1.06	1.06	0.09	0.05	0.04	10.39	6.25	4.88
山东	72	72	72	1.52	1.53	1.56	0.96	0.94	0.93	0.93	0.92	0.92	0.08	0.05	0.03	6.20	7.78	7.89
山西	72	72	72	1.62	1.58	1.54	1.00	1.03	1.12	1.12	1.16	1.16	0.04	0.04	0.02	6.32	5.28	3.36
陕西	72	72	72	1.40	1.40	1.44	1.17	1.06	1.04	1.02	1.00	1.01	0.05	0.03	0.02	3.49	2.73	3.66
上海	72	72	72	1.62	1.58	1.56	0.88	0.87	0.87	0.73	0.72	0.73	0.10	0.09	0.07	11.01	14.43	11.16
四川	72	72	72	1.33	1.32	1.30	0.95	0.96	0.98	1.15	1.15	1.15	0.05	0.04	0.03	6.91	7.14	6.39
天津	71	72	72	1.85	1.85	1.79	0.84	0.84	0.82	0.90	0.90	0.88	0.01	0.03	0.03	7.78	11.67	5.54
西藏	66	67	67	0.96	1.11	1.27	1.37	0.95	1.05	1.15	1.14	1.10	0.12	0.03	0.00	0.00	4.65	0.00
新疆	72	72	72	1.16	1.11	1.07	1.14	1.13	1.10	1.01	1.02	1.03	0.05	0.06	0.03	5.36	6.25	7.13
云南	71	72	72	1.22	1.17	1.17	1.09	1.11	1.11	0.96	0.98	0.98	0.02	0.03	0.01	4.46	2.45	3.07
浙江	72	72	72	1.65	1.63	1.61	0.81	0.81	0.85	0.88	0.85	0.82	0.03	0.02	0.01	6.22	4.05	2.82

表10 2017—2019年眼科各省（自治区、直辖市）DRG指标概况

省（自治区、直辖市）	诊断相关组数			CMI			费用消耗指数			时间消耗指数			中低风险组死亡率（%）			高风险组死亡率（%）		
	2017年	2018年	2019年	2017年	2018年	2019年	2017年	2018年	2019年	2017年	2018年	2019年	2017年	2018年	2019年	2017年	2018年	2019年
安徽	21	21	21	0.66	0.65	0.62	0.92	0.94	0.89	1.00	1.04	1.09	0.02	0.00	0.03	0.00	0.00	0.00
北京	21	21	21	0.77	0.75	0.70	0.53	0.52	0.52	0.68	0.67	0.65	0.00	0.12	0.00	0.00	0.00	0.00
重庆	21	21	21	0.64	0.63	0.60	0.91	0.89	0.93	0.85	0.86	0.88	0.01	0.00	0.00	0.00	0.00	0.00
福建	21	21	21	0.66	0.64	0.60	0.98	0.95	1.05	0.85	0.84	0.86	0.00	0.00	0.02	0.00	0.00	0.00
甘肃	21	21	21	0.61	0.61	0.60	1.36	1.36	1.15	1.14	1.19	1.15	0.02	0.00	0.00	0.00	0.00	0.00
广东	21	21	21	0.70	0.67	0.64	1.02	1.03	1.02	0.73	0.71	0.71	0.08	0.05	0.01	0.00	0.00	0.00
广西	21	21	21	0.65	0.63	0.59	1.12	1.13	1.10	1.08	1.10	1.05	0.01	0.06	0.00	0.00	0.00	0.00
贵州	21	21	21	0.65	0.63	0.59	0.94	0.88	0.91	1.06	1.04	1.01	0.02	0.05	0.00	0.00	0.00	0.00
海南	21	21	21	0.69	0.67	0.63	0.84	0.91	0.92	0.81	0.80	0.82	0.00	0.00	0.00	0.00	0.00	0.00
河北	21	21	21	0.70	0.68	0.64	1.00	0.98	0.96	1.22	1.21	1.25	0.02	0.01	0.01	0.00	0.00	0.00
河南	21	21	21	0.69	0.67	0.63	0.96	0.96	0.98	1.23	1.23	1.23	0.06	0.04	0.00	0.00	0.00	0.00
黑龙江	21	21	21	0.68	0.67	0.64	1.15	1.18	1.14	1.27	1.21	1.30	0.09	0.02	0.08	0.00	0.00	0.00
湖北	21	21	21	0.65	0.64	0.61	0.96	0.99	0.98	1.26	1.27	1.26	0.01	0.00	0.00	0.00	0.00	0.00
湖南	21	21	21	0.65	0.63	0.60	1.01	1.03	1.04	1.02	1.05	1.08	0.03	0.02	0.03	0.00	0.00	0.00
吉林	20	21	21	0.70	0.67	0.63	0.94	1.00	1.03	1.08	1.08	1.08	0.07	0.24	0.37	0.00	0.00	0.00
江苏	21	21	21	0.69	0.67	0.64	0.83	0.85	0.83	0.99	0.96	0.90	0.01	0.03	0.00	0.00	0.00	0.00
江西	21	21	21	0.65	0.64	0.62	1.08	1.01	1.02	0.98	1.00	1.03	0.03	0.05	0.05	0.00	0.00	0.00
辽宁	21	21	21	0.68	0.68	0.65	1.19	1.13	1.11	1.15	1.15	1.18	0.04	0.01	0.07	0.00	0.00	0.00
内蒙古	21	21	21	0.66	0.65	0.62	1.22	1.19	1.19	1.33	1.30	1.27	0.04	0.00	0.07	0.00	0.00	0.00
宁夏	20	21	21	0.67	0.66	0.63	1.09	1.01	1.08	1.18	1.16	1.15	0.00	0.00	0.00	0.00	0.00	0.00
青海	21	21	21	0.61	0.63	0.62	1.33	1.13	1.03	1.32	1.38	1.46	0.00	0.00	0.00	0.00	0.00	0.00
山东	21	21	21	0.69	0.67	0.64	1.04	1.03	1.01	0.92	0.93	0.91	0.02	0.03	0.05	0.00	0.00	0.00
山西	21	21	21	0.70	0.67	0.64	0.94	0.94	0.92	1.26	1.30	1.28	0.00	0.00	0.00	0.00	0.00	0.00
陕西	21	20	20	0.69	0.67	0.64	1.09	1.13	1.13	1.10	1.07	1.03	0.02	0.00	0.00	0.00	0.00	0.00
上海	21	21	21	0.75	0.71	0.67	0.68	0.72	0.71	0.54	0.57	0.57	0.00	0.03	0.04	0.00	0.00	0.00
四川	21	21	21	0.67	0.65	0.62	1.01	0.98	0.98	1.11	1.09	1.10	0.03	0.03	0.00	0.00	0.00	0.00
天津	20	20	20	0.74	0.71	0.68	0.77	0.72	0.61	0.64	0.63	0.62	0.00	0.13	0.15	0.00	0.00	0.00
西藏	19	20	20	0.58	0.64	0.62	1.03	0.94	1.00	1.29	1.34	1.29	0.00	0.93	0.00	0.00	0.00	0.00
新疆	21	21	21	0.66	0.64	0.61	1.13	1.19	1.18	1.29	1.34	1.39	0.00	0.02	0.03	0.00	0.00	0.00
云南	21	21	21	0.64	0.62	0.58	1.13	1.09	1.09	1.04	1.07	1.10	0.01	0.00	0.02	0.00	0.00	0.00
浙江	21	21	21	0.72	0.70	0.66	0.94	0.94	1.01	0.72	0.68	0.68	0.00	0.00	0.00	0.00	0.00	0.00

表11 2017—2019年耳鼻喉科各省（自治区、直辖市）DRG指标概况

省（自治区、直辖市）	诊断相关组数			CMI			费用消耗指数			时间消耗指数			中低风险组死亡率（%）			高风险组死亡率（%）		
	2017年	2018年	2019年	2017年	2018年	2019年	2017年	2018年	2019年	2017年	2018年	2019年	2017年	2018年	2019年	2017年	2018年	2019年
安徽	27	27	27	0.75	0.74	0.76	0.96	0.95	0.94	1.00	1.01	1.00	0.08	0.05	0.05	7.62	6.98	6.78
北京	27	27	27	1.08	1.11	1.04	0.72	0.73	0.75	0.93	0.91	0.89	0.08	0.04	0.01	1.95	1.65	2.70
重庆	27	27	27	0.71	0.71	0.69	1.00	0.96	0.98	0.92	0.92	0.95	0.05	0.02	0.03	4.20	5.32	5.29
福建	27	27	27	0.75	0.73	0.72	0.96	0.90	0.93	0.93	0.93	0.91	0.04	0.05	0.03	0.84	0.78	0.72
甘肃	27	27	27	0.59	0.59	0.56	1.31	1.43	1.30	1.12	1.12	1.12	0.05	0.01	0.01	0.48	1.98	1.21
广东	27	27	27	0.81	0.79	0.79	1.00	0.98	1.00	0.89	0.87	0.86	0.08	0.04	0.04	7.19	7.66	6.84
广西	27	27	27	0.73	0.73	0.70	1.08	1.09	1.11	0.94	0.95	0.97	0.10	0.09	0.05	6.92	7.13	7.05
贵州	27	27	27	0.69	0.70	0.67	0.95	0.87	0.92	0.97	0.95	0.96	0.06	0.02	0.04	2.17	3.06	3.62
海南	27	27	27	0.81	0.82	0.79	0.91	0.95	0.97	0.94	0.97	1.00	0.06	0.03	0.04	1.09	0.69	1.32
河北	27	27	27	0.68	0.67	0.65	0.98	0.98	0.95	1.05	1.07	1.07	0.10	0.10	0.05	4.49	4.08	4.61
河南	27	27	27	0.71	0.69	0.66	0.98	1.00	1.06	1.08	1.09	1.10	0.09	0.05	0.14	2.61	2.82	2.91
黑龙江	27	27	27	0.70	0.72	0.69	0.97	1.06	1.09	1.07	1.09	1.13	0.31	0.27	0.18	5.88	5.79	9.35
湖北	27	27	27	0.74	0.73	0.72	0.97	0.99	1.01	1.07	1.08	1.08	0.12	0.05	0.04	9.06	9.08	7.68
湖南	27	27	27	0.76	0.75	0.73	1.02	1.04	1.02	0.99	1.00	1.01	0.07	0.04	0.03	1.37	1.08	1.21
吉林	27	27	27	0.71	0.70	0.69	0.94	0.97	1.00	1.00	1.01	1.02	0.22	0.50	0.27	8.12	9.00	9.59
江苏	27	27	27	0.75	0.74	0.73	1.06	1.06	0.98	1.03	1.02	0.97	0.11	0.09	0.09	1.81	2.58	2.02
江西	27	27	27	0.69	0.69	0.68	1.03	1.01	1.02	0.90	0.92	0.92	0.07	0.04	0.04	2.93	4.01	4.72
辽宁	27	27	27	0.73	0.72	0.71	1.05	1.08	1.08	1.11	1.11	1.12	0.23	0.19	0.14	8.17	8.91	10.65
内蒙古	27	27	27	0.61	0.61	0.60	1.01	1.00	1.04	1.08	1.09	1.07	0.07	0.10	0.10	6.57	9.18	8.93
宁夏	26	27	26	0.62	0.63	0.62	0.94	0.95	1.01	1.14	1.14	1.13	0.01	0.01	0.00	4.51	2.53	1.67
青海	27	27	27	0.57	0.60	0.60	1.52	1.26	1.19	1.24	1.18	1.22	0.03	0.07	0.04	2.82	1.92	0.71
山东	27	27	27	0.72	0.70	0.69	1.00	0.97	1.00	0.97	0.96	0.97	0.11	0.10	0.07	5.83	6.48	6.33
山西	27	27	27	0.67	0.66	0.63	0.90	0.92	0.92	1.15	1.17	1.18	0.04	0.03	0.03	1.55	2.90	2.96
陕西	27	27	27	0.63	0.61	0.60	1.25	1.28	1.17	1.08	1.07	1.09	0.02	0.03	0.03	5.74	6.72	5.49
上海	27	27	27	0.98	0.96	1.01	0.83	0.83	0.81	0.72	0.71	0.72	0.21	0.18	0.21	12.15	12.85	12.09
四川	27	27	27	0.74	0.74	0.71	0.91	0.90	0.93	1.00	1.00	1.01	0.11	0.08	0.04	5.17	4.88	5.12
天津	27	27	27	0.83	0.90	0.83	0.81	0.76	0.78	1.08	1.03	1.04	0.03	0.11	0.04	1.60	2.21	3.60
西藏	23	27	27	0.54	0.64	0.58	1.06	0.92	1.03	1.30	1.26	1.17	0.33	0.00	0.18	0.00	0.00	0.00
新疆	27	27	27	0.66	0.64	0.63	1.13	1.09	1.12	1.08	1.10	1.12	0.11	0.05	0.05	2.42	3.58	7.03
云南	27	27	27	0.67	0.67	0.66	1.11	1.08	1.07	1.00	1.02	1.01	0.02	0.02	0.03	3.86	2.83	3.03
浙江	27	27	27	0.77	0.76	0.75	0.89	0.87	0.88	0.89	0.86	0.82	0.05	0.02	0.01	2.67	3.81	3.72

表12 2017—2019年妇科各省（自治区、直辖市）DRG 指标概况

省（自治区、直辖市）	诊断相关组数			CMI			费用消耗指数			时间消耗指数			中低风险组死亡率（%）			高风险组死亡率（%）		
	2017 年	2018 年	2019 年	2017 年	2018 年	2019 年	2017 年	2018 年	2019 年	2017 年	2018 年	2019 年	2017 年	2018 年	2019 年	2017 年	2018 年	2019 年
安徽	26	26	26	0.86	0.80	0.81	1.04	1.05	1.00	1.08	1.10	1.11	0.03	0.06	0.04	36.23	24.36	27.72
北京	27	26	27	0.87	0.86	0.86	0.44	0.43	0.45	0.66	0.65	0.63	0.01	0.03	0.02	15.15	11.76	15.56
重庆	26	26	26	0.77	0.78	0.77	1.04	1.00	1.00	0.95	0.96	0.97	0.03	0.04	0.04	19.75	26.22	23.70
福建	26	26	26	0.80	0.77	0.73	0.98	0.92	0.94	0.99	0.94	0.92	0.01	0.01	0.01	9.17	8.50	8.77
甘肃	26	26	27	0.72	0.74	0.75	1.58	1.36	1.19	1.16	1.15	1.12	0.01	0.05	0.03	4.40	3.77	8.77
广东	26	27	27	0.70	0.68	0.69	0.92	0.93	0.92	0.95	0.94	0.93	0.04	0.07	0.05	35.45	32.20	36.94
广西	27	26	26	0.65	0.64	0.63	1.08	1.05	1.05	0.93	0.92	0.93	0.04	0.09	0.04	34.90	28.13	30.15
贵州	26	27	26	0.73	0.72	0.67	1.05	1.02	1.06	1.10	1.13	1.15	0.03	0.08	0.04	13.39	14.56	15.79
海南	26	26	27	0.75	0.71	0.69	0.84	0.82	0.83	0.93	0.89	0.87	0.02	0.14	0.04	12.50	12.94	9.82
河北	27	27	26	0.86	0.83	0.82	0.99	1.00	1.00	1.04	1.05	1.05	0.08	0.08	0.04	24.58	20.20	19.16
河南	27	27	27	0.82	0.80	0.78	1.06	1.08	1.10	1.06	1.07	1.08	0.02	0.05	0.02	14.45	13.88	15.98
黑龙江	27	26	26	1.09	1.07	1.00	1.10	1.18	1.23	1.02	1.02	1.12	0.14	0.17	0.11	34.51	27.03	36.43
湖北	27	27	27	0.81	0.77	0.76	1.07	1.09	1.10	1.16	1.17	1.18	0.04	0.06	0.02	29.10	28.95	29.01
湖南	27	26	27	0.81	0.78	0.78	1.13	1.15	1.12	1.08	1.10	1.09	0.06	0.02	0.01	5.82	3.63	4.58
吉林	27	27	27	0.98	0.96	0.95	0.98	1.06	1.08	1.04	1.05	1.06	0.06	0.12	0.16	29.25	33.80	30.59
江苏	27	27	27	0.82	0.80	0.78	1.00	0.99	0.97	1.06	1.08	1.08	0.02	0.03	0.06	9.04	8.65	10.38
江西	27	27	27	0.76	0.75	0.75	1.18	1.16	1.14	1.01	0.99	0.96	0.06	0.04	0.03	23.97	28.49	23.36
辽宁	27	27	27	0.98	0.97	0.94	1.11	1.21	1.20	1.16	1.16	1.16	0.21	0.17	0.12	32.17	22.02	30.22
内蒙古	26	26	26	0.88	0.85	0.82	1.07	1.06	1.10	1.12	1.12	1.11	0.05	0.20	0.05	24.49	24.54	29.94
宁夏	26	27	26	0.86	0.82	0.81	0.97	1.06	0.99	1.14	1.15	1.16	0.00	0.02	0.02	12.00	3.70	29.63
青海	26	26	27	0.75	0.68	0.67	1.30	1.34	1.27	1.31	1.34	1.37	0.00	0.03	0.07	23.81	15.63	7.69
山东	27	27	27	0.81	0.79	0.77	1.05	1.01	0.99	0.90	0.90	0.90	0.08	0.07	0.04	33.72	37.23	36.53
山西	26	26	26	0.96	0.92	0.87	0.97	0.97	0.97	1.18	1.22	1.20	0.01	0.07	0.02	19.59	18.18	16.07
陕西	26	26	26	0.76	0.71	0.70	1.11	1.12	1.09	1.12	1.11	1.11	0.03	0.02	0.02	20.30	28.26	25.37
上海	27	27	27	0.89	0.86	0.84	0.59	0.58	0.58	0.74	0.71	0.70	0.04	0.08	0.04	42.98	34.52	34.76
四川	26	27	26	0.87	0.84	0.83	1.04	1.02	1.00	1.06	1.05	1.04	0.04	0.06	0.03	21.36	17.01	17.99
天津	26	26	26	0.96	0.95	0.94	0.86	0.79	0.81	1.05	1.04	1.07	0.02	0.14	0.00	13.74	14.10	17.19
西藏	26	27	27	0.66	0.69	0.64	1.48	1.13	1.15	1.34	1.32	1.32	0.00	0.16	0.16	0.00	0.00	0.00
新疆	27	27	27	0.68	0.64	0.62	1.08	1.10	1.16	1.12	1.12	1.23	0.32	0.04	0.02	32.64	21.67	31.66
云南	27	27	27	0.71	0.68	0.67	1.03	1.04	1.04	1.06	1.08	1.07	0.04	0.08	0.03	20.93	13.80	17.25
浙江	27	27	27	0.74	0.72	0.70	0.81	0.80	0.83	0.85	0.83	0.80	0.01	0.02	0.01	12.77	19.89	21.99

表 13 2017—2019 年神经内科各省（自治区、直辖市）DRG 指标概况

省（自治区、直辖市）	诊断相关组组数			CMI			费用消耗指数			时间消耗指数			中低风险组死亡率（%）			高风险组死亡率（%）		
	2017年	2018年	2019年	2017年	2018年	2019年	2017年	2018年	2019年	2017年	2018年	2019年	2017年	2018年	2019年	2017年	2018年	2019年
安徽	36	36	36	1.01	1.00	0.98	0.91	0.95	0.92	0.96	1.00	0.98	0.18	0.16	0.10	6.96	5.72	5.60
北京	36	36	36	1.30	1.34	1.37	0.83	0.82	0.80	1.16	1.15	1.13	0.21	0.19	0.06	8.43	8.11	8.45
重庆	36	36	36	1.06	1.03	1.02	1.08	1.05	1.06	0.94	0.96	0.98	0.16	0.15	0.08	5.04	5.85	5.61
福建	36	36	36	1.06	1.04	1.04	0.97	0.96	1.00	0.95	0.97	0.97	0.03	0.02	0.01	2.26	2.41	2.18
甘肃	36	36	36	1.00	0.96	0.95	1.15	1.12	1.21	0.98	0.97	0.95	0.06	0.03	0.03	2.58	2.15	2.07
广东	36	36	36	1.06	1.06	1.06	1.02	1.02	1.00	0.91	0.91	0.91	0.20	0.15	0.10	6.91	7.01	6.52
广西	36	36	36	1.08	1.06	1.06	1.14	1.13	1.14	0.94	0.94	0.96	0.14	0.10	0.06	7.27	6.72	6.09
贵州	36	36	36	1.04	1.03	0.99	1.13	1.09	1.13	0.99	1.01	1.00	0.12	0.10	0.05	3.75	4.03	3.66
海南	36	36	36	1.03	1.01	1.01	1.09	1.10	1.11	0.98	1.00	1.00	0.03	0.03	0.06	3.81	3.55	3.38
河北	36	36	36	1.01	0.99	0.97	0.98	0.97	0.93	0.96	0.96	0.97	0.13	0.11	0.08	4.39	3.95	3.95
河南	36	36	36	0.97	0.95	0.93	1.00	0.97	0.95	1.09	1.09	1.07	0.11	0.09	0.06	3.95	3.26	3.12
黑龙江	36	36	36	0.94	0.91	0.88	0.94	0.93	0.94	1.01	0.99	1.02	0.46	0.44	0.36	9.60	10.41	10.66
湖北	36	36	36	1.09	1.07	1.06	0.93	0.95	0.96	1.00	1.01	1.01	0.20	0.19	0.07	8.46	8.18	7.85
湖南	36	36	36	1.03	1.00	0.99	1.02	1.05	1.06	0.94	0.95	0.96	0.10	0.09	0.05	1.53	1.58	1.58
吉林	36	36	36	1.00	0.96	0.94	0.85	0.88	0.88	0.98	0.97	0.98	0.57	0.69	0.37	13.22	12.24	12.59
江苏	36	36	36	1.01	1.00	1.00	1.05	1.06	1.07	1.05	1.04	1.05	0.10	0.10	0.06	2.56	2.12	2.33
江西	36	36	36	1.06	1.04	1.04	1.12	1.07	1.04	0.97	0.96	0.95	0.10	0.07	0.11	4.84	4.47	4.46
辽宁	36	36	36	0.97	0.96	0.94	0.88	0.87	0.87	1.00	0.98	0.98	0.52	0.53	0.34	11.72	12.57	13.42
内蒙古	36	36	36	0.98	0.94	0.93	0.98	1.00	1.00	1.02	1.02	1.01	0.23	0.20	0.14	10.93	9.29	9.46
宁夏	36	36	36	1.02	1.00	0.98	0.94	0.96	0.99	1.06	1.04	1.03	0.08	0.09	0.08	5.36	5.38	4.32
青海	36	36	36	1.03	1.00	1.01	1.17	1.21	1.16	1.06	1.06	1.08	0.19	0.19	0.06	6.46	6.76	5.67
山东	36	36	36	1.04	1.01	1.00	0.91	0.93	0.92	0.94	0.95	0.94	0.18	0.16	0.08	5.48	5.40	5.34
山西	36	36	36	1.00	0.97	0.96	0.94	0.95	0.93	1.08	1.11	1.10	0.06	0.05	0.04	3.69	3.55	3.44
陕西	36	36	36	1.04	1.01	1.00	0.96	1.00	1.02	1.00	0.99	1.00	0.13	0.13	0.08	3.73	3.80	3.79
上海	36	36	36	1.10	1.09	1.09	0.92	0.90	0.91	1.10	1.09	1.10	0.88	0.65	0.27	11.76	9.86	9.54
四川	36	36	36	1.08	1.07	1.05	0.99	1.01	1.02	1.05	1.05	1.06	0.26	0.25	0.12	6.88	6.85	6.51
天津	36	36	36	1.10	1.09	1.09	0.79	0.81	0.82	1.00	1.00	0.99	0.19	0.18	0.10	7.48	7.30	9.90
西藏	33	35	35	1.21	1.22	1.15	1.40	1.11	1.15	1.02	1.00	0.95	0.43	0.11	0.00	13.56	10.69	6.90
新疆	36	36	36	1.03	1.02	1.00	1.11	1.10	1.10	0.96	0.96	0.97	0.17	0.18	0.05	8.79	8.91	8.35
云南	36	36	36	1.10	1.07	1.04	1.19	1.20	1.18	0.97	0.97	0.97	0.10	0.09	0.04	6.54	5.92	5.44
浙江	36	36	36	1.13	1.14	1.14	1.05	1.02	1.04	1.09	1.07	1.06	0.08	0.05	0.04	4.07	4.05	3.79

表14 2017—2019年新生儿科各省（自治区、直辖市）DRG指标概况

省（自治区、直辖市）	诊断相关组数			CMI			费用消耗指数			时间消耗指数			中低风险组死亡率（%）			高风险组死亡率（%）		
	2017年	2018年	2019年	2017年	2018年	2019年	2017年	2018年	2019年	2017年	2018年	2019年	2017年	2018年	2019年	2017年	2018年	2019年
安徽	19	19	19	1.15	1.15	1.05	1.37	1.34	1.25	1.13	1.13	1.14	0.03	0.09	0.08	10.84	12.83	5.77
北京	19	19	19	1.33	1.42	1.54	0.55	0.54	0.67	0.94	0.95	1.01	0.00	0.00	0.11	1.85	1.68	2.85
重庆	19	19	19	1.31	1.37	1.28	1.05	1.06	1.04	0.89	0.90	0.89	0.01	0.06	0.04	5.24	6.81	5.45
福建	19	19	19	1.22	1.21	1.10	0.96	0.89	0.87	0.91	0.92	0.91	0.01	0.03	0.00	7.35	4.02	5.14
甘肃	18	19	19	1.12	1.01	1.05	1.06	1.04	1.10	1.03	1.02	1.02	0.06	0.08	0.04	11.11	12.55	9.77
广东	19	19	19	1.32	1.35	1.36	0.94	0.92	0.92	0.98	0.96	0.95	0.07	0.08	0.07	13.98	11.30	9.24
广西	19	19	19	1.11	1.14	1.15	1.05	1.09	1.09	0.95	0.94	0.96	0.03	0.09	0.08	17.65	10.92	8.67
贵州	19	19	19	1.31	1.39	1.36	1.20	1.12	1.07	0.99	1.00	1.01	0.03	0.17	0.11	20.95	18.99	20.83
海南	17	19	19	1.39	1.41	1.41	0.94	0.96	1.00	0.94	0.96	0.97	0.00	0.00	0.14	2.90	4.79	6.06
河北	19	19	19	1.26	1.27	1.19	0.99	1.03	0.96	1.09	1.13	1.08	0.03	0.02	0.02	7.50	5.25	4.57
河南	19	19	19	1.27	1.27	1.25	1.08	1.08	1.10	1.05	1.08	1.10	0.05	0.03	0.05	13.54	13.33	12.49
黑龙江	19	19	19	1.23	1.31	1.30	1.16	1.21	1.14	1.30	1.25	1.22	0.01	0.03	0.02	26.03	20.37	9.64
湖北	19	19	19	1.24	1.28	1.33	1.12	1.17	1.18	0.98	1.00	0.99	0.02	0.02	0.02	8.89	5.54	5.35
湖南	19	19	19	1.10	1.14	1.14	1.10	1.12	1.00	0.96	1.03	1.02	0.05	0.03	0.03	10.01	5.68	3.17
吉林	19	19	18	1.55	1.58	1.41	1.07	1.04	0.98	1.11	1.10	1.01	0.46	0.18	1.51	54.94	40.99	41.49
江苏	19	19	19	1.24	1.24	1.19	1.03	0.96	0.98	1.13	1.11	1.12	0.04	0.06	0.06	6.22	4.26	4.59
江西	19	19	19	1.14	1.11	1.09	1.04	0.97	0.94	0.95	0.93	0.91	0.04	0.03	0.03	4.52	4.27	3.86
辽宁	19	19	19	1.35	1.38	1.45	1.37	1.37	1.29	1.19	1.16	1.13	0.06	0.11	0.17	6.20	7.90	5.11
内蒙古	17	18	19	1.12	1.14	1.22	1.09	1.08	1.05	0.96	0.94	0.95	0.06	0.00	0.10	30.00	32.94	19.83
宁夏	19	19	19	1.14	1.19	1.19	0.96	0.93	0.97	1.05	1.03	1.04	0.01	0.00	0.00	6.35	2.90	4.32
青海	17	16	16	1.20	1.22	1.28	1.21	1.33	1.16	1.06	1.04	1.02	0.21	0.42	0.00	21.05	15.38	28.38
山东	19	19	19	1.18	1.24	1.23	0.96	1.00	0.94	1.01	1.03	1.01	0.07	0.08	0.04	15.51	11.73	7.96
山西	18	19	19	1.23	1.23	1.40	1.22	1.18	1.26	1.07	1.02	1.05	0.04	0.14	0.08	8.29	7.11	7.65
陕西	19	19	19	1.19	1.22	1.16	1.11	1.03	1.01	1.05	1.03	1.01	0.02	0.06	0.05	7.75	6.25	5.72
上海	19	19	19	1.31	1.24	1.22	0.71	0.71	0.72	1.09	1.02	0.99	0.11	0.45	0.31	10.56	13.79	11.75
四川	19	19	19	1.20	1.23	1.25	1.13	1.10	1.16	0.95	0.94	0.98	0.05	0.09	0.04	10.05	6.51	6.10
天津	19	19	19	1.37	1.38	1.43	0.82	0.76	0.70	1.00	0.98	0.93	0.00	0.00	0.06	3.57	2.38	4.50
西藏	16	15	16	1.81	1.97	1.78	1.26	1.07	1.25	1.03	1.12	1.32	0.13	0.17	0.49	88.89	66.67	90.32
新疆	18	19	19	1.20	1.20	1.20	0.88	0.98	0.95	0.81	0.81	0.81	0.05	0.09	0.07	23.71	15.42	20.82
云南	19	19	19	1.22	1.21	1.23	1.15	1.20	1.20	1.00	1.03	1.02	0.03	0.10	0.05	13.53	9.46	8.27
浙江	19	19	19	1.06	1.13	1.09	0.73	0.75	0.82	0.97	0.97	0.97	0.05	0.01	0.06	10.81	12.22	9.35

表15 2017—2019年消化内科各省（自治区、直辖市）DRG指标概况

省（自治区、直辖市）	诊断组相关组数			CMI			费用消耗指数			时间消耗指数			中低风险组死亡率（%）			高风险组死亡率（%）		
	2017年	2018年	2019年	2017年	2018年	2019年	2017年	2018年	2019年	2017年	2018年	2019年	2017年	2018年	2019年	2017年	2018年	2019年
安徽	45	45	45	0.73	0.72	0.70	0.95	0.97	0.96	0.98	1.01	1.02	0.04	0.04	0.05	6.44	3.93	4.58
北京	45	45	45	0.87	0.86	0.81	0.80	0.85	0.82	1.06	1.07	1.08	0.12	0.11	0.12	6.40	3.13	4.47
重庆	44	45	45	0.75	0.74	0.73	1.06	0.98	0.99	0.92	0.89	0.90	0.03	0.04	0.03	5.36	4.94	5.13
福建	45	45	45	0.74	0.72	0.71	0.97	0.95	0.99	0.93	0.94	0.94	0.01	0.01	0.01	1.85	1.19	1.08
甘肃	45	44	45	0.74	0.73	0.71	1.34	1.23	1.28	1.08	1.06	1.05	0.02	0.02	0.02	0.82	0.60	0.88
广东	45	45	45	0.74	0.72	0.72	0.97	0.95	0.92	0.86	0.85	0.84	0.09	0.05	0.04	9.31	7.19	7.42
广西	45	45	45	0.73	0.71	0.69	1.08	1.04	1.07	0.89	0.88	0.90	0.05	0.05	0.04	7.55	6.61	6.46
贵州	45	44	45	0.71	0.70	0.68	1.03	0.98	1.01	0.95	0.96	0.96	0.04	0.05	0.03	2.81	2.42	2.37
海南	45	44	45	0.82	0.81	0.79	0.92	0.93	0.94	0.89	0.91	0.92	0.03	0.01	0.02	2.06	1.20	1.99
河北	44	45	45	0.75	0.73	0.71	0.98	1.01	1.00	1.03	1.05	1.06	0.07	0.07	0.07	5.00	3.47	3.59
河南	45	45	45	0.73	0.72	0.70	1.08	1.03	1.00	1.10	1.10	1.07	0.04	0.04	0.04	3.42	1.74	2.00
黑龙江	45	45	45	0.81	0.79	0.73	1.05	1.05	1.05	1.04	1.03	1.07	0.26	0.27	0.27	8.97	5.69	9.40
湖北	45	45	45	0.74	0.72	0.71	0.91	0.92	0.94	1.02	1.03	1.04	0.04	0.04	0.03	8.01	6.31	6.29
湖南	45	45	45	0.73	0.71	0.70	0.97	1.02	1.00	0.95	0.97	0.97	0.08	0.05	0.01	1.45	0.91	1.06
吉林	45	45	45	0.81	0.78	0.76	0.97	0.99	0.98	1.02	1.00	1.01	0.49	0.58	0.26	9.74	7.82	8.82
江苏	45	45	45	0.76	0.73	0.71	1.02	1.05	1.06	1.05	1.05	1.05	0.07	0.08	0.07	1.94	1.47	1.67
江西	44	45	45	0.72	0.72	0.71	1.00	0.96	0.95	0.92	0.92	0.91	0.04	0.03	0.03	3.18	2.53	2.91
辽宁	45	45	45	0.79	0.77	0.74	0.98	0.99	1.02	1.05	1.06	1.05	0.21	0.22	0.22	10.94	7.86	8.98
内蒙古	45	45	45	0.76	0.74	0.72	1.07	1.09	1.11	1.03	1.03	1.01	0.08	0.10	0.09	9.68	6.73	7.75
宁夏	44	44	44	0.74	0.71	0.71	0.94	0.93	0.97	1.12	1.10	1.08	0.02	0.02	0.01	3.75	2.84	3.12
青海	44	44	44	0.71	0.74	0.74	1.31	1.23	1.19	1.31	1.20	1.20	0.05	0.03	0.01	2.81	1.67	1.80
山东	45	45	45	0.74	0.73	0.71	0.99	1.02	1.01	0.97	0.98	0.97	0.07	0.05	0.05	7.60	5.51	6.33
山西	44	45	45	0.76	0.74	0.72	1.01	1.04	1.08	1.17	1.20	1.20	0.04	0.03	0.03	3.31	2.14	2.12
陕西	45	44	45	0.74	0.72	0.70	1.23	1.16	1.11	1.11	1.09	1.10	0.04	0.04	0.03	4.53	3.89	4.10
上海	45	45	45	0.84	0.81	0.79	0.85	0.84	0.87	0.92	0.90	0.91	0.32	0.27	0.25	9.14	7.32	7.39
四川	45	45	45	0.76	0.76	0.74	0.91	0.92	0.92	1.02	1.01	1.01	0.06	0.06	0.05	7.62	5.63	5.82
天津	44	45	45	0.84	0.84	0.80	0.87	0.80	0.83	1.05	1.01	1.03	0.08	0.06	0.08	6.08	2.95	3.90
西藏	39	42	44	0.66	0.68	0.68	1.40	1.18	1.18	1.46	1.39	1.32	0.10	0.18	0.07	3.06	1.72	2.04
新疆	45	45	45	0.70	0.68	0.66	1.14	1.12	1.08	1.03	1.05	1.06	0.06	0.07	0.05	7.78	6.08	6.52
云南	45	45	45	0.72	0.70	0.69	1.15	1.17	1.14	1.00	1.02	1.00	0.02	0.02	0.02	4.83	3.16	3.04
浙江	45	45	45	0.80	0.77	0.74	0.94	0.94	0.97	0.98	0.98	0.96	0.03	0.02	0.02	4.13	3.50	3.93

静脉血栓栓塞症（VTE）相关指标详细数据

表1 2017—2019 年二级、三级医院静脉血栓栓塞症（VTE）的指标分析

病种	指标	所有医院				二级医院				三级医院			
		平均	2017 年	2018 年	2019 年	平均	2017 年	2018 年	2019 年	平均	2017 年	2018 年	2019 年
静脉血栓栓塞症（VTE）	病死率(%)	2.89	3.04	2.85	2.77	3.19	3.42	3.19	3.06	2.84	2.96	2.77	2.71
	平均住院日(天)	14.94	15.17	14.81	14.61	13.65	13.51	13.65	13.73	15.19	15.55	15.08	14.81
	0~31 天非预期再住院率(%)	4.56	4.70	4.56	4.47	5.04	5.16	5.12	4.91	4.45	4.60	4.42	4.29
肺血栓栓塞症（PTE）	病死率(%)	6.78	7.16	6.68	6.49	8.43	8.64	8.39	8.33	6.45	6.78	6.26	6.04
	平均住院日(天)	12.81	13.08	12.63	12.25	10.73	10.88	10.88	10.50	13.23	13.65	13.06	12.67
	0~31 天非预期再住院率(%)	3.79	4.01	3.66	3.72	4.24	4.63	4.15	4.07	3.68	3.85	3.53	3.57
深静脉血栓形成（DVT）	病死率(%)	1.91	1.90	1.88	1.93	1.76	1.77	1.75	1.77	1.94	1.93	1.91	1.96
	平均住院日(天)	15.48	15.75	15.37	15.14	14.45	14.34	14.42	14.52	15.67	16.06	15.58	15.28
	0~31 天非预期再住院率(%)	4.75	4.89	4.78	4.63	5.25	5.33	5.38	5.11	4.64	4.80	4.64	4.45

表2 2016—2019年全国专科医院、综合医院静脉血栓栓塞症（VTE）的指标分析

病种	指标	所有医院					专科医院					综合医院				
		平均	2016年	2017年	2018年	2019年	平均	2016年	2017年	2018年	2019年	平均	2016年	2017年	2018年	2019年
静脉血栓栓塞症（VTE）	病死率（%）	2.89	3.09	3.04	2.85	2.77	2.46	2.57	2.48	2.43	2.43	2.92	3.12	3.07	2.87	2.79
	平均住院日（天）	14.94	15.76	15.17	14.81	14.61	16.67	17.79	17.32	16.86	15.81	14.85	15.64	15.06	14.70	14.53
	0~31天非预期再住院率（%）	4.56	4.52	4.70	4.56	4.47	4.43	3.75	4.42	4.49	4.76	4.57	4.57	4.72	4.56	4.45
肺血栓栓塞症（PTE）	病死率（%）	6.78	7.07	7.16	6.68	6.49	6.06	6.67	5.76	5.68	6.25	6.82	7.09	7.22	6.73	6.50
	平均住院日（天）	12.81	13.99	13.08	12.63	12.25	13.24	13.21	14.18	13.43	12.58	12.79	14.03	13.03	12.59	12.23
	0~31天非预期再住院率（%）	3.79	3.82	4.01	3.66	3.72	3.41	3.02	3.72	3.38	3.41	3.81	3.86	4.02	3.67	3.74
深静脉血栓形成（DVT）	病死率（%）	1.91	1.98	1.90	1.88	1.93	1.70	1.66	1.72	1.73	1.68	1.93	2.00	1.91	1.89	1.94
	平均住院日（天）	15.48	16.25	15.75	15.37	15.14	17.40	18.81	18.05	17.60	16.45	15.37	16.09	15.63	15.24	15.06
	0~31天非预期再住院率（%）	4.75	4.72	4.89	4.78	4.63	4.65	3.91	4.59	4.73	5.03	4.76	4.77	4.91	4.79	4.61

表3 2016—2019年全国不同年龄阶段静脉血栓栓塞症（VTE）的指标分析

病种	指标	总体					0~17岁					18~40岁				
		平均	2016年	2017年	2018年	2019年	平均	2016年	2017年	2018年	2019年	平均	2016年	2017年	2018年	2019年
静脉血栓栓塞症（VTE）	病死率（%）	2.89	3.09	3.04	2.85	2.77	2.36	2.17	2.22	2.32	2.56	1.67	1.69	1.85	1.64	1.57
	平均住院日（天）	14.94	15.76	15.17	14.81	14.61	17.74	18.51	16.67	17.56	18.24	15.38	16.17	15.63	15.29	14.90
	0~31天非预期再住院率（%）	4.56	4.52	4.70	4.56	4.47	4.36	4.50	4.28	4.65	4.07	4.10	4.14	4.10	3.96	4.24
肺血栓栓塞症（PTE）	病死率（%）	6.78	7.07	7.16	6.68	6.49	9.18	9.48	8.45	9.16	9.59	5.16	5.06	6.31	4.87	4.65
	平均住院日（天）	12.81	13.99	13.08	12.63	12.25	13.33	13.26	11.51	12.99	15.01	13.31	14.17	13.74	13.19	12.64
	0~31天非预期再住院率（%）	3.79	3.82	4.01	3.66	3.72	2.81	2.63	1.38	2.86	4.00	3.85	4.12	3.69	3.86	3.79
深静脉血栓形成（DVT）	病死率（%）	1.91	1.98	1.90	1.88	1.93	1.41	0.94	1.20	1.53	1.64	0.87	0.89	0.80	0.89	0.90
	平均住院日（天）	15.48	16.25	15.75	15.37	15.14	18.36	19.39	17.51	18.08	18.66	15.86	16.65	16.07	15.78	15.38
	0~31天非预期再住院率（%）	4.75	4.72	4.89	4.78	4.63	4.58	4.80	4.71	4.88	4.08	4.16	4.15	4.20	3.98	4.33

续表

病种	指标	41~60岁 合计	2016年	2017年	2018年	2019年	61~75岁 合计	2016年	2017年	2018年	2019年	75岁以上 合计	2016年	2017年	2018年	2019年	年龄未知 合计	2016年	2017年	2018年	2019年
静脉血栓栓塞症（VTE）	病死率（%）	1.97	2.05	2.02	1.99	1.87	2.72	2.72	2.70	2.51	2.36	4.76	5.43	5.03	4.57	4.53	0.60	0	2.44	0.26	0
	平均住院日（天）	15.38	15.98	15.49	15.25	15.16	14.36	15.02	14.52	14.27	14.10	15.24	16.48	15.68	15.05	14.73	10.92	15.76	6.89	11.35	16.25
	0~31天非预期再住院率（%）	3.83	3.66	3.70	3.92	3.95	3.86	3.72	3.98	3.83	3.87	6.55	7.08	7.10	6.51	5.95	—	—	—	—	—
肺血栓栓塞症（PTE）	病死率（%）	5.89	6.10	6.12	5.93	5.57	5.76	5.99	6.15	5.71	5.47	9.39	10.17	9.68	9.16	9.06	1.11	0	4.65	0	0
	平均住院日（天）	13.17	14.38	13.53	12.97	12.48	12.42	13.56	12.63	12.25	11.96	13.00	14.28	13.31	12.82	12.43	10.55	16.43	5.91	11.74	16.00
	0~31天非预期再住院率（%）	3.53	3.58	3.48	3.50	3.59	3.43	3.18	3.68	3.32	3.46	4.56	5.02	5.01	4.29	4.21	—	—	—	—	—
深静脉血栓形成（DVT）	病死率（%）	1.18	1.16	1.14	1.21	1.19	1.62	1.70	1.64	1.61	1.59	3.47	3.93	3.55	3.29	3.41	0.31	0	0	0.38	0
	平均住院日（天）	15.83	16.34	15.91	15.71	15.65	14.89	15.47	15.11	14.83	14.63	15.87	17.17	16.43	15.67	15.30	11.13	15.55	7.97	11.17	16.33
	0~31天非预期再住院率（%）	3.89	3.68	3.75	4.00	4.01	3.98	3.89	4.07	3.97	3.97	7.12	7.72	7.77	7.12	6.38	—	—	—	—	—

表4　2016—2019年全国不同地区静脉血栓栓塞症（VTE）的指标分析

病种	指标	合计 合计	2016年	2017年	2018年	2019年	北京 合计	2016年	2017年	2018年	2019年	天津 合计	2016年	2017年	2018年	2019年
静脉血栓栓塞症（VTE）	病死率（%）	2.89	3.09	3.04	2.85	2.77	4.46	4.49	4.82	4.28	4.37	2.07	2.44	1.99	1.94	2.04
	平均住院日（天）	14.94	15.76	15.17	14.81	14.61	15.12	15.84	15.73	14.93	14.53	14.31	15.52	14.61	13.84	13.88
	0~31天非预期再住院率（%）	4.56	4.52	4.70	4.56	4.47	8.94	7.79	9.53	9.04	9.09	3.65	2.86	3.46	3.80	4.11
肺血栓栓塞症（PTE）	病死率（%）	6.78	7.07	7.16	6.68	6.49	6.31	6.65	7.12	6.12	5.66	5.23	6.24	5.34	5.09	5.23
	平均住院日（天）	12.81	13.99	13.08	12.63	12.25	12.96	14.00	13.34	12.95	12.04	11.51	12.21	11.41	11.38	11.29
	0~31天非预期再住院率（%）	3.79	3.82	4.01	3.66	3.72	5.17	4.88	5.19	4.95	5.87	3.25	3.76	3.70	3.06	2.82
深静脉血栓形成（DVT）	病死率（%）	1.91	1.98	1.90	1.88	1.93	4.07	3.93	4.30	3.91	4.13	1.26	1.43	1.15	1.14	1.33
	平均住院日（天）	15.48	16.25	15.75	15.37	15.14	15.57	16.31	16.27	15.33	15.00	14.99	16.40	15.42	14.47	14.45
	0~31天非预期再住院率（%）	4.75	4.72	4.89	4.78	4.63	9.73	8.54	10.50	9.85	9.63	3.75	2.66	3.40	3.99	4.40

续表

病种	指标	河北					山西					内蒙古				
		合计	2016年	2017年	2018年	2019年	合计	2016年	2017年	2018年	2019年	合计	2016年	2017年	2018年	2019年
静脉血栓栓塞症(VTE)	病死率(%)	2.21	2.40	2.31	2.13	2.14	1.58	1.66	1.62	1.64	1.48	3.17	3.25	3.32	2.80	3.33
	平均住院日(天)	16.47	17.72	16.73	16.13	16.11	15.45	16.20	15.49	15.56	15.05	14.49	15.78	14.77	14.31	13.89
	0~31天非预期再住院率(%)	2.35	2.89	2.22	2.35	2.22	2.85	3.32	2.85	2.72	2.72	3.59	3.45	3.37	4.11	3.19
肺血栓栓塞症(PTE)	病死率(%)	5.16	5.81	5.50	4.94	4.81	4.63	4.40	4.64	4.95	4.47	6.87	8.43	7.27	5.81	6.87
	平均住院日(天)	13.10	15.28	13.18	12.56	12.47	12.94	13.86	12.96	13.11	12.31	12.45	14.29	12.57	12.42	11.69
	0~31天非预期再住院率(%)	2.23	2.56	1.90	2.36	2.20	2.65	3.00	2.93	2.15	2.75	3.15	3.39	2.84	3.27	3.15
深静脉血栓形成(DVT)	病死率(%)	1.54	1.53	1.48	1.44	1.64	0.77	0.77	0.69	0.77	0.82	1.95	1.77	1.99	1.80	2.14
	平均住院日(天)	17.24	18.34	17.65	17.00	16.80	16.11	16.96	16.27	16.21	15.66	15.16	16.20	15.51	14.95	14.63
	0~31天非预期再住院率(%)	2.38	2.99	2.31	2.34	2.22	2.91	3.43	2.83	2.87	2.72	3.72	3.47	3.54	4.38	3.21

病种	指标	辽宁					吉林					黑龙江				
		合计	2016年	2017年	2018年	2019年	合计	2016年	2017年	2018年	2019年	合计	2016年	2017年	2018年	2019年
静脉血栓栓塞症(VTE)	病死率(%)	4.46	4.39	4.19	4.23	4.86	2.85	2.58	2.68	2.99	2.96	3.74	3.05	3.63	3.80	4.10
	平均住院日(天)	13.72	14.30	13.90	13.28	13.68	15.11	15.69	15.28	15.00	14.86	12.77	13.82	13.46	12.42	12.07
	0~31天非预期再住院率(%)	5.69	6.04	5.87	5.37	5.65	3.86	3.79	3.62	4.06	3.88	2.63	3.44	2.87	2.56	2.17
肺血栓栓塞症(PTE)	病死率(%)	8.58	8.34	8.49	8.31	9.01	7.29	6.30	7.27	7.16	7.94	8.76	7.02	8.85	9.10	9.49
	平均住院日(天)	11.83	12.97	12.21	11.55	11.20	11.62	11.49	12.15	11.45	11.48	11.10	12.01	11.47	10.82	10.49
	0~31天非预期再住院率(%)	4.11	5.27	4.38	3.73	3.30	3.68	3.81	3.77	3.90	3.18	2.83	2.91	3.24	2.68	2.66
深静脉血栓形成(DVT)	病死率(%)	2.78	2.79	2.41	2.51	3.24	2.34	2.03	2.10	2.52	2.46	2.08	1.51	1.62	2.23	2.50
	平均住院日(天)	14.50	14.84	14.59	14.01	14.66	15.51	16.32	15.67	15.40	15.20	13.32	14.52	14.24	12.90	12.53
	0~31天非预期再住院率(%)	6.34	6.35	6.48	6.07	6.54	3.88	3.78	3.61	4.08	3.95	2.57	3.60	2.75	2.52	2.03

续表

病种	指标	上海					江苏					浙江				
		合计	2016年	2017年	2018年	2019年	合计	2016年	2017年	2018年	2019年	合计	2016年	2017年	2018年	2019年
静脉血栓栓塞症(VTE)	病死率(%)	4.21	4.16	4.95	4.25	3.74	1.36	1.43	1.41	1.46	1.21	1.57	1.32	1.62	1.68	1.55
	平均住院日(天)	12.81	13.20	13.38	12.77	12.33	13.94	14.34	14.06	13.95	13.67	15.64	16.07	16.39	15.69	15.09
	0~31天非预期再住院率(%)	8.78	7.82	8.96	9.29	8.61	7.17	6.33	7.07	7.40	7.64	6.89	7.70	8.13	6.81	5.50
肺血栓栓塞症(PTE)	病死率(%)	6.38	6.38	7.55	5.68	5.88	3.29	3.45	3.66	3.59	2.72	3.07	2.46	3.22	3.39	2.99
	平均住院日(天)	12.64	13.85	12.83	12.29	12.04	13.13	14.06	13.38	12.93	12.64	14.18	15.23	15.06	14.11	13.29
	0~31天非预期再住院率(%)	7.00	5.82	7.82	7.16	6.57	6.34	5.03	5.75	6.78	7.51	6.86	7.57	8.43	6.34	5.29
深静脉血栓形成(DVT)	病死率(%)	3.38	2.99	3.61	3.71	3.15	0.80	0.85	0.74	0.84	0.78	1.22	1.01	1.20	1.28	1.25
	平均住院日(天)	12.87	12.85	13.67	12.95	12.41	14.18	14.42	14.26	14.24	13.96	15.98	16.29	16.74	16.06	15.47
	0~31天非预期再住院率(%)	9.50	8.88	9.55	10.10	9.13	7.41	6.70	7.48	7.58	7.67	6.89	7.74	8.04	6.93	5.53

病种	指标	安徽					福建					江西				
		合计	2016年	2017年	2018年	2019年	合计	2016年	2017年	2018年	2019年	合计	2016年	2017年	2018年	2019年
静脉血栓栓塞症(VTE)	病死率(%)	2.88	3.34	3.38	2.82	2.48	0.93	0.92	0.99	0.92	0.89	3.28	3.26	3.33	3.41	3.17
	平均住院日(天)	14.26	13.50	13.98	14.78	14.32	13.63	13.76	13.98	13.42	13.47	14.39	15.11	14.40	14.65	13.94
	0~31天非预期再住院率(%)	4.41	2.92	3.77	4.29	5.89	3.68	3.63	3.87	3.58	3.65	4.87	3.87	4.00	4.88	5.76
肺血栓栓塞症(PTE)	病死率(%)	9.22	11.20	11.58	8.90	7.27	3.00	3.07	3.12	2.86	3.01	12.75	13.69	13.17	12.89	12.07
	平均住院日(天)	13.04	13.24	12.78	13.46	12.76	12.91	13.80	13.60	12.51	12.25	12.95	14.46	14.53	12.34	11.99
	0~31天非预期再住院率(%)	3.28	2.16	3.20	3.12	4.28	3.47	3.65	3.30	3.12	3.95	4.05	3.13	2.81	4.60	4.76
深静脉血栓形成(DVT)	病死率(%)	1.55	1.39	1.75	1.54	1.51	0.49	0.50	0.50	0.47	0.49	1.25	1.03	1.07	1.37	1.33
	平均住院日(天)	14.52	13.57	14.22	15.06	14.63	13.78	13.76	14.07	13.64	13.70	14.70	15.25	14.37	15.15	14.35
	0~31天非预期再住院率(%)	4.65	3.10	3.88	4.54	6.21	3.73	3.63	4.00	3.69	3.60	5.05	4.04	4.28	4.94	5.96

续表

病种	指标	山东					河南					湖北				
		合计	2016年	2017年	2018年	2019年	合计	2016年	2017年	2018年	2019年	合计	2016年	2017年	2018年	2019年
静脉血栓栓塞症(VTE)	病死率(%)	2.62	2.89	2.60	2.62	2.55	2.20	2.46	2.36	2.00	2.18	3.30	3.68	3.61	3.46	2.94
	平均住院日(天)	13.66	14.21	13.49	13.59	13.64	15.80	16.98	15.89	15.72	15.49	14.92	16.01	15.23	14.87	14.48
	0~31天非预期再住院率(%)	4.30	3.85	4.36	4.12	4.63	4.70	4.13	4.34	4.97	4.88	4.10	3.04	3.81	4.14	4.54
肺血栓栓塞症(PTE)	病死率(%)	6.70	7.25	6.75	6.49	6.61	5.68	6.21	5.80	5.18	5.81	9.25	9.64	10.31	9.73	8.21
	平均住院日(天)	11.59	12.84	11.56	11.39	11.29	13.60	15.22	13.96	13.53	12.85	12.57	13.50	12.56	12.65	12.20
	0~31天非预期再住院率(%)	3.34	3.09	3.58	3.18	3.45	3.80	3.27	3.96	3.43	4.28	3.50	3.54	3.25	3.26	3.84
深静脉血栓形成(DVT)	病死率(%)	1.73	1.76	1.58	1.75	1.80	1.35	1.37	1.32	1.23	1.44	1.88	2.05	1.86	2.00	1.76
	平均住院日(天)	14.11	14.57	13.97	14.08	14.08	16.33	17.49	16.48	16.25	16.03	15.48	16.70	15.93	15.39	14.99
	0~31天非预期再住院率(%)	4.51	4.04	4.55	4.33	4.85	4.91	4.36	4.44	5.33	5.00	4.24	2.91	3.96	4.35	4.70

病种	指标	湖南					广东					广西				
		合计	2016年	2017年	2018年	2019年	合计	2016年	2017年	2018年	2019年	合计	2016年	2017年	2018年	2019年
静脉血栓栓塞症(VTE)	病死率(%)	1.84	2.04	2.16	1.79	1.65	3.59	3.71	3.81	3.55	3.43	3.64	3.92	3.83	3.72	3.37
	平均住院日(天)	15.96	16.89	15.53	15.82	15.96	15.44	15.82	15.80	15.54	14.94	15.44	17.18	15.73	15.11	14.91
	0~31天非预期再住院率(%)	3.95	4.02	3.64	4.01	4.05	3.85	4.24	3.93	3.79	3.55	3.67	3.97	3.55	3.46	3.85
肺血栓栓塞症(PTE)	病死率(%)	5.49	6.51	6.34	5.27	4.77	7.90	8.08	8.49	7.90	7.44	8.17	8.47	8.53	7.96	8.00
	平均住院日(天)	13.53	14.66	13.36	13.49	13.22	14.01	14.59	14.62	13.93	13.39	13.79	15.60	14.22	13.44	13.08
	0~31天非预期再住院率(%)	3.66	3.60	3.45	3.82	3.69	2.98	3.40	3.32	2.72	2.65	3.49	3.77	3.30	3.68	3.29
深静脉血栓形成(DVT)	病死率(%)	0.94	0.83	1.06	0.94	0.90	2.50	2.60	2.63	2.44	2.43	2.20	2.39	2.24	2.33	2.00
	平均住院日(天)	16.56	17.49	16.10	16.38	16.61	15.80	16.14	16.09	15.95	15.33	15.97	17.71	16.23	15.65	15.45
	0~31天非预期再住院率(%)	4.02	4.14	3.70	4.06	4.13	4.07	4.45	4.08	4.06	3.78	3.72	4.04	3.63	3.38	4.00

续表

病种	指标	海南					重庆					四川				
		合计	2016年	2017年	2018年	2019年	合计	2016年	2017年	2018年	2019年	合计	2016年	2017年	2018年	2019年
静脉血栓栓塞症（VTE）	病死率（%）	2.86	2.97	3.04	2.76	2.76	5.40	5.94	5.79	5.44	5.00	4.25	4.71	4.39	4.02	4.16
	平均住院日（天）	16.21	16.98	16.52	15.63	16.07	17.22	17.41	17.40	16.81	17.37	18.06	19.61	18.71	17.83	17.33
	0~31天非预期再住院率（%）	3.99	3.61	4.65	3.67	3.97	3.95	3.91	4.22	3.84	3.85	3.88	4.26	4.28	3.71	3.53
肺血栓栓塞症（PTE）	病死率（%）	12.12	14.80	12.71	11.54	10.90	13.97	13.71	14.73	14.63	13.09	10.72	13.16	11.26	10.23	10.01
	平均住院日（天）	13.20	14.73	13.71	12.41	12.72	14.04	14.64	14.45	13.24	14.23	13.55	14.72	13.75	13.38	13.18
	0~31天非预期再住院率（%）	2.71	3.61	3.37	2.14	2.02	3.35	2.89	4.13	2.95	3.30	3.65	3.63	4.53	3.47	3.13
深静脉血栓形成（DVT）	病死率（%）	1.17	1.01	1.22	1.23	1.16	3.33	3.84	3.44	3.26	3.19	3.06	3.37	3.10	2.83	3.10
	平均住院日（天）	16.76	17.35	17.04	16.19	16.72	17.98	18.15	18.18	17.66	18.07	18.89	20.39	19.64	18.69	18.08
	0~31天非预期再住院率（%）	4.25	3.61	4.91	3.96	4.41	4.10	4.19	4.24	4.05	3.98	3.92	4.35	4.24	3.75	3.60

病种	指标	贵州					云南					西藏				
		合计	2016年	2017年	2018年	2019年	合计	2016年	2017年	2018年	2019年	合计	2016年	2017年	2018年	2019年
静脉血栓栓塞症（VTE）	病死率（%）	2.83	3.31	3.00	2.98	2.45	2.82	3.39	3.24	2.62	2.55	3.21	3.33	3.24	3.62	2.85
	平均住院日（天）	17.26	18.49	18.18	17.02	16.45	12.91	14.03	13.00	12.88	12.52	16.63	18.98	17.95	16.44	15.04
	0~31天非预期再住院率（%）	3.97	3.17	3.41	4.09	4.70	3.96	3.72	4.10	3.72	4.20	1.28	1.84	1.15	2.20	0.46
肺血栓栓塞症（PTE）	病死率（%）	8.82	10.76	9.88	9.34	7.19	6.39	7.26	7.31	6.05	5.76	7.49	9.38	7.69	9.95	5.14
	平均住院日（天）	14.33	15.86	15.27	13.94	13.56	12.29	13.41	12.50	12.31	11.72	16.84	18.07	18.37	16.81	15.55
	0~31天非预期再住院率（%）	3.03	2.39	2.95	2.72	3.80	3.65	3.28	3.85	3.47	3.90	1.44	4.49	1.32	1.62	0.37
深静脉血栓形成（DVT）	病死率（%）	1.34	1.58	1.22	1.46	1.24	1.53	1.92	1.61	1.37	1.47	1.44	1.14	1.44	1.06	1.83
	平均住院日（天）	17.98	19.10	18.93	17.76	17.19	13.14	14.26	13.20	13.08	12.79	16.54	19.30	17.78	16.29	14.82
	0~31天非预期再住院率（%）	4.21	3.36	3.53	4.44	4.91	4.07	3.91	4.22	3.82	4.29	1.21	0.84	1.08	2.43	0.50

续表

病种	指标	陕西					甘肃					青海				
		合计	2016年	2017年	2018年	2019年	合计	2016年	2017年	2018年	2019年	合计	2016年	2017年	2018年	2019年
静脉血栓栓塞症(VTE)	病死率(%)	2.45	3.15	2.53	2.29	2.33	1.08	1.24	1.03	0.95	1.15	3.15	4.75	3.03	2.60	3.06
	平均住院日(天)	13.49	14.02	13.49	13.17	13.57	11.98	12.73	11.78	11.88	11.95	14.10	15.79	14.06	13.70	13.83
	0~31天非预期再住院率(%)	4.02	4.95	4.05	3.80	3.91	2.96	2.17	2.57	2.74	3.76	2.81	4.43	2.69	2.38	2.44
肺血栓栓塞症(PTE)	病死率(%)	6.82	7.42	6.71	6.82	6.65	2.93	3.52	2.88	2.50	3.07	7.45	11.50	7.50	5.54	7.52
	平均住院日(天)	11.04	12.07	10.90	11.05	10.73	10.65	11.69	11.16	10.38	10.29	13.76	15.11	13.66	14.23	12.99
	0~31天非预期再住院率(%)	3.61	4.09	3.08	3.68	3.68	3.00	2.09	2.61	3.01	3.64	3.10	4.29	4.35	2.24	2.30
深静脉血栓形成(DVT)	病死率(%)	1.54	1.99	1.47	1.39	1.57	0.47	0.49	0.37	0.47	0.51	1.71	2.54	1.54	1.50	1.67
	平均住院日(天)	14.00	14.55	14.15	13.60	14.07	12.42	13.07	12.00	12.35	12.51	14.21	16.01	14.20	13.51	14.10
	0~31天非预期再住院率(%)	4.11	5.18	4.29	3.82	3.95	2.95	2.19	2.56	2.65	3.80	2.71	4.48	2.13	2.43	2.48

病种	指标	宁夏					新疆				
		合计	2016年	2017年	2018年	2019年	合计	2016年	2017年	2018年	2019年
静脉血栓栓塞症(VTE)	病死率(%)	2.06	2.44	2.11	2.05	1.87	4.58	4.37	4.80	4.63	4.49
	平均住院日(天)	16.07	18.78	17.06	15.78	14.41	12.48	12.86	12.50	12.62	12.21
	0~31天非预期再住院率(%)	1.67	1.53	1.50	1.66	2.04	3.15	2.88	3.40	3.15	3.09
肺血栓栓塞症(PTE)	病死率(%)	3.46	3.38	3.70	3.80	3.06	10.54	9.09	11.35	10.63	10.57
	平均住院日(天)	14.70	17.59	15.74	13.94	12.97	10.91	12.07	11.11	10.73	10.34
	0~31天非预期再住院率(%)	1.69	1.79	1.36	1.69	2.02	3.08	2.47	3.42	2.91	3.24
深静脉血栓形成(DVT)	病死率(%)	1.45	1.91	1.41	1.36	1.37	2.09	2.06	1.80	2.09	2.26
	平均住院日(天)	16.67	19.45	17.64	16.50	15.02	13.14	13.25	13.13	13.41	12.90
	0~31天非预期再住院率(%)	1.67	1.39	1.56	1.66	2.05	3.18	3.07	3.39	3.26	3.04

全国各省（自治区、直辖市）及
填报医院填报情况

    自 2015 年起，国家卫生健康委每年组织开展全国医疗服务和质量安全数据网络抽样调查，并在此基础上形成了《年度国家医疗服务与质量安全报告》，为全面评估我国医疗服务与质量管理现况、促进医疗质量提升等方面提供了较为客观、科学的数据参考，一直受到行业内外的广泛关注。在数据抽样调查中，参与数据网络上报的医疗机构均表现出极大的热情和工作积极性，通过所填报的数据充分展现了本机构的医疗服务状况及医疗质量水平，共同为科学评价行业医疗质量水平提供了充足的数据基础。但在整理各级医疗机构上报的数据过程中，我们发现，医疗机构填报工作执行的完整度、有效性、工作效率、数据正确性等均有所差异，部分数据指标的填报情况直接反映出医疗机构医疗质量管理能力和水平，甚至折射出医疗机构对医疗质量管理的重视程度。因此，从 2018 年度开始，《报告》以全国医疗质量抽样调查数据结果为依据，遴选客观指标对各医疗机构在本项工作中所展现的医疗质量上报数据水平进行星级医院评价，以加强医疗质量精细化管理的政策导向作用，鼓励先进，促进各级各类医疗机构更加重视医疗质量数据化管理及信息上报工作；同时督促各级卫生健康行政部门及医疗机构进一步加强医疗质量指标化管理，提高质量管理信息化水平。

    2020 年全国医疗质量抽样调查延续 2019 年逻辑校验、区间设置、异常值提醒、数据提交限制等设置，以填报完整度、病案首页上传情况、重点病种数据、重点手术数据、恶性肿瘤数据、过程质量标准数据等重点填报项数据质量为主要评分依据。

    星级医院评分依据上报数据质量情况，按照表 1 所列的各项评价指标进行加分或减分。全部医疗机构统一标准，统一设定各医疗机构填报工作质量均应当具备 8（★）级水平，然后根据各医疗机构填报数据实际情况进行加分或减分（★代表 1 分，☆代表 0.5 分），9★为最高分，0 为最低分，用 0 表示。

表 1　星级医院评分指标及分值情况

考核类型	星级类别	考核项目	得星数 （★=1 星； ☆=0.5 星）	核算标准	分值
医院整体填报情况	1	数据上报情况	扣★	未提交当年度抽样调查数据； 没有床位数但填报了当年出院人次或上传了病案首页数据； 有床位数但是没有上报当年填报的出院人次数； 有床位数但未参与当年案首页上传；	−1
	3	填报完整度（t）	不扣分	若无床位数，$t \geq 80\%$； 若有床位数，$t \geq 95\%$；	0

续表

考核类型	星级类别	考核项目	得星数（★=1星；☆=0.5星）	核算标准	分值
医院整体填报情况	3	填报完整度(t)	扣★	若无床位数,$t<98.0\%$； 若有床位数,$t<99.5\%$	-1
	4	整体"/"率(P,质控指标无法统计或医疗项目未开展)	不扣分	若无床位数,$P=0$； 若有床位数,$P\leqslant10\%$；	0
	4	整体"/"率(P,质控指标无法统计或医疗项目未开展)	扣☆	若无床位数,$0<P\leqslant1\%$； 若有床位数,$10\%<P\leqslant20\%$；	-0.5
	4	整体"/"率(P,质控指标无法统计或医疗项目未开展)	扣★	若无床位数,$P>1\%$； 若有床位数,$P>20\%$；	-1
	5	工作配合度	扣★	数据核查/清洗阶段不配合编写组人员电话沟通	-1
重点填报项数据质量	6	重点病种&手术数据&恶性肿瘤数据质量(x,指本考核填报项内数据"/""//"的项目数占本考核项总数的比例)	不扣分	$x\leqslant25\%$（若参加公立医院绩效考核系统或 NCIS 医疗质量控制数据收集系统上传病历住院首页数据的医院不考察）	0
	6	重点病种&手术数据&恶性肿瘤数据质量(x,指本考核填报项内数据"/""//"的项目数占本考核项总数的比例)	扣☆	$25\%<x\leqslant50\%$（若参加公立医院绩效考核系统或 NCIS 医疗质量控制数据收集系统上传病历住院首页数据的医院不考察）	-0.5
	6	重点病种&手术数据&恶性肿瘤数据质量(x,指本考核填报项内数据"/""//"的项目数占本考核项总数的比例)	扣★	$x>50\%$（若参加公立医院绩效考核系统或 NCIS 医疗质量控制数据收集系统上传病历住院首页数据的医院不考察）	-1
	6	重点病种&手术数据&肿瘤全"0"率	扣★	本考核项内所有指标均为0	-1
	7	不良事件数据质量(x,指本考核填报项内数据"/""//"的项目数占本考核项总数的比例)	不扣分	$x\leqslant25\%$	0
	7	不良事件数据质量(x,指本考核填报项内数据"/""//"的项目数占本考核项总数的比例)	扣☆	$25\%<x\leqslant50\%$	-0.5
	7	不良事件数据质量(x,指本考核填报项内数据"/""//"的项目数占本考核项总数的比例)	扣★	$x>50\%$	-1
	7	不良事件数据质量全"0"率	扣★	本考核项内所有指标均为0	-1
	8	过程质量指标(x,指本考核填报项内数据"/""//"的项目数占本考核项总数的比例)	不扣分	$x\leqslant25\%$	0

续表

考核类型	星级类别	考核项目	得星数（★＝1星；☆＝0.5星）	核算标准	分值
重点填报项数据质量	8	过程质量指标(x,指本考核填报项内数据"/""//"的项目数占本考核项总数的比例)	扣☆	25%＜x≤50%	−0.5
	8	过程质量指标(x,指本考核填报项内数据"/""//"的项目数占本考核项总数的比例)	扣★	x＞50%	−1
	8	过程质量指标全"0"率	扣★	本考核项内所有指标均为0	−1
	9	填报人数据质量	不扣分	医院登记信息中数据填报人和联系电话完整准确	0
	9	填报人数据质量	扣★	医院登记信息中无数据填报人或联系电话，或联系电话错误	−1

2019年度各省（自治区、直辖市）星级评分（满分9分）均值进行从小到大排序，见表2。

表2　各省（自治区、直辖市）（包含新疆兵团）数据质量评分平均得分情况

省(自治区、直辖市)	医疗机构数	完整度（%）	整体"/"率（%）	星级总评分	省(自治区、直辖市)	医疗机构数	完整度（%）	整体"/"率（%）	星级总评分
新疆兵团	16	100.00	9.15	8.53	山西	291	96.17	13.63	6.97
浙江	210	92.85	10.36	7.55	宁夏	60	92.32	17.19	6.95
广东	525	94.20	11.06	7.50	重庆	244	91.37	14.75	6.94
江西	200	94.18	9.74	7.33	内蒙古	117	90.26	13.19	6.91
上海	134	91.87	11.19	7.32	青海	38	83.33	10.94	6.91
江苏	342	93.12	11.23	7.27	云南	305	92.06	15.16	6.84
陕西	268	92.53	14.57	7.22	吉林	163	89.65	14.87	6.83
甘肃	74	91.26	12.26	7.21	湖南	152	89.77	13.99	6.82
天津	113	93.79	15.71	7.20	湖北	219	83.57	10.91	6.82
河南	492	95.48	14.28	7.17	辽宁	378	93.40	15.25	6.78
北京	131	90.12	11.25	7.16	海南	49	89.63	13.01	6.77
广西	231	91.25	13.59	7.14	新疆	122	81.78	9.64	6.75
四川	518	92.81	13.28	7.09	河北	550	92.92	14.01	6.75
福建	196	92.80	11.94	7.07	黑龙江	187	89.29	14.37	6.54
贵州	348	96.12	17.00	7.01	安徽	194	88.72	14.40	6.45
山东	501	92.85	12.72	6.97	西藏	64	98.00	16.11	6.28

2019 年度共有 39 家国家卫生健康委委属委管医院进行数据上报，星级评分情况见表3。

表3 委属委管医院（39家）星级评分情况

医院名称	完整度（%）	整体"/"率（%）	星级总评分	医院名称	完整度（%）	整体"/"率（%）	星级总评分
北京大学第一医院	100	6.02	★★★★★★★★★★	北京大学第六医院	100	16.64	★★★★★★★★☆
北京大学人民医院	100	3.40	★★★★★★★★★★	北京大学口腔医院	100	12.19	★★★★★★★★☆
北京大学第三医院	100	1.08	★★★★★★★★★★	中国医学科学院肿瘤医院	100	3.92	★★★★★★★★☆
复旦大学附属华山医院	100	5.92	★★★★★★★★★★	中山大学孙逸仙纪念医院	100	9.49	★★★★★★★★☆
复旦大学附属儿科医院	100	5.89	★★★★★★★★★★	中山大学肿瘤防治中心	100	3.74	★★★★★★★★☆
复旦大学附属妇产科医院	100	1.65	★★★★★★★★★★	北京医院	100	6.36	★★★★★★★★
华中科技大学同济医学院附属同济医院	100	1.38	★★★★★★★★★★	复旦大学附属中山医院	100	9.77	★★★★★★★★
吉林大学口腔医院	100	5.96	★★★★★★★★★★	吉林大学第二医院	100	10.88	★★★★★★★★
山东大学第二医院	100	4.67	★★★★★★★★★★	山东大学齐鲁医院	100	5.24	★★★★★★★★
四川大学华西第二医院	100	3.38	★★★★★★★★★★	四川大学华西医院	100	6.20	★★★★★★★★
西安交通大学医学院附属口腔医院	100	6.61	★★★★★★★★★★	西安交通大学第二附属医院	100	17.92	★★★★★★★★
中南大学湘雅三医院	100	0.81	★★★★★★★★★★	中国医学科学院血液病医院	100	13.04	★★★★★★★☆
四川大学华西口腔医院	100	3.36	★★★★★★★★★★				
中国医学科学院阜外医院	100	0.21	★★★★★★★★★★	华中科技大学同济医学院附属协和医院	100	18.65	★★★★★★★
中日友好医院	100	1.96	★★★★★★★★★★	吉林大学第一医院	100	17.09	★★★★★★★
中山大学附属第三医院	100	4.42	★★★★★★★★★★	吉林大学中日联谊医院	100	6.91	★★★★★★★
中山大学附属第一医院	100	2.06	★★★★★★★★★★	西安交通大学第一附属医院	100	12.33	★★★★★☆
中山大学附属口腔医院	100	7.47	★★★★★★★★★★				
复旦大学附属肿瘤医院	100	12.32	★★★★★★★★☆	中国医学科学院北京协和医院	71.69	0.19	★★★★☆
华中科技大学同济医学院附属梨园医院	100	10.95	★★★★★★★★☆				

各省（自治区、直辖市）（包括新疆兵团）医疗机构星级评分情况如下，由于篇幅限制，仅保留各地区填报数据工作评分前 10 位的医疗机构，作为数据填报红榜（表4~表34），数据填报质量较差的医疗机构（本年度抽取医院评分低于 4.5 的三级医疗机构），作为数据填报白榜（表35）供参考。其他医疗机构数据填报质量星级评分情况详见国家医疗质量管理与控制信息网（www.ncis.cn）。

表4 新疆兵团星级评分情况

医院名称	完整度（%）	整体"/"率（%）	星级总评分	医院名称	完整度（%）	整体"/"率（%）	星级总评分
石河子绿洲医院	100	0.396	★★★★★★★★★★	石河子大学医学院第一附属医院	100	4.485	★★★★★★★★★★
新疆生产建设兵团第二师库尔勒医院	100	1.848	★★★★★★★★★★	新疆生产建设兵团第四师医院	100	5.223	★★★★★★★★★★
新疆生产建设兵团第十师北屯医院	100	2.141	★★★★★★★★★★	新疆生产建设兵团第一师医院	100	5.400	★★★★★★★★★★
图木舒克市人民医院	100	3.396	★★★★★★★★★★	新疆生产建设兵团第七师医院	100	5.637	★★★★★★★★★★
新疆生产建设兵团医院	100	3.922	★★★★★★★★★★	新疆生产建设兵团第六师奇台医院	100	5.938	★★★★★★★★★★

表5 浙江省星级评分情况

医院名称	完整度（%）	整体"/"率（%）	星级总评分	医院名称	完整度（%）	整体"/"率（%）	星级总评分
慈溪华阳口腔医院	100	0	★★★★★★★★★	天台县人民医院	100	1.448	★★★★★★★★
新昌县人民医院	100	0.233	★★★★★★★★★	宁波市北仑区人民医院	100	1.500	★★★★★★★★
温岭市第四人民医院	100	0.490	★★★★★★★★★	台州市博爱医院	100	1.631	★★★★★★★★
温州市第七人民医院	100	0.832	★★★★★★★★★	湖州市第三人民医院	100	1.847	★★★★★★★★
浙江大学医学院附属口腔医院	100	1.149	★★★★★★★★★	义乌复元私立医院	100	1.906	★★★★★★★★

表6 广东省星级评分情况

医院名称	完整度（%）	整体"/"率（%）	星级总评分	医院名称	完整度（%）	整体"/"率（%）	星级总评分
广州暨博口腔医院	100	0	★★★★★★★★★	汕头市第二人民医院	100	0.038	★★★★★★★★
清远中大口腔医院	100	0	★★★★★★★★★	东莞市寮步医院	100	0.042	★★★★★★★★
韶关市口腔医院	100	0	★★★★★★★★★	东莞市南城医院	100	0.051	★★★★★★★★
珠海拜博口腔医院	100	0	★★★★★★★★★	粤北第二人民医院	100	0.081	★★★★★★★★
珠海市口腔医院	100	0	★★★★★★★★★	广州市惠爱医院	100	0.097	★★★★★★★★

表7 江西省星级评分情况

医院名称	完整度（%）	整体"/"率（%）	星级总评分	医院名称	完整度（%）	整体"/"率（%）	星级总评分
赣州卫华口腔医院	100	0	★★★★★★★★★	崇仁县人民医院	100	1.113	★★★★★★★★
宜丰县人民医院	100	0.038	★★★★★★★★★	玉山县博爱医院有限公司	100	1.396	★★★★★★★★
江西省乐安县人民医院	100	0.389	★★★★★★★★★	新余市人民医院	100	1.524	★★★★★★★★
赣州市第五人民医院	100	0.406	★★★★★★★★★	靖安县妇幼保健院	100	1.744	★★★★★★★★
定南县妇幼保健院	100	0.487	★★★★★★★★★	萍乡市妇幼保健院	100	2.017	★★★★★★★★

表8 上海市星级评分情况

医院名称	完整度（%）	整体"/"率（%）	星级总评分	医院名称	完整度（%）	整体"/"率（%）	星级总评分
上海恺宏口腔门诊部	100	0	★★★★★★★★★	上海市第一妇婴保健院	100	1.543	★★★★★★★★
上海优德口腔门诊部	100	0	★★★★★★★★★	复旦大学附属妇产科医院	100	1.652	★★★★★★★★
上海市浦东新区传染病医院	100	0.943	★★★★★★★★★	长宁区精神卫生中心	100	1.837	★★★★★★★★
上海市松江区中心医院	100	1.188	★★★★★★★★★	复旦大学附属金山医院	100	2.156	★★★★★★★★
复旦大学附属中山医院青浦分院	100	1.229	★★★★★★★★★	上海交通大学医学院附属仁济医院南院	100	2.196	★★★★★★★★

表9 江苏省星级评分情况

医院名称	完整度(%)	整体"/"率(%)	星级总评分	医院名称	完整度(%)	整体"/"率(%)	星级总评分
常熟玉蕙口腔医院	100	0	★★★★★★★★★	如皋市人民医院	100	0.381	★★★★★★★★
昆山杰齿口腔医院	100	0	★★★★★★★★★	南京脑科医院	100	0.590	★★★★★★★★
泰州拜博口腔医院	100	0	★★★★★★★★★	淮安市淮阴医院	100	0.687	★★★★★★★★
南通市精神病院	100	0.099	★★★★★★★★★	徐州医科大学附属医院	100	0.829	★★★★★★★★
太仓市第一人民医院	100	0.242	★★★★★★★★★	昆山市第二人民医院	100	1.159	★★★★★★★★

表10 陕西省星级评分情况

医院名称	完整度(%)	整体"/"率(%)	星级总评分	医院名称	完整度(%)	整体"/"率(%)	星级总评分
咸阳市口腔医院	100	0	★★★★★★★★★	礼泉民源医院	100	0.980	★★★★★★★★
宜君县人民医院	100	0.284	★★★★★★★★★	渭南市第二医院	100	1.086	★★★★★★★★
三二〇一医院	100	0.678	★★★★★★★★★	旬邑县医院	100	1.258	★★★★★★★★
汉滨区第三人民医院	100	0.856	★★★★★★★★★	长安医院	100	1.296	★★★★★★★★
咸阳市中心医院	100	0.962	★★★★★★★★★	白河县人民医院	100	1.777	★★★★★★★★

表11 甘肃省星级评分情况

医院名称	完整度(%)	整体"/"率(%)	星级总评分	医院名称	完整度(%)	整体"/"率(%)	星级总评分
兰州市城关区惠安齿科诊所	100	0	★★★★★★★★★	平凉市第二人民医院	100	1.287	★★★★★★★★
西北民族大学口腔医院	100	0	★★★★★★★★★	甘肃省武威肿瘤医院	100	1.327	★★★★★★★★
玉门市第一人民医院	100	0.334	★★★★★★★★★	嘉峪关市第一人民医院	100	1.431	★★★★★★★★
瓜州县人民医院	100	0.511	★★★★★★★★★	武威市凉州医院	100	2.655	★★★★★★★★
甘肃省妇幼保健院	100	0.731	★★★★★★★★★	民勤县人民医院	100	3.871	★★★★★★★★

表12 天津市星级评分情况

医院名称	完整度(%)	整体"/"率(%)	星级总评分	医院名称	完整度(%)	整体"/"率(%)	星级总评分
天津市滨海新区塘沽口腔医院	100	0	★★★★★★★★★	天津市第二医院	100	2.585	★★★★★★★★
天津市南开区口腔医院	100	0	★★★★★★★★★	天津市海河医院	100	2.607	★★★★★★★★
天津市第二人民医院	100	0.462	★★★★★★★★★	天津市口腔医院	100	3.015	★★★★★★★★
天津市宁河区医院	100	1.279	★★★★★★★★★	天津市中心妇产科医院	100	3.453	★★★★★★★★
天津市胸科医院	100	1.823	★★★★★★★★★	泰达国际心血管病医院	100	3.546	★★★★★★★★

表13　河南省星级评分情况

医院名称	完整度(%)	整体"/"率(%)	星级总评分	医院名称	完整度(%)	整体"/"率(%)	星级总评分
南阳市第二人民医院	100	0.033	★★★★★★★★★★	长葛市人民医院	100	0.044	★★★★★★★★★★
潢川县人民医院	100	0.039	★★★★★★★★★★	平舆县中心医院	100	0.053	★★★★★★★★★
内乡县人民医院	100	0.040	★★★★★★★★★	延津县妇幼保健院	100	0.079	★★★★★★★★★★
中牟县人民医院	100	0.040	★★★★★★★★★	信阳市第三人民医院	100	0.144	★★★★★★★★★★
获嘉县人民医院	100	0.043	★★★★★★★★★	息县人民医院	100	0.161	★★★★★★★★★★

表14　北京市星级评分情况

医院名称	完整度(%)	整体"/"率(%)	星级总评分	医院名称	完整度(%)	整体"/"率(%)	星级总评分
北京大兴兴业口腔医院	100	0	★★★★★★★★★★	北京大学第三医院	100	1.076	★★★★★★★★★★
北京燕化医院	100	0.033	★★★★★★★★★★	北京市西城区平安医院	100	1.261	★★★★★★★★★
北京京北健永口腔医院	100	0.143	★★★★★★★★★	北京小汤山医院	100	1.578	★★★★★★★★★★
中国医学科学院阜外医院	100	0.212	★★★★★★★★★★	首都医科大学附属北京潞河医院	100	1.611	★★★★★★★★★★
首都医科大学附属北京佑安医院	100	0.438	★★★★★★★★★★	首都医科大学附属北京胸科医院	100	1.680	★★★★★★★★★★

表15　广西自治区星级评分情况

医院名称	完整度(%)	整体"/"率(%)	星级总评分	医院名称	完整度(%)	整体"/"率(%)	星级总评分
广西壮族自治区脑科医院	100	0.182	★★★★★★★★★★	玉林市妇幼保健院	100	1.438	★★★★★★★★★★
柳州市妇幼保健院	100	0.590	★★★★★★★★★★	灵山县人民医院	100	1.568	★★★★★★★★★★
南宁市妇幼保健院	100	0.945	★★★★★★★★★★	广西医科大学第一附属医院	100	1.597	★★★★★★★★★★
钟山县妇幼保健院	100	1.065	★★★★★★★★★★	隆安县妇幼保健院	100	1.750	★★★★★★★★★★
玉林市第一人民医院	100	1.357	★★★★★★★★★★	广西科技大学第一附属医院	100	1.960	★★★★★★★★★★

表16　四川省星级评分情况

医院名称	完整度(%)	整体"/"率(%)	星级总评分	医院名称	完整度(%)	整体"/"率(%)	星级总评分
峨眉山口腔医院	100	0	★★★★★★★★★★	四川省地矿局四〇五医院	100	0.038	★★★★★★★★★★
什邡第二医院	100	0	★★★★★★★★★★	普格县人民医院	100	0.042	★★★★★★★★★★
西南医科大学附属口腔医院	100	0	★★★★★★★★★★	攀枝花市仁和区人民医院	100	0.045	★★★★★★★★★★
成都市郫都区第二人民医院	100	0.032	★★★★★★★★★★	泸州市纳溪区人民医院	100	0.087	★★★★★★★★★★
北川羌族自治县妇幼保健计划生育服务中心	100	0.034	★★★★★★★★★★	德阳市口腔医院	100	0.143	★★★★★★★★★★

表17 福建省星级评分情况

医院名称	完整度(%)	整体"/"率(%)	星级总评分	医院名称	完整度(%)	整体"/"率(%)	星级总评分
福州东南口腔医院	100	0	★★★★★★★★★	福建医科大学附属协和医院	100	1.252	★★★★★★★★
厦门大学附属心血管病医院	100	0.610	★★★★★★★★★	福建省南平市第一医院	100	1.634	★★★★★★★★
惠安县医院	100	0.770	★★★★★★★★	龙海市第一医院	100	1.643	★★★★★★★★
厦门医学院附属第二医院	100	0.860	★★★★★★★★	厦门市妇幼保健院	100	1.649	★★★★★★★★
泉州市第一医院	100	1.037	★★★★★★★★	尤溪县总医院	100	1.802	★★★★★★★★

表18 贵州省星级评分情况

医院名称	完整度(%)	整体"/"率(%)	星级总评分	医院名称	完整度(%)	整体"/"率(%)	星级总评分
汇川区深圳路杨维建口腔诊所	100	0	★★★★★★★★★	威宁同济医院	100	0.051	★★★★★★★★★
六盘水戴氏口腔医院	100	0	★★★★★★★★★	遵义市精神病院	100	0.099	★★★★★★★★★
贵州医科大学附属乌当医院	100	0.041	★★★★★★★★★	贵州省人民医院	100	0.318	★★★★★★★★★
玉屏侗族自治县人民医院	100	0.046	★★★★★★★★★	丹寨县人民医院	100	0.886	★★★★★★★★
惠水县人民医院	100	0.047	★★★★★★★★★	贵州省第二人民医院	100	0.961	★★★★★★★★

表19 山东省星级评分情况

医院名称	完整度(%)	整体"/"率(%)	星级总评分	医院名称	完整度(%)	整体"/"率(%)	星级总评分
昌乐爱杰口腔医院	100	0	★★★★★★★★★	烟台欢乐口腔医院	100	0	★★★★★★★★★
济南市章丘区口腔医院	100	0	★★★★★★★★★	鱼台县人民医院	100	0.038	★★★★★★★★★
巨野县人民医院	100	0	★★★★★★★★★	莒县人民医院	100	0.066	★★★★★★★★★
日照口腔医院	100	0	★★★★★★★★★	费县益民口腔医院	100	0.073	★★★★★★★★★
寿光市口腔医院	100	0	★★★★★★★★★	烟台毓璜顶医院	100	0.090	★★★★★★★★★

表20 山西省星级评分情况

医院名称	完整度(%)	整体"/"率(%)	星级总评分	医院名称	完整度(%)	整体"/"率(%)	星级总评分
阳泉市第三人民医院	100	0.268	★★★★★★★★★	运城市盐湖区人民医院	100	1.535	★★★★★★★★
山西医科大学第一医院	100	0.877	★★★★★★★★	侯马市人民医院	100	2.097	★★★★★★★★
五寨县第一人民医院	100	1	★★★★★★★★	运城市第二医院	100	2.149	★★★★★★★★
长治医学院附属和平医院	100	1.027	★★★★★★★★	晋城市妇幼保健院	100	2.232	★★★★★★★★
临猗县人民医院	100	1.074	★★★★★★★★	大同市第四人民医院	100	2.279	★★★★★★★★

表21 宁夏自治区星级评分情况

医院名称	完整度（%）	整体"/"率（%）	星级总评分	医院名称	完整度（%）	整体"/"率（%）	星级总评分
石嘴山市第二人民医院	100	1.455	★★★★★★★★	宁夏回族自治区第三人民医院	100	4.879	★★★★★★★
海原县人民医院	100	3.333	★★★★★★★★				
银川市第一人民医院	100	3.381	★★★★★★★★	宁夏回族自治区妇幼保健院 宁夏回族自治区儿童医院	100	5.396	★★★★★★★
宁夏回族自治区第四人民医院	100	3.454	★★★★★★★★				
灵武市人民医院	100	3.831	★★★★★★★★	银川市妇幼保健院	100	7.475	★★★★★★★
西吉县人民医院	100	4.329	★★★★★★★★	石嘴山市第一人民医院	100	7.747	★★★★★★★

表22 重庆市星级评分情况

医院名称	完整度（%）	整体"/"率（%）	星级总评分	医院名称	完整度（%）	整体"/"率（%）	星级总评分
合川口腔医院	100	0	★★★★★★★★	重庆綦江拜博口腔医院有限公司	100	0	★★★★★★★
武隆兴胜健美口腔医院	100	0	★★★★★★★★	重庆綦江关爱精神病医院	100	0	★★★★★★★
重庆贝尔口腔医院	100	0	★★★★★★★★	重庆润之康医院	100	0.428	★★★★★★★
重庆合川摩尔口腔医院	100	0	★★★★★★★★	重庆市梁平区人民医院	100	1.655	★★★★★★★
重庆南岸摩尔口腔医院	100	0	★★★★★★★★	丰都县民福医院	100	1.709	★★★★★★★

表23 内蒙古自治区星级评分情况

医院名称	完整度（%）	整体"/"率（%）	星级总评分	医院名称	完整度（%）	整体"/"率（%）	星级总评分
呼和浩特市第二医院	100	0.082	★★★★★★★★	内蒙古医科大学附属医院	100	2.925	★★★★★★★
呼和浩特市新城区医院	100	0.402	★★★★★★★★	内蒙古自治区肿瘤医院	100	3.543	★★★★★★★
通辽市第二人民医院	100	1.288	★★★★★★★★	兴安盟人民医院	100	4.811	★★★★★★★
奈曼旗人民医院	100	2.810	★★★★★★★★	赤峰市宁城县中心医院	100	4.921	★★★★★★★
赤峰市第二医院	100	2.907	★★★★★★★★	内蒙古自治区妇幼保健院	100	5.157	★★★★★★★

表24 青海省星级评分情况

医院名称	完整度（%）	整体"/"率（%）	星级总评分	医院名称	完整度（%）	整体"/"率（%）	星级总评分
青海省心脑血管病专科医院	100	0.909	★★★★★★★★	西宁市第三人民医院	100	4.666	★★★★★★★
西宁市第一人民医院	100	2.001	★★★★★★★★	青海省第四人民医院	100	4.716	★★★★★★★
青海红十字医院	100	2.999	★★★★★★★★	刚察县人民医院	100	5.927	★★★★★★★
青海省第三人民医院	100	3.196	★★★★★★★★	格尔木市人民医院	100	8.938	★★★★★★★
青海省妇幼保健院	100	3.963	★★★★★★★★	青海省第五人民医院	100	9.622	★★★★★★★

表25　云南省星级评分情况

医院名称	完整度(%)	整体"/"率(%)	星级总评分	医院名称	完整度(%)	整体"/"率(%)	星级总评分
昆明蓝橙口腔医院	100	0	★★★★★★★★★★	曲靖市沾益区人民医院	100	0.083	★★★★★★★★★
昆明市口腔医院	100	0	★★★★★★★★★	绿春县人民医院	100	0.132	★★★★★★★★★
临沧洁美口腔医院	100	0	★★★★★★★★★	元江民族医院	100	0.698	★★★★★★★★★
会泽县者海人民医院	100	0.024	★★★★★★★★★	祥云县人民医院	100	1.346	★★★★★★★★★
昌宁县人民医院	100	0.042	★★★★★★★★★	昆明市延安医院	100	1.752	★★★★★★★★★

表26　吉林省星级评分情况

医院名称	完整度(%)	整体"/"率(%)	星级总评分	医院名称	完整度(%)	整体"/"率(%)	星级总评分
四平诺雅口腔医院	100	0	★★★★★★★★★★	珲春市人民医院	100	2.963	★★★★★★★★★
长春市人民医院	100	0.038	★★★★★★★★★	吉林市传染病医院	100	3.032	★★★★★★★★★
四平市传染病医院	100	0.040	★★★★★★★★★	延边妇幼保健院(延边儿童医院、延边妇产医院)	100	3.591	★★★★★★★★★
吉林市丰满区医院	100	0.056	★★★★★★★★★	通化市人民医院	100	4.251	★★★★★★★★★
通化矿业(集团)有限责任公司总医院	100	1.051	★★★★★★★★★	临江市人民医院	100	4.764	★★★★★★★★★

表27　湖南省星级评分情况

医院名称	完整度(%)	整体"/"率(%)	星级总评分	医院名称	完整度(%)	整体"/"率(%)	星级总评分
新化健齿口腔医院	100	0	★★★★★★★★★★	中南大学湘雅三医院	100	0.814	★★★★★★★★★
长沙科尔雅口腔医院	100	0	★★★★★★★★★	资兴市第一人民医院	100	1.271	★★★★★★★★★
江华瑶族自治县人民医院	100	0.040	★★★★★★★★★	南华大学附属第二医院	100	1.489	★★★★★★★★★
湖南省胸科医院	100	0.079	★★★★★★★★★	长沙市中心医院	100	2.017	★★★★★★★★★
溆浦县人民医院	100	0.220	★★★★★★★★★	长沙市第四医院	100	2.545	★★★★★★★★★

表28　湖北省星级评分情况

医院名称	完整度(%)	整体"/"率(%)	星级总评分	医院名称	完整度(%)	整体"/"率(%)	星级总评分
孝感口腔医院	100	0	★★★★★★★★★★	湖北省肿瘤医院	100	1.030	★★★★★★★★★
武汉楚康精神病医院	100	0.089	★★★★★★★★★	华润武钢总医院	100	1.091	★★★★★★★★★
麻城市第二人民医院	100	0.095	★★★★★★★★★	大冶市人民医院	100	1.226	★★★★★★★★★
荆州市中心医院	100	0.766	★★★★★★★★★	华中科技大学同济医学院附属同济医院	100	1.380	★★★★★★★★★
襄阳市第一人民医院	100	0.915	★★★★★★★★★	天门市第一人民医院	100	1.668	★★★★★★★★★

表29　辽宁省星级评分情况

医院名称	完整度（%）	整体"/"率（%）	星级总评分	医院名称	完整度（%）	整体"/"率（%）	星级总评分
鞍山立山区自由金威口腔门诊部	100	0	★★★★★★★★★★	沈阳市第九人民医院（沈阳市劳动卫生职业病研究所）	100	0.046	★★★★★★★★★
大连金普新区洁雅口腔医院有限公司	100	0	★★★★★★★★★★	大连市第六人民医院	100	0.156	★★★★★★★★★
冠亚口腔门诊部	100	0	★★★★★★★★★★	辽宁省健康产业集团抚矿总医院	100	0.336	★★★★★★★★★
凌源市鹤铭口腔医院	100	0	★★★★★★★★★★	辽阳县中心医院	100	1.801	★★★★★★★★★
沈阳奥新全民口腔医院有限公司	100	0	★★★★★★★★★★	大连百佳妇产医院有限公司	100	2.136	★★★★★★★★★

表30　海南省星级评分情况

医院名称	完整度（%）	整体"/"率（%）	星级总评分	医院名称	完整度（%）	整体"/"率（%）	星级总评分
三亚口腔医院	100	0	★★★★★★★★★★	海南医学院第一附属医院	100	9.783	★★★★★★★☆
儋州市第四人民医院	100	0.074	★★★★★★★★★	海南医学院第二附属医院	100	7.550	★★★★★★★★
海南省肿瘤医院	100	3.342	★★★★★★★★★	海南省第二人民医院	100	13.250	★★★★★★★
海口市妇幼保健院	100	5.167	★★★★★★★★★	海南口腔医院	100	29.858	★★★★★★★
琼海市人民医院	100	6.830	★★★★★★★★★	三亚泰康拜博口腔医院	99.6	0	★★★★★★★★

表31　新疆自治区星级评分情况

医院名称	完整度（%）	整体"/"率（%）	星级总评分	医院名称	完整度（%）	整体"/"率（%）	星级总评分
哈密地区口腔病防治院	100	0	★★★★★★★★★★	墨玉县人民医院	100	0.115	★★★★★★★★★
皮山县人民医院	100	0.043	★★★★★★★★★	新疆维吾尔自治区人民医院	100	0.311	★★★★★★★★★
于田县人民医院	100	0.043	★★★★★★★★★	新疆医科大学第一附属医院	100	0.708	★★★★★★★★★
克拉玛依市人民医院	100	0.048	★★★★★★★★★	新疆维吾尔自治区胸科医院	100	0.875	★★★★★★★★★
策勒县人民医院	100	0.049	★★★★★★★★★	克拉玛依市中心医院	100	1.984	★★★★★★★★★

表32　河北省星级评分情况

医院名称	完整度（%）	整体"/"率（%）	星级总评分	医院名称	完整度（%）	整体"/"率（%）	星级总评分
衡水口腔医院	100	0	★★★★★★★★★★	邢台医学高等专科学校第一附属医院	100	0.094	★★★★★★★★★
下板城儒家口腔医院	100	0	★★★★★★★★★	泊头市第二医院	100	0.454	★★★★★★★★★
遵化现代口腔医院	100	0	★★★★★★★★★	康保县人民医院	100	0.520	★★★★★★★★★
任丘康济新图医院	100	0.054	★★★★★★★★★	承德县医院	100	0.525	★★★★★★★★★
黄骅安定医院	100	0.071	★★★★★★★★★	石家庄市栾城人民医院	100	0.896	★★★★★★★★★

表33　黑龙江省星级评分情况

医院名称	完整度(%)	整体"/"率(%)	星级总评分	医院名称	完整度(%)	整体"/"率(%)	星级总评分
牡丹江市康安医院	100	0.167	★★★★★★★★★	哈尔滨二四二医院	100	2.199	★★★★★★★★
佳木斯市妇幼保健院	100	0.295	★★★★★★★★	抚远市人民医院	100	2.772	★★★★★★★★
牡丹江市第一人民医院	100	1.458	★★★★★★★★	牡丹江市第二人民医院	100	4.086	★★★★★★★★
哈尔滨医科大学附属第一医院	100	1.643	★★★★★★★★	北安市第一人民医院	100	4.849	★★★★★★★★
鸡西市人民医院	100	1.897	★★★★★★★★	大庆市第三医院	100	4.868	★★★★★★★★

表34　安徽省星级评分情况

医院名称	完整度(%)	整体"/"率(%)	星级总评分	医院名称	完整度(%)	整体"/"率(%)	星级总评分
六安竹子口腔医院	100	0	★★★★★★★★★	望江县医院	100	0.192	★★★★★★★★
铜陵渡江口腔医院	100	0	★★★★★★★★★	六安市人民医院	100	0.563	★★★★★★★★
铜陵市立医院	100	0.036	★★★★★★★★	淮南市妇幼保健院	100	1.220	★★★★★★★★
岳西县医院	100	0.036	★★★★★★★★	黄山昌仁医院	100	1.253	★★★★★★★★
安徽医科大学附属口腔医院	100	0.139	★★★★★★★★	马鞍山十七冶医院	100	1.320	★★★★★★★★

表35　西藏自治区星级评分情况

医院名称	完整度(%)	整体"/"率(%)	星级总评分	医院名称	完整度(%)	整体"/"率(%)	星级总评分
阿里地区改则县人民医院	100	0	★★★★★★★★★	西藏曲松县卫生服务中心	100	0.564	★★★★★★★
西藏洛隆县人民医院	100	0.061	★★★★★★★★	西藏桑珠孜区人民医院	100	1.538	★★★★★★★
昌都市贡觉县人民医院（妇幼保健院）	100	1.541	★★★★★★★	察隅县人民医院	100	1.632	★★★★★★★
西藏拉萨市墨竹工卡县人民医院	100	8.535	★★★★★★★★	洛扎县卫生服务中心	100	2.597	★★★★★★★
				林芝市妇幼保健院	100	5.274	★★★★★★★★
				那曲市人民医院	100	15.981	★★★★★★★☆

表36　医疗机构星级评分白榜（星级评分≤4.5分）

统计用医院名称（2019年度）	省（自治区、直辖市）	医院级别	医院类型	完整度(%)	整体"/"率(%)	星级总评分
海南省第三人民医院	海南	三级	综合	11.66	0	★★★★☆
互助土族自治县中医院	青海	二级	综合	1.46	0	★★★★☆
宁夏第五人民医院	宁夏	三级	综合	9.63	0	★★★★☆
文昌市人民医院同济文昌医院	海南	三级	综合	6.79	0	★★★★☆
洋浦经济开发区医院	海南	二级	综合	5.37	0	★★★★☆
银川市第三人民医院	宁夏	二级	综合	3.46	0	★★★★☆
海东市乐都区中医院	青海	二级	综合	6.68	0.765	★★★★★

续表

统计用医院名称（2019年度）	省(自治区、直辖市)	医院级别	医院类型	完整度（%）	整体"/"率（%）	星级总评分
海南省三亚市人民医院	海南	三级	综合	100.00	19.180	★★★★★
海南省中医院	海南	三级	综合	11.47	0.363	★★★★★
海南杏林不孕不育医院	海南	二级	妇产专科	100.00	0.070	★★★★★
陵水黎族自治县人民医院	海南	二级	综合	76.10	10.544	★★★★★
青海省海东市平安区中医医院	青海	二级	综合	10.74	0.611	★★★★★
青海省海西州乌兰县人民医院	青海	二级	综合	100.00	17.309	★★★★★
青海省交通医院	青海	三级	综合	87.46	12.306	★★★★★
石嘴山市妇幼保健计划生育服务中心	宁夏	二级	妇幼保健院	100.00	41.176	★★★★★
天津津南益世医院	天津	二级	妇产专科	100.00	2.357	★★★★★
天津市滨海新区中医医院	天津	二级	综合	6.68	0.255	★★★★★
吴忠友谊医院	宁夏	二级	综合	100.00	29.032	★★★★★
张掖安贞妇产医院	甘肃	二级	妇产专科	100.00	33.26	★★★★★
中核四〇四医院	甘肃	二级	综合	76.18	0	★★★★★
阿里地区措勤县人民医院	西藏	二级	综合	100.00	59.614	★★★★☆
白朗县卫生服务中心	西藏	二级	综合	100.00	66.966	★★★★☆
北京大学首钢医院	北京	三级	综合	6.79	0	★★★★☆
北京汉琨中医医院	北京	二级	综合	100.00	62.150	★★★★☆
北京市西城区广外医院	北京	二级	综合	22.58	1.199	★★★★☆
北京市西城区广外医院（北京市西城区广外老年医院）	北京	三级	综合	44.94	2.937	★★★★☆
北京中医药大学附属护国寺中医医院	北京	三级	综合	8.28	0	★★★★☆
昌都市丁青县人民医院（妇幼保健院）	西藏	二级	综合	100.00	55.630	★★★★☆
固原康泰医院（有限责任公司）	宁夏	二级	综合	100.00	76.945	★★★★☆
海南省万宁市人民医院	海南	二级	综合	100.00	33.652	★★★★☆
黄南藏族自治州人民医院	青海	三级	综合	6.92	0	★★★★☆
隆德福利医院	宁夏	二级	综合	9.45	0	★★★★☆
南开大学附属医院（天津市第四医院）	天津	三级	综合	6.56	0	★★★★☆
宁夏颐阳老年病医院	宁夏	二级	综合	45.02	0	★★★★☆
平罗县妇幼保健计划生育服务中心	宁夏	二级	妇幼保健院	100.00	38.122	★★★★☆
青海省海北藏族自治州第一人民医院	青海	二级	综合	6.04	0	★★★★☆
琼中黎族苗族自治县中医院	海南	二级	综合	2.09	0	★★★★☆
山西省汾阳医院	山西	三级	综合	25.60	0	★★★★☆
上海市奉贤区古华医院	上海	二级	传染病专科	2.18	0.110	★★★★☆
上海市静安区北站医院	上海	二级	综合	2.82	0	★★★★☆
天津百信医院	天津	二级	综合	100.00	35.955	★★★★☆
天津滨海新区安琪妇产医院	天津	二级	妇产专科	100.00	51.509	★★★★☆
天津和平九龙男健医院	天津	二级	综合	100.00	76.938	★★★★☆
屯昌协和医院	海南	二级	综合	100.00	64.609	★★★★☆
渭源县人民医院	甘肃	二级	综合	11.57	0	★★★★☆

续表

统计用医院名称（2019年度）	省(自治区、直辖市)	医院级别	医院类型	完整度（%）	整体"/"率（%）	星级总评分
武威市中医医院	甘肃	三级	综合	67.75	9.894	★★★★☆
西藏昌都市卡若区人民医院	西藏	二级	综合	100.00	60.919	★★★★☆
西藏自治区藏医院	西藏	三级	综合	100.00	34.866	★★★★☆
西宁市中医院	青海	二级	综合	100.00	12.036	★★★★☆
扎囊县卫生服务中心	西藏	二级	综合	100.00	55.045	★★★★☆
张掖天慈阳光医院	甘肃	二级	综合	95.29	59.874	★★★★☆
中国医学科学院北京协和医院	北京	三级	综合	71.69	0.191	★★★★☆
北京市东城区第二妇幼保健院	北京	二级	妇幼保健院	80.15	0.083	★★★★
苍南县妇幼保健院	浙江	二级	妇幼保健院	38.24	5.465	★★★★
察雅县人民医院	西藏	二级	综合	100.00	32.442	★★★★
重庆市南岸区精神卫生中心	重庆	二级	精神专科	46.73	0	★★★★
重庆市万州区上海医院	重庆	二级	综合	6.31	0.511	★★★★
大方县妇幼保健院	贵州	二级	妇幼保健院	100.00	82.586	★★★★
垫江县精神卫生中心（垫江县第二人民医院）	重庆	三级	精神专科	18.36	0.118	★★★★
鄂尔多斯市第四人民医院（鄂尔多斯市精神卫生中心）	内蒙古	二级	精神专科	40.94	4.290	★★★★
福建省龙岩市第二医院	福建	三级	综合	10.49	0.611	★★★★
赣州安太妇产医院	江西	二级	妇产专科	19.24	0	★★★★
高台县人民医院	甘肃	二级	综合	100.00	30.832	★★★★
汉阴县中医医院	陕西	二级	综合	19.64	0.072	★★★★
河津中心医院	山西	二级	综合	100.00	20.765	★★★★
河南省儿童医院	河南	三级	儿童专科	21.58	1.036	★★★★
赫章现代妇产医院	贵州	二级	妇产专科	100.00	77.266	★★★★
湖州市南浔区菱湖人民医院	浙江	二级	综合	49.56	0.449	★★★★
吉林省结核病医院	吉林	三级	传染病专科	98.56	29.360	★★★★
稷山县妇幼保健院	山西	二级	妇幼保健院	100.00	25.064	★★★★
嘉黎县人民医院	西藏	二级	综合	100.00	33.136	★★★★
嘉兴市妇幼保健院	浙江	三级	妇幼保健院	8.01	0	★★★★
江西省上高县中医院	江西	二级	综合	13.09	0.051	★★★★
江西省婺源县人民医院	江西	二级	综合	87.74	6.194	★★★★
九江学院附属医院	江西	三级	综合	26.22	0.824	★★★★
马关康瑜精神病医院	云南	二级	精神专科	5.79	0	★★★★
那曲市藏医院	西藏	三级	综合	100.00	1.361	★★★★
南丹县妇幼保健院	广西	二级	妇幼保健院	100.00	63.186	★★★★
宁蒗彝族自治县人民医院	云南	二级	综合	20.06	0.210	★★★★
宁武县妇幼保健服务中心	山西	二级	妇幼保健院	88.42	0.092	★★★★
如皋港人民医院	江苏	二级	综合	6.87	0.073	★★★★
厦门长庚医院	福建	三级	综合	1.44	0.024	★★★★

统计用医院名称（2019年度）	省（自治区、直辖市）	医院级别	医院类型	完整度（%）	整体"/"率（%）	星级总评分
上海美兰湖妇产科医院	上海	/	妇产专科	66.64	0.081	★★★★
上海浦滨儿童医院	上海	二级	儿童专科	100.00	2.752	★★★★
上海市浦东新区公利医院	上海	二级	综合	10.75	0.856	★★★★
双辽市妇幼保健计划生育服务中心	吉林	二级	妇幼保健院	100.00	47.285	★★★★
太原化学工业集团有限公司职工医院	山西	二级	综合	30.53	0.920	★★★★
太原玛丽妇科医院	山西	二级	妇产专科	100.00	35.061	★★★★
太原天使儿童医院	山西	二级	儿童专科	97.31	7.496	★★★★
天津市宝坻区妇女儿童保健和计划生育服务中心	天津	/	妇幼保健院	94.12	87.056	★★★★
天津市河西医院	天津	二级	综合	100.00	26.213	★★★★
天津市肿瘤医院	天津	三级	肿瘤专科	7.04	0	★★★★
通化市东昌区人民医院	吉林	二级	综合	100.00	35.855	★★★★
通化县中医院	吉林	二级	综合	47.58	0.054	★★★★
通辽玛丽亚妇产医院	内蒙古	二级	妇产专科	1.68	0	★★★★
铜仁市碧江区妇幼保健院	贵州	二级	妇幼保健院	100.00	80.773	★★★★
威宁自治县妇幼保健院	贵州	二级	妇幼保健院	24.73	0	★★★★
文山圣玛妇产医院	云南	二级	妇产专科	11.43	0	★★★★
西乌珠穆沁旗医院	内蒙古	二级	综合	100.00	15.767	★★★★
新疆维吾尔自治区生殖健康医院	新疆	三级	妇幼保健院	5.29	0	★★★★
印江土家族苗族自治县妇幼保健院	贵州	二级	妇幼保健院	81.69	0.073	★★★★
银川丽人妇产医院	宁夏	二级	妇产专科	90.35	5.247	★★★★
余干仁和医院	江西	二级	综合	90.55	8.418	★★★★
盂县中医医院	山西	二级	综合	100.00	21.914	★★★★
镇雄精神病医院	云南	二级	精神专科	25.15	0	★★★★
舟山市普陀区人民医院	浙江	三级	综合	12.06	0.239	★★★★
拜泉县人民医院	黑龙江	二级	综合	79.75	24.916	★★★☆
蚌埠市中医医院	安徽	三级	综合	37.95	1.213	★★★☆
包头文治医院	内蒙古	二级	综合	20.02	0	★★★☆
察右后旗医院	内蒙古	二级	综合	98.09	44.492	★★★☆
成都市郫都区中医医院	四川	三级	综合	15.23	0	★★★☆
赤水华仁骨科医院	贵州	二级	综合	49.71	1.662	★★★☆
重钢总医院	重庆	二级	综合	8.19	2.172	★★★☆
重庆南川宏仁医院	重庆	二级	综合	100.00	40.801	★★★☆
重庆三博江陵医院	重庆	二级	综合	96.07	72.318	★★★☆
大庆创伤医院	黑龙江	二级	综合	40.74	8.217	★★★☆
定西市人民医院	甘肃	三级	综合	25.97	6.761	★★★☆
峨山彝族自治县人民医院	云南	二级	综合	48.20	1.480	★★★☆
鄂州市华容区人民医院	湖北	二级	综合	21.11	0	★★★☆
凤城凤凰医院	辽宁	二级	综合	43.67	7.494	★★★☆

续表

统计用医院名称（2019年度）	省(自治区、直辖市)	医院级别	医院类型	完整度（%）	整体"/"率（%）	星级总评分
凤冈县中医院	贵州	二级	综合	100.00	41.266	★★★☆
福海县人民医院	新疆	二级	综合	84.65	13.193	★★★☆
福建中医药大学附属第二人民医院	福建	三级	综合	14.18	0	★★★☆
富裕县人民医院	黑龙江	二级	综合	16.21	2.032	★★★☆
伽师县人民医院	新疆	二级	综合	31.05	1.341	★★★☆
公主岭龙宇医院	吉林	二级	综合	34.31	30.229	★★★☆
巩义市阳光医院	河南	二级	综合	31.28	3.763	★★★☆
广州中医药大学深圳医院（福田）	广东	三级	综合	51.49	1.548	★★★☆
哈尔滨市南岗区王岗镇中心卫生院	黑龙江	二级	综合	25.42	0.032	★★★☆
海林市妇幼保健院	黑龙江	二级	妇幼保健院	26.13	0.085	★★★☆
和静县人民医院	新疆	二级	综合	8.14	1.968	★★★☆
河池市金城江区人民医院（河池市第三人民医院）	广西	二级	综合	12.81	0.051	★★★☆
河南省邓州市人民医院	河南	二级	综合	20.63	2.474	★★★☆
河源市中医院	广东	二级	综合	6.59	0.052	★★★☆
黑龙江上德妇产医院	黑龙江	三级	妇产专科	9.47	0.262	★★★☆
呼伦贝尔市传染病医院	内蒙古	三级	传染病专科	34.29	0.093	★★★☆
淮北矿工总医院集团岱河分院	安徽	二级	综合	46.47	10.329	★★★☆
徽县人民医院	甘肃	二级	综合	15.71	0	★★★☆
吉林大学第二医院民康医院	吉林	二级	综合	99.01	72.560	★★★☆
吉木乃县人民医院	新疆	二级	综合	8.51	1.476	★★★☆
江西省抚州市第一人民医院	江西	三级	综合	100.00	26.237	★★★☆
锦州市太和区医院	辽宁	二级	综合	54.02	7.824	★★★☆
旌德县人民医院	安徽	二级	综合	43.52	8.581	★★★☆
九江市柴桑区人民医院	江西	二级	综合	8.98	3.846	★★★☆
昆明圣安妇产医院	云南	二级	妇产专科	100.00	30.194	★★★☆
乐昌市中医院	广东	二级	综合	9.19	0.089	★★★☆
黎平县中医医院	贵州	二级	综合	9.39	2.335	★★★☆
礼泉县妇幼保健计划生育服务中心	陕西	/	妇幼保健院	73.23	12.798	★★★☆
丽水市中医院	浙江	三级	综合	71.42	56.904	★★★☆
滦县人民医院	河北	二级	综合	8.00	0	★★★☆
洛南县中医医院	陕西	二级	综合	21.12	0.670	★★★☆
眉山市东坡区妇幼保健计划生育服务中心	四川	二级	妇幼保健院	3.63	0.096	★★★☆
民权爱佳妇产医院	河南	二级	妇产专科	69.82	9.726	★★★☆
明光新城医院	安徽	二级	综合	22.72	0	★★★☆
内蒙古锡林郭勒蒙医医院	内蒙古	三级	综合	15.16	0	★★★☆
宁明县中医医院	广西	二级	综合	16.71	0	★★★☆
邳州市炮车镇中心卫生院	江苏	二级	综合	5.33	4.049	★★★☆
屏边县妇幼保健院	云南	二级	妇幼保健院	8.74	0.261	★★★☆

统计用医院名称（2019年度）	省(自治区、直辖市)	医院级别	医院类型	完整度（%）	整体"/"率（%）	星级总评分
七台河市中医医院	黑龙江	三级	综合	73.37	6.941	★★★☆
晴隆县妇幼保健院	贵州	二级	妇幼保健院	25.42	0.073	★★★☆
泉州成功医院	福建	二级	综合	97.18	60.647	★★★☆
三台县芦溪镇中心卫生院	四川	二级	综合	17.02	1.619	★★★☆
山阳县红十字会医院	陕西	二级	综合	96.67	77.475	★★★☆
商洛国际医学中心医院	陕西	二级	综合	29.10	1.290	★★★☆
上蔡仁爱医院	河南	二级	综合	100.00	54.528	★★★☆
上海禾新医院	上海	二级	综合	62.06	3.039	★★★☆
邵阳学院附属第二医院	湖南	三级	综合	55.74	1.979	★★★☆
绍兴市中心医院	浙江	三级	综合	25.78	8.105	★★★☆
舍伯吐协和蒙中西医结合医院	内蒙古	二级	综合	66.54	0	★★★☆
施甸济康医院	云南	二级	综合	23.73	7.955	★★★☆
沭阳南关医院	江苏	二级	综合	68.25	3.979	★★★☆
睢宁县双沟镇中心卫生院	江苏	二级	综合	30.17	8.116	★★★☆
绥化市中医医院	黑龙江	二级	综合	20.08	0	★★★☆
单县中医医院	山东	二级	综合	2.80	0	★★★☆
天水市第一人民医院	甘肃	三级	综合	18.96	2.594	★★★☆
通榆县红十字医院	吉林	二级	综合	10.11	0	★★★☆
同德县人民医院	青海	二级	综合	12.75	0.237	★★★☆
乌鲁木齐国际医院	新疆	三级	综合	11.56	1.245	★★★☆
乌马河林业局职工医院	黑龙江	二级	综合	13.58	3.203	★★★☆
乌什县人民医院	新疆	二级	综合	9.96	1.845	★★★☆
西藏阜康医院	西藏	三级	综合	12.07	0	★★★☆
昔阳普济医院	山西	二级	综合	7.12	1.683	★★★☆
湘鹤医院	湖南	二级	综合	36.83	0.175	★★★☆
孝昌县第一人民医院	湖北	二级	综合	42.28	10.313	★★★☆
新乡医学院第一附属医院滑县医院	河南	二级	综合	100.00	71.121	★★★☆
兴化城南医院	江苏	二级	综合	90.89	12.928	★★★☆
宿迁市工人医院	江苏	二级	综合	71.85	0.096	★★★☆
阳西县人民医院	广东	二级	综合	55.78	4.653	★★★☆
伊犁哈萨克自治州中医医院	新疆	三级	综合	62.96	2.223	★★★☆
宜兴市中西医结合医院（宜兴市红塔医院）	江苏	二级	综合	45.64	5.104	★★★☆
益阳医学高等专科学校附属医院	湖南	二级	综合	8.74	0.064	★★★☆
榆林市中医医院	陕西	三级	综合	100.00	84.671	★★★☆
玉林市中西医结合骨科医院	广西	三级	综合	55.81	3.767	★★★☆
岳阳市一人民医院	湖南	三级	综合	31.72	1.845	★★★☆
云霄县妇幼保健院	福建	二级	妇幼保健院	76.37	7.453	★★★☆
张家口市中医医院	河北	三级	综合	23.25	9.975	★★★☆

续表

统计用医院名称（2019年度）	省（自治区、直辖市）	医院级别	医院类型	完整度（%）	整体"/"率（%）	星级总评分
漳州妇幼医院	福建	二级	妇儿专科	45.61	15.700	★★★☆
长春红星医院	吉林	二级	综合	98.64	79.421	★★★☆
长宁区妇幼保健院	上海	二级	妇产专科	10.81	0.868	★★★☆
浙江省龙泉市人民医院	浙江	二级	综合	51.48	3.739	★★★☆
中国中医科学院西苑医院	北京	三级	综合	58.92	2.364	★★★☆
中铁十二局集团有限公司中心医院	山西	二级	综合	22.90	2.284	★★★☆
中卫市沙坡头区人民医院	宁夏	二级	综合	10.74	1.587	★★★☆
紫金平安医院	广东	二级	综合	22.43	8.148	★★★☆
包头宜民蒙中医院	内蒙古	二级	综合	59.76	0	★★★
北京保法肿瘤医院	北京	二级	肿瘤专科	100.00	22.157	★★★
北镇市人民医院	辽宁	二级	综合	59.73	5.180	★★★
本溪满族自治县第二人民医院	辽宁	二级	综合	78.80	0	★★★
长沙珂信肿瘤医院	湖南	三级	肿瘤专科	100.00	66.180	★★★
茶陵县妇幼保健院	湖南	二级	妇幼保健院	36.42	0.073	★★★
大连普兰店同益医院	辽宁	二级	综合	100.00	33.085	★★★
冠县怡宁医院	山东	二级	精神专科	9.63	0.103	★★★
光泽县医院	福建	二级	综合	92.17	10.758	★★★
桂阳县中医医院	湖南	二级	综合	87.59	18.503	★★★
河池安宁医院	广西	二级	精神专科	63.00	32.636	★★★
河源市源城区精神卫生防治所	广东	二级	精神专科	22.65	0.311	★★★
湖北省天门市精神病医院	湖北	二级	精神专科	6.07	0	★★★
湖州交通医院	浙江	二级	综合	30.25	7.002	★★★
淮南东方医院集团凤凰医院	安徽	二级	综合	74.82	17.532	★★★
惠来县妇幼保健院	广东	/	妇幼保健院	45.78	14.255	★★★
嘉祥儿童医院	山东	二级	儿童专科	85.79	28.925	★★★
靖边县妇幼保健院	陕西	二级	妇幼保健院	97.91	47.694	★★★
康定市妇幼保健计划生育服务中心	四川	二级	妇幼保健院	66.64	0	★★★
乐业县妇幼保健院	广西	二级	妇幼保健院	80.83	54.231	★★★
利川市民族妇幼保健院	湖北	二级	妇幼保健院	40.23	3.054	★★★
南安市洪濑中心卫生院	福建	二级	综合	93.56	30.299	★★★
南京天佑儿童医院	江苏	二级	儿童专科	100.00	84.381	★★★
仁寿县精神卫生保健院	四川	二级	精神专科	54.91	29.721	★★★
陕西唐华四棉有限责任公司职工医院	陕西	二级	综合	74.34	18.807	★★★
上海市东方医院集团宿迁市东方医院	江苏	二级	综合	87.22	0.461	★★★
上海中大肿瘤医院	上海	二级	肿瘤专科	98.90	0.079	★★★
涉县善谷医院	河北	二级	综合	100.00	29.684	★★★
沈阳东药医院	辽宁	二级	综合	99.54	21.956	★★★
松滋市妇幼保健院	湖北	二级	妇幼保健院	35.49	2.583	★★★

统计用医院名称（2019年度）	省(自治区、直辖市)	医院级别	医院类型	完整度（%）	整体"/"率（%）	星级总评分
遂川县妇幼保健计划生育服务中心	江西	二级	妇儿专科	76.54	0.068	★★★
洮南市第二人民医院	吉林	二级	综合	95.23	36.042	★★★
天津市南开区妇女儿童保健和计划生育服务中心	天津	/	妇幼保健院	53.04	50.539	★★★
桐乡市妇幼保健院	浙江	二级	妇幼保健院	65.48	1.353	★★★
皖北煤电集团第二医院	安徽	二级	综合	94.27	26.194	★★★
威县人民医院	河北	二级	综合	72.57	31.582	★★★
巫山县中医院	重庆	二级	综合	59.57	16.780	★★★
仙游则安精神病医院	福建	二级	精神专科	13.66	6.120	★★★
咸丰县妇幼保健院	湖北	二级	妇幼保健院	32.29	1.540	★★★
新野县妇幼保健院	河南	二级	妇幼保健院	100.00	70.872	★★★
兴义佳康精神病专科医院	贵州	/	精神专科	12.47	0	★★★
伊宁县中医医院	新疆	二级	综合	93.26	22.415	★★★
玉林市玉州区妇幼保健院	广西	二级	妇幼保健院	69.84	7.452	★★★
百色市中医医院（百色市民族医医院）	广西	二级	综合	88.27	31.384	★★☆
成都市武侯区第五人民医院	四川	二级	综合	84.80	48.691	★★☆
重庆育恩联华妇产医院	重庆	二级	妇产专科	32.37	0.081	★★☆
大庆老年医院	黑龙江	二级	综合	50.05	35.201	★★☆
抚顺煤矿脑科医院	辽宁	三级	精神专科	29.59	15.063	★★☆
沽源县妇幼卫生保健院	河北	二级	妇幼保健院	54.38	0.643	★★☆
合川合州医院	重庆	二级	综合	82.13	51.548	★★☆
合肥丹凤朝阳妇产医院	安徽	二级	妇产专科	22.29	12.263	★★☆
吉林经济技术开发区医院	吉林	二级	综合	79.55	22.434	★★☆
济南市中医医院	山东	三级	综合	77.45	15.590	★★☆
嘉峪关市妇幼保健计划生育服务中心	甘肃	二级	妇幼保健院	81.34	40.549	★★☆
辽宁奉天中医院	辽宁	三级	综合	75.66	52.964	★★☆
蒙城中西医结合医院	安徽	二级	综合	77.46	47.325	★★☆
青海省康乐医院	青海	三级	综合	90.21	32.637	★★☆
日照市岚山区妇幼保健计划生育服务中心	山东	二级	妇幼保健院	78.02	21.285	★★☆
瑞丽市中医傣医医院	云南	二级	综合	41.60	6.520	★★☆
上饶县第三人民医院	江西	二级	综合	83.69	39.825	★★☆
沈阳广济医院	辽宁	二级	综合	34.57	0.066	★★☆
通辽华希心血管医院	内蒙古	二级	心血管/心脑血管专科	100.00	49.861	★★☆
潍坊市荣复军人医院	山东	二级	精神专科	41.84	16.000	★★☆
西安医学专修学院武功附属医院	陕西	二级	综合	94.52	44.423	★★☆
乡城县妇幼保健计划生育服务中心	四川	二级	妇幼保健院	40.19	0.031	★★☆
榆林市第五医院	陕西	二级	精神专科	33.12	12.417	★★☆
云南省个旧市妇幼保健院	云南	二级	妇幼保健院	94.55	54.324	★★☆